PHILLIPS
Materiais Dentários

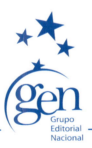

O GEN | Grupo Editorial Nacional – maior plataforma editorial brasileira no segmento científico, técnico e profissional – publica conteúdos nas áreas de ciências da saúde, exatas, humanas, jurídicas e sociais aplicadas, além de prover serviços direcionados à educação continuada e à preparação para concursos.

As editoras que integram o GEN, das mais respeitadas no mercado editorial, construíram catálogos inigualáveis, com obras decisivas para a formação acadêmica e o aperfeiçoamento de várias gerações de profissionais e estudantes, tendo se tornado sinônimo de qualidade e seriedade.

A missão do GEN e dos núcleos de conteúdo que o compõem é prover a melhor informação científica e distribuí-la de maneira flexível e conveniente, a preços justos, gerando benefícios e servindo a autores, docentes, livreiros, funcionários, colaboradores e acionistas.

Nosso comportamento ético incondicional e nossa responsabilidade social e ambiental são reforçados pela natureza educacional de nossa atividade e dão sustentabilidade ao crescimento contínuo e à rentabilidade do grupo.

PHILLIPS
Materiais Dentários

Chiayi Shen, PhD
Courtesy Associate Professor
Department of Restorative Dental Sciences
College of Dentistry
University of Florida
Gainesville, Florida

H. Ralph Rawls, PhD
Professor of Biomaterials
Research Division
Department of Comprehensive Dentistry
University of Texas Health Science Center at San Antonio
San Antonio, Texas

Josephine F. Esquivel-Upshaw, DMD, MS, MS-CI, FACD
Professor
Department of Restorative Dental Sciences
College of Dentistry
University of Florida
Gainesville, Florida

Tradução e Revisão Técnica
Gustavo V. O. Fernandes, DDS, MSc, PhD
Department of Periodontics and Oral Medicine
University of Michigan School of Dentistry, Ann Arbor, MI, U.S.A.

13ª edição

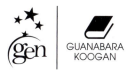

- Os autores deste livro e a editora empenharam seus melhores esforços para assegurar que as informações e os procedimentos apresentados no texto estejam em acordo com os padrões aceitos à época da publicação. Entretanto, tendo em conta a evolução das ciências, as atualizações legislativas, as mudanças regulamentares governamentais e o constante fluxo de novas informações sobre os temas que constam do livro, recomendamos enfaticamente que os leitores consultem sempre outras fontes fidedignas, de modo a se certificarem de que as informações contidas no texto estão corretas e de que não houve alterações nas recomendações ou na legislação regulamentadora.
- Data do fechamento do livro: 09/12/2022
- Os autores e a editora se empenharam para citar adequadamente e dar o devido crédito a todos os detentores de direitos autorais de qualquer material utilizado neste livro, dispondo-se a possíveis acertos posteriores caso, inadvertida e involuntariamente, a identificação de algum deles tenha sido omitida.
- **Atendimento ao cliente: (11) 5080-0751 | faleconosco@grupogen.com.br**
- Traduzido de:
 PHILLIPS' SCIENCE OF DENTAL MATERIALS, THIRTEENTH EDITION
 Copyright © 2022 by Elsevier, Inc. All rights reserved.
 Previous editions copyrighted 2013, 2003, 1996, 1991, 1982, 1973, 1967, 1960, 1954, 1946, 1940, 1936.
 This edition of *Phillips' Science of Dental Materials, 13th edition*, by Chiayi Shen, H. Ralph Rawls and Josephine F. Esquivel-Upshaw is published by arrangement with Elsevier Inc.
 ISBN: 978-0-323-69755-2
 Esta edição de *Phillips' Science of Dental Materials, 13ª edição*, de Chiayi Shen, H. Ralph Rawls e Josephine F. Esquivel-Upshaw é publicada por acordo com a Elsevier Inc.
- Direitos exclusivos para a língua portuguesa
 Copyright © 2023 by
 GEN | Grupo Editorial Nacional S.A.
 Publicado pelo selo Editora Guanabara Koogan Ltda.
 Travessa do Ouvidor, 11
 Rio de Janeiro – RJ – 20040-040
 www.grupogen.com.br
- Reservados todos os direitos. É proibida a duplicação ou reprodução deste volume, no todo ou em parte, em quaisquer formas ou por quaisquer meios (eletrônico, mecânico, gravação, fotocópia, distribuição pela Internet ou outros), sem permissão, por escrito, do GEN | Grupo Editorial Nacional Participações S/A.
- Capa: Bruno Sales
- Imagem da capa: © Taras Grebinets/ © Banannaanna (iStock)
- Editoração eletrônica: Cambacica Projetos Editoriais

Nota
Este livro foi produzido pelo GEN | Grupo Editorial Nacional, sob sua exclusiva responsabilidade. Profissionais da área da Saúde devem fundamentar-se em sua própria experiência e em seu conhecimento para avaliar quaisquer informações, métodos, substâncias ou experimentos descritos nesta publicação antes de empregá-los. O rápido avanço nas Ciências da Saúde requer que diagnósticos e posologias de fármacos, em especial, sejam confirmados em outras fontes confiáveis. Para todos os efeitos legais, a Elsevier, os autores, os editores ou colaboradores relacionados com esta obra não podem ser responsabilizados por qualquer dano ou prejuízo causado a pessoas físicas ou jurídicas em decorrência de produtos, recomendações, instruções ou aplicações de métodos, procedimentos ou ideias contidos neste livro.

- Ficha catalográfica

CIP-BRASIL. CATALOGAÇÃO NA PUBLICAÇÃO
SINDICATO NACIONAL DOS EDITORES DE LIVROS, RJ

S552p
13. ed.

    Shen, Chiayi
       Phillips materiais dentários / Chiayi Shen, H. Ralph Rawls, Josephine F. Esquivel-Upshaw ; tradução e revisão técnica Gustavo V. O. Fernandes. - 13. ed. - Rio de Janeiro : Guanabara Koogan, 2023.
       : il. ; 28 cm.

    Tradução de: Phillips' science of dental materials
    Inclui índice
    ISBN 978-85-9515-960-0

    1. Odontologia. 2. Materiais dentários. I. Rawls, H. Ralph. II. Esquivel-Upshaw, Josephine F. III. Fernandes, Gustavo V. O. IV. Título.

22-81073
CDD: 617.695
CDU: 616.314:615.46

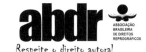

Meri Gleice Rodrigues de Souza - Bibliotecária - CRB-7/6439

Colaboradores

William A. Brantley, PhD
Professor Emeritus
Graduate Program in Dental Materials Science
Division of Restorative, Prosthetic and Primary Care Dentistry
College of Dentistry
The Ohio State University
Columbus, Ohio
Capítulo 2 Estrutura da Matéria, Classes Gerais dos Materiais e Princípios de Adesão
Capítulo 9 Metais

Charles F. Defreest, DDS
Dental Laboratory Director
59th Dental Laboratory
Wilford Hall Ambulatory Surgical Center
San Antonio, Texas
Capítulo 16 Materiais e Processos para Corte, Desgastes, Acabamento e Polimento

Josephine F. Esquivel-Upshaw, DMD, MS, MS-CI, FACD
Professor
Department of Restorative Dental Sciences
College of Dentistry
University of Florida
Gainesville, Florida
Capítulo 10 Materiais Cerâmicos
Capítulo 12 Implantes Dentários
Capítulo 19 Pesquisa Clínica sobre Restaurações

Saulo Geradeli, DDS, MS, PhD
Associate Professor
Department of General Dentistry
School of Dental Medicine
East Carolina University
Greenville, North Carolina
Capítulo 1 Visão Geral dos Materiais Dentários

Lawrence Gettleman, DMD, MSD
Professor Emeritus of Biomaterials & Prosthodontics
School of Dentistry
University of Louisville
Louisville, Kentucky
Capítulo 11 Resinas e Polímeros Protéticos
Capítulo 14 Revestimentos de Fundição e Procedimentos de Fundição
Capítulo 20 Tecnologias Emergentes

Jason A. Griggs, PhD
Associate Dean for Research
Professor and Chair, Department of Biomedical Materials Science
School of Dentistry
University of Mississippi Medical Center
Jackson, Mississippi
Capítulo 18 Pesquisa In Vitro sobre Materiais Dentários

Jack E. Lemons, PhD
Professor
Department of Prosthodontics
School of Dentistry
University of Alabama at Birmingham
Birmingham, Alabama
Capítulo 12 Implantes Dentários

Jacob G. Park, DDS
Professor of Dentistry/Clinical
School of Dentistry
University of Texas Health Science Center
at San Antonio
San Antonio, Texas
Capítulo 15 Tecnologia Digital em Odontologia

Rodney D. Phoenix, DDS, MS
Associate Dean for Dental Research
Postgraduate Dental College
Uniformed Services University of the Health Sciences
JBSA-Fort Sam Houston
San Antonio, Texas
Capítulo 11 Resinas e Polímeros Protéticos

Carolyn M. Primus, PhD
Consultant
Primus Consulting
Bradenton, Florida
Capítulo 7 Cimentos Dentários
Capítulo 20 Tecnologias Emergentes

H. Ralph Rawls, PhD
Professor of Biomaterials
Research Division
Department of Comprehensive Dentistry
University of Texas Health Science Center
at San Antonio
San Antonio, Texas
Capítulo 2 Estrutura da Matéria, Classes Gerais dos Materiais e Princípios de Adesão
Capítulo 3 Propriedades Físicas e Químicas de Sólidos
Capítulo 5 Compósitos à Base de Resina
Capítulo 6 Adesão e Sistemas Adesivos
Capítulo 15 Tecnologia Digital em Odontologia
Capítulo 20 Tecnologias Emergentes

Gottfried Schmalz, DDS, DMD, PhD, Dr.h.c
Professor
Department of Conservative Dentistry and Periodontology
University Hospital
University of Regensburg
Regensburg, Germany
Capítulo 17 Biocompatibilidade

Chiayi Shen, PhD
Courtesy Associate Professor
Department of Restorative Dental Sciences
College of Dentistry
University of Florida
Gainesville, Florida
    Capítulo 1 Visão Geral dos Materiais Dentários
    Capítulo 2 Estrutura da Matéria, Classes Gerais dos Materiais
       e Princípios de Adesão
    Capítulo 4 Propriedades Mecânicas de Sólidos
    Capítulo 8 Amálgamas Dentários
    Capítulo 13 Materiais Auxiliares
    Capítulo 14 Revestimentos de Fundição e Procedimentos de Fundição

Kyumin Whang, PhD
Professor/Research
Department of Comprehensive Dentistry
University of Texas Health Science Center at San Antonio
San Antonio, Texas
    Capítulo 5 Compósitos à Base de Resina
    Capítulo 6 Adesão e Sistemas Adesivos
    Capítulo 20 Tecnologias Emergentes

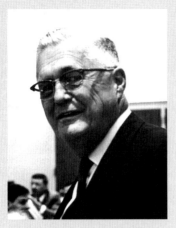
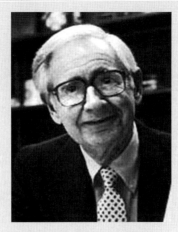
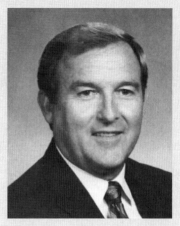

Dr. Eugene W. Skinner   Dr. Ralph W. Phillips   Dr. Kenneth J. Anusavice

Gostaríamos de dedicar esta edição aos primeiros três editores deste livro
Dr. Eugene W. Skinner (1ª a 6ª), **Dr. Ralph W. Phillips** (5ª a 9ª), **Dr. Kenneth J. Anusavice** (10ª a 12ª)

Dr. Eugene Skinner, um professor de física na Faculdade de Odontologia da Universidade de Northwestern em Chicago, publicou a primeira edição de *The Science of Dental Materials* em 1936. Dr. Skinner introduziu Ralph Phillips como coautor da quinta edição do livro em 1960. Dr. Skinner faleceu durante a fase de revisão das provas da sexta edição em 1966. Ele é honrado com o "Eugene W. Skinner Memorial Lecture" na Universidade de Northwestern. A série de palestras foi renomeada para "Eugene W. Skinner and Eugene P. Lautenschlager Memorial Lecture" no Departamento de Engenharia Biomédica da Universidade de Northwestern.

O Dr. Phillips renomeou o livro *Skinner's Science of Dental Materials* da 7ª até a 9ª edição. Após a morte do Dr. Phillips, em 1991, o livro foi renomeado como *Phillips' Science of Dental Materials*, a partir da 10ª edição.

Ao longo de uma importante carreira que se estendeu por cinco décadas, Dr. Ralph Phillips foi reconhecido como um dos mais proeminentes líderes no campo da ciência dos materiais dentários. Ele foi um dos primeiros cientistas na área odontológica a investigar a relação entre testes laboratoriais e desempenho clínico. Ele iniciou investigações clínicas direcionadas para a análise do efeito do ambiente oral sobre os materiais restauradores, determinação da biocompatibilidade de materiais restauradores e a eficácia de novas formulações e técnicas de uso. Durante seus muitos anos de trabalho, permaneceu firmemente comprometido com seu foco na relevância clínica de achados laboratoriais, uma abordagem que dominou tanto o seu estilo de ensinar quanto as suas atividades de pesquisa. Dentre as suas principais contribuições para a odontologia, Dr. Phillips foi pioneiro no estudo sobre a influência do flúor sobre a solubilidade e dureza do esmalte dentário e seu potencial anticariogênico quando incluído em materiais restauradores. Nos anos 1960, ele coordenou o primeiro simpósio sobre materiais dentários adesivos, que reuniu pesquisadores com conhecimento nos campos da adesão, ciência dos polímeros e estrutura dentária. Durante a sua carreira, publicou mais de 300 artigos científicos e livros e organizou mais de 40 simpósios e conferências relacionadas com biomateriais e pesquisa odontológica.

Dr. Kenneth Anusavice é um Distinguido Professor Emérito da Universidade da Flórida e um dos principais cientistas de materiais odontológicos na área. Entre seus muitos prêmios, o Prêmio Wilmer Souder de Pesquisa em Materiais Dentários, concedido pela International Association for Dental Research (IADR) em 1996, foi aquele de que ele mais se orgulhava. O Dr. Anusavice atuou como presidente da International Organization dor Standardization (ISO)/ Comitê Técnico (CT) 106/SC 2: Materiais Protéticos de 1999-2014 e foi eleito presidente da ISO/TC 106 – Odontologia de 2014 até a sua aposentadoria, em 2016. Dr. Anusavice promoveu muitas colaborações com diferentes cientistas da área odontológica em todo o mundo. Ele fez parte do conselho editorial de várias revistas, principalmente *Dental Materials* e *Journal of Dentistry*. Ele editou vários livros, contribuiu com vários capítulos de livros e publicou mais de 180 manuscritos revisados por pares e é reconhecido como a maior autoridade em materiais odontológicos e ciência da cerâmica. Talvez sua contribuição mais significativa para a ciência dos materiais odontológicos seja a orientação de inúmeros alunos em formação e alunos de pós-graduação que agora são líderes respeitados no campo de pesquisa. Ele recebeu o prêmio Irwin D. Mandel Distinguished Mentoring, concedido pela American Association for Dental Research (AADR) em 2016, que é uma verdadeira prova de sua dedicação em promover o desenvolvimento de carreira de alunos e professores juniores na área de pesquisa em materiais dentários.

Agradecimentos

Em uma revisão desta magnitude, os editores devem se valer da experiência de colegas e amigos. Igualmente importante, senão mais, é um livro com uma base sólida que facilitará o processo. Somos abençoados porque o Dr. Eugene W. Skinner, o Dr. Ralph W. Phillips e o Dr. Kenneth J. Anusavice construíram a base do livro ao longo de três quartos de século. Muitos indivíduos devem ser reconhecidos por suas contribuições ao campo da ciência dos materiais odontológicos, às edições anteriores e à revisão deste livro.

Novas sugestões foram feitas sobre a reorganização e o conteúdo da 13ª edição para se adaptar às necessidades em constante mudança da comunidade odontológica. O Dr. Saulo Geraldeli fez contribuições significativas ao Capítulo 1 para fornecer uma visão geral dos materiais preventivos e restauradores. Dr. William Brantley fez contribuições significativas para o Capítulo 2 sobre classes de materiais e adesão, e uniu todos os assuntos de metal, exceto amálgama, no Capítulo 9. Dr. Kyumin Whang escreveu o Capítulo 5 e contribuiu para a revisão do Capítulo 6 sobre agentes de ligação, e do Capítulo 20, sobre tecnologias emergentes. A Dra. Carolyn Primus revisou o Capítulo 7 sobre cimentos e fez contribuições importantes para a revisão do Capítulo 20. Os Drs. Rodney Phoenix e Larry Gettleman, ambos protesistas renomados, foram coautores do Capítulo 11 sobre polímeros protéticos e resinas. O Dr. Gettleman também ajudou nos Capítulos 14 e 20. A revisão do Capítulo 12, sobre implantes dentários, teve como coautor o Dr. Jack Lemons, especialista internacionalmente reconhecido em materiais e desenhos de implantes. O Capítulo 15 é novo e apresenta conteúdo sobre tecnologia digital, escrito pelo Dr. Ralph Rawls e pelo Dr. Jacob Park. O Dr. Charles DeFreest fez contribuições significativas para a revisão do Capítulo 16 sobre acabamento e polimento. O Dr. Gottfried Schmalz revisou o Capítulo 17 sobre biocompatibilidade. Dr. Jason Griggs contribuiu para o Capítulo 18 sobre testes *in vitro* em materiais odontológicos; isso é novo na 13ª edição e será valioso na elucidação de testes de laboratório para materiais antes da comercialização. O Capítulo 19, sobre pesquisa clínica em restaurações, é um novo capítulo desenvolvido pela Dra. Josephine Esquivel-Upshaw. Os Capítulos 18 e 19 discutem os pontos fortes e fracos de ambas as categorias de pesquisa e enfatizam a necessidade de manter um equilíbrio.

Grande parte da arte veio da 12ª edição e foi criada por Jeannie Robertson. Outra obra reimpressa da 11ª edição foi criada pelo Dr. José dos Santos Jr.

Nós expressamos nossa gratidão àqueles que contribuíram para a 12ª edição e as edições anteriores deste livro. Vários dos capítulos revisados contêm partes de seções de colaboradores de edições anteriores. Esses colaboradores incluem os Drs. Grayson Marshall Jr., Sally Marshall, Barry Norling, Sibel Antonson, Erica Texeira, Qian Wang, John Wataha, Jack Ferracane, Rodway Mackert Jr., Karl-Johan Söderholm, Harold Stanley e Sr. Paul Cascone. Esses indivíduos forneceram uma contribuição significativa para a 12ª e/ou edições anteriores, nas quais várias mudanças valiosas foram introduzidas para melhorar a legibilidade e as perspectivas clínicas sobre biomateriais odontológicos. Em sua busca para promover a odontologia baseada em evidências, eles combinaram ciência básica, ciência clínica e resultados de pesquisas aplicadas ou translacionais com variáveis de processamento e manipulação para otimizar a produção e os resultados clínicos.

Gostaríamos também de agradecer a imensa contribuição do Dr. Kenneth Anusavice da 10ª a 12ª edição deste livro. Ele é uma verdadeira inspiração para todos os cientistas de materiais odontológicos porque preencheu a lacuna entre as aplicações laboratoriais e clínicas. Agradecemos também a sua esposa, Dra. Sandi Anusavice, por ajudar nas revisões gramaticais desta edição.

Finalmente, gostaríamos de agradecer a equipe da Elsevier Inc. por sua ajuda na organização e agilização das atividades relacionadas à publicação da 13ª edição. Essas pessoas incluem Alexandra Mortimer, Joslyn Dumas e Kathleen Nahm durante a fase de planejamento e escrita, e Umarani Natarajan e Radhika Sivalingam na fase de edição e produção.

Prefácio

O dentista e o engenheiro têm muito em comum. Os dentistas projetam restaurações e próteses que devem permanecer na cavidade oral. No processo, os dentistas tomam decisões informadas com base na experiência pessoal e nas evidências clínicas existentes para conceituar o desenho ideal da estrutura protética e da restauração final. Assim como os engenheiros, os dentistas devem estar cientes dos princípios do projeto e possuir conhecimento suficiente das propriedades físicas dos vários tipos de materiais que usam. O objetivo é exercer o melhor julgamento possível com base em evidências na seleção do desenho e dos materiais. Por exemplo, os profissionais de odontologia devem saber se a situação clínica, como uma grande restauração, requer o uso de um amálgama, um compósito à base de resina, um cimento, uma liga fundida, uma cerâmica ou uma metalocerâmica. Além dos requisitos mecânicos dos materiais que fazem parte da experiência de treinamento de um engenheiro, os requisitos estéticos e fisiológicos são essenciais para o dentista.

Os objetivos deste livro são: (1) apresentar a ciência dos materiais básicos relevantes para aplicações odontológicas para leitores com pouca ou nenhuma formação anterior em engenharia; (2) descrever as propriedades básicas dos materiais dentários que estão relacionados com a manipulação clínica por dentistas e/ou técnicos de laboratório protético; (3) caracterizar a durabilidade e a estética das restaurações dentárias e próteses feitas de materiais biomédicos; e (4) identificar as características dos materiais que afetam a compatibilidade do tecido e a segurança biológica geral. A tecnologia e as informações fornecidas têm como objetivo preencher a lacuna entre o conhecimento sobre biomateriais obtido nos cursos básicos de engenharia de materiais, química e física e o uso dos materiais no laboratório de prótese dentária e na clínica odontológica. A ênfase do livro permanece no *porquê*, e não em *como*, na seleção e no uso dos materiais dentários e como o ambiente oral afeta os materiais. Os parâmetros de manipulação necessários para o desempenho máximo são enfatizados do começo ao fim. No entanto, o leitor é encorajado a compreender a razão para a seleção de um determinado material ou procedimento técnico.

A cronologia de apresentação das disciplinas desta edição segue o formato da 12ª edição, com algumas modificações. Para a 13ª edição, uma nova seção e três novos capítulos foram adicionados, além da fusão de alguns capítulos. Esta edição tem 20 capítulos divididos em cinco partes. A Parte 1, *Classes Gerais e Propriedades dos Materiais Dentários*, cobre as informações fundamentais para o escopo dos materiais dentários e suas propriedades físicas/mecânicas relevantes para a seleção de materiais para aplicações dentais. O Capítulo 1 foi revisado para enfocar o papel dos materiais na clínica odontológica. Os tópicos sobre metais e polímeros são abordados no Capítulo 2, junto com uma breve introdução à cerâmica e compósitos. A Parte 2, *Materiais Restauradores Diretos*, concentra-se em quatro grupos de materiais: compósitos à base de resina, agentes de união e de ligação, cimentos dentários e amálgamas dentários. A Parte 3, *Materiais Restauradores Indiretos*, concentra-se no uso de metais, cerâmicas odontológicas, resinas de base de

próteses e implantes dentários. A principal mudança é a fusão da liga de fundição dentária, junção de metais e metais trabalhados em um capítulo. A Parte 4, *Confecção de Próteses*, cobre os materiais necessários e a tecnologia de fabricação de próteses metálicas com ingredientes básicos. Os capítulos sobre materiais de impressão, produtos de gesso e ceras dentárias foram reunidos no Capítulo 13, *Materiais Auxiliares*. Um novo capítulo intitulado *Tecnologia Digital em Odontologia* (Capítulo 15) foi adicionado. A Parte 5, *Avaliação de Restaurações Dentárias*, é uma nova seção composta por dois capítulos que já existiam na edição anterior (Capítulos 17 e 20) e dois novos (18 e 19). A justificativa para essa parte e para os capítulos incluídos é descrita na seção *Organização do livro* do Capítulo 1.

Vários capítulos representam mudanças significativas nas abordagens de assuntos específicos. O Capítulo 1, *Visão Geral dos Materiais Dentários*, foi revisado para incluir uma breve descrição da estrutura do dente e os possíveis problemas que ocorrem e que requerem intervenção. Exemplos de problemas e tratamentos reconhecidos são discutidos. Os tópicos da evolução dos biomateriais e os padrões de segurança e garantia de qualidade são distribuídos entre os Capítulos 17, 18 e 20. Após a união com os materiais de metais e polímeros, Capítulo 2, *Estrutura da Matéria, Classes Gerais dos Materiais e Princípios de Adesão*, está organizado na seguinte sequência: estrutura de átomos e moléculas, ligações entre átomos e entre moléculas, estrutura cristalina *versus* amorfa, as classes de materiais resultantes (metais, cerâmicas e polímeros) da ligação, propriedades gerais de cada classe de material, os principais componentes da quarta classe de material, compostos e princípios de adesão. Lembre-se de que os compósitos discutidos aqui não se limitam aos usados em odontologia. O capítulo delineia o papel da adesão (ligação) na formação dos materiais. A importância da ligação é reforçada nos Capítulos 5, 6, 7, 8, 9 e 10. Finalmente, o Capítulo 20, *Tecnologias Emergentes*, descreve tecnologias emergentes recentemente com potencial para aplicações dentárias e projetos potenciais de futuras tecnologias em odontologia.

Três novos capítulos foram adicionados nesta edição. Nas últimas duas décadas, novas tecnologias e equipamentos digitais foram introduzidos na área e mais bem compreendidos pela comunidade odontológica. O Capítulo 15, *Tecnologia Digital em Odontologia*, apresenta uma visão geral das tecnologias de imagem dentária e *computer-aided design/computer-aided manufacturing* (CAD-CAM), como impressões digitais, fresamento e impressão tridimensional (3D), e os materiais usados atualmente para cada processo. O uso da tecnologia digital para a confecção de próteses por CAD-CAM também é abordado nos Capítulos 9, *Metais*, 10, *Materiais Cerâmicos*, e 11, *Resinas e Polímeros Protéticos*.

A pesquisa de materiais odontológicos se especializou em técnicas e análises de dados, e a relevância clínica da pesquisa *in vitro* é frequentemente questionada. O Capítulo 18, *Pesquisa In Vitro sobre Materiais Dentários*, discute a importância da pesquisa *in vitro* no desenvolvimento de materiais preventivos, restauradores e auxiliares aprimorados, e suas limitações na tomada de decisões clínicas. Métodos de modelagem computacional e métodos estatísticos para a previsão do desempenho clínico com base em dados coletados *in vitro* também são discutidos.

O teste final para um material restaurador é o desempenho clínico como uma restauração, incluindo longevidade e previsibilidade de uso. O Capítulo 19, *Pesquisa Clínica sobre Restaurações*, aborda o teste de desempenho clínico de biomateriais dentários, que é considerado o teste mais válido do comportamento de um material no ambiente oral. Os vários tipos de estudos clínicos são apresentados, com as vantagens e desvantagens de cada um. Além disso, esse capítulo descreve os métodos analíticos existentes para avaliar o desempenho.

Como nas duas últimas edições, cada capítulo contém uma seção de palavras-chave com definições destinadas a familiarizar o leitor com o conteúdo do capítulo e várias questões de pensamento crítico destinadas a estimular o raciocínio e enfatizar conceitos importantes. As respostas geralmente são encontradas na seção ou seções imediatamente após cada questão. As palavras-chave selecionadas e listadas estão associadas ao conteúdo do capítulo, mas a lista não se destina a ser um glossário do capítulo.

Chiayi Shen
H. Ralph Rawls
Josephine F. Esquivel-Upshaw

Sumário

Parte 1 Classes Gerais e Propriedades dos Materiais Dentários, 1

1 Visão Geral dos Materiais Dentários, 3

2 Estrutura da Matéria, Classes Gerais dos Materiais e Princípios de Adesão, 15

3 Propriedades Físicas e Químicas de Sólidos, 50

4 Propriedades Mecânicas de Sólidos, 66

Parte 2 Materiais Restauradores Diretos, 87

5 Compósitos à Base de Resina, 89

6 Adesão e Sistemas Adesivos, 118

7 Cimentos Dentários, 131

8 Amálgamas Dentários, 157

Parte 3 Materiais Restauradores Indiretos, 173

9 Metais, 175

10 Materiais Cerâmicos, 206

11 Resinas e Polímeros Protéticos, 238

12 Implantes Dentários, 259

Parte 4 Confecção de Próteses, 277

13 Materiais Auxiliares, 279

14 Revestimentos de Fundição e Procedimentos de Fundição, 311

15 Tecnologia Digital em Odontologia, 331

16 Materiais e Processos para Corte, Desgastes, Acabamento e Polimento, 337

Parte 5 Avaliação das Restaurações Dentárias, 359

17 Biocompatibilidade, 361

18 Pesquisa *In Vitro* sobre Materiais Dentários, 388

19 Pesquisa Clínica sobre Restaurações, 397

20 Tecnologias Emergentes, 408

Índice Alfabético, 419

Parte 1

Classes Gerais e Propriedades dos Materiais Dentários

1 Visão Geral dos Materiais Dentários, *3*

2 Estrutura da Matéria, Classes Gerais dos Materiais e Princípios de Adesão, *15*

3 Propriedades Físicas e Químicas de Sólidos, *50*

4 Propriedades Mecânicas de Sólidos, *66*

1

Visão Geral dos Materiais Dentários

VISÃO GERAL DO CAPÍTULO

Cavidade oral

Estrutura dos dentes

Problemas potenciais e tratamentos associados aos dentes

Categorias de materiais dentários

Desafios dos materiais dentários na cavidade oral

Necessidade futura para biomateriais dentários

Organização do livro

PALAVRAS-CHAVE

Material dentário auxiliar. Substância utilizada na construção de uma prótese dentária que não se torna parte da prótese.

Material dentário preventivo. Cimento, revestimento ou material restaurador que sela fossas e fissuras ou libera um agente terapêutico, como flúor e/ou íons mineralizantes, para prevenir ou deter a desmineralização da estrutura dentária.

Material dentário restaurador. Substância metálica, cerâmica, metalocerâmica ou à base de resina usada para substituir, reparar ou reconstruir dentes e/ou melhorar a estética. Um

material restaurador direto é colocado na preparação do dente e se transforma em uma restauração. Um material restaurador indireto é fabricado extraoralmente para produzir próteses.

Material restaurador temporário. Cimento ou compósito à base de resina usado por um período que varia de alguns dias a vários meses para restaurar temporariamente ou substituir dentes perdidos ou estrutura dentária até que uma prótese ou restauração definitiva e duradoura possa ser colocada.

Dentistas e engenheiros têm objetivos semelhantes a longo prazo em suas profissões – isto é, projetar, construir, aplicar e avaliar dispositivos ou estruturas de materiais que podem estar sujeitos a uma ampla gama de condições ambientais. Eles devem ter um conhecimento profundo das propriedades e características comportamentais dos materiais que pretendem usar. No entanto, os dentistas precisam fazer diagnósticos adequados, prevenir a cárie dentária e tratar cirurgicamente as estruturas dentárias afetadas. Posteriormente, eles devem selecionar um material, ou materiais, para aplicações diretas ou indiretas com o objetivo de restaurar as funções intraorais do paciente. A ciência dos materiais dentários cobre uma ampla gama de terminologia, composição, microestrutura e propriedades usadas para descrever ou prever o desempenho de materiais desenvolvidos para aplicações odontológicas. Cursos anteriores de matemática, química e física devem ter preparado você para ler este livro e compreender os termos e princípios envolvidos na descrição do comportamento desses materiais à medida que são usados clinicamente e nos laboratórios de teste, instituições governamentais e indústria.

As propriedades dos materiais podem ser categorizadas em propriedades químicas e físicas. As propriedades químicas geralmente são compostas pela composição e comportamento dos materiais em um ambiente químico, independentemente de qualquer interação com outras influências externas. Essas propriedades serão apresentadas em capítulos onde materiais específicos são discutidos. Propriedades físicas (ver Capítulo 3) são variáveis mensuráveis que descrevem como um objeto parece, se

sente ou age quando o objeto é sondado por agentes externos, como calor, luz, umidade ou força. As propriedades mecânicas são um aspecto das propriedades físicas, principalmente relacionadas com o comportamento dos materiais em resposta às forças ou pressões aplicadas externamente (ver Capítulo 4). Em um ambiente clínico, o comportamento de materiais dentários pode depender de diversas variáveis simultaneamente, mas nossa capacidade de diferenciar fatores ou propriedades primárias de secundários nos permitirá entender ou prever facilmente o desempenho de um material. Além disso, esse potencial de predição do desempenho clínico nos permitirá analisar as causas da degradação estrutural e falha desses materiais quando não mais cumprirem as funções pretendidas na cavidade oral.

Neste capítulo, descreveremos a função da cavidade oral, a estrutura do dente, problemas potenciais envolvendo dentes que requerem intervenção, categorias de materiais por aplicação, desafios para esses materiais na restauração da função dos dentes, questões de segurança de materiais dentários, e necessidade futura de biomateriais dentários e a organização do livro.

Cavidade oral

Como um espaço anatômico e parte da cabeça e pescoço, a cavidade oral consiste em lábios, bochechas, glândulas salivares menores, gengiva, língua, palato duro e dentes. Como parte da evolução humana, a cavidade oral se desenvolveu para permitir aos humanos ingerir alimentos, mastigar, engolir, respirar e falar.

Além disso, a cavidade oral é um processador de alimentos para o corpo. A presença e a colonização de bactérias, com a anatomia distinta dos dentes, a saliva e a mastigação (movimento), iniciam a decomposição dos alimentos e o processo digestivo. Portanto, os humanos são capazes de obter os nutrientes necessários para sobrevivência. Além disso, tanto morder quanto mastigar requerem maxilares superior e inferior, músculos e dentes trabalhando em unidade para atingir esse objetivo. Um componente distinto necessário nesta interação (Figura 1.1 A) para cortar e moer os alimentos é a força. Você descobrirá, ao longo deste livro, que o termo *força* é usado frequentemente; portanto, uma apresentação adequada do termo é garantida.

> **QUESTÃO IMPORTANTE**
> Como a força é gerada e como medimos a quantidade de força?

O que é força?

Na física clássica, *força* é definida como a interação entre dois objetos durante a ação de empurrar ou puxar. Quando dentes opostos entram em contato durante a oclusão, ocorre uma interação e *forças* atuam sobre os dentes em contato. Assim, pode-se dizer que a força existe como resultado de uma interação, ou quando dois objetos entram em contato um com o outro. De acordo com a terceira lei de Newton sobre movimento, para cada ação, há uma reação igual e oposta, ou, em outras palavras, para cada interação, há um par de forças indo em direções opostas vindas de ambos os objetos (Figura 1.1 B). Quando essa interação cessa, ou quando os dentes não ocluem, os dois objetos não sentem mais força. No entanto, nem toda interação requer contato físico. Por exemplo, objetos caem no solo porque a gravidade da Terra constantemente puxa os objetos em direção à terra.

Força é um vetor que possui direção e magnitude. A quantidade de força é medida usando uma unidade conhecida como *Newton*, abreviada com um "N." Um Newton é a quantidade de força necessária para dar à uma massa de 1 kg uma aceleração de 1 m/s², o que significa que 1 N = 1 kg · m/s². A aceleração faz um objeto estacionário entrar em movimento. Sabemos que a aceleração gravitacional da Terra é de cerca de 9,8 m/s². Portanto, a gravidade exerce uma força de 9,8 N sobre um objeto com massa de 1 kg. Se esse objeto estiver apoiado em uma mesa, uma força de 9,8 N será exercida na área de contato. Além disso, se assumirmos que esta área de contato é 100 mm² (= 1 × 10^{-4} m²), e dividirmos a força aplicada pela área, obtemos um valor de 0,098 N/mm² (= 9,8 × 10^4 N/m²) para a força, conhecida como pressão, na superfície. A unidade de pressão do Sistema Internacional (SI) é N/m², também chamada *Pascal* (Pa). A força aplicada pelo peso do objeto é distribuída por todo o substrato de suporte como tensão interna e pode causar uma deformação ou deformação do substrato. A tensão é calculada dividindo a força pela área da seção transversal do substrato e tem a mesma unidade SI da pressão. O conceito de estresse e deformação será discutido no Capítulo 4.

Forças de mastigação e aperto

A amplitude das forças de mordida varia acentuadamente de uma área da boca para outra e de um indivíduo para outro. As forças máximas de mordida mais citadas variam de 400 a 890 N para dentes molares, 222 a 445 N para pré-molares, 133 a 334 N para caninos e 89 a 111 N para incisivos. Embora haja uma sobreposição considerável, a força de mordida geralmente é maior para homens em comparação com mulheres e para adultos jovens em comparação com crianças.

Um estudo de 2002 relatou uma força de aperto média de 462 N, com uma variação de 98 a 1.031 N para indivíduos com idades entre 28 e 76 (idade média = 46) que perderam seus dentes posteriores. Em comparação, indivíduos com dentição completa exerceram uma força de aperto média de 720 N com intervalo de 244 a 1.243 N. Se a força de 756 N for aplicada a uma ponta de cúspide sobre uma área equivalente a 3,9 mm², a tensão compressiva seria 193 MPa (1 MPa = 1 × 10^6 Pa). Se a área for menor, a tensão dentro da cúspide será proporcionalmente maior. O *Guinness Book of Records* (1994) lista a maior força de mordida humana como 4.337 N sustentada por 2 s. A força de mordida sustentável máxima média é de aproximadamente 756 N.

Levando em consideração essas informações, pode-se questionar quais atributos ou características permitem ao dente sustentar tal força. Façamos uma pausa e nos familiarizemos com as estruturas do dente.

> **QUESTÃO IMPORTANTE**
> Como a estrutura do dente permite a resistência à fratura por carga oclusal?

Estrutura dos dentes

Na cavidade oral, os dentes estão firmemente unidos à maxila e à mandíbula por tecidos conjuntivos de suporte dentário (cemento, ligamento periodontal). Essa montagem de tecidos garante flexibilidade suficiente para suportar as forças da mastigação e atuar como isolantes térmicos e químicos. Os dentes desempenham funções importantes na cavidade oral. Os dentes da frente podem agarrar e cortar a comida em um tamanho adequado para a boca (tamanho de mordida). Eles também desempenham um papel na fala e contribuem para a estética facial. A morfologia dos dentes posteriores é projetada para moer o alimento do tamanho de uma mordida em tamanhos menores, o que facilita a passagem do alimento da garganta para o estômago.

Nas plenas formação e capacidade fisiológica dos dentes, eles terão as seguintes estruturas: esmalte, dentina, junção dentina-esmalte, polpa e cemento (Figura 1.2).

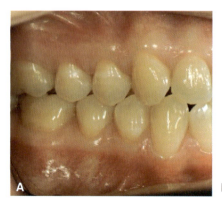
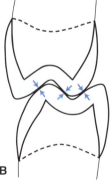

• **Figura 1.1** Interação entre os dentes. **A.** Dentição humana natural de um paciente adulto mostrando os dentes superiores e inferiores em contato oclusal total. **B.** Forças que atuam sobre os dentes na oclusão.

Esmalte

O *esmalte* dentário é um composto biologicamente cerâmico feito de cristais de apatita fibrosa de 20 nm de diâmetro precisamente dispostos (92 a 94% em volume). O significado de *compósito* será discutido no Capítulo 2. O conteúdo não mineral restante (2 a 4% em peso) é representado por água, lipídios e vários peptídeos. Essa pequena quantidade de componentes não minerais, com sua estrutura anisotrópica hierárquica, regula as propriedades mecânicas do esmalte para responder às necessidades funcionais do dente, como força e resistência ao desgaste no carregamento. Em uma escala micrométrica, o esmalte contém estruturas em bastonetes e inter-hastes (Figura 1.3), começando na junção dentina-esmalte e se estendendo até a superfície do dente. A capacidade da estrutura da haste rígida, com o componente orgânico interbastado, para enfraquecer a concentração de tensões na ponta da trinca, se presente, melhora a resistência do esmalte à fratura da tensão gerada no contato da superfície.

Dentina

A *dentina* é um tecido mineralizado composto que contém menos minerais do que o esmalte e é composto de hidroxiapatita carbonatada nanocristalina (Figura 1.4). O conteúdo orgânico (30% vol.) é quase exclusivamente fibrilas de colágeno tipo I mais proteínas não colágenas, como proteoglicanos. Além disso, esse tecido apresenta uma característica morfológica peculiar: a presença de túbulos que se estendem desde a junção dentina-esmalte até a polpa. Esses túbulos têm diâmetros variando de 2,5 µm próximo ao tecido pulpar a 0,8 µm na junção dentina-esmalte. Eles também correm transversalmente à raiz ou em forma de S na coroa. Essa microestrutura anisotrópica, hierarquicamente orientada e menos mineralizada, serve de base, dá forma às raízes e protege a polpa. Quando carregada intraoralmente e a força é aplicada paralelamente aos túbulos, a dentina responde mecanicamente melhor do que quando as cargas são aplicadas perpendicularmente.

Junção dentina-esmalte

Entre o esmalte mais duro e quebradiço e a dentina mais macia e durável (dura), uma junção funcionalmente graduada, a junção dentina-esmalte (JDE) está presente, permitindo uma transição suave de cargas do esmalte para a dentina (Figura 1.5). Essa interface inibe a propagação de fissuras do esmalte para a dentina, apoiando, assim, a integridade do dente durante as ações mastigatórias. Embora linhas de fratura entre o esmalte e a dentina apareçam como resultado da ação mastigatória contínua e/ou carga de impacto ocasional, o esmalte raramente descola da dentina, tornando a JDE altamente resistente a danos.

Cemento

O cemento é um tecido mineralizado que cobre toda a superfície da raiz do dente. O cemento é composto de água, matriz orgânica e mineral. Cerca de 50% da massa seca é inorgânica e consiste em cristais de hidroxiapatita. A matriz orgânica restante é amplamente composta por colágeno e, em menor grau,

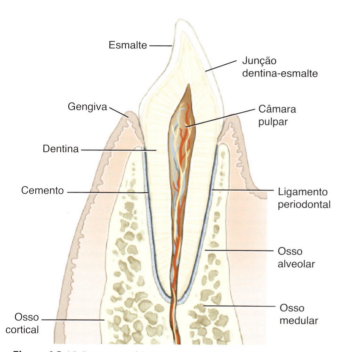

• **Figura 1.2** Visão esquemática em corte transversal de um dente anterior natural e tecidos de suporte.

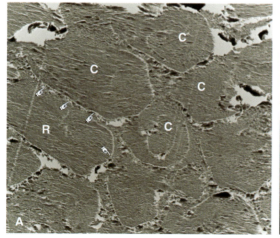
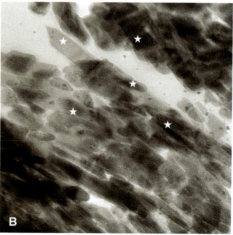

• **Figura 1.3** Imagens do microscópio eletrônico de transmissão do esmalte sonoro. **A.** Imagem de alta resolução do esmalte mostrando a organização estrutural entre as hastes (*R*) e as inter-hastes (*C*) (×3 K). **B.** Imagem de resolução ultra-alta mostrando a distribuição do cristal em uma haste (estrela branca). Os espaços semibrancos entre os cristais são porosidades (×200 K).

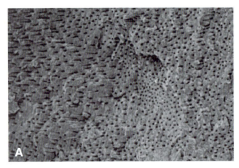 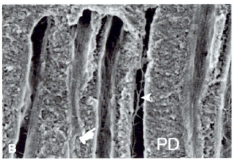

• **Figura 1.4** Imagens de microscopia eletrônica de varredura de espécimes sadios de dentina fraturada. **A.** Presença maciça de túbulos abertos (×400). **B.** Ampliação maior de uma fratura longitudinal permitindo a visualização da dentina intertubular (*PD*), da dentina peritubular (*índice de branco*) e da estrutura orgânica que fica livre dentro do túbulo dentinário, conhecida como *lâmina limitans* (*seta branca*) (×4.000).

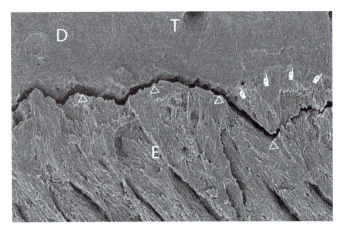

• **Figura 1.5** Imagem de microscopia eletrônica de varredura da região da junção dentina-esmalte de dente humano sadio, mostrando dentina (*D*), esmalte (*E*) e túbulo dentinário (*T*). Os indicadores descrevem a transição suave entre o esmalte e a dentina. Devido à diferença estrutural entre o esmalte e a dentina, a separação coesiva na interface, indicada por Δ, é um artefato do preparo da amostra.

glicoproteínas e proteoglicanos. A principal função do cemento é apoiar ou ancorar o dente, com as principais fibras periodontais e com o osso alveolar.

Polpa

A polpa dentária está localizada centralmente na cavidade pulpar e, muitas vezes, se assemelha à superfície externa do dente. Esse tecido conjuntivo fibroso frouxo especializado é composto de fibrilas de colágeno e substância orgânica fundamental composta de 75% de água e 25% de material orgânico. Como um órgão, a polpa cumpre funções fisiológicas essenciais, a saber, formativa ou de desenvolvimento (gera dentina), nutritiva (fornece nutrientes e umidade através do sistema vascular), protetora (responde a lesões e estímulos nocivos) e sensorial (a rede de fibras nervosas transmite dor aferente). Sempre que possível, especialmente durante o uso de materiais odontológicos, a preservação da saúde desse tecido vital é altamente desejada.

Problemas potenciais e tratamentos associados aos dentes

Levando em consideração a expectativa de vida e o estilo de vida dos humanos, existem três categorias de problemas que podem afetar e alterar aparência, estrutura, posição e função normais dos dentes para resultados indesejáveis que requerem intervenção para restaurar sua função. Essas categorias são de natureza biológica, genética e mecânica.

Questão biológica

A cavidade oral é um ecossistema aberto com as mais diversas comunidades microbianas do corpo e está constantemente sob ameaça. A cavidade oral também é onde começa a digestão dos alimentos (sólidos e líquidos) e o aparelho que os humanos usam para se comunicar. Nesse ambiente, a interação inevitável entre bactérias, saliva, higiene oral e dieta pode levar à saúde ou à doença. Se tal interação favorece um equilíbrio entre esses fatores, a saúde bucal é promovida. Por outro lado, se ocorrer um desequilíbrio (ou seja, má higiene oral e dieta rica em açúcar), lesões de cárie se desenvolverão, levando a lesões ativas superficiais (S), moderadas (M) e profundas (D) (Figura 1.6).

Lesões cariosas superficiais ativas geralmente estão localizadas apenas no nível do esmalte e parecem com giz (Figura 1.6 A). Se essas lesões estão localizadas em superfícies lisas vestibulares ou linguais, são conhecidas como *lesões de manchas brancas* (LMBs). As LMBs podem ser tratadas pela aplicação de materiais altamente fluoretados ou por meio da infiltração de resinas adesivas polimerizáveis, não preenchidas e de baixa viscosidade. Se as lesões superficiais estiverem presentes em sulcos, use selantes de fossas e fissuras. Clinicamente, a colocação de selantes em ranhuras não cariosas é recomendada para pacientes pediátricos e adolescentes com alto risco de cárie. Todos os tratamentos discutidos não envolvem intervenção cirúrgica, mas utilizam, em parte, a porosidade da estrutura dentária causada pelo processo de cárie para infiltração de íons de flúor ou monômeros polimerizáveis por fluido para proteção contra ataques ácidos posteriores. Lesões de cárie moderadas a profundas indicam perda de estruturas dentais, muitas vezes com substrato de dentina exposto (Figura 1.6 A e B). Infelizmente, essas ocorrências clínicas requerem o uso de brocas afiadas e/ou instrumentos manuais para remover os tecidos afetados e remodelar as estruturas dentárias remanescentes para acomodar o biomaterial dentário restaurador selecionado. Os materiais podem ser compósitos, cerâmicas ou metais, como será discutido posteriormente. Uma miríade de desenhos de preparação (remodelagem), como preparação de cavidade, *inlays*, *onlays* e coroas completas, está disponível. Em casos de lesões cariosas extensas que acometem vários dentes, a extração parcial ou mesmo total dos dentes é a única solução. Para recuperar a capacidade do paciente de mastigar e falar em caso de perda de dente por extração ou trauma, são usados aparelhos protéticos como pontes dentárias, implantes e próteses totais.

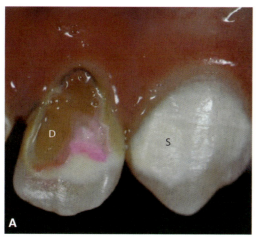
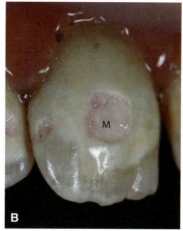

• **Figura 1.6** Lesões cariosas ativas em dentes anteriores. **A.** A aparência calcária do esmalte desmineralizado representa lesão cariosa superficial (*S*), e a dentina exposta marrom-escura mostra lesão cariosa profunda (*D*). **B.** Lesão cariosa média (*M*) representada pela perda de esmalte antes da exposição da dentina.

Questão genética

Em todo o mundo, em todos os países e culturas, observar pessoas com mordidas desalinhadas ou deficientes quando sorriem ou falam não é incomum. Esses fenômenos, chamados *má oclusão*, podem ser causados por dentes extras, dentes perdidos, dentes impactados ou dentes com formato anormal. Uma pequena mandíbula subdesenvolvida, causada pela falta de estresse mastigatório durante a infância, pode causar superlotação dentária (Figura 1.7 A). O apinhamento dos dentes pode ser tratado com ortodontia, geralmente por meio de exodontias planejadas, alinhadores transparentes e/ou aparelho dentário. Os suportes são conjuntos de fios de metal flexíveis e suportes feitos de metal ou materiais cerâmicos. Os suportes são cimentados nos dentes (Figura 1.7 B) e os fios são apertados e ajustados ao longo do tempo para que as propriedades elásticas do fio gradualmente apliquem força suficiente para mover os dentes no alinhamento desejado. No entanto, os dentes tendem naturalmente a se mover para fora do lugar, mesmo após o tratamento com aparelho ortodôntico. Como resultado, pode ser necessário usar um retentor feito de fios e resina acrílica ou fios colados ao dente (Figura 1.7 C) para evitar que os dentes recém-alinhados se movam.

Questão mecânica

A interação entre dentes opostos que possibilita a redução do tamanho dos alimentos também leva ao desgaste dos dentes, que é conhecido como *atrito* e costuma estar associado à força mastigatória e à atividade parafuncional. O atrito causa principalmente o desgaste das superfícies incisais e oclusais dos dentes. Embora um certo grau de atrito seja normal, a perda desnecessária da estrutura do dente na junção cemento-esmalte também pode ocorrer na presença de tensões desequilibradas, fricção, biocorrosão (degradação química, bioquímica e eletroquímica) ou uma combinação destes. Estudos relatam que a prevalência de atrito na população pode chegar a 75%. Exemplos clínicos são *bruxismo/apertamento*, causado por atividade repetitiva da parafunção dos músculos mastigatórios levando a desgaste oclusal excessivo; *abfração* (biocorrosão de estresse estático); e *abrasão/biocorrosão*, causada pela ação de alimentos e/ou bebidas ácidas, bem como de escovas de dente, na superfície dos dentes (Figura 1.8). As opções de tratamento que requerem o uso de materiais odontológicos incluem a fabricação de uma proteção oclusal para desprogramar os músculos mastigatórios e evitar ranger e apertar, restaurações para evitar mais desgaste e diminuir a sensibilidade e "reabilitação total da boca" para casos graves. Em casos de fratura dentária, a extensão e quantidade remanescente das estruturas dentais ditam a abordagem (ou seja, restauração ou extração) e a seleção do biomaterial dentário restaurador.

> **QUESTÃO IMPORTANTE**
>
> Quais são as diferenças entre os materiais dentários preventivos, restauradores e auxiliares usados na construção de uma prótese dentária fixa (PF)?

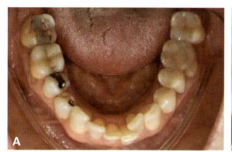
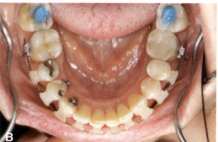
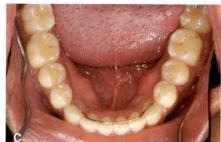

• **Figura 1.7** Problema genético. **A.** Dentes anteriores inferiores desalinhados. **B.** Aparelhos ortodônticos com base de cerâmica/metal foram colados ao esmalte para mover os dentes para a posição adequada. **C.** Um fio de metal é preso ao esmalte lingual dos dentes anteriores inferiores para evitar o desvio dos dentes, o que comprometeria o resultado clínico planejado. (Cortesia do Dr. Adalberto Paula Souza Jr.)

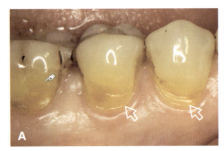 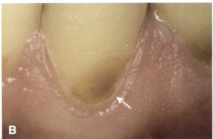

• **Figura 1.8** Lesões de cárie cervical não cariosas. **A.** Erosão (*triângulo*). **B.** Biocorrosão (*ponteiros*).

Categorias de materiais dentários

Os materiais dentários podem ser fabricados usando qualquer uma das quatro classes de materiais: metais, cerâmicas, polímeros ou compósitos discutidos no Capítulo 2. Do ponto de vista das aplicações pretendidas, eles são classificados como preventivos, restauradores e auxiliares.

Materiais preventivos

Os **materiais dentários preventivos** geralmente incluem materiais à base de polímeros que selam as superfícies suscetíveis do dente (ou seja, fossetas e fissuras) contra cáries (Figura 1.9) e/ou liberam flúor ou outros agentes terapêuticos para prevenir ou inibir a progressão de cárie dentária. A vida útil dos materiais restauradores pode ser limitada a uma aplicação a curto prazo (até vários meses) ou períodos de tempo moderadamente longos (1 a 4 anos) quando são usados para liberar agentes terapêuticos. Isso ocorre porque os materiais se deterioram conforme liberam os agentes terapêuticos ou perdem sua capacidade preventiva quando as taxas de liberação caem abaixo do limite terapêutico.

Materiais restauradores

Após o tratamento bem-sucedido da doença e a remoção do tecido infectado, a perda óbvia da estrutura do dente precisa ser restaurada. Dependendo da quantidade de perda da estrutura dentária, a restauração pode ser obturação, *inlay/onlay*, coroa completa, ponte, implante ou dentadura.

Os **materiais dentários restauradores** consistem em componentes sintéticos que são usados para reparar ou substituir a estrutura dentária. Eles são agrupados por composição, função específica, tipo de estrutura dentária que estão substituindo ou método de fabricação. Esta seção se concentrará no método de fabricação, que é classificado em materiais restauradores diretos e indiretos. No entanto, uma restauração temporária é frequentemente necessária antes que as restaurações definitivas finais sejam entregues, especialmente para restaurações indiretas.

Materiais restauradores diretos

Materiais restauradores diretos são um grupo de materiais colocados diretamente em uma preparação dentária projetada, que passam por uma transformação de fase de um estado fluido ou moldável para um estado sólido funcional, enquanto são adaptados ao preparo. Ouro puro em forma de folha, por exemplo, pode ser usado para fazer restaurações dentárias ("obturações") diretamente nos dentes, mas essa técnica raramente é usada atualmente. A liga de amálgama é um pó metálico contendo prata, estanho e cobre, que gera uma mistura condensável (moldável) que permite a colocação e o entalhe na temperatura intraoral em um tempo de trabalho razoável quando misturado com mercúrio. Uma vez que essa mistura endurece, o sólido exibe força suficiente para realizar funções como um material de substituição de dente (ver Capítulo 8).

De maneira semelhante, partículas de vidro ou cerâmica de diferentes tamanhos (micro a nano), formas e composições são incorporadas em uma variedade de monômeros líquidos para gerar os chamados "materiais compostos à base de resina". Como resultado, materiais compostos de diferentes viscosidades e composições são formulados. Clinicamente, esse grupo de materiais pode ser transformado de moldável em estado sólido em um curto período de tempo quando dois componentes são misturados ou quando um único componente, conforme recebido, é exposto a uma luz azul de alta intensidade (Figura 1.10). O mecanismo de transformação do primeiro é chamado *polimerização química*, e o último é chamado *fotopolimerização*, dando aos dentistas controle atemporal ao manipular, inserir ou esculpir o material intraoralmente (ver Capítulo 5). Um aspecto único que caracteriza esses materiais é sua capacidade de aderir micromecanicamente aos dentes e outros substratos de materiais dentários por meio de mecanismos de colagem.

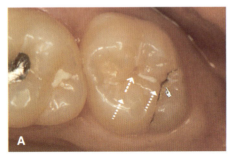 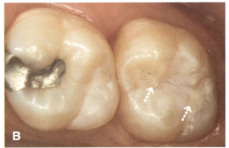

• **Figura 1.9** Selante preventivo. **A.** Um selante (*seta branca tracejada*) que precisa de reparo e uma área de um sulco profundo planejado para receber o selante (*ponteiro*). **B.** Selante reparado e um novo colocado.

CAPÍTULO 1 Visão Geral dos Materiais Dentários

Esse aspecto fomentou o conceito de odontologia minimamente invasiva. Sua capacidade de imitar ou reproduzir a cor dos dentes é altamente relevante.

Materiais restauradores indiretos

Durante sua montagem, algumas restaurações e próteses passam por etapas intra e extraorais antes de serem colocadas na cavidade oral (Figura 1.11 A e B). Esses materiais e técnicas têm como objetivo substituir grandes áreas de estrutura dentária perdida, além dos dentes reais. Eles são geralmente chamados *materiais restauradores indiretos* e podem ser fixados por cimentação (Figura 1.11 C) ou permanecer removíveis, como uma prótese parcial mantida por fricção (Figura 1.12), ou uma prótese completa (Figura 1.13), que é apoiada e mantida sobre o tecido mole por molhabilidade. A questão de molhabilidade será discutida no Capítulo 2.

Metais e ligas, devido às suas propriedades mecânicas, têm sido usados para fazer restaurações protéticas dentárias indiretas que incluem *inlays/onlays*, coroas e pontes, estruturas parciais removíveis e implantes. Um sistema metalocerâmico ou porcelana metálica fundida (PMF) é aquele em que a cerâmica estética é fundida com substratos de metal, onde o metal funciona como um *coping*, subestrutura de suporte (Figura 1.14 A). Isso permite a combinação da resistência do metal e da estética da cerâmica. Os metais são componentes cruciais dos dispositivos ortodônticos corretivos, úteis no alinhamento de dentes tortos, e são usados como

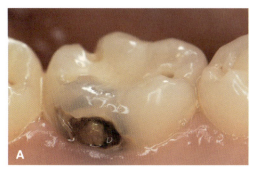
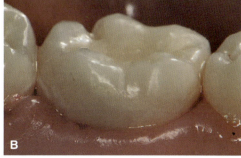

• **Figura 1.10** Restauração direta do compósito. **A.** Uma lesão cariosa ativa/limitada na superfície lingual em um dente molar inferior. **B.** Após a remoção cirúrgica dos tecidos cariados infectados, um material restaurador direto foi colocado.

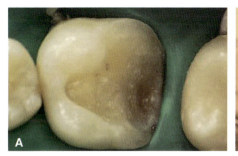
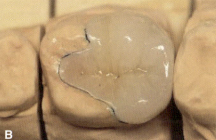
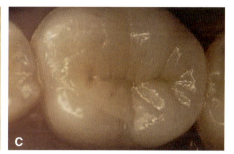

• **Figura 1.11** Restauração indireta de cerâmica. **A.** Preparação do dente isolado com dique de borracha. **B.** Restauração cerâmica indireta realizada e adaptada a um molde de gesso. **C.** Visão clínica da montagem do dente/cerâmica após o término das etapas de cimentação do adesivo. (Cortesia da Dra. Karine Barizon.)

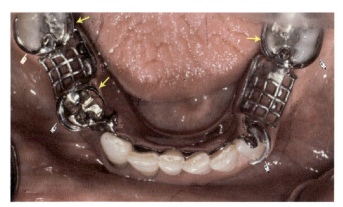

• **Figura 1.12** Estrutura de prótese parcial removível em posição. Os indicadores mostram os braços retentivos e as setas indicam os braços recíprocos. A área da tela de arame entre os dentes fornece locais para reter os dentes artificiais com resina para próteses da cor do tecido.

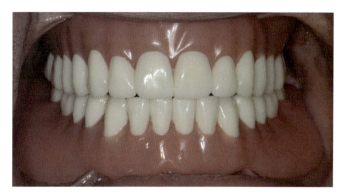

• **Figura 1.13** Conjunto de próteses removíveis completas. (Cortesia do Dr. Maged Abdelaal.)

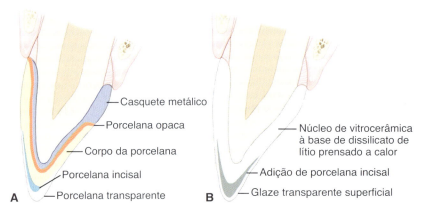

• **Figura 1.14** Ilustração esquemática de duas coroas protéticas. **A.** Coroa metalocerâmica. A região cinza é o *coping* de metal. As regiões de cores restantes representam vários tipos de cerâmicas usadas para dar aparência estética. **B.** Coroa total cerâmica de dissilicato de lítio. O *coping* de metal fino é substituído por um núcleo de cerâmica espesso e as cerâmicas multicamadas são substituídas por porcelana incisal.

base para a colocação de dentes artificiais de plástico e cerâmica (estrutura de prótese parcial) e para recursos retentivos (grampos) em estruturas de prótese parcial (ver Figura 1.12).

A cerâmica, devido ao seu aspecto estético, também tem sido utilizada para restaurar a estrutura dentária perdida parcialmente (*inlays/onlays*) ou completamente (coroas) ou para substituir totalmente um dente ou dentes perdidos (próteses dentárias fixas múltiplas ou pontes). No entanto, por conta da necessidade de alta resistência à fratura e apelo estético, as próteses de cerâmica são construídas em camadas múltiplas. A estrutura cerâmica-cerâmica ou totalmente cerâmica (Figura 1.14 B) é semelhante ao sistema metalcerâmico, exceto que o *coping* de metal é substituído por um núcleo de cerâmica mais espesso e mais resistente (ver Capítulo 10).

Materiais restauradores temporários e provisórios

Materiais restauradores temporários, também conhecidos como *materiais restauradores provisórios*, são produtos usados para restaurações dentárias que não se destinam a aplicações de médio ou longo prazos. As próteses indiretas podem levar algum tempo para serem criadas e entregues, então restaurações temporárias são aplicadas para proteger o dente preparado, cobrindo qualquer esmalte, dentina ou polpa exposta ao ambiente bucal. Essas restaurações provisórias permitem que os pacientes falem e comam normalmente. Os exemplos incluem cimentos para cimentação de restaurações protéticas provisórias; outros restauradores usados para preenchimento; fios ortodônticos; e resinas acrílicas usadas na fabricação de *inlays*, *onlays*, coroas e próteses fixas provisórias que abrangem dois ou mais dentes. Dependendo dos procedimentos odontológicos necessários, uma restauração temporária/provisória pode estar em atividade por vários meses e até 1 ano.

Materiais auxiliares

Diversas substâncias diferentes são necessárias para fabricar próteses dentárias, aparelhos e restaurações diretas. Essas substâncias, entretanto, não fazem parte desses dispositivos ou restaurações e, por isso, são chamadas **materiais auxiliares**. Entre eles, estão materiais de moldagem, materiais fundidos no gesso para fazer matrizes, ceras dentais para fazer padrões de cera (Figura 1.15) (ver Capítulo 13), revestimentos para fundição de metal (ver Capítulo 14) e acabamento e abrasivos de polimento para modelagem e estética (ver Capítulo 16). Materiais

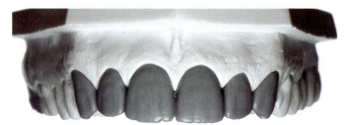

• **Figura 1.15** Enceramento de dentes anteriores em um molde de gesso. Essa abordagem é uma etapa importante no processo de tomada de decisão entre o paciente e o dentista quanto ao resultado estético e às manchas superficiais.

adicionais são usados na capacidade auxiliar, mas não são discutidos como materiais auxiliares neste livro, assim como matriz plástica para compósitos (ver Capítulo 5), soluções de ataque ácido para melhorar a ligação de restaurações diretas (ver Capítulo 6), matriz metálica para amálgama (ver Capítulo 8) e resinas acrílicas usadas para fazer impressões personalizadas e placa para branqueamento (ver Capítulo 11).

Desafios dos materiais dentários na cavidade oral

O objetivo primordial da odontologia é manter ou melhorar a qualidade de vida do paciente. Esse objetivo pode ser alcançado prevenindo doenças, aliviando a dor, melhorando a eficiência da mastigação, aprimorando a fala e melhorando a aparência após a perda dentária e óssea. No entanto, as restaurações e os aparelhos dentários, em comparação com a dentição natural, suportam desafios adicionais para resistir ao ambiente oral. Por exemplo, como substituição ou adição à estrutura do dente, eles precisam ser mantidos no lugar. Uma interface dente/material forte e durável é desejável. Eles devem resistir a cargas repetidas durante a oclusão. Ambos os fatores determinam a longevidade da restauração. Devem ser manipulados seguindo instruções muito específicas para garantir seu desempenho intraoral. A aceitação da restauração pelo paciente é determinada por aparência estética, custo e segurança do material. Evidências de integração material/dente por meio da formação de hidroxiapatita também trazem a possível necessidade de reparo tecidual. Esses aspectos são discutidos nas seções a seguir.

> **QUESTÃO IMPORTANTE**
> A retenção das restaurações pode ser obtida por meios mecânicos ou adesivos; quais são as vantagens e desvantagens dessas abordagens?

Retenção das restaurações

A retenção, ou seja, a ação de absorver e continuar retendo uma substância ou material, é um mecanismo interfacial altamente relevante. O esmalte e a dentina, por exemplo, são dois materiais biológicos diferentes que se mantêm juntos por uma interfase graduada que varia suavemente entre as duas fases aderentes. Os materiais restauradores devem ser fixados no local pretendido para serem funcionais. No entanto, no início da odontologia, não havia interface semelhante disponível para conter materiais restauradores para a estrutura dentária.

A abordagem inicial era remover a estrutura do dente, principalmente para fornecer um local para a retenção macromecânica e criar resistência ao deslocamento das restaurações. A desvantagem dessa abordagem é a observação clínica comum de fraturas de cúspide resultantes de falhas estruturais da estrutura dentária deixadas pela remoção cirúrgica de tecido cariado (Figura 1.16), dor de dente causada por hipersensibilidade dentinária e terapia de canal radicular para remover polpa hiperêmica ou necrótica. Embora as restaurações tenham sido retidas de forma satisfatória por meios mecânicos, os materiais dentais não adesivos da época muitas vezes deixavam uma descontinuidade entre a superfície preparada mecanicamente e o material restaurador usado, o que poderia levar a novas lesões de cárie e patologias pulpares. Esse cenário levou ao desenvolvimento de diversas filosofias e materiais de proteção da polpa com o objetivo de minimizar a penetração de bactérias e seus subprodutos na polpa, além do isolamento térmico.

O condicionamento ácido do esmalte, combinado com materiais resinosos fluidos adotados na década de 1950, marcou o primeiro passo para a geração de uma interface contínua entre a restauração e a estrutura dentária. Tecnicamente, o processo apenas transforma a retenção macromecânica em micromecânica, com redução dentária mínima além da remoção do tecido cariado. Muito mais tarde, o condicionamento ácido da dentina com o mesmo agente foi aceito, e nosso conhecimento da estrutura da superfície dentinária após o condicionamento se expandiu. Novas estratégias de colagem, em conjunto com a introdução de novos materiais, proporcionaram a ideia de gerar uma interface dente/restauração estável e forte. Embora tenha ocorrido progresso, a durabilidade dessa interfase continua sendo um desafio. A adesão e a ligação são discutidas no Capítulo 6.

Longevidade da restauração em termos de integridade mecânica

Do ponto de vista do paciente e do clínico, uma restauração deve durar a vida toda. Embora se espere que alguns materiais durem mais do que uma vida, em um cenário do mundo real, a longevidade das restaurações é menor do que o esperado, especialmente para restaurações diretas. De acordo com pesquisas, os dentistas gastam mais de 50% do seu tempo substituindo restaurações diretas que falharam. Como resultado, a longevidade dos biomateriais dentários usados em restaurações é extremamente relevante para a profissão e para os pacientes.

Um dos maiores avanços no conhecimento de materiais dentários e sua manipulação começou em 1919, quando o Exército dos EUA solicitou ao National Bureau of Standards (agora conhecido como National Institute of Standards and Technology [NIST]) para estabelecer especificações para avaliação e seleção de amálgamas dentais para uso em serviço federal. A odontologia recebeu com entusiasmo essas especificações e, posteriormente, especificações semelhantes foram solicitadas para outros materiais dentários. Em 1928, a pesquisa odontológica no National Bureau of Standards foi assumida pela American Dental Association (ADA).

Padrões para materiais dentários foram desenvolvidos para auxiliar produtores, usuários e consumidores na avaliação da segurança e eficácia dos produtos odontológicos. O Standard Committee on Dental Products (SCDP) da ADA desenvolve especificações para materiais dentários, produtos de higiene bucal, produtos de controle de infecção, equipamentos odontológicos e instrumentos odontológicos. Muitos países têm uma organização de padronização odontológica encarregada pelo desenvolvimento de padrões de teste para garantir a confiabilidade e a segurança do produto. Além disso, o TC 106 da International Organization for Standardization (ISO) desenvolve padrões internacionais. Esses padrões internacionais frequentemente requerem informações sobre composição; informações sobre propriedades físicas, conforme obtidas por métodos de teste padrão; dados de biocompatibilidade; e dados cobrindo todas as disposições das especificações oficiais. Mais discussão sobre esses padrões é fornecida no Capítulo 18.

Do ponto de vista do material, atender às especificações de propriedades mecânicas significa que o material possui resistência suficiente para suportar cargas oclusais, mas isso não garante durabilidade. Como mencionado anteriormente, a colocação de materiais dentários, ou restaurações, sobre estruturas dentais leva a uma interação entre materiais sólidos e uma série de uniões complexas ligadas e/ou não ligadas. A posição interfacial no dente ou dentro dele e a qualidade física dos materiais dentários envolvidos neste complexo agrupamento têm grandes efeitos na longevidade da restauração. Outros fatores, como seleção de materiais, indicação clínica, consciência do paciente sobre sua higiene oral e manipulação e conformidade com as diretrizes do fabricante do material odontológico, sem dúvida, afetarão o desempenho clínico, a longo prazo, das restaurações. Esses aspectos serão discutidos com mais detalhes nos próximos capítulos.

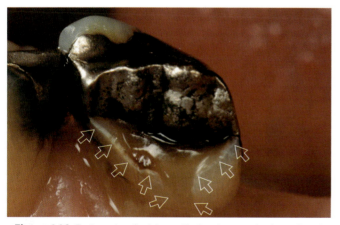

• **Figura 1.16** Fratura da cúspide vestibular de um primeiro pré-molar inferior com uma restauração de amálgama extensa intraoral. As setas abertas delineiam a área de fratura. Mesmo que o amálgama tenha permanecido firmemente retido pela estrutura remanescente do dente sem o apoio da cúspide perdida, é considerado uma restauração que falhará e precisa ser substituída.

Aparência estética

Outro objetivo importante da odontologia é restaurar ou melhorar a estética – a cor e a aparência da dentição natural –, como o clareamento dos dentes com agentes clareadores. Nas últimas décadas, as considerações estéticas em materiais restauradores e protéticos têm ganhado cada vez mais ênfase, tornando o desenvolvimento de materiais restauradores de uso geral – insensíveis à técnica, da cor dos dentes e de cores estáveis – uma corrente principal da pesquisa de materiais odontológicos. Compósitos à base de resina (ver Capítulo 5) e cerâmicas (ver Capítulo 10) são os dois exemplos mais notáveis.

Mesmo que os materiais estéticos que imitem a dentição natural em cor, textura e reflectância permitam ao clínico obter resultados estéticos e funcionais excepcionais, eles também requerem fortes habilidades artísticas. Por exemplo, o conhecimento dos princípios científicos subjacentes à cor e a outros efeitos ópticos na aparência do material restaurador é essencial para dominar os resultados estéticos. Além disso, a comunicação eficaz entre o clínico, o técnico e o paciente é importante para atingir o objetivo proposto e evitar expectativas irrealistas.

Segurança dos materiais dentários

Padrões para materiais dentários foram desenvolvidos para auxiliar produtores, usuários e consumidores na avaliação da segurança e eficácia dos produtos odontológicos. Conforme mencionado anteriormente, padrões/especificações odontológicos nacionais foram implementados pelo SCDP da ADA e padrões internacionais foram implementados pelo TC 106 da ISO. Os fabricantes podem escolher entre testar seus materiais de acordo com os padrões nacionais ou internacionais. No entanto, para um fabricante comercializar seu produto em determinados países europeus, uma marcação de conformidade europeia (CE) deve ser obtida com base na capacidade do produto de atender a um ou mais padrões nacionais ou internacionais de desempenho e qualidade. Uma marcação de CE indica que o produto está em conformidade com as diretrizes europeias para legislação de saúde, segurança e proteção ambiental.

A existência de padrões de avaliação de materiais não impede a fabricação, comercialização, compra ou uso de dispositivos dentários ou médicos que não atendam a esses padrões. No entanto, espera-se que os produtores ou comerciantes de produtos e dispositivos atendam aos padrões de segurança estabelecidos para esses produtos nos países em que são vendidos. Assim, um produtor pode receber aprovação pré-comercialização nos EUA pela Food and Drug Administration (FDA) para vender um dispositivo dentário ou material restaurador sem que o produto seja testado pela ADA ou qualquer outra agência, para determinar se o produto está de acordo com as especificações do material. Contudo, essas agências estão se tornando cada vez mais dependentes umas das outras para garantir que todos os produtos comercializados em todo o mundo sejam seguros e eficazes.

Para um material dentário ser utilizado na cavidade oral, deve ser inofensivo para todos os tecidos orais e não conter nenhuma substância tóxica, lixiviável ou difusível que possa ser absorvida pelo sistema circulatório, causando respostas tóxicas em nível sistêmico, incluindo teratogênicos ou efeitos cancerígenos. O material também deve estar livre de agentes que possam provocar sensibilização ou uma resposta alérgica em um paciente sensibilizado. Essas são consideradas características gerais de biocompatibilidade.

Como a segurança é relativa, nenhum dispositivo odontológico (incluindo materiais restauradores) é completamente seguro. A seleção e o uso de dispositivos ou materiais odontológicos presumem que os benefícios superam em muito os riscos biológicos conhecidos. No entanto, sempre existe a possibilidade de um paciente apresentar efeitos adversos do tratamento odontológico. Os aspectos conceituais da biocompatibilidade, com ênfase específica nos materiais sólidos e líquidos de maior relevância para a odontologia, são apresentados no Capítulo 17.

Capacidade de iniciar o reparo ou a regeneração do tecido

Embora os materiais dentários restauradores se concentrem principalmente na substituição da estrutura dentária perdida ou dentes perdidos por materiais sintéticos, as evidências mostram que certos materiais desencadearam cura ou reparo da estrutura dentária. Por exemplo, íons de flúor liberados em condições levemente ácidas, em conjunto com fosfato de cálcio, podem promover a formação de hidroxiapatita dentro da matriz desmineralizada do esmalte ou se incorporar à rede cristalina como fluorapatita, resultando em uma menor solubilidade do esmalte. A hidroxiapatita recém-formada, entretanto, carece da estrutura e das propriedades mecânicas do esmalte natural. Como resultado, o desafio é desenvolver abordagens biomiméticas na recriação da estrutura hierárquica na superfície do esmalte danificado. Outro exemplo é quando há cavitação profunda onde ocorreu a exposição da polpa dentária e um agente de capeamento pulpar é usado. A resposta da polpa a esses materiais é um processo de cicatrização biológica que leva à formação de dentina reparadora que protege a polpa saudável remanescente.

Compreender os mecanismos subjacentes a esse processo biológico de "cura natural" permite ao clínico desencadear farmacologicamente esse evento para promover a formação de dentina reparadora. À medida que a odontologia restauradora gradualmente se transforma em estratégias de reparo, substituição e regeneração orientadas pela biologia, objetiva-se a regeneração de todo o dente. O progresso atual na odontologia regenerativa é apresentado no Capítulo 20.

Necessidade futura para biomateriais dentários

Desenvolvimentos futuros em odontologia e a necessidade de cuidados de saúde bucal ideais ditarão o futuro da ciência dos materiais dentários. A odontologia continuará a se concentrar na preservação e melhoria da saúde bucal por meio da prevenção de cáries, doenças periodontais e suas sequelas e a reabilitação de tecidos duros e moles perdidos, danificados ou destruídos. A cura da cárie dentária terá um impacto dramático no uso de materiais restauradores para restaurar a forma e a função dos dentes com lesões cavitadas. No entanto, ainda existirá uma necessidade contínua de reparar ou restaurar a falha ou degradação dependente do tempo das restaurações e uma necessidade de tratamento de problemas não relacionados com a doença. Como resultado, a decisão de quais materiais usar para uma determinada condição clínica ou situação dependerá dos benefícios conhecidos de cada escolha de tratamento em comparação com os riscos conhecidos.

Como a cura da cárie e o desenvolvimento de processos para regeneração da raiz ou dente provavelmente estão a várias décadas de distância, a maioria dos materiais restauradores empregados hoje provavelmente permanecerá em uso no futuro previsível. Materiais como o amálgama dentário (ver Capítulo 8), por exemplo, têm feito restaurações confiáveis há séculos. O uso de amálgama está diminuindo rapidamente, não porque existam materiais restauradores mais duráveis e insensíveis à técnica disponíveis no mercado, mas por conta das preocupações com relação ao impacto da liberação de mercúrio no meio ambiente. Além disso, o mundo entrou em uma era de alta demanda estética em detrimento da durabilidade e do custo. Em contraste com o tratamento da cárie dentária, a demanda por aprimoramento estético continuará no futuro. O desenvolvimento e a pesquisa de biomateriais restauradores diretos que são menos sensíveis à técnica, especialmente as marcas existentes de compósitos à base de resinas estéticas, ainda têm muito espaço para melhorias. No mais, estratégias que visam aumentar dureza, tenacidade e resistência ao desgaste e ao impacto desses materiais são relevantes para o campo. Uma abordagem interessante consiste na criação de compósitos com microestruturas sob medida, ou compósitos bioinspirados com reforço de placas, criados por manipulação magnética de placas de alumina.

Os benefícios da prevenção da cárie levaram à redução da necessidade de próteses totais e removíveis. Conceitos minimamente invasivos levaram à vedação de restaurações defeituosas ou infiltradas com resinas preventivas, em vez de continuar a usar procedimentos de substituição mais destrutivos. Assim, o desenvolvimento de agentes remineralizantes bioinspirados eficazes para o reparo de esmalte e dentina danificados por ácido e o desenvolvimento de materiais inteligentes que levam à autorreparação de juntas defeituosas ou de falhas internas de um material, bem como à regeneração da polpa dentária, serão desafios críticos para o futuro dos materiais dentários. Ademais, a necessidade de substituição de restaurações deve diminuir nas próximas décadas, em vez da filosofia minimamente invasiva. No entanto, essa redução será compensada pelo aumento da demanda por restaurações estéticas (ver Capítulo 20).

> **QUESTÃO IMPORTANTE**
> Quais fatores determinam quando os produtos de material odontológico se tornam obsoletos?

A tecnologia avançou tremendamente nos últimos 40 anos, resultando em inovações como aplicações de *laser*, procedimentos de imagem, tecnologia de impressão tridimensional (3D), compósitos de baixo encolhimento, cerâmicas inteligentes e procedimentos odontológicos minimamente invasivos, que têm benefícios gerados para diversos campos. A tecnologia de *computer-aided design/computer-aided manufacturing* (CAD-CAM) para fazer restaurações indiretas, por exemplo, reduziu a demanda por materiais de impressão e alguns materiais auxiliares indiretos que eram usados por técnicos de laboratório para fabricar próteses indiretas (ver Capítulo 15).

Posteriormente, uma questão tem acompanhado a profissão odontológica por séculos: quando um material restaurador se torna obsoleto? Por exemplo, cimento de silicato (ver Capítulo 7) foi usado para restaurar restaurações estéticas anteriores porque a percepção da cor se assemelhava à estrutura do dente e havia uma capacidade serendíptica de liberar flúor. Embora o último seja benéfico na prevenção de cáries recorrentes, a liberação de flúor ocorre às custas da degradação da superfície, descoloração e quebra marginal ao longo do tempo, resultando em margens defeituosas e manchadas (Figura 1.17) e perda do contorno anatômico. Além disso, compósitos mais duráveis à base de resina e procedimentos aprimorados de ligação micromecânica tornaram os cimentos de silicato virtualmente obsoletos em meados da década de 1970.

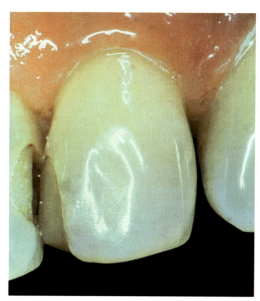

• **Figura 1.17** Restaurações de cimento de silicato de classe III anterior exibindo grave degradação da superfície, manchas marginais e descoloração geral.

Portanto, podemos concluir que alguns materiais restauradores se tornaram obsoletos pelas seguintes razões: (1) suas desvantagens superaram em muito as vantagens conhecidas; (2) a degradação do material levou a uma adaptação indesejável das margens e à estética; (3) a aparência metálica geralmente era inaceitável para os pacientes; (4) as restaurações alternativas apresentam desempenho superior, imitam a fisiologia do dente e são menos sensíveis à técnica; (5) materiais alternativos levaram a um tratamento mais barato para os pacientes; e/ou (6) melhorias na microestrutura do material ocorrem como resultado de avanços tecnológicos. Em suma, os materiais restauradores tornam-se obsoletos quando um material alternativo é capaz de fornecer um melhor equilíbrio entre todos os diversos requisitos e expectativas mencionados anteriormente.

Organização do livro

Em 1936, o Dr. Skinner, autor da primeira edição deste livro, expressou preocupações significativas com relação à necessidade de conhecimento da ciência dos materiais dentários na seguinte declaração:

> *Infelizmente, existem muitos fabricantes dentais inescrupulosos que fazem reivindicações impossíveis de produtos de qualidade inferior, enganando assim o dentista. Tem havido casos reais de materiais odontológicos altamente anunciados, que se tornaram extremamente populares entre os dentistas simplesmente por métodos inteligentes de propaganda, enquanto testes laboratoriais cuidadosos mostraram que os produtos são nitidamente inferiores. O dentista bem informado será capaz de discriminar entre fato e propaganda e se recusará a ser enganado dessa maneira.*

Ele enfatizou a necessidade de os princípios da física e da química serem aplicados à odontologia restauradora de maneira semelhante à que foram aplicados à engenharia estrutural. Embora desde 1936 tenha havido muitos avanços tecnológicos que melhoraram a qualidade dos materiais odontológicos, um desafio permanece para os usuários finais avaliarem criticamente as alegações feitas para o desempenho dos materiais odontológicos e relacionar cuidadosamente essas reivindicações com os princípios físicos bem estabelecidos para classes específicas de materiais. A era atual, da odontologia baseada em evidências, é consistente com nossos objetivos de apresentar os princípios fundamentais dos materiais e compreender as relações de causa e efeito que nos permitem prever, com razoável certeza, o comportamento dependente do tempo dos materiais odontológicos.

Para atingir esses objetivos, este livro está organizado em cinco Partes: 1. Classes Gerais e Propriedades dos Materiais Dentários; 2. Materiais Restauradores Diretos; 3. Materiais Restauradores e Protéticos Indiretos; 4. Confecção de Próteses; e 5. Avaliação de Restaurações Dentais.

Seguindo a visão geral dos materiais dentários neste capítulo, a Parte 1 enfoca a estrutura e as propriedades dos materiais. O Capítulo 2 explica como a estrutura molecular ou cristalina determina as classes de materiais e dá a cada classe suas propriedades únicas. Esse capítulo também discute a origem da adesão, uma característica importante das restaurações dentárias. O Capítulo 3 discute as propriedades físicas e químicas relevantes para as aplicações dentais e o Capítulo 4 examina as propriedades mecânicas dos materiais dentários.

Os capítulos da Parte 2 enfocam materiais restauradores diretos, incluindo compósitos à base de resina (Capítulo 5), agentes de união (Capítulo 6), cimentos dentais (Capítulo 7) e restaurações à base de metal (Capítulo 8). Como afirmado anteriormente, esses materiais compartilham a mesma característica de serem manipulados na cadeira do dentista e aplicados à cavidade oral antes de atingirem seu estado funcional completo. Portanto, os materiais preventivos são discutidos com os materiais restauradores diretos.

Os capítulos da Parte 3 discutem o uso de materiais restauradores indiretos, como ligas de fundição dentária e metais trabalhados (Capítulo 9), materiais à base de cerâmica (Capítulo 10), resinas à base de dentaduras (Capítulo 11) e implantes dentários (Capítulo 12).

Os Capítulos 13 a 16, na Parte 4, descrevem os materiais e tecnologias necessárias para fabricar próteses indiretas. O Capítulo 13 discute materiais auxiliares, que incluem materiais de impressão, produtos de gesso e ceras odontológicas, que são usados para fabricar os padrões de cera necessários para as próteses finais. O processo de fazer peças fundidas de metal usando o método de cera perdida é discutido no Capítulo 14, e o Capítulo 15 discute o uso da tecnologia digital para fazer próteses dentárias sem o uso de materiais auxiliares tradicionais, mas em vez disso, confiando na imagem digital e na tecnologia CAD-CAM. Finalmente, todas as restaurações, diretas ou indiretas, requerem graus de modificação de superfície para melhorar seu desempenho clínico. Os procedimentos e os instrumentos essenciais usados para acabamento e polimento de restaurações são discutidos no Capítulo 16.

O objetivo da odontologia é manter ou melhorar a qualidade de vida do paciente. As restaurações envolvidas devem prevenir doenças, aliviar a dor, melhorar a eficiência da mastigação, melhorar a fala, melhorar a aparência e, o mais importante,

durar muito tempo. A Parte 5 visa abordar a questão de como avaliamos as restaurações. Conforme afirmado, todos os materiais passam por algum tipo de interação com o tecido oral. As considerações biológicas, conhecidas como *biocompatibilidade*, são abordadas no Capítulo 17. O teste *in vitro* é realizado submetendo um material feito em uma determinada configuração a um fator externo conhecido (ou fatores) em uma condição bem definida e registrando a resposta do material a tais fatores. A importância dos testes *in vitro* é discutida no Capítulo 18. As avaliações clínicas de uma restauração dentária representam um nível diferente de avaliação para restaurações. O Capítulo 19 discute os componentes dos estudos clínicos, usando um deles para ilustrar como as variáveis podem ser coletadas do estudo. Finalmente, embora novos materiais que atendam às necessidades específicas da odontologia restauradora estejam surgindo e filosofias de tratamento alternativas estejam sendo adotadas, o avanço de novas tecnologias em outras disciplinas tem beneficiado a ciência dos materiais odontológicos de várias maneiras. O Capítulo 20 analisa as potenciais tecnologias futuras em odontologia e descreve tanto as tecnologias recentes como as previstas para as próximas décadas.

Agradecimento

Os autores desejam agradecer ao Dr. Kenneth J. Anusavice por sua contribuição para as edições anteriores deste capítulo.

Leituras selecionadas

Borcic J, Anic I, Urek MM, et al: The prevalence of non-carious cervical lesions in permanent dentition, *J Oral Rehabil* 31:117–123, 2004.

Erb RM, Libanori R, Rothfuchs N, et al: Composites reinforced in three dimensions by using low magnetic fields, *Science* 335:199–204, 2012.

He LH, Swain MV: Understanding the mechanical behaviour of human enamel from its structural and compositional characteristics, *J Mech Behav Biomed Mater* 1:18–29, 2008.

Hensten-Pettersen A, Jacobsen N: Perceived side effects of biomaterials in prosthetic dentistry, *J Prosthet Dent* 65:138–144, 1991.

Jäger I, Fratzl P: Mineralized collagen fibrils: A mechanical model with a staggered arrangement of mineral particles, *Biophys J* 79:1737–1746, 2000.

Lobbezoo F, Ahlberg J, Raphael KG, et al: International consensus on the assessment of bruxism: Report of a work in progress, *J Oral Rehabil* 45:837–844, 2018.

Munksgaard EC: Toxicology versus allergy in restorative dentistry, *Adv Dent Res* 6:17–21, 1992.

Nanci A: Ten Cate's Oral Histology: Development, Structure, and Function, 9th ed, St. Louis, 2018, Elsevier.

Stock SR, Vieira AE, Delbem AC, et al: Synchrotron micro computed tomography of the mature bovine dentinoenamel junction, *J Struct Biol* 161:162–171, 2008.

Thompson VP, Watson TF, Marshall GW Jr, et al: Outside-the-(cavity-prep)-box thinking, *Adv Dent Res* 25:24–32, 2013.

Volponi1 AA, Zaugg LK, Neves V, et al: Tooth repair and regeneration, *Curr Oral Health Rep* 5:295–303, 2018.

2

Estrutura da Matéria, Classes Gerais dos Materiais e Princípios de Adesão

VISÃO GERAL DO CAPÍTULO

Interação entre dois átomos

Tipos de ligação

Arranjo atômico

Metais

Cerâmica

Polímeros

Materiais compósitos

Adesão e união

Ligação à estrutura do dente

PALAVRAS-CHAVE

Adesão. Atração entre duas superfícies de contato promovida pela força interfacial de atração entre as moléculas ou átomos de duas espécies diferentes; a adesão pode ocorrer como adesão química, adesão mecânica (intertravamento estrutural) ou uma combinação de ambas.

Adesivo e aderente. Substância que promove a adesão de uma substância ou material a outro. Um aderente é um substrato de material ligado a outro material por meio de um adesivo.

Agente umectante e de molhabilidade. Umedecimento é a habilidade de um líquido de manter contato com uma superfície sólida; ele reflete as interações intermoleculares quando os dois são postos em contato íntimo. Agente umectante é uma substância ativa na superfície que pode ser aplicada a um substrato sólido para reduzir a tensão superficial do líquido a ser colocado no sólido; o objetivo é promover molhabilidade ou adesão.

Ângulo de contato. Ângulo de interseção entre um líquido e a superfície de um sólido que é medido da superfície sólida através do líquido até a linha tangente do líquido/vapor originado no término da interface líquido/sólido; usado como uma medida de molhabilidade, em que nenhum umedecimento ocorre em um ângulo de contato de 180°, e o umedecimento completo ocorre em um ângulo de 0°.

Cerâmica. Compostos de fase sólida de elementos metálicos e não metálicos.

Coesão. Ligação entre moléculas ou átomos da mesma espécie.

Compósito. Material feito de dois ou mais componentes constituintes com propriedades físicas ou químicas significativamente diferentes que, quando combinados, produzem um material com características diferentes dos componentes individuais.

Copolímero. Polímero feito de dois ou mais tipos de monômeros. Um *copolímero aleatório* ocorre quando não há ordem sequencial dos tipos de monômero ao longo da cadeia do polímero. Um *copolímero em bloco* é quando grupos de cada tipo de monômero aparecem na mesma cadeia polimérica. Um *enxerto ou copolímero ramificado* ocorre quando uma sequência de um tipo de unidade mero é enxertada na espinha dorsal de um segundo tipo de monômero para formar uma estrutura ramificada.

Crosslink. Monômero bifuncional ou multifuncional que forma uma ligação entre duas cadeias de polímero em crescimento durante a polimerização que resulta em uma rede de polímero interconectada tridimensional.

Cura. Reação química na qual monômeros de baixo peso molecular são convertidos em materiais de alto peso molecular por meio da polimerização para atingir as propriedades desejadas.

Deformação. Magnitude de deformação (alongamento, compressão ou cisalhamento) que ocorre em resposta a uma força aplicada.

Energia de superfície. Excesso de energia de atração na superfície de um material (líquido e sólido) comparado com a maior parte do material, porque as moléculas ou átomos na superfície não estão cercados por seus pares como aqueles na massa. Pode ser tratado como o trabalho (energia) necessário para construir uma área de determinada superfície e tem a unidade de mN/m^2.

Fase e diagrama de fase (diagrama de constituição). Gráfico de fases de equilíbrio e limites de solubilidade para um sistema de liga em função da composição e temperatura.

Forças de Van der Waals. Força de atração física de curto alcance que promove a adesão entre moléculas de líquidos ou cristais moleculares. Também conhecidas como *ligação secundária*.

Grão e limite de grão. Grão é um único cristal na microestrutura de um metal. Metais e ligas são sólidos que consistem em muitos grãos individuais, e a interface entre os grãos adjacentes é o limite do grão.

Liga e sistema de liga. Liga é um sólido cristalino com propriedades metálicas que é composto de dois ou mais elementos, pelo menos um dos quais é um metal, e todos são mutuamente solúveis no estado fundido. Os sistemas de liga são todas as combinações possíveis de liga de dois ou mais elementos, em que pelo menos um deles é um metal. Por exemplo, o sistema binário ouro-prata inclui todas as ligas possíveis de ouro e prata, variando de 100% ouro e 0% prata a 100% prata e 0% ouro.

Ligação micromecânica. Retenção associada a um adesivo que penetra em uma superfície aderente rugosa.

Ligação primária. Ligação entre átomos que incluem ligações iônicas, covalentes e metálicas.

Ligação. Ação de unir objetos ou partículas por meio de adesivo ou força de atração.

Metal. (1) Elemento ou liga que costuma perder elétrons para formar íons carregados positivamente. (2) Material metálico composto de um ou mais elementos que é opaco, dúctil, relativamente maleável, bom condutor de eletricidade, bom condutor térmico e geralmente brilhante quando a luz é refletida de sua superfície polida.

Microestrutura. Características estruturais da superfície, incluindo grãos, limites de grãos, fases e defeitos, como porosidade, revelados por imagens microscópicas da superfície quimicamente ou eletroliticamente gravada de uma amostra plana e polida.

Monômero e mero. Monômero é um composto químico que é capaz de reagir para formar um polímero; cada monômero se torna um mero de um polímero.

Polímero termofixo. Material polimérico que retém uma estrutura reticulada durante a polimerização; a estrutura adquirida resulta em um polímero rígido que, ao ser aquecido, não amolece o suficiente para ser moldado em uma nova configuração.

Polímero termoplástico. Material de macromolécula feito de cadeias lineares e/ou ramificadas que amolece quando aquecido acima da temperatura de transição vítrea (Tg); ele pode, então, ser moldado em uma nova forma e resfriado abaixo da Tg para manter a nova configuração.

Polímero. Grandes moléculas (também conhecidas como *macromoléculas*) formadas pela união de muitas unidades repetitivas simples (meros); o processo químico é conhecido como *polimerização*.

Recuperação elástica. A forma dos objetos muda sob uma força aplicada. Quando a força é removida, o objeto irá recuperar sua forma original instantaneamente se for um sólido elástico, ou o processo de recuperação ocorrerá durante um período se for um material viscoelástico. Quanto maior for a natureza viscosa de um material, menos completa será a recuperação.

Resina ou resina sintética. Mistura de monômeros e/ou macromoléculas com outros componentes, que formam um material com um conjunto de propriedades úteis.

Solução sólida (metálica). Fase sólida cristalina contendo dois ou mais elementos, pelo menos um dos quais é um metal e cujos átomos compartilham a mesma estrutura cristalina.

Temperatura de transição vítrea (Tg). (1) A temperatura acima da qual ocorre um aumento acentuado no coeficiente de expansão térmica, indicando aumento da mobilidade molecular. (2) A temperatura na qual o movimento molecular da macromolécula começa a forçar a separação das cadeias de polímero. Assim, os materiais poliméricos amolecem quando aquecidos acima desta temperatura.

Tensão. Força perpendicularmente dirigida, exercida como pressão ou tensão, sobre um material que faz com que o objeto se deforme (deformação), medida em unidades de força por unidade de área.

Tensão superficial. Tendência das superfícies do fluido de se contraírem até a menor área de superfície por uma força interna causada pelo desequilíbrio da atração mútua entre as moléculas na superfície do líquido. A própria força interna também mantém as moléculas da superfície constantemente sob tensão. A força coesiva que mantém as moléculas ligadas na superfície é conhecida como *tensão superficial* do líquido, com a unidade de mN/m.

Toda matéria é composta de partículas indivisíveis chamadas *átomos*, o menor tamanho de partículas com propriedades idênticas às da massa do material. A estrutura dos átomos geralmente aceita consiste em três partículas subatômicas, um elétron com carga negativa, um próton com carga positiva e um nêutron eletricamente neutro, conforme representado no modelo de nuvem de elétrons de um átomo de nitrogênio (Figura 2.1). O núcleo contém uma mistura de prótons e nêutrons, exceto os átomos de hidrogênio, em que não há nêutrons. Nêutrons e prótons são mantidos juntos por uma força nuclear que é mais forte do que as forças de repulsão entre os prótons. A força nuclear age apenas a uma distância extremamente curta ($\cong 1 \times 10^{-15}$ m) e não afeta a atração eletromagnética. Os elétrons de um átomo existem em diferentes nuvens nos vários níveis de energia (camadas). Um átomo se torna um íon negativo quando ganha um(ns) elétron(s) ou um íon positivo quando perde um(ns) elétron(s). O número de elétrons nas camadas da nuvem dita a propriedade da matéria feita daquele grupo de átomos. Esses elétrons também são chamados *elétrons de valência*.

QUESTÃO IMPORTANTE

Quando o estado do material (vapor, líquido e sólido) muda, o que acontece entre os átomos ou moléculas que constituem o material?

Dois ou mais átomos podem se ligar e formar uma entidade eletricamente neutra chamada *molécula*. A atração entre os átomos dentro de uma molécula é forte, enquanto a atração entre as moléculas é mais fraca. Essas atrações resultam em materiais que podemos ver e tocar. Considere a água como exemplo. Quimicamente, a unidade básica da água é uma molécula composta por dois átomos de hidrogênio e um átomo de oxigênio. Se cada molécula atinge uma energia cinética superior à atração entre essas moléculas, elas aparecem na forma de vapor. A energia cinética é o que permite que as moléculas de massa conhecida mantenham uma constante em movimento. À medida que a temperatura ambiente diminui, o nível de energia cinética dentro das moléculas individuais diminui e a atração entre elas se torna mais proeminente, de modo que se condensam na forma

CAPÍTULO 2   Estrutura da Matéria, Classes Gerais dos Materiais e Princípios de Adesão

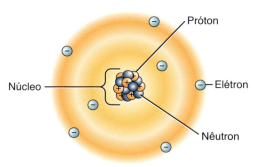

• **Figura 2.1** Modelo de nuvem de elétrons de um átomo de nitrogênio. Os nêutrons (*esferas azuis*) e prótons (esferas com "+") ocupam uma densa região central chamada "núcleo". A formação da nuvem laranja ilustra o traço de elétrons (esferas com "–") conforme eles se movem ao redor do núcleo.

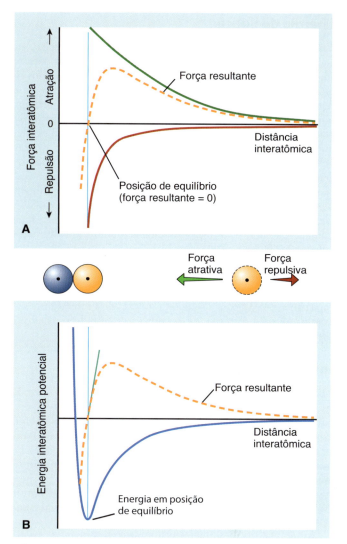

• **Figura 2.2** Interação entre dois átomos. O átomo azul está estacionário e o átomo laranja está se aproximando ou se afastando do átomo azul. A distância da ligação é a distância entre o centro do núcleo dos dois átomos. **A.** Relação das forças interatômicas com a distância interatômica. A força resultante (– –) é a soma das forças de atração (——) e repulsão (——). Na posição de equilíbrio (——), uma força negativa (repulsiva) ou positiva (atrativa) é necessária para mover o átomo para fora de sua posição de equilíbrio. **B.** Integração da força resultante (– –) mostrada em **A** sobre a distância interatômica produz a energia interatômica (——). Observe que a energia potencial está no mínimo quando o equilíbrio (——) é alcançado. A tangente da força resultante em equilíbrio (——) é a inclinação da curva.

líquida. O resfriamento posterior produz um sólido chamado *gelo*, no qual a energia cinética é tão baixa que as moléculas são imobilizadas por forças de atração entre elas.

A transformação entre vapor, líquido e sólido é chamada *mudança de estado*, que é um exemplo de como a atração entre as moléculas e o ambiente afeta o comportamento de um material conforme o observamos. O foco deste capítulo será em como as atrações atômicas e moleculares moldam as quatro classes de materiais usados na odontologia, a saber, **metais**, **cerâmicas**, **polímeros** e **compósitos**, e afetam seu comportamento em suas respectivas aplicações. Finalmente, discutiremos como podemos usar esses mecanismos de **ligação** a nosso favor.

Interação entre dois átomos

Podemos tratar cada átomo como uma entidade discreta com limites e volume definidos estabelecidos pelos campos eletromagnéticos dos elétrons. Quando dois átomos interagem entre si no espaço, eles sentem uma força de atração da interação das partículas com carga oposta de cada átomo e uma força de expulsão da interação das partículas com carga semelhante de cada átomo. A uma grande distância, a interação entre os átomos é desprezível (Figura 2.2 A). Na Figura 2.2 A, as forças de repulsão e atração são plotadas em função do espaçamento interatômico, que é a distância entre os centros dos núcleos dos átomos. Quando os átomos se aproximam, ambas as forças aumentam à medida que a distância entre os átomos diminui. Inicialmente, a força de atração aumenta mais rápido do que a força de repulsão. A força de repulsão é uma força de curto alcance comparada com a força atrativa que se torna notada em um alcance mais próximo. Mais tarde, a força de repulsão aumenta muito mais do que a força de atração à medida que os átomos se aproximam. A força resultante, que é a soma das forças de atração e repulsão, aumenta inicialmente como força de atração quando os dois átomos se aproximam. À medida que a força de repulsão aumenta, a força atrativa resultante, após atingir um pico, começa a diminuir. Em seguida, atinge um estado de equilíbrio quando as camadas de elétrons de valência dos dois átomos impedem que os átomos se aproximem. No estado de equilíbrio, não há força de rede resultante (Figura 2.2 A). Em outras palavras, os átomos atingiram um estado estável. Antes que os átomos atinjam o equilíbrio, podemos tratar a força resultante como a força necessária para mantê-los separados àquela distância. Após o equilíbrio, a força resultante negativa significa que a força externa é necessária para empurrar os átomos para mais perto. Há muita repulsa a superar. Dependendo do número de elétrons de valência e espécies de átomos envolvidos, existem três tipos de interação entre os átomos quando o equilíbrio é alcançado.

Distância de ligação

Independentemente do tipo de estrutura no estado sólido, existe um fator limitante que impede que os átomos ou moléculas se aproximem muito uns dos outros. A posição na qual as forças de atração e repulsão são iguais em magnitude (mas opostas na direção) é considerada a posição de equilíbrio dos átomos (Figura 2.2 A). A distância interatômica no equilíbrio representa a soma dos raios dos dois átomos adjacentes.

Energia de ligação

Como as condições de equilíbrio são geralmente descritas em termos de energia, não de forças interatômicas, as relações na Figura 2.2 A podem ser logicamente explicadas em termos de energia interatômica, que também é conhecida como *energia de ligação* ou *energia potencial*. Energia é definida como o produto entre força e distância. Integração da força interatômica (linha tracejada na Figura 2.2 A) sobre a distância interatômica produz a energia interatômica (linha contínua na Figura 2.2 B). Em contraste com a força resultante, a energia da ligação pode ser tratada como a energia necessária para manter dois átomos separados. Inicialmente, a energia da ligação diminui gradualmente à medida que dois átomos se aproximam. À medida que a força atrativa resultante ultrapassa o pico e começa a diminuir rapidamente, a energia da ligação também diminui drasticamente (Figura 2.2 B).

A energia da ligação atinge um mínimo quando a força resultante se torna zero. Depois disso, a energia aumenta rapidamente porque a força resultante se torna repulsiva e aumenta rapidamente com pouca mudança na distância interatômica. A energia mínima corresponde à condição de equilíbrio e define a distância interatômica de equilíbrio.

Influência da ligação interatômica

Os átomos estão em um estado constante de vibração e a amplitude média depende da temperatura; quanto maior a temperatura, maior a amplitude e, consequentemente, maior a energia cinética. A uma certa temperatura, a energia mínima necessária para manter o equilíbrio é indicada pelo fundo da curva na Figura 2.2 B. À medida que a temperatura aumenta, a amplitude da vibração atômica (ou molecular) aumenta. Segue-se também que a distância interatômica média aumenta (Figura 2.3), assim como a energia interna. O efeito geral é o fenômeno conhecido como *expansão térmica*.

À medida que a temperatura aumenta de T_0 para T_5 na Figura 2.3 A, o aumento médio na distância interatômica é menor com a curva de energia mais profunda (Figura 2.3 A) do que na parte de energia mais rasa (Figura 2.3 B). Isso significa que o coeficiente linear de expansão térmica (α) de materiais com estruturas atômicas ou moleculares semelhantes tende a ser inversamente proporcional à temperatura de fusão. Se a temperatura continuar a aumentar, o aumento na distância interatômica resultará em uma mudança de estado, em que o sólido se funde em líquido e o líquido subsequentemente vaporiza em gás. Para um sólido com energia potencial mais baixa (*i. e.*, profundidade de curva mais profunda) (Figura 2.3 A), maiores quantidades de energia cinética são necessárias para atingir a fusão e ebulição, o que corresponde a temperaturas de fusão e ebulição mais altas.

Conforme mostrado na Figura 2.2 A, a força resultante sobre os átomos na distância de equilíbrio é zero, mas pequenos deslocamentos, como em uma distância de ligação aumentada, resultam em forças crescentes rapidamente para manter a distância de equilíbrio. A magnitude dessa força necessária para manter o deslocamento é comumente referida como o *módulo de elasticidade* ou *rigidez* do material, e essa propriedade será discutida em detalhes no Capítulo 4. A rigidez ou módulo de elasticidade do material é proporcional à taxa de variação da força com uma mudança no deslocamento que é medida pela inclinação da curva de força líquida desenhada a partir do equilíbrio (Figura 2.2 B). Uma inclinação maior da curva de força implica um vale mais estreito e profundo na curva de energia (Figura 2.3 A). Portanto, um ponto de fusão alto geralmente é acompanhado por uma maior rigidez.

Os princípios anteriores representam generalidades e exceções ocorrem. No entanto, eles permitem estimar a influência da temperatura nas propriedades da maioria dos materiais dentários discutidos nos capítulos subsequentes.

Tipos de ligação

A discussão anterior estabelece o papel da ligação na mudança de estado e energia de ligação interatômica das propriedades térmicas e mecânicas. Quando os átomos estão em equilíbrio com os átomos vizinhos, eles estabelecem diferentes tipos de ligações de acordo com a valência de seus elétrons. A estrutura de elétrons de um átomo é relativamente estável se tiver oito elétrons em sua camada de valência externa, como ocorre com os gases nobres, exceto o hélio, que tem apenas dois elétrons. Outros átomos devem perder, adquirir ou compartilhar elétrons com outros átomos para atingir uma configuração estável – ou seja, oito elétrons na camada externa. Esses processos produzem fortes **ligações primárias** entre os átomos. As ligações intermoleculares, por outro lado, dependem de forças dipolo induzidas pela distribuição não uniforme de elétrons dentro da molécula. Estes são geralmente mais fracos e são chamados *ligações secundárias*.

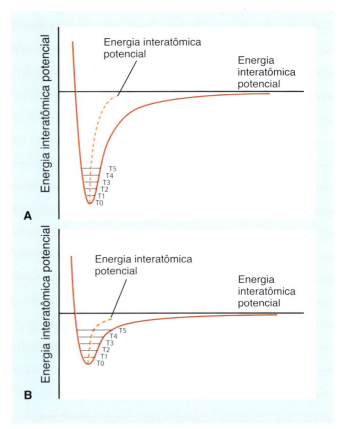

• **Figura 2.3** Energia térmica e energia de ligação. Conforme a temperatura sobe de T_0 para T_5, a distância interatômica aumenta. Para o sólido com energia potencial mais profunda (**A**), o aumento real na distância é menor do que o sólido com uma posição de energia potencial mais rasa (**B**). Portanto, menos expansão térmica e uma temperatura de fusão mais alta são esperadas para (**A**). Além disso, uma alta temperatura de fusão geralmente é acompanhada por uma maior rigidez.

Ligações primárias

A formação de ligações primárias depende das estruturas atômicas e de sua tendência a assumir uma configuração estável. A resistência dessas ligações e sua capacidade de se reconstituir após a quebra determinam as propriedades físicas de um material. As ligações atômicas primárias (Figura 2.4), também chamadas *ligações químicas*, podem ser de três tipos diferentes: (1) iônicas, (2) covalentes e (3) metálicas.

Ligações iônicas

O exemplo clássico de ligação iônica é a ligação entre o Na⁺ e o Cl⁻ do cloreto de sódio (Figura 2.4 A). Como o átomo de sódio contém um elétron de valência em sua camada externa e o átomo de cloro tem sete elétrons em sua camada externa, a transferência do elétron de valência de sódio para o átomo de cloro resulta no composto estável Na⁺Cl⁻. Na odontologia, a ligação iônica existe em alguns materiais dentais, como gesso e cimentos à base de fosfato.

Ligações covalentes

Uma ligação covalente é uma ligação química que envolve o compartilhamento de pares de elétrons entre os átomos. A Figura 2.4 B mostra que a molécula de flúor compartilha um par de elétrons. Em virtude de compartilhar elétrons, os dois átomos são mantidos juntos por ligações covalentes para formar uma molécula que é suficientemente estável e eletricamente neutra em um arranjo definido. A molécula de hidrogênio, H$_2$, exemplifica a ligação covalente. O único elétron de valência em cada átomo de hidrogênio é compartilhado com o do outro átomo de combinação, e as camadas de valência tornam-se estáveis. A ligação covalente ocorre em muitos compostos orgânicos, como resinas dentais, que se ligam para formar a estrutura principal das cadeias de hidrocarbonetos.

Ligações metálicas

O terceiro tipo de interação atômica primária é a ligação metálica (Figura 2.4 C). É encontrado em elementos com um, dois ou três elétrons de valência. Os elétrons de valência da camada externa podem ser removidos facilmente dos átomos metálicos e formar íons positivos. Os elétrons de valência livres podem se mover na rede do espaço metálico para formar o que às vezes é descrito como uma "nuvem" ou "gás" de elétrons. A atração eletromagnética entre a nuvem de elétrons e os íons positivos na rede fornece a força que une os átomos de metal como um sólido. Os elétrons livres dão ao metal sua caracteristicamente alta condutividade térmica e elétrica. Esses elétrons absorvem a energia da luz, então todos os metais são opacos à luz transmitida. As ligações metálicas também são responsáveis pela capacidade de deformação plástica dos metais. *Deformação plástica* significa que um material pode ser remodelado à força sem fratura. Os elétrons livres podem se mover através da rede, enquanto sua deformabilidade plástica está associada ao deslizamento ao longo dos planos de cristal. Durante a deformação por deslizamento, os elétrons se reagrupam facilmente para reter a natureza coesiva do metal.

Combinação das ligações primárias

Embora possamos descrever as três ligações primárias separadamente, também é possível encontrar mais de um tipo de ligação primária existente em um material. Considere o sulfato de cálcio (CaSO$_4$), o principal ingrediente dos produtos de gesso (ver Capítulo 13), como exemplo. No íon sulfato (SO$_4^{2-}$), os átomos de enxofre e oxigênio são mantidos juntos covalentemente, mas têm dois elétrons curtos. O cálcio possui dois elétrons na órbita externa, que são facilmente removidos e transferidos para o SO$_4$. O resultado é um íon Ca^{2+} com atração por um íon SO$_4^{2-}$.

Ligações secundárias

Em contraste com as ligações primárias, as ligações secundárias não compartilham elétrons entre as moléculas. Em vez disso, a distribuição assimétrica de elétrons dentro de cada molécula induz forças dipolo que atraem as moléculas.

Forças de Van der Waals

Forças de atração de Van der Waals surgem de atrações dipolo (Figura 2.5). No caso das moléculas polares, os dipolos são induzidos por um compartilhamento desigual de elétrons (Figura 2.5 A). No caso de moléculas não polares, o movimento aleatório dos elétrons dentro da molécula cria dipolos flutuantes (Figura 2.5 B). Os dipolos gerados dentro dessas moléculas atrairão outros dipolos semelhantes. Essas forças interatômicas são bastante fracas em comparação com as ligações primárias.

Ligação de hidrogênio

A ligação de hidrogênio é um caso especial de atração dipolar de compostos polares. Pode ser entendido estudando uma molécula de água (Figura 2.6). Ligados ao átomo de oxigênio estão dois átomos de hidrogênio. Essas ligações são covalentes.

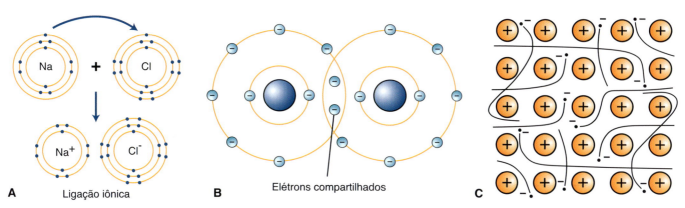

• **Figura 2.4** Ligações primárias. **A.** Ligação iônica, caracterizada pela transferência de elétrons de um elemento (Na) para outro (Cl). **B.** Ligação covalente, caracterizada por compartilhamento de elétrons e orientações de ligação muito precisas. As moléculas de flúor (F$_2$) compartilham um par de elétrons. **C.** Ligação metálica, caracterizada pelo compartilhamento de elétrons e pela formação de uma "nuvem" de elétrons que se liga ao núcleo carregado positivamente em uma rede.

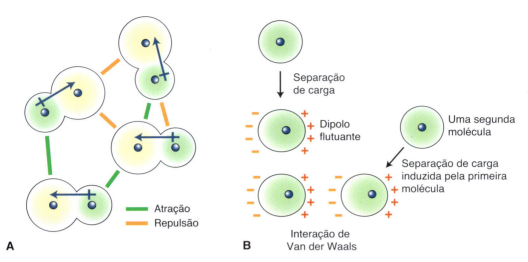

• **Figura 2.5** Forças de Van der Waals por atração dipolar. **A.** Composto polar; a atração e a repulsão entre as moléculas são induzidas por um momento dipolar permanente resultante da distribuição assimétrica de elétrons dentro da molécula. **B.** Composto não polar; um dipolo temporário (dipolo flutuante) ocorre quando a distribuição simétrica de elétrons em uma molécula torna-se assimétrica temporariamente; ele então atrai o dipolo para moléculas adjacentes, resultando na eventual interação.

Portanto, os prótons dos átomos de hidrogênio que apontam para longe do átomo de oxigênio não são protegidos de forma eficiente pelos elétrons. Eles ficam carregados positivamente. No lado oposto da molécula de água, os elétrons que preenchem a camada externa do oxigênio fornecem uma carga negativa. O núcleo de hidrogênio positivo é atraído pelos elétrons não compartilhados das moléculas de águas vizinhas. Esse tipo de ligação é chamado *ponte de hidrogênio*. A polaridade dessa natureza é importante para explicar as reações intermoleculares em muitos compostos orgânicos – por exemplo, a sorção de água por resinas dentais sintéticas.

Arranjo atômico

Todos os materiais que usamos consistem em trilhões de átomos. Conforme descrito anteriormente, eles são atraídos um pelo outro e mantêm uma aparência física. A questão é em qual configuração eles são mantidos juntos. Em 1665, Robert Hooke explicou como as formas de cristal agregam suas partes componentes, como se empilhassem várias bolas de mosquete (similares a bolas de gude) agrupadas. Esse é um modelo exato da estrutura atômica de muitos metais familiares, com cada bola representando um átomo.

No estado sólido, os átomos se combinam de uma maneira que garante o mínimo de energia interna e o empacotamento mais eficiente dos átomos. Por exemplo, sódio e cloro compartilham um elétron na escala atômica. No estado sólido, como grãos de sal, eles não existem em pares individuais; na verdade, cada íon sódio é atraído por seis íons cloro e vice-versa (Figura 2.7). Eles formam uma configuração regularmente espaçada (rede espacial repetitiva de longo alcance) conhecida como *cristal*. Uma rede espacial pode ser definida como qualquer arranjo de átomos no espaço em que cada átomo está situado de forma semelhante a todos os outros átomos.

Existem estruturas em que as configurações regularmente espaçadas não ocorrem no estado sólido. Por exemplo, as moléculas de algumas das ceras usadas por um dentista ou técnico de laboratório são distribuídas aleatoriamente quando solidificadas. Esta formação não cristalina também é conhecida como *estrutura amorfa*.

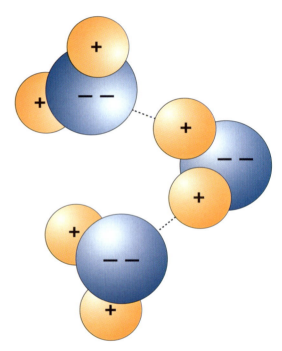

• **Figura 2.6** Formação de ligações de hidrogênio entre as moléculas de água. A molécula de água polar se liga a moléculas de água adjacentes por meio de uma interação H (*laranja*) O (*azul*) entre as moléculas.

Estrutura cristalina

Existem 14 tipos de rede possíveis. O tipo de rede espacial é definido pelo comprimento das três arestas da célula unitária (eixos *a*, *b* e *c*) e os ângulos (α, β e γ) entre as arestas. A rede mais simples e regular é uma cúbica, conforme mostrado na Figura 2.8 A; é caracterizado por eixos que têm comprimentos iguais e se encontram em ângulos de 90°, representando o menor volume repetitivo de um cristal, que é chamado *célula unitária*. Cada esfera representa as posições dos átomos. Suas posições estão localizadas nos pontos de intersecção de três faces, cada face (superfície do cubo) sendo perpendicular às outras duas faces.

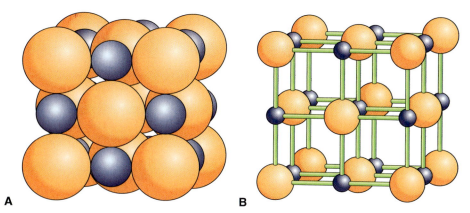

• **Figura 2.7** O arranjo atômico do sal de cozinha. **A.** Modelo de esfera mostrando que os átomos estão, na verdade, muito próximos uns dos outros. **B.** Modelo bola-e-traços exibindo a posição tridimensional dos átomos e as ligações entre eles. As esferas laranjas são íons de cloro e as esferas azuis são íons de sódio.

Essas faces são frequentemente chamadas *faces (ou planos) de cristal*. No entanto, os arranjos cúbicos simples mostrados na Figura 2.8 A, são hipotéticos porque deixam espaço suficiente para acomodar átomos adicionais por célula unitária.

A maioria dos metais usados em odontologia pertence ao sistema cúbico. Por exemplo, o ferro em temperatura ambiente tem um átomo em cada canto do cubo e outro átomo no centro do corpo do cubo (Figura 2.7 B). Essa forma de cristal é chamada *célula cúbica centrada no corpo (CCC)*. O cobre, por outro lado, possui átomos adicionais no centro de cada face da célula unitária, mas nenhum no centro do cubo. Essa forma é chamada *célula cúbica centrada na face (CCF)* (Figura 2.7 C). À primeira vista da Figura 2.7 B, pode-se pensar que o NaCl retém um cristal cúbico simples se considerarmos que o sódio e o cloro ocupam a mesma rede. Isso está incorreto. Os átomos de sódio ocupam uma rede CCF e os átomos de cloro ocupam sua própria rede CCF. As duas redes CCF se interpenetram para formar a rede final. Outros tipos de redes espaciais de interesse odontológico são mostrados na Figura 2.9. O arranjo hexagonal compactado (Figura 2.9 G), observado em titânio, zinco e zircônio, tornou-se uma estrutura cristalina importante na odontologia. Observe que cada unidade celular consiste em três camadas de átomos, e a base, sendo hexagonal, possui uma borda de 120°.

Todos os materiais odontológicos de base metálica são cristalinos. Algumas cerâmicas puras, como materiais de núcleo de alumina e zircônia, são inteiramente cristalinas.

Estrutura não cristalina

O vidro é um sólido não cristalino típico de SiO_2 porque seus átomos tendem a ser dispostos em unidades não repetidas (Figura 2.10).

A disposição ordenada do vidro é localmente intercalada com um número considerável de unidades desordenadas. Como esse arranjo também é típico de líquidos, esses sólidos às vezes são chamados *líquidos super-resfriados*. Devido à complexidade da configuração física das cadeias poliméricas, as moléculas das resinas não são favorecidas para se organizarem em padrões repetidos e ordenados. Portanto, os materiais à base de polímeros usados em odontologia são geralmente não cristalinos.

Os arranjos estruturais dos sólidos não cristalinos não representam energias internas tão baixas quanto os arranjos cristalinos dos mesmos átomos e moléculas. Os sólidos não cristalinos não têm uma temperatura de fusão definida, mas, em vez disso, amolecem gradualmente à medida que a temperatura aumenta. A temperatura na qual ocorre um aumento abrupto do coeficiente de expansão térmica, indicando aumento da mobilidade molecular, é chamada **temperatura de transição vítrea** (T_g) (Figura 2.11); é característico da estrutura vítrea. Abaixo de T_g, o material perde suas características de fluido e ganha resistência significativa à deformação por cisalhamento. Quando endurecidas, as resinas dentais sintéticas são exemplos de materiais que costumam apresentar estruturas vítreas, com T_g maior que a temperatura corporal.

Muitos materiais dentários geralmente consistem em uma matriz vítrea não cristalina e inclusões cristalinas (fase de preenchimento). As inclusões cristalinas fornecem as propriedades desejadas, incluindo cor, opacidade, coeficientes de expansão térmica aumentados e, em algumas cerâmicas odontológicas, radiopacidade aumentada. A fase de preenchimento dos compósitos à base de resina (ver Capítulo 5), por outro lado, pode ser cristalina, assim como partículas de quartzo ou esferas de vidro não cristalinas.

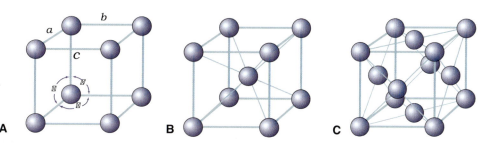

• **Figura 2.8** Células unitárias das redes espaciais cúbicas. **A.** Cúbico simples. **B.** Cúbica centrada no corpo. **C.** Cúbico centrado na face.

22 PARTE 1 | Classes Gerais e Propriedades dos Materiais Dentários

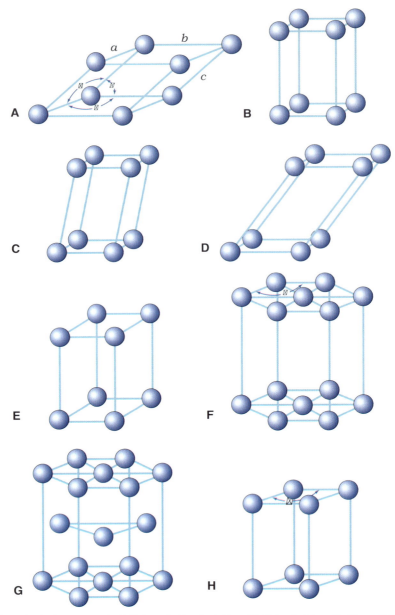

• **Figura 2.9** Outros tipos de rede de interesse odontológico. **A.** Romboédrico. **B.** Ortorrômbico. **C.** Monoclínico. **D.** Triclínico. **E.** Tetragonal. **F.** Hexagonal simples. **G.** Hexagonal compactado. **H.** Rômbico.

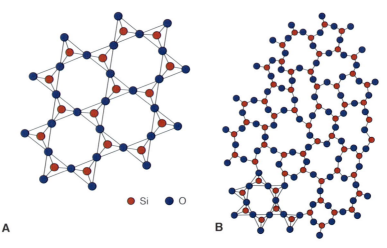

• **Figura 2.10** Ilustração bidimensional das formas cristalina (*esquerda*) e não cristalina (*direita*) de SiO$_2$.

CAPÍTULO 2 Estrutura da Matéria, Classes Gerais dos Materiais e Princípios de Adesão

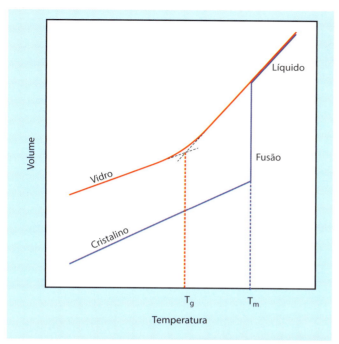

• **Figura 2.11** Gráfico da temperatura de transição vítrea. A temperatura de transição do vidro (T_g) difere da temperatura de fusão (T_m), em que um sólido cristalino muda para o estado líquido com aumento de volume. T_g marca a temperatura na qual os principais segmentos das cadeias de polímeros começam a ganhar alguma liberdade de translação, conforme observado por um aumento gradual de volume.

Difusão

Quando colocamos uma gota de tinta em uma tigela com água, observamos a propagação da tinta na água. Com o tempo, ela se dispersará por todo o corpo d'água. Este processo é denominado *difusão*. O mesmo processo também ocorre em materiais sólidos, mas a uma taxa substancialmente mais lenta. A compreensão da difusão em um sólido requer dois novos conceitos.

Primeiro, os átomos em uma rede espacial, conforme descrito anteriormente, estão constantemente em vibração em torno dos seus centros. No entanto, nem todos os átomos do material possuem o mesmo nível de energia. Em vez disso, há uma distribuição de átomos com energia que varia de muito baixa a alta, com a energia média em equilíbrio. Se a energia de um átomo exceder a energia da ligação, ele pode se mover para outra posição na rede.

Em segundo lugar, há um número finito de átomos ausentes (chamados *vacâncias*) dentro de um sólido formado durante a solidificação. Uma estrutura não cristalina, por causa da ordem de curto alcance, também contribui com algum espaço. Ambas as condições representam caminhos através dos quais a difusão pode ocorrer. Os átomos mudam de posição em sólidos puros de um único elemento, mesmo em condições de equilíbrio; este processo é conhecido como *autodifusão*. Como em qualquer processo de difusão, os átomos ou moléculas se difundem no estado sólido para atingir um estado de equilíbrio. Assim como a tinta se dispersa uniformemente na água, uma concentração de átomos em um metal sólido também pode ser redistribuída por meio do processo de difusão.

A difusão também pode ocorrer na outra direção para produzir concentração de átomos em um sólido. Por exemplo, se o açúcar na água se torna supersaturado, as moléculas de açúcar se difundem em direção umas às outras e o açúcar cristaliza na solução. Da mesma forma, uma liga sólida cobre-prata, a ser discutida na seção "Diagrama de fases", com maior concentração de cobre pode causar supersaturação do cobre na prata, o que força a difusão dos átomos de cobre a aumentar a concentração de cobre localmente, fazendo com que eles se precipitem.

QUESTÃO IMPORTANTE
Por que o mercúrio e o gálio são interessantes como componentes de materiais restauradores diretos?

A difusão dos elementos na maioria dos sólidos cristalinos à temperatura ambiente é muito baixa. Ainda assim, em temperaturas que são algumas centenas de graus mais altas, a energia de ligação entre os átomos diminui, permitindo assim a difusão atômica rápida. Pelo mesmo motivo, a difusão em um sólido cristalino de um ponto de fusão inferior ocorre com taxa de difusão maior. A difusão em um material não cristalino pode ocorrer em uma taxa mais rápida e frequentemente pode ser evidente sob temperatura ambiente ou corporal. A estrutura desordenada permite que as moléculas ou átomos se difundam mais rapidamente com menos energia de ativação. Tanto o mercúrio quanto o gálio são líquidos em temperatura ambiente por causa de seus pontos de fusão a -38,36°C e 29,78°C, respectivamente. Quando qualquer um dos metais líquidos é misturado com uma liga de metal adequada, os átomos da liga se dissolvem e se difundem rapidamente dentro do metal líquido na temperatura intraoral. O resultado é um novo composto de metal sólido. Esse processo tem sido usado em odontologia para a fabricação de materiais restauradores diretos metálicos (ver Capítulo 8).

QUESTÃO IMPORTANTE
Você pode descrever metais por sua aparência e uso?

Metais

Os metais, por sua aparência e uso, apresentam diversas características. Uma superfície metálica limpa e polida exibe um brilho que não pode ser duplicado por outras classes de sólidos. A maioria dos metais emite um som metálico ("anel") quando são atingidos por outro metal. Eles geralmente são excelentes condutores térmicos e elétricos. Os metais são mais resistentes à deformação ou ruptura por forças externas e mais densos do que as estruturas não metálicas. A maioria dos metais também é muito mais dúctil e maleável do que os não metais, que geralmente são frágeis. A importância da resistência, ductilidade, maleabilidade e fragilidade será discutida no capítulo sobre propriedades mecânicas (ver Capítulo 4). Apenas alguns metais são resistentes a manchas e corrosão no ar em temperatura ambiente.

Os metais puros, em comum com outros elementos, podem ser identificados por seus pontos de fusão e ebulição específicos e por suas propriedades físicas e químicas básicas. Algumas propriedades relevantes para metais de interesse odontológico estão listadas na Tabela 2.1. Informações sobre o tamanho do átomo, estrutura cristalina e propriedades químicas desses elementos são fornecidas na Tabela 2.2. Observe que vários elementos importantes têm mais de uma estrutura cristalina (formas polimórficas), dependendo da temperatura, e têm valências múltiplas.

Dos 118 elementos atualmente listados na tabela periódica (Figura 2.12), cerca de 88 podem ser classificados como metais. Uma característica comum na estrutura atômica dos elementos metálicos é que os elétrons mais externos (elétrons de valência)

PARTE 1 — Classes Gerais e Propriedades dos Materiais Dentários

Tabela 2.1 — Propriedades físicas dos elementos em ligas dentárias.

Elemento	Símbolo	Peso atômico	Ponto de fusão (°C)	Densidade (g/cm³)	Coeficiente de expansão térmica (10^{-6}/K)
Alumínio	Al	26,98	660	2,70	23,6
Carbono	C	12,01	630	2,22	6,0
Cobalto	Co	58,93	1495	8,85	13,8
Cobre	Cu	63,54	1083	8,96	16,5
Cromo	Cr	52,00	271	7,19	6,2
Estanho	Sn	118,69	232	7,30	23,0
Ferro	Fe	55,85	1527	7,87	12,3
Índio	In	114,82	156	7,31	33,0
Irídio	Ir	192,20	2454	22,50	6,8
Magnésio	Mg	24,31	650	1,74	25,2
Mercúrio	Hg	200,59	−39	13,55	40,0
Molibdênio	Mo	95,94	2619	10,22	4,9
Níquel	Ni	58,71	1453	8,90	13,3
Ouro	Au	196,97	1063	19,32	14,2
Paládio	Pd	106,40	1552	12,02	11,8
Platina	Pt	195,09	1769	21,45	8,9
Prata	Ag	107,87	961	10,49	19,7
Ródio	Rh	102,91	1966	12,44	8,3
Silício	Si	28,09	1410	2,33	7,3
Titânio	Ti	47,90	1668	4,51	8,5
Tungstênio	W	183,85	3410	19,30	4,6
Zinco	Zn	65,37	420	7,133	0,4

Dados de Lyman T, editor, *Metals handbook*, vol 1, ed 8, Cleveland, OH, 1964, American Society for Metals,

em torno dos átomos metálicos neutros são facilmente abandonados. Esta propriedade constitui a base da ligação metálica, em que uma "nuvem" de elétrons de valência torna-se a "cola" para os núcleos iônicos carregados positivamente feitos dos núcleos e o equilíbrio dos elétrons ligados. A ligação é não direcional, permitindo que os núcleos iônicos quebrem as ligações interatômicas com facilidade e estabeleçam novas ligações com outros núcleos iônicos em diferentes posições. Essa propriedade permite que os metais sofram distorção antes de fraturar (propriedades de ductilidade e maleabilidade) sob **tensões** mecânicas. Deve-se notar que muitos metais importantes para as ligas dentárias são elementos de transição que possuem camadas internas de elétrons incompletas.

QUESTÃO IMPORTANTE

Por que metais puros não são usados com frequência para aplicações odontológicas?

Os metais puros têm uso limitado em aplicações dentais e de engenharia porque são muito macios para resistir à deformação por forças externas. Foi descoberto que misturas de dois ou mais elementos metálicos ou misturas de um ou mais metais e elementos não metálicos frequentemente resultam em propriedades melhoradas além do que os elementos individulmente podem fornecer. Essa combinação de elementos é chamada **liga**. Um **sistema de liga** se refere a todas as combinações possíveis (porcentagem em peso ou porcentagem atômica) de elementos no sistema. As ligas geralmente são preparadas pela fusão dos elementos acima de seus pontos de fusão. Neste livro, o termo "metal" é usado de forma abrangente para incluir ligas e metais puros. Se o fenômeno discutido não se aplica a ligas e metais puros, uma distinção será feita. Os mecanismos de melhoria de propriedade e os efeitos nas propriedades físicas e químicas das ligas serão discutidos com alguns detalhes no Capítulo 9.

Para fazer uma prótese de metal, inicialmente é preparado um padrão exato de cera ou plástico da prótese. Usando um revestimento dentário, um molde expandido é preparado a partir do padrão, no qual a liga fundida é preenchida sob pressão (ver Capítulo 14). Quando a liga se solidifica, ela encolhe para as dimensões pretendidas. As propriedades mecânicas da prótese gessada final muitas vezes podem ser manipuladas regulando o procedimento de resfriamento. Neste segmento do capítulo, vamos primeiro discutir como um sólido emerge do estado fundido (líquido) e a microestrutura resultante de metais puros. Em seguida, discutiremos os critérios para formar diferentes tipos de ligas, a interpretação dos diagramas de fase e o refinamento das propriedades das ligas por aquecimento e resfriamento controlados.

Tabela 2.2 — Tamanho do átomo, estrutura cristalina e propriedades químicas de elementos em ligas dentárias.

Elemento	Símbolo	Raio atômico (nm)	Estrutura cristalina	Estados de oxidação	Eletronegatividade
Alumínio	Al	0,118	Cúbico centrado na face	+3	1,61
Carbono	C	0,067	Hexagonal (grafite) Diamante cúbico (diamante)	+4	2,55
Cobalto	Co	0,152	Hexagonal fechado ($\leq 450°C$) Cúbico centrado na face ($> 450°C$)	+2	1,88
Cobre	Cu	0,145	Cúbico centrado na face	+1, +2	1,9
Cromo	Cr	0,166	Cúbico centrado no corpo	+2, +3	1,66
Estanho	Sn	0,145	Tetragonal centrado no corpo	+4	1,96
Ferro	Fe	0,156	Cúbico centrado no corpo ($\leq 911°C$) Cúbico centrado na face ($> 911°C$)	+2, +3	1,83
Gálio	Ga	0,136	Ortorrômbico	+3	1,81
Mercúrio	Hg	0,171	(Líquido acima de -39°C)	+2	2
Molibdênio	Mo	0,190	Cúbico centrado no corpo	+6	2,16
Níquel	Ni	0,149	Cúbico centrado na face	+2, +3	1,91
Ouro	Au	0,174	Cúbico centrado na face	+1, +3	2,54
Paládio	Pd	0,169	Cúbico centrado na face	+2, +4	2,2
Platina	Pt	0,177	Cúbico centrado na face	+2, +4	2,28
Prata	Ag	0,165	Cúbico centrado na face	+1	1,93
Titânio	Ti	0,176	Hexagonal fechado ($\leq 880°C$) Cúbico centrado no corpo ($> 880°C$)	+2, +3, +4	1,54
Zinco	Zn	0,142	Hexagonal fechado	+2	1,65

Os valores do raio do átomo e da eletronegatividade foram obtidos de http://periodictable.com/.

QUESTÃO IMPORTANTE

Por que ligas dentais começam a congelar por nucleação heterogênea em vez de nucleação homogênea?

Solidificação e microestrutura de metais

Se um metal puro é derretido e resfriado em temperatura ambiente sob condições de laboratório muito limpas, um gráfico de seu comportamento temperatura *versus* tempo seria semelhante ao da Figura 2.13. A temperatura diminui continuamente do ponto A ao ponto B2. Ocorre então um aumento da temperatura do ponto B2 ao ponto B, momento em que a temperatura permanece constante até que o tempo indicado no ponto C seja alcançado. Posteriormente, a temperatura do metal diminui continuamente até a temperatura ambiente (ponto D). A temperatura T_f, indicada pela porção "platô" da curva no ponto BC, é a temperatura de solidificação do metal puro. Esse também é o ponto de fusão ou temperatura de fusão.

Durante o resfriamento inicial, o metal fundido permanece no estado líquido até o ponto B2, que está abaixo da temperatura de solidificação; este processo é denominado *super-resfriamento* ou *sub-resfriamento*. Durante o estágio de super-resfriamento, a cristalização do metal puro começa. Uma vez que os cristais começam a se formar, a liberação de calor latente de líquido mudando para sólido faz com que a temperatura suba para T_f, mantida até que a cristalização seja concluída no ponto C. O super-resfriamento de metais puros ocorre apenas em recipientes inertes e limpos sob circunstâncias em que a *nucleação heterogênea* de cristais de metal não é possível.

Formação de núcleo

A solidificação de um metal requer núcleos de cristalização. O estado líquido pode ser imaginado como um de uma infinidade de átomos aleatórios ao redor de numerosos agregados atômicos instáveis ou aglomerados que estão tentando formar núcleos de cristal. Esses núcleos temporários são chamados *embriões*. Ao se aproximarem da temperatura de solidificação, esses embriões aumentam em número e tamanho, mas ainda são instáveis e tendem a se dissolver na matriz líquida. No entanto, uma vez que o processo super-resfriado seja concluído, há uma tendência de alguns desses embriões sobreviverem e se tornarem núcleos de solidificação. Esse método de formação do núcleo é denominado *nucleação homogênea*, e a formação de núcleos no metal fundido é um processo aleatório com igual probabilidade de ocorrer em qualquer ponto do derretimento.

Outro método de formação de embriões estáveis é fazer com que os átomos do metal fundido entrem em contato com alguma superfície, partículas no fundido ou partículas no recipiente. Esse processo é conhecido como *nucleação heterogênea* porque um corpo estranho "semeou" o núcleo. A distribuição desses corpos estranhos não é necessariamente aleatória. Sob condições de fundição dentária, a nucleação heterogênea ocorre na parede do molde (revestimento) ou na liga fundida em partículas de impureza ou partículas de elementos especiais de refinamento de grãos.

Deve-se notar que o super-resfriamento não é necessário para a nucleação heterogênea. Na verdade, a nucleação heterogênea deve ser responsável pela maior parte da nucleação que ocorre durante a fundição dentária. A uniformidade de distribuição

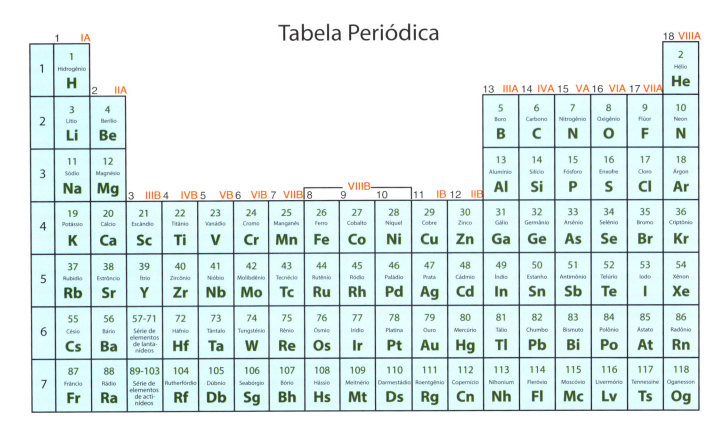

• **Figura 2.12** Tabela periódica dos elementos.

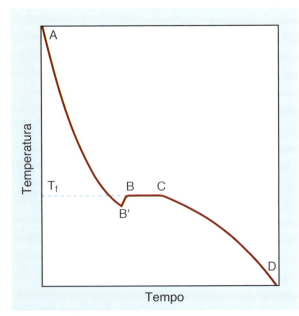

• **Figura 2.13** Curva de resfriamento tempo-temperatura para um metal puro, ilustrando o super-resfriamento.

de núcleos formados heterogeneamente é difícil de controlar, a princípio, porque a distribuição dos diferentes tipos de "sementes" provavelmente não será uniforme.

> **QUESTÃO IMPORTANTE**
>
> Por que as taxas de resfriamento e solidificação podem afetar o tamanho do grão de uma peça fundida dentária?

Transformação dos metais fundidos de líquido em sólido

À medida que um metal líquido esfria e se solidifica, os cristais são formados pela difusão de átomos do metal fundido para os núcleos de cristalização existentes. Os cristais se estendem ao longo de certas direções cristalográficas favorecidas e formam dendritos. O calor liberado pelo metal solidificado (ao estender os braços dos dendritos) reduz o super-resfriamento ao redor do braço, o que impede a solidificação nas regiões afetadas e resulta em uma extensão altamente alongada dos braços. Posteriormente, braços de extensão secundária dos dendritos se ramificam dos braços primários e os braços terciários dos braços secundários, resultando em uma estrutura dendrítica tridimensional. Os dendritos também podem crescer perpendiculares às paredes da cavidade do molde em direção ao centro da peça fundida. Numerosos cristais dendríticos se formam e crescem até que eventualmente se tornem grandes o suficiente para colidir uns com os outros. A solidificação é completada quando o metal líquido nos espaços interdendríticos entre os braços dendríticos congela para produzir cristais. Cada cristal dentro do metal solidificado é chamado **grão**. Assim, um grão é um cristal único microscópico que tem uma orientação diferente daquela dos grãos adjacentes. A interface entre os grãos adjacentes é chamada **limite de grãos**. O metal solidificado também é chamado *policristalino*.

Os limites de grão em um metal solidificado são revelados ao examinar a **microestrutura** de uma superfície polida que foi gravada. Quando uma superfície de metal altamente polida é submetida a uma solução química ou eletrolítica de corrosão, os átomos próximos aos limites dos grãos são preferencialmente removidos, criando ranhuras microscópicas que dispersam a luz porque esses átomos têm maior energia em comparação com os átomos no interior dos grãos. Um padrão dendrítico fundido pode estar presente, como a liga à base de Pd mostrada na Figura 2.14, ou uma microestrutura dendrítica pode não existir, assim como para a liga enriquecida de paládio com uma estrutura de grão equiaxial mostrada na Figura 2.15. O termo *equiaxial* significa que as três dimensões de cada grão são semelhantes, em contraste com a forma alongada e o tamanho dos dendritos na Figura 2.14.

A Figura 2.16 é uma ilustração esquemática da coalescência de grãos individuais para formar uma estrutura de grão equiaxial. A solidificação começa a partir de núcleos isolados no metal fundido, e esses cristais crescem gradualmente pelo agrupamento de átomos e se estendem um em direção ao outro. Quando os cristais adjacentes estão eventualmente em contato, seu crescimento para, conforme mostrado na Figura 2.16 E. A microestrutura final polida e gravada representando os limites dos grãos é mostrada na Figura 2.16 F. As regiões dos limites dos grãos são as últimas porções do metal fundido para solidificar e podem servir como locais para a formação de precipitados e sumidouros para átomos de impureza.

> **QUESTÃO IMPORTANTE**
> Como o tamanho do grão afeta as propriedades das ligas dentárias fundidas?

Refinamento do grão e tamanho do grão

Em geral, quanto menor o tamanho do grão do metal, melhores são suas propriedades físicas. Por exemplo, descobriu-se que a resistência ao escoamento de muitos metais varia inversamente com a raiz quadrada do tamanho do grão. Consequentemente, obter um tamanho de grão pequeno durante a fundição é uma vantagem.

Existem duas variáveis que podem reduzir o tamanho do grão durante a solidificação: número de núcleos de cristalização e taxa de cristalização. Um maior número de núcleos produzirá um maior número de grãos e, assim, o tamanho de cada grão é reduzido. Como apontado anteriormente, a formação de núcleos de cristalização pode ser aumentada pela quantidade de super-resfriamento e pela taxa de resfriamento. Se os cristais crescerem mais rapidamente do que a formação dos núcleos de cristalização, os grãos serão maiores do que se prevalecesse a condição inversa. Por outro lado, se a formação de núcleos ocorrer mais rápido do que o crescimento de cristais, um pequeno tamanho de grão será obtido. Consequentemente, o resfriamento lento resulta em grãos grandes. Em outras palavras, quanto mais rapidamente o estado líquido pode ser alterado para o estado sólido, menores ou mais finos serão os grãos. Pequenas concentrações de metais de alto ponto de fusão, como irídio (Ir), rutênio (Ru) ou rênio (Re), são geralmente adicionadas como elementos de refinamento de grãos a ligas de fundição de metal nobre para próteses dentárias.

> **QUESTÃO IMPORTANTE**
> Por que um dentista ou técnico de laboratório deve considerar a porcentagem de peso e a porcentagem atômica de elementos potencialmente tóxicos ao selecionar uma liga para próteses dentárias?

Soluções sólidas

Frequentemente, associamos uma solução a um líquido; portanto, o termo **solução sólida** pareceria contraintuitivo. Em química, uma *solução* se refere a um tipo de mistura homogênea composta

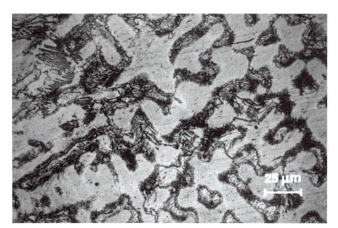

• **Figura 2.14** Imagem de microscopia óptica de uma liga à base de paládio polida e gravada com uma microestrutura dendrítica fundida. Imagens de microscopia eletrônica de varredura (MEV) de maior ampliação revelam que as regiões interdendríticas complexas podem conter um constituinte eutético. (De Carr AB, Brantley WA: New high-palladium casting alloys: part 1. Overview and initial studies. *Int J Prosthodont* 4:265, 1991. Reproduzida, com autorização, de Quintessence Publishing Company, Inc.)

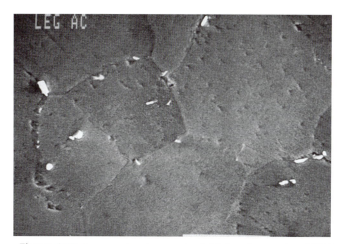

• **Figura 2.15** Imagem de microscopia eletrônica de varredura (MEV) de uma liga enriquecida de paládio polida e gravada com microestrutura fundida de grão fino equiaxial. As partículas de aparência branca são ricas em rutênio e surgem do uso de rutênio como elemento refinador de grãos. (De Brantley WA, Cai Z, Foreman DW et al.: X-ray diffraction studies of as-cast high-palladium alloys. *Dent Mater* 11:154, 1995. Reproduzida, com autorização.)

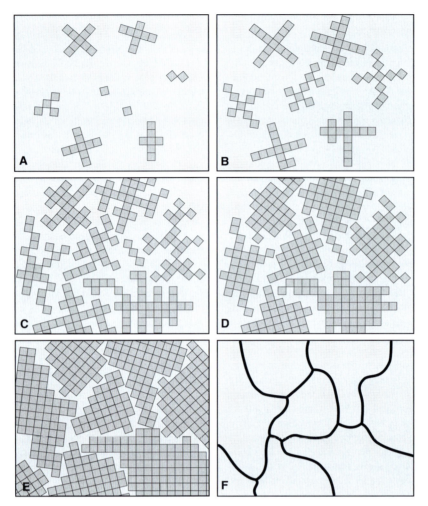

• **Figura 2.16** Estágios na formação de grãos metálicos durante a solidificação de um metal fundido. (Redesenhada de Rosenbain W: *Physical metallurgy*, ed 2, London, 1928, Contable and Co.)

por duas ou mais substâncias. Isso significa que podemos ter uma solução no estado sólido, líquido ou vapor. A palavra-chave é *homogênea*. Considere o sistema de liga de paládio-prata (Pd-Ag), que é relevante para um importante grupo de ligas de metalocerâmica (ver Capítulo 9), como um exemplo. Quando uma liga nesse sistema é solidificada, os átomos de prata são distribuídos aleatoriamente na rede espacial dos átomos de paládio, formando, assim, uma solução sólida. Como os átomos de prata tornam-se integrados na estrutura cristalina do paládio, não existe evidência microestrutural de uma fase removível mecanicamente porque há apenas uma fase. O termo **fase** em química é definido como uma região fisicamente distinta e homogênea da matéria. Se a liga binária de Pd-Ag parecer não homogênea como resultado de resfriamento inadequado, ela pode ser tratada termicamente em temperaturas elevadas por períodos suficientemente longos para promover a difusão de estado sólido que garante a distribuição uniforme de átomos de prata na estrutura do paládio.

Solutos e solventes

Em soluções líquidas, a substância presente em maior quantidade é o solvente e a substância em menor quantidade, uniformemente dispersa no solvente, é o soluto. O mesmo princípio se aplica a soluções sólidas, nas quais os átomos do soluto estão uniformemente dispersos na estrutura cristalina dos átomos do solvente. Existem dois arranjos atômicos principais para soluções sólidas.

O primeiro tipo é a *solução sólida substitucional*, na qual os átomos do soluto ocupam as posições na estrutura cristalina que são normalmente ocupadas pelos átomos do solvente no metal puro. Para uma liga de Pd-Ag, a estrutura cristalina de ambos os elementos é CCF, e os átomos de Ag substituem os átomos de Pd aleatoriamente na estrutura cristalina do Pd; Ag é o soluto e Pd é o solvente. O segundo tipo é a *solução sólida intersticial*, na qual os átomos do metal soluto estão presentes em posições aleatórias (interstícios) entre os átomos na estrutura cristalina do metal solvente. Esse tipo de solução sólida requer que os átomos do soluto sejam muito menores em diâmetro do que os átomos do solvente, e essas soluções sólidas geralmente são limitadas a concentrações relativamente pequenas de soluto. A família dos aços carbono é um exemplo de solução sólida intersticial de carbono no ferro. Um outro exemplo é o titânio comercialmente puro (CP Ti), uma liga para implantes e odontologia restauradora (ver Capítulo 9), que consiste em titânio de alta pureza ($\geq 99\%$ em peso), com oxigênio, carbono, nitrogênio e átomos de hidrogênio dissolvidos intersticialmente.

Condições para solubilidade sólida

De acordo com as quatro regras de Hume-Rothery discutidas em livros didáticos sobre a ciência dos materiais de engenharia, as condições que ditam a solubilidade dos metais para formar soluções sólidas substitutivas são as seguintes:

1. Tipo de estrutura cristalina: a estrutura cristalina do soluto e os metais do solvente devem ser idênticos.
2. Diferença de tamanho do átomo: os raios atômicos do soluto e dos átomos do solvente não devem diferir mais do que 15%; caso contrário, múltiplas fases ocorrem durante a solidificação.
3. Valência: as soluções sólidas têm maior probabilidade de ocorrer quando o solvente e os átomos do soluto têm a mesma valência.
4. Eletronegatividade: eletronegatividade é a tendência de um átomo de atrair um par de elétrons de ligação. Ligas com uma diferença maior em eletronegatividade entre os átomos do soluto e do solvente tendem a formar compostos intermetálicos em vez de soluções sólidas. *Composto intermetálico* refere-se a uma substância composta de proporções definidas de dois ou mais metais elementares, como AuCu e AuCu$_3$ no sistema de liga Au-Cu, a ser discutido posteriormente.

De acordo com a Tabela 2.2, a diferença entre os diâmetros atômicos de Ag e Sn é de aproximadamente 4%. No entanto, esses dois metais diferem em valência e têm estruturas cristalinas diferentes; portanto, há solubilidade de sólidos limitada para Sn em Ag. Conforme o conteúdo de Sn aumenta, um composto intermetálico (Ag$_3$Sn) se forma, que é uma fase importante no pó inicial para preparar amálgamas dentais (ver Capítulo 8).

Para uma solução sólida intersticial, os átomos do metal do soluto devem ser menores do que o tamanho dos espaços intersticiais na rede do metal do solvente, e os átomos do soluto e do solvente devem ter eletronegatividades semelhantes para evitar a formação de compostos intermetálicos.

Propriedades mecânicas de soluções sólidas

A substituição de átomos de soluto de tamanhos diferentes na rede de solvente causa distorção localizada, que é conhecida por melhorar as propriedades mecânicas das ligas, como maior força ou pressão necessária para causar a deformação do material. Por exemplo, embora o ouro puro na condição fundida seja muito mole para restaurações, adicionar apenas 5% em peso de cobre fornecerá resistência e dureza adequadas à liga Au-Cu, que são suficientes para a fundição a ser usada para pequenos *inlays*. Os mecanismos de fortalecimento de metais por meio de ligas serão discutidos posteriormente neste capítulo e no Capítulo 9.

> **QUESTÃO IMPORTANTE**
>
> Por que o estudo de diagramas de fase binários é importante, embora as ligas dentárias contenham mais de três elementos e as condições durante a solidificação e resfriamento após a fundição estejam muito distantes do equilíbrio?

Diagramas de fase de equilíbrio

Um **diagrama de fase** mostra as condições (pressão, temperatura, volume etc.) nas quais fases termodinamicamente distintas ocorrem e coexistem em equilíbrio. Os diagramas de fase neste livro são gráficos de composição de temperatura que mostram os limites da transformação de fase em sistemas de liga de dois elementos sob pressão atmosférica. Para sistemas de liga de três componentes, um diagrama de fase tridimensional (3D) é necessário para incluir o terceiro elemento, mas seria muito mais complexo. (Retratos bidimensionais de diagramas de fase ternários importantes para sistemas de ligas de três componentes são fornecidos em textos de referência de engenharia.) No entanto,

os diagramas de fase binários são úteis para entender a estrutura das ligas. A Figura 2.17 apresenta o diagrama de fase para o sistema Pd-Ag de solução sólida. Esses dois elementos exibem solubilidade completa nos estados líquido e sólido. Observe as regiões de líquido, líquido mais sólido (L + S) e regiões sólidas separadas pelas curvas de liquidus (superior) e solidus (inferior). O *liquidus* é a fronteira entre as regiões do liquidus e (L + S) e do *solidus* é a fronteira entre as regiões (L + S) e sólida.

Interpretação de um diagrama de fase de solução sólida

A linha tracejada PO na Figura 2.17 representa o resfriamento de um metal líquido contendo 65% de Pd e 35% de Ag de 1.500°C (ponto P) a 800°C (ponto O). A aproximadamente 1.400°C, a linha PO cruza o liquidus no ponto R, no qual começa a solidificação. Podemos traçar uma linha paralela através do ponto R que intercepta o solidus no ponto M. A linha RM é chamada *linha de ligação*. O significado da linha de ligação é que a fase sólida inicial que se forma naquela temperatura deve ter a composição do ponto M, 77% Pd, quando projetada no eixo horizontal (composição); a composição do líquido permanece essencialmente a mesma porque apenas uma quantidade muito pequena de sólido precipitou.

Quando a temperatura diminui para o ponto S (~ 1.370°C), as novas composições da fase sólida e líquida podem ser determinadas pela linha de ligação YW, uma linha paralela desenhada através do ponto S intersectando o liquidus no ponto Y e o solidus no ponto W. Projetar os pontos Y e W no eixo horizontal mostra que o sólido formado é 71% Pd e a fase líquida restante é 57% Pd. Quando a linha de resfriamento vertical cruza com o solidus no ponto T (~ 1.340°C), a linha de ligação NT mostra que se houver algum líquido deixado a esta temperatura, o líquido remanescente deve ter a composição de 52% Pd (ponto N). A maior parte, senão todo o líquido, se converteu em sólido com 65% de Pd (ponto T). Quando a temperatura cai abaixo do ponto T, a liga é inteiramente sólida, com uma composição de 65% de paládio.

Deve ser enfatizado novamente que o diagrama de fase descreve o estado de equilíbrio da liga para as diferentes composições – condições de temperatura. O processo de resfriamento teria que ser mantido em cada uma das temperaturas anteriores por um tempo prolongado o suficiente para a difusão atômica permitir a abordagem das condições de equilíbrio para ambas as fases líquida e sólida.

> **QUESTÃO IMPORTANTE**
>
> Por que a solidificação de ligas metálicas do estado fluido sempre produz um sólido com microestrutura não homogênea?

Tratamento térmico de nucleação e homogeneização

Na prática, o resfriamento de uma peça fundida não permite que as fases da liga atinjam o equilíbrio em cada temperatura antes que a solidificação seja concluída. Por exemplo, o primeiro núcleo estável que se forma no ponto de temperatura R (ou ligeiramente abaixo) na Figura 2.17 é mais rico do que 65% Pd. À medida que a solidificação continua com a temperatura diminuindo, o teor de Pd no líquido diminui de forma que cada "camada" subsequente que se solidifica neste núcleo terá teor de Pd reduzido e teor de Ag aumentado do que a camada anterior. Antes de atingir a temperatura de solidus (ponto T) na Figura 2.17, a composição (ponto N) do líquido restante para solidificar entre as camadas mais externas das partículas sólidas adjacentes teria Ag mais enriquecido

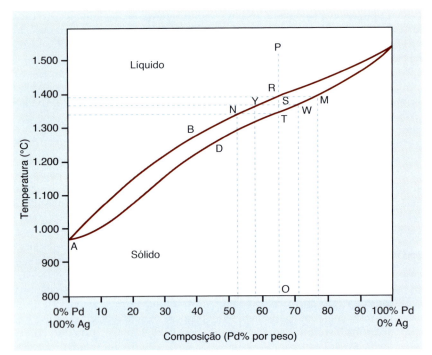

• **Figura 2.17** Diagrama de fase de equilíbrio para o sistema paládio-prata mostrando as porcentagens por peso. Apenas a composição percentual do paládio é fornecida; a composição percentual da prata é determinada subtraindo a composição do paládio de 100.

do que 35%. As partículas sólidas (dendritos ou grãos) têm o que é denominado *estrutura nuclear*, com a composição variando do centro (contendo mais Pd) à superfície externa (contendo menos Pd). Assim, a porção central de cada partícula contém maiores quantidades do componente com a maior temperatura de solidificação (Pd), e as porções externas contêm maiores quantidades do componente com a menor temperatura de solidificação (Ag). Segue-se que, como mais difusão atômica seria necessária para atingir composições próximas ao equilíbrio, quanto maior a faixa de temperatura entre liquidus e solidus, maior é a tendência para a saída da parte central.

Uma estrutura tubular representa uma microestrutura não homogênea, tornando as ligas mais sujeitas a manchas e corrosão (ver Capítulo 3). Para ligas de Pd-Ag, é necessário ter Pd disperso uniformemente para fornecer manchas e resistência à corrosão no ambiente oral (que causa manchas de prata). Ligas com microestruturas heterogêneas têm maior resistência à deformação permanente do que ligas com microestruturas homogêneas, como discutido no Capítulo 9. A ductilidade de uma liga monofásica em condições de equilíbrio aumenta após um tratamento térmico de homogeneização que elimina as fases secundárias de não equilíbrio.

> **QUESTÕES IMPORTANTES**
> Quais são as vantagens e desvantagens das ligas eutéticas? Como as composições das ligas dos sistemas eutéticos binários afetam suas propriedades?

Ligas eutéticas

Quando os dois metais em um sistema binário têm a mesma estrutura cristalina, mas limitada solubilidade sólida mútua, o diagrama de fase pode incluir duas soluções sólidas, uma rica no primeiro metal e outra rica no segundo metal. A Figura 2.18 mostra um diagrama de fase para o sistema Ag-Cu e uma microestrutura esquemática de cada fase. Três fases podem ser observadas: uma fase líquida (ℓ), uma fase de solução sólida substituinte rica em prata (α) contendo uma pequena porcentagem de átomos de cobre, e uma fase de solução sólida substitucional rica em cobre (β) contendo uma pequena porcentagem de átomos de prata. A curva sólida é a linha limite ABEFD e a curva liquidus é AED. Na região $\alpha + \beta$ (CBEFG), ambas as soluções sólidas existem. Observe que a composição da liga representada pelo ponto E tem o ponto de fusão mais baixo do sistema de liga. A composição do ponto E é conhecida como *composição eutética*, 28% Cu e 72% Ag, para o sistema de liga Ag-Cu. Como o ponto E também está na curva sólida, a composição eutética deve se solidificar completamente a uma única temperatura (a temperatura eutética), que é chamada *ponto invariante*.

Mudanças de fase de ligas eutéticas

O diagrama de fase Ag-Cu (Figura 2.18 A) representa um diagrama de fase eutético binário típico e é usado na discussão a seguir sobre as mudanças de fase que podem ocorrer durante o resfriamento. A linha ABC (denominada *linha solvus*) mostra a solubilidade sólida de Cu em prata para a solução sólida α conforme a temperatura muda; esta solubilidade sólida atinge um máximo no ponto B (~ 9% a 780°C). A linha solvus DFG mostra que a solubilidade sólida do Ag em Cu atinge um máximo no ponto F (~ 8% a 780°C), mas tem um valor muito baixo a 300°C (ponto G).

A composição do líquido eutético se solidifica em uma única temperatura para uma fase sólida compreendendo duas fases (α e β). Uma estrutura lamelar com camadas alternadas das fases α e β normalmente se forma, como mostrado na Figura 2.18 B, porque uma quantidade mínima de difusão é necessária para produzir a segregação das duas espécies de átomos diferentes.

A Figura 2.18 B ilustra o resfriamento de equilíbrio de transformação de fase de cinco composições de ligas diferentes no

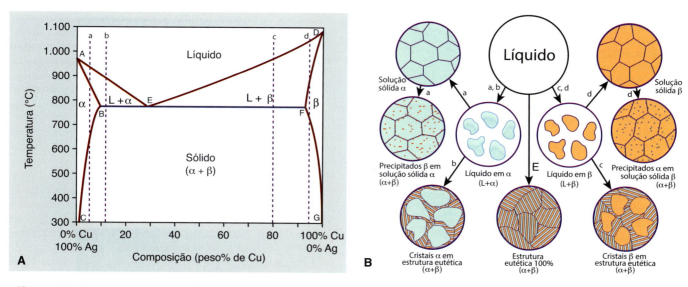

• **Figura 2.18** Diagrama de fase de equilíbrio de uma liga eutética. **A.** Sistema prata-cobre mostrando porcentagens por peso. **B.** Diagrama de todas as transformações de fase possíveis no sistema prata-cobre. Observe que a proporção das fases não está de acordo com a escala da composição.

sistema Ag-Cu. Para a liga fundida de 5% de Cu (linha a), o resfriamento para a região (L + α) causa a precipitação de cristais α dentro do líquido. O resfriamento adicional além da linha AB resulta na solidificação completa da liga em solução sólida α. À medida que a liga é ainda mais resfriada, o limite de solubilidade na linha BC força a precipitação da solução sólida β dentro de α, normalmente em limites de grão ou regiões interdendríticas. Não há microestrutura eutética para essa composição de liga porque o resfriamento (linha tracejada vertical) não cruza a linha isotérmica eutética (linha BEF). Quando o resfriamento de uma liga de fase líquida (linha b) contendo 12% de Cu cruza os pontos AE, cristais de α emergem no líquido. Quando essa liga esfria além da linha BEF, o líquido restante forma uma estrutura eutética lamelar em torno dos cristais α existentes. A quantidade do constituinte eutético na microestrutura da liga sólida depende de quão próxima a composição da liga está da composição eutética. Para a liga contendo 80% de Cu (linha c), as mudanças na composição durante o resfriamento são semelhantes às da linha b, exceto que agora o primeiro sólido a se formar como cristais na fase líquida é a solução β sólida. A uma temperatura abaixo dos pontos BEF, essa liga terá cristais β circundados pela estrutura eutética lamelar. Para a liga fundida de 94% de Cu (linha d), a sequência de transformação de fase é a mesma que na linha a, exceto que ela forma uma solução sólida β.

Propriedades físicas e aplicação de ligas eutéticas

As ligas que contêm o constituinte eutético em suas microestruturas são relativamente frágeis, enquanto as ligas com microestruturas sem o constituinte eutético são dúcteis. A fragilização da liga ocorre porque as lamelas alternadas das fases α e β inibem o movimento das luxações, o que aumenta a resistência e a dureza, mas diminui a ductilidade. A resistência ao embaçamento dessas ligas sem o constituinte eutético é superior à das ligas que contêm esse constituinte.

As ligas eutéticas têm várias aplicações importantes na odontologia porque correspondem a uma composição com o ponto de fusão mais baixo em um sistema de liga. Eles podem ser usados como metais de adição nos processos de brasagem ou soldagem (ver Capítulo 9). A composição eutética Ag-Cu também é usada para produzir partículas esféricas que são combinadas com partículas cortadas em torno Ag_3Sn para reagir com mercúrio para formar um amálgama dentário de fase dispersa (ver Capítulo 8).

Ligas peritéticas

Como a transformação eutética, a reação peritética é uma reação invariável que ocorre a uma determinada composição e temperatura. A Figura 2.19 é o diagrama de fases para o sistema de liga Ag-Pt, que é útil para fins de instrução, embora não haja liga dentária Ag-Pt. Os metais puros Ag e Pt possuem a estrutura CCF. Em vez da diferença em raios atômicos, o fator dominante é a diferença consideravelmente maior na temperatura de fusão para Ag e Pt em comparação com Ag e Cu. A fase α no sistema Ag-Pt é rica em prata, a fase β é rica em platina e a região de duas

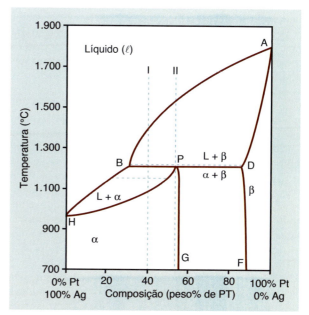

• **Figura 2.19** Diagrama de fase de equilíbrio do sistema platina-prata mostrando porcentagens por peso.

fases (α + β) resulta da solubilidade sólida limitada de menos de aproximadamente 12% de Ag em Pt em 700°C (ponto F). A Figura 2.19 também mostra que a solubilidade sólida de equilíbrio de Pt em Ag é de aproximadamente 56% a 700°C (ponto G). A transformação peritética ocorre no ponto P (liga II), no qual o líquido (composição no ponto B) e a fase β rica em platina (composição no ponto D) se transformam na fase α rica em platina (composição no ponto P). Para uma composição, como existe para a liga I, o resfriamento pela temperatura peritética resulta na transformação do líquido e da fase β (L + β) para a fase α, com parte da fase líquida remanescente (L + α). Para ambas as transformações, a fase α se forma na interface entre a fase líquida e a fase β. Como a difusão extensiva é necessária nessas fases para que a transformação ocorra, as ligas peritéticas são altamente suscetíveis à saída da parte central durante o resfriamento rápido. Essa estrutura tubular tem resistência inferior à corrosão e é mais frágil do que a fase de solução sólida homogênea. A reação peritética no sistema Ag-Sn é de grande importância para a liga que reage com o mercúrio para formar o amálgama dentário para restaurações, conforme discutido no Capítulo 8.

Reações de estado sólido em sistemas de liga de alta nobreza e nobre

A resistência e dureza em algumas ligas de metal podem ser manipuladas pela presença ou ausência de partículas finas uniformemente dispersas ou certas fases dentro da fase da matriz original. O processo pode ser alcançado por meio de uma reação de estado sólido (ou seja, um protocolo de aquecimento e resfriamento controlado, também chamado *tratamento térmico*) sem alterar a configuração do objeto. O exemplo mais conhecido é o pedido de ligas Au-Cu.

QUESTÃO IMPORTANTE

Por quais dos dois mecanismos o cobre fornece reforço e endurecimento de ligas de fundição de ouro?

Sistema ouro-cobre

A Figura 2.20 apresenta o diagrama de fase Au-Cu, na qual tanto o peso quanto as porcentagens atômicas são mostradas. A faixa de fusão entre as fases sólida e líquida é estreita para todas as composições, e as curvas liquidus e solidus se encontram em 80,1% em peso de Au. Na metade inferior do diagrama, existem duas regiões em forma de arco. Um arco abrange a faixa de composição entre 40 e 65% em peso de Au e atinge o pico em 390°C com 50,8% em peso de Au (α_2). A razão atômica de Au para Cu no pico é de 1:3, indicando a formação do composto intermetálico $AuCu_3$ nessa região. O segundo arco abrange a faixa de composição entre 65 e 85% em peso de Au e picos em 410°C com 75,6% em peso de Au (α_2''). A razão atômica de Au para Cu nesse pico é de 1:1, indicando a formação do composto intermetálico AuCu nessa região. A solução sólida α que se forma quando as ligas inicialmente solidificam tem uma estrutura desordenada na qual os átomos de Au e Cu ocupam aleatoriamente os locais da rede (Figura 2.21 A). As fases AuCu e $AuCu_3$ têm novas estruturas cristalinas que diferem da matriz de soluções sólidas de CCF α de átomos de Au e Cu que se formam quando as ligas inicialmente solidificam em temperaturas elevadas abaixo da curva solidus (Figura 2.21 B e C). Essas fases nas regiões sob os dois arcos são chamadas *ordenadas* porque os átomos de Au e Cu ocupam localizações específicas nas redes.

Como a estrutura cristalina da fase ordenada (denominada *super-rede*) difere daquela da solução sólida de ouro α, cada região da fase ordenada é cercada por um campo de **deformação** elástica localizada, que é necessário para manter a continuidade das ligações atômicas através da interface entre a fase ordenada e a fase α da matriz. Como resultado, requer maior resistência para causar deformação plástica das ligas (ver Capítulo 9).

O resfriamento rápido de uma liga de ouro fundido em um banho de água em temperatura ambiente ou em um banho de água com gelo (também conhecido como *resfriamento brusco*) não permite tempo suficiente para a difusão atômica para formar a estrutura ordenada. A solução sólida desordenada é retida em temperatura ambiente e a liga de ouro é relativamente macia e dúctil. O resfriamento de bancada da mesma liga de ouro através da faixa de temperatura da formação de fase ordenada permite a difusão atômica suficiente para a transformação parcial em uma estrutura ordenada que fornece o adicional e a força. Clinicamente, uma fundição de liga de ouro tipo 3 ou 4 pode ser resfriada após a solidificação inicial para reter uma estrutura desordenada macia, o que permite um ajuste mais fácil da fundição, como a margem, e então reaquecida a uma temperatura específica dentro da região de fase ordenada (p. ex., 400°C) por um período de tempo conforme recomendado pelo fabricante e esfriado bruscamente para produzir uma liga mais forte e mais dura. Este processo é denominado *tratamento térmico de endurecimento por envelhecimento*.

Para reverter as fundições de liga de ouro endurecido tipo 3 ou 4 para sua condição amolecida, a fundição é aquecida a uma temperatura abaixo da temperatura de solidus (p. ex., 700°C), mantendo por aproximadamente 10 minutos para converter a liga para a solução sólida substitucional desordenada, e então extinto para reter a fase desordenada. O processo é chamado *tratamento térmico de solução*.

Deve-se observar que a condição temperada e amolecida para ligas de ouro dos tipos 3 e 4 é metaestável, e aumentos lentos na dureza e resistência ocorrerão com o tempo sob temperatura ambiente ou condições intraorais como resultado do pedido em baixa temperatura.

Outras ligas nobres para aplicações odontológicas

Ligas de fundição de ouro dental podem conter metais solutos (Cu, Pd e Pt), que fornecem reforço de solução sólida, juntamente com pequenas quantidades (< 1%) de Zn ou Ir formando precipitados, levando ao endurecimento por envelhecimento. Como as ligas dentais comerciais contêm vários elementos, as interações entre as espécies de átomos de soluto têm o potencial de influenciar as microestruturas e as propriedades mecânicas. Por causa da microssegregação elementar durante a solidificação e resfriamento rápidos, fases podem ser observadas em ligas dentárias fundidas que não ocorreriam em condições de equilíbrio para as mesmas composições de liga. Além disso, as composições de fases em ligas de multicomponentes geralmente serão mais complexas do que em ligas binárias. A princípio, em condições de equilíbrio, cada fase em uma liga conterá alguma quantidade (que pode ser minúscula) de cada elemento componente.

É importante observar outro mecanismo eficaz de endurecimento por envelhecimento em ligas de ouro: a formação do composto intermetálico $FePt_3$, que fornece o fortalecimento das ligas enriquecidas de ouro originais para próteses de metalocerâmica (ver Capítulo 9).

CAPÍTULO 2 Estrutura da Matéria, Classes Gerais dos Materiais e Princípios de Adesão   33

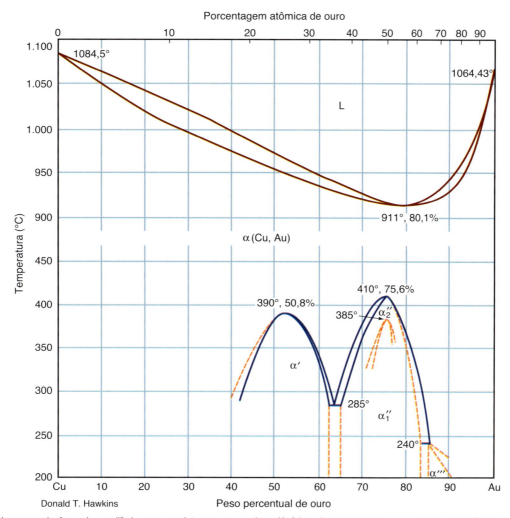

• **Figura 2.20** Diagrama de fase de equilíbrio para o sistema ouro-cobre. (A faixa de temperatura entre 450 e 900°C tem sido condensada.) (Com permissão de *Metals handbook*, ed 8, vol 8, Metals Park, OH, 1973, American Society for Metals, p 267.)

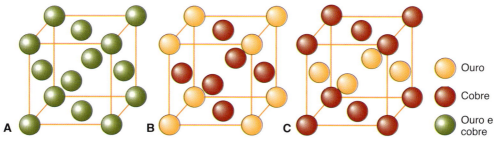

• **Figura 2.21** Estrutura da liga Au-Cu. **A.** Solução sólida substitucional desordenada. **B.** Super-rede de AuCu$_3$. **C.** Super-rede de AuCu.

QUESTÃO IMPORTANTE

Por que existem diferenças substanciais entre as microestruturas e os mecanismos de fortalecimento para as ligas de alto paládio e as ligas de paládio-prata?

Ligas à base de paládio

Ligas à base de paládio são muito importantes para aplicações cerâmicas (ver Capítulo 9). As ligas enriquecidas de paládio são baseadas no sistema Pd-Ga, no qual há uma composição eutética no lado de alto teor de paládio do diagrama de fase, e reações complexas de precipitação ocorrem potencialmente em temperaturas mais baixas. Para ligas de Pd-Cu-Ga, tanto a rápida taxa de resfriamento durante a solidificação quanto a adição de cobre deslocam a composição eutética do Pd-Ga para maiores porcentagens de paládio, que resultam na formação de uma fase eutética Pd$_2$Ga na microestrutura fundida. Ambas as ligas de Pd-Cu-Ga e as ligas de Pd-Ga têm uma estrutura submicron fina "tweed" que pode ser observada por microscopia eletrônica de transmissão. Essa estrutura parece se formar por uma transformação de fase martensítica na estrutura CCF da matriz de solução sólida de paládio e permanece estável durante os ciclos de queima para porcelana dentária. O fortalecimento dessas ligas ocorre pelo mecanismo de solução sólida e pela formação de precipitados de Pd$_5$Ga$_2$

em algumas composições de ligas de Pd-Cu-Ga. Em contraste, as ligas de Pd-Ag são baseadas no sistema de liga binário discutido anteriormente neste capítulo e têm microestruturas muito mais simples do que as ligas de alto paládio, com fases secundárias formando-se na matriz de solução sólida de Pd por causa dos átomos de soluto nas composições das ligas. O tratamento térmico dessas ligas pode causar alterações microestruturais que afetam significativamente as propriedades mecânicas.

Sistemas multicomponentes de liga dentária

Vários mecanismos de endurecimento por envelhecimento têm sido utilizados (com frequência empiricamente) pelos fabricantes de ligas e podem variar, dependendo da composição da liga. Existem muitas ligas ternárias, ligas quaternárias e sistemas de liga multicomponentes de ordem superior possíveis que podem ser usadas em odontologia restauradora. Esses sistemas são complexos, e os dados do diagrama de fases disponíveis são extremamente limitados. Assim, diagramas de fase binários são frequentemente usados para estimar o efeito de elementos individuais nas fases formadas, junto com as microestruturas resultantes dessas ligas fundidas. No entanto, esses diagramas de equilíbrio devem ser interpretados com cuidado porque os processos reais de fundição e resfriamento refletem as condições de não equilíbrio.

Cerâmica

Cerâmicas são compostos de fase sólida de elementos metálicos e não metálicos. Lembre-se de que os elétrons de valência de átomos metálicos podem ser transferidos para átomos não metálicos ou grupos de átomos com camadas externas quase completas com elétrons para formar compostos estáveis por ligações iônicas, e que átomos não metálicos também podem compartilhar elétrons para formar outro tipo de composto por ligação covalente. Ambos os cenários privam os compostos de elétrons livres, tornando-os maus condutores de calor e corrente elétrica. Embora compreendam elementos metálicos, mas não tenham características de substância metálica, as cerâmicas são consideradas estruturas inorgânicas não metálicas.

Na busca pelo material restaurador ideal, as cerâmicas odontológicas tornaram-se atraentes por causa de sua biocompatibilidade, estabilidade de cor a longo prazo, durabilidade química, resistência ao desgaste e capacidade de serem moldadas em formas precisas, embora em alguns casos as cerâmicas exijam custosos equipamentos de processamento e treinamento especializado para técnicos de laboratório. Neste segmento, discutiremos a estrutura geral da cerâmica e como a estrutura afeta as propriedades mecânicas da cerâmica. Mais informações sobre a estrutura, propriedades, benefícios e desvantagens de materiais cerâmicos específicos usados para próteses de coroa e ponte serão fornecidas, juntamente com os desenvolvimentos recentes em cerâmica odontológica.

Estrutura da cerâmica

Como os metais, as cerâmicas têm estruturas cristalinas 3D, mas são muito mais complicadas do que as dos metais porque precisam acomodar diferentes tipos de átomos, manter a neutralidade da carga elétrica dentro da célula unitária e alcançar alta eficiência de empacotamento. Normalmente, os elementos metálicos perdem sua estrutura cristalina original e adotam uma nova. Considere o óxido de magnésio (MgO), um ingrediente significativo em materiais de revestimento (ver Capítulo 14) e cerâmicas odontológicas modernas (ver Capítulo 10); o Mg no

cristal metálico tem uma estrutura hexagonal (Figura 2.9 F), e a estrutura do MgO, que é a mesma do NaCl (Figura 2.7 B), mostra que os ânions O^{2-} (grandes esferas laranja) retêm uma estrutura CCF, enquanto os íons Mg^{2+} (pequenas esferas azuis) estão nas localizações intersticiais porque são menores em tamanho. As cerâmicas dentais atuais são baseadas em silicato ($[SiO_4]^{4-}$ tetraedro), alumina (Al_2O_3) e zircônia (ZrO_2).

O vidro de cal-soda é um material à base de silicato comumente usado em vidraças, recipientes de vidro (garrafas e potes) e obras de arte. É fabricado pela fusão de matérias-primas, que são sílica, soda, cal e uma pequena quantidade de variedades de óxidos metálicos. Ele tem todos os ingredientes necessários para formar estruturas cristalinas, mas a composição usada no vidro de cal-soda produz estruturas de ordem repetitiva de curto alcance. Portanto, os materiais cerâmicos com uma ordem repetitiva de curto alcance de suas unidades estruturais normalmente são chamados *vidros* ou *fase vítrea*, que também são transparentes sob a luz. As fases vítreas da cerâmica fundem a uma temperatura mais baixa. Eles desempenham um papel importante na fabricação de próteses à base de cerâmica (ver Capítulo 10).

A complexidade do cristalino e as fortes ligações que mantêm os átomos juntos fazem das reações de estado sólido da massa cerâmica um processo lento. A uma taxa de resfriamento normal, a cerâmica não tem tempo suficiente para se organizar na complicada estrutura cristalina que poderia atingir. Podemos, no entanto, submeter esses materiais a um tratamento térmico como o do sistema Au-Cu por nucleação e crescimento de cristais na fase de matriz vítrea. Esse tipo de material é usado em odontologia para equilibrar a translucidez e a opacidade das próteses. Eles são chamados *vitrocerâmicos* (ver Capítulo 10).

A maioria das operações de conformação de metal depende da fundição de metal fundido e/ou conformação mecânica do metal. Essas operações raramente são usadas em operações de conformação de cerâmica devido ao alto ponto de fusão e à fragilidade quase extrema (sem ductilidade) da cerâmica. Aprenderemos no Capítulo 10 que a fabricação de cerâmicas odontológicas em formas e configurações protéticas é conduzida por meio de uma das três categorias de processos: sinterização, prensagem isostática a calor e *computer-aided design/computer-aided manufacturing* (CAD-CAM) (ver também Capítulo 15). Uma prótese é inicialmente esculpida em pó de cerâmica odontológica com a ajuda de um ligante, seguido por um processo de aquecimento denominado *sinterização*. Durante a sinterização, as partículas cerâmicas empacotadas são densificadas e aglomeradas na forma pretendida. A ligação primária ocorre entre as partículas por sinterização de fase líquida com uma fase vítrea ou sinterização de estado sólido. A preparação da prensagem isostática a calor é como a fundição de metal, exceto que a cerâmica odontológica não é fundida, mas amolecida o suficiente para ser prensada em um molde com uma cavidade no formato da prótese. O CAD-CAM compreende todos os processos que requerem o uso de um computador para o controle da confecção das próteses. Cada uma das três estruturas das cerâmicas discutidas anteriormente pode ser formulada para facilitar cada um dos três processos de fabricação.

Propriedades mecânicas da cerâmica

A maioria dos materiais cerâmicos são descritos como quebradiços; ou seja, eles são incapazes de grandes deformações sem fratura. Vamos examinar a deformação de um metal (Au) e de uma cerâmica (MgO) em termos do movimento dos átomos entre duas fileiras de átomos (Figura 2.22) em resposta a um par de

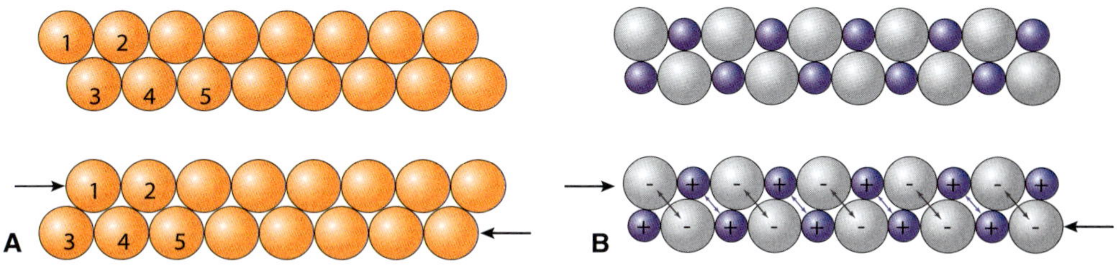

CAPÍTULO 2 Estrutura da Matéria, Classes Gerais dos Materiais e Princípios de Adesão

• **Figura 2.22** Comparação de deslizamento. **A.** Metais monoatômicos de Au. **B.** Cerâmica biatômica de MgO; o Mg é mostrado pelas esferas azuis e o oxigênio pelas esferas cinza. Mais força é necessária para deslocar átomos por causa da atração entre diferentes átomos e repulsão entre átomos semelhantes.

forças empurrando a fileira superior direita e a fileira inferior esquerda. No caso do metal, cada átomo na linha superior deve quebrar uma ligação metálica com um átomo e se reconectar com outro na linha inferior. Por exemplo, o átomo 2 quebra uma ligação metálica com o átomo 3 e depois se reconecta com o átomo 5. O arranjo coordenado é o mesmo de antes (Figura 2.22 A). Esse tipo de movimento é denominado *escorregamento* e a interface em que ocorre é denominada *plano de escorregamento*. No caso da cerâmica, que consiste em íons Mg^{2+} e O^{2-}, um movimento semelhante exige a quebra de ligações iônicas fortes, como os átomos de ouro precisam quebrar as ligações metálicas. Antes que os íons completem a transição para restaurar os arranjos atômicos originais, eles devem superar as forças de repulsão positiva-positiva e negativa-negativa de alta energia quando encontram íons com a mesma carga (Figura 2.22 B). Todo o processo requer um grande gasto de energia. Esse requisito restringe o mecanismo de deslizamento em materiais cerâmicos.

Assim, a restrição de deslizamento torna os materiais cerâmicos frágeis e mais resistentes à fratura sob compressão, mas não sob tensão. Na prática, defeitos como poros dentro da massa e rachaduras na superfície são frequentemente introduzidos durante o processamento, produção e manuseio. Essas irregularidades produzem concentrações de tensão em um material (ver Capítulo 4). Para materiais dúcteis, como ouro, a concentração de tensão pode ser aliviada por deslizamento atômico. Para materiais frágeis, a concentração de tensão não pode ser aliviada e pode facilmente exceder a resistência à tração dos materiais, causando a fratura. Sob compressão, defeitos como rachaduras não acentuam a tensão. Assim, os materiais cerâmicos são muito mais fortes na compressão do que na tração. O papel dos defeitos na longevidade das próteses à base de cerâmica e os meios de minimizar o impacto desses defeitos são discutidos no Capítulo 10.

Polímeros

Os polímeros são uma classe de substâncias naturais ou sintéticas compostas por moléculas de peso molecular muito alto com unidades repetidas, chamadas **macromoléculas**. Para polímeros sintéticos, cada unidade de repetição é chamada **mero** no polímero e um **monômero** antes de se tornar parte da macromolécula por uma reação química chamada *polimerização*. A cadeia principal de uma macromolécula é chamada *backbone*. Geralmente, a **resina** é uma substância sólida ou altamente viscosa de origem vegetal ou sintética que é tipicamente conversível em polímeros. Para o nosso propósito, *resinas* são composições de monômeros ou macromoléculas misturadas com outros componentes para fornecer a um material, após a polimerização, um conjunto útil de propriedades.

As **resinas sintéticas** polimerizam aleatoriamente a partir de locais ativados. Assim, dependendo da capacidade das cadeias

de crescer a partir de seus pontos de ativação locais, as cadeias moleculares que se formam dentro de um material polimérico variam em comprimento, forma e estrutura. Embora as ligações primárias mantenham os átomos dentro de uma cadeia polimérica, existem ligações secundárias e/ou ligações de hidrogênio entre as cadeias poliméricas. Além disso, as cadeias de polímero muitas vezes ficam emaranhadas, adicionando complexidade à estrutura. Como resultado, muitas propriedades físicas e mecânicas são determinadas, em grande parte, por forças intermoleculares. Nesta seção, discutiremos a natureza dos polímeros, suas propriedades físicas e mecânicas e a polimerização. As aplicações em restaurações, de colagem e protéticas dos polímeros são discutidas nos Capítulos 5, 6 e 11, respectivamente.

Natureza fundamental dos polímeros

A polimerização é uma reação de crescimento em cadeia intermolecular repetitiva que pode ocorrer quase indefinidamente, às vezes atingindo pesos moleculares de até 50 milhões. As duas características mais significativas dos polímeros são moléculas muito grandes e configurações e conformações de cadeia virtualmente ilimitadas.

Peso molecular

Por causa dos vários comprimentos de cadeias no polímero, um método para expressar um peso molecular "médio" de um polímero heterogêneo é necessário para o peso molecular total dos polímeros. O peso molecular médio numérico ($\bar{M}_n$) é o peso total de um polímero dividido pelo número total de moléculas presentes no material. O número de moléculas pode ser obtido medindo-se a pressão osmótica da solução de polímero. A média do peso molecular ($\bar{M}_w$), que pode ser obtida por espalhamento de luz da mesma solução de polímero, é a soma do peso molecular das cadeias poliméricas multiplicada por sua respectiva fração de peso. A unidade do Sistema Internacional (SI) para o peso molecular dos polímeros é a mesma dos compostos não poliméricos, que é em g/mol, e também é conhecida como *Dalton* (Da).

Considerando os conceitos que acabamos de discutir, a razão ($\bar{M}_w$)/($\bar{M}_n$) (chamada *polidispersidade*) de um polímero é uma medida da faixa e distribuição dos tamanhos das cadeias. Polímeros com um valor igual de ($\bar{M}_w$), mas diferentes valores de polidispersidade, exibirão propriedades um tanto diferentes. Por exemplo, polímeros de polidispersividade mais alta começarão a derreter a uma temperatura mais baixa e terão uma faixa de temperatura de fusão maior.

Ramificação e reticulação da cadeia

É possível que uma cadeia de polímero em crescimento se ramifique e perca sua forma linear (Figura 2.23). A ramificação é análoga a braços extras crescendo a partir de uma cadeia de polímero

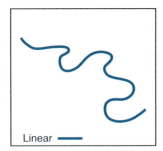 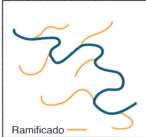 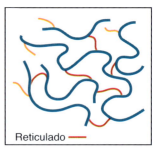

• **Figura 2.23** Diagramas esquemáticos de polímeros lineares, ramificados e reticulados.

de base; assim, a probabilidade de cadeias emaranhadas aumenta. Quando um monômero tem mais de um local para o crescimento de uma cadeia, ele pode conectar quimicamente duas ou mais cadeias de crescimento (Figura 2.24). Por causa da interligação de muitas cadeias principais, um material polimérico altamente **reticulado** pode consistir em apenas algumas moléculas gigantes ou até mesmo uma única molécula gigante.

Estruturas de copolímero

Os polímeros que possuem apenas um tipo de unidade de repetição (mero) são homopolímeros; aqueles com dois ou mais tipos de unidades mero são conhecidos como **copolímeros**. Existem três tipos diferentes de copolímeros pelo arranjo de unidades repetidas:

- ***Copolímero aleatório***: sem ordem sequencial entre as duas ou mais unidades mero ao longo da cadeia do polímero

  AAAAAABBBBBAAAABBBBBAAAAABB

- ***Copolímero em bloco***: unidades monoméricas idênticas ocorrem em sequências relativamente longas (blocos) ao longo da cadeia principal do polímero

  AAAAAABBBBBAAAABBBBBAAAAABBB

- ***Enxerto ou copolímero ramificado:*** sequências de um tipo de unidade mero (B) são "enxertadas" em uma cadeia de base de um segundo tipo (A) de unidade mero, para formar uma configuração ramificada (ver Figura 2.23).

  ```
  AAAAAAAAAAAAAAAAAAAAAA
       B      B      B
       B      B      B
       B      B      B
       B      B      B
                     B
  ```

Organização molecular

Na maioria dos polímeros, as cadeias são enroladas e emaranhadas em um padrão muito aleatório conhecido como *estrutura amorfa* (Figura 2.25, *esquerda*). Em outros, as cadeias se alinham para formar uma região altamente ordenada, como a das estruturas cristalinas (Figura 2.25, *direita*). A maioria dos materiais poliméricos combina essas duas formas de organização em proporções maiores ou menores. Caracteristicamente, os polímeros dentais são predominantemente amorfos, com pouca ou nenhuma cristalinidade. As cadeias de polímero formam uma massa emaranhada, análoga ao espaguete cozido, no qual cada fio do espaguete tem cerca de dois quilômetros de comprimento. Esses segmentos de polímero têm pouca chance de migrar e são imóveis no estado sólido.

• **Figura 2.24** Uma estrutura reticulada é formada por copolimerização, sendo pelo menos um comonômero multifuncional. Aqui, o metilmetacrilato é copolimerizado com dimetacrilato de etilenoglicol.

No entanto, muitos polímeros lineares têm regiões de ordenação de longo alcance que produzem um grau de cristalinidade dependendo das ligações secundárias que podem ser formadas, a estrutura da cadeia do polímero, o grau de ordenação e o peso molecular. A cristalinidade do polímero geralmente aumenta a resistência, rigidez, dureza e temperatura de fusão, mas ao preço da ductilidade reduzida – isto é, maior fragilidade. Fatores que reduzem ou evitam a cristalinidade e aumentam o caráter amorfo incluem o seguinte:

- Formação de copolímero, que inibe o alinhamento da cadeia de polímero
- Ramificação da cadeia de polímero, que também interfere no alinhamento da cadeia
- Arranjo aleatório de grupos substituintes, particularmente grupos laterais grandes que mantêm as cadeias poliméricas separadas.

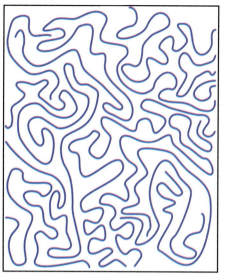 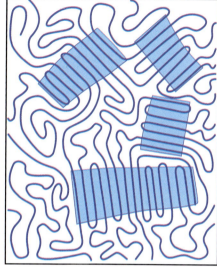

• **Figura 2.25** Diagrama esquemático de polímeros que contêm apenas organização intermolecular e transmolecular monorfa (*esquerda*) e combinações de regiões amorfas e cristalinas (*áreas sombreadas à direita*).

Propriedades físicas e mecânicas dos polímeros

O desempenho dos polímeros depende da interação entre as cadeias poliméricas e sua resposta a estímulos externos. Essas propriedades podem ser agrupadas em quatro categorias inter-relacionadas: mecânica, reométrica, dissolução e térmica.

Propriedades mecânicas: deformação e recuperação

Na ausência de reticulação, apenas ligações de cadeia interpolímero relativamente fracas (Van der Waals e ligações de hidrogênio) estão disponíveis para manter as cadeias poliméricas juntas em um estado sólido. O deslizamento da corrente diminui à medida que o comprimento da corrente aumenta porque as ligações entre as correntes, junto com os emaranhados da corrente, resistem ao deslocamento das correntes individuais. Em um determinado comprimento de cadeia, a resistência fornecida por ligações e emaranhados intercadeias torna-se forte o suficiente para exceder a resistência da ligação covalente das ligações carbonocarbono ao longo das cadeias principais. Nesse comprimento crítico da corrente, uma força aplicada pode romper as correntes em vez de desalojá-las e fazer com que uma corrente passe pela outra. Esse equilíbrio entre a força das ligações intercadeias e as ligações covalentes ao longo das cadeias de base explica porque as propriedades físicas e mecânicas dos polímeros aumentam com o aumento do peso molecular até certo ponto. Posteriormente, o aumento do peso molecular torna-se menos importante.

Embora dependente de seu tipo, uma resina geralmente desenvolve resistência mecânica apenas quando seu grau de polimerização é relativamente alto, na faixa de aproximadamente 150 a 200 unidades meros recorrentes. Acima desse peso molecular, há muito pouco aumento na resistência com polimerização posterior. Da mesma forma, a distribuição do peso molecular do polímero desempenha um papel importante na determinação das propriedades físicas. Em geral, uma distribuição estreita de peso molecular produz o equilíbrio mais útil entre as propriedades necessárias.

As cadeias laterais longas que se estendem da cadeia principal (*i. e.*, ramificação da cadeia) geralmente produzem uma resina mais fraca com uma temperatura de amolecimento mais baixa em comparação com os polímeros de cadeia linear (não ramificada). Esse enfraquecimento ocorre porque as cadeias laterais atuam separando as cadeias principais, reduzindo, assim, as forças de atração cadeia a cadeia. Este é o efeito *plastificante* discutido a seguir, na seção sobre solvatação. No entanto, se as cadeias laterais podem reagir com cadeias adjacentes para formar um polímero reticulado, a resistência do polímero é aumentada.

Propriedades reométricas

A reometria, ou comportamento de *fluxo*, de polímeros sólidos envolve uma combinação de deformação elástica e plástica, seguida de **recuperação elástica** após a eliminação das tensões. O comprimento da cadeia, o número de ligações cruzadas, a temperatura e a taxa de aplicação de força (impacto rápido *versus* extensão lenta) determinam qual tipo de comportamento predomina. Uma força aplicada aos polímeros por um período prolongado faz com que o material sofra todas as seguintes deformações: deformação elástica, deformação plástica e deformação viscoelástica.

1. A deformação *elástica* é reversível e será rápida e completamente recuperada quando a força for eliminada, como resultado do desenrolamento e recuo das cadeias de polímero (Figura 2.26).
2. A deformação *plástica* é irreversível que não pode ser recuperada e resulta em uma forma nova e permanente como resultado de deslizamento entre as cadeias de polímero (Figura 2.27).
3. A deformação *viscoelástica* é uma combinação das deformações elástica e plástica mencionadas em 1 e 2. A porção elástica da deformação viscoelástica se recupera quando a força é removida, mas a recuperação leva tempo para ser concluída porque o processo de recuperação elástica é impedido pela resistência ao fluxo viscoso entre as cadeias. A quantidade de deformação que não é recuperada com o tempo é a deformação plástica.

Propriedades de solvatação e dissolução

Quando um polímero é imerso em um solvente líquido, ele pode absorver o solvente, inchar, amolecer e até mesmo se dissolver no solvente. Se as interações polímero-solvente forem maiores do que as forças de atração polímero-polímero, o segmento da

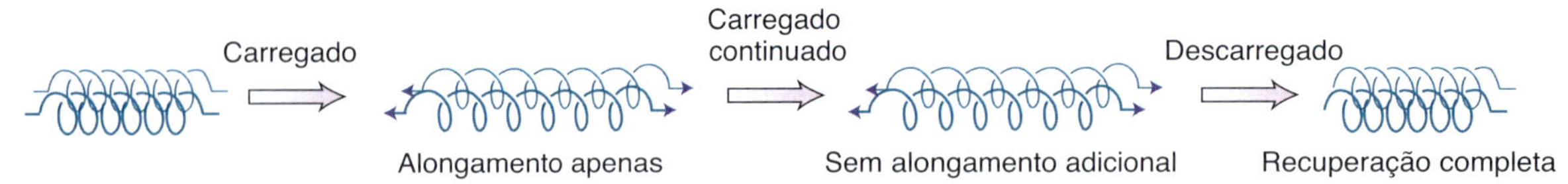

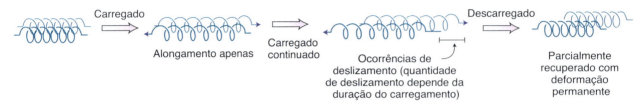

• **Figura 2.26** Recuperação elástica: comportamento de tipo mola (rápido e reversível). As correntes se desenrolam, mas não deslizam umas pelas outras devido às regiões cristalinas, enredamentos ou ligações reticuladas. Assim, eles recuam completamente quando são descarregados.

• **Figura 2.27** Recuperação viscoelástica: as correntes se esticam e se desenrolam e também deslizam umas sobre as outras, produzindo distorção plástica irreversível, permanente e recuperação parcial quando descarregadas.

cadeia do polímero começa a absorver as moléculas do solvente, aumenta o volume da matriz polimérica e se torna solvatado no solvente. No entanto, é um processo lento. Quanto mais as cadeias se estendem, mais lentamente o polímero se dissolve. A reticulação fornece pontes suficientes entre as cadeias lineares para formar uma rede 3D que diminui a sorção do solvente, tornando o polímero não solúvel. O elastômero, um material semelhante à borracha levemente reticulada, pode inchar mais facilmente e em maior extensão do que os plásticos, mas não se dissolve. As regiões cristalinas com maior interação polímero-polímero atuam como reticulações físicas, reduzindo o inchaço e a solubilidade. A ramificação da cadeia deve aumentar a solubilidade.

A capacidade de absorver compostos de baixo peso molecular torna possível modificar as propriedades dos polímeros por um processo denominado *plastificação*. Compostos de baixo peso molecular, conhecidos como *plastificantes*, são frequentemente adicionados às resinas para reduzir suas temperaturas de amolecimento ou derretimento/fusão, tornando uma resina que é normalmente dura e rígida em temperatura ambiente, flexível e macia. Por exemplo, o tubo de cloreto de polivinila (PVC) é duro e rígido, enquanto o tubo de PVC para tubulação de água é macio e elástico e contém um nível muito alto de plastificante. Nos últimos anos, certos plastificantes, particularmente ftalatos, têm recebido atenção pública pelo risco potencial de ingestão em plásticos macios usados em brinquedos de bebês e crianças.

Um plastificante atua para neutralizar parcialmente as ligações secundárias ou atrações intermoleculares que normalmente evitam que as cadeias de resina deslizem umas pelas outras (*i. e.*, passando por fluxo de plástico) quando o material é tensionado. Em alguns casos, essa ação é análoga à de um solvente, com o agente plastificante penetrando entre as cadeias e aumentando o espaçamento intermolecular. Este tipo de plastificante é conhecido como *plastificante externo* porque não faz parte da estrutura do polímero hospedeiro. Sua atração molecular pelo polímero hospedeiro deve ser alta para minimizar a volatilização ou lixiviação durante a fabricação ou uso subsequente da resina.

A plastificação também pode ser realizada por copolimerização com um comonômero adequado. Nesse caso, o agente plastificante passa a fazer parte do polímero e atua como um plastificante interno. Por exemplo, quando o metacrilato de butila é adicionado ao metacrilato de metila antes da polimerização, a resina polimerizada é plastificada internamente pelo segmento de metacrilato de butila volumoso. Os grupos pendentes de butilmetacrilato ocupam espaço extra entre as cadeias e aumentam o espaçamento intermolecular, o que aumenta o fluxo de plástico. Os plastificantes geralmente reduzem a resistência, a dureza e a temperatura de amolecimento da resina. Por exemplo, ambos os tipos de plastificantes são usados para ajudar a formar forros de amortecimento macios para dentaduras.

Propriedades térmicas

Os polímeros podem ser remodelados em muitas configurações, dependendo se o material polimérico é um "termofixo" ou um "termoplástico". Os **polímeros termoplásticos** amolecem quando aquecidos acima da T_g, a temperatura em que as ligações secundárias se enfraquecem e a resina amolece e se torna dúctil ou emborrachada (Figura 2.28). Acima da T_g, a resina

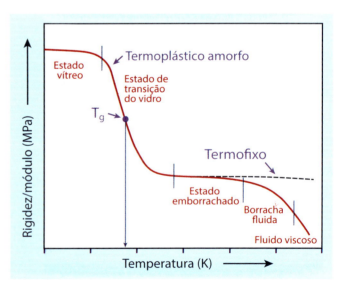

• **Figura 2.28** Efeito da temperatura na rigidez de polímeros termoplásticos e termofixos amorfos. Ambos os materiais apresentam transição vítrea e estados de borracha. A estrutura do polímero termoplástico torna-se emborrachada e, em seguida, líquido viscoso, enquanto o polímero termofixo permanece emborrachado e, em seguida, queima. Um polímero amorfo assume propriedades características de estado vítreo, como fragilidade, dureza e rigidez.

CAPÍTULO 2 Estrutura da Matéria, Classes Gerais dos Materiais e Princípios de Adesão

pode ser modelada e moldada e, ao ser resfriada, mantém a nova configuração. Este processo pode ser repetido quase indefinidamente. As resinas termoplásticas são feitas de cadeias lineares e/ou ramificadas. Sem reticulação, ligações covalentes que mantêm as cadeias juntas, um polímero pode amolecer (e até mesmo eventualmente derreter) acima da T_g e é geralmente solúvel em solventes orgânicos.

Em contraste, os **polímeros termofixos** são formados pelo aquecimento de uma mistura pré-cursor, que inicia a polimerização, e as mudanças químicas subsequentes a tornam rígida após o resfriamento. As resinas são reticuladas nesse estado e, portanto, são insolúveis e não derreterão quando aquecidas além de sua temperatura de transição vítrea, mas, em vez disso, tornam-se borrachosas (Figura 2.28). Desse modo, as correntes ficam mais flexíveis quando aquecidas e as reticulações evitam o deslizamento e a remodelagem da corrente. As resinas termofixas se decompõem se aquecidas a uma temperatura alta o suficiente.

Se dois polímeros lineares de outra forma semelhantes forem comparados, aquele com o peso molecular mais alto também terá uma T_g mais alta. Isso ocorre porque, à medida que o comprimento da cadeia de polímero linear aumenta, o número de locais de ligação aumenta ao longo dessa cadeia.

Além disso, o comprimento mais longo da corrente aumenta a chance de enredamentos na corrente. O peso molecular médio numérico ($\overline{M}_n$) é indicativo tanto da T_g quanto da força do polímero. Conforme a temperatura aumenta, as rotações e vibrações induzidas termicamente entre os segmentos de polímero aumentam. Esse movimento molecular força a separação das cadeias, quebra as ligações, aumenta a expansão térmica e facilita o desemaranhamento da cadeia. Esses fatores, por sua vez, induzem o deslizamento da cadeia e explicam o comportamento termoplástico de uma resina quando a temperatura ultrapassa a T_g. Conforme o grau de reticulação aumenta, o deslizamento é progressivamente reduzido e o material se torna progressivamente mais resistente ao amolecimento térmico.

A Figura 2.29 ilustra o efeito do tamanho e da configuração dos grupos pendentes na T_g de compostos de éster de poli(metacrilato). A figura mostra que a T_g diminui de 125°C para o grupo metil mais curto para 33°C para o grupo n-butil mais longo. O isômero dos respectivos grupos, por causa da configuração compacta, resulta em uma redução menor da T_g.

Química da polimerização

Tradicionalmente, existem duas classes de polímeros, conforme determinado pelo mecanismo de polimerização: polímeros de adição e condensação. Os polímeros de adição contêm os mesmos átomos que o monômero em suas unidades de repetição, enquanto os polímeros de condensação contêm menos átomos devido à formação de subprodutos durante o processo. A ênfase, no entanto, mudou para classificar a polimerização se o processo ocorre entre os grupos funcionais de cadeias de polímero em etapas ou pela propagação de uma cadeia em crescimento ao receber monômeros sequencialmente. Os polímeros de condensação geralmente são formados por uma reação intermolecular em etapas de grupos funcionais reativos de monômeros com vários grupos funcionais, também conhecida como *polimerização em etapas*. Os polímeros de adição ocorrem por propagação a partir de cadeias de crescimento ativas, nas quais os monômeros são sequencialmente adicionados a uma extremidade da cadeia, também conhecida como *polimerização de crescimento em cadeia*. Note que a classificação por mecanismo de crescimento desconsidera a existência de subprodutos; portanto, a polimerização em etapas nem sempre produz subproduto, e a polimerização em cadeia pode render subprodutos, dependendo dos monômeros envolvidos.

> ### QUESTÕES IMPORTANTES
> Quais são os estágios de ativação e iniciação e cura dos radicais livres? Quais são os três processos de ativação usados para polímeros odontológicos?

Polimerização de adição (polimerização de crescimento em cadeia)

Para que a polimerização de adição ocorra, os monômeros devem conter uma ligação insaturada, que pode existir em uma ligação carbono-carbono dupla ou em uma estrutura de anel, como mostrado na Figura 2.30. As unidades de dupla ligação carbono-carbono são conhecidas como grupos *vinil* e são mais frequentemente exemplificadas na odontologia por monômeros de metacrilato ($H_2C = CR\text{-}COOCH_3$). Os monômeros de abertura de anel são representados por anéis de imina encontrados

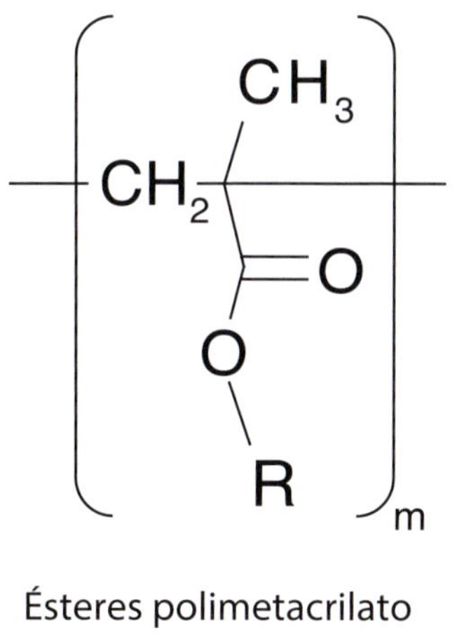

R		T_g
Metil	$-CH_3$	125°C
Fenil	(anel fenil)	120°C
Etil	$-CH_2\!-\!CH_3$	65°C
n-Propil	$-CH_2\!-\!CH_2\!-\!CH_3$	38°C
n-Butil	$-CH_2\!-\!CH_2\!-\!CH_2\!-\!CH_3$	33°C
iso Propil	$-\underset{\underset{CH_3}{\vert}}{\overset{\overset{CH_3}{\vert}}{CH}}$	95°C
iso-Butil	$-\underset{\underset{CH_3}{\vert}}{\overset{\overset{CH_3}{\vert}}{C}}\!-\!CH_3$	70°C
sec-Butil	$-CH_2\!-\!\underset{\underset{CH_2\!-\!CH_3}{\vert}}{\overset{\overset{CH_3}{\vert}}{CH}}$	62°C

Ésteres polimetacrilato

• **Figura 2.29** Influência do grupo pendente na temperatura de transição vítrea de ésteres de polimetacrilato. *R* representa radicais éster.

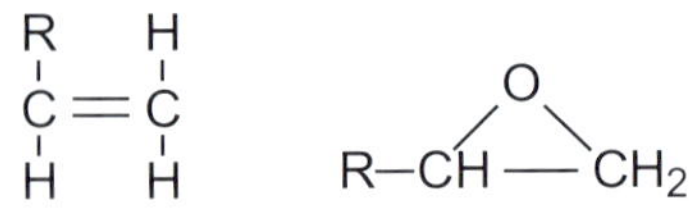

40 PARTE 1 Classes Gerais e Propriedades dos Materiais Dentários

• **Figura 2.30** Grupos funcionais insaturados para polimerização de crescimento em cadeia: vinil (*esquerda*) e anel epóxi (*direita*).

em materiais de impressão de poliéter (ver Capítulo 13) e por anéis de epóxi encontrados em resinas restauradoras à base de silorano (ver Capítulo 5).

Um iniciador também é necessário para iniciar a polimerização de crescimento em cadeia. O iniciador pode ser um radical livre, ou seja, uma substância contendo um elétron desemparelhado, mas que não carrega nenhuma carga líquida para polimerizar monômeros de base de vinil (R•), ou um composto iônico que carrega cargas, mas mantém a neutralidade elétrica como um catalisador para a polimerização de monômeros compreendendo anéis. Os estágios da polimerização de adição por radicais livres são discutidos na seção a seguir, usando metacrilatos de metila, um monômero de vinila, como materiais modelo. O processo é rápido, ocorre quase instantaneamente, e as reações são exotérmicas, com considerável desenvolvimento de calor.

Estágios na polimerização de adição de monômeros de vinil

Existem quatro estágios na reação em cadeia de polimerização de adição: indução, propagação, terminação e transferência em cadeia.

Indução

A etapa de indução compreende dois processos: geração de radicais livres (ativação) e início da polimerização. O peróxido de benzoíla, geralmente usado em resinas dentais, pode ser ativado rapidamente entre 50 e 100°C ou por um segundo composto, como a amina, para liberar radicais livres (Figura 2.31). O terceiro método é a iniciação ativada por luz, que permite o controle da polimerização com precisão, variando a intensidade da luz. Este último se tornou o método preferido de **cura** de compósitos à base de resina (ver Figura 5.5). O estágio de cura permanece o mesmo, independentemente do método de ativação. A indução é o período durante o qual as moléculas do iniciador se tornam energizadas e se dividem em radicais livres, seguidos por esses radicais reagindo com as moléculas de monômero para

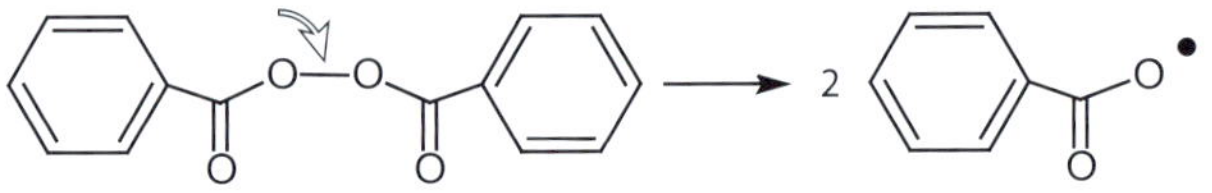

• **Figura 2.31** Ativação (térmica ou química) do peróxido de benzoíla (POB). Durante a ativação, a ligação entre os dois átomos de oxigênio, indicados pela seta oca, é quebrada e o par de elétrons é dividido entre os dois fragmentos. O ponto adjacente ao átomo de oxigênio simboliza o elétron desemparelhado do radical livre.

iniciar o crescimento da cadeia (Figura 2.32). Esse período é muito influenciado pela pureza do monômero. Quaisquer impurezas presentes que são capazes de reagir com grupos ativados podem aumentar a duração desse período consumindo as moléculas iniciadoras ativadas. Porém, quanto mais alta a temperatura, mais rápida é a formação de radicais livres e, consequentemente, menor é o período de indução.

Quando um radical livre se aproxima de um monômero com uma ligação dupla de alta densidade de elétrons, um elétron é extraído e emparelha-se com o elétron R• para formar uma ligação entre o radical e a molécula do monômero, deixando o outro elétron da ligação dupla desemparelhado. Assim, o radical livre original se liga a um lado da molécula do monômero e forma um novo local do radical livre na extremidade crescente da cadeia (Figura 2.32).

Propagação

O complexo radical livre-monômero resultante atua, então, como um novo centro de radical livre quando se aproxima de outro monômero para formar um dímero, que também se torna um radical livre. Essa espécie reativa, por sua vez, pode se somar sucessivamente a um grande número de moléculas de metilmetacrilato para que o processo de polimerização continue através da propagação do centro reativo. As reações de propagação são ilustradas posteriormente na Figura 2.33. Como pouca energia é necessária para que o crescimento da cadeia comece, o processo continua com a evolução do calor e leva a grandes moléculas de polímero em segundos.

Terminação

As reações em cadeia devem continuar até que todo o monômero tenha sido convertido em cadeias de polímero. No entanto, há uma forte tendência de os radicais em crescimento reagirem e causarem o término do crescimento da cadeia. A probabilidade aumenta à medida que a concentração de monômero diminui. A etapa de terminação pode ocorrer de duas maneiras: acoplamento e desproporção. O acoplamento é por uma combinação direta de duas extremidades da cadeia de radicais livres que desativa os radicais com a formação de uma ligação covalente (Figura 2.34). A desproporção envolve a transferência de um átomo de hidrogênio de uma cadeia crescente para outra (Figura 2.35). O radical livre doa o hidrogênio e fica insaturado, enquanto o outro recebe o hidrogênio e fica saturado. Portanto, sempre há grupos funcionais insaturados remanescentes em restaurações de composto à base de resina (ver Capítulo 5) e bases de dentadura (ver Capítulo 11).

Transferência de cadeia

O processo de transferência em cadeia envolve a transferência da reatividade de um radical para outra espécie, junto com o término do radical doador. O exemplo na Figura 2.36 mostra um monômero sendo ativado sem o iniciador (peróxido de benzoíla [POB]). Como a cadeia encerrada ganhou um grupo funcional insaturado, ela pode ser reativada por outra transferência de cadeia e continuar a crescer novamente.

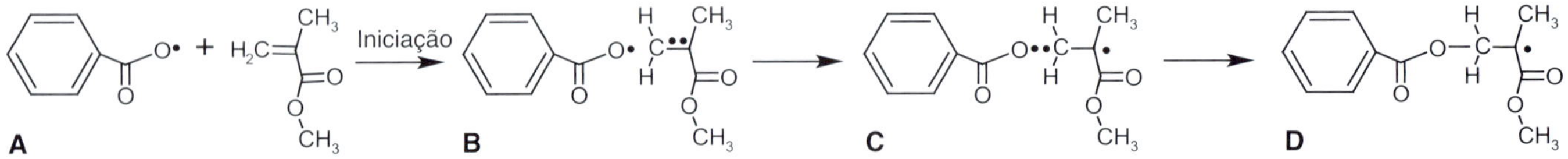

• **Figura 2.32** Iniciação de uma molécula de metilmetacrilato por radical livre. Conforme o elétron desemparelhado do radical livre se aproxima da molécula de metilmetacrilato (**A** e **B**), um dos elétrons na ligação dupla é atraído para o radical livre para formar um par de elétrons e uma ligação covalente entre o radical livre e a molécula de monômero (**C** e **D**). Quando isso ocorre, o elétron desemparelhado restante torna a nova molécula um radical livre (**D**).

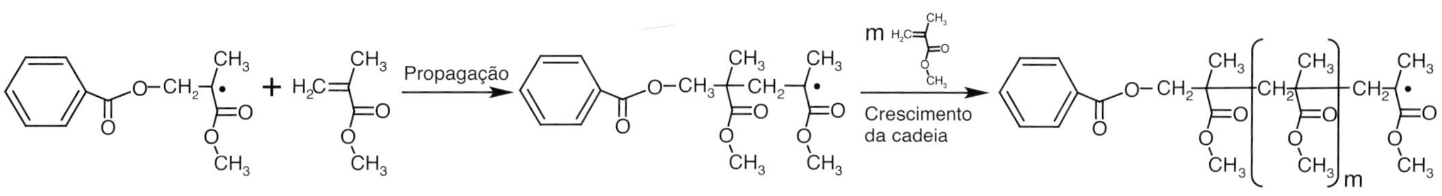

CAPÍTULO 2 Estrutura da Matéria, Classes Gerais dos Materiais e Princípios de Adesão

• Figura 2.33 Propagação e crescimento da cadeia. Conforme a molécula iniciada se aproxima de outras moléculas de metilmetacrilato, o elétron livre interage com a ligação dupla da molécula de metilmetacrilato e incorpora a molécula à cadeia crescente, um novo radical livre mais longo é formado.

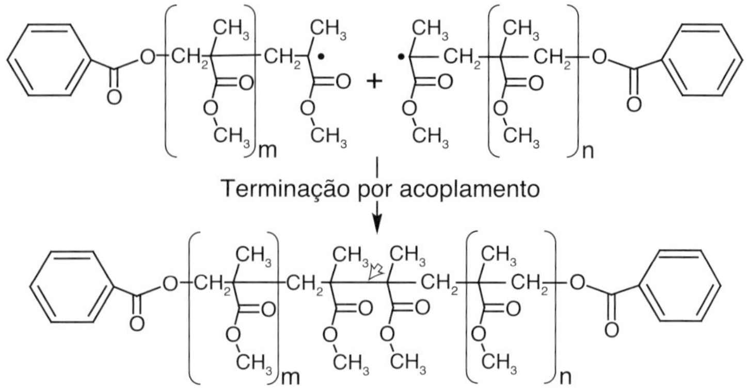

• Figura 2.34 A terminação ocorre quando dois radicais livres interagem e são unidos por uma ligação covalente (*seta oca*), mas perdem suas reatividades.

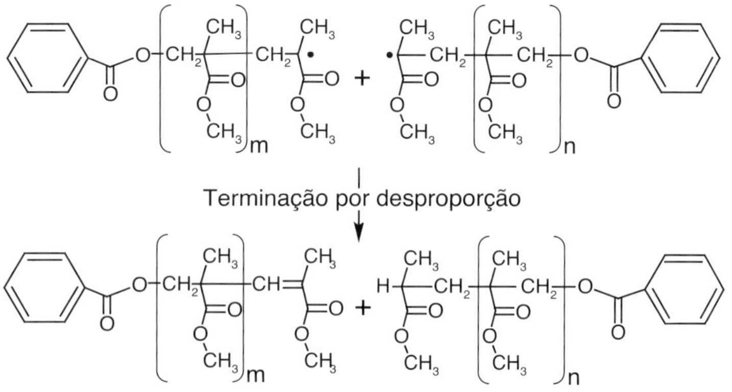

• Figura 2.35 A desproporção ocorre quando dois radicais livres em crescimento se aproximam; um radical torna-se um grupo final insaturado (*esquerda*) após doar um átomo de hidrogênio para o outro radical livre, que se torna uma molécula saturada (*direita*). O grupo final que se torna saturado é o segmento passivado da cadeia do polímero.

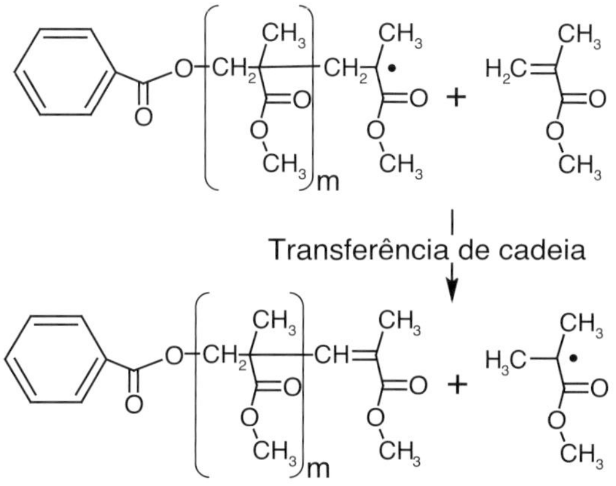

• Figura 2.36 A transferência de cadeia ocorre quando um radical livre se aproxima de uma molécula de metilmetacrilato e doa um átomo de hidrogênio à molécula de metilmetacrilato. Isso faz com que o rearranjo do radical livre forme uma ligação dupla e se torne não reativo, e o monômero de metilmetacrilato se torna um radical livre sem peróxido de benzoíla (POB). A cadeia desativada resultante dessa troca pode se tornar uma cadeia crescente ativa por uma transferência em cadeia de outro radical livre.

Inibição da polimerização de adição

Não é provável que as reações de polimerização resultem no esgotamento total do monômero, nem sempre formam polímeros de alto peso molecular. As impurezas no monômero frequentemente inibem tais reações. Uma impureza pode reagir com o iniciador ativado ou com uma cadeia de crescimento ativada e impedir o crescimento posterior. Embora a presença de inibidores influencie marcadamente o grau de polimerização, o mecanismo tem sido usado em materiais odontológicos à base de resina.

A adição de éter metílico de hidroquinona, um inibidor comum, na quantidade de 0,006% ou menos, inibe a polimerização espontânea das resinas dentais durante o armazenamento. O inibidor neutraliza qualquer radical livre à medida que é formado antes de iniciar o crescimento da cadeia. Portanto, toda a hidroquinona deve ser eliminada antes que a polimerização por propagação em cadeia possa ocorrer. Assim, o inibidor não apenas evita a polimerização prematura durante o armazenamento, mas também fornece tempo de trabalho adequado no caso de sistemas duais (autopolimerizáveis).

O oxigênio reage prontamente com as cadeias crescentes e resulta em um radical de baixa reatividade que não atrai monômeros e, portanto, inibe o crescimento da cadeia. A inibição do oxigênio afeta principalmente a superfície exposta ao ar ambiente e produz uma película oleosa de resina não polimerizada em selantes recém-colocados e restaurações à base de resina. A camada inibida por oxigênio geralmente é desfavorável, mas pode ser benéfica na construção de uma restauração composta fotopolimerizável. Quando o novo compósito é colocado sobre a superfície inibida por oxigênio e fotopolimerizado, a resina antes inibida agora é protegida do oxigênio e exposta a novos radicais livres ativados pela fotopolimerização. O processo promove a união entre camadas de compósitos. As desvantagens da inibição de oxigênio são a maior liberação de material mal curado para os tecidos adjacentes, superfícies de resina (compósitos) mais macias que são mais suscetíveis ao desgaste e descoloração e uma ligação mais fraca a uma superfície dentária se o material encolher para longe do material inibido pela camada de oxigênio durante a cura.

Uma prática clínica comum é a utilização de um material de matriz, que auxilia na modelagem da resina e atua como barreira para evitar o contato com o oxigênio durante a cura. Essa tira de matriz evita que uma camada pegajosa com inibição de ar se forme na superfície.

> **QUESTÕES IMPORTANTES**
>
> Quais mecanismos são responsáveis pela inibição da polimerização? Quais são os benefícios dos inibidores em resinas dentais? Qual é o papel do O_2 como inibidor?

Polimerização por etapas (polimerização por condensação)

As reações que produzem a polimerização em etapas podem progredir por qualquer reação química que junte duas ou mais moléculas para produzir uma estrutura não macromolecular simples. Os compostos primários reagem, frequentemente com a formação de subprodutos como água, alcoóis, ácidos halogênicos e amônia. A formação desses subprodutos é a razão pela qual a polimerização em etapas é frequentemente chamada *polimerização por condensação*. Esse mecanismo de crescimento em etapas é aquele usado exclusivamente em tecidos biológicos para produzir proteínas, carboidratos, ácido desoxirribonucleico e ácido ribonucleico.

Na polimerização por etapas, uma cadeia linear de unidades mero repetidas é obtida pela condensação intermolecular em etapas ou pela adição dos grupos reativos em que os monômeros bifuncionais ou trifuncionais são todos simultaneamente ativos, em oposição à ativação de um monômero em um tempo de uma cadeia em crescimento na polimerização por adição de crescimento em cadeia. Existem duas abordagens para formar polímeros de condensação: uma tendo ambos os grupos funcionais reativos em uma molécula e a outra tendo dois tipos de monômeros bifuncionais. O exemplo a seguir é para a polimerização de um tipo de diol.

$$HO - (silicone) - OH + nHO - (silicone) - OH \rightarrow$$
$$H - (O - silicone)_{n+1} - OH + nH_2O.$$

Muitas vezes, um catalisador é necessário para acelerar a reação, e o peso molecular resultante aumenta à medida que a duração da reação aumenta. Se uma impureza monofuncional estiver presente, a reação limitará o crescimento da cadeia polimérica tornando a extremidade da cadeia inativa.

Existem mais dois exemplos relacionados com a polimerização gradual no Capítulo 13. Em um, a água é removida no processo de união de um tipo de monômero (trimercaptano) para formar uma borracha de polissulfeto com um agente oxidante (ver Figura 13.2); no outro caso, o etanol é removido no processo de união das moléculas de siloxano para formar borracha de silicone envolvendo dois tipos de monômeros (ver Figura 13.3).

A formação de polímeros por etapa de crescimento é comparativamente lenta porque a reação prossegue em etapas, de monômero a dímero a trímero, e assim por diante, até que grandes moléculas de polímero contendo muitas unidades mero sejam eventualmente formadas. Esse processo de polimerização tende a parar quando as cadeias crescem até certos tamanhos que são menos móveis e com poucos grupos funcionais restantes para reagir.

> **QUESTÃO IMPORTANTE**
>
> Quais são os benefícios práticos do uso de resinas de copolímero para aplicações odontológicas?

Copolimerização

Os materiais à base de resina usados em odontologia que requerem polimerização no consultório ou no laboratório geralmente compreendem mais de um tipo de monômero. Em muitas das reações de polimerização descritas anteriormente, a macromolécula é formada pela polimerização de um único tipo de unidade estrutural. No entanto, dois ou mais monômeros quimicamente diferentes, cada um com alguma propriedade desejável, podem ser combinados para produzir propriedades físicas específicas de um polímero. Conforme definido anteriormente, o polímero formado é um copolímero e o processo de formação é conhecido como *copolimerização*.

Materiais compósitos

Um compósito é um material feito de dois ou mais componentes constituintes com propriedades físicas ou químicas significativamente diferentes que, quando combinados, produzem um material com características diferentes dos componentes individuais. Mais importante ainda, a combinação é projetada para atingir propriedades funcionais específicas. Os componentes individuais permanecem separados e distintos dentro da estrutura

CAPÍTULO 2 Estrutura da Matéria, Classes Gerais dos Materiais e Princípios de Adesão

acabada, diferenciando os compostos de misturas e soluções sólidas. Na moderna engenharia de materiais, os compostos geralmente consistem em uma ou mais fases descontínuas embutidas em uma fase contínua.

Microestrutura do compósito

A fase descontínua é geralmente mais dura e mais forte do que a fase contínua e é chamada *reforço* ou *material de reforço*, enquanto a fase contínua é chamada *matriz* ou *ligante*. Cada classe de materiais discutida até agora pode ser a fase de matriz ou de reforço de um compósito, ou ambas as fases do compósito. A fase de reforço, que é descontínua, pode ser na forma de partículas, fibras curtas em direções aleatórias, fibras longas unidirecionais, tecidos, laminados ou favo de mel. A fase de reforço dos materiais compósitos usados em odontologia é principalmente de vidro ou partículas de cerâmica e algumas fibras curtas. Frequentemente, o termo *preenchedor* é usado para representar a fase de reforço das partículas e fibras curtas.

Benefícios da estrutura composta

Os benefícios mais citados na adição de preenchedores mais duros, mais fortes ou mais resistentes a uma matriz são a melhoria na rigidez, resistência ou tenacidade dos materiais resultantes. Pela regra das misturas, as propriedades finais do material estarão entre as dos dois materiais constituintes. O aumento da força por si só não satisfaria necessariamente a demanda do clínico na cadeira. Os dentistas precisam preparar os materiais na cadeira, adaptá-los à estrutura do dente, modelá-los enquanto ainda estão moles e, então, permitir que o material se ajuste ao estágio de endurecimento capaz de suportar a carga oclusal (ver Capítulo 1). O compósito mais conhecido usado na odontologia moderna é o compósito à base de resina feito de uma matriz de resina polimérica incorporada com partículas de vidro ou cerâmica (ver Capítulo 5). A fase da matriz sozinha pode ser fluida o suficiente para se adaptar às superfícies dos dentes e tornar-se sólida. A adição de partículas de preenchimento à matriz pode aumentar a viscosidade da mistura, fornecendo o volume para moldar a fase da matriz e renderizar a força necessária. As partículas de preenchimento, por si só, não teriam a capacidade de formar um sólido firme, mas com a ajuda da fase de matriz, os preenchimentos podem formar uma estrutura sólida útil. Na odontologia, o termo *compósito* tem sido usado exclusivamente para materiais compósitos à base de resina.

Materiais compósitos usados em odontologia

Além dos compósitos à base de resina, os capítulos seguintes mostram que a maioria dos materiais dentários, se examinados em detalhes, são compostos de subunidades diferentes como nos compósitos. Por exemplo, cimentos dentários aquosos são o resultado de partículas de preenchimento reativas misturadas com uma solução ácida. O produto da reação torna-se uma fase contínua, e os particulados que não reagiram são a fase descontínua (ver Capítulo 7). O amálgama dentário é o resultado da dissolução parcial de partículas de liga em mercúrio, em que novas fases ricas em mercúrio emergem como a matriz que mantém unida a porção não reagida das partículas de liga (ver Capítulo 8). A liga metálica multifásica pode ter precipitados dispersos na microestrutura. Lembre-se de que as ligas metálicas não são tratadas como compostos, mas possuem estruturas de natureza composta. A porcelana dentária consiste em uma matriz vítrea e uma fase de partícula de preenchimento de cerâmica para fins de fortalecimento

(ver Capítulo 10). As resinas à base de dentadura incorporam grânulos de polímero no monômero para tornar a mistura facilmente trabalhável para processamento. Esses grânulos se dissolvem parcialmente e o restante é disperso na matriz polimerizada (ver Capítulo 11). Os materiais de impressão têm uma ampla variedade de conteúdos de preenchimento, facilitando os requisitos específicos da produção de impressão (ver Capítulo 13). Várias formas alotrópicas de sílica (SiO_2) são incorporadas ao material de revestimento para fundição de metal para induzir resistência à fratura em temperaturas elevadas e fornecer expansão térmica do molde durante o aquecimento para compensar a contração da fundição de metal (ver Capítulo 14). Para instrumentos abrasivos, grãos abrasivos duros usam resina (ou borracha), metal e vidro (ou cerâmica) como aglutinante para fazer instrumentos para vários processos de redução de superfície e acabamento (ver Capítulo 16). Nem todos os materiais compósitos mencionados são feitos com o fortalecimento em mente, mas, sim, para cumprir outros objetivos, como a capacidade de manipular o material. No entanto, o ajuste da fase de preenchimento para melhorar a resistência do material final foi feito em alguns desses materiais.

Fatores que influenciam as propriedades dos compósitos

As propriedades dos compósitos de resina preenchida com partículas são influenciadas por três fatores principais: propriedades do componente, conteúdo de carga por volume e interação interfacial entre carga e matriz. A fase da matriz é caracterizada pela rigidez e os preenchimentos pelo tamanho da partícula, distribuição do tamanho, área de superfície específica e formato da partícula. A resistência do compósito aumenta com a fração de volume de preenchimento, até um limite. Ambos os fatores são discutidos no Capítulo 5. A interação interfacial pode afetar consideravelmente as propriedades. Para que o preenchimento no compósito de resina seja eficaz, uma boa ligação entre o preenchimento e a matriz é essencial para permitir que a matriz transfira a carga para o preenchimento, para resistir à fratura. Isso significa que o preenchimento se torna parte integrante da fase da matriz.

Lembre-se da seção sobre tipos de ligações em que as ligações primárias e secundárias mantêm os materiais unidos. Essas ligações ocorrem dentro do mesmo material; por exemplo, ligações metálicas se formam dentro dos metais após a fusão de componentes metálicos e solidificação. Os pós cerâmicos são embalados juntos e sinterizados em um objeto sólido. As misturas de polímeros sólidos podem ser feitas derretendo dois termoplásticos e solidificando. Como os preenchedores se ligam à matriz? No amálgama dentário, há uma reação química entre o mercúrio e as ligas metálicas, onde a ligação entre o preenchedor e a matriz é provavelmente a ligação primária. O mesmo ocorre com os cimentos dentários de base aquosa.

Para os outros materiais, a matriz é geralmente uma fase fluida resinosa antes de se solidificar, e geralmente não há reação química entre os dois componentes. Deve haver algum tipo de interação entre o líquido e o sólido mantendo-os juntos após a solidificação da fase líquida. Na próxima seção, as interações entre a superfície sólida e a fase líquida para manter esses materiais unidos são examinadas.

Adesão e união

Até agora, exploramos a atração entre átomos e moléculas na formulação de metais, cerâmicas, polímeros e compósitos. É a formulação dos compósitos que testa nossa compreensão da ligação. Embora não esperemos observar uma atração semelhante entre dois objetos sólidos não magnetizados, notamos que dois sólidos podem aderir um ao outro com ou sem a ajuda de uma terceira substância ou dispositivo. Como exemplos, uma dentadura artificial permanece fixada ao tecido mole quando a saliva está presente, a aderência da placa à estrutura do dente facilita a formação de cálculo e um pilar transmucoso é fixado à raiz do implante por um parafuso (Figura 2.37). Os primeiros dois exemplos envolvem ligação em escala molecular, e o último, a raiz do implante, é primeiro retida por meios mecânicos, seguida pela osseointegração (ver Capítulo 12). Alguns materiais dentários são colados ao tecido duro para repor a parte em falta da estrutura do dente e restaurar suas funções. Portanto, uma compreensão dos princípios fundamentais associados à colagem é importante para o dentista.

Quando as moléculas de um substrato aderem ou são atraídas por moléculas do outro substrato, a força de atração é chamada **adesão** quando moléculas diferentes são atraídas, e é chamada **coesão** quando as moléculas envolvidas são do mesmo tipo. O material usado para causar adesão ou ligação é conhecido como **adesivo**, e o material ao qual o adesivo é aplicado é chamado **aderente**. Em um sentido amplo, a colagem é simplesmente um processo de fixação à superfície, que geralmente é qualificado pela especificação do tipo de atração intermolecular que pode existir entre o adesivo e o aderente. A aplicação desses conceitos é discutida no Capítulo 6.

> **QUESTÃO IMPORTANTE**
>
> Por que a energia potencial dos átomos na superfície é maior do que na maior parte do material?

Superfície, energia superficial e tensão superficial

Uma *superfície* é definida como a camada atômica ou molecular mais externa de um material. Considere a rede espacial de um sólido mostrado na Figura 2.38 A. Dentro da rede, todos os átomos são igualmente atraídos uns pelos outros. A atração interatômica para o átomo interior "1" tem uma série equilibrada de vizinhos ao seu redor, e a energia potencial é mínima. Na superfície da rede, o

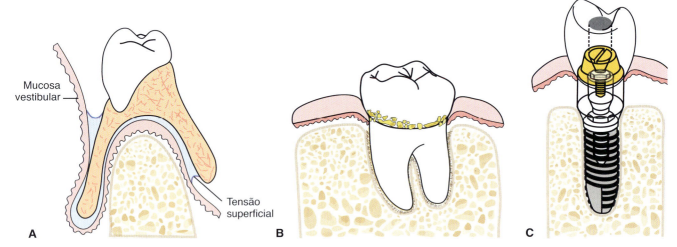

• **Figura 2.37** Exemplos de sólidos aderindo a sólidos em odontologia. **A.** Retenção da base da dentadura; a saliva preenche o espaço entre a dentadura e o tecido mole, proporcionando retenção por meio da atração capilar (Figura 2.38). O espaço entre a dentadura e o tecido mole é exagerado para mostrar a atração capilar. **B.** Formação de placa na superfície do esmalte, que se converte em cálculo por calcificação. **C.** A raiz do implante é primeiro retida mecanicamente pelo osso, seguido pela osseointegração para estabilidade do implante a longo prazo. (Cortesia do Dr. Inchan Ko.)

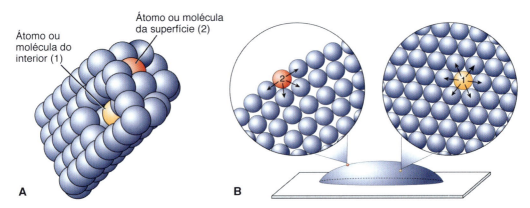

• **Figura 2.38** Comparação do átomo (ou molécula) sob a superfície com o átomo (ou molécula) na superfície. Cada esfera representa um átomo ou uma molécula. **A.** Como um sólido, existe um equilíbrio de ligação em torno do átomo interior (1), e o átomo exposto (2) na superfície está livre para desenvolver ligações com átomos ou moléculas que se aproximam da superfície. **B.** Como um líquido, a molécula interna (1) está em equilíbrio com as moléculas vizinhas, enquanto a molécula (2) está em equilíbrio com as moléculas ao longo da superfície, mas sofre uma força de tração para o interior da massa líquida.

átomo da superfície "2" não é atraído igualmente em todas as direções e sua energia potencial é maior. Essa energia potencial pode ser demonstrada pelo comportamento de uma pequena gota d'água colocada em uma lâmina de vidro limpa. A gota d'água se espalha e permanece estacionária quando a lâmina de vidro é inclinada ou virada de cabeça para baixo. Isso significa que as moléculas de água são atraídas para a superfície do vidro. Esse fenômeno de atração pode ser explicado pela energia potencial discutida na Figura 2.2. A energia potencial presente é conhecida como **energia superficial** com a unidade de mJ/m². A energia superficial também é tratada como o trabalho necessário para gerar uma nova superfície.

No caso de um líquido, as moléculas, que são mostradas como esferas na Figura 2.38 B, na superfície são puxadas para dentro pelas forças desequilibradas geradas pela atração desigual na superfície. Um bom exemplo são as gotas de chuva que caem tomando formas esféricas, que têm a menor área de superfície por volume de todas as formas conhecidas. O arranjo da esfera permite mais moléculas rodeadas por seus semelhantes (molécula "2" na Figura 2.38 B), enquanto as moléculas na superfície estão constantemente sob tensão. A realidade é que a atração coesiva entre as moléculas do líquido na superfície é a força que mantém a superfície em um nível mínimo. Essa força é conhecida como **tensão superficial**, que geralmente é expressa como uma quantidade de força exercida uniformemente sobre uma linha de moléculas de comprimento unitário ao longo da superfície. A unidade mais comum é mN/m (milinewton por metro).

Os termos "energia superficial" e "tensão superficial" são frequentemente usados indistintamente porque os valores dos dois parâmetros são os mesmos. No entanto, deve-se estar ciente de que a tensão superficial é usada para definir superfícies de fluidos, enquanto a energia de superfície frequentemente é usada para definir superfícies sólidas, mas também é aplicável para líquidos. Geralmente, quanto maior for a força coesiva entre os átomos e as moléculas, maior será a energia da superfície da superfície. A Tabela 2.3 lista a energia de superfície de sólidos e líquidos selecionados.

Superfícies com alta energia de superfície são atraentes para moléculas de baixa energia de superfície, como os hidrocarbonetos. Moléculas no ar podem ser atraídas e se tornarem adsorvidas na superfície do material. Inicialmente, a atração entre eles é uma ligação secundária (força de Van der Waals). Conforme a distância entre as moléculas do ar e a superfície diminui, a ligação primária pode ocorrer. Prata, platina e ouro adsorvem oxigênio prontamente. Nem o ouro nem a platina formam óxidos estáveis sob temperatura ambiente; portanto, a ligação entre o oxigênio e os metais (ouro e platina) permanece secundária. No caso da prata, o óxido de prata pode se formar à medida que o oxigênio se liga à prata por ligação covalente. Esse processo é denominado *quimissorção* e é limitado à monocamada de óxido presente na superfície. Ambos os fenômenos constituem um processo de adesão, em que o oxigênio é o adesivo e os metais são os aderentes. Lembre-se de que após a interação com o oxigênio, essas superfícies não são mais superfícies metálicas puras em termos de ligação superficial.

Tabela 2.3	Energia de superfície de materiais selecionados.
Sólidos	**Energia de superfície (mJ/m²)**
Esmalte[1]	92
Dentina[1]	87
Teflon[2]	20
Liga de ouro[3]	51 a 54
Ni-Cr[3]	48
Titânio comercialmente puro[3]	50
Resinas acrílicas para prótese dentária[4]	46 a 54
Líquidos	**Energia de superfície (mJ/m²)**
Água[5]	72,8 @25°C
Mercúrio[5]	486 @25°C
Saliva[6]	53 @37°C
Agente de ligação dentinário[7]	34 a 55

Nota: dependendo dos métodos de medição e dos materiais usados, os valores obtidos podem ser diferentes entre os estudos. O objetivo da tabela é dar aos leitores uma ideia geral das energias de superfície de materiais selecionados.
[1]Weerkamp AH, Uyen HM, Busscher HJ: Effect of zeta potential and surface energy on bacterial adhesion to uncoated and saliva-coated human enamel and dentin. *J Dent Res* 67:1483-1487, 1988.
[2]Janczuk B, Białopiotrowicz T, Zdziennicka A: Some remarks on the components of the liquid surface free energy. *J Colloid Interf Sci* 211:96-103, 1999.
[3]Sardin S, Morrier JJ, Benay G, Barsotti O: *In vitro* streptococcal adherence on prosthetic and implant materials. Interactions with physicochemical surface properties. *J Oral Rehab* 31: 140-148, 2004.
[4]Sipahi C, Anil N, Bayramli E: The effect of acquired salivary pellicle on the surface free energy and wettability of different denture base materials. *J Dent* 29:197-204, 2001.
[5]Haynes WM, Lide DR, editors: *Handbook of chemistry and physics*, ed 91, Boca Raton, FL, 2011, CRC Press, pp 6-127.
[6]Glantz PO: The surface tension of saliva. *Odontol Rev* 21:119-127, 1970.
[7]Gonçalves M, Pécora JD, Vinha D, Silva RS: Surface tension of different dentin bonding resin systems. *Braz Dent J* 8:43-47, 1997.

QUESTÃO IMPORTANTE

Que condições são necessárias para atingir o nível mais forte de ligação?

Molhamento

Quando duas lâminas de vidro sem impurezas são colocadas uma sobre a outra e pressionadas uma contra a outra, elas não apresentam tendência a aderir. Independentemente de quão lisas essas superfícies de vidro possam parecer, é provável que sejam ásperas em uma escala atômica ou molecular. Consequentemente, quando eles são colocados em aposição, apenas os "morros" ou pontos altos estão em contato. Mesmo se as ligações primária ou secundária ocorrerem nesses pontos de contato, essas áreas geralmente constituem apenas uma parte insignificante da superfície total, e nenhuma adesão perceptível ocorre. Além disso, nenhuma atração é esperada quando as moléculas de superfície das substâncias atraentes são separadas por distâncias maiores que 0,7 nm.

Os exemplos de adesivos em superfícies sólidas fornecidos anteriormente envolviam gás ou líquido. É óbvio que o gás e o líquido podem se adaptar a uma superfície sólida fluindo nas irregularidades da superfície para fornecer contato sobre uma parte maior da superfície do sólido. Quando uma gota de água é introduzida entre duas lâminas de vidro antes de serem pressionadas uma contra a outra, é encontrada uma dificuldade considerável para separar as duas lâminas (Figura 2.39). Isso é resultado da ação capilar das forças de atração intermoleculares entre a água e as placas de vidro.

Para produzir adesão em qualquer superfície-alvo, o líquido (adesivo) deve se espalhar e fluir facilmente por toda a superfície e atrair para o sólido. Essa característica é conhecida como **molhamento**. Se o líquido formar gotas na superfície do aderido, a adesão entre o líquido e o aderido será insignificante ou

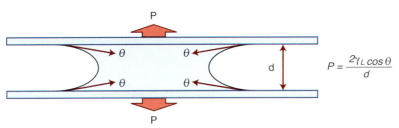

• **Figura 2.39** Duas placas de vidro e filme de água. O líquido (água) entre as duas placas espalha-se devido ao bom umedecimento. A atração entre a molécula de água e a superfície do vidro é maior do que a força coesiva entre as moléculas de água. Portanto, à medida que as moléculas de água se espalham, elas também puxam as duas lâminas de vidro para mais perto. Setas pequenas mostram o vetor de tensão superficial e setas largas mostram a força que puxa os *slides* para mais perto. A tensão superficial da água é de cerca de 72,8 mN/m. Para um espaço de 1 μm, a tensão atuando no *slide* será de 140 kN/m² (0,14 MPa). Você aprenderá no Capítulo 4 que o valor é relativamente baixo. Portanto, se as lâminas de vidro não podem ser separadas por pura tensão, é provável que o filme de água (d) tenha apenas nanômetros de espessura.

inexistente. A capacidade de molhar o substrato é o contribuinte dominante para a ligação adesiva quando o adesivo muda de líquido para sólido.

A capacidade de um adesivo para molhar a superfície do adesivo é influenciada por vários fatores. A limpeza da superfície é importante. As impurezas na superfície sólida geralmente geram uma superfície de menor energia do que a superfície limpa e evitam o umedecimento pelo adesivo, como a cola epóxi. A energia da superfície de uma superfície pode ser tão baixa, como a da cera dentária ou Teflon, que não pode ser molhada de forma satisfatória pela maioria dos adesivos dentários. As superfícies metálicas livres de impurezas, por outro lado, devido à sua alta energia superficial, interagem vigorosamente com os adesivos líquidos.

Em geral, as energias de superfície comparativamente baixas de líquidos orgânicos e inorgânicos permitem que eles se espalhem livremente em sólidos de alta energia de superfície. Isso significa que a atração entre um líquido e uma superfície sólida é maior do que as forças coesivas dos líquidos. Este é um pré-requisito para um bom molhamento e fortes uniões adesivas.

> **QUESTÃO IMPORTANTE**
>
> Por que o umedecimento aumenta (maior molhabilidade) se a atração do adesivo na interface líquido/sólido é maior do que a atração coesiva das moléculas do líquido?

Ângulo de molhamento de contato

Como podemos saber se um líquido molha um sólido de forma satisfatória para a ligação, especialmente quando a superfície a ser ligada é coberta por esse mesmo líquido? Quando colocamos uma gota de água em cada lâmina de vidro limpa, uma placa de acrílico e uma folha de Teflon, observamos que a gota d'água se espalha para a borda da lâmina de vidro e em menor extensão na placa de acrílico, mas parece espalhar na superfície de Teflon. Se observarmos ao nível do substrato sólido, veremos o perfil simétrico da gota d'água anterior repousando sobre uma superfície plana (Figura 2.40). Ambas as extremidades do perfil mostram onde três fases – vapor (ar), líquido (água) e sólido (vidro, acrílico ou Teflon) – convergem. Podemos traçar uma tangente em relação à curvatura do perfil do líquido a partir da interface vapor/líquido. A linha tangente e a superfície sólida constituem um ângulo que define a forma do líquido; isso é chamado **ângulo de contato**.

Se a força de atração entre as moléculas do adesivo e as moléculas do substrato for maior do que a atração coesiva (tensão superficial) entre as moléculas do adesivo, o adesivo líquido se espalhará muito mais amplamente sobre a superfície sólida e resultará em um menor ângulo de contato (Figura 2.40 A). Assim, um pequeno ângulo de contato indica que as forças adesivas na interface são mais fortes do que as forças coesivas que mantêm as moléculas do adesivo juntas. Se o adesivo formar gotas (Figura 2.40 C), a força de adesão é mais fraca do que a força coesiva do adesivo. Como a tendência do líquido a se espalhar aumenta à medida que o ângulo de contato diminui, o ângulo de contato é um indicador útil de espalhabilidade ou molhabilidade (Figura 2.40 D). O molhamento completo ocorre em um ângulo de contato de 0°, e nenhum umedecimento ocorre em um ângulo de 180°. Assim, quanto menores os ângulos de contato entre um adesivo e um aderente, melhor será a capacidade do adesivo de fluir para dentro e preencher as irregularidades dentro da superfície do aderente. A fluidez do adesivo influencia a extensão em que esses vazios ou irregularidades são preenchidos.

Se, em vez disso, gotas de óleo ou líquidos diferentes de água forem usados, o ângulo de contato observado será diferente. Portanto, é importante saber a identidade do líquido que foi usado para determinar os ângulos de contato. Se nada for identificado na literatura, é provável que tenha sido usada água destilada.

O perfil do líquido em uma superfície plana mostra que existem três interfaces distintas, vapor/líquido, líquido/sólido e sólido/vapor, e cada interface é caracterizada por uma energia interfacial, γ_{VL}, γ_{LS} e γ_{SV}, respectivamente. Em equilíbrio, as energias interfaciais entre as três fases ao longo do eixo x devem seguir a equação de Young, mostrada na Figura 2.40 D. A equação mostra que existem duas rotas de ângulo de contato decrescente; um é ter uma superfície sólida de alta energia superficial e o outro é usar um líquido de baixa tensão superficial. É importante ressaltar que a equação de Young mostrada na Figura 2.40 assume uma superfície perfeitamente plana no nível molecular, e qualquer rugosidade superficial e impurezas podem causar um desvio nos valores do ângulo de contato calculado pela equação de Young.

> **QUESTÃO IMPORTANTE**
>
> Você observa uma falta de detalhes de tecido macio ou duro em um modelo de gesso feito de um material de impressão hidrofóbico. Quais etapas podem ser executadas para eliminar esse problema quando você estiver usando esse material de impressão no futuro?

Problemas de umedecimento associados a materiais individuais ocorrem diariamente na odontologia clínica e são discutidos em capítulos posteriores. Aqui está um exemplo de interesse. Quando os produtos de gesso discutidos no Capítulo 13 são

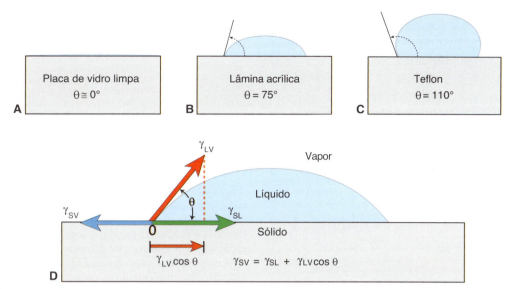

• **Figura 2.40** Ângulos de contato da água destilada em três superfícies e relação entre a energia interfacial. **A.** A água se espalha livremente em uma lâmina de vidro limpa à chama (bom umedecimento). O perfil representado aqui é considerado como tendo um ângulo de contato de 0°. **B.** Água em uma superfície de acrílico. **C.** Água em uma superfície de Teflon (molhamento insuficiente). **D.** Relações entre as energias interfaciais nas interfaces vapor/líquido (γ_{VL}), líquido/sólido (γ_{LS}) e sólido/vapor (γ_{SV}) em relação ao ângulo de contato em equilíbrio; a relação também é conhecida como *equação de Young*.

misturados com água para derramar modelos dentários em vários tipos de moldagens, deve ocorrer umedecimento entre o gesso e a impressão para garantir uma boa qualidade de superfície do modelo de gesso. O ingrediente básico do material de impressão elastomérico à base de silicone mais popular hoje é hidrofóbico porque um ângulo de contato maior que 90° é observado quando um meio aquoso é derramado nesse molde elastomérico. Para melhorar a molhabilidade do material de moldagem endurecido pela mistura de gesso-água, o operador normalmente pulveriza um *surfactante* (também chamado *desbublizador*) na impressão antes de despejá-la. A abordagem mais direta do fabricante é incorporar um **agente umectante** (também conhecido como surfactante) no material de impressão durante o processo de fabricação (ver Capítulo 13). O agente umectante migra para a superfície sólida e acomoda o umedecimento da superfície pela mistura aquosa de formação de gesso. Pode-se pensar que o surfactante aumenta a energia superficial do material de impressão. O fato é exatamente o oposto. O surfactante na superfície sólida se dissolve na água do produto de gesso que reduz a atração coesiva entre as moléculas de água e, assim, diminui o ângulo de contato da pasta de gesso na superfície de impressão. A Tabela 2.4 lista os ângulos de contato dos líquidos de sondagem em materiais selecionados.

> **QUESTÃO IMPORTANTE**
>
> A ligação micromecânica do selante de resina ao esmalte dentário costuma ser bastante eficaz na prevenção de áreas com fossas e fissuras causadas pela cárie dentária. No entanto, muitos fatores podem reduzir a eficácia da ligação, resultando em perda total ou parcial do selante. Quais desses fatores são possíveis causas de descolamento?

Intertravamento mecânico

A forte ligação de uma substância a outra também pode ser obtida por meios mecânicos, em vez de atração molecular. Tal retenção estrutural pode ser bruta, conforme evidenciado por algumas aplicações não dentais envolvendo o uso de parafusos, porcas ou rebaixos. Procedimentos semelhantes que envolvem mecanismos mais sutis também são usados em odontologia restauradora e são chamados *intertravamento ou ligação mecânica*.

Antes de os adesivos à base de resina serem introduzidos na odontologia, vários tipos de pastas ou materiais ligeiramente viscosos, como cimento de fosfato de zinco (ver Capítulo 7), estavam sendo usados para reter coroas de liga de ouro fundido ou pinos e núcleos endodônticos em base de metal. Esses materiais não exercem uma forte atração molecular para a superfície do substrato, mas fornecem a retenção necessária para manter as próteses no lugar. Nesse cenário, o meio de cimentação penetra nas irregularidades existentes no entalhe da peça fundida e nas que estão presentes na estrutura dentária adjacente. Após o endurecimento, as numerosas projeções de material de cimentação embutidas na superfície aderente fornecem a ancoragem para retenção mecânica. Este processo é frequentemente chamado **ligação micromecânica**. Um bom umedecimento é necessário para garantir a penetração.

As primeiras versões de materiais de preenchimento à base de resina não exercem uma forte atração sobre a estrutura dentária e, consequentemente, ocorria vazamento adjacente à restauração. Esses padrões de vazamento contribuem para manchas marginais, cáries secundárias e irritação da polpa. Essa desvantagem foi controlada apenas quando o condicionamento ácido do esmalte foi aceito como procedimento de rotina. Antes da inserção da resina, o esmalte da estrutura dentária adjacente é exposto ao ácido fosfórico por um curto período e, em seguida, enxaguado para remover qualquer ácido residual. O ácido produz pequenas irregularidades na superfície do esmalte, para as quais a resina flui quando é colocada no preparo dentário. No endurecimento, essas projeções de resina proporcionam melhor retenção mecânica da restauração, reduzindo, assim, a possibilidade de vazamento interfacial. De fato, o procedimento de condicionamento ácido limpa a superfície do esmalte e cria mais área superficial, facilitando uma maior molhabilidade do esmalte pelo adesivo e, consequentemente, uma ligação mais forte.

Tabela 2.4 — Ângulos de contato do líquido de sondagem em superfícies sólidas.

Sólido	Líquido de sondagem	Ângulo de contato (grau)
Amálgama[1]	Mercúrio	145
Amálgama[2]	Água	77
Resinas acrílicas para prótese dentária[2]	Água	75
Cerâmica dentária (núcleo feldspático)[3]	Água	71
Cerâmica dentária (núcleo feldspático)[3]	Ligante de resina	54
Teflon[2]	Água	110
Titânio comercialmente puro[4]	Água	54

Materiais de impressão	Líquido de sondagem	Ângulo de contato (grau)
Poliéter[5]	Água	30 a 44
Polisulfito[6]	Solução de gesso (0,2 gm/mℓ)	76 a 85
Silicone de adição[5]	Água	34 a 105
Silicone de adição (hidrofílico)[5]	Água	20 a 78
Silicone de condensação[5]	Água	82 a 103

Nota: dependendo dos métodos de medição e dos materiais usados, os valores obtidos podem ser diferentes entre os estudos. O objetivo da tabela é dar aos leitores uma ideia geral dos ângulos de contato de vários materiais odontológicos.
[1] Baran G, O'Brien WJ: Wetting of amalgam alloys by mercury. *JADA* 94:898-900, 1977.
[2] O'Brien WJ: Capillary penetration of liquids between dissimilar solids. PhD Dissertation, University of Michigan, 1967.
[3] Oh W, Shen C, Alegre B, Anusavice KJ: Wetting characteristic of ceramic to water and adhesive resin. *J Prosthet Dent* 88:616-621, 2002.
[4] Ponsonnet L, Reybier K, Jaffrezic N et al.: Relationship between surface properties (roughness, wettability) of titanium and titanium alloys and cell behavior. *Mat Sci Eng C* 23:551-556, 2003.
[5] Cullen DR, Mikesell JW, Sandik JL: Wettability of elastomeric impression materials and voids in gypsum casts. *J Prosthet Dent* 66:261-265, 1991.
[6] Pratten DH, Craig RG: Wettability of a hydrophilic addition silicone impression material. *J Prosthet Dent* 61:197-201, 1989.

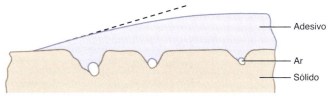

• **Figura 2.41** Bolsas de ar se formam em uma superfície irregular, mesmo quando o ângulo de contato do adesivo é baixo. Esses vazios contribuem para a propagação da falha adesiva pela concentração de tensões.

superfície limpa com composição uniforme e certas irregularidades superficiais em nossa discussão de colagem. A estrutura dentária não se enquadra nessa categoria. A composição dentária é heterogênea. Os componentes orgânicos e inorgânicos estão presentes em diferentes quantidades na dentina em comparação com o esmalte. Um material que pode aderir aos componentes orgânicos pode não aderir aos componentes inorgânicos, e um adesivo que adere ao esmalte pode não aderir à dentina na mesma extensão.

Os instrumentos usados para preparar o dente para a colagem deixam uma superfície áspera e detritos, que promovem o aprisionamento de ar na interface. Essas superfícies preparadas são rotineiramente tratadas com agentes apropriados para remover os detritos. Novos resíduos devem ser removidos após cada procedimento adicional, além de tratar da contaminação da saliva. Além disso, há uma troca de fluido por meio de certos componentes do dente. O adesivo dentário deve competir com a água para umedecer a superfície do dente, deslocando ou incorporando-a. Então, também, o adesivo deve sustentar a adesão a longo prazo à estrutura do dente em um ambiente aquoso. Estão sendo feitas tentativas para usar mais resinas hidrofílicas que não são tão sensíveis à presença de umidade quanto os materiais atualmente em uso. Para melhorar ainda mais a ligação adesiva à estrutura dentária ou outros materiais dentários, a incorporação de grupos funcionais que têm o potencial de reagir quimicamente com o substrato de ligação também está sendo buscada. Talvez não haja necessidade de retenção mecânica no preparo cavitário no futuro. Manter a superfície livre de contaminação continua sendo uma parte vital dos procedimentos de colagem. Esses assuntos são discutidos em detalhes no Capítulo 6, que trata de materiais para aplicações de colagem.

É importante notar que, embora as imperfeições superficiais forneçam locais para colagem mecânica, existem áreas que os adesivos podem não preencher devido a bolsas de ar aprisionadas (Figura 2.41). Quando a região da interface adesiva é submetida a mudanças térmicas e tensões mecânicas, as concentrações de tensões se desenvolvem em torno desses vazios. A tensão pode se tornar tão grande que inicia uma separação na ligação adesiva adjacente ao vazio. Essa rachadura pode se propagar de um vazio para o outro e a junta pode se separar sob tensão.

> **QUESTÃO IMPORTANTE**
> Quais são os principais desafios envolvidos na adesão à estrutura dentária?

Ligação à estrutura do dente

A união adesiva à estrutura dentária e outros materiais dentários tornou-se o principal componente da odontologia restauradora. Até agora, usamos um adesivo ideal que tem uma

Leituras selecionadas

Abbaschian R, Abbaschian L, Reed-Hill RE: *Physical Metallurgy Principles*, ed 4, Stamford CT, 2009, Cengage Learning.
An excellent textbook on physical metallurgy that discusses the solidification of metals and alloys and the formation of equiaxed polycrystalline and dendritic microstructures.

Brantley WA, Cai Z, Carr AB, et al: Metallurgical structures of as-cast and heat-treated high-palladium dental alloys, *Cells Mater* 3:103–114, 1993.
High-palladium alloys with equiaxed polycrystalline and dendritic microstructures are described. Careful study of the micrographs is useful for comparing the potential structural integrity and some properties of these alloys.

Buonocore MG: *The Use of Adhesives in Dentistry*, Springfield, IL, 1975, Charles C Thomas.
The problems associated with dental adhesives are nicely illustrated. It is of interest that many of the procedures using bonding technology discussed in this text have become commonplace.

Cowie JMG, Arrighi V: *Polymers: Chemistry and Physics of Modern Materials*, ed 3, Boca Raton, FL, 2007, CRC Press.

Emphasizes structure/property relationships in polymers. Written for non-chemists who require a brief, readable introduction to polymer chemistry.

Good RJ: Contact angle, wetting, and adhesion: a critical review, *J Adhes Sci Technol* 6:1269–1302, 1992.

An excellent review on the fundamentals of contact angle and wetting and their relationship to adhesion.

Habib E, Wang R, Wang Y, et al: Inorganic fillers for dental resin composites: Present and future, *ACS Biomater Sci Eng* 2:1–11, 2016.

Pampuch R: *An Introduction to Ceramics. Lecture Notes in Chemistry*, Vol. 86, 2014, Springer International Publishing.

Rueggeberg FA: From vulcanite to vinyl, a history of resins in restorative dentistry, *J Prosthet Dent* 87:364–379, 2002.

A comprehensive review of the introduction and evolution of polymeric materials in modern dentistry.

Söderholm K-JM: Coatings in dentistry—A review of some basic principles, *Coatings* 2:138–159, 2012.

This paper reviews fundamental principles of surface properties/adhesives since these topics form the foundation for most coating procedures used in dentistry.

Van Vlack LH: *Elements of Materials Science and Engineering*, ed 6, Reading, MA, 1989, Addison-Wesley.

An excellent primer on materials science. Chapter 5 describes phase diagrams, and Chapters 8 and 9 present deformation and strengthening mechanisms for alloys.

3

Propriedades Físicas e Químicas de Sólidos

VISÃO GERAL DO CAPÍTULO

Reologia

Relaxamento estrutural

Propriedades térmicas

Propriedades eletroquímicas

Materiais magnéticos

PALAVRAS-CHAVE

REOLOGIA

Dilatante. Resistência ao fluxo aumenta à medida que a taxa de deformação (taxa de deformação de cisalhamento) aumenta. Quanto mais rapidamente os fluidos dilatantes são agitados ou forçados através de uma seringa, mais viscosos (mais espessos) e mais resistentes ao fluxo eles se tornam.

Pseudoplástico. Caráter viscoso que se opõe ao comportamento dilatante em que a taxa de fluxo diminui com o aumento da taxa de deformação até atingir um valor quase constante. Assim, quanto mais rapidamente os fluidos pseudoplásticos são agitados ou forçados através de uma seringa, menos viscosos (mais finos) e mais facilmente eles fluem.

Reologia. Estudo das características de deformação e fluxo da matéria (ver *viscosidade*).

Tixotrópico. Propriedade dos géis e outros fluidos de se tornarem menos viscosos e fluir quando submetidos a forças de cisalhamento constantes ao serem sacudidos, agitados, espremidos, batidos ou vibrados. Quando a força de cisalhamento é reduzida a zero, a viscosidade aumenta para o valor original em um curto intervalo de tempo.

Viscosidade. Resistência de um fluido ao escoamento (ver *reologia*).

RELAXAMENTO ESTRUTURAL

Creep. Deformação plástica dependente do tempo de um sólido sob uma carga estática ou tensão constante.

Sag. Deformação irreversível (plástica) de estruturas metálicas de próteses dentárias fixas na faixa de temperatura de queima de facetas de cerâmica.

EFEITOS DE COR E ÓPTICOS

Absorção. Medida em que a luz é absorvida pelo material em um objeto.

Croma. Grau de saturação de um matiz particular (cor dominante). Sensação de cor induzida pela luz de vários comprimentos de onda que atinge o olho.

Estética. Princípios e técnicas associadas ao desenvolvimento da cor e aparência necessária para produzir um efeito natural e agradável na dentição.

Matiz. Cor dominante de um objeto (p. ex., vermelho, verde ou azul).

Metamerismo. Fenômeno em que a cor de um objeto sob um tipo de fonte de luz (p. ex., luz ambiente) parece mudar quando iluminada por uma fonte de luz diferente (p. ex., luz solar).

Opacidade. Medida em que a luz não passa por um material. Nenhuma imagem e nenhuma luz podem ser vistas através de um objeto opaco.

Reflexão. Quantidade de luz que reflete da superfície de um objeto.

Refratar/Refração. Grau em que a luz é modificada quando ela passa de um meio para outro. Isso faz com que uma colher pareça dobrada em um copo de água potável quando a luz passa do ar através do vidro para a água, reflete na colher e então passa de volta através da água e do vidro para o ar. O índice de refração é uma medida desse efeito.

Translucidez. Propriedade de um objeto em que a luz é espalhada ao passar, revelando uma imagem difusa.

Transmitir/transmissão. Quantidade de luz que passa por um objeto.

Transparência. Medida em que a luz passa por um material e até que uma imagem não distorcida pode ser vista através dele.

Valor. Clareza ou escuridão relativa de uma cor. Também conhecido como refletância luminosa e escala de cinza.

PROPRIEDADES TÉRMICAS

Coeficiente de expansão térmica (coeficiente linear de expansão). Alteração no comprimento por unidade do comprimento original de um material quando sua temperatura é elevada em 1 K.

Condutividade térmica (coeficiente de condutividade térmica). Propriedade que descreve o transporte de energia térmica em watts por segundo através de um material de 1 cm de espessura com área de seção transversal de 1 cm^2 quando o diferencial de temperatura entre as superfícies do material perpendicular ao fluxo de calor é de 1 K.

Difusividade térmica. Medida da velocidade com que uma mudança de temperatura ocorre através de um objeto quando uma superfície é aquecida.

Kelvin (K). Escala de temperatura Kelvin (K) estende a escala de graus Celsius de forma que zero graus K é definido como zero absoluto (= -273,15°C). As temperaturas nessa escala são chamadas "kelvins", não "graus kelvin", kelvin não tem letra maiúscula e o símbolo (K maiúsculo) fica sozinho sem nenhum símbolo de grau; 1 K = 1°C, K =°C + 273,15.

PROPRIEDADES ELETROQUÍMICAS

Célula de concentração. Célula de corrosão eletroquímica na qual a diferença de potencial está associada à diferença na concentração de uma espécie dissolvida, como o oxigênio, em solução ao longo de diferentes áreas de uma superfície metálica. A corrosão localizada e a corrosão em fendas são tipos de corrosão de células de concentração.

Choque galvânico. Sensação de dor causada pela corrente elétrica gerada quando dois metais diferentes são colocados em contato no ambiente oral.

Corrosão galvânica (eletrogalvanismo). Ataque acelerado que ocorre em um metal menos nobre quando metais eletroquimicamente diferentes estão em contato elétrico em um ambiente líquido corrosivo.

Corrosão. Processo químico ou eletroquímico em que um sólido, geralmente um metal, é atacado por um agente ambiental, resultando em sua dissolução parcial ou completa.

Corrosão por tensão. Degradação causada pelos efeitos combinados de tensão mecânica e ambiente corrosivo, geralmente exibida como trincas.

Manchar. Processo pelo qual uma superfície de metal fica embaçada ou descolorida quando uma reação com um sulfeto, óxido, cloreto ou outro produto químico causa descoloração da superfície por meio da formação de um filme oxidado fino.

Séries eletromotivas. Disposição de metais por seus valores de equilíbrio do potencial de oxidação do eletrodo. Usado para avaliar a tendência de metais e ligas de sofrer corrosão eletroquímica (galvânica).

MATERIAIS MAGNÉTICOS

Ímã. Material metálico no qual os átomos componentes são ordenados de forma que atraem objetos que contêm ferro ou alinham-se em um campo magnético externo.

Tesla. Unidade de densidade de fluxo (T) do campo magnético produzido por um ímã.

Cada dentista, no processo de confecção ou entrega de uma restauração, deve selecionar vários materiais para concluir a tarefa. Ao fazer a escolha, o dentista deve ter um conhecimento aprofundado das propriedades e características comportamentais dos materiais escolhidos, nomeadamente, as propriedades físicas e químicas. As *propriedades físicas* são baseadas nas leis da mecânica, acústica, óptica, termodinâmica, eletricidade, magnetismo, radiação, estrutura atômica e fenômenos nucleares. As *propriedades químicas* são baseadas nas maneiras pelas quais as substâncias interagem, combinam e mudam no nível molecular, conforme governado por seus elétrons orbitais externos.

A partir das categorias de materiais dentários e desafios discutidos no Capítulo 1, existem comportamentos específicos dos materiais durante o processamento e uso que os dentistas devem considerar, como a fluidez (ou conformabilidade), aparência estética, expansão térmica, durabilidade química e magnetismo dos materiais. Como exemplos, fluxo e viscosidade (a resistência de um fluido ao fluxo) são propriedades essenciais para misturar materiais restauradores diretos (ver Capítulo 1) e produtos de gesso e materiais de impressão (ver Capítulo 13). *Creep* (deformação lenta sob carga estática) é relevante para o desempenho clínico do amálgama (ver Capítulo 8) e a fabricação de próteses de metalocerâmica (ver Capítulo 10). As propriedades físicas de cor e expansão térmica são de particular importância para o desempenho de todas as restaurações, especialmente para cerâmicas odontológicas (ver Capítulo 10). Mancha e corrosão são propriedades eletroquímicas que afetam fortemente o desempenho dos metais e de suas ligas (ver Capítulos 8 e 9). Os materiais magnéticos das próteses são frequentemente usados para reter próteses sobre implantes e para movimentação ortodôntica dos dentes. As propriedades mecânicas, um subconjunto de propriedades físicas com base nas leis da mecânica, são discutidas no Capítulo 4.

Esses fenômenos serão discutidos com mais detalhes em capítulos posteriores. No entanto, é fundamental ter um conhecimento firme dos princípios subjacentes que regem as propriedades.

Reologia

Reologia é o estudo das características de deformação e fluxo da matéria sob tensão, seja ela líquida ou sólida. Os profissionais da área odontológica devem manipular uma ampla variedade de materiais odontológicos em um estado fluido para obter resultados clínicos bem-sucedidos. Além disso, a manipulação e o manuseio de um determinado material no estado líquido determinam o desempenho desse material como um sólido. A maioria dos materiais dentários está inicialmente em um estado fluido, de modo que podem ser colocados e moldados conforme necessário; então, eles passam por uma transformação para um estado sólido, no qual são duráveis e desempenham sua função. Os cimentos e materiais de impressão passam por uma transformação de fluido em sólido na boca. Os produtos de gesso usados na fabricação de modelos e matrizes são transformados extraoralmente de pastas fluidas em sólidos (ver Capítulo 13).

Embora um líquido em repouso não possa suportar tensão de cisalhamento (força de cisalhamento por unidade de área de cisalhamento), a maioria dos líquidos, quando colocados em movimento, resiste às forças impostas que os fazem se mover. Essa resistência ao fluxo de fluido, denominada **viscosidade**, é controlada por forças de fricção internas no líquido. Assim, a viscosidade é uma medida da consistência de um fluido e a resistência do fluido ao fluxo. Portanto, fluidos altamente viscosos fluem lentamente. Os materiais odontológicos apresentam viscosidades diferentes dependendo da aplicação clínica pretendida. Na vida cotidiana, encontramos grandes diferenças nas viscosidades entre fluidos como água, xarope, ketchup, creme hidratante e pasta de dente. Discutiremos materiais dentários de várias viscosidades em capítulos posteriores.

O conceito de viscosidade é ilustrado na Figura 3.1. Um líquido ocupa o espaço entre duas superfícies planas, como quando uma espátula é movida por um fluido pastoso, por exemplo, um cimento dentário, para misturar dois componentes em um

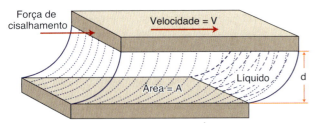

• **Figura 3.1** Deformação de cisalhamento, $\dot{\varepsilon}$ (= V/d) de um líquido viscoso entre duas placas causado pela translação da placa superior a uma velocidade, V, em relação à placa inferior estacionária. Isso ilustra, por exemplo, uma lâmina de espátula que mistura cimento dental em um local de mistura.

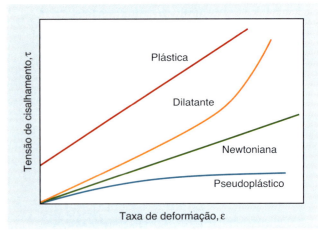

• **Figura 3.2** Tensão de cisalhamento *versus* taxa de deformação de cisalhamento para fluidos que exibem diferentes tipos de comportamentos reológicos.

local de mistura. A superfície de mistura é fixa e a superfície superior (p. ex., uma lâmina de espátula) move-se para a direita a uma determinada velocidade (V) com força suficiente (F) para superar a resistência ao atrito dentro do fluido e fazer com que o fluido flua. Conforme discutido no Capítulo 1, a tensão é a força por unidade de área que se desenvolve dentro de uma estrutura quando uma força externa é aplicada. Se as duas superfícies têm uma área (A) em contato com o líquido, uma tensão de cisalhamento (τ) pode ser definida como τ = F/A. A taxa de deformação de cisalhamento é $\dot{\varepsilon}$ = V/d, em que d é a distância de cisalhamento da superfície superior em relação à superfície inferior fixa, e V é a velocidade da superfície móvel. À medida que a tensão de cisalhamento τ aumenta, $\dot{\varepsilon}$ aumenta, e uma curva pode ser obtida para a tensão de cisalhamento *versus* taxa de deformação.

Os comportamentos reológicos de quatro tipos de fluidos são mostrados na Figura 3.2. As curvas que representam a tensão de cisalhamento *versus* a taxa de deformação de cisalhamento são usadas para caracterizar o comportamento viscoso dos fluidos, e a viscosidade (η) é definida como a tensão de cisalhamento dividida pela taxa de deformação, η = $\tau/\dot{\varepsilon}$. A linha reta da origem na Figura 3.2 mostra que a força aplicada é proporcional à taxa de deformação do fluido. Isso é conhecido como *viscosidade newtoniana*. Um fluido newtoniano tem viscosidade constante independente da taxa de deformação. A viscosidade é medida em unidades de pascal por segundo (Pa·s) ou centipoise (cP; 1 Pa·s = 10.000 cP). A água pura a 20°C tem uma viscosidade de 1 cP, enquanto a viscosidade do melaço é de aproximadamente 300.000 cP (30 Pa·s). Esse valor é semelhante ao do material de impressão hidrocoloide de ágar temperado (281.000 cP ou 28,1 Pa·s a 45°C). Dos materiais de impressão elastoméricos, o polissulfeto de corpo leve (consistência "fina") tem uma viscosidade de 109.000 cP (10,9 Pa·s), em comparação com 1.360.000 cP (136 Pa·s) para corpo pesado (consistência "espessa") polissulfureto a 36°C. A viscosidade da maioria dos fluidos diminui rapidamente com o aumento da temperatura, razão pela qual os valores relatados para a viscosidade do material geralmente incluem a temperatura na medição.

A viscosidade de muitos materiais dentários diminui com o aumento da taxa de deformação até que a viscosidade atinja um valor quase constante. Ou seja, quanto mais rápido os materiais são agitados, forçados a passar por uma seringa ou espremidos, menos viscosos e mais fluidos eles se tornam. Isso é chamado viscosidade **pseudoplástica** e é ilustrado pela mudança na inclinação do gráfico na Figura 3.2. Os líquidos que apresentam o comportamento oposto são **dilatantes** e tornam-se mais rígidos à medida que a taxa de deformação (taxa de deformação por cisalhamento) aumenta. Ou seja, quanto mais rápido eles são agitados, espremidos e assim por diante, mais viscosos e resistentes ao fluxo eles se tornam. Algumas classes de materiais comportam-se como um corpo rígido até que algum valor mínimo de tensão de cisalhamento seja alcançado. Isso é representado pelo deslocamento ao longo do eixo da tensão de cisalhamento. Esses fluidos, que apresentam comportamento rígido inicialmente e, em seguida, atingem viscosidade constante, são chamados "plásticos". O ketchup é um exemplo conhecido – geralmente é necessário um golpe forte na embalagem para produzir um fluxo inicial.

A viscosidade também pode depender da deformação prévia do líquido. Os fluidos **tixotrópicos** tornam-se menos viscosos após repetidas aplicações de pressão e permanecem nessa viscosidade mais baixa por um curto período antes que a viscosidade do estado anterior seja recuperada. Pastas de profilaxia dentária, gesso, cimentos resinosos e alguns materiais de moldagem são tixotrópicos. A natureza tixotrópica dos materiais de impressão é benéfica porque o material dispensado pela seringa manterá uma viscosidade mais baixa por um tempo, permitindo um melhor umedecimento do tecido. O material, então, para de se mover quando um estado de maior viscosidade é recuperado. Por exemplo, a pasta de profilaxia não flui de um copo de borracha até que seja girada contra os dentes a serem limpos. Para materiais pseudoplásticos, o material recupera a viscosidade assim que cessar o estresse.

Relaxamento estrutural

O relaxamento estrutural é um fenômeno reológico de sólidos que ocorre tão lentamente que não é percebido até que o processo seja concluído. As duas categorias de interesse em odontologia são (1) relaxamento de tensão e (2) *creep* e escoamento.

Relaxamento de tensão

Depois de um objeto ou substância ser permanentemente deformado, um processo de mudança de forma à força, os átomos e moléculas são deslocados e não estão mais em posições de equilíbrio. Existem tensões internas aprisionadas que tornam a estrutura instável. A substância pode aliviar essas tensões por meio de um processo de difusão no estado sólido conduzido por energia térmica, em que os átomos podem retornar lentamente às suas posições de equilíbrio. O resultado é uma mudança na forma ou contorno do sólido conforme os átomos ou moléculas mudam de posição. O processo é conhecido como *relaxamento de tensão* e pode causar empenamento ou distorção do objeto. Esse relaxamento de tensões pode ocorrer com materiais de moldagem elastoméricos e pode levar a distorções na moldagem e subsequente falta de ajuste das próteses, conforme discutido no Capítulo 13.

A taxa de relaxamento aumenta com o aumento da temperatura. Por exemplo, se um fio estiver dobrado, ele pode tender a endireitar se for aquecido a uma temperatura alta. À temperatura ambiente, qualquer relaxamento causado pelo rearranjo de átomos de metal pode ser desprezível. Por outro lado, existem muitos materiais dentários não cristalinos (p. ex., ceras, resinas e géis) que, quando manipulados e resfriados, podem sofrer relaxamento (com consequente distorção) a uma temperatura ligeiramente elevada.

Creep e escoamento

Se um metal sólido é mantido a uma temperatura próxima ao ponto de fusão desse metal e está sujeito a uma carga constante, a deformação resultante aumentará ao longo do tempo. *Creep* é definida como a deformação plástica dependente do tempo de um material sob uma carga estática ou tensão constante. Metais para restaurações fundidas ou próteses metalocerâmicas têm pontos de fusão (para metais puros) ou faixas de fusão (para ligas) que são muito mais altas do que as temperaturas da boca e não são suscetíveis à deformação por fluência intraoral. No entanto, algumas ligas usadas para estruturas longas de ponte metalocerâmica podem ceder sob a influência da massa da prótese em temperaturas de queima de porcelana. Esse fenômeno é discutido com mais detalhes no Capítulo 9.

Os amálgamas dentários, devido ao seu conteúdo de mercúrio, começam a derreter em temperaturas algumas centenas de graus acima da temperatura ambiente. Por causa do baixo intervalo de fusão do amálgama, esse material pode sofrer deformação em um local do dente restaurado sob estresse sustentado periódico, como seria imposto por pacientes que rangem os dentes. Como o *creep* produz deformação plástica contínua, o processo pode, com o tempo, ser muito destrutivo para uma obturação de amálgama dentário. A relação dessa propriedade com o comportamento das restaurações de amálgama é discutida no Capítulo 8.

O termo *escoamento*, em vez de *creep*, geralmente tem sido usado em odontologia para descrever a reologia de materiais amorfos, como ceras (ver Capítulo 13). O escoamento de cera é uma medida do potencial de deformação sob uma pequena carga estática, que inclui sua própria massa. As características de escoamento ou *creep* são determinadas usando um cilindro de dimensões prescritas sujeito a uma dada carga de compressão por um tempo e temperatura especificados. O escoamento ou *creep* é medido como a redução percentual no comprimento que ocorre sob essas condições de teste. *Creep* pode causar deformação inaceitável de restaurações dentárias (p. ex., amálgama dentário com baixo teor de cobre) feitas de um material que é usado clinicamente em uma temperatura próxima ao seu ponto de fusão por um período prolongado.

Cor e efeitos ópticos

As considerações **estéticas** na odontologia restauradora e protética têm recebido cada vez mais ênfase nas últimas décadas, e os desafios têm crescido ainda mais nos últimos anos após o uso generalizado de tecnologias de branqueamento e clareamento. Assim, o desenvolvimento de um material restaurador de uso geral, insensível à técnica, de obturação direta, da cor do dente e da cor estável continua sendo um dos desafios mais sérios da pesquisa atual de materiais odontológicos.

Porque a odontologia estética impõe graves exigências às habilidades artísticas do dentista e do técnico, o conhecimento dos princípios científicos subjacentes da cor e outros efeitos ópticos é essencial. Isso é especialmente verdadeiro para as restaurações cada vez mais populares que envolvem materiais cerâmicos (ver Capítulo 10).

Natureza da luz e o papel da visão humana

A luz é uma radiação eletromagnética que pode ser detectada pelo olho humano. O olho é sensível a comprimentos de onda de aproximadamente 400 nm (violeta) a 700 nm (vermelho-escuro), conforme mostrado na Figura 3.3. Para que um objeto seja visível, esse objeto deve refletir ou **transmitir** a luz incidente de uma fonte externa. A luz incidente é geralmente policromática, ou seja, uma mistura dos vários comprimentos de onda, conhecida como luz "branca". A luz incidente é seletivamente absorvida ou espalhada (ou ambos) em certos comprimentos de onda. A distribuição espectral da luz transmitida ou refletida assemelha-se à da luz incidente, embora certos comprimentos de onda sejam reduzidos em magnitude.

O fenômeno da visão, e certas terminologias relacionadas, pode ser ilustrado considerando a resposta do olho humano à luz refletida de um objeto. A luz de um objeto que incide no olho é focada na retina e é convertida em impulsos nervosos, que são transmitidos ao cérebro. A retina tem dois tipos de células que coletam luz: bastonetes e cones. Os bastonetes estão ao redor do anel externo da retina e são ativos na penumbra. As células em forma de cone na retina são responsáveis pela visão das cores.

Os sinais da retina são processados pelo cérebro para produzir a percepção psicofisiológica da cor. Como uma resposta neural está envolvida na visão de cores, a estimulação constante por uma única cor pode resultar em fadiga de cores e diminuição da resposta do olho. Defeitos em certas partes dos receptores de detecção de cores resultam em diferentes tipos de daltonismo; assim, os humanos variam muito em sua capacidade de distinguir cores. Em um sentido científico, pode-se comparar o olho humano normal a um colorímetro diferencial excepcionalmente sensível, um instrumento científico que mede as intensidades e comprimentos de onda da luz. Embora os colorímetros sejam mais precisos do que o olho humano na medição de pequenas diferenças em objetos coloridos, eles são imprecisos para superfícies ásperas ou curvas. O olho é altamente sensível ao comparar duas cores vistas lado a lado, seja em superfícies ásperas, lisas, planas ou curvas.

Natureza do objeto visualizado

A estética é criticamente importante ao lidar com materiais restauradores dentários. Para uma boa estética, a interação da luz com os materiais restauradores deve imitar a interação da luz com os dentes naturais. A natureza do material restaurador, ou de qualquer objeto sob visualização, determina como esse objeto aparecerá. A radiação eletromagnética na região do visível interage com um objeto por meio da **reflexão** da superfície, **absorção**, **refração** ou **transmissão** (ou seja, passando inalterado). Esses fenômenos determinam a **opacidade**, **translucidez** ou **transparência** de um objeto. A luz refletida de superfícies ásperas *se espalha* em muitas direções porque a luz é refletida em muitos ângulos pela superfície irregular. Isso leva a uma aparência que varia de espelhada para uma superfície perfeitamente lisa (denominada *reflectância especular*) até a aparência plana e sem brilho (denominada *reflectância difusa*) de uma superfície como giz.

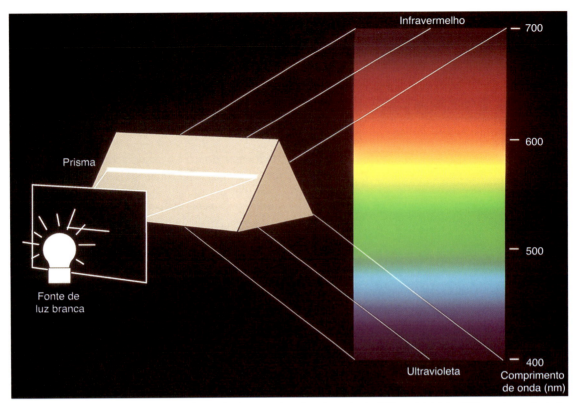

• **Figura 3.3** Espectro da luz visível que abrange o intervalo de comprimentos de onda de 400 nm (violeta) a 700 nm (vermelho). A região visualmente mais perceptível do espectro sobre condições de luz do dia é entre os comprimentos de onda de 540 e 570 nm, com um valor máximo de percepção visual em 555 nm.

A opacidade de um material está relacionada com a quantidade de luz que o material pode absorver e/ou espalhar. O oposto da opacidade é a translucidez. Por exemplo, se espessuras de 1 mm de cada um dos dois materiais absorvem a luz que passa por eles, o material que absorve 20% da luz é menos opaco e mais translúcido que o material que absorve 50%. Materiais transparentes estão na extremidade da escala de translucidez, não absorvem luz e transmitem 100% da luz que passa por eles.

O esmalte é um material compósito que consiste em cristais de hidroxiapatita em uma matriz proteica. Quando a luz atinge o esmalte, parte é refletida, parte refratada, parte absorvida e parte transmitida. O esmalte tem índice de refração de 1,65 e é translúcido.

QUESTÃO IMPORTANTE
Como a cor é descrita objetiva e quantitativamente?

Três dimensões da cor

As descrições verbais da cor não são suficientemente precisas para descrever a aparência dos dentes. Por exemplo, a definição de *arroxeado* é "uma cor vermelho-púrpura brilhante", de acordo com o *Encarta World English Dictionary* da Microsoft, enquanto o *Webster's Third New International Dictionary* define *arroxeado* como "um vermelho-escuro que é mais amarelo e menos forte que *cranberry*, mais pálido e ligeiramente mais amarelo do que a granada comum, mais azul, menos forte e ligeiramente mais claro do que a romã, e mais azul e mais pálido do que o vinho comum". Essas definições são muito variáveis, complexas e imprecisas para descrever a cor desejada de uma coroa dentária para um técnico de laboratório. Tal descrição escrita é subjetiva e não permite que alguém perceba a cor de forma clara e inequívoca. Para superar esse problema, a percepção de cores é descrita por três variáveis independentes e objetivas mostradas no sistema de cores de Munsell: valor, matiz e croma (Figura 3.4).

O **valor** também é conhecido como *escala cinza* e é o eixo vertical, ou *z*, na Figura 3.4. O valor aumenta em direção ao extremo superior (mais claro) e diminui em direção ao extremo inferior (mais escuro). O valor também é expresso pelo fator "luminosidade", com níveis variados de cinza entre os extremos do branco e do preto. Dentes e outros objetos podem ser separados em tons mais claros (valor mais alto) e tons mais escuros (valor mais baixo). Por exemplo, o amarelo de um limão é mais claro que o vermelho de uma cereja. Para um objeto difusor e refletor de luz, como um dente ou uma coroa dentária, o valor identifica a claridade ou escuridão de uma cor, que pode ser medida independentemente da tonalidade e do croma.

Matiz é a cor dominante de um objeto, por exemplo, vermelho, verde ou azul. Isso se refere aos comprimentos de onda dominantes presentes na distribuição espectral. O contínuo desses matizes cria o sólido colorido tridimensional (3D) mostrado na Figura 3.4.

Croma é o grau de saturação de uma tonalidade particular. Por exemplo, o vermelho pode variar de "escarlate" a rosa-claro, em que o escarlate tem alta saturação e o rosa, baixa saturação. A cor amarela de um limão é uma cor mais saturada e "vívida" do que a de uma banana, que é um amarelo menos saturado e "sem brilho". O croma varia radialmente, perpendicular ao eixo de valor (Figura 3.4). As cores no centro são opacas (cinza). Em outras palavras, quanto maior o croma, mais intensa a cor. O croma não é considerado separadamente na odontologia e está sempre associado à tonalidade e valor dos tecidos dentários, restaurações e

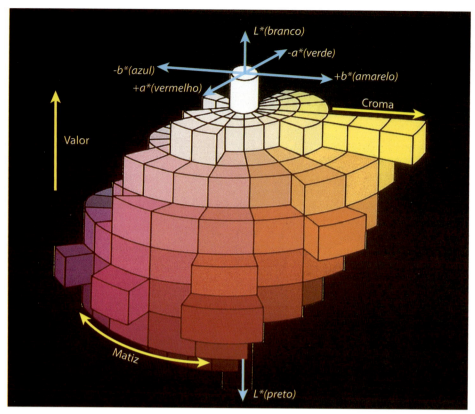

• **Figura 3.4** O espaço de cor tridimensional (3D) de Munsell. As setas amarelas mostram as três variáveis de cor: valor, matiz e croma. O valor aumenta de preto para branco, o croma aumenta do centro radialmente para fora e as mudanças de matiz ocorrem em uma direção circunferencial. As setas azuis mostram as três coordenadas do eixo CIE L*a*b*: L* (valor), a* (vermelho-verde) e b* (amarelo-azul).

próteses. Os componentes de um espaço de cores podem ser visualizados mais facilmente pelas partes individuais na Figura 3.5, aqui vistas como discos empilhados ao longo do eixo de valor em uma escala de 0 a 10 do preto ao branco. Ao redor da periferia estão 10 matizes básicos (comprimento de onda/cor dominante). O croma irradia do eixo de valor como os raios de uma roda.

O espaço de cores também pode ser quantificado pelo espaço de cores CIE (Commission Internationale de l'Eclairage) L*a*b*, no qual L* representa o valor de um objeto do mais escuro ao mais claro, a* é a medida ao longo do eixo vermelho (+a*)-verde (–a*) e b* é a medida ao longo do eixo amarelo (+b*)-azul (–b*) (Figura 3.4).

A Figura 3.6 representa um plano horizontal, perpendicular ao eixo L*, através de um espaço de cores CIE L*a*b*. O ponto acima da letra A é a cor de uma maçã vermelha, expressa por L* = 42,8, a* = 47,1 e b* = 13,9. Em comparação, o ponto ao lado da letra B é para uma porcelana de corpo dental (gengival) de cor A2 com um L* mais alto (mais claro) de 73, um a* mais baixo de 1 e um b* mais alto de 14,4.

No espaço de cores CIE L*a*b*, a diferença entre duas cores (ΔE^* ou ΔE^*_{ab}) seria a distância entre os dois pontos que representam as duas cores e pode ser determinada pela seguinte fórmula:

$$\Delta E^*_{ab} = [(\Delta L^*)^2 + (\Delta a^*)^2 + (\Delta b^*)^2]^{1/2}.$$

(1)

A fórmula de diferença de cor é projetada para fornecer uma representação quantitativa da diferença de cor entre um par de amostras coloridas sob um determinado conjunto de condições experimentais. O valor, no entanto, é de pouca significância clínica sem a compreensão da magnitude da diferença de cor considerada perceptível ou aceitável pelos observadores. A menor diferença de cor perceptível ou *limiar de perceptibilidade* (LP) refere-se à menor diferença de cor que pode ser detectada por 50% dos observadores em condições padronizadas. A faixa de valores de LP relatada na literatura é de 0,4 a 4, sendo ΔE^* = 1 o valor relatado com maior frequência. Da mesma forma, a diferença de cor que é esteticamente aceitável por 50% dos observadores é conhecida como *limiar de aceitabilidade* (LA). A faixa de valores de AT relatada na literatura é de 2 a 6,8, sendo a faixa de 3,3 a 3,7 o valor relatado com mais frequência. A International Standards Organization (ISO) 28642:2016 usa um LP de ΔE^* = 1,2 e um LA de ΔE^* = 2,7, estabelecido em um projeto de pesquisa multicêntrico prospectivo.

Escolha da cor

Na prática odontológica, a escolha de cores é mais frequentemente realizada com o uso de uma escala de cores, como a mostrada na Figura 3.7, para selecionar a cor das facetas cerâmicas, *inlays* ou coroas. As guias de sombra são usadas da mesma maneira que as amostras de tinta para combinar com a cor da pintura de uma casa. As guias de cores individuais mostradas na linha superior da Figura 3.7 são agrupadas de acordo com a tonalidade (A, B, C e D, em que A = vermelho-marrom, B = vermelho-amarelo, C = cinza, D = vermelho-cinza), seguido pelo valor (1 a 4, ou do mais claro ao mais escuro). Esse arranjo segue a ordem "clássica" originada pela Vita para a porcelana. Recentemente, porém, a tendência é organizar as escalas de cores em ordem decrescente de valor (do mais claro para o mais escuro: B1, A1, B2, D2, A2, C1, C2, D4, A3, D3, B3, A3.5, B4, C3, A4, C4), conforme mostrado

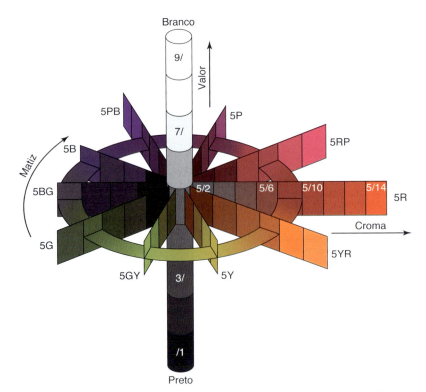

• **Figura 3.5** Escala de matizes de Munsell, valores e cromas no espaço de cores. (De Sakaguchi RL, Powers JM. *Craig's restorative dental materials*. 13 ed, St. Louis: Mosby, 2012.)

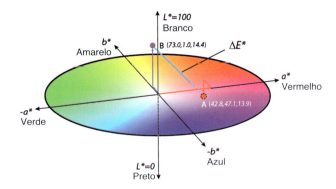

• **Figura 3.6** Tabela de cores Hunter L*a*b*. O ponto acima da letra A é a cor de uma maçã vermelha, expressa por L* = 42,8, a* = 47,1 e b* = 13,9. (Cortesia de Minolta Corporation, Instrument Systems Division, Ramsey, NJ.)

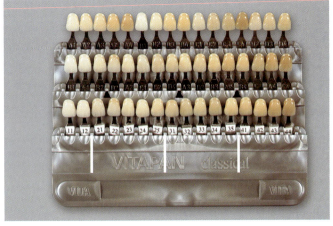

• **Figura 3.7** Disposições de arranjo do clássico guia de cores Vitapan: divisão clássica do grupo de acordo com a tonalidade (*linha superior*), disposição de acordo com a escala de valores sem divisão do grupo do mais claro para o mais escuro (*linha do meio*) e disposição alternativa de acordo com a diferença de cor (ΔE*) em relação à aba mais leve (*linha inferior*). (De Paravina RD, Powers JM. *Esthetic color training in dentistry*. St. Louis: Mosby, 2004.)

na linha do meio da Figura 3.7. A escolha das cores dos dentes é simplificada pela disposição das abas por valor; descobriu-se que este arranjo é mais fácil e confiável de usar. A linha inferior da Figura 3.7 mostra a disposição de acordo com a diferença de cor calculada pela equação (1), em relação à aba mais clara. Embora uma correspondência razoável possa ser alcançada clinicamente entre um dente (ou restauração) e uma das guias da escala de cores, transmitir as informações a um laboratório ou técnico pode ser um desafio. Para garantir resultados estéticos, informações adicionais, como desenhos, descrições e fotografias (Figura 3.8), também devem ser enviadas. Obviamente, se o técnico puder ver os dentes reais, a probabilidade de obter uma correspondência de cores aceitável será ainda maior.

Além disso, a preferência subjetiva do paciente deve ser considerada. Uma correspondência exata entre uma coroa ou ponte e os dentes hígidos restantes nem sempre é suficiente. Os pacientes geralmente preferem uma cor mais clara (maior valor) em uma restauração em comparação com a cor dos dentes naturais. A Figura 3.9 A mostra o resultado da correspondência de cores na qual as duas coroas dos incisivos centrais foram selecionadas para serem um pouco mais altas em valor do que os incisivos laterais. Mesmo que haja uma ligeira incompatibilidade, a diferença de cor é perceptível apenas sob observação cuidadosa (Figura 3.9 B), e o paciente ficou bastante satisfeito com o efeito geral.

Efeito do observador

Sinais de cor são enviados ao cérebro humano a partir de três conjuntos de receptores na retina chamados *cones*, que são especialmente sensíveis ao vermelho, azul e verde. Os fatores que interferem na verdadeira percepção da cor geralmente incluem níveis baixos ou altos de luz, fadiga dos receptores de cor, sexo, idade, memória e origem cultural. No entanto, de acordo com um estudo de 1995 de Anusavice e Barrett, parece não haver nenhum efeito relacionado à idade, sexo ou experiência clínica do observador em relação à precisão da correspondência de cores dentárias.

Em níveis baixos de luz, os bastonetes na retina do olho humano são mais dominantes do que os cones, e a percepção de cores é perdida. À medida que o brilho se torna mais intenso, a cor parece mudar (efeito Bezold-Brucke). Além disso, se um observador olha para um objeto vermelho por um tempo razoavelmente longo, a fadiga do receptor causa uma tonalidade verde quando ele olha para um fundo branco. Por essa razão, se um paciente for observado contra um fundo de cor intensa, o clínico pode selecionar uma cor de dente com um tom que seja um pouco deslocado para a cor complementar da cor de fundo. Por exemplo, um fundo azul muda a seleção de cor para amarelo e um fundo laranja muda a seleção de cor para azul-esverdeado. Infelizmente, 8% da população masculina e 0,5% da população feminina apresentam daltonismo. Mais comumente, essas pessoas não conseguem distinguir o vermelho do verde devido à falta de cones sensíveis ao verde ou ao vermelho. No entanto, essa deficiência pode não afetar a seleção de cores dos dentes naturais.

As faixas de matiz, croma e valor normalmente encontradas em dentes humanos representam apenas uma pequena parte do espaço de cores padrão. Por exemplo, compare a Figura 3.4 dentro do subconjunto do espaço de cores mostrado na Figura 3.6. A seletividade do olho humano é tal que a correspondência de cores precisa é difícil, mesmo quando se está usando um guia de cores que contém apenas um pequeno número de tons (Figura 3.7). Desenvolvimentos recentes no uso da tecnologia digital para correspondência de cores são discutidos no Capítulo 15.

> **QUESTÃO IMPORTANTE**
> Por que alguns objetos têm a mesma cor sob um tipo de iluminação, mas não combinam quando observados com outra fonte de iluminação?

Efeito da fonte de luz

Como a distribuição espectral da luz refletida ou transmitida através de um objeto depende do conteúdo espectral da luz incidente, a aparência de um objeto depende da natureza da luz na qual o objeto é visto. Lâmpadas de luz do dia, incandescentes e fluorescentes são fontes de luz comuns em consultórios ou laboratórios odontológicos, e cada uma delas tem uma distribuição espectral diferente. Objetos que parecem ter a mesma cor sob um tipo de luz podem parecer diferentes sob outro tipo. Esse fenômeno é chamado **metamerismo**. Assim, se possível, a correspondência de cores deve ser feita sob duas ou mais fontes de luz diferentes, uma das quais deve ser a luz do dia, e os procedimentos de correspondência de tonalidade do laboratório devem ser realizados nas mesmas condições de iluminação.

> **QUESTÃO IMPORTANTE**
> Por que algumas restaurações da cor dos dentes parecem estar faltando quando vistas sob iluminação de "luz negra", como a usada em boates e *shows* de *rock*?

Fluorescência

Além dos processos já discutidos, a estrutura do dente natural absorve luz em comprimentos de onda muito curtos para serem visíveis ao olho humano. Esses comprimentos de onda entre 300 e 400 nm são referidos como *radiação ultravioleta próxima*. Luz solar natural, lâmpadas de *flash*, certos tipos de lâmpadas de vapor e luzes ultravioletas usadas em iluminação decorativa ("luzes negras") são fontes que contêm quantidades substanciais

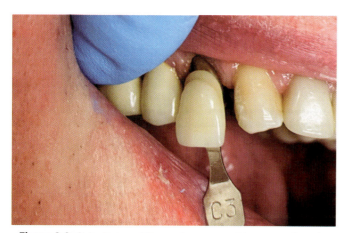

• **Figura 3.8** Guia de cores Vita usado para combinar a cor da restauração com os dentes adjacentes. (Cortesia da Dra. Mônica Fernandez.)

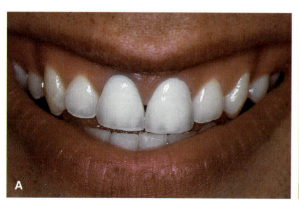
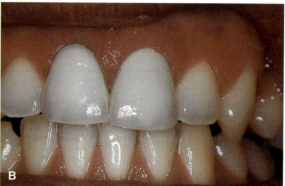

• **Figura 3.9** Duas coroas metalocerâmicas de incisivos centrais com margens de porcelana. **A.** O valor (L*) dessas coroas é maior que o dos dentes incisivos laterais adjacentes. **B.** Vista aproximada das coroas à esquerda.

de radiação ultravioleta próxima. A energia que o dente absorve é convertida em luz com comprimentos de onda mais longos, caso em que o dente realmente se torna uma fonte de luz. Esse fenômeno é chamado *fluorescência*. A luz emitida, uma cor azulbranca, está principalmente na faixa de 400 a 450 nm. A fluorescência contribui definitivamente para o brilho e a aparência vital de um dente humano. Por exemplo, coroas de cerâmica ou restaurações de compósito sem agente fluorescente aparecem como dentes ausentes quando vistas sob luz negra.

Radiopacidade

Os raios X, uma forma de radiação eletromagnética, estão na extremidade de alta energia do espectro. Assim, a interação dos biomateriais dentários com a radiação X pode ser classificada como uma propriedade óptica. Existem inúmeras circunstâncias em que é necessária a capacidade de distinguir radiograficamente um material dentário do tecido circundante. Por exemplo, é necessário contraste radiográfico suficiente em uma imagem de raios X para avaliar restaurações quanto a defeitos marginais ou quebra, ajudar a diferenciar restaurações compostas de cáries dentárias e detectar microinfiltrações. Em caso de ingestão acidental ou impactação traumática de próteses ou outros aparelhos, um atraso na detecção, localização e remoção do aparelho e dos fragmentos do aparelho pode ser fatal. Números significativos de corpos estranhos de origem dentária, com muitas lesões e óbitos, são notificados a cada ano, principalmente entre os idosos.

A quantidade de energia de raios X absorvida por um objeto depende da densidade e espessura do material e da energia da radiação. Geralmente, quanto maior o número atômico dos átomos componentes, maior a absorbância de raios X e maior o contraste produzido. Polímeros e resinas são inerentemente radiotransparentes, enquanto metais com números atômicos acima de 19 (potássio) são inerentemente radiopacos. Para conferir radiopacidade, as resinas restauradoras geralmente usam partículas de reforço de vidro contendo estrôncio ou bário (ver Capítulo 5); polímeros de próteses podem (mas raramente) conter sulfato de bário ou outros aditivos compostos de metais pesados para torná-los radiopacos. A radiopacidade semelhante à do tecido duro fornece o contraste ideal para restaurações dentárias. Quando a radiopacidade é muito baixa, a resina não será visível em uma imagem de raios X; quando a radiopacidade é muito alta, pode bloquear e obscurecer detalhes da anatomia adjacente. A dentina tem aproximadamente a mesma radiodensidade que a do alumínio, enquanto o esmalte tem aproximadamente duas vezes a radiodensidade da dentina e do alumínio. Para afirmar que um compósito é radiopaco, a American Dental Association exige que as resinas de restauração dentária comercial tenham uma radiopacidade pelo menos igual à do alumínio. Para ser adequadamente detectável em radiografias de tórax médicas, um fragmento de resina de prótese de 2 mm deve ter uma radiopacidade igual ou superior a 0,2 mm de cobre. Isso requer que a resina tenha aditivo suficiente para produzir uma radiopacidade cerca de três vezes maior que a do alumínio.

Propriedades térmicas

Quando os materiais restauradores são colocados em cavidades profundas, o calor transmitido à polpa dentária vital deve ser limitado para evitar choque térmico e trauma. Em outras circunstâncias, como nas bases de próteses em contato com superfícies mucosas, a transmissão de uma certa quantidade de energia térmica é desejável para transmitir as sensações de calor e frio associadas a alimentos e bebidas. Tais atributos são governados pelas propriedades de condutividade térmica e difusividade térmica. Outra categoria de comportamento térmico é a expansão quando aquecida e a contração quando resfriada. Se, por exemplo, uma restauração dentária expande-se e contrai-se a uma taxa diferente daquela dos tecidos duros adjacentes, podem ocorrer falhas marginais e vazamentos. Esse atributo é governado pelo coeficiente de expansão térmica.

Condutividade térmica

A **condutividade térmica** (κ) é a propriedade física que governa a transferência de calor através de um material por fluxo condutivo. A condução de calor dentro de um sólido envolve a transferência de energia térmica de uma extremidade de um material para outra através de um gradiente de temperatura. A *condutividade térmica* é definida como a quantidade de calor em calorias por segundo que passa através de um material de 1 cm de espessura com uma seção transversal de 1 cm^2 com uma diferença de temperatura de 1 **kelvin (K)** (= 1°C) e é medida em condições de estado estacionário em que o gradiente de temperatura não muda. A unidade ou medida do Sistema Internacional (SI) para condutividade térmica é watts por metro por kelvin ($W \cdot m^{-1} \cdot K^{-1}$). Em geral, as condutividades térmicas aumentam na seguinte ordem, embora tenha exceções: polímeros < cerâmicas < metais.

Materiais que possuem alta condutividade térmica são chamados *condutores*, enquanto materiais de baixa condutividade térmica são chamados *isolantes*. Quanto maior a condutividade térmica de uma substância, maior é a capacidade de transmitir energia térmica, e vice-versa. Se o gradiente térmico não muda (ou seja, o calor é fornecido em uma extremidade e retirado na outra extremidade a uma taxa constante), a condutividade térmica é uma medida do calor transferido.

> ### QUESTÃO IMPORTANTE
>
> Qual é a diferença entre condutividade térmica e difusividade térmica, e por que isso importa na odontologia?

Difusividade térmica

A **difusividade térmica** (*h*) é uma medida da velocidade com que uma mudança de temperatura espalha-se através de um objeto quando uma superfície é aquecida. A difusividade térmica é calculada a partir da condutividade térmica dividida pelo produto da densidade e capacidade de calor:

$$h = \frac{\kappa}{c_p \times \rho},$$

(2)

em que *h* é a difusividade térmica, κ é a condutividade térmica, c_p é a capacidade calorífica em pressão constante e ρ é a densidade dependente da temperatura em gramas por cm^3 (c_p é numericamente igual ao termo *calor específico* mais comumente usado, que é a quantidade de calor necessário para aumentar a temperatura de uma unidade de massa em 1 K).

Um material com alta densidade e alto calor específico provavelmente terá uma baixa difusividade térmica. Tal material muda de temperatura muito lentamente. Baixa capacidade de calor e alta condutividade térmica levam à alta difusividade, e as mudanças de temperatura são transmitidas rapidamente através do material. Conforme mostrado na Tabela 3.1, o ouro tem

Tabela 3.1 — Densidade e propriedades térmicas da água, esmalte, dentina e materiais dentários.

Material	Densidade (g cm^{-3})	Calor específico (cal g^{-1} K^{-1})	Condutividade térmica (W m^{-1} K^{-1})	Difusividade térmica (cm^2 s^{-1})
Água	1	1	0,44	0,0014
Dentina	2,14	0,30	0,57	0,0018-0,0026
Ionômero de vidro	2,13	0,27	0,51 a 0,72	0,0022
Fosfato de zinco	2,59	0,12	1,05	0,0030
Compósito	1,6 a 2,4	0,20	1,09 a 1,37	0,0019-0,0073
Esmalte	2,97	0,18	0,93	0,0047
Amálgama	11,6	0,005	22,6	0,96
Ouro puro	19,3	0,03	297	1,88

Tabela 3.2 — Coeficientes de expansão térmica (α) de materiais dentários comparados com os de esmalte e dentina.

Material	α (ppm K^{-1})	Material α/esmalte dentário α
Porcelana aluminosa	6,6	0,58
Dentina	8,3	0,75
Titânio comercialmente puro	8,5	0,77
Ionômero de vidro tipo II	11	0,96
Esmalte dentário	11,4	1
Liga de ouro-paládio	13,5	1,18
Ouro (puro)	14	1,23
Liga de prata-paládio	14,8	1,30
Amálgama	25	2,19
Compósito dentário	14 a 50	1,2 a 4,4
Resina de prótese	81	7,11
Selante de fossas e fissuras	85	7,46
Cera de *inlay*	400	35,1

cerca de um décimo da capacidade térmica da dentina, cerca de 500 vezes a condutividade térmica e cerca de 600 vezes a difusividade térmica. Assim, uma obturação de ouro puro forneceria à polpa do dente uma proteção muito pequena contra choque térmico em comparação com a dentina natural. As condutividades térmicas e difusividades térmicas dos materiais de cimentação (ionômero de vidro, fosfato de zinco e compósito) comparam-se favoravelmente com esmalte e dentina, em contraste com os valores marcadamente mais altos para materiais restauradores metálicos. Assim, quando a dentina remanescente entre a cavidade e a polpa é muito fina para fornecer proteção térmica suficiente, uma camada adicional de um material de base isolante, como os cimentos dentários discutidos no Capítulo 7, deve ser colocada.

Durante a ingestão de alimentos e líquidos quentes, a difusividade térmica reflete a energia térmica retida pelo material restaurador dentário, enquanto a condutividade térmica dita a quantidade de energia térmica que passa por esse material. Como as rápidas mudanças de temperatura duram um curto período, a energia térmica passada pode ser insignificante, enquanto a energia retida pelo material mantém o material a uma temperatura mais alta após a passagem do alimento quente. Portanto, a difusividade térmica desempenha um papel mais importante do que a condutividade térmica clinicamente.

Coeficiente de expansão térmica

Quando os materiais sofrem um aumento de temperatura, o movimento vibracional dos átomos e as distâncias interatômicas médias (ligações) aumentam. Isso resulta em aumento de volume ou expansão do material. O aumento é descrito pelo **coeficiente de expansão térmica**, α, que é definido como a mudança no comprimento por unidade do comprimento original de um material quando a temperatura desse material aumenta 1 K (ver discussão sobre energia térmica no Capítulo 2):

$$\alpha = \frac{\Delta L}{L \times \Delta T},$$

(3)

em que L é o comprimento original, ΔL é a mudança no comprimento e ΔT é a mudança de temperatura. Os valores de α de alguns materiais de interesse em odontologia são apresentados na Tabela 3.2. As unidades são normalmente expressas como mm/m/K ou ppm/K.

Esse parâmetro é extremamente importante em aplicações odontológicas quanto à produção de restaurações fundidas que se encaixam e mantêm-se a vedação da margem de uma restauração. A influência desta propriedade muitas vezes dita os procedimentos que foram desenvolvidos para usar padrões de cera, fundir coroas metálicas, colocar restaurações de amálgama e resina composta e preparar coroas e pontes metalocerâmicas. Uma restauração dentária pode expandir ou contrair mais do que o dente durante uma mudança de temperatura; assim, pode haver microinfiltração marginal adjacente à restauração, ou a restauração pode descolar do dente. De acordo com os valores da Tabela 3.2, os materiais restauradores diretos podem sofrer alterações nas dimensões de até 4,4 vezes aquelas do esmalte dentário para cada grau de mudança de temperatura.

O alto coeficiente de expansão térmico da cera de *inlay* também é importante porque a cera é altamente suscetível a mudanças de temperatura. Por exemplo, um padrão de cera preciso que se ajusta a um dente preparado contrai-se significativamente quando o padrão de cera é removido do dente ou de uma matriz em uma área mais quente e depois armazenado em uma área mais fria. Essa mudança dimensional é transferida para uma restauração metálica fundida que é feita pelo processo de cera perdida. Da mesma forma, dentes de prótese que foram fixados em cera de base de prótese em um laboratório relativamente quente podem mudar consideravelmente em suas posições intraorais simuladas depois que a base de prótese é movida para uma sala mais fria antes do processamento da prótese.

As tensões térmicas produzidas por diferenças de expansão ou contração térmica também são importantes na produção de restaurações metalocerâmicas. Considere um folheado de porcelana que é queimado em um substrato de metal (*coping*). O folheado pode se contrair em maior extensão do que o metal durante o resfriamento

60 PARTE 1 Classes Gerais e Propriedades dos Materiais Dentários

e induzir tensões de tração tangenciais ou tensões de tração em arco (circunferenciais) na porcelana, o que pode causar a formação imediata ou retardada de trincas. Embora essas tensões térmicas não possam ser eliminadas completamente, elas podem ser reduzidas consideravelmente pela seleção de materiais cujos coeficientes de expansão ou contração sejam bastante próximos (dentro de 4%). Isso é discutido mais detalhadamente no Capítulo 10, sobre cerâmica.

> ### QUESTÃO IMPORTANTE
> Quais fatores do meio bucal promovem a corrosão de restaurações e próteses dentárias metálicas?

Propriedades eletroquímicas

Os metais sofrem reações químicas com elementos não metálicos no ambiente para produzir compostos químicos. Esse processo é conhecido como *corrosão*, que na maioria dos casos causa deterioração da superfície metálica. A odontologia utiliza uma grande variedade de metais para restaurações e dispositivos protéticos; o desempenho clínico bem-sucedido e a durabilidade a longo prazo exigem resistência adequada à corrosão desses materiais no meio bucal. Muitos dos metais mais comumente usados obtêm pouca ou nenhuma proteção dos produtos de corrosão que se formam em circunstâncias normais, o que é lamentável. A ferrugem do ferro é um exemplo familiar dos efeitos que podem ser produzidos por tal processo. Os metais do grupo do ouro e da platina, que incluem rutênio, ródio, paládio, ósmio, irídio e platina, resistem muito bem a ataques químicos dessa natureza e, por isso, são chamados *metais nobres*. Ouro, paládio e platina são comumente usados como ligas dentárias.

O ambiente oral é altamente propício à ação eletroquímica. Esse ambiente é quente, úmido e sujeito a grandes flutuações de temperatura e pH. Assim, uma compreensão da corrosão e das propriedades eletroquímicas subjacentes é essencial para controlar os efeitos eletroquímicos e, assim, minimizar a corrosão e os problemas induzidos pela corrosão na odontologia.

Manchas e corrosão

Deve ser feita uma diferenciação entre manchas e corrosão. Embora haja uma diferença técnica definida, é difícil distinguir clinicamente entre os dois fenômenos, e os termos são frequentemente usados de forma intercambiável na literatura odontológica.

A **mancha** é uma descoloração da superfície de um metal ou uma ligeira perda ou alteração do acabamento ou brilho da superfície. No meio bucal, o manchamento geralmente ocorre pela formação de depósitos ou filmes finos, como óxidos, sulfetos ou cloretos, na superfície de uma restauração. A mancha é frequentemente uma indicação precoce e precursora de corrosão. Por exemplo, ovos e alguns outros alimentos contêm quantidades significativas de enxofre. Vários sulfetos, como hidrogênio ou sulfeto de amônio, iniciam o embaçamento e eventualmente corroem prata, cobre, estanho, mercúrio e outros metais presentes em suas ligas.

A **corrosão** é um processo pelo qual a deterioração de um metal é causada por uma reação com o meio ambiente. No devido tempo, a corrosão pode causar desintegração grave e catastrófica de metais. Mesmo que altamente localizada, a corrosão pode causar falha mecânica de uma estrutura, o volume real de material perdido é bastante pequeno. A desintegração corrosiva pode ocorrer através da exposição à atmosfera ou imersão em soluções químicas ácidas, alcalinas ou outras. Tenha em mente que a saliva é um eletrólito, que é propício à corrosão de restaurações metálicas.

Classificação da corrosão

Existem duas classificações gerais de reações de corrosão: *corrosão química* e *corrosão eletroquímica*. Na corrosão química, há uma combinação direta de elementos metálicos e não metálicos. A corrosão ocorre porque os metais e ligas mais usados não estão em seu estado de menor energia (termodinamicamente o estado mais estável). Por exemplo, o ferro (Fe) é extraído de vários óxidos de ferro. Da mesma forma, o alumínio é extraído do óxido de alumínio (Al_2O_3) e o cobre do sulfeto de cobre (CuS). Compostos oxidados como Fe_3O_4, Al_2O_3 e CuS são termodinamicamente estáveis e consequentemente ocorrem na natureza nestas formas totalmente reagidas. Assim, os metais puros se convertem espontaneamente de um estado altamente reativo para seu estado oxidado de menor energia, reagindo com oxigênio, enxofre ou cloro. Outro bom exemplo é a descoloração da prata pelo enxofre. Essa reação também é chamada corrosão "seca" porque ocorre na ausência de água ou outros eletrólitos fluidos. Observe que os metais perdem elétrons no processo de corrosão. As cerâmicas não corroem pela perda de elétrons porque já estão totalmente oxidadas e em seus estados de energia mais baixos. No entanto, a fase vítrea da cerâmica pode se dissolver em meios ácidos e básicos. Os metais nobres são únicos; eles não formam óxidos estáveis sob temperatura ambiente.

A *corrosão eletroquímica*, também conhecida como **corrosão galvânica**, requer a presença de água ou algum outro fluido eletrolítico e um caminho para o transporte de elétrons (ou seja, uma corrente elétrica). Esse tipo de corrosão também é conhecido como *corrosão úmida* porque é necessário um eletrólito fluido. A corrosão eletroquímica raramente é isolada e quase invariavelmente acompanhada de corrosão química. No entanto, o modo eletroquímico de corrosão é mais importante para materiais dentários e é o foco deste capítulo.

> ### QUESTÃO IMPORTANTE
> Quais mecanismos de corrosão eletroquímica são possíveis para restaurações e próteses dentárias metálicas?

Mecanismo eletroquímico da corrosão

Quando um metal é imerso em um eletrólito fluido, o potencial químico faz com que íons suficientes se dissolvam para formar uma solução saturada e produzir um número igual de elétrons livres. A perda de elétrons por um metal é conhecida como *oxidação* e é o evento eletroquímico inicial no processo de corrosão. A facilidade com que um metal cede elétrons em solução e oxida pode ser expressa em termos do *potencial de oxidação*. Quando um segundo metal de composição diferente é colocado na mesma solução, o segundo metal competirá com o primeiro metal para se dissolver na solução. Se os dois metais estiverem conectados a um circuito externo, eles formam uma célula eletroquímica, conforme ilustrado esquematicamente na Figura 3.10.

O metal com maior potencial de oxidação que o outro metal será aquele que liberará íons positivos (M^+) com a produção de elétrons livres, conforme ilustrado pela seguinte reação anódica/oxidação:

$$M^0 \rightarrow M^+ + e^-.$$

(4)

Este metal também é chamado *ânodo*, indicando que a superfície do metal está passando por uma reação de oxidação e está

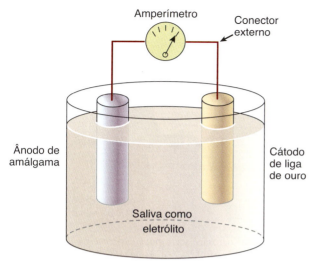

• **Figura 3.10** Diagrama de uma célula eletroquímica consistindo de um ânodo de amálgama simulado, um cátodo de liga de ouro e saliva como eletrólito.

corroendo. Uma vez que a solução é saturada com íons metálicos do ânodo, ocorrem reações de redução na outra superfície metálica, que é chamada *cátodo*, onde os elétrons livres produzidos a partir do ânodo são consumidos e os íons metálicos da solução saturada são depositados. Por exemplo, íons metálicos podem ser removidos da solução para formar átomos metálicos (reação 4), como ocorre no revestimento metálico; íons de hidrogênio podem ser convertidos em gás hidrogênio (reação 5); ou íons hidroxila podem ser formados (reação 6):

$$M^+ + e^- \rightarrow M^0,$$
(5)

$$2H^+ + 2e^- \rightarrow H_2 \uparrow,$$
(6)

$$2H_2O + O_2 + 4e^- \rightarrow 4(OH)^-.$$
(7)

Em resumo, uma célula eletroquímica é composta por quatro componentes essenciais: um ânodo, um cátodo, um circuito externo e um eletrólito. Tanto o ânodo quanto o cátodo são chamados *eletrodos*. O eletrólito fornece os íons necessários no cátodo pela dissolução de íons metálicos no ânodo. O circuito externo serve como caminho de condução para transportar elétrons do ânodo para o cátodo porque há uma diferença de potencial elétrico que pode ser medida, que é conhecida como *voltagem* (V). Essa simples célula eletrolítica é, a princípio, uma bateria porque o fluxo de elétrons no circuito externo é capaz de acender uma lâmpada em uma lanterna ou produzir uma sensação fisiológica (ou seja, dor).

Para que a corrosão eletroquímica seja um processo contínuo, a produção de elétrons pelas reações de oxidação no ânodo deve ser exatamente equilibrada pelo consumo de elétrons nas reações de redução no cátodo. Frequentemente, as reações catódicas são consideradas a principal força motriz para a corrosão eletroquímica. Veremos em discussões posteriores que é recomendado evitar que uma reação aconteça no cátodo para reduzir ou eliminar a corrosão.

Diferentes metais têm diferentes tendências para a oxidação devido às suas diferenças na estrutura eletrônica; essa tendência a oxidar (ionizar) é medida pelo *potencial do eletrodo*, expresso em volts ou milivolts. Medir o potencial do eletrodo de qualquer material é determinar a diferença de voltagem entre o metal e um eletrodo padrão de hidrogênio em água a 25°C. O potencial do eletrodo de hidrogênio é arbitrariamente designado como potencial zero; portanto, a diferença de voltagem medida é o potencial do eletrodo do metal que está sendo medido. Medidas semelhantes para os elementos que são úteis para o dentista fornecem os valores que são organizados por seus valores de equilíbrio do potencial do eletrodo na Tabela 3.3, que é conhecida como **série eletromotriz** (ou *galvânica*). O sinal do potencial do eletrodo na Tabela 3.3 indica a polaridade em tal célula. Elementos com maior valor positivo têm menor tendência à dissolução e, portanto, são mais resistentes à oxidação e corrosão em ambientes aquosos. Quanto mais negativo o potencial do eletrodo, mais fácil é para qualquer metal em particular ionizar e oxidar e ser mais suscetível a manchas e corrosão.

Se dois metais puros são imersos em um eletrólito e conectados por um condutor elétrico para formar uma célula galvânica, o metal com o potencial de eletrodo mais negativo na Tabela 3.3 torna-se o ânodo e sofre oxidação; ou seja, os íons desse metal entram em solução. Como exemplo, em uma célula galvânica composta de eletrodos de cobre (-0,46 V) e zinco (-0,76 V) em uma solução aquosa ácida, o eletrodo de zinco se torna o ânodo e sofre dissolução superficial.

Em geral, a posição relativa de qualquer elemento na série eletromotriz depende não apenas das tendências inerentes à

Tabela 3.3 — Séries eletromotivas dos metais.

Metal	Íon	Potencial de eletrodo (V)
Ouro	Au^+	+1,50
Ouro	Au^{3+}	+1,36
Platina	Pt^{2+}	+0,86
Paládio	Pd^{2+}	+0,82
Mercúrio	Hg^{2+}	+0,80
Prata	Ag^+	+0,80
Cobre	Cu^+	+0,47
Bismuto	Bi^{3+}	+0,23
Antimônio	Sb^{3+}	+0,10
Hidrogênio	H^+	−0,00
Chumbo	Pb^{2+}	−0,12
Estanho	Sn^{2+}	−0,14
Níquel	Ni^{2+}	−0,23
Cádmio	Cd^{2+}	−0,40
Ferro	Fe^{2+}	−0,44
Cromo	Cr^{2+}	−0,56
Zinco	Zn^{2+}	−0,76
Alumínio	Al^{3+}	−1,70
Sódio	Na^+	−2,71
Cálcio	Ca^{2+}	−2,87
Potássio	K^+	−2,92

dissolução desse elemento, mas também da concentração iônica no eletrólito. À medida que a concentração iônica aumenta, a tendência para esse elemento se dissolver diminui. Assim, um aumento no teor de íons metálicos pode eventualmente evitar mais corrosão porque os íons do metal saturaram o ambiente imediato. No entanto, isso seria incomum para materiais dentários metálicos porque os íons dissolvidos são continuamente removidos por alimentos, fluidos e escovação dos dentes. Assim, a corrosão na boca é tipicamente um processo contínuo. Muitos tipos de corrosão eletroquímica são possíveis no meio bucal porque a saliva, com os sais que contém, é um eletrólito fraco. As propriedades eletroquímicas da saliva dependem das concentrações dos componentes, pH, tensão superficial e capacidade de tamponamento. Cada um desses fatores pode influenciar a força de qualquer eletrólito. Assim, a magnitude do processo de corrosão resultante será controlada por essas variáveis.

Em um ambiente em que um metal está se corroendo, as reações anódicas e catódicas ocorrem simultaneamente na superfície do metal. Os íons metálicos entram em solução por causa das reações anódicas, e outros íons são reduzidos nas reações catódicas. Essas duas reações podem ocorrer em locais distribuídos aleatoriamente na superfície do metal ou, mais frequentemente, existem áreas anódicas nas quais o metal se dissolve principalmente e áreas catódicas nas quais a maioria dos outros íons são descarregados. Várias formas de corrosão eletroquímica discutidas a seguir são baseadas nos mecanismos que produzem essas áreas não homogêneas.

Metais dissimilares

Um tipo importante de reação eletroquímica ocorre quando combinações de metais diferentes estão em contato físico direto. Aqui, a referência odontológica são duas restaurações metálicas adjacentes onde as superfícies metálicas são quimicamente diferentes. As combinações de ligas que podem produzir corrosão galvânica ou eletrogalvanismo através do fluxo de correntes galvânicas podem estar em contato contínuo ou intermitente. Um exemplo seria uma restauração de amálgama dentária colocada na superfície oclusal de um dente diretamente oposto a uma incrustação de ouro. Como ambas as restaurações estão molhadas com saliva, existe um circuito elétrico com diferença de potencial entre as restaurações diferentes (Figura 3.11). Quando as duas restaurações são colocadas em contato, ocorre um súbito curto-circuito através das duas ligas. Isso pode resultar em uma dor aguda, chamada **choque galvânico**, que é bem conhecida na odontologia. Um pedaço de papel alumínio não detectado em uma batata assada pode produzir o mesmo efeito com uma restauração metálica durante a mastigação.

Uma corrente está presente mesmo em uma única restauração metálica isolada, embora seja menos intensa. Nessa situação, a célula eletroquímica é gerada como resultado das diferenças de potencial elétrico criadas pelos dois eletrólitos: saliva e fluidos teciduais. O termo fluido tecidual é usado para denotar o fluido dentinário, fluido dos tecidos moles e sangue que fornecem os meios para completar o circuito externo. Como a concentração de íons cloreto no fluido dentinário é sete vezes maior do que a saliva, supõe-se que as superfícies internas de uma restauração dentária exposta ao fluido dentinário terão um potencial eletroquímico mais ativo. Os possíveis caminhos de corrente são mostrados na Figura 3.12.

Composição de superfície heterogênea

Outro tipo de corrosão galvânica está associado à composição heterogênea das superfícies das ligas odontológicas, cujas microestruturas foram descritas no Capítulo 2. As ligas odontológicas comerciais

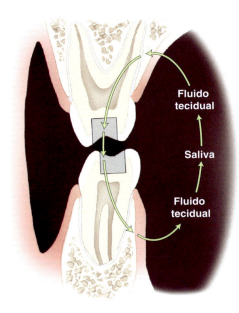

• **Figura 3.11** Caminho possível de uma corrente galvânica na boca.

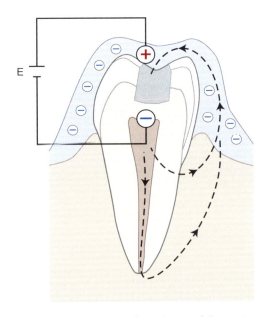

• **Figura 3.12** Ilustração esquemática de uma única restauração metálica mostrando duas possíveis vias de corrente entre uma superfície externa exposta à saliva e uma superfície interna exposta ao fluido dentinário. Como o fluido dentinário contém uma concentração de Cl⁻ mais alta do que a saliva, supõe-se que o potencial do eletrodo da superfície interna exposta ao fluido dentinário seja mais ativo; é, portanto, dado um sinal negativo (–). A diferença de potencial entre as duas superfícies é representada por E.

geralmente contêm mais de três elementos e podem ter microestruturas complexas que resultam em composições de superfície ainda mais heterogêneas. Por exemplo, quando uma liga contendo um constituinte microestrutural eutético bifásico é imersa em um eletrólito, as lamelas da fase (Figura 2.18) com o potencial de eletrodo mais negativo são atacadas, resultando em corrosão.

Em uma liga que é uma solução sólida monofásica, qualquer estrutura com núcleo é menos resistente à corrosão do que a solução sólida homogeneizada devido às diferenças no potencial do eletrodo causadas pela microssegregação e variações na composição entre elementos microestruturais individuais (ver Capítulo 2). Mesmo uma solução sólida homogeneizada é suscetível à corrosão nos contornos de grão, que são anódicos aos interiores de grão catódicos, porque os arranjos atômicos nos contornos de grão são menos regulares e têm energias mais altas (ver Capítulo 2). As juntas de solda entre ligas dentárias também corroem devido a diferenças nas composições da liga e da solda (ver Capítulo 9).

Impurezas em ligas aumentam a corrosão, e essas impurezas são normalmente segregadas nos contornos de grão, conforme descrito no Capítulo 2. Impurezas de mercúrio que podem inadvertidamente contaminar ligas de ouro durante o manuseio pelo pessoal da odontologia têm potenciais de eletrodos diferentes daqueles dos grãos a granel das ligas de ouro. Por fim, decorre da discussão anterior que os metais nominalmente puros, que não contêm quantidades significativas de impurezas ou fases microestruturais secundárias agindo como eletrodos em miniatura com diferentes potenciais, corroem a taxas muito mais lentas do que as ligas.

Corrosão por tensão

Como a imposição de tensão aumenta a energia interna de uma liga, seja por meio de deslocamentos elásticos de átomos ou pela criação de campos de microdeformação associados a discordâncias (quando ocorre deformação permanente, conforme descrito no Capítulo 9), a tendência a sofrer corrosão será aumentada. Para a maioria dos aparelhos dentários metálicos, os efeitos deletérios de tensão e de corrosão, chamados **corrosão por tensão**, são mais prováveis de ocorrer durante a fadiga ou carga cíclica no meio bucal. Assim, qualquer ajuste da liga por dobra, polimento ou martelamento causa deformação permanente localizada em algumas partes do aparelho. Esse ajuste resulta na criação de células eletroquímicas, que consistem nas regiões metálicas mais deformadas (anódicas), saliva, e nas regiões metálicas não tão deformadas ou menos deformadas (catódicas), onde as regiões deformadas sofrerão ataque de corrosão. Essa é uma razão pela qual o polimento excessivo das margens das restaurações metálicas é contraindicado.

> **QUESTÃO IMPORTANTE**
> Como uma pequena fossa na superfície de uma restauração metálica ou uma lacuna entre uma restauração metálica e um dente pode se tornar suscetível e sustentar um ataque corrosivo agressivo e localizado?

Corrosão das células de concentração

Um tipo importante de corrosão eletroquímica é chamado **corrosão de células de concentração**, que ocorre sempre que há variações nos eletrólitos ou na composição de determinado eletrólito dentro do sistema. Quando as irregularidades da superfície, como fossas, arranhões e rachaduras nas superfícies de restauração, são cobertas com saliva, a saliva ao redor da borda das irregularidades expostas à atmosfera será mais rica em concentração de oxigênio em relação à saliva na parte inferior das irregularidades. Lembre-se da reação 7, que ocorre no cátodo de uma célula eletroquímica onde as áreas ao redor da borda provavelmente se tornarão o cátodo e começarão a atrair elétrons de regiões pobres em oxigênio, como o fundo das irregularidades, para completar a reação (Figura 3.13). Consequentemente, os átomos de metal na base da fossa ionizam (ou seja, reação 4) e entram em solução para gerar os elétrons necessários, fazendo com que a fossa se aprofunde. Assim, para proteger contra

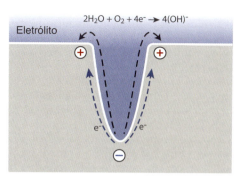

• **Figura 3.13** Uma fossa em uma liga dentária como uma célula de corrosão. A região no fundo da fossa é um ânodo, e a superfície ao redor da borda da fossa é o cátodo. Os íons metálicos fluem do fundo para a borda através do eletrólito, e os elétrons fluem através do metal para a borda.

tal *corrosão pela fossa*, todos os materiais restauradores dentários metálicos devem ser polidos. Uma categoria intimamente relacionada de corrosão de células de concentração é a "*corrosão em frestas*", na qual o ataque preferencial ocorre nas frestas e lacunas marginais de coroas, pontes e restaurações de cavidades devido à presença de restos de alimentos e outros depósitos.

Frequentemente, há acúmulo de restos de alimentos nas áreas interproximais da boca, principalmente se a higiene bucal for malfeita. Esses detritos produzem, então, um tipo de eletrólito nessa área, e a saliva normal fornece outro eletrólito na superfície oclusal. Portanto, a corrosão eletrolítica ocorre com ataque preferencial da superfície metálica ocorrendo sob a camada de restos de alimentos. Existe também a possibilidade de que a região coberta pelos detritos ou placa seja pobre em oxigênio e se torne anódica em relação ao restante da restauração.

Raramente, qualquer um dos tipos anteriores de corrosão eletroquímica é encontrado sozinho. Geralmente, dois ou mais tipos atuam simultaneamente, agravando o problema. Este fenômeno pode ser ilustrado considerando a corrosão de metal diferente entre um *inlay* de ouro fundido e uma restauração de amálgama. Como os depósitos de superfície podem se formar durante esse tipo de corrosão eletroquímica, surgirão diferenças na concentração de oxigênio. Além disso, se a camada do produto da corrosão for incompleta ou porosa, como geralmente é o caso das restaurações dentárias metálicas, a superfície não homogênea resultante produzirá novas células eletroquímicas para corrosão contínua. Obviamente, uma boa higiene bucal ajuda a evitar o acúmulo de depósitos superficiais e, portanto, é essencial para minimizar a corrosão.

Proteção contra corrosão

O revestimento de ouro é empregado para melhorar a aparência de muitos produtos não odontológicos comerciais. No entanto, quando o revestimento de ouro fica arranhado ou perfurado a uma profundidade em que o metal do substrato é exposto, o metal corrói a uma taxa muito rápida devido às células de concentração e metais diferentes em contato. As tentativas de usar revestimentos metálicos e não metálicos para fornecer proteção contra corrosão para ligas dentárias geralmente têm sido ineficazes porque tais revestimentos eram muito finos, incompletos, não aderidos ao metal subjacente, facilmente arranhados ou atacados por fluidos orais.

No entanto, quando dois metais diferentes estão em contato, tinta ou outro filme não condutor pode ser usado para minimizar a corrosão se for aplicado ao metal mais nobre entre os dois envolvidos. Caso ocorra um arranhão na película protetora, a área exposta do cátodo é muito pequena e pode ser preenchida rapidamente pelo produto de corrosão do ânodo, que isola efetivamente o cátodo.

Uma proteção altamente eficaz utiliza alguns metais que desenvolvem uma película fina, aderente e altamente protetora por reação com o meio ambiente; diz-se que tal metal é *passivo*. O exemplo mais comum é o aço inoxidável, que contém quantidades suficientes de cromo adicionado para passivar a liga com óxidos de cromo. O mesmo princípio é utilizado em ligas odontológicas não baseadas em metais nobres, conforme descrito no Capítulo 9. O estresse de tração e certos íons, como íons de cloro, podem romper o filme de óxido protetor, levando a uma corrosão rápida. Portanto, os pacientes devem ser advertidos contra o uso de alvejantes domésticos para limpeza de estruturas de próteses parciais ou aparelhos ortodônticos removíveis que são ligados com cromo. O titânio (Ti) também forma um filme de óxido de titânio passivo, o que é de interesse porque tanto o Ti comercialmente puro como as ligas nas quais o Ti é um componente principal são usados para uma variedade de aplicações odontológicas, como restaurações fundidas, fios ortodônticos, instrumentos endodônticos, e implantes discutidos nos Capítulos 9 e 12. Titânio e ligas de Ti são amplamente utilizadas em odontologia devido à sua combinação favorável de propriedades químicas, físicas e biológicas e sua resistência à corrosão. Sua consequente biocompatibilidade está entre suas principais vantagens. No entanto, a corrosão pode ocorrer e o acúmulo de produtos de corrosão, a longo prazo, pode levar a fraturas da interface liga-implante, pilar do implante ou corpo do implante. A combinação de estresse, corrosão e bactérias contribui para a falha do implante.

Os metais nobres resistem à corrosão porque sua força eletromotriz é positiva em relação a qualquer uma das reações de redução comuns encontradas no meio bucal. Para corroer um metal nobre nessas condições, é necessária uma corrente externa (sobrepotencial). Uma diretriz que tem sido empregada pelos fabricantes de muitas ligas odontológicas é que pelo menos metade dos átomos deve ser de metais nobres (ouro, platina e paládio) para garantir a corrosão. Verificou-se que o paládio é eficaz na redução da suscetibilidade ao embaçamento de sulfeto para ligas contendo prata. Se metais nobres são usados para evitar a corrosão, é importante que os constituintes mais ativos da liga sejam dispersos uniformemente em uma solução sólida aleatória, pois a formação de uma segunda fase que é enriquecida em um metal ativo produzirá uma célula de corrosão galvânica.

Significância clínica das correntes galvânicas

Sabe-se que pequenas correntes galvânicas associadas ao eletrogalvanismo estão continuamente presentes na boca, promovendo corrosão, conforme discutido anteriormente. Enquanto forem empregados materiais restauradores metálicos, a eliminação dessas correntes galvânicas é improvável. Embora a dor pós-operatória causada por choque galvânico não seja comum, isso pode ser uma fonte de desconforto para um paciente ocasional. No entanto, essa dor pós-operatória geralmente ocorre imediatamente após a inserção de uma nova restauração e geralmente diminui e desaparece em poucos dias. O principal fator responsável pela dor resultante desse fluxo atual é provavelmente a condição fisiológica do dente. Uma vez que o dente se recuperou da lesão de preparo da cavidade e retornou a uma condição fisiológica mais normal, o fluxo de corrente não produz resposta.

O método mais prático para reduzir ou eliminar o choque galvânico é a aplicação de verniz na superfície da restauração metálica. Enquanto o verniz permanecer, a restauração é isolada da saliva e nenhuma célula eletroquímica é estabelecida. Quando o verniz se desgasta, a polpa geralmente cicatriza o suficiente para que nenhuma dor persista.

O balanço das evidências mostra que as correntes galvânicas são deletérias apenas do ponto de vista do desconforto do paciente – e mesmo assim, apenas raramente. No entanto, os dentistas devem evitar procedimentos clínicos que agravem a condição, como a inserção de uma restauração de amálgama diretamente em contato com uma coroa de ouro. O mercúrio liberado do amálgama corrosivo (o ânodo) pode interagir com a liga de ouro (o cátodo) e enfraquecer a restauração do amálgama. Uma descoloração de ambas as restaurações também pode ocorrer e, muitas vezes, desenvolve-se um gosto metálico que pode persistir indefinidamente.

Materiais magnéticos

Os materiais magnéticos estão onipresentes, sendo encontrados em uma ampla gama de itens do dia a dia, desde quadros de avisos magnéticos até bússolas e geradores elétricos. Na odontologia, eles são usados principalmente para retenção de próteses implanto-suportadas e para movimentação ortodôntica dos dentes. A força que os **magnetos** fornecem é biologicamente segura e pode ser direcionada e exercida tanto dentro da boca quanto através dos tecidos moles e duros.

O magnetismo ocorre na natureza na *magnetita*, um óxido de ferro magnético, e nas ligas sintéticas alumínio-níquel-cobalto (AlNiCo), platina-cobalto (PtCo), samário-cobalto (SmCo) e neodímio-ferro-boro (NdFeB). O magnetismo se desenvolve a partir de correntes elétricas circulantes. Em materiais magnéticos, a circulação é causada por elétrons que orbitam dentro dos átomos. Na maioria dos materiais, os efeitos magnéticos entre os elétrons se cancelam, mas no ferro e nas ligas mencionadas, um campo magnético líquido é induzido quando os átomos estão devidamente alinhados. Esse alinhamento produz um campo magnético, que sai de um polo (polo norte) e retorna ao outro (polo sul). Um campo magnético induz mudanças no meio circundante em proporção à densidade de fluxo, cuja unidade é o **tesla** (T), e a densidade de fluxo é proporcional ao tamanho do ímã. A atração ou repulsão entre dois ímãs depende da orientação de seus polos e é inversamente proporcional ao quadrado da distância entre eles. Essas propriedades resultam em uma redução dramática na força atrativa ou repulsiva quando os ímãs não estão alinhados de maneira ideal e não estão próximos.

Uma grande deficiência dos magnetos é sua suscetibilidade à corrosão e necessidade de proteção por um revestimento altamente durável. Outro problema é a perda de fluxo magnético ao longo do tempo ou na presença de temperaturas elevadas. Na odontologia, os materiais magnéticos utilizados geram um campo constante que é permanente sob a temperatura da boca. No entanto, o aquecimento a temperaturas relativamente modestas pode causar perda magnética irreversível. Por exemplo, isso pode ocorrer em aplicações nas quais os ímãs são embutidos em aparelhos de acrílico que, durante a cura, atingem temperaturas de 80 a 90°C a partir da reação de presa exotérmica da resina de metil-metacrilato (ver Capítulo 11).

Dentro de sua gama de usos odontológicos atuais, ímãs e campos magnéticos estáticos foram considerados biologicamente seguros se o fluxo for inferior a 40 mT, de acordo com as diretrizes da Comissão Internacional de Proteção Contra a Radiação

Não Ionizante e da Organização Mundial da Saúde. Segundo essas organizações, a vertigem e a náuseas são sentidas quando a cabeça se move rapidamente em um campo maior que 2 T, como pode ocorrer durante a ressonância magnética médica. Esses sintomas derivam do distúrbio da função vestibular por corrente induzida no sistema nervoso central. Há pouca evidência de outros efeitos, incluindo carcinogênese, embora os dados experimentais ainda sejam escassos. Os campos magnéticos desenvolvidos perto da gengiva por anexos magnéticos para próteses parciais removíveis foram relatados bem abaixo de 40 mT – na faixa de 10 a 15 mT.

Leituras selecionadas

Barna GJ, Taylor JW, King GE, et al: The influence of selected light intensities on color perception within the color range of natural teeth, J Prosthet Dent 46:450–453, 1981.
Based on a study of the influence of light intensity on the ability to discriminate color differences within the color range of natural teeth. A significant number of the dentists in the study were found to be color-deficient. In such instances, the dentist should obtain assistance when matching tooth shades.
Berzins DW, Kawashima I, Graves R, et al: Electrochemical characteristics of high-Pd alloys in relation to Pd-allergy, Dent Mater 16:266–273, 2000.
In vitro electrochemical evaluations of a variety of palladium-containing alloys provide insight into the mechanism of palladium allergy for some patients.
Calamia JR, Trushkowsky RD, Wolff MS, editors: Successful esthetic and cosmetic dentistry for the modern dental practice update 2011, Dent Clin N Am 55:187–418, 2011.
Presents the clinical steps needed to achieve predictable esthetic color management.

Chaturvedi TP: An overview of the corrosion aspect of dental implants (titanium and its alloys), Indian J Dent Res 20:91–98, 2009.
Chrcanovic B, de Souza LN: Tracheotomy for a foreign body in the larynx, Oral Maxillofac Surg 13:55–58, 2009.
Shows radiograph of a swallowed partial denture. Such inadvertently swallowed foreign objects can be immediately life-threatening and must be adequately radiopaque to safely determine and direct removal.
Goodacre CJ, Paravina RD, Bergen SF, et al: A contemporary guide to color and shade selection for prosthodontists, American College of Prosthodontists 2009. [Educational DVD.]
Megremis S, Carey CM: Corrosion and Tarnish of Dental Alloys, ASM Handbook, Metals Park, OH, 2006, American Society for Metals Int, pp. 891–921.
This article describes dental alloy compositions and their properties. It discusses the safety and efficacy considerations of dental alloy devices. The article defines and compares interstitial fluid and oral fluid environments. Also, the effects of restoration contact on electrochemical parameters are examined, and the concentration of cells developed by dental alloy-environment electrochemical reactions are reviewed.
Paravina Rade D: Dental Color Matcher/an online education and training program for esthetic dentistry. http://www.scadent.org/news/free-color-training.
This online CE course presents a novel approach to practical shade matching and advanced esthetics.
Upadhyay D, Panchal MA, Dbey RS, et al: Corrosion of alloys used in dentistry: A review, Mater Sci Eng A 432:1–11, 2006.
Yuan JC-C, Brewer JD, Monaco EA, et al: Defining a natural tooth color space based on a 3-dimensional shade system, J Prosthet Dent 98:110–119, 2007.
Not all commercial shade guides cover all the areas of value, hue, and chroma present in human tooth structure. These articles analyze and present examples of this problem.

4

Propriedades Mecânicas de Sólidos

VISÃO GERAL DO CAPÍTULO

O que são propriedades mecânicas?

Propriedades de tensão-deformação

Outros métodos de teste de força

Fratura de restaurações

Propriedades das interações de superfície

Resistência da estrutura dentária

Seleção de materiais odontológicos

PALAVRAS-CHAVE

Concentração de tensão. Área ou ponto de tensão significativamente maior que ocorre devido a uma descontinuidade estrutural, como uma rachadura ou poro ou uma mudança acentuada na dimensão.

Deformação. Mudança de dimensão causada pela aplicação de força. Se a deformação se recupera quando a força é removida, ela é chamada de *deformação elástica*. Se a deformação não se recupera completamente quando a força é removida, a quantidade de deformação que não se recupera é chamada de *deformação permanente* ou *plástica*.

Ductilidade. Quantidade de deformação plástica que um material pode suportar sob tensão antes da fratura. Esta propriedade é relatada quantitativamente como alongamento percentual.

Dureza. Resistência da superfície de um material à deformação plástica, que normalmente é produzida forçando um penetrador pontiagudo ou esférico na superfície.

Endurecimento por deformação (endurecimento por trabalho). Aumento da resistência e dureza e diminuição da ductilidade de um metal que resulta da deformação plástica.

Friabilidade/fragilidade. Incapacidade relativa de um material de se deformar plasticamente antes de fraturar.

Intensidade da tensão (fator de intensidade da tensão). Aumento relativo da tensão na ponta de uma trinca de determinada forma e tamanho quando as superfícies da trinca são deslocadas no modo de abertura (também conhecido como *tenacidade à fratura*).

Limite elástico. Magnitude da tensão elástica acima da qual ocorre a deformação plástica.

Limite proporcional. Magnitude da tensão elástica abaixo da qual a tensão permanece proporcional à deformação em uma curva tensão-deformação.

Maleabilidade. Capacidade de ser martelado ou comprimido plasticamente em chapas finas sem fratura.

Módulo elástico (também módulo de elasticidade e módulo de Young). Resistência à deformação elástica de um material por força que é calculada como a razão entre a tensão elástica e a deformação elástica.

Pressão. Força por unidade de área atuando na superfície de um material. Isso é diferente de *tensão*, que se refere à distribuição de força dentro do material.

Resiliência. Quantidade de energia elástica por unidade de volume que é sustentada no carregamento e liberada no descarregamento de um corpo de prova.

Resistência ao escoamento. Tensão na qual uma amostra de teste exibe uma quantidade específica de deformação plástica.

Resistência. (1) Tensão no ponto de fratura do material; dependendo do método de carregamento, existem resistências à tração, compressão, cisalhamento, torção, flexão e impacto. (2) Tensão máxima que uma estrutura pode suportar sem sustentar uma quantidade específica de deformação plástica; isso é conhecido como *resistência ao escoamento* ou *tensão de prova*.

Tenacidade. Capacidade de um material de absorver energia elástica e deformar plasticamente antes de fraturar; medida como a área total sob um gráfico de tensão de tração *versus* deformação.

Tenacidade à fratura. Fator crítico de intensidade de tensão no ponto de propagação rápida de uma trinca em um sólido contendo uma trinca de formato e tamanho conhecidos.

Tensão. Força por unidade de área dentro de uma estrutura submetida a uma força; dependendo da direção da força em relação ao objeto, existem tensões de tração, compressão e cisalhamento.

Tensão real. Relação entre a força aplicada e a área da seção transversal real (verdadeira); no entanto, por conveniência, a tensão é frequentemente calculada como a razão entre a força aplicada e a área da seção transversal inicial.

Tribologia. Estudo e aplicação dos princípios de atrito, desgaste e lubrificação.

Aprendemos no Capítulo 1 que pacientes parcialmente edêntulos podem receber próteses parciais removíveis (PPRs) quando a construção de uma ponte fixa não é a melhor opção de tratamento. Você aprenderá posteriormente que as PPRs são retidas e suportadas por dentes pilares, aos quais são fixadas por grampos, que geralmente são feitos de ligas como as estruturas (ver Figura 1.12). A Figura 4.1 ilustra os estágios de assentamento de um grampo em um dente pilar. Os remendos pontilhados representam as seções transversais do grampo conforme ele está sendo encaixado. A maior convexidade ou protuberância, mais distante do eixo do dente, é chamada de *altura do contorno* do dente. A área que é rebaixada em relação à altura do contorno do dente ou rebaixada em relação a qualquer parte da superfície do dente é conhecida como *rebaixo* (*undercut*). O grampo que se encaixa em uma área rebaixada no dente pilar para fins de retenção é conhecido como *grampo retentivo*. O grampo oposto ao grampo retentivo, que envolve a área de superfície oclusal à altura do contorno do dente, é conhecido como *grampo recíproco*. O envolvimento maior que 180° do dente pilar permite a estabilização da PPR.

Durante a inserção do dispositivo, o paciente posiciona os grampos acima de seus respectivos dentes pilares (posição A na Figura 4.1) e força o dispositivo a se assentar completamente, o que exige que o grampo atravesse. Este *design* significa que o braço do grampo retentivo deve flexionar e abrir para deslizar além da altura do contorno do dente (posição B na Figura 4.1) e, em seguida, flexionar para trás para engatar a área rebaixada (posição C na Figura 4.1). Enquanto isso, o grampo recíproco encaixará adequadamente no dente acima da altura do contorno (posição C na Figura 4.1).

Depois de usar o dispositivo por algum tempo, o paciente começa a notar que a PPR não é mais retentiva e move-se para cima e para baixo durante a mastigação. O dentista reconhecerá que, muito provavelmente, o grampo retentivo perdeu a adaptação à superfície do dente devido à **deformação**, que é resultante das repetidas inserção e remoção, seguidas de mastigação do dispositivo.

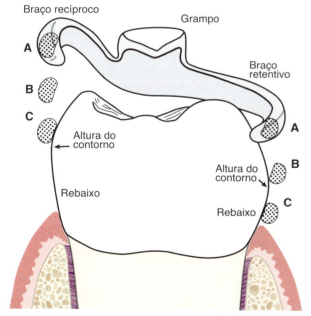

• **Figura 4.1** Estágios de assentamento do grampo da prótese parcial removível (PPR). Os remendos pontilhados representam as seções transversais dos braços do grampo. A área rebaixada em relação à altura do contorno é conhecida como rebaixo. **A.** Antes de assentar. **B.** Fecho retentivo passando pela altura do contorno. **C.** Assentamento concluído.

Para grampos metálicos, o dentista utilizará um alicate para ajustar o grampo à posição original por meio de flexão. O processo pode ser repetido sempre que o dispositivo se soltar novamente, mas há um limite para o número de vezes que o grampo pode ser dobrado. Eventualmente, o grampo quebra durante o ajuste.

Essa sequência de eventos ilustra como um material responde à força aplicada por meio de mudanças de configuração. Primeiro, o grampo flexiona levemente para deslizar sobre a altura do contorno e retorna à dimensão inicial para engatar no rebaixo. Um material é um sólido elástico, ou diz-se que se comporta de forma elástica, quando exibe a capacidade de se deformar (mudança de configuração) sob uma força aplicada e recupera a forma e o tamanho originais quando a força é removida. Quando os grampos se soltam devido à deformação permanente após um período de serviço, eles são ajustados para restaurar sua configuração original. A *plasticidade* é a capacidade dos sólidos de mudar de forma permanentemente quando submetidos a forças sem ruptura, enquanto a quantidade de deformação permanente que o grampo pode suportar antes da ruptura é conhecida como **ductilidade**. Essa sequência também pode ser demonstrada flexionando um fio ortodôntico (deformação elástica), dobrando o fio ainda mais para formar um ângulo de 90° (deformação plástica) e dobrando para frente e para trás várias vezes na mesma dobra até que o fio se quebre.

O foco deste capítulo é descrever as características mecânicas desses materiais e discutir os princípios básicos que envolvem essas propriedades mecânicas.

O que são propriedades mecânicas?

Podemos realizar os mesmos exercícios em uma série de materiais sólidos de qualquer tamanho e forma e rotulá-los como *rígidos* ou *flexíveis*, *duros* ou *macios*, **friáveis** ou *dúcteis*, *frágeis* ou *tenaz*, com base nas respostas dos materiais. Um material frágil é aquele que fratura sem apresentar deformação plástica. Essas descrições são conhecidas como *propriedades mecânicas* porque caracterizam a resistência de um material à deformação elástica, deformação plástica ou fratura sob uma força aplicada. No entanto, são termos qualitativos que não indicam quão semelhantes ou diferentes materiais do mesmo tipo podem ser. Para permitir que os médicos selecionem os materiais apropriados, suas propriedades mecânicas devem ser definidas e quantificadas. Para isso, deve-se conhecer a direção da força aplicada, a magnitude da força e a área de contato com o material. Também precisamos definir os parâmetros que medem a deformação exibida pelo material e a resistência do material à deformação plástica ou fratura sob uma força. Os parâmetros usados para esses propósitos são **tensão**, **deformação** e **resistência**.

Tensão

Força, conforme definido no Capítulo 1, é a interação de um objeto com outro durante ações de empurrar ou puxar, e a quantidade de força é medida usando a unidade de newton (N). Tome o fecho de flexão como exemplo; nossa mão é um objeto dobrando o grampo (segundo objeto) para induzir a deformação plástica (ajuste) do grampo. Podemos tratar essa ação como aplicamos uma força em um objeto. A terceira lei do estado de movimento de Newton afirma que quando uma força externa atua sobre um sólido, ocorre uma reação para se opor a essa força, que é igual em magnitude, mas oposta em direção à força externa. Essa força de reação do material é a resistência que sentimos durante a interação.

Na Figura 4.2 A, um bloco de material pesando 20 kg está pendurado no teto por um fio com área de seção transversal de 7 mm². O peso estica levemente o fio, o que gera forças internas entre os átomos. A força gravitacional exercida sobre o fio com massa de 1 kg é de cerca de 9,8 N. Podemos razoavelmente supor que a distribuição das forças internas sobre a seção transversal do fio é uniforme. A tensão (σ), por definição, é a força exercida por unidade de área perpendicular à direção da força:

$$\sigma = \frac{20 \times 9{,}8 \text{ N}}{7 \times 10^{-6} \text{ m}^2} = 28 \times 10^6 \text{ Pa} = 28 \text{ MPa} \quad (1)$$

A unidade de tensão do Sistema Internacional (SI) é N/m² e é conhecida como pascal (Pa). Como a unidade de Pa, conforme definida, é muito pequena, geralmente é usado MPa para megapascal (=10^6 pascais). No presente exemplo, a tensão no fio é de 28 MPa no modo de tração. O peso do fio é insignificante em relação à força aplicada e geralmente é ignorado no cálculo.

Quando o mesmo bloco é colocado em uma ponte com área de seção transversal de 140 mm² (Figura 4.2 B), o cálculo mostra que a tensão dentro da ponte é de 1,4 MPa no modo de compressão. A força aplicada no topo da ponte dividida pela área de contato tem o mesmo valor da tensão, mas esse valor é conhecido como **pressão** (p) porque esta é a força ou carga que é exercida na superfície externa e não no interior da ponte.

As tensões desenvolvidas de acordo com a natureza das forças aplicadas e a forma do objeto são tensões de tração, compressão e cisalhamento (Figura 4.2).

Tensão de tração

A Figura 4.2 A mostra o modo de tração ao longo do eixo longo de um fio onde um par de forças está se afastando axialmente ao longo do fio. As duas forças são o peso do bloco e a força de reação do teto. A tensão gerada no fio é tensão de tração e deve ser a mesma em todo o fio se a área da seção transversal for uniforme. Você pode enrolar uma folha de dique de borracha e gerar tensão de tração dentro do rolo puxando em ambas as extremidades.

Tensão compressiva

Quando a ponte está apoiada em uma superfície, há uma força de reação da superfície empurrando para cima (Figura 4.2 B), que ilustra o modo de compressão ao longo do eixo longo da ponte. A tensão gerada dentro da ponte é conhecida como *tensão de compressão*. A área de contato da superfície de suporte também está sob carga de compressão da ponte, exceto que a tensão de compressão gerada dentro do material de suporte é dispersa além da área de contato, lateral e verticalmente. A tensão é maior sob a área de contato e diminui com a distância da área de contato. Esse padrão é conhecido como *distribuição de tensão* ou *gradiente de tensão*. Quando um paciente morde um bolo alimentar entre um dente superior e um inferior, ambos os dentes são expostos à carga compressiva e sofrem tensão compressiva.

Tensão de cisalhamento

Quando uma barra é fixada em uma extremidade de um painel (Figura 4.2 C) e uma força descendente perpendicular ao longo eixo da barra é aplicada ao longo da superfície do painel, há uma força de reação ascendente a partir do painel que atua na parte inferior da barra. Observe que a direção da força de reação é oposta à da força aplicada, mas não ao longo do mesmo caminho. Essa é uma característica da força de cisalhamento. A tensão de cisalhamento da seção da barra que está sofrendo a força de cisalhamento é dividida pela seção transversal da área. No tratamento ortodôntico, o fio entrega forças aos bráquetes; o componente horizontal da força relativa à superfície do esmalte colado gerará tensão de cisalhamento dentro do bráquete e dentro do cimento resinoso. A descolagem pode ocorrer por ruptura por tensão de cisalhamento do cimento de colagem. A descolagem dos bráquetes também pode ser obtida torcendo o bráquete com um alicate ortodôntico. Esse modo de ação é chamado de *torção*, em que o alicate funciona como uma alavanca. Essa ação é o torque que descola o suporte. Observe que a força aplicada através do alicate é para girar o suporte e o comprimento do alicate aumentam a tendência de torcer o suporte. Portanto, a tendência não é medida pela força, mas pelo *momento*, que é a força multiplicada pelo comprimento do alicate. Momento e torque são como forças que podem fazer com que os objetos se movam; a diferença é que eles podem ser amplificados com a ajuda de uma alavanca mais longa.

Se a força descendente aplicada na barra estiver afastada do painel, a tensão desenvolvida dentro da barra não é mais puramente tensão de cisalhamento, mas também inclui tensões adicionais de tração e compressão à medida que a barra se dobra. Mais sobre esse fenômeno é discutido na seção sobre testes de flexão.

Tensões combinadas

Para objetos complexos, como próteses dentárias fixas de três elementos (PF; Figura 4.3 A) e PFs de cantiléver de duas unidades (Figura 4.3 B), as tensões geradas nesses dispositivos são diferentes daquelas geradas nos simples objetos mostrados na Figura 4.2. À medida que o paciente mastiga, a carga mastigatória faz com que o pôntico se curve em direção ao tecido, mesmo que a mudança não seja visualmente detectável. Na PF de três elementos, a flexão faz com que o pôntico fique côncavo (contraindo levemente) e o lado do tecido fique convexo (esticando levemente). Portanto, há tensão de compressão no lado oclusal e tensão de tração no lado do tecido. Ambas as tensões se concentram no conector devido à área de seção transversal menor que a do pôntico. No caso de PFs em cantiléver, a extremidade não suportada será a mais curvada, deixando a superfície oclusal convexa e o lado do tecido côncavo. Portanto, há tensão de tração no lado oclusal e tensão de compressão no lado do tecido. Ambas as tensões também se concentrarão na área do conector. Observe que há um momento atuando no dente pilar no sentido do oclusal-gengival que pode resultar em falha do cimento e soltura da prótese. Uma extensão mais longa do PF sobrecarregará mais o meio de cimentação.

As restaurações e dispositivos dentários na cavidade oral podem ser submetidos a tensão, compressão, cisalhamento, torção

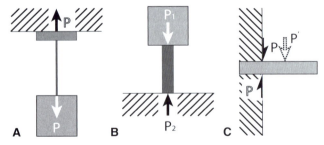

• **Figura 4.2** Ilustração de tensões simples. **A.** Tensão de tração. **B.** Tensão de compressão. **C.** Tensão de cisalhamento. Quando a carga no teste de cisalhamento não é aplicada ao longo da parede (*seta vazada*), o teste não é mais uma tensão de cisalhamento pura, mas se torna um teste de flexão.

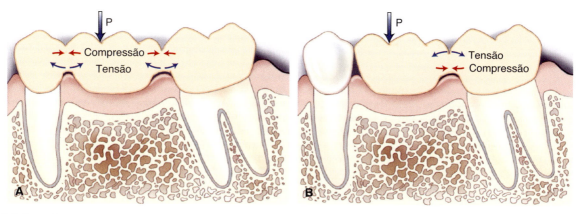

• **Figura 4.3** Tipos de tensões que atuam em uma prótese fixa (PF). **A.** Tensões induzidas em uma ponte de três elementos por uma força de flexão (P). **B.** Tensões induzidas em uma ponte cantiléver de duas unidades. Observe que a tensão de tração desenvolve-se no lado gengival da ponte de três unidades e no lado oclusal da ponte cantiléver.

ou flexão. Os tipos de tensões desenvolvidas dentro da restauração ou dispositivos provavelmente seriam uma combinação de tensões de tração, compressão e cisalhamento.

Deformação

Os materiais respondem às forças através da mudança de forma ou dimensão. A deformação resultante de forças de tração ou compressão é uma dimensão que pode ser medida diretamente. A razão da mudança no comprimento, ΔL, dividida pelo comprimento original, L_0, é a deformação (ε) daquele material sob uma dada carga. Se o fio da Figura 4.2 A, tiver 100 mm de comprimento antes do carregamento e aumentar 0,5 mm (ΔL = 0,5 mm) quando carregado, a deformação será a seguinte:

$$\varepsilon = \frac{\Delta L}{L_0} = \frac{0,5 \text{ mm}}{100 \text{ mm}} = 0,005 = 0,5\%$$
(2)

Podemos concluir que o fio atinge uma tensão de 28 MPa com uma deformação de tração de 0,5%. Quando a carga é removida e o comprimento do fio se recupera para 100 mm, o fio exibe toda a deformação elástica sob o peso. Se o fio não se recuperar completamente quando a carga for removida e registrar um comprimento de 100,2 mm (ΔL = 0,2 mm), o valor da deformação será de 0,2%, que é a deformação plástica causada pelo peso. A diferença entre os dois valores é de 0,3%, que é a deformação elástica máxima do fio. A tensão elástica máxima também é chamada de *flexibilidade* e será discutida em detalhes mais adiante neste capítulo.

Quando adicionamos mais peso ao fio até o ponto de ruptura, e o comprimento total dos dois fios quebrados é de 101,3 mm (ΔL = 1,3 mm), isso significa que o fio sofreu 1,3% de *deformação* plástica *na fratura*. Tenha em mente que quando o fio se rompe, a deformação elástica desaparece porque não há tensão em nenhum dos pedaços do fio. O valor obtido também é chamado de *alongamento* ou ductilidade. A relevância clínica desta propriedade é discutida mais adiante neste capítulo. Observe que a deformação é uma quantidade adimensional; unidades como metro por metro ou centímetro por centímetro são frequentemente usadas para lembrar o sistema de unidades empregado na medição real. O equivalente aceito no sistema inglês é polegada por polegada, pé por pé, e assim por diante.

A essa altura, você deve perceber que sempre que houver uma tensão aplicada em um material, ele deverá exibir uma deformação correspondente. A relação entre tensão e deformação durante a deformação elástica é a propriedade elástica do material e é discutida em detalhes a seguir.

Resistência

A tensão e a deformação de um material sob carga foram definidas anteriormente. A natureza desafiadora da cavidade oral, à qual os materiais dentários são submetidos, foi apresentada no Capítulo 1. Como saber se os materiais dentários podem sobreviver nesse ambiente hostil? Os clínicos devem usar um material e decidir sobre as dimensões da restauração ou prótese de modo que o material suporte com segurança várias condições de carga oclusal. Para materiais dentários específicos, estamos igualmente interessados na tensão máxima que uma estrutura pode suportar antes que o material se deforme plasticamente e, posteriormente, frature. Para isso, é imperativo ter informações sobre as propriedades elásticas e características de resistência dos materiais sob várias condições de tensão, que foram discutidas anteriormente. A *resistência* é a tensão necessária para causar uma quantidade especificada de deformação plástica (ou seja, limite de escoamento) ou fratura (ou seja, resistência à ruptura) do material. O termo *propriedades elásticas* refere-se à relação tensão-deformação durante a deformação elástica. A lei da elasticidade de Hooke, também conhecida como *lei de Hooke*, afirma que o alongamento de um corpo sólido (p. ex., metal, madeira) é proporcional à força aplicada a essa estrutura quando o material se comporta de forma elástica. Existe, no entanto, um limite para cada material, e essa relação linear é conhecida como **limite proporcional**. Essas propriedades de resistência serão discutidas em detalhes, com seu significado clínico, mais adiante neste capítulo.

Informações sobre as propriedades elásticas e resistência dos materiais podem ser obtidas somente por meio de investigações experimentais que usam corpos de prova bem definidos, bem configurados e padronizados, e os submetem a condições de tensão comparativamente simples. As máquinas de teste são projetadas para induzir certas deformações típicas dos corpos de prova, como tração, compressão, cisalhamento, torção e dobra (flexão). Eles também registram as forças aplicadas e a deformação que os corpos de prova podem suportar até que ocorra a fratura. A carga máxima registrada antes da fratura do corpo de prova e a dimensão original do corpo de prova são usadas para calcular a resistência à tração, resistência à compressão, resistência ao cisalhamento, resistência à torção e resistência à flexão.

Para cada material dentário em que os valores de resistência são necessários como parte da especificação, existem protocolos de teste estabelecidos pela TC 106–Dentistry da International Organization for Standardization (ISO). Seguir esses protocolos é importante para a padronização dos métodos de teste.

A Figura 4.4 mostra um material representado por seis fileiras de átomos sob diferentes estados de tensão de cisalhamento. A linha em zigue-zague indica o plano por onde ocorreria o movimento entre as fileiras de átomos e é chamada de *plano de deslizamento*. Os átomos em ambos os lados do plano de deslizamento são sombreados de forma diferente para contraste. A Figura 4.4 A mostra as localizações relativas dos átomos marcados sem tensão. Quando um par de forças de direções opostas atua nas fileiras superior e inferior do material, submetendo o material a forças de cisalhamento (Figura 4.4 B), as posições dos átomos mudam em resposta à tensão de cisalhamento gerada dentro do material. Observe a mudança de posição entre os átomos a e b; átomos 1, 2 e 3; e átomos 4, 5 e 6. A mudança geral é a tensão de cisalhamento elástica, que retornará a zero quando a força de cisalhamento for removida (Figura 4.4 A). Se a força de cisalhamento for aumentada o suficiente para mover os átomos da linha "a" mais para uma nova posição estável, e então removida, ocorre um deslizamento permanente (deformação plástica) ao longo do plano de deslizamento (Figura 4.4 D).

Se o par de forças for aplicado à fileira de átomos diretamente acima e abaixo do plano de deslizamento (Figura 4.2 C), a mudança de posição relativa dos átomos a e b parecerá semelhante ao deslocamento visto na Figura 4.4 B, mas as posições relativas dos átomos mais acima do plano de deslizamento, como 1, 2 e 3, e dos átomos mais abaixo do plano de deslizamento, como 4, 5 e 6, permanecerão as mesmas (Figura 4.4 C). À medida que a força de cisalhamento é aumentada e depois removida quando a fileira de átomos se move para a próxima posição estável, o arranjo dos átomos registrará a mesma deformação permanente (Figura 4.4 D). Lembre-se da discussão do momento da força. Quando a força é aplicada a uma distância da interface (Figura 4.4 B), o momento aumenta; portanto, menos força é necessária para induzir a mesma deformação plástica. Essa é a razão pela qual a maioria dos testes de cisalhamento para sistemas de colagem não medem verdadeiramente a resistência de união ao cisalhamento.

Propriedades de tensão-deformação

A Figura 4.5 mostra um gráfico tensão-deformação para um fio ortodôntico de aço inoxidável que foi submetido a uma força de tração. A linha laranja sólida mostra a tensão (σ) obtida das forças divididas pela área da seção transversal à medida que a deformação (ε) aumenta do alongamento. A forma da curva é típica para um teste de tração. À medida que o teste começa, a curva tensão-deformação se move linearmente em direção ao canto superior direito; então, começa a se desviar de uma linha reta após passar o limite proporcional (LP). O movimento ascendente ou do eixo *y* é ainda mais reduzido à medida que o gráfico se move além da resistência ao escoamento (RE). À medida que o movimento continua mais para a direita, a linha atinge um platô na resistência à tração final (RTF) e, eventualmente, quebra com uma tensão menor na resistência à ruptura (RR).

Imagine que estamos no controle da máquina de teste de tração e observamos a gravação do gráfico de tensão-deformação em tempo real na tela. Paremos o experimento antes que a tensão atinja LP e descarreguemos o fio; observaremos que a curva retorna ao zero de tensão e deformação à medida que o fio completa a recuperação elástica até o comprimento original. O segmento linear da curva é a ilustração gráfica da lei da elasticidade de Hooke. Podemos reiniciar o teste e parar imediatamente após a curva tensão-deformação ter ultrapassado o limite proporcional e descarregado. Ainda observamos a recuperação elástica completa do fio, o que indica que a lei de Hooke não se aplica além do limite de proporcionalidade, mas a deformação do material nesse nível de tensão permanece apenas elástica. Este processo pode ser repetido com níveis de tensão crescentes e logo atinge um ponto em que o fio ainda exibe recuperação elástica, mas não volta ao comprimento original, exibindo, assim, deformação plástica. Enquanto isso, a taxa de aumento de tensão em relação à deformação reduz substancialmente. Normalmente, descrevemos que a tensão excedeu o **limite elástico** do material, que é o nível de tensão quando ocorre a deformação plástica. Infelizmente, não há nenhuma característica notável na curva que nos permita identificar o nível de tensão do limite elástico. Para encontrar um substituto conveniente e prático, geralmente traçamos uma linha paralela à parte reta da curva, começando com um valor de 0,2%, ao longo do eixo de deformação e

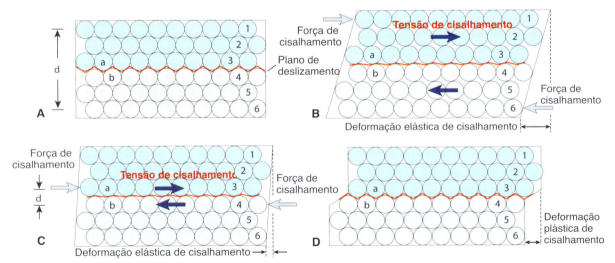

• **Figura 4.4** Modelo atômico ilustrando a deformação por força de cisalhamento. **A.** Sem tensão. **B.** Deformação elástica do modelo sob forças de cisalhamento aplicadas ao longo das partes superior e inferior do modelo. **C.** Deformação elástica por forças de cisalhamento ao longo do lado oposto do plano de deslizamento; observe a diferença na quantidade da deformação elástica pelo movimento dos átomos em relação ao mostrado em (B). **D.** Deformação plástica à medida que os átomos se movem para novas posições e as forças são aliviadas.

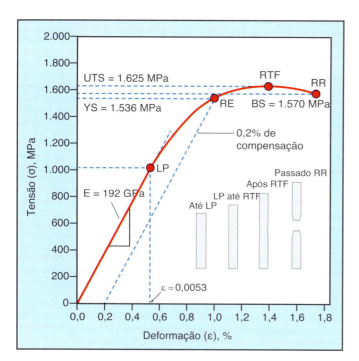

- **Figura 4.5** Gráfico de tensão-deformação para um fio ortodôntico de aço inoxidável que foi submetido à tensão. O limite proporcional (LP) é 1.020 MPa. Embora não mostrado, o limite elástico é ligeiramente superior a esse valor. A resistência ao escoamento (RE) em um desvio de deformação de 0,2% da origem (O) é de 1.536 MPa e a resistência à tração final (RTF) é de 1.625 MPa. A resistência à ruptura (RR) é de 1.570 MPa. Um valor de módulo de elasticidade (E) de 192 GPa é calculado a partir da inclinação da região elástica (= LP/ε). Observe a mudança de forma do fio à medida que o teste de tração progride: a largura do fio se contrai, pescoço após RTF e fratura.

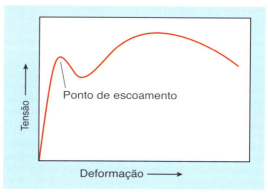

- **Figura 4.6** Ponto de escoamento de um polímero linear. Observe a desaceleração da curva, indicando um estrangulamento substancial após o material passar do limite de escoamento.

a estendemos até que essa linha cruze com a curva. Este valor de tensão é designado como *limite de escoamento de 0,2%* ou *tensão de prova*. O significado da resistência ao escoamento será discutido mais adiante. A partir desse ponto, desenvolve-se mais deformação plástica do fio após cada estiramento e descarga. A tensão atinge, então, um valor máximo na resistência à tração final, e o fio começa a mostrar sinais de estrangulamento, que é uma redução do diâmetro em uma área do fio (ilustração de amostra na Figura 4.5). À medida que o alongamento continua, o nível de tensão diminui até que o fio se rompa na resistência à ruptura, com toda a deformação plástica que ocorreu após a resistência à tração última concentrando-se em torno da área de pescoço.

Limite proporcional, limite elástico e limite de escoamento (prova de tensão)

Quando um fio é esticado de forma constante em tensão, o fio eventualmente fratura. No entanto, na odontologia, também estamos interessados na tensão na qual a deformação plástica começa a se desenvolver, que é chamada de *ponto de escoamento*. Metais mais macios e polímeros termoplásticos apresentam um ponto de escoamento pronunciado (Figura 4.6). Isso ocorre em níveis de tensão ligeiramente mais altos do que o limite elástico. No ponto de escoamento, o material mostra um aumento súbito de deformação sem aumento de tensão. Materiais específicos para aplicações odontológicas não costumam apresentar esse comportamento (Figura 4.5); assim, uma abordagem diferente é necessária para determinar o ponto de escoamento.

Para um material que satisfaça a lei de Hooke, a tensão elástica deve ser diretamente proporcional à deformação elástica. Graficamente, a região inicial do gráfico tensão-deformação deve ser uma linha reta, conforme mostrado na Figura 4.5. De fato, uma pequena porção da deformação elástica parece não ser linear antes do início da deformação plástica, o que é demonstrado pelo desvio da curva da linha reta. O ponto de desvio é chamado de *limite proporcional*, que representa a tensão máxima acima da qual a tensão não é mais proporcional à deformação.

Quando uma pequena tensão de tração é induzida em um fio, o fio retornará ao comprimento original quando a carga for removida. Se a carga for aumentada progressivamente em pequenos incrementos e depois liberada após cada aumento de tensão, será alcançado um valor de tensão no qual o fio não retornará ao comprimento original após a remoção da carga. Nesse ponto, o fio foi tensionado além do limite elástico do material, que é a maior tensão a que o material pode ser submetido, no qual o material retornará às dimensões originais quando a força for liberada. O valor do limite elástico, quando disponível, é utilizado como limite de escoamento do material. Conforme discutido anteriormente, uma curva tensão-deformação, como na Figura 4.5, não mostra a tensão do limite elástico. No entanto, para certos materiais, experimentos demonstraram que os valores de tensão do limite elástico estão muito próximos de seus respectivos limites proporcionais. Para esses materiais, é habitual a utilização dos valores do limite proporcional como limite de escoamento.

> **QUESTÃO IMPORTANTE**
>
> A resistência ao escoamento é uma propriedade geralmente relatada para metais e ligas, mas não para cerâmicas. Por que não é possível medir a resistência ao escoamento de cerâmicas ou outros materiais puramente frágeis? Use um gráfico de tensão-deformação para explicar sua resposta.

Para materiais como o aço inoxidável, boa parte da deformação elástica parece não linear, de modo que o uso do limite proporcional como limite de escoamento é inadequado. Além disso, irregularidades ao longo da região da linha reta do gráfico tensão *versus* deformação podem representar pequenos desvios da lei de Hooke e causar alguma incerteza na determinação do ponto apropriado em que a linha selecionada se desvia da linearidade (limite proporcional). Assim, uma propriedade diferente, o **limite de escoamento**, é usada nos casos em que o limite proporcional não pode ser determinado com precisão suficiente.

O limite de escoamento é uma propriedade que representa o valor de tensão no qual uma pequena quantidade de deformação plástica ocorreu. Um valor de 0,1 ou 0,2% da deformação plástica é frequentemente selecionado e é referido como a *compensação percentual*. Como na Figura 4.5, a resistência ao escoamento para deslocamento de 0,2% é ilustrada. Se os valores de resistência ao escoamento para dois materiais testados sob as mesmas condições devem ser comparados, valores de compensação idênticos devem ser usados. Para materiais frágeis, como cerâmicas odontológicas, o gráfico tensão-deformação é uma linha reta sem região plástica apreciável. Assim, uma determinação da resistência ao escoamento não é prática em um desvio de deformação de 0,1 ou 0,2% porque não há deformação plástica.

Limite proporcional, limite elástico e *limite de escoamento* (prova de tensão) são definidos de forma diferente para os respectivos fenômenos que ocorrem durante os testes mecânicos. No entanto, eles têm sido usados de forma intercambiável quando se refere ao ponto de escoamento. Seus valores costumam ser muito próximos, mas podem ser diferentes em alguns casos. O limite elástico é o verdadeiro ponto de escoamento quando esse valor está disponível. O limite proporcional é utilizado como ponto de escoamento quando o limite proporcional é bem definido na curva tensão-deformação e conhecido por estar próximo do limite elástico. O limite de escoamento é fácil de obter a partir de uma curva tensão-deformação com uma quantidade predefinida de deformação plástica. Lembre-se de que o limite de escoamento é definido com alguma deformação plástica em mente, mas os limites proporcional e elástico cobrem apenas a deformação elástica. Conforme mostrado na Figura 4.5, a resistência ao escoamento (tensão de prova) é maior que o limite proporcional. Esses valores são importantes na seleção de materiais dentários porque representam a tensão na qual se inicia a deformação permanente da estrutura. Se as tensões geradas durante a mastigação excederem esses valores, a restauração ou o aparelho podem ficar distorcidos e deixar de funcionar como originalmente projetado.

Imagine um paciente mordendo um bolo de comida, como mostrado na Figura 4.3, exercendo carga suficiente para gerar tensões de tração na área notada como tensão da liga da ponte. À medida que o paciente aplica a carga gradualmente, a tensão de tração nessas áreas aumentará proporcionalmente à magnitude da carga aplicada. Se a tensão gerada estiver abaixo do limite elástico e até o limite proporcional, a retirada da carga sempre resultará em uma recuperação elástica da ponte da leve flexão que ocorre. Se o paciente a qualquer momento exercer uma carga que crie tensões na área de tensão iguais ou superiores ao limite elástico do material utilizado, a ponte ficará permanentemente deformada e, em seguida, quebrará. Dessa forma, deve-se escolher materiais com limites elásticos suficientemente altos para a construção de uma ponte dentária. Se o tamanho do conector for muito pequeno, uma maior tensão de tração é gerada. Uma restauração bem projetada também é importante.

Módulo elástico (módulo de Young ou módulo de elasticidade)

A lei de Hooke afirma que a tensão e a deformação mudam proporcionalmente dentro da região de deformação elástica. Matematicamente, existe uma constante entre a tensão e a deformação. Chamamos essa constante de **módulo elástico**, **módulo de elasticidade** ou **módulo de Young**, designado pela letra E. O módulo elástico (E) do fio ortodôntico usado na Figura 4.5 pode ser calculado da seguinte forma, usando o limite proporcional (1.018 MPa) e a deformação elástica (0,0053) desse material:

$$E = \frac{Tensão}{Deformação} = \frac{\sigma}{\varepsilon} = \frac{1.018\ MPa}{0,0053} = 192,075\ MPa = 192\ GPa.$$

(3)

Como o módulo elástico representa a razão entre a tensão elástica e a deformação elástica, podemos raciocinar que quanto menor a deformação registrada para uma determinada tensão, maior o valor do módulo. Por exemplo, se o fio A é muito mais difícil de dobrar do que o fio B da mesma forma e tamanho, uma tensão consideravelmente maior deve ser induzida antes que uma deformação elástica desejada possa ser produzida. Como tal, considera-se que o fio A tem um módulo de elasticidade comparativamente mais alto que o fio B. Assim, o fio A, com um módulo de elasticidade mais alto, estica menos que o fio B sob a mesma tensão. Os materiais de moldagem elastoméricos têm maior rigidez (módulo de elasticidade) do que os materiais de moldagem à base de alginato. Assim, é necessária uma força maior para remover uma moldeira de impressão elastomérica das áreas recortadas na boca. O módulo de elasticidade da maioria dos biomateriais odontológicos é dado em unidades de MPa ou GPa (gigapascais; 1 GPa = 1.000 MPa).

No uso geral, o termo *elasticidade* também implica "ser facilmente esticado ou expandido", o que contradiz o que acabamos de aprender: que um material com alto módulo de elasticidade requer mais força para se deformar. De fato, a elasticidade na mecânica dos sólidos descreve a capacidade de um corpo tensionado de recuperar o tamanho e a forma originais deste corpo após a deformação. Essa afirmação não implica se deformar o material é fácil ou difícil com base na tensão aplicada. Portanto, o módulo de elasticidade é um parâmetro que quantifica o comportamento elástico. Também podemos afirmar que o módulo de elasticidade descreve a relação entre tensão e deformação dentro da região elástica. Alguns diriam que o módulo de elasticidade é a inclinação da porção reta inicial da curva tensão-deformação. Quanto mais inclinada a linha, maior o módulo de elasticidade e mais rígido o material. Como tal, o módulo de elasticidade tem sido considerado uma medida da rigidez ou rigidez de um material.

Lembre-se da Figura 2.2 A, na qual a força de ligação é definida como a atração entre dois átomos, e da Figura 4.4 B, que mostra a distância entre os átomos sob a influência da tensão de cisalhamento, como a distância entre os átomos 2 e 3 e entre átomos 4 e 5. A força resultante zero no equilíbrio representa o material que não está sob tensão. A mudança na distância entre os átomos aumenta em relação à força externa aplicada e deve seguir a curva de força resultante na Figura 2.2. A inclinação da força resultante extraída da posição de equilíbrio terá o mesmo significado que a inclinação da curva tensão-deformação. Como a força necessária para alterar a distância entre os átomos depende da força de ligação entre os átomos, o valor do módulo de elasticidade reflete a força de ligação atômica do material, que permanece constante e independente do tratamento mecânico, como a tensão aplicada, e a deformação plástica ocorrida durante o ensaio.

A Figura 4.7 mostra um gráfico tensão-deformação para esmalte e dentina que foram submetidos à tensão compressiva. Essas curvas foram construídas a partir dos valores típicos de módulos elásticos, limite proporcional e resistência à compressão última relatados na literatura científica. Variações nos valores do limite de proporcionalidade, módulo de elasticidade e resistência à compressão última foram relatadas para esmalte e dentina em relação à área do dente da qual os corpos de prova foram obtidos. Observe que o limite proporcional, a resistência à compressão última e o módulo de elasticidade do esmalte são maiores que os valores correspondentes para a dentina (Figura 4.7). O módulo de elasticidade do esmalte é cerca de três vezes o da dentina neste estudo. A dentina pode sustentar mais deformação plástica do que o esmalte sob carga compressiva antes de fraturas dentinárias. Assim, o esmalte é um material mais rígido e quebradiço que a dentina, e o esmalte sem suporte é mais suscetível à fratura. Por outro lado, a dentina é mais flexível e mais resistente. Embora não haja medidas quantificáveis para a fragilidade de um material, muitas vezes descrevemos os materiais como sendo mais frágeis ou menos frágeis. Referimo-nos a materiais mais frágeis como tendo menos deformação elástica antes da fratura e materiais menos frágeis como tendo mais deformação elástica antes da fratura.

Lembre-se da Figura 3.2, que mostra um fluido newtoniano exibindo uma relação linear entre a tensão de cisalhamento e a taxa de deformação do fluido, e a inclinação da curva é definida como a viscosidade do líquido. A Figura 4.5 mostra que existe uma relação linear entre a tensão de tração e a deformação de um sólido, e a inclinação define o módulo de elasticidade de um sólido. Ambos os termos são derivados da relação tensão e deformação; eles representam duas propriedades diferentes. O módulo de elasticidade é a quantidade que determina o quanto o material se deformará elasticamente para uma determinada tensão e permanecerá nesse estado para sempre, a menos que a tensão seja removida, momento em que o material retorna à sua forma inicial. A viscosidade é a quantidade análoga que mostra a rapidez com que o material fluirá e a mudança de tensão na proporção da duração em que a tensão é aplicada.

> **QUESTÃO IMPORTANTE**
> Como a tensão de tração final (resistência máxima) às vezes pode ser menor que a tensão de tração máxima?

Resistência final e resistência verdadeira

A resistência final para testes de tração, compressão e cisalhamento é calculada dividindo-se a força máxima registrada antes da fratura pela área da seção transversal original do material. A configuração do corpo de prova mostrada na Figura 4.5 demonstra que a seção transversal do fio diminui à medida que o fio se alonga sob tensão de tração. Devido à redução da área, a força necessária para aumentar a deformação diminui. Assim, a tensão calculada após o limite de resistência à tração diminui, levando a uma resistência à ruptura menor do que o limite de resistência à tração. A Figura 4.8 mostra um gráfico tensão-deformação de uma barra de metal que foi submetida a um teste de tração. A tensão é calculada usando a área da seção transversal original (linha laranja) e a área da seção transversal real (linha verde). O valor da tensão, calculado como a força dividida pela área real da seção transversal em cada valor de tensão medido, é conhecido como **tensão verdadeira**. A linha verde mostra que a resistência à tração final e a resistência à ruptura são as mesmas. A dimensão original é sempre usada para calcular os vários valores de resistência relatados – e por boas razões. A falha de uma restauração ou dispositivo significa que ocorreu cedência ou ruptura, o que ocorrer primeiro. O dano ocorreu com uma carga mais baixa e, portanto, um valor mais alto e mais preciso da verdadeira resistência final não é significativo.

A Figura 4.8 demonstra que após uma barra de metal ter sido tensionada além do limite de escoamento desse material, a tensão precisa aumentar para continuar exercendo deformação plástica até que ocorra a fratura do corpo de prova. Pode-se pensar que o

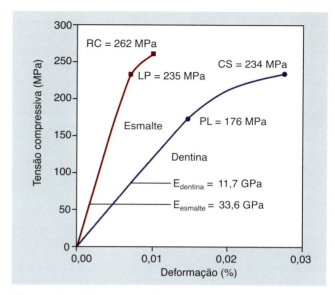

• **Figura 4.7** Gráfico tensão-deformação para esmalte e dentina que foram submetidos à compressão. Os valores de resistência à compressão final (RC), limite proporcional (LP) e módulo de elasticidade (E) são mostrados. (Dados de Stanford JW, et al. Compressive properties of hard tooth tissue. *J Am Dent Assoc*. 1960;60:746-56.)

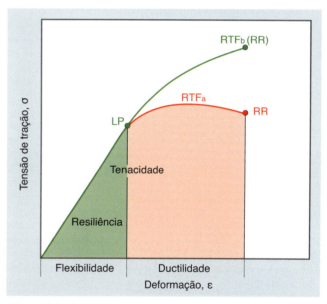

• **Figura 4.8** Curva convencional tensão-deformação de tração (linha laranja) na região de deformação plástica calculada usando a área da seção transversal inicial de uma haste. A linha verde (acima da linha laranja) representa os valores de tensão calculados com base na área real reduzida da haste à medida que a deformação aumenta. Observe que o valor de resistência à tração final (RTF) da linha verde é o mesmo que a resistência à ruptura (RR). A resiliência pode ser calculada medindo a área dentro da região elástica. Matematicamente, a área é metade do limite de proporcionalidade (LP) multiplicado pela deformação elástica (equação [4]). A tenacidade é a área total dentro das regiões elástica e plástica.

material tem um ponto de escoamento fixo; uma vez que a tensão aplicada tenha superado essa barreira, o mesmo nível de tensão deve ser suficiente para induzir mais deformação plástica até a fratura do corpo de prova. A tensão verdadeira da Figura 4.8 mostra que o material que foi deformado plasticamente está resistindo ao escoamento adicional porque é necessária mais tensão. De fato, o material se torna mais forte em relação à resistência à deformação plástica adicional, pois é plasticamente deformado até fraturar, e esse fenômeno é conhecido como **encruamento**, **endurecimento por deformação** ou *trabalho a frio*. Aprenderemos o mecanismo de fortalecimento de material por deformação plástica no Capítulo 9.

Flexibilidade e ductilidade

A partir da curva tensão-deformação, sabemos que para cada valor de tensão existe um valor de deformação correspondente. Ter um material com resistência suficiente para resistir à deformação plástica ou fratura não é a única consideração para a seleção. No entanto, há casos em que a deformação elástica e plástica são críticas. Por exemplo, em um aparelho ortodôntico, uma mola é frequentemente estendida a uma distância considerável sob a influência de um pequeno estresse. Nesse caso, diz-se que a estrutura é flexível e possui a propriedade de flexibilidade. A *flexibilidade* é definida como a deformação elástica mostrada em uma curva tensão-deformação (Figura 4.8) ou a deformação de flexão reversível de um teste de flexão. A ductilidade representa a quantidade de deformação permanente que um material pode suportar sob uma carga de tração até o ponto de fratura, que é a deformação do limite proporcional à resistência à ruptura na Figura 4.8. A **maleabilidade** é a quantidade de deformação permanente que um material pode suportar sem ruptura sob compressão, como martelar ou rolar uma haste de metal em uma folha fina. O ouro é o metal puro mais dúctil e maleável, seguido pela prata. Dos metais de interesse em odontologia, a platina ocupa o terceiro lugar em ductilidade e o cobre em terceiro em maleabilidade.

A ductilidade pode ser determinada em uma destas três maneiras: (1) o alongamento percentual após a fratura, como visto na Figura 4.8, (2) a redução na área dos corpos de prova de tração, e (3) o número máximo de dobras realizadas em um teste de flexão a frio antes das fraturas do fio. O primeiro método envolve obter as informações diretamente de uma curva tensão-deformação. O segundo método envolve o pescoço na extremidade fraturada de um fio de metal dúctil após a ruptura sob uma carga de tração. A redução percentual na área da seção transversal da extremidade fraturada em comparação com a área original do fio ou haste é chamada de *redução relativa da área*. O terceiro método é conhecido como *teste de dobra a frio*. Podemos dobrar vários fios ortodônticos para frente e para trás individualmente até que todos se quebrem. O fio que leva o maior número de dobras para quebrar é o fio mais dúctil.

O polimento de uma margem de metal fundido para reduzir a largura de um espaço entre a margem da coroa e a superfície do dente é um bom exemplo de flexibilidade e ductilidade no trabalho. A Figura 4.9 mostra um procedimento de polimento de uma margem metálica aberta (Figura 4.9 A), em que um instrumento liso e sem corte é usado como ferramenta de polimento para pressionar a margem metálica contra o dente (Figura 4.9 B) e fecha a lacuna marginal. Esse movimento é possível como resultado da deformação elástica mais plástica do metal. Depois de o instrumento ser removido, a margem recua uma quantidade igual à tensão elástica total (Figura 4.9 C). Como pelo menos 25 µm de espaço deve ser fornecido para o cimento entre o dente e a coroa, o polimento total no dente ou troquel é geralmente adequado porque a quantidade de recuperação de tensão elástica é relativamente pequena. Empurrar a margem ainda mais enquanto pressiona o dente para compensar a recuperação elástica prevista pode ser necessário. Naturalmente, o metal deve ter uma ductilidade relativamente alta para evitar a fratura da margem durante o polimento, e um limite de escoamento moderado para facilitar o procedimento.

Resiliência e tenacidade

O trabalho é o produto da força pela quantidade de deformação (distância) através da qual a força atua. Quando o trabalho é realizado em um corpo, a energia é transmitida a este corpo. Consequentemente, quando uma restauração dentária é deformada, a restauração absorve energia. Se a tensão induzida for menor que o limite proporcional (i. e., a estrutura oral não é deformada permanentemente), apenas a energia elástica é armazenada na estrutura até que a força aplicada seja removida. **Resiliência** (U_r) é a capacidade de um material absorver energia quando é deformado elasticamente (Figura 4.8). O módulo de resiliência é a quantidade de energia de deformação que pode ser absorvida por unidade de volume sem distorção permanente e pode ser determinada pela área da região elástica:

$$U_r = \frac{1}{2}\sigma\varepsilon = \frac{1}{2} \cdot \frac{\sigma^2}{E}.$$

(4)

Quando a tensão induzida ultrapassa o limite elástico do material, é necessário trabalho adicional para causar a deformação plástica. A capacidade de um material absorver energia e se deformar plasticamente sem fratura é chamada de **tenacidade**.

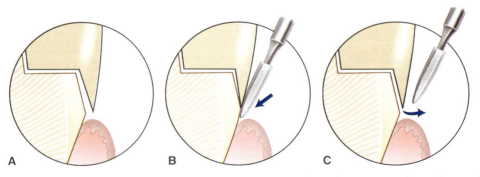

- **Figura 4.9** Ilustração esquemática de um procedimento para fechar uma margem aberta de uma coroa de metal por polimento com um instrumento fosco em forma de instrumento rotativo. **A.** A margem da coroa está aberta. **B.** O instrumento puxa a margem para baixo e pressiona em direção ao dente para "fechar" a margem. **C.** Observe que, após a remoção do instrumento, a tensão elástica da coroa repercute; permanece uma ligeira discrepância marginal. Para reduzir o tamanho da discrepância, é necessário puxar o metal mais para baixo em direção à gengiva para compensar a recuperação elástica.

O módulo de tenacidade é a quantidade de energia de deformação por unidade de volume que um material pode absorver imediatamente antes de fraturar, e pode ser calculado como a área sob a curva tensão-deformação até o ponto de fratura.

A tenacidade aumenta com o aumento da resistência e ductilidade. Quanto maior a resistência e quanto maior a ductilidade (deformação plástica total), maior é a tenacidade. Assim, podemos concluir que um material tenaz é geralmente forte, embora um material forte não seja necessariamente tenaz. O termo *fragilidade* é geralmente considerado o oposto de tenacidade. É importante notar que, em termos populares, a *resiliência* está associada à elasticidade, o que implica o retorno de uma deformação. No contexto atual, *resiliência* significa precisamente a quantidade de energia de deformação absorvida dentro de uma unidade de volume de uma estrutura sendo tensionada até seu limite proporcional.

Razão de Poisson

Por causa da conservação da massa, um objeto, como um cilindro, torna-se mais longo e mais fino quando uma força de tração é aplicada a ele. Por outro lado, uma força de compressão atua para tornar tal objeto mais curto e mais largo. Uma tensão de tração axial, σ_z, ao longo do eixo z (eixo longo) de um sistema de coordenadas x, y, z mutuamente perpendiculares produz uma deformação elástica de tração (ε_z) e uma contração elástica acompanhante nas direções dos eixos x e y (ε_x e ε_y, respectivamente). A razão de $\varepsilon_x/\varepsilon_z$ ou $\varepsilon_y/\varepsilon_z$ é uma propriedade de engenharia do material chamada *razão de Poisson* (ν), calculada da seguinte forma:

$$\nu = -\frac{\varepsilon_x}{\varepsilon_z} = -\frac{\varepsilon_y}{\varepsilon_z}$$

(5)

A razão de Poisson pode ser determinada de forma semelhante em um experimento envolvendo uma tensão de compressão axial. Para um material isotrópico ideal de volume constante, a razão é 0,5. A maioria dos materiais de engenharia tem valores entre 0,25 e 0,30.

Outros métodos de teste de força

Existe um grande número de testes padronizados para determinar as várias propriedades mecânicas dos materiais. São discutidos três tipos de testes relevantes para materiais odontológicos.

Resistência à tração diametral

A resistência à tração pode ser determinada submetendo uma haste, fio ou amostra em forma de haltere a uma carga de tração. A falta de deformação plástica para adaptação ao dispositivo de preensão de um aparelho de teste de tração convencional e alinhamento dificulta os testes de tração para materiais frágeis. No entanto, quando um cilindro curto (disco) é colocado na lateral com uma carga aplicada a partir do topo ao longo do diâmetro do cilindro, a carga gera tensão de tração perpendicular ao plano vertical que passa pelo centro do disco (Figura 4.10), forçando o cilindro a se expandir lateralmente. Esse teste é referido como o *teste de compressão diametral*, e o valor de resistência obtido é a resistência à tração diametral. Nesse método, a carga compressiva é aplicada por uma placa plana contra a lateral de um corpo de prova cilíndrico curto (disco). A fratura deve ocorrer ao longo desse plano vertical (a linha vertical tracejada no disco). O valor da resistência à tração diametral é calculado pela seguinte fórmula:

$$\text{Resistência à tração diametral} = \frac{2F}{\pi Dt}$$

(6)

em que F é a carga aplicada, D é o diâmetro do disco e t é a espessura do disco.

Esse teste é simples de realizar e oferece excelente reprodutibilidade. No entanto, o seu uso em materiais que apresentam deformação plástica apreciável antes da fratura resulta em valores de resistência à tração erroneamente altos. Além disso, a fratura da amostra em vários pedaços, em vez da fragmentação ideal em dois segmentos, sugere um resultado de teste não confiável.

Resistência à flexão

A resistência à flexão mede a resposta de um material à flexão e não mede as propriedades fundamentais do material, que são as resistências à tração, compressão e cisalhamento. Durante a flexão, todas as três tensões fundamentais estão presentes. O teste de flexão é um teste de resistência de uma barra apoiada em cada extremidade (Figura 4.11) ou um disco fino apoiado ao longo de um círculo de suporte inferior sob uma carga estática (Figura 4.12). A tensão de tração geralmente se desenvolve ao longo da superfície inferior, que é o lado apoiado do corpo de prova, e causa fratura. Para o corpo de prova de barra, o valor da tensão de ruptura é referido como resistência à *flexão uniaxial*, *resistência à flexão*, *resistência transversal* ou *módulo de ruptura*. Para a amostra de disco, o valor da tensão de ruptura é referido como a *resistência à flexão biaxial*.

Resistência à flexão uniaxial

Quando a carga é aplicada, o corpo de prova da barra plana se dobra com tensões de tração, compressão e cisalhamento geradas simultaneamente. A deformação resultante é representada por uma diminuição no comprimento da superfície superior

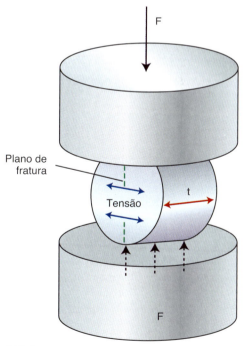

• **Figura 4.10** Teste de compressão diametral. Embora uma força de compressão seja aplicada ao longo do lado do disco, uma fratura por tração é produzida. A resistência à tração é calculada a partir da carga de fratura, F, do diâmetro do disco, D, e da espessura do disco, t.

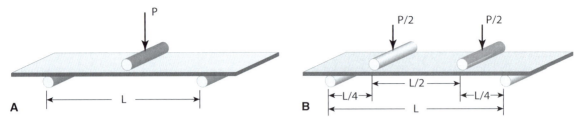

• **Figura 4.11** Projetos de teste de flexão uniaxial. **A.** Teste de três pontos. **B.** Teste de quatro pontos.

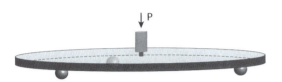

• **Figura 4.12** Ilustração esquemática do teste de pistão em três esferas para o teste de flexão biaxial.

(deformação de compressão) do corpo de prova e um aumento no comprimento da superfície inferior (deformação de tração). Consequentemente, as tensões principais na superfície superior são de compressão, enquanto as da superfície inferior são de tração. Obviamente, as tensões mudam de direção dentro do corpo de prova entre as superfícies superior e inferior, com tanto a tensão como a deformação sendo zero na transição. Essa superfície neutra não muda de dimensão e é conhecida como *eixo neutro*. A tensão de cisalhamento também é produzida perto das extremidades apoiadas do corpo de prova, mas não desempenha um papel significativo no processo de fratura.

Existem dois testes de modo de flexão diferentes: três pontos (Figura 4.11 A) e quatro pontos (Figura 4.11 B). Para barras de seção transversal retangular, as seguintes equações podem ser usadas para calcular a resistência à flexão:

$$\text{Flexão de três pontos } \sigma = \frac{3FL}{2wt^2},$$

(7)

$$\text{Flexão de quatro pontos } \sigma = \frac{3FL}{4wt^2},$$

(8)

em que

σ = resistência à flexão (MPa) no ponto médio do vão
P = a carga (N) na fratura
L = a distância entre dois rolos de suporte (mm)
w = a largura do corpo de prova (mm)
t = espessura ou altura do corpo de prova (mm).

Uma das limitações do teste de flexão de três pontos é que se o corpo de prova da barra não fratura no ponto médio diretamente sob a força aplicada (F), o momento de força no ponto de fratura deve ser usado para calcular a tensão de fratura no ponto real de fratura. O teste de flexão de quatro pontos mostrado na Figura 4.11 B é preferível ao teste de três pontos porque as análises de equilíbrio de forças indicam que não há tensão de cisalhamento presente e o momento da força é constante dentro do vão de carregamento central onde a fratura é esperada.

Os testes de flexão são preferidos ao teste de compressão diametral quando materiais frágeis são usados na construção de próteses dentárias, como pontes em cantiléver, PFs de múltiplas unidades (ou pontes) e próteses totais porque as distribuições de tensão nos testes de flexão simulam mais de perto aquelas que ocorrem nessas próteses.

Resistência à flexão biaxial

A borda de corpos de prova retangulares muitas vezes lasca ou fratura durante a preparação e pode se tornar uma área de **concentração de tensão** influenciando os valores de resistência. O teste de flexão biaxial é baseado no projeto de pistão em três esferas que direciona a tensão para o centro do disco, longe da borda da amostra (Figura 4.12). Esse teste é preferido por alguns cientistas para evitar o problema dos efeitos de borda. Para os testes de flexão biaxiais típicos, são usados corpos de prova em forma de disco com 12 mm de diâmetro e 1,2 mm de espessura. A carga é aplicada por meio de um pistão com superfície de contato levemente curvada e o disco é suportado por esferas de aço, que possuem diâmetro aproximado de 3,2 mm. Estes estão dispostos em um ângulo de 120° em relação um ao outro em um círculo de aproximadamente 10 a 12 mm de diâmetro. A resistência à flexão biaxial é calculada a partir de uma equação complexa que está além do escopo deste livro.

Resistência ao impacto

O termo *impacto* descreve a reação de um objeto estacionário a uma colisão com um objeto em movimento. Um testador de impacto do tipo Charpy é geralmente usado para medir a resistência ao impacto. Um pêndulo é liberado e oscila para baixo para fraturar uma amostra de barra com um entalhe em V no centro e apoiado em ambas as extremidades. A energia perdida pelo pêndulo durante a fratura do corpo de prova pode ser determinada por uma comparação entre o comprimento que o pêndulo oscila após o impacto com o movimento livre do pêndulo quando não ocorre o impacto. A energia perdida dividida pela área da superfície de fratura é a resistência ao impacto, com uma unidade de kJ/m². Ao contrário do que acontece na maioria dos testes mecânicos, as dimensões, a forma e o projeto do corpo de prova a ser testado devem ser idênticos para obter resultados uniformes. Essa propriedade pode ser definida como a energia necessária para fraturar um material sob uma força de impacto. Um testador de impacto do tipo Izod é como o de um Charpy, exceto que a amostra com encaixe em V é fixada verticalmente em uma extremidade e o sopro é aplicado a uma certa distância acima da extremidade fixada em vez de no centro da amostra.

Durante o impacto, as forças externas e as tensões resultantes mudam rapidamente; portanto, uma curva tensão-deformação não pode ser usada para prever com precisão a resistência ao impacto, mas é um bom indicador. Por exemplo, um material com baixo módulo de elasticidade e alta resistência à tração é mais resistente às forças de impacto, enquanto um alto módulo de elasticidade e baixa resistência à tração sugerem baixa resistência ao impacto.

QUESTÕES IMPORTANTES

Como duas forças idênticas podem produzir duas tensões diferentes em uma coroa de cerâmica pura? É possível que um material rígido com alto módulo de elasticidade falhe sem deformação plástica e com menor resistência do que um material mais flexível? Explique suas respostas.

Fratura de restaurações

Em um de seus livros, Leonardo da Vinci descreveu um experimento em que a resistência à tração foi medida para vários comprimentos de fios de ferro. Sua descoberta foi que os fios mais longos eram mais fracos do que os fios mais curtos. Esse resultado é inconsistente com a teoria clássica do que é agora conhecido. Fraturas inesperadas de próteses dentárias e restaurações ocorrem ocasionalmente, mesmo quando materiais de alta qualidade foram usados. Do ponto de vista da mecânica da fratura, ambas as observações estão relacionadas com a presença de pequenas falhas microestruturais e defeitos na superfície ou dentro da estrutura interna que facilitam a geração de tensões localmente elevadas em áreas próximas a furos, ranhuras, entalhes, cantos vivos, rachaduras e outras mudanças na dimensão da estrutura, mesmo que a tensão média dentro da estrutura seja baixa. Este aumento na seção de pico de tensão é chamado de *concentração de tensão* ou *aumento de tensão*. Durante o tempo de Leonardo da Vinci, a tecnologia de fabricação de fios de ferro provavelmente produzia falhas superficiais inerentes que aumentavam em número com fios mais longos. Isso, por sua vez, aumentou a probabilidade de fratura de fios mais longos com uma carga menor.

Concentração de tensão

A Figura 4.13 mostra uma ilustração da distribuição teórica de tensão de tração em materiais frágeis e dúcteis na presença de uma trinca. A tensão localizada (σLO) na ponta da trinca é proporcional à raiz quadrada da razão entre o comprimento da trinca (L) e o raio da ponta da trinca (ρ); a relação é mostrada como $\sigma LO \times \sqrt{L/\rho}$. A ponta da trinca em um material frágil é afiada (pequeno raio) e não se deforma plasticamente para aliviar a tensão. Portanto, a trinca é propensa a se propagar à medida que a tensão localizada aumenta para um nível crítico. Observe o aumento do nível de tensão de tração na ponta da falha (Figura 4.13 A). No entanto, as tensões em áreas distantes dessas falhas são muito menores. Embora a tensão de tração tenha aumentado na ponta da falha em materiais frágeis e dúcteis, a tensão aumentou em uma quantidade menor no material dúctil (Figura 4.13 B), no qual ocorreu deformação plástica com subsequente alargamento da ponta do defeito (aumento do raio da ponta), reduzindo, assim, a magnitude da tensão de tração localizada. A falha não desempenha um papel significativo quando o material é submetido a uma força de compressão externa (Figura 4.13 C) porque a tensão de compressão que se desenvolve no material tende a se distribuir uniformemente e fechar a fissura.

Defeitos de superfície, como porosidade, rugosidade de retificação e danos de usinagem, são comuns em materiais frágeis (p. ex., cerâmicas, amálgamas e compósitos). Esses defeitos podem ser eliminados ou reduzidos em profundidade por meio de polimento. Há também falhas internas, como vazios ou inclusões. Infelizmente, pouco pode ser feito para as falhas internas além de garantir a mais alta qualidade da estrutura durante a fase de fabricação. O desenho de qualquer prótese envolve mudanças marcantes no contorno, como o ponto de fixação de um braço de grampo a uma estrutura de prótese parcial ou um ângulo interno agudo no ângulo da linha axial pulpar de um preparo dentário para uma restauração de amálgama ou resina composta. As áreas de transição muitas vezes se tornam locais de concentração de estresse. Qualquer mudança no contorno deve variar gradualmente e não abruptamente. Portanto, entalhes devem ser evitados. Os ângulos das linhas internas dos preparos dentários devem ser arredondados para minimizar o risco de fratura da cúspide.

Lembre-se da discussão sobre os desafios das restaurações na cavidade oral no Capítulo 1, expansão térmica no Capítulo 3 e módulo de elasticidade anteriormente neste capítulo. Quando uma restauração direta é colada ao dente ou uma prótese é cimentada à estrutura do dente, há uma diferença nos módulos elásticos e coeficientes de expansão térmica ao longo da interface colada. À medida que a interface está sendo ocluída ou sujeita à mudança de temperatura da ingestão de alimentos, as dimensões de todos os materiais, incluindo o dente, mudam de acordo, mas são diferentes em quantidade. As diferenças na quantidade de mudanças podem resultar em tensões adicionais na interface e iniciar a fratura da estrutura mais fraca. Não é provável que todos os materiais restauradores utilizados tenham módulos elásticos e coeficientes de expansão térmica que se aproximem dos do dente. Portanto, o material mais fraco e frágil deve ter o módulo de elasticidade mais baixo, de modo que mais tensão seja

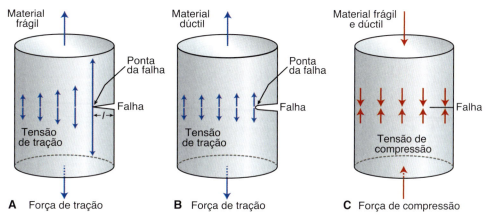

• **Figura 4.13** Efeito da falha superficial na distribuição de tensões de materiais sob tensão e compressão. **A.** A falha de superfície em material frágil aumenta substancialmente a tensão de tração na ponta da falha como resultado da concentração de tensão. **B.** Deformação plástica na ponta da falha superficial na superfície do material dúctil reduz a intensidade da concentração de tensão na ponta da falha. **C.** Falhas de superfície não têm influência na resistência à compressão, pois a ponta da falha é pressionada e fechada por compressão.

transferida para o material com o módulo de elasticidade mais alto. O material mais fraco e quebradiço deve ter um coeficiente de expansão ou contração ligeiramente menor para que uma tensão de compressão protetora seja sustentada na estrutura desse material próximo à interface (Capítulo 10).

Podem ocorrer tensões excepcionalmente altas quando uma carga é aplicada sobre uma pequena área de contato, também conhecida como *ponto de contato* ou *carga Hertziana*. Esse fenômeno geralmente surge em escala microscópica quando uma força é transmitida através de dois corpos em contato. Um exemplo clínico é o da ponta de cúspide de uma coroa ou dente oposto que encontra outra restauração. A ponta da cúspide deve ser bem arredondada para que as áreas de contato oclusal no material frágil sejam grandes e largas, levando a uma redução do estresse. Além disso, o ângulo da linha interna do preparo do dente deve ter o maior raio de curvatura possível para reduzir a tensão Hertziana no entalhe da restauração.

No segmento seguinte, discutimos alguns parâmetros que foram elaborados para caracterizar o papel das falhas na propagação de trincas nos materiais.

> **QUESTÕES IMPORTANTES**
>
> A tenacidade à fratura é uma medida mais precisa da resistência à fratura de um material frágil do que a resistência à tração. Por que a resistência à tração de materiais frágeis — como amálgama dental, compósito, cerâmica e cimentos inorgânicos — é tão variável? De uma série de valores de resistência à tração relatados, qual deve ser usado ao considerar a seleção de um novo produto feito de um desses materiais?

Tenacidade à fratura

Para materiais frágeis, como cerâmicas odontológicas, a resistência é de valor limitado no projeto de próteses cerâmicas. Pequenos defeitos (porosidade e microfissuras) são distribuídos aleatoriamente em localização e tamanho por toda a cerâmica, causando grandes variações de resistência em corpos de prova de cerâmica idênticos. Em 1920, Alan Griffith propôs que a falha de materiais frágeis ocorre na maior falha do material. Ele invocou a lei de conservação de energia da termodinâmica para formular uma teoria da fratura. Lembre-se da discussão sobre resiliência (Figura 4.8) que quando um objeto é tensionado elasticamente, há energia de deformação armazenada dentro do objeto (Figura 4.14 A). A presença de falhas em um corpo sob tensão reduz o volume do sólido sob tensão e, portanto, a energia de deformação que teria sido armazenada na área sombreada ao redor do entalhe na Figura 4.14 B. Enquanto isso, a energia total da superfície do objeto aumenta, refletindo o aumento da área de superfície do objeto resultante da presença do entalhe.

A teoria de Griffith postula que quando a redução da energia de deformação da presença do entalhe é menor que a energia superficial total da superfície do entalhe, nada acontece na ponta do entalhe. No entanto, esse balanço de energia muda à medida que o estresse externo aumenta. A quantidade de redução de energia de deformação que teria sido armazenada na área sombreada aumenta, enquanto a energia superficial da superfície do entalhe permanece a mesma porque não há mudança no tamanho do entalhe. Quando a redução da energia de deformação projetada na área sombreada excede a energia superficial da superfície do entalhe, uma trinca se propaga a partir da ponta do entalhe e continua até que o objeto se rompa. Griffith desenvolveu ainda uma relação entre a tensão na falha e o tamanho da falha (o entalhe) com base no equilíbrio da redução da energia de deformação que ocorre durante a fratura com o aumento da energia superficial resultante da criação de novas superfícies livres quando uma trinca cresce. A análise deu o seguinte resultado:

$$\sigma_f = \sqrt{\frac{2\gamma_c E}{\pi c}},$$

(9)

em que σ_f é a tensão de ruptura, c é o tamanho da falha, γ_c é a energia de superfície e E é o módulo de elasticidade. Como γ_c e E são propriedades intrínsecas do material, o valor de $\sqrt{2\gamma_c E}$

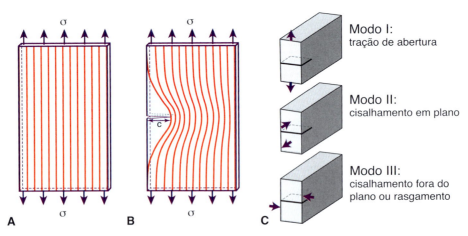

• **Figura 4.14** Abordagem do balanço de energia do critério de fratura de Griffith e modos de fratura. **A.** Uma ilustração da distribuição uniforme de tensões dentro de um objeto sob força de tração. A energia geral do objeto tensionado é o total da energia de superfície do objeto e a energia de deformação armazenada no objeto (= $\frac{1}{2} \cdot \frac{\sigma^2}{E} \cdot V_0$, em que V_0 é o volume do objeto). **B.** O efeito de um entalhe com a profundidade de "c" na distribuição de tensões do mesmo corpo de prova sob a mesma força de tração. A área sombreada representa o volume (V) do objeto que não armazena energia de deformação. A energia total de o objeto tensionado diminui pela quantidade de energia de deformação que teria sido armazenada no volume sombreado (= $\frac{1}{2} \cdot \frac{\sigma^2}{E} \cdot V$). No entanto, o objeto ganha energia de superfície da superfície do entalhe (= $2\gamma_c$ c t). γ_c é a energia de superfície, c é a profundidade do entalhe e t é a espessura do objeto. **C.** Três modos de condição de tensão para permitir a propagação de trincas preexistentes. As setas indicam a direção das forças.

deve ser uma constante para o material de mesma composição sendo testado, e a equação pode ser rearranjada como $\sqrt{2\gamma_c E} = \sigma_f \sqrt{\pi c}$. A relação encara que a dispersão na medição da tensão de fratura (σ_f) surge da variação no tamanho da falha (c). O termo $\sigma_f \sqrt{\pi c}$ é conhecido como **fator de intensidade de tensão** (K_c) ou **tenacidade à fratura**, e $K_c = \sigma_f \sqrt{\pi c}$ é a expressão que descreve a gravidade do estado de tensão na ponta da trinca.

O cenário que acabamos de discutir leva à conclusão de que durante fratura, novas superfícies são criadas para liberar a energia de deformação elástica armazenados durante o tensionamento. Sob condições de carga estática, o trabalho necessário para estender a fenda pela unidade de comprimento é igual a energia de deformação elástica dissipada. Portanto, para materiais frágeis, o termo $2\gamma_c$ também é chamado de *taxa crítica de liberação de energia de deformação* (G_c, para Griffith), e $G_c = 2\gamma_c = K_c^2/E$; o fator 2 é necessário porque um par de superfícies livres de igual tamanho evoluiu para cada rachadura.

Existem três maneiras de aplicar uma força para permitir que uma trinca se propague experimentalmente, como mostrado na Figura 4.14 C: o modo I é comumente chamado de *carregamento de modo de abertura*, o modo II corresponde ao cisalhamento da face da trinca que ocorre com tensão de cisalhamento no plano, e o modo III é uma ação de rasgo impulsionada por tensões de cisalhamento fora do plano. A tenacidade à fratura de um material determinada sob tensão usando uma configuração padrão com um tamanho de falha conhecido é dado pelo símbolo K_{Ic} (o subscrito I refere-se à fratura do modo I) em unidades de MPa·m$^{1/2}$. A relação de Griffith é frequentemente expressa da seguinte forma para uma fratura do modo I:

$$K_{Ic} = \sigma_f Y \sqrt{c_{crit}}, \quad (10)$$

em que c_{crit} é o tamanho crítico da falha que inicia a propagação quando a tensão atinge σ_f. Observe que Y é um fator geométrico que compreende $\sqrt{\pi}$, mostrado na equação (9). O uso de K_c na literatura significa que os corpos de prova utilizados não são de configuração padrão com tamanho de falha conhecido.

A tenacidade à fratura (intensidade de tensão crítica) é uma propriedade mecânica que descreve a resistência de materiais frágeis à propagação catastrófica de falhas sob uma tensão aplicada. Assim, a resistência à fratura de uma faceta de porcelana com valor de K_{Ic} de 0,75 MPa·m$^{1/2}$ é muito menor do que as cerâmicas de núcleo de suporte mais resistentes usadas para próteses cerâmica-cerâmicas, como a alumina, com valor de K_{Ic} de 3,4 MPa·m$^{1/2}$ e zircônia estabilizada com ítrio, com valor de K_{Ic} de 7,9 MPa·m$^{1/2}$. Tenha em mente que a tenacidade do material discutido anteriormente é sobre a energia necessária para fraturar o material e compreende tanto a deformação elástica como a deformação plástica se ocorrer fratura.

> **QUESTÃO IMPORTANTE**
> Um material rígido (alto módulo de elasticidade) é mais forte do que um material mais flexível? Explique sua resposta esboçando um gráfico de tensão-deformação.

Resistência à fadiga

Os valores de resistência obtidos a partir da medição das cargas de falha descritas em testes anteriores são baseados em um ciclo de carga até a falha. Clinicamente, tais testes de resistência podem ser enganosos porque essas restaurações são submetidas a cargas repetidas ou cíclicas e precisam ser projetadas para resistir a forças recorrentes. A mastigação normal induz vários milhares de ciclos de estresse por dia dentro de uma restauração dentária sem mostrar sinais visíveis que levariam à fratura. Após um período de serviço, a falha pode ocorrer sem aviso durante a mastigação normal. A maioria das fraturas de próteses e restaurações se desenvolve progressivamente ao longo de muitos ciclos de tensões após o início de uma trinca de uma falha crítica que subsequentemente se propaga até que ocorra fratura repentina e inesperada. Tensões muito abaixo da resistência à tração final do material podem produzir fratura prematura de uma prótese dentária porque as falhas microscópicas crescem lentamente ao longo de muitos ciclos de tensões. Esse fenômeno é chamado de *falha por fadiga*. A tensão necessária para produzir falhas em um número especificado de ciclos é chamada de *resistência à fadiga* ou *tolerância à fadiga*. Para vidros e algumas cerâmicas contendo vidro, a tensão de tração induzida e a presença de um ambiente aquoso reduzem ainda mais o número de ciclos para causar falha por fadiga.

O comportamento da fadiga pode ser representado por um diagrama S–N (Figura 4.15), que é determinado submetendo uma série de amostras a uma amplitude de tensão cíclica constante (S), que é o quanto a tensão se desvia da tensão cíclica média e o número de ciclos de carregamento (N) até a falha do corpo de prova. Milhões de ciclos podem ser necessários para causar falha em níveis de carga mais baixos, então a abcissa é plotada logaritmicamente. Em alguns materiais, a curva S–N eventualmente se achata, de modo que abaixo de um certo limite de resistência (σ_e), a falha não ocorre, não importa quanto tempo as cargas sejam cicladas (curva A da Figura 4.15). Assim, quando a tensão aplicada pela mastigação está abaixo do limite de resistência do material, diz-se que a restauração está livre de falha por fadiga. Para outros materiais que não apresentam limites de resistência bem definidos, como a curva B da Figura 4.15, podemos especificar um ciclo de vida desejável N_F, que é definido em 5×10^7 ciclos na Figura 4.15, e identificar a amplitude de tensão. O valor dessa amplitude de tensão é a resistência à fadiga. Para materiais frágeis com superfícies rugosas, o limite de tolerância é menor do que seria esperado se as superfícies fossem altamente polidas.

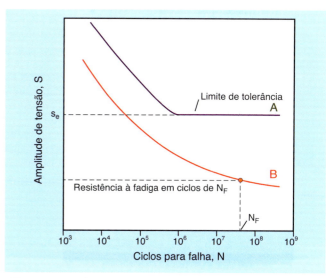

• **Figura 4.15** Típica curva S–N do teste de fadiga. A curva A mostra o material exibindo um limite de resistência. A curva B não apresenta um limite de resistência bem definido; no entanto, o limite de resistência efetiva (resistência à fadiga) pode ser adquirido especificando os ciclos de carga desejados (N_F) antes da falha.

Alguns materiais cerâmicos exibem um fenômeno conhecido como *fadiga estática* ou *falha retardada*. Esses materiais suportarão altas cargas estáticas por um longo período e depois falharão abruptamente sob a mesma carga. Acredita-se que essa falha resulte de uma reação química dependente de tensão entre o vapor de água e a superfície cerâmica, que altera a forma e/ou profundidade das falhas da superfície. O tamanho da falha aumenta ao longo do tempo, a magnitude da tensão de tração que pode ser sustentada pela cerâmica é reduzida e, eventualmente, a cerâmica falha sob a mesma carga.

Módulo de Weibull

A resistência de um objeto ou material geralmente se refere à tensão máxima necessária para causar fratura ou deformação plástica. Depois de repetir o experimento, descobrimos que os valores de resistência à ruptura de todos os espécimes não são os mesmos. Agrupamos os valores medidos e calculamos a média e o desvio-padrão para mostrar a variação dos valores de força. Essa informação mostra que cerca de 50% dos corpos de prova testados falharam abaixo dessa resistência. Se quiséssemos saber o nível de tensão abaixo do qual 95% das amostras de forma, tamanho e condições de processamento idênticas sobreviveriam a um determinado teste de fratura, descobriríamos que a média e o desvio-padrão não podem fornecer o valor exato da resistência à ruptura procurado. A razão é que o cálculo do desvio-padrão é baseado na distribuição normal dos valores de força. Aprendemos que a propagação de trincas iniciada nas falhas superficiais inerentes são as causas da falha nos níveis de tensão registrados. Se as falhas forem distribuídas uniformemente por todo o conjunto de amostras, a resistência à ruptura deve ser aproximadamente a mesma para todas as amostras. O fato de sempre haver uma faixa de valores indica que as falhas estão agrupadas de forma inconsistente entre os corpos de prova. Além disso, os valores de resistência dos testes mecânicos são tipicamente assimétricos.

Suponhamos que em um grupo de corpos de prova existe uma probabilidade definida de fratura (P_f) ocorrer em cada corpo de prova quando este é submetido a um nível de tensão especificado (σ), e o valor de P_f aumenta monotonamente com a tensão. Para um grupo de corpos de prova testados, se cada corpo de prova for submetido a uma tensão menor que o valor de resistência mais baixo do grupo, a probabilidade de qualquer corpo de prova fraturar é $P_f = 0$, e se uma tensão maior que o valor mais alto do grupo foi usado, então $P_f = 1$. Portanto, cada valor de resistência do grupo está associado ao P_f do corpo de prova. A resistência de um material pode ser apresentada como uma distribuição de valores em vez de um valor médio específico com desvio-padrão. Como formulamos tal distribuição?

Waloddi Weibull, em 1937, desenvolveu uma função de distribuição, agora conhecida como *distribuição de Weibull*, que ajusta os valores de σ e P_f discutidos anteriormente e calcula os parâmetros. A equação a seguir é a versão de dois parâmetros (σ_0 e m) da distribuição de Weibull:

$$P_f = 1 - \exp\left[-\left(\frac{\sigma}{\sigma_0}\right)^m\right]$$

(11)

em que

P_f = probabilidade de fratura definida pela relação $P_f = i/(N + 1)$
i = classificação do valor de resistência σ_i

N = número total de espécimes na amostra
m = parâmetro de forma ou módulo de Weibull
σ = resistência à fratura como medida
σ_0 = parâmetro de escala ou força característica.

Para usar essa equação, primeiro classificamos os dados de resistência de um grupo de teste com N espécimes na ordem do menor para o maior e atribuímos a cada valor de resistência um valor P_f dividindo a classificação (i) do valor de resistência por (N + 1). Os valores de resistência com os valores de P_f correspondentes foram ajustados na função de distribuição para determinar os valores dos parâmetros σ_0 e m. Com o conhecimento desses dois valores, a tensão da taxa de falha projetada pode ser calculada. A Figura 4.16 apresenta dados experimentais por distribuição de Weibull e distribuição normal.

Esses cálculos são baseados em dados obtidos em uma população representativa (idealmente 30 ou mais) de amostras testadas de maneira semelhante à que os materiais experimentarão durante o serviço clínico. Um baixo valor de módulo de Weibull reflete alta variação nos valores de resistência medidos com um alto desvio-padrão (materiais A e C na Figura 4.16), e a faixa de tamanho das falhas físicas do material, sejam estas inerentes ao material ou resultantes do processo de fabricação, são agrupados de forma inconsistente. Há aumento na probabilidade de que as falhas interajam umas com as outras para enfraquecer um material frágil. O uso desses produtos para próteses resultará em maior variação na força de fratura e menor confiabilidade. Valores mais altos do módulo de Weibull correspondem a um nível mais alto de homogeneidade do material, como valores mais baixos de desvio-padrão e maior confiabilidade como material estrutural.

Gráficos de Weibull de probabilidade cumulativa de falha em função do estresse de fratura (Figura 4.16) podem ser usados como um fator no projeto de restaurações dentárias feitas de materiais biomédicos frágeis. Se um consultório odontológico especificar que menos de 1 restauração em 100 pode fraturar durante o uso, os dados de distribuição de Weibull podem ser usados para estimar o estresse que causaria esse nível de falha de 1%. Com o conhecimento dessa tensão de sobrevivência de 99%, o projeto das restaurações pode ser otimizado alterando as dimensões ou restringindo as condições de uso, de modo que nenhuma região dentro da restauração sustente tensões acima da tensão de falha. O poder da distribuição de Weibull será discutido mais adiante no Capítulo 18.

Propriedades das interações de superfície

A situação de carregamento mostrada na Figura 4.3 concentra-se na tensão distribuída através da restauração em resposta a forças externas. Pode-se perguntar o que está acontecendo no ponto de contato onde a força é aplicada. Na verdade, o material no ponto de contato responde de forma diferente do resto do material. Se a força aplicada for fornecida pela ponta da cúspide do dente oposto seguido por um movimento horizontal, o deslizamento ocorre no ponto de contato. A resposta localizada a uma carga aplicada é caracterizada pela **dureza**; entretanto, o deslizamento resulta em *atrito* na interface e na restauração. O atrito pode causar desgaste de ambos os objetos envolvidos. Essas propriedades são discutidas nas seções a seguir.

Dureza

Na mineralogia, a dureza relativa de uma substância é baseada na capacidade de resistir a arranhões na superfície. Na metalurgia e na maioria das outras disciplinas, o conceito de dureza

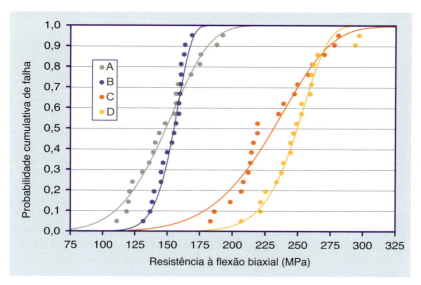

• **Figura 4.16** Ilustração da distribuição de Weibull. **A.** Gráfico de Weibull de quatro materiais mostrando valores de resistência à flexão biaxial em relação à probabilidade de falha calculada e a curva de melhor ajuste pela equação (8). **B.** Resultado de análises de Weibull e estatística descritiva do mesmo conjunto de dados. (Dados experimentais cortesia do Dr. Hae-Hyoung Lee, relatados em Choi BJ, Yoon S, IM YW, et al. Uniaxial/biaxial flexure strengths and elastic properties of resin-composite block materials for CAD/CAM, *Dent Mater* 35:389-401, 2019.)

geralmente aceito é a "resistência à penetração" por uma configuração bem definida de penetrador feito de um material específico. Na curva tensão-deformação, o material primeiro resiste à deformação elástica, cede após o limite elástico e então sofre deformação plástica. Quando o penetrador é removido, toda a deformação elástica se recupera, mas fica uma marca permanente. A indentação produzida na superfície de um material é o resultado da interação de inúmeras propriedades, como módulo de elasticidade, resistência à compressão, limite de proporcionalidade e ductilidade. Os testes mais utilizados na determinação da dureza de materiais dentários são conhecidos pelos nomes *Brinell, Rockwell, Vickers, Knoop* e *Shore*.

No teste de dureza Brinell, uma esfera de aço endurecida é pressionada sob uma carga especificada na superfície polida de um material, conforme diagrama na Figura 4.17. A carga é dividida pela área da superfície projetada da indentação, e o quociente é referido como o *número de dureza Brinell*, geralmente abreviado como NDB, ou DBV, quando a esfera de carboneto de tungstênio é usada. Assim, para uma determinada carga, quanto menor a indentação, maior o número e mais duro o material.

O teste de dureza Rockwell é semelhante ao teste de Brinell em que uma esfera de aço ou uma ponta cônica de diamante é usada (Figura 4.17). Em vez de medir a área de indentação, a profundidade de penetração é medida diretamente por um relógio comparador no instrumento. Diferentes tamanhos de penetradores estão disponíveis para testar uma variedade de materiais. O número de dureza Rockwell (abreviado como NDR) é designado de acordo com o penetrador e a carga empregada. A conveniência do teste Rockwell, com leitura direta da profundidade da indentação, levou ao amplo uso deste teste na indústria. No entanto, nem o teste Brinell nem o teste Rockwell são adequados para materiais frágeis.

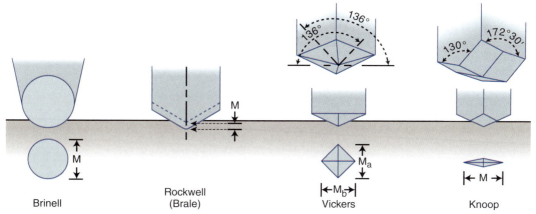

• **Figura 4.17** Formas de penetrador de dureza (*linha superior*) e as depressões de indentação deixadas nas superfícies do material (*linha inferior*). A dimensão medida M que é mostrada para cada teste é usada para calcular a dureza. Os seguintes testes são mostrados: no teste Brinell, uma esfera de aço é usada e o diâmetro do entalhe é medido após a remoção do penetrador. No teste Rockwell, um penetrador cônico é impresso na superfície sob uma carga menor (*linha tracejada*) e uma carga maior (*linha sólida*), e M é a diferença entre as duas profundidades de penetração. No teste de pirâmide de diamante de 136° ou Vickers, um ponto piramidal é usado e o comprimento diagonal da indentação é medido. No teste de Knoop, uma ponta de diamante de pirâmide romboédrica é usada e o longo eixo da indentação é medido.

O teste de dureza Vickers usa uma pirâmide de base quadrada (Figura 4.17). O cálculo do número de dureza Vickers (geralmente abreviado como DV ou NDV) é o mesmo que para o NDB em que a carga é dividida pela área projetada de indentação. Os comprimentos das diagonais do recuo são medidos e calculados em média. O teste é adequado para determinar a dureza de materiais frágeis; portanto, esse teste também foi usado para medir a dureza de outras ligas dentárias fundidas e a estrutura do dente.

O teste de dureza Knoop emprega uma ferramenta com ponta de diamante que é cortada em uma configuração geométrica (Figura 4.17). A indentação é rômbica em contorno, e o comprimento da maior diagonal é medido. A carga é dividida pela área projetada para fornecer o número de dureza Knoop (geralmente abreviado como DK ou NDK). Quando a indentação é feita e o indentador é subsequentemente removido, a forma do indentador Knoop faz com que a recuperação elástica da indentação projetada ocorra principalmente ao longo da diagonal mais curta. As tensões são distribuídas de tal maneira que apenas as dimensões do eixo menor estão sujeitas a alterações por relaxamento. Assim, a dureza é virtualmente independente da ductilidade do material testado.

Os testes Knoop e Vickers são classificados como testes de microdureza em comparação com os de macrodureza Brinell e Rockwell. Eles fornecem valores médios de dureza em áreas muito maiores. Ambos os testes Knoop e Vickers empregam cargas inferiores a 9,8 N. As indentações resultantes são pequenas e limitadas a profundidades inferiores a 19 µm.

O teste de dureza Shore é para elastômeros que não cedem à indentação permanente para medição. Em vez disso, esse teste mede a profundidade de uma indentação no material criada por uma determinada força usando a escala de 0 (suave) a 100 (dura). O princípio do teste também se baseia na resistência à indentação. O número de dureza é baseado na profundidade de penetração da ponta do penetrador no material. Esse teste é usado principalmente para a dureza de materiais maxilofaciais extraorais.

Fricção e desgaste (tribologia)

Quando escrevemos em um quadro-negro com um pedaço de giz, sentimos que há resistência entre o giz e o quadro-negro. Enquanto isso, não sentimos nenhuma aderência entre o giz e o quadro-negro quando levantamos o giz entre a escrita. Essa ação deixa um rastro de pó de giz que adere ao quadro-negro. Se algum óleo de cozinha for espalhado na superfície da placa, sentiremos menos resistência durante a escrita e não observaremos nenhum rastro de poeira na placa. A resistência sentida durante a escrita é chamada de *fricção*. Os efeitos da fricção são aqueles que surgem das forças tangenciais transmitidas através da interface de contato quando superfícies sólidas são pressionadas juntas por nossas mãos. Nenhuma aderência indica que não há uma quantidade apreciável de aderência entre o giz e o quadro. O pó de giz é o resultado do processo de desgaste, e o rastro é o resultado da adesão. Os fenômenos de desgaste consistem na remoção de material das superfícies de um dos corpos em contato como resultado da interação com o outro corpo em contato. A adesão é a capacidade dos corpos em contato de suportar a força de tração após serem pressionados juntos. A camada de óleo na superfície do quadro evita que o giz entre em contato com o quadro-negro, o que efetivamente elimina o desgaste do giz. Em termos de engenharia, esse processo é chamado de *lubrificação*. Na manipulação de materiais dentários, esse comportamento tem sido usado para evitar que os materiais grudem uns nos outros. Por exemplo, um meio de separação é usado para evitar que a resina da prótese adira ao molde de gesso no processamento da prótese (Capítulo 11).

Tribologia é o termo que se refere ao estudo e aplicação dos princípios de fricção, desgaste e lubrificação. O segmento a seguir se concentra na fricção e no desgaste à medida que ocorrem durante o serviço clínico.

Fricção

A fricção é a força que se opõe ao movimento relativo que existe quando um objeto sólido é movido tangencialmente em relação à superfície de outro que esse objeto toca ou quando é feita uma tentativa de produzir tal movimento. Embora a fricção seja um obstáculo ao movimento, a presença da fricção torna possível a realização de certas tarefas. Lutamos contra a fricção enquanto caminhamos ou dirigimos para um destino; no entanto, precisamos da fricção para interromper o movimento quando chegarmos ao destino. No consultório odontológico, os operadores segurando vários instrumentos nas mãos, como uma ferramenta para condensar amálgama ou raspar dentes, não podem realizar seu trabalho se a fricção entre a mão do operador e o instrumento for muito baixo. Quando isso ocorre, chamamos essa condição de "escorregadia". Tome o PPR como exemplo, a fricção entre o grampo retentivo e o dente pilar desempenha um papel importante na manutenção do PPR estável.

Mecanismo de fricção

Macroscopicamente, uma superfície pode parecer brilhante, pois a luz é bem refletida da superfície. A mesma superfície em escala submicron pode parecer um terreno montanhoso cheio de picos chamados *asperezas* (Figura 4.18). Considere dois materiais sólidos empilhados um sobre o outro; existem pontos de contato chamados *junções de asperezas* (Figura 4.18 A), e a soma das áreas de todas as junções constitui a área *real* de contato, A_r. A área interfacial entre as duas superfícies é conhecida como *área de superfície aparente* (A_a), conforme observado pelos nossos olhos.

Como a área real de contato é apenas uma pequena fração da área de superfície aparente, a tensão em cada junção pode ser uma ou várias magnitudes maiores do que a calculada usando a área de superfície aparente. Um ou ambos os materiais podem ser plasticamente deformados. A aspereza mais dura amassará a mais macia, conforme mostrado na Figura 4.18 B, quando uma carga adicional for aplicada. Lembre-se da discussão no Capítulo 2, de que as atrações entre átomos e moléculas ocorrem em um alcance muito

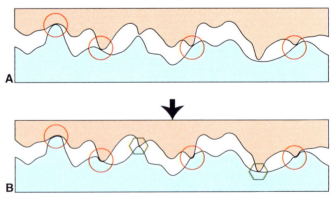

• **Figura 4.18** Aspecto microscópico da interface entre dois objetos. **A.** O peso do objeto superior é suportado pelo objeto inferior nos pontos de contato. **B.** Pressão adicional causando mais deformação do objeto inferior e áreas adicionais de contato. A ilustração indica que o objeto de cima é mais duro que o de baixo. Se for deslizar o objeto superior horizontalmente para a direita, ele precisa superar os obstáculos do objeto inferior nas áreas de contato. A força necessária para romper é a fricção, e a fratura das asperezas de qualquer objeto no contato pode ocorrer. O resíduo das asperezas da fratura são os detritos de desgaste.

curto, na ordem de magnitude de apenas alguns Angströms. Se ambas as superfícies estiverem livres de contaminantes, a tensão na interface aspereza/aspereza pode ser alta o suficiente para causar ligação em nível atômico ou molecular, formando junções de aspereza. Para começar a deslizar entre superfícies opostas, essas junções precisam ser quebradas. À medida que o deslizamento continua, as asperezas das superfícies opostas colidem, o que pode resultar em fratura das asperezas mais fracas ou asperezas mais duras que atravessam a superfície mais macia. O esforço combinado para fazer o objeto se mover é refletido na força de fricção.

A fricção é expressa em termos quantitativos como uma força. A força inicial necessária para iniciar o deslizamento é chamada de *fricção estática*, e a força necessária para continuar o deslizamento é chamada de *fricção cinética*. A força necessária para começar a deslizar é maior do que a força necessária para manter o objeto deslizando.

Leis da fricção deslizante

A seguir estão as leis de fricção que expressam a magnitude da força de fricção em função de variáveis macroscopicamente observáveis: a carga aplicada, o tamanho da região de contato e a velocidade de deslizamento:

1. A força de fricção F é proporcional à força normal P: $F = \mu P$. Essa relação nos permite calcular os coeficientes de fricção estática, μ_s, e fricção cinética, μ_k.
2. A força de fricção é independente da área aparente de contato, A_a. Assim, objetos grandes e pequenos têm os mesmos coeficientes de fricção. Tenha em mente que a interação que ocorre nas áreas reais de contato é o que contribui para a fricção. A carga adicional aumenta a área real de contato, mas não a área aparente de contato (Figura 4.18 B).
3. A força de fricção cinética é independente da velocidade de deslizamento. Isso implica que a força necessária para manter o deslizamento é a mesma em qualquer velocidade especificada.

A fricção desempenha papéis importantes em vários aparelhos e instrumentos odontológicos. Por exemplo, podemos considerar a fricção estática como um mecanismo para evitar que uma restauração caia do local pretendido.

Desgaste

O desgaste pode ser definido como a remoção de material de superfícies sólidas como resultado de ação mecânica. O processo de desgaste é geralmente considerado destrutivo porque, muitas vezes, leva à falha de próteses ou aparelhos. De fato, há um número considerável de usos práticos para o processo de desgaste. Aqui estão alguns exemplos nos quais o desgaste controlado é necessário para realizar o trabalho: na confecção de uma restauração composta, há a necessidade de moldar a restauração e terminar com uma aparência agradável. O acabamento envolve uma sequência de processos abrasivos. Entre eles estão o uso de brocas, papel abrasivo e, finalmente, grãos abrasivos soltos para obter uma superfície muito lisa. Nas operações de corte como parte da preparação da cavidade, é essencial ter uma aresta viva para a ferramenta de corte. Se durante a operação a borda ficar embotada, o corte não ocorre mais; o processo deve ser interrompido, e a borda deve ser reformada.

Tipos de desgaste

A pesquisa estabeleceu que existem quatro formas principais de desgaste: (1) adesivo, (2) abrasivo, (3) corrosivo e (4) desgaste superficial por fadiga. Cada processo de desgaste obedece às suas próprias leis; porém, em muitas ocasiões, um dos modos de uso atua de modo a afetar os demais.

O *desgaste adesivo* resulta da forte ligação que ocorre sempre que átomos ou moléculas entram em contato íntimo sob pressão. As junções de aspereza são quebradas perto da interface dentro de um dos materiais durante o deslizamento. Em consequência, será formado um fragmento transferido. Esse fragmento pode ser quebrado quando ele colide com a aspereza do material oposto. O processo repetido de formação de junção de aspereza, fratura próxima à junção e desprendimento de fragmentos transferidos produz detritos de desgaste adesivo.

O *desgaste abrasivo* surge quando uma superfície dura e áspera desliza contra uma superfície mais macia, cava nessa superfície e abre uma série de ranhuras. O material originalmente nas ranhuras é normalmente removido na forma de fragmentos soltos, ou então o material forma um par de montículos ao longo de cada ranhura. Uma superfície mais dura tem menos probabilidade de desgaste do que uma superfície mais macia porque a superfície mais dura resiste a amassados, mas a superfície mais macia não. Isso é conhecido como *desgaste abrasivo de dois corpos*. O desgaste abrasivo também pode surgir em uma situação um pouco diferente, quando partículas duras e abrasivas são introduzidas entre as superfícies deslizantes e o material abrasivo de cada superfície. O mecanismo dessa forma de desgaste abrasivo parece ser o de um grão abrasivo que adere temporariamente a uma das superfícies deslizantes ou é incorporado no material e abre uma ranhura no outro. Isso é conhecido como *desgaste abrasivo de três corpos*.

O *desgaste corrosivo* ocorre em situações em que o ambiente ao redor de uma superfície deslizante interage quimicamente com a superfície. Se os produtos da reação forem desgastados da superfície, ocorreu um desgaste corrosivo. O primeiro estágio do desgaste corrosivo é o ataque corrosivo da superfície, que é idêntico à corrosão comum. Alguns processos de corrosão podem resultar em uma camada protetora que retarda o processo de corrosão, como alumínio, titânio e ligas com cromo suficiente. A segunda etapa do processo de desgaste corrosivo consiste em desgastar o filme do produto da reação, como resultado do deslizamento, e expor uma superfície fresca ao ataque corrosivo.

O *desgaste por fadiga superficial* está intimamente relacionado com o fenômeno geral de fadiga de materiais, pois há uma inter-relação característica entre as tensões nos materiais em contato e o número de ciclos necessários para produzir fratura. À medida que a tensão e a destensão do material de oclusão continuam, uma trinca subsuperficial se propaga. Por um longo tempo, o material parece não ser afetado por esse ciclo de tensão, mas de repente, talvez após algumas centenas de milhares de horas de carregamento, uma partícula se desprende da superfície e, posteriormente, a deterioração da superfície e a descamação dos fragmentos se tornam rápidas.

Existem alguns processos marginais que são frequentemente classificados como formas de desgaste que incluem ações de deslizamento, erosão, cavitação e impacto. Cada tipo descreve uma maneira diferente na qual a carga e a ação de deslizamento são introduzidas. Resumidamente, o *desgaste por deslizamento ("fretting")* surge quando as superfícies de contato sofrem deslocamento tangencial oscilatório de pequena amplitude. O *desgaste por erosão* é um processo no qual uma partícula transportada em um meio fluido atinge uma superfície sólida e remove material dessa superfície. O *desgaste por cavitação-erosão* ocorre como resultado da cavitação de um líquido. O líquido é submetido a um ciclo de compressão, depois tração, e então compressão novamente, e assim por diante. O *desgaste por impacto* é um movimento de deslizamento curto, como o jateamento de areia, no qual dois corpos sólidos interagem por um intervalo de tempo excepcionalmente curto.

Fatores que influenciam o desgaste abrasivo

A quantidade de desgaste abrasivo na perda de volume (V) é proporcional ao tamanho da área de contato real. Essa área de contato real é proporcional à pressão aplicada (P) e inversamente proporcional à dureza da superfície (H). Além disso, o desgaste aumenta à medida que a distância de deslocamento de uma superfície aumenta. Na odontologia, a distância é muitas vezes na forma do ciclo de mastigação (N). Matematicamente, a relação é expressa como $V \propto (N \cdot P/H)$. Essa equação não é necessariamente verdadeira em todos os casos, mas aponta claramente a influência de três fatores principais no desgaste. Na realidade, muitos outros fatores podem estar envolvidos no processo de desgaste, como rugosidade da superfície, temperatura e ambiente (p. ex., umidade). A rugosidade aumenta a área de contato real e o desgaste. O polimento para obter uma superfície lisa é altamente recomendável para reduzir o desgaste. As propriedades térmicas da superfície tornam-se importantes quando o deslizamento ocorre em altas velocidades, como retificação e polimento. O ambiente oral proporciona uma lubrificação natural que reduz o desgaste. Alimentos macios reduzem o desgaste porque servem para amortecer e lubrificar durante a mastigação. Os detritos de desgaste resultantes podem ser lavados pela saliva ou podem ficar presos entre as duas superfícies opostas, criando o chamado desgaste abrasivo de três corpos. Esse fenômeno ocorre quando a dieta é impregnada com partículas finas e sólidas e durante a escovação dos dentes com um abrasivo.

Melhoria da resistência ao desgaste

De acordo com a relação matemática descrita na última seção, a dureza é o único fator relacionado com o material que pode ser alterado para influenciar o comportamento do desgaste. Para polímeros, existem duas maneiras de melhorar a resistência ao desgaste: uma é aumentar o peso molecular durante a polimerização e a outra é incorporar partículas finas de alta resistência e dureza. Por exemplo, a resistência ao desgaste do compósito de resina é substancialmente melhorada pela adição de partículas finas de cerâmica ou esferas de vidro, e aumentando o grau de cura da resina durante a polimerização (Capítulo 5). Para reduzir o impacto do desgaste, a seleção do material oposto é de suma importância. Por exemplo, dentes de porcelana não devem se opor à dentição natural ou a restaurações de resina composta.

> **QUESTÃO IMPORTANTE**
>
> Por que as próteses às vezes falham sob uma força muito pequena, mesmo que a resistência do material protético seja relativamente grande?

Resistência da estrutura dentária

A variação relativamente ampla nas propriedades mecânicas da estrutura do dente humano é atribuída aos problemas técnicos associados à preparação e teste de amostras tão pequenas que, em alguns casos, têm menos de 1 mm de comprimento. Os resultados relatados em um estudo são mostrados na Tabela 4.1. Este estudo investigou o efeito da orientação da haste do esmalte pela propagação de trincas na superfície oclusal e em cortes axiais em direções paralelas e perpendiculares à superfície oclusal. As trincas na seção axial do esmalte foram mais longas na direção perpendicular à superfície oclusal em vez de paralelas à superfície. As trincas que se propagaram em direção à junção amelodentinária ou dentina-esmalte (JDE) foram retidas e não penetraram a JDE na dentina. A tenacidade à fratura da dentina variou por um fator de 3 em função da orientação da haste do esmalte. O módulo de

elasticidade do esmalte também variou entre a superfície oclusal e a seção axial. Os resultados desse estudo demonstram que as propriedades mecânicas da estrutura dentária são função da orientação microestrutural. A energia de indentação é uma propriedade recentemente introduzida que é usada para prever a maquinabilidade e o comportamento de desgaste de cerâmicas. Dados de pesquisas sugerem que, durante a indentação ou corte, o esmalte frágil pode ser removido por microfratura, enquanto a dentina pode ser removida pela formação de lascas dúcteis.

Embora os dados da Tabela 4.1 indiquem uma variação nas propriedades do esmalte e da dentina de um tipo de dente para outro, a diferença é mais provavelmente o resultado de variações dentro dos dentes individuais do que entre os dentes. As propriedades do esmalte variam um pouco com a posição no dente; ou seja, o esmalte oclusal é mais forte que o esmalte em outras superfícies do dente. Além disso, as propriedades do esmalte variam de acordo com a estrutura microscópica. Por exemplo, o esmalte é mais forte sob compressão longitudinal do que quando submetido à compressão lateral. Por outro lado, as propriedades da dentina parecem ser independentes da estrutura, independentemente da direção da tensão compressiva.

As propriedades de tração da estrutura do dente também foram medidas. A dentina é consideravelmente mais forte em tensão (50 MPa) do que o esmalte (10 MPa). Embora as resistências compressivas do esmalte e da dentina sejam comparáveis, o limite proporcional e o módulo de elasticidade do esmalte são maiores que os valores correspondentes para a dentina. O maior módulo de elasticidade do esmalte resulta em menor resiliência em comparação com a dentina.

Normalmente, a energia de uma mordida ou mastigação é absorvida pelo bolo alimentar durante a mastigação e pelos dentes, ligamento periodontal e osso. Além disso, o *design* do dente permite que ele absorva energias estáticas e dinâmicas (impacto) significativas. Como pode ser visto na Figura 4.7, o módulo de resiliência da dentina é maior que o do esmalte e é mais capaz de absorver a energia do impacto. O esmalte é uma substância frágil com um módulo de elasticidade comparativamente alto, um baixo limite proporcional de tensão e um baixo módulo de resiliência.

> **QUESTÃO IMPORTANTE**
>
> Qual é a diferença na aparência entre um gráfico tensão-deformação para um material que tem alta resistência, alta rigidez e alta ductilidade e um para um material que é fraco, flexível e mais frágil?

Seleção de materiais odontológicos

A decisão sobre a melhor opção de tratamento é uma tarefa multifatorial que envolve a condição do dente a ser restaurado, a condição do paciente e o desejo de uma aparência estética, a preferência do clínico e sua experiência prévia. O próximo passo é selecionar o tipo de material restaurador feito de qualquer uma das quatro classes gerais de materiais discutidas no Capítulo 2. O desenho da prótese ou do preparo cavitário geralmente depende das características físicas (Capítulo 3) e mecânicas do tipo de material selecionado. O objetivo é distribuir as tensões uniformemente dentro da prótese ou do dente de suporte ou substratos teciduais e evitar a concentração de tensões para a longevidade das restaurações. Você aprenderá mais sobre os princípios de *design* nas respectivas classes operatórias e protéticas. Aqui, examinamos como selecionar materiais adequados com base em suas características mecânicas para facilitar as opções de tratamento.

Tabela 4.1 — Propriedades da estrutura dentária (terceiro molar de humanos).

Método de indentação de microdureza	Esmalte oclusal	Esmalte axial	Dentina
Dureza (GPa)	3,23	3,03	0,58
Resistência (MPa·m$^{1/2}$)	0,77	0,52 ($\perp$) 1,30 (||)	—
Dureza (GPa)	3,62	3,37	0,57
Resistência (MPa·m$^{1/2}$)	94	80	20
Energia de indentação (µJ)	2,6	2,7	7,5

$\perp$, corte axial do esmalte perpendicular à superfície oclusal; \|\| , corte axial do esmalte paralelo à superfície oclusal.
De Xu HHK, Smith DT, Jahanmir S, Romberg E, Kelly JR, Thompson VP, Rekow ED: Indentation damage and mechanical properties of human enamel and dentin. *J Dent Res* 77:472-480, 1998.

Quando as respostas dos materiais às forças externas são observadas do ponto de vista das tensões, elas são descritas em termos de limite proporcional, limite elástico, limite de escoamento (tensão de prova), resistência última e resistência à ruptura. Se a preocupação é com a deformação, ela é descrita como frágil ou dúctil, e sua flexibilidade, ductilidade e maleabilidade são medidas. Se for necessária a capacidade dos dispositivos de dissipar a energia de impacto durante o serviço, seus módulos de resiliência e tenacidade devem ser calculados. Todas as categorias dessas descrições podem incluir fratura. Quando uma restauração fratura, isso deve ser atribuído à falta de resistência, falta de ductilidade ou tenacidade insuficiente? A resposta depende da função da prótese e de como o material fraturou. A fratura de uma restauração de resina composta mesial-oclusal-distal (MOD) resultando na perda de uma caixa proximal pode ter sido causada por uma preparação mal projetada que levou a uma concentração de tensão que acabou enfraquecendo a resistência da restauração. Durante o ajuste do fecho de um PPR, podemos facilmente quebrar o fecho após vários episódios de ajuste, mas separar o fecho por tensão seria impossível. A flexão contínua do grampo consumiu a ductilidade desse material e resultou na fratura do grampo à medida que a ductilidade foi esgotada. Uma prótese que cai e quebra acidentalmente em um piso duro indica que a prótese não pode absorver toda a energia do impacto, e que esse excesso de energia é dissipado pela fratura da prótese. Dependendo do modo potencial de fratura, os critérios de seleção podem mudar.

A fratura não é a única preocupação para a seleção de materiais. A partir da discussão anterior do PF de três unidades (Figura 4.3 A), percebemos que a deformação elástica ocorre na forma de flexão quando a carga é aplicada no pôntico. A flexão pode fazer com que os dois dentes pilares sejam puxados lateralmente em direção ao pôntico. Essa ação pode causar afrouxamento dos dentes pilares ou descolamento do cimento ao longo do tempo. Se a extensão do PF aumenta à medida que unidades pônticas adicionais são adicionadas, o grau de flexão se multiplica. A utilização de um material de maior módulo de elasticidade limitará a deformação elástica em relação à força aplicada. Para PPRs, a estrutura metálica precisa ser rígida para manter o ajuste da prótese para distribuição uniforme das tensões nos tecidos moles de suporte. A rigidez da estrutura pode ser alcançada com o projeto adequado e a seleção de materiais que tenham maior módulo de elasticidade. O grampo retentivo discutido anteriormente pode exigir propriedades mecânicas diferentes daquelas da estrutura, especialmente a capacidade de ser ajustado sem fratura. A estrutura e os grampos de retenção podem ser feitos separadamente e unidos posteriormente por meio de solda. Apesar de altos módulos de elasticidade serem frequentemente associados a materiais de alta resistência, é importante enfatizar que o módulo de elasticidade aborda apenas a correlação de tensão e deformação durante a deformação elástica. Discutiremos, no Capítulo 13, que um módulo de elasticidade muito menor do que os de metais e cerâmicas é essencial para fazer moldagens.

As curvas tensão-deformação de seis produtos comerciais para quatro classes de materiais são mostradas na Figura 4.19 em dois gráficos. A maioria dos materiais restauradores disponíveis são frágeis, exceto os metais. Devemos enfatizar que *frágil* simplesmente se refere à incapacidade de um material se deformar plasticamente antes da fratura. A fragilidade não está associada à resistência de um material, embora a maioria dos materiais de alta resistência usados em odontologia sejam frágeis. A natureza frágil com um alto limite elástico torna a zircônia adequada para carregamento de compressão. Normalmente, a zircônia não é recomendada para a construção de pontes. Com melhorias na tenacidade à fratura, a zircônia tem sido usada para fazer pontes, mas elas exigem uma seção transversal maior para conectores. As ligas de Cr-Co para PPRs têm os mais altos módulos de elasticidade e podem manter a rigidez adequada com menos volume de material. Os valores de resistência à tração podem não ser significativos porque a estrutura deixará de funcionar assim que for plasticamente deformada. A ductilidade de 5% da liga Cr-Co mostrada na Figura 4.19 significa que se o grampo retentivo for feito dessa liga, a ductilidade deve permitir alguns ajustes do grampo. O ouro tipo IV tem um módulo de elasticidade alto o suficiente para resistir à flexão de PFs feitas desse material. A alta resistência ao escoamento é boa para evitar a deformação plástica, mas pode ser desvantajosa se for necessário polir a margem. A transformação de estado sólido pode ser usada (Capítulo 2) para amolecer a liga, facilitando o processo de polimento das margens. O processo de endurecimento por idade trará a liga de volta a um módulo de elasticidade mais alto e alta resistência ao escoamento para uso normal. A dureza do material geralmente aumenta junto com o módulo de elasticidade. Essas ligas possuem módulos elásticos de 3 a 7 vezes maiores que o esmalte (E = 33,6 GPa). Deve-se considerar o impacto da dureza potencial do metal na restauração oposta ou na estrutura do dente.

O gráfico à direita na Figura 4.19 mostra uma resina para prótese e duas resinas compostas. O bloco *computer-aided design/computer-aided manufacturing* (CAD-CAM) nesse diagrama é um composto altamente preenchido projetado para fresamento digital. Na discussão sobre concentração de tensões, o uso de materiais restauradores de módulo de elasticidade semelhante ao do dente foi apontado como desejável. Os módulos elásticos de ambos resina e materiais compósitos estão entre os do esmalte e da dentina. Alguns compósitos têm módulos de elasticidade tão baixos quanto os da resina para próteses mostradas na Figura 4.19. Por apresentarem módulos de elasticidade inferiores aos do esmalte, não são suscetíveis de induzir desgaste excessivo na dentição natural. A resina para próteses tem o menor módulo de elasticidade com a maior flexibilidade. As bases das próteses não são limitadas em um espaço limitado como os preparos

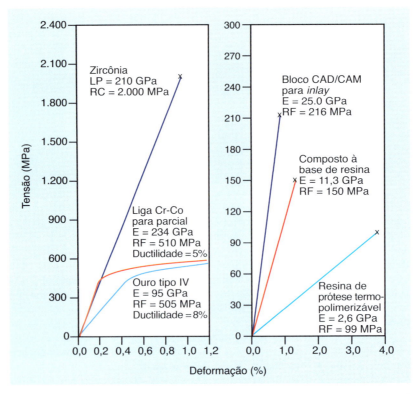

• **Figura 4.19** Curvas tensão-deformação de seis produtos comerciais representando quatro classes gerais de materiais. As propriedades mecânicas mostradas são módulo de elasticidade (E), limite proporcional (LP), resistência à flexão (RF), resistência à compressão (RC) e ductilidade.

da cavidade do dente. Eles estão apoiados em tecidos moles e podem flexionar mais do que as restaurações fixas. Maior flexibilidade permite que eles flexionem sem o risco de fratura. As propriedades mecânicas desses materiais restauradores e como suas propriedades são utilizadas serão discutidas nos respectivos capítulos.

A magnitude das forças de mastigação é desconhecida para cada paciente, na medida em que o dentista não pode estimar as tensões que serão induzidas nas restaurações dentárias. No entanto, os pacientes que apresentam evidências de bruxismo extremo representam uma população de maior risco para fratura de materiais restauradores frágeis. O conhecimento das relações entre as propriedades dos materiais restauradores conhecidos por apresentarem excelente desempenho de sobrevida a longo prazo é constantemente reforçado pela experiência clínica. Assim como no campo da engenharia, a profissão odontológica está ciente de que o melhor teste de um material restaurador bem-sucedido é o teste do tempo em condições clínicas reais.

Agradecimento

O autor deseja agradecer ao Dr. Kenneth J. Anusavice por sua contribuição para as edições anteriores deste capítulo.

Leituras selecionadas

Callister WD, Rethwisch DG: *Materials Science and Engineering: An Introduction*, Hoboken, NJ, 2009, John Wiley & Sons.

Davis JR (Ed): *Metals Handbook, Desk Edition*, Metals Park, OH, 1998, ASM International.

This handbook provides a comprehensive overview of metals and metal technology including properties and selection criteria, processing information, and testing and inspection guidelines on failure analysis, mechanical testing, nondestructive testing, metallography, fractography, and quality control.

Frechette VD: Failure Analysis of Brittle Materials, Westerville, OH, 1990, The American Ceramic Society.

This classic textbook on fracture surface analysis provides an excellent overview of fractographic techniques. Since many dental materials are brittle in nature, the identification of fracture patterns and the crack origin are useful to identify the principal sites of crack initiation.

Griffith AA: The phenomena of rupture and flow in solids, Philos Trans Royal Soc A 221:163–198, 1920.

Griffith proposed that minute cracks in a general glass act as a stress raiser that reduces the theoretical strength of glass to 1% of that predicted for its theoretical strength. He also concluded that the magnitude of the fracture stress and the square root of the critical flaw depth was a constant.

Irwin G: Analysis of stresses and strains near the end of a crack traversing a plate, J Apple Mech 24:361–364, 1957.

Based on the shortcomings of Griffith's theory for ductile materials, Irwin modified Griffith's equations by accounting for inelastic behavior at the crack tips.

Lund JR, Byrne JP: Leonardo da Vinci's tensile strength tests: Implications for the discovery of engineering mechanics, Civil Eng Environ Syst 18:243–250, 2001.

Rabinowicz E: Friction and Wear of Materials, 2nd ed, New York, 1995, John Wiley & Sons, Inc.

Stanford JW, Weigel KV, Paffenbarger GD, et al: Compressive properties of hard tooth tissue, J Am Dent Assoc 60:746–756, 1960.

Although this study was published in 1960, it remains one of the most authoritative references on the mechanical properties of tooth structure.

Van Vlack LH: Elements of Materials Science and Engineering, 6th ed, Reading, MA, 1989, Addison-Wesley.

This reference book presents an overview of the structure of matter, the properties of materials, and engineering.

Weibull W: A statistical theory of the strength of materials. Ingeniörsvetenskapakademiens. Handlinger Nr. 151, Generalstabens Litografiska Anstalts Förlag, 1939, Stockholm.

Parte 2

Materiais Restauradores Diretos

5 Compósitos à Base de Resina, *89*

6 Adesão e Sistemas Adesivos, *118*

7 Cimentos Dentários, *131*

8 Amálgamas Dentários, *157*

5

Compósitos à Base de Resina

VISÃO GERAL DO CAPÍTULO

História dos compósitos

Composição e função

Classificação dos compósitos dentários

Propriedades dos compósitos à base de resina

Acabamento e polimento de compósitos

Reparação de compósitos

Restaurações indiretas à base de compósito

Critérios de seleção para compósitos posteriores

Treinamento, avaliação e gerenciamento de processos de fotopolimerização

PALAVRAS-CHAVE

Agente de acoplamento. Composto que fornece ligações químicas entre duas classes diferentes de materiais. Por exemplo, compostos organossilanos são aplicados nas superfícies de cargas à base de silicato para garantir que sejam quimicamente ligados à matriz de resina de um compósito dentário.

Ativação. Processo pelo qual é fornecida energia suficiente para induzir um iniciador a gerar radicais livres e iniciar a polimerização.

Ativador. Fonte de energia utilizada para ativar um iniciador e produzir radicais livres; a fonte de energia pode ser um produto químico doador de elétrons, luz e/ou calor.

Camada inibida por oxigênio. Fina região da superfície de uma resina polimerizada contendo grupos metacrilatos não reagidos oriundos do oxigênio dissolvido, que atua inibindo a reação de polimerização de radicais livres; também conhecido como *camada inibida pelo ar*.

Carga. Partículas inorgânicas, de vidro e/ou resina orgânica que são dispersas em uma matriz de resina para aumentar a rigidez, força e resistência ao desgaste e para diminuir a expansão térmica, sorção de água e contração de polimerização. As cargas radiopacas também podem ser adicionadas para conferir radiopacidade aos compósitos dentários. As cargas de alumino-fluorosilicato podem ser adicionadas para liberar flúor dos compósitos dentários.

Compósito dentário. Materiais poliméricos altamente reticulados reforçados por uma dispersão de partículas de sílica amorfa, vidro, cristalino, mineral ou resina orgânica e/ou fibras curtas ligadas à matriz por um agente de acoplamento. Na odontologia, muitas vezes é chamado apenas de "compósito".

Compósito fluido. Compósito híbrido com nível de carga reduzido e uma distribuição de tamanho de partícula mais estreito para aumentar o fluxo e promover uma adaptação íntima às superfícies preparadas dos dentes. Compósitos fluidos são frequentemente usados como a primeira camada de um preenchimento cavitário para melhorar a adaptação do preenchimento à cavidade.

Fator C. Fator de configuração. Isso representa a razão entre a área de superfície colada de uma restauração composta à base de resina e a área de superfície não colada ou livre. Quanto maior é o fator C, maior será a tensão que se desenvolve na margem da restauração, o que pode levar à formação de lacunas, ruptura marginal e infiltração e outros problemas (p. ex., cárie secundária).

Grau de conversão (GC). Porcentagem de ligações duplas carbono-carbono ($-C = C-$) convertidas em ligações simples ($-C-C-$) durante a polimerização para formar uma resina polimérica. Também conhecido como *grau de polimerização* e *grau de conversão de monômero em polímero*.

Inibidor. Produto químico adicionado aos sistemas de resina para minimizar a polimerização espontânea para prolongar a vida útil da resina por meio de mecanismos de eliminação de radicais livres. Também aumenta o tempo de trabalho das resinas compostas autopolimerizáveis.

Iniciador. Produto químico formador de radicais livres usado para iniciar a reação de polimerização. Ele entra na reação química e se torna parte do composto polimérico final; portanto, não é um catalisador, embora muitas vezes seja rotulado incorretamente como tal.

Matriz. Material de resina plástica que forma uma fase contínua após a polimerização e liga as partículas de carga de reforço.

Ponto de gel/gelificação. Ponto na reação de polimerização em que se formaram reticulações suficientes para produzir um estado rígido e vítreo no qual o fluxo interno entre as cadeias de polímero em desenvolvimento parou. Todos, exceto o movimento molecular localizado, parou. Após o ponto de gel, as tensões não podem ser aliviadas, mas continuam a aumentar e concentrar-se perto das interfaces coladas. Assim, a redução da taxa de polimerização proporciona mais tempo para os segmentos adjacentes da cadeia polimérica deslizarem entre si para configurações de baixa energia e aliviar as tensões de desenvolvimento antes que a polimerização atinja o ponto de gelificação.

Profundidade de polimerização. Profundidade ou espessura de uma resina fotopolimerizável que atingiu resistência mecânica adequada de polimerização quando exposta a uma fonte de luz sob um conjunto específico de condições.

Radical livre. Átomo ou grupo de átomos (R) com um elétron desemparelhado (•). As reações produtoras de R• iniciam e propagam a polimerização e eventualmente levam a um conjunto final.

Resina de polimerização dupla. Compósito dentário que contém componentes ativados quimicamente e ativados por luz para iniciar a polimerização e potencialmente superar as limitações do sistema fotopolimerizável ou químico quando usado sozinho.

Resina. Mistura de monômeros e/ou macromoléculas com outros componentes que formam um material com um conjunto de propriedades úteis.

Resina/compósito fotopolimerizável/fotoativável. Resina ou resina com partículas de carga que consiste em um único componente que se torna polimerizado através do uso de um sistema iniciador fotossensível (tipicamente canforoquinona e uma amina) e um ativador de fonte de luz (tipicamente visível luz azul). *Fotopolimerizado* e *fotoiniciado* também são usados na literatura; neste livro, usaremos *ativado por luz* ou *fotopolimerizado*.

Resina/compósito quimicamente ativado/autopolimerizável. Sistema composto formado por duas pastas – uma contendo um iniciador e outra, um ativador – que, quando misturadas, liberam radicais livres que iniciam a polimerização. Muitos termos foram usados ao longo do desenvolvimento desse material; neste livro, usaremos *ativados quimicamente* ou *autopolimerizados*.

O padrão ouro de referência para materiais restauradores é o amálgama. No entanto, o amálgama tem suas próprias desvantagens, como (1) estética ruim, (2) preocupações infundadas sobre os riscos à saúde do vazamento de mercúrio e (3) preocupações com o descarte de resíduos. Como os compósitos à base de resina podem ser feitos para combinar com a aparência natural dos dentes, eles se tornaram os mais populares dos materiais de preenchimento estéticos ou da cor do dente e são amplamente utilizados para uma variedade de aplicações odontológicas.

Outra vantagem importante dos materiais de resina é que eles podem ser feitos em uma variedade de consistências, de pastas altamente fluidas a rígidas, o que permite que eles sejam convenientemente manipulados e moldados em uma forma personalizada e depois, por meio da reação de *polimerização,* convertidos em um sólido duro, forte, atraente e durável.

História dos compósitos

Durante a primeira metade do século XX, os silicatos eram o material da cor do dente de escolha para a restauração cavitária. Os silicatos liberam flúor e são excelentes para prevenir a cárie, mas sofrem uma erosão grave em poucos anos. As resinas acrílicas, à base de polimetilmetacrilato (PMMA), logo substituíram os silicatos por sua aparência de dente, insolubilidade em fluidos orais, facilidade de manipulação e baixo custo. Infelizmente, essas resinas acrílicas tinham uma resistência ao desgaste relativamente baixa e tendiam a encolher severamente durante a presa, o que fazia com que elas se afastassem das paredes da cavidade, produzindo aberturas ou fendas que facilitavam a infiltração dentro delas. Além disso, a expansão e contração térmica causavam mais tensões nas margens da cavidade quando bebidas e alimentos quentes ou frios eram consumidos.

Esses problemas foram reduzidos um pouco pela incorporação de partículas de quartzo na resina. A **carga** não participa da reação de presa, mas ocupa um espaço que reduz o número de reações que ocorrem e o encolhimento correspondente. Além disso, os enchimentos geralmente usados têm um baixo coeficiente de expansão térmica. No entanto, essas resinas de PMMA reforçadas com cargas não foram muito bem-sucedidas, em parte porque as cargas não se ligam quimicamente à resina. Assim, os defeitos se desenvolveram entre os preenchimentos e a resina circundante e levaram a infiltrações, manchas e baixa resistência ao desgaste.

Em 1962, Bowen desenvolveu um novo tipo de material compósito que superou amplamente esses problemas. As principais inovações de Bowen foram o bisfenol-A glicidil dimetacrilato (*bis*-GMA), um monômero que forma uma matriz reticulada altamente durável, e um tratamento de superfície usando um composto orgânico de silano chamado *agente de acoplamento* para unir as partículas de carga à resina matriz. Os materiais restauradores da cor dos dentes atuais continuam a usar essa tecnologia, mas muitas outras inovações foram introduzidas desde então.

No final da década de 1960, foi desenvolvida uma categoria hoje conhecida como *compósitos tradicionais* (também conhecidos como *compósitos convencionais* ou *macrofill*); ela continha partículas muito grandes de sílica amorfa moída e quartzo, que conferiam melhorias significativas nas propriedades mecânicas, sorção de água, contração de polimerização, radiopacidade e expansão térmica em comparação com acrílico não preenchido. No entanto, esses compósitos sofriam de rugosidade da superfície como resultado da abrasão seletiva da matriz de resina mais macia ao redor das partículas de carga mais duras e não eram muito estéticos. Para melhorar a suavidade da superfície e reter ou melhorar as propriedades físicas e mecânicas dos compósitos tradicionais, foram desenvolvidos compósitos preenchidos com partículas pequenas usando cargas inorgânicas moídas em uma faixa de tamanho de cerca de 0,5 a 3 μm, mas com uma ampla distribuição de tamanho permitindo uma carga mais alta (80 a 90% em peso ou 65 a 77% em volume). Isso resultou não apenas em superfícies mais lisas, mas também em maior resistência ao desgaste e alguma diminuição na contração de polimerização. Avanços adicionais no componente de carga resultaram em compósitos de micropreenchimento e nanocompósitos, compósitos híbridos e compósitos compactáveis e fluidos, apenas para citar alguns.

Outros avanços com o componente monômero proporcionam melhores propriedades químicas e mecânicas, redução do encolhimento, estabilidade de cor e armazenamento, biocompatibilidade e outros recursos. Hoje, os monômeros formadores de matriz de resina em resinas compostas são altamente complexos e usam uma variedade de monômeros e misturas de monômeros de vários pesos moleculares e funções.

Por fim, os avanços na tecnologia de polimerização produziram sistemas **fotopolimerizáveis** que possibilitam a cura de resinas sob demanda e melhoram o tempo de trabalho e a facilidade de manipulação. Inicialmente, foi utilizado um sistema de polimerização ultravioleta (UV), mas esse sistema tinha várias desvantagens e logo foi substituído por sistemas de cura por luz azul visível. Esses avanços foram seguidos por novos desenvolvimentos na tecnologia de lâmpadas de cura, passando de lâmpadas de tungstênio para diodos emissores de luz (LEDs).

A Figura 5.1 ilustra a história e as realizações sobre os **compósitos dentários**.

> **QUESTÃO IMPORTANTE**
> Quais são os três componentes essenciais dos materiais de resina composta?

Composição e função

Os compósitos dentários são compostos por três componentes principais: uma matriz de resina polimérica altamente reticulada; uma dispersão de vidro, sílica, cristalino, óxido metálico, partículas de reforço de resina, fibras curtas ou suas combinações como carga; e uma carga de ligação do agente de ligação à matriz. Além disso, há um sistema ativador-iniciador que converte o material de preenchimento macio e moldável em uma restauração dura e durável, e há combinações de pigmentos para combinar com a cor da estrutura do dente. Outros aditivos incluem absorvedores de UV para melhorar a estabilidade da cor; inibidores para prolongar a vida útil de armazenamento e aumentar o tempo de trabalho para resinas ativadas quimicamente; e componentes para melhorar o desempenho, a aparência e a durabilidade.

> **QUESTÕES IMPORTANTES**
> Que papéis o *bis*-GMA e outros monômeros de dimetacrilato de alto peso molecular desempenham na função e desempenho das resinas odontológicas?
> Por que os monômeros diluentes são usados e quais são as vantagens de seu uso?

Matriz

A matriz de resina na maioria dos compósitos dentários é baseada em uma mistura de monômeros de *dimetacrilato* aromáticos e/ou alifáticos, como bisfenol A glicidil metacrilato (*bis*-GMA) e dimetacrilato de uretano (UDMA) (Figura 5.2) que formam ligações cruzadas, fortes e rígidas, e estruturas poliméricas duráveis. Observe que os grupos metacrilato são encontrados nas extremidades da cadeia ou nas extremidades das cadeias ramificadas. A resina *bis*-GMA é um dimetacrilato de ésteres aromáticos sintetizado a partir de uma resina epóxi de etilenoglicol de *bis*fenol A e metacrilato de metila. Os dois grupos –OH desse material formando ligações de hidrogênio entre os monômeros o tornam extremamente viscoso. O núcleo rígido de dois grupos aromáticos limita a capacidade das moléculas *bis*-GMA de girar eficientemente para participar do processo de polimerização que muitas vezes deixa um dos dois grupos metacrilato não polimerizado. Isso resulta em uma extremidade de um *bis*-GMA tornando-se parte de uma cadeia polimérica e o resto da molécula tornando-se um grupo pendente terminado em metacrilato. A eficiência de polimerização e reticulação é expressa pela porcentagem de grupos metacrilato reagidos (convertidos) após a polimerização e é conhecido como **grau de conversão (GC)**.

Várias combinações de resinas de dimetacrilato foram exploradas ao longo dos anos na tentativa de reduzir a viscosidade e aumentar a GC. As UDMAs mostraram uma promessa particular. As resinas UDMA são qualquer monômero contendo um ou mais grupos uretano (–NH–CO–O–) e dois grupos terminais metacrilato (Figura 5.2).

Devido ao grande volume molecular desses monômeros, a contração de polimerização pode ser tão baixa quanto 0,9% (média de 1,5% em comparação com uma faixa de 2 a 3% para a maioria dos compósitos) quando combinada com cargas inorgânicas de partículas em níveis de até 88% por peso. UDMA (cerca de 20 Pa•s) e *bis*-GMA (cerca de 800 Pa•s, semelhante ao mel em um dia frio)

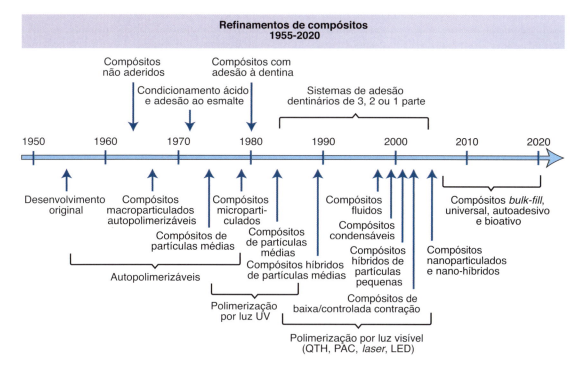

• **Figura 5.1** Cronologia dos desenvolvimentos dos compósitos dentários em tecnologias de monômero, carga, ligação e polimerização. *LED,* diodos emissores de luz; *QTH,* quartzo-tungstênio-halogênio. (Adaptada de Bayne SC. Dental biomaterials: where are we and where are we going? *J Dent Educ.* 2005;69:571-85.)

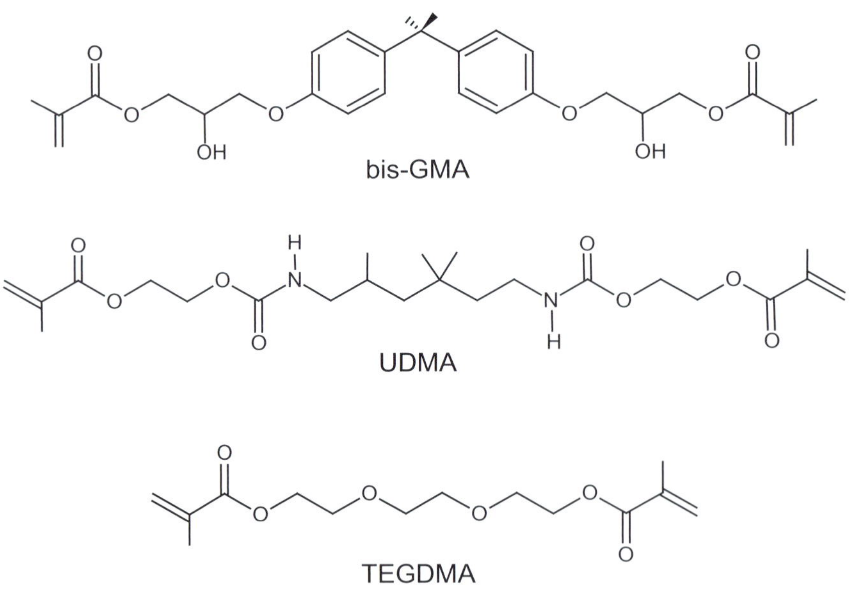

PARTE 2 Materiais Restauradores Diretos

• **Figura 5.2** Estrutura química do bisfenol A-glicidil dimetacrilato (*bis*-GMA), uretano dimetacrilato (UDMA) e trietilenoglicol dimetacrilato (TEGDMA).

são altamente viscosos e difíceis de misturar e manipular. Assim, proporções variadas de monômeros altamente fluidos de baixo peso molecular, como dimetacrilato de trietilenoglicol (TEGDMA; 0,005 a 0,05 Pa•s; Figura 5.2) e outros dimetacrilatos de baixo peso molecular para misturar e diluir os componentes viscosos para obter pastas de resina suficientemente fluidas para manipulação clínica e para incorporar carga suficiente para reforçar a resina curada são necessários. Por exemplo, uma mistura de 75% de *bis*-GMA e 25% de TEGDMA em peso tem uma viscosidade de cerca de 4,3 Pa•s, enquanto a viscosidade de uma mistura de 50% de *bis*-GMA/50% de TEGDMA é de cerca de 0,2 Pa•s (similar a um xarope escasso). Infelizmente, esses monômeros diluentes menores sofrem maior contração de polimerização que gera mais tensão de contração, o que pode causar a formação de lacunas marginais e aumentar o risco de eventuais infiltrações e os problemas que podem resultar, compensando parcialmente a vantagem de usando monômeros grandes, como *bis*-GMA.

> ### QUESTÃO IMPORTANTE
> Que papéis as cargas cumprem na função e no desempenho das resinas odontológicas?

Carga

A incorporação de cargas, geralmente entre 30 e 70% em volume ou 50 e 85% em peso, transformou as resinas em materiais funcionais que resistem aos desafios químicos, físicos e mecânicos do meio bucal. Nesta seção, discutiremos a função das cargas em compósitos, as propriedades necessárias e os tipos de cargas.

Função das cargas

As cargas podem fornecer os seguintes benefícios:

- **Redução da contração/encolhimento de polimerização.** Embora a contração varia de um compósito comercial para outro, normalmente varia de pouco menos de 1% até cerca de 4% em volume

- **Redução da expansão e contração térmica.** À medida que o coeficiente de expansão geral diminui com a carga de preenchimento e aproxima-se do tecido dentário, menos tensão interfacial é produzida devido a mudanças volumétricas diferenciais enquanto um indivíduo consome alimentos e bebidas quentes e frias

- **Diminuição da sorção de água.** A água absorvida suaviza a resina e a torna mais propensa a desgaste abrasivo e manchas

- **Reforço.** À medida que a fração de volume da carga se aproxima de aproximadamente 70%, a resistência à abrasão e à fratura aumenta para níveis próximos aos do tecido dentário, aumentando assim o desempenho clínico e a durabilidade

- **Controle da manipulação/viscosidade.** A carga de preenchimento, o tamanho da carga e a variedade de tamanhos e formas de partículas afetam marcadamente a consistência e a manipulação clínica de uma pasta composta. As propriedades de consistência e manipulação determinam a facilidade de operação, a habilidade e o tempo necessários, e também quão confiável uma cavidade pode ser restaurada sem erros e com o contato interproximal adequado, anatomia oclusal, suavidade e aparência

- **Transmissão de radiopacidade.** Margens infiltradas, cáries secundárias, contatos proximais ruins, desgaste das superfícies proximais e outros problemas não podem ser detectados adjacentes às resinas inerentemente radiotransparentes. A radiopacidade é mais frequentemente transmitida pela adição de compostos inorgânicos radiopacos, como partículas de carga de vidro com átomos de metais pesados, como bário (Ba), lantânio (La), estrôncio (Sr), itérbio (Yb), zinco (Zn) ou zircônio (Zr). Para um contraste diagnóstico ideal, a restauração deve ter uma radiopacidade aproximadamente igual à do esmalte, que é cerca de duas vezes a da dentina. Exceder a radiopacidade do esmalte em grande medida terá o efeito de obscurecer as áreas radiotransparentes causadas pela formação de fendas ou cáries secundárias

- **Liberação de flúor.** O fluoreto de itérbio (YbF_3) e o vidro aluminofluorossilicato (tradicionalmente utilizado em ionômeros de vidro) são capazes de liberar flúor a partir dos compósitos dentários.

QUESTÃO IMPORTANTE

Por que há uma troca entre manipulação, durabilidade e estética quando as cargas são incorporadas em resinas?

Características das cargas

Nas primeiras versões dos compósitos dentários, o quartzo era usado extensivamente como material de carga porque esse material é quimicamente inerte. O quartzo é muito duro, tornando o compósito abrasivo para dentes opostos ou restaurações, e difícil dar acabamento e polimento para obter uma superfície lisa. A chamada *sílica amorfa* tem a mesma composição e índice de refração do quartzo; no entanto, a sílica não é cristalina e não é tão dura, reduzindo grandemente a abrasividade da estrutura da superfície do compósito e facilitando o polimento.

A carga de vidro mais usada é o vidro Ba. Embora as cargas de vidro Ba também forneçam radiopacidade, elas não são tão inertes quanto o quartzo ou a sílica amorfa e são lentamente lixiviadas e enfraquecidas em líquidos ácidos, como sucos cítricos, soluções com pH alto e outros fluidos orais. A carga de vidro também é atacada ao longo do tempo por soluções ou géis de fluoreto de fosfato acidulado protetores contra cárie. Devido às diferenças na composição da saliva entre os pacientes, os efeitos clínicos da exposição à saliva são difíceis de prever. No entanto, a implicação é que os compósitos com carga de vidro se tornarão gradualmente mais suscetíveis ao desgaste abrasivo e, portanto, terão uma vida útil mais curta em comparação com as resinas reforçadas com sílica.

Para uma estética aceitável, a translucidez de uma restauração com compósito deve ser semelhante à da estrutura do dente. Assim, o índice de refração da carga deve corresponder ao da resina. Para *bis*-GMA e TEGDMA, os índices de refração são de aproximadamente 1,55 e 1,46, respectivamente, e uma mistura dos dois componentes em proporções iguais em peso produz um índice de refração de aproximadamente 1,50. A maioria dos vidros e quartzos usados para cargas tem índices de refração de aproximadamente 1,50, o que é adequado para translucidez suficiente.

O aumento da carga de preenchimento melhora as propriedades mais importantes discutidas até agora; no entanto, há um limite de carregamento. Por exemplo, se o tamanho das partículas fossem esferas uniformes, não importa quão compactamente as esferas estejam, como ilustrado na estrutura cristalina mostrada no Capítulo 2, a fração teórica máxima de empacotamento para estruturas esféricas compactas de tamanho uniforme é de aproximadamente 74% em volume. No entanto, partículas menores ainda podem ser inseridas entre as esferas maiores. Ao estender esse processo, uma distribuição contínua de partículas progressivamente menores pode produzir um preenchimento de carga maior. Portanto, uma distribuição de tamanhos de partículas é usada para maximizar a fração volumétrica de carga em compósitos.

A polimerização de compósitos produz uma superfície inicialmente lisa e rica em resina, mas as operações de acabamento removem a matriz de resina do perímetro das partículas de carga, expondo as partículas que se projetam da superfície. Partículas maiores que o comprimento de onda da luz visível causam espalhamento da luz, o que aumenta a opacidade e produz uma textura visivelmente áspera quando as partículas são expostas na superfície. Uma superfície rugosa também tende a acumular manchas e placas. As partículas de carga inorgânica tradicionais tinham diâmetros médios de cerca de 8 a 40 µm. Atualmente, as partículas variam de 5 nm a 2 µm. A vantagem do uso de partículas pequenas é que elas melhoram a estética (aparência) e a maciez para a língua (mais polida). Os mecanismos de desgaste oral complementam esse processo, de modo que a suavidade final que pode ser mantida é altamente dependente do tamanho da partícula.

No entanto, quanto menor o tamanho da partícula de carga, maior a razão superfície-volume disponível para formar ligações polares ou de hidrogênio com moléculas de monômero para inibir seu fluxo e aumentar a viscosidade (resistência à mistura e manipulação). Assim, menos carga pode ser adicionada. Portanto, há sempre uma compensação entre os requisitos de manipulação, durabilidade e estética. O desafio do clínico é fazer um julgamento bem informado sobre as características dos muitos produtos oferecidos e selecionar um que seja adequado para uma aplicação clínica específica.

Tipos de cargas

Várias cargas minerais transparentes são empregadas na formulação de resinas compostas. Dentre eles o chamado "vidro macio" e o "vidro duro" de borossilicato; quartzo fundido; silicato de alumínio; silicato de alumínio e lítio (betaeucriptita, que possui coeficiente de expansão térmica negativo); fluoreto de itérbio; e vidros de bário, estrôncio, zircônio e zinco. Mais informação sobre o tamanho de partícula e fabricação de cargas relacionadas é fornecida posteriormente na seção sobre a classificação de compósitos por tamanho de partícula de carga.

Na busca de uma melhor estética e, consequentemente, menores tamanhos de partículas, dois sistemas de carga, cerâmicas organicamente modificadas (ormocer) e silsesquioxano oligomérico poliédrico (POSS), em que uma parte do componente de reforço opera em escala molecular, têm sido introduzidos.

Ormocer

Ormocer é um acrônimo para *cerâmicas organicamente modificadas*. Eles são considerados estruturas híbridas do tamanho de moléculas que consistem em copolímeros inorgânicos-orgânicos. Esses híbridos moleculares consistem, por exemplo, em cadeias terminadas em metacrilato enxertadas em uma partícula de polissiloxano cíclico central de 2 a 3 nm. Essas nanopartículas são dispersas em uma escala molecular, resultando em moléculas reticuláveis ("oligômeros") de alto peso molecular, flexibilidade relativamente baixa e viscosidade relativamente baixa. O grande espaçamento entre as ligações cruzadas resultante da polimerização produz um baixo nível de contração de polimerização, e a rede inorgânica fornece resistência à abrasão através da estrutura vítrea e baixa sorção de água resultante da hidrofobicidade.

Ormocers são usados na formulação de vários compósitos comerciais (p. ex., Definite and Admira, Voco GmbH, Cuxhaven, Alemanha; Ceram-X, Dentsply International, York, PA). Enquanto as partículas de silicato do tamanho de moléculas fornecem algum reforço, vidro fosco e/ou outras cargas são normalmente necessárias para reforço suficiente. Portanto, o ormocer é frequentemente considerado como parte da matriz do compósito. As vantagens dos materiais odontológicos à base de ormocer incluem retração de polimerização limitada, biocompatibilidade muito alta, boas propriedades de manipulação e excelente estética.

POSS

POSS é um acrônimo para *silsesquioxano oligomérico poliédrico*. As moléculas são estruturas de silicato de 12 lados produzidas a partir de silano e funcionalizadas para copolimerizar com outros monômeros. Um silsesquioxano é uma estrutura química com a composição $R_nSi_nO_{1.5n}$, por exemplo, $(CH_3)_8Si_8O_{12}$. Para os materiais POSS usados em aplicações odontológicas, o grupo R é geralmente um metacrilato (Figura 5.3).

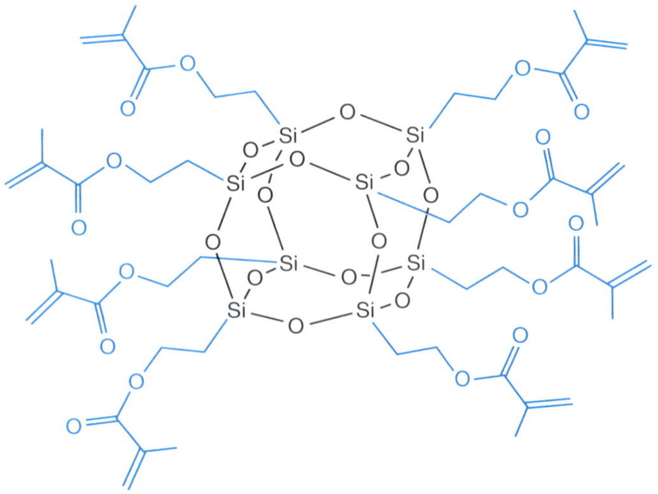

• **Figura 5.3** Silsesquioxano oligomérico poliédrico de metacrilo, uma estrutura de armação de silicato de 12 lados com grupos pendentes de metacrilato polimerizáveis. (Cortesia de Hybrid Plastics, Inc., Hattiesburg, MS.)

POSS é um composto oligomérico orgânico-inorgânico híbrido do tamanho de uma molécula que pode se dispersar homogeneamente em monômeros compatíveis e ser incorporado covalentemente em redes reticuladas após a polimerização. Como os materiais do tipo ormocer, as estruturas do arranjo de silicato fornecem uma função de reforço, mas as partículas de carga também devem ser incluídas para alcançar o equilíbrio das propriedades mecânicas e outras necessárias para um desempenho adequado como compósitos dentários. Dependendo da carga dispersa, as resinas à base de POSS são caracterizadas por serem altamente polidas e com excelente retenção de polimento, propriedades mecânicas e resistência ao desgaste. Os produtos comerciais atuais baseados na tecnologia de silsesquioxano incluem o Artiste Nano-Hybrid Composite (Pentron Clinical, Wallingford, CT).

QUESTÃO IMPORTANTE

Que papéis os agentes de acoplamento desempenham na função e desempenho das resinas odontológicas?

Agente de acoplamento

Como dito anteriormente, é essencial que as partículas de carga sejam ligadas à matriz da resina. Isso permite que a matriz polimérica mais flexível transfira tensões para as partículas de carga de módulo mais alto (mais rígidas e duras). A ligação química entre as duas fases do compósito é formada por um agente de acoplamento, um composto tensoativo bifuncional que adere às superfícies das partículas de carga e também coreage com o monômero que forma a matriz da resina. Um agente de acoplamento aplicado adequadamente pode conferir propriedades físicas e mecânicas aprimoradas e inibir a lixiviação, evitando que a água penetre ao longo da interface carga-resina.

Embora titanatos e zirconatos possam ser usados como agentes de acoplamento, organossilanos – como γ-metacriloxipropiltrimetoxissilano – são os mais usados (Figura 5.4). Na presença de água, os grupos metoxi ($-OCH_3$) são hidrolisados em grupos silanol ($-Si-OH$), que podem se ligar a outros silanóis nas superfícies de preenchimento formando ligações siloxânicas ($-Si-O-Si-$). Os grupos metacrilato organossilano formam ligações covalentes

com a resina quando a resina é polimerizada, completando, assim, o processo de acoplamento. O acoplamento adequado por meio de organosilanos é extremamente importante para o desempenho clínico de materiais restauradores compostos à base de resina.

Inibidores

Os inibidores são adicionados aos sistemas de resina para minimizar ou prevenir a polimerização espontânea ou acidental de monômeros. Os inibidores têm um forte potencial de reatividade com os **radicais livres**. Se um radical livre é formado, por exemplo, por breve exposição à iluminação ambiente quando o material é dispensado, o inibidor reage com o radical livre mais rápido do que o radical livre pode reagir com o monômero. Isso evita a iniciação de monômeros e a subsequente propagação da cadeia. Depois que todo o inibidor for consumido, a propagação da cadeia pode começar. Um inibidor típico é o hidroxitolueno butilado (HTB), que é usado em concentrações da ordem de 0,01% em peso. Assim, os inibidores têm duas funções: prolongar a vida útil da resina e garantir tempo de trabalho suficiente.

Modificadores ópticos

Para uma aparência natural, os compósitos dentários devem ter sombreamento visual e translucidez semelhantes às propriedades correspondentes da estrutura do dente. O sombreamento é obtido pela adição de vários pigmentos geralmente consistindo em pequenas quantidades de partículas de óxido metálico. A translucidez e a opacidade são ajustadas conforme necessário para simular esmalte e dentina. Por exemplo, se uma área incisal classe IV for reconstruída, a translucidez de um compósito não modificado pode permitir que muita luz passe pela restauração. Como resultado, menos luz é refletida ou espalhada de volta para o observador, que percebe a borda incisal como muito escura. Essa deficiência pode ser corrigida pela adição de um opacificador. No entanto, se uma quantidade excessiva de opacificador for adicionada, muita luz poderá ser refletida e o observador perceberá que a restauração é "muito branca" ou, mais corretamente, que possui "muito alta em valor" (ver Capítulo 3). Para aumentar a opacidade, o fabricante adiciona dióxido de titânio e óxido de alumínio aos compósitos em quantidades mínimas (0,001 a 0,007% em peso).

Todos os modificadores ópticos afetam a transmissão de luz através de um compósito. Assim, tons mais escuros e opacidades maiores têm capacidade de fotopolimerização com profundidade reduzida e requerem um tempo de exposição maior ou uma camada mais fina quando polimerizados. Estudos mostraram que, para uma polimerização ideal, resinas com tons mais escuros e opacificadores devem ser colocadas em camadas mais finas. Essa consideração tem importância acrescida quando um agente de ligação coberto por uma camada de compósito está sendo polimerizado.

Classificação dos compósitos dentários

À medida que a variedade de compósitos dentários aumenta em resposta a novas inovações e necessidades, também existem várias maneiras de classificar os compósitos dentários, dependendo de vários aspectos dos compósitos. Um sistema de classificação útil para compósitos é baseado no tamanho das partículas de carga e na distribuição de tamanhos, conforme mostrado na Tabela 5.1. Os compósitos dentários também podem ser classificados com base no método de polimerização, características de manipulação, aplicação, características únicas e qualquer combinação desses, conforme discutido nas seções a seguir.

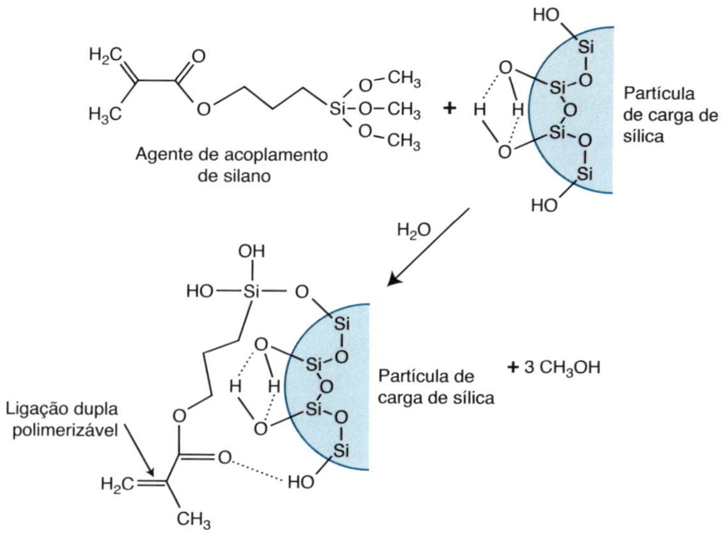

• **Figura 5.4** A estrutura química do γ-metacril-oxipropiltrimetoxi silano e um diagrama idealizado de como um agente de acoplamento de silano é hidrolisado e se liga à sílica e às superfícies das partículas de carga de vidro. Tais partículas silanizadas são, então, reativas e podem "acoplar" as partículas à matriz da resina por copolimerização com a dupla ligação no grupo silano propilmetacrilato ($CH_2=C(CH_3)COO-C_3H_6-Si-$). (Dados retirados de Söderholm K-J, Shang S-W: Molecular orientation of silane at the surface of colloidal silica. *J Dent Res.* 1993;72:1050-4.)

Tabela 5.1 — Classificação de compósitos à base de resina e indicações de uso.

Classe de compósito	Tamanho da partícula e/ou aspectos únicos do conteúdo de preenchimento	Uso clínico
Tradicional (partícula grande, macropartículas)	8 a 40 μm de vidro ou sílica	Áreas de alto estresse
Micropartículas homogêneas	40 nm de sílica	Áreas de baixa tensão e subgengivais que requerem alto brilho e polimento
Micropartículas heterogêneas (micropreenchimento)	(1) 40 nm de sílica (2) partículas maiores de resina orgânica pré-polimerizada contendo 10 a 100 nm de sílica	Áreas de baixa tensão e subgengivais onde a contração reduzida é essencial
Nanopartícula	< 100 nm de sílica ou zircônia Nanopartículas ou nanoaglomerados independentes homogêneos	Áreas anteriores e posteriores sem contato
Híbrido (partícula grande)	(1) 1 a 20 μm de vidro (2) 40 nm de sílica	Áreas de alta tensão que requerem melhor polimento (classes I–IV)
Híbrido (partículas médias)	(1) 0,1 a 10 μm de vidro (2) 40 nm de sílica	Áreas de alta tensão que requerem melhor polimento (classes III, IV)
Híbrido (minipartículas/PPP*)	(1) 0,1 a 2 μm de vidro (2) 40 nm de sílica	Áreas de moderada tensão que requerem polimento ideal (classes III, IV)
Nano-híbrido	(1) micropartículas de vidro ou resina de 0,1 a 2 μm (2) nanopartículas ≤ 100 nm	Áreas de estresse moderado que exigem polimento ideal (classes III, IV)
Fluido/injetável	Compósitos comerciais tornados fluidos, geralmente diminuindo a carga de preenchimento	Situações em que é necessário melhorar o fluxo (p. ex., uma base de cavidade ou revestimento, um selante) ou onde o acesso é difícil (classe II)
Condensável	Aumento do carregamento de híbrido com partículas intermediária/minipartículas com macropartículas; partícula fibrosa e alongada (100 μm de comprimento); e/ou partículas ramificadas ásperas	Situações em que é necessária uma melhor condensabilidade (classes I, II)
Carga em massa (*bulk-fill*)	Normalmente nano-híbridos, mas também envolve carregamentos de cargas muito altas para reduzir a contração e/ou tensão de polimerização. Os índices de refração da carga e do monômero também são combinados para aumentar a translucidez do compósito para permitir maior penetração de luz e permitir a polimerização em maiores profundidades.	Grandes preparos de cavidade posterior > 4 mm de profundidade
Universal	Geralmente nano-híbridos, mas podem ser nanoparticulados (ou nanoparticulados com partículas pré-polimerizadas)	Classes I–V

PPP, preenchido com partículas pequenas.

QUESTÃO IMPORTANTE

Quais são as semelhanças e diferenças nos mecanismos envolvidos nas resinas odontológicas ativadas quimicamente e ativadas por luz?

Classificação pelo método de polimerização

Monômeros funcionalizados com metacrilato polimerizam pelo mecanismo de polimerização por adição (também conhecido como *polimerização por crescimento de cadeia*) iniciado por radicais livres. Os radicais livres podem ser gerados por **ativação** química ou por ativação de energia externa (calor, luz ou microondas). Como os compósitos dentários para colocação direta usam ativação química, ativação por luz ou uma combinação dos dois, apenas esses sistemas são discutidos aqui.

Resinas quimicamente ativadas (autopolimerizáveis)

As resinas quimicamente ativadas são fornecidas como duas pastas, uma das quais contém o iniciador de peróxido de benzoíla e a outra contém monômeros e um ativador de amina terciária aromática (p. ex., N,N-dimetil-p-toluidina). Quando as duas pastas são misturadas, a amina ativa o peróxido de benzoíla para formar radicais livres e a polimerização por adição é iniciada. Existem limitações inerentes à ativação química. Primeiro, o ar é incorporado durante a mistura, levando à formação de poros que enfraquecem a estrutura e retêm o oxigênio, o que inibe a polimerização nas superfícies internas dos poros.

Em segundo lugar, o operador não tem controle sobre o tempo de trabalho após a mistura dos dois componentes. Portanto, tanto a inserção quanto o contorno devem ser concluídos rapidamente, uma vez que os componentes da resina estejam misturados. Assim, hoje, eles são usados principalmente para restaurações e grandes estruturas de fundação (acumulação) que não são prontamente curadas com uma fonte de luz.

Terceiro, a reatividade do oxigênio a um radical é muito maior do que a de um monômero que inibe a polimerização na superfície. Durante o período de inibição, esse oxigênio se difunde na resina e é consumido pelos radicais formados. Essa reação forma uma **camada inibida pelo oxigênio**. A espessura da camada inibida por oxigênio depende da viscosidade da resina, da solubilidade do oxigênio no monômero e do sistema iniciador utilizado.

Em quarto lugar, as resinas autopolimerizáveis tendem a apresentar uma coloração amarela inicial e menor estabilidade de cor como resultado da amina aromática. Essa é outra razão pela qual as resinas autopolimerizáveis não são usadas como restaurações diretas.

O Boxe 5.1 lista as vantagens e desvantagens das resinas ativadas quimicamente.

Resinas ativadas por luz (fotopolimerizáveis)

Para superar os problemas associados à ativação química, foram desenvolvidos sistemas que utilizam um sistema iniciador fotossensível e uma fonte de luz para ativação. Os primeiros sistemas ativados por luz foram formulados para luz UV, que foi substituído por sistemas ativados por luz azul visível, com grandes melhorias na qualidade dos compósitos curados (Boxe 5.2). Os compósitos dentários fotopolimerizáveis são fornecidos como uma pasta única contida em uma seringa ou cápsula à prova de luz porque não há ativador químico no material. O sistema iniciador de radicais livres, composto por um fotossensibilizador e um coiniciador amina, está contido nessa pasta. Desde que esses

---

• Boxe 5.1 — Vantagens e desvantagens das resinas quimicamente ativadas (autopolimerizáveis).

Vantagens

Conveniência e simplicidade: sem necessidade de equipamentos, sem riscos. Estabilidade de armazenamento a longo prazo.

Manipulação do tempo de trabalho/definição em proporções variadas.

Grau de cura igual em todo o material se misturado corretamente.

O acúmulo de tensão marginal durante a cura é muito menor do que para resinas fotopolimerizáveis devido às taxas relativamente mais lentas de formação de ligações cruzadas.

Desvantagens

A mistura causa aprisionamento de ar, levando à porosidade que enfraquece o material e aumenta a suscetibilidade a manchas. Isso foi reduzido pelo uso de seringas de mistura.

Aceleradores de aminas aromáticas oxidam e ficam amarelos com o tempo (*i. e.*, instabilidade de cor).

Difícil de misturar uniformemente, causando grau de cura desigual e, consequentemente, propriedades mecânicas ruins.

---

dois componentes não sejam expostos à luz, eles não interagem. No entanto, a exposição à luz na região azul (comprimento de onda de cerca de 468 nm) produz um estado excitado do fotossensibilizador, que então interage com a amina para formar radicais livres que iniciam a polimerização por adição (Figura 5.5). A canforoquinona (CQ) é um fotossensibilizador comumente usado que absorve luz azul com comprimentos de onda entre 400 e 500 nm. Apenas pequenas quantidades de CQ são necessárias (0,2% em peso ou menos na pasta). Vários iniciadores de amina são adequados para interação com CQ, como dimetilaminoetil metacrilato (DMAEMA), que também está presente em níveis baixos de cerca de 0,15% em peso.

Além de evitar a porosidade das resinas ativadas quimicamente, os materiais ativados por luz permitem que o operador complete a inserção e o contorno antes do início da polimerização. Além disso, uma vez iniciada a polimerização, é necessário um tempo de exposição de 40 segundos ou menos para fotopolimerizar uma camada de 2 mm de espessura, em comparação com vários minutos para materiais autopolimerizáveis. Finalmente, os sistemas fotopolimerizáveis não são tão sensíveis à inibição do oxigênio quanto os sistemas autopolimerizáveis. Devido a essas vantagens, os compósitos ativados por luz visível são mais amplamente utilizados do que os materiais ativados quimicamente.

No entanto, os compósitos fotopolimerizáveis têm limitações inerentes. Por exemplo, eles devem ser colocados de forma incremental quando o volume exceder aproximadamente de 2 a 3 mm devido à profundidade limitada de penetração da luz. Assim, os compósitos fotopolimerizáveis podem realmente exigir mais tempo ao fazer grandes restaurações (p. ex., em preparos cavitários classe II). A **profundidade de polimerização** foi aumentada para pelo menos 4 mm com o desenvolvimento de compósitos *bulk-fill* (ver seção *Compósitos bulk-fill*). Outras questões estão relacionadas com a unidade de fotopolimerização e são discutidas em três áreas: as lâmpadas de polimerização, a profundidade de polimerização e as precauções de segurança para o uso das lâmpadas.

O Boxe 5.2 lista as vantagens e desvantagens das resinas fotoativadas.

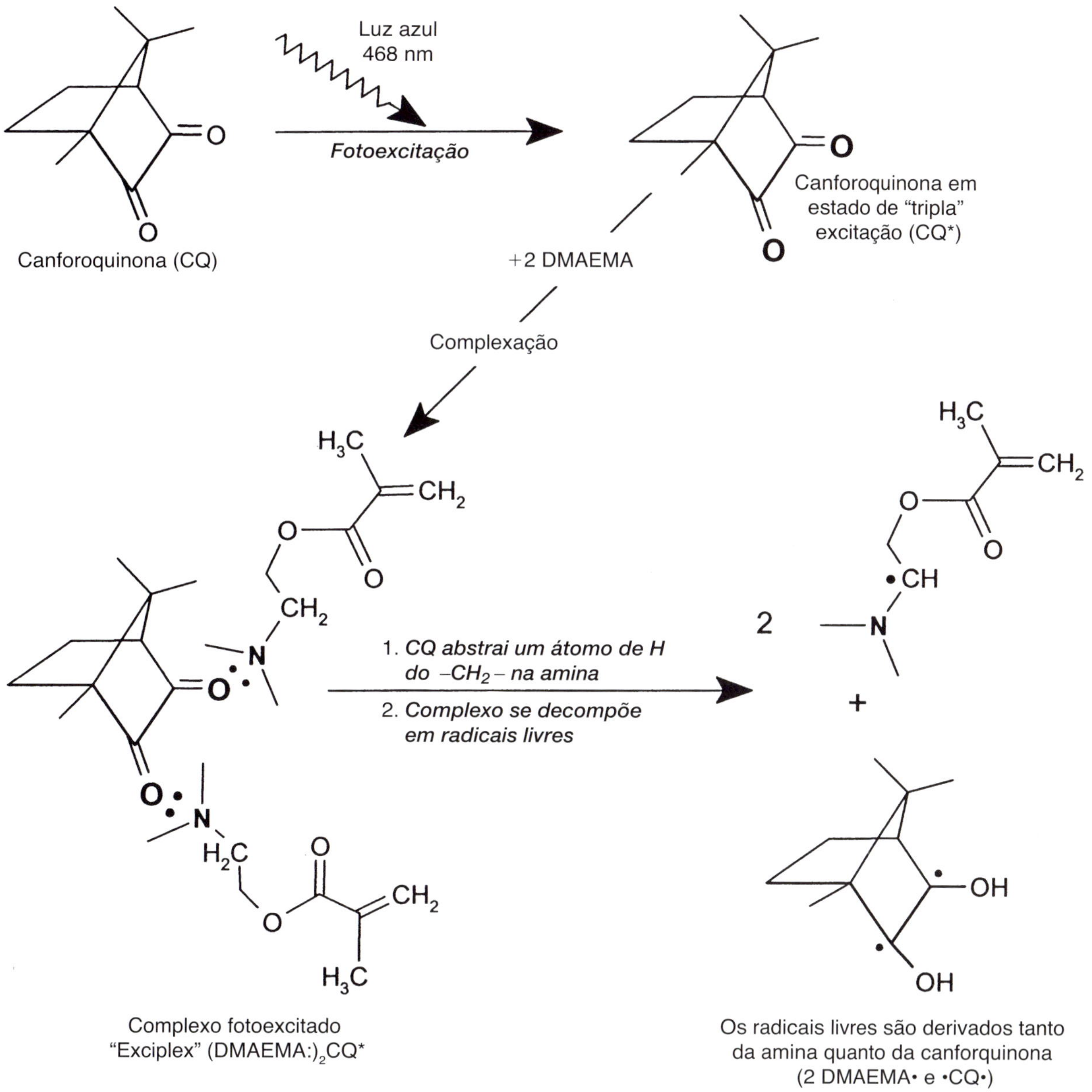

• **Figura 5.5** O processo fotopolimerizável é ativado quando um fotossensibilizador dicetona, como a canforoquinona (CQ), absorve um *quantum* de luz azul e forma um complexo de estado excitado (exciplex) com um doador de elétrons, como uma amina (p. ex., dimetilaminoetil metacrilato). Na figura, "••" denota o par de elétrons não compartilhado "doado" pelas aminas para os grupos > C = O (cetona) em CQ. Enquanto nesse complexo ativado, CQ extrai um átomo de hidrogênio do carbono α adjacente ao grupo amina, e o complexo se decompõe em amina e radicais livres CQ. O radical livre CQ é prontamente inativado. Assim, na fotoiniciação, apenas os radicais livres amina atuam para iniciar a reação de polimerização de adição.

QUESTÃO IMPORTANTE

Quais são as compensações entre os vários tipos de fontes de luz usadas para fotoativar resinas dentárias restauradoras?

Lâmpadas de fotopolimerização

Os dois principais tipos de lâmpadas atualmente usados para a fotoiniciação do processo de polimerização são as lâmpadas de quartzo-tungstênio-halogênio (QTH) e as lâmpadas LED, com as lâmpadas LED superando rapidamente as lâmpadas QTH em popularidade.

As lâmpadas QTH ou halógenas possuem um bulbo de quartzo com filamento de tungstênio que irradia luz UV e branca, que deve ser filtrada para remover o calor e todos os comprimentos de onda, exceto aqueles na faixa violeta-azul (cerca de 400 a 500 nm) faixa de absorção de CQ. A irradiância da lâmpada (200 a 400 mW/cm²) diminui com o uso; por isso, é necessário um medidor de calibração para medir a irradiância.

As lâmpadas LED utilizam um processo eletrônico de estado sólido para emitir radiação apenas na parte azul do espectro visível, entre 440 e 480 nm, e não requerem filtros. Os LEDs requerem baixa potência, podem ser alimentados por bateria e sem fio, geram muito pouco calor e são silenciosos porque não é necessário ventilador. Inicialmente, produziam irradiância semelhante às lâmpadas QTH (200 a 400 mW/cm²), mas as versões mais recentes são mais intensas e usam duas ou mais unidades de LED para aumentar a irradiância (> 1.000 mW/m²) e estender a faixa de comprimento de onda. Como tal, é necessário muito

• Boxe 5.2 — Vantagens e desvantagens das resinas ativadas por luz (fotopolimerizáveis).

Vantagens

Nenhuma mistura necessária, portanto, baixa porosidade, menos coloração, mais forte.

Sem acelerador de amina aromática, portanto, melhorou bastante a configuração de "comando" de estabilidade de cor (após exposição a uma luz azul intensa). Isso significa que o tempo de trabalho é controlado, à vontade, pelo clínico.

Pequenos incrementos de compósito podem ser polimerizados de cada vez, permitindo o uso de várias cores em uma única restauração e acomodando para encolhimento dentro de cada incremento em oposição ao encolhimento em massa.

Desvantagens

Profundidade de cura limitada: necessária para construir em camadas de cerca de 2 mm.

O acúmulo de tensão marginal durante a polimerização é muito maior do que na resina autopolimerizável. Isso é resultado de uma reticulação mais rápida e, portanto, do tempo reduzido para que as correntes deslizem entre si e relaxem o acúmulo de tensão interfacial resultante da contração de polimerização.

Levemente sensível à iluminação normal da sala (assim, uma crosta se formará quando exposta por muito tempo a uma luz de exame).

Uma lâmpada especial é necessária para iniciar a polimerização.

Má acessibilidade da lâmpada nas áreas posterior e interproximal; requer tempo extra de exposição e cuidado na colocação e manutenção do ângulo da ponta da lâmpada e distância para melhores resultados.

Tons mais escuros exigem tempos de exposição mais longos.

A polimerização é afetada por aditivos como absorventes ultravioleta para cores estabilização, corantes fluorescentes para estética clínica ou concentração do inibidor. Todos eles absorvem a luz ou impedem a reação.

Problemas com lâmpadas incluem o seguinte:

O ofuscamento é prejudicial ao pessoal da clínica; use óculos de proteção ou filtros. Exceto para lâmpadas de diodo emissor de luz (LED), a luz de polimerização gera calor substancial e causará dor de 2 a 3 mm em cerca de 20 segundos. As lâmpadas de quartzo-tungstênio-halogênio (QTH) escurecem com a idade; portanto, use instrumentação adequada para monitorar a irradiância de saída.

O comprimento de onda da lâmpada deve ser compatível com o sistema de fotoiniciação da resina. A irradiância da luz diminui com a distância até a escala logarítmica.

O ângulo de cura é crítico; irradiância máxima é entregue perpendicular (90°) à superfície da resina.

É necessário treinamento para desenvolver técnicas de melhores práticas para otimizar exposição intraoral para maximizar o grau de cura.

Polimerização incompleta devido aos problemas descritos anteriormente com lâmpadas.

---

menos tempo para curar o compósito usando lâmpadas LED. Suas lâmpadas também são mais baratas de substituir (até um terço do preço das lâmpadas QTH) e mais confiáveis.

QUESTÃO IMPORTANTE

Quais são as vantagens e desvantagens de aumentar a irradiância das lâmpadas de polimerização?

A polimerização é iniciada quando uma concentração crítica de radicais livres é formada. Isso requer que um determinado número de fótons seja absorvido pelo sistema iniciador, que está diretamente relacionado com o comprimento de onda, irradiância e tempo de exposição. Para a polimerização máxima, é necessário um influxo de energia radiante de aproximadamente 16 J/cm² para uma camada de resina de 2 mm de espessura. Isso pode ser fornecido por uma exposição de 40 segundos a uma lâmpada que emite 400 mW/cm² (40 s × 400 mW/cm² = 16.000 mJ/cm² ou 16 J/cm²). Pela lei da reciprocidade, o mesmo resultado pode ser produzido por uma exposição de 20 segundos a 800 mW/cm² ou uma exposição de cerca de 13 segundos com uma lâmpada de 1.200 mW/cm². Assim, aumentar a irradiância da lâmpada aumenta a taxa e o grau de polimerização. No entanto, estudos de pesquisa mostraram que um tempo maior do que o calculado pode ser necessário quando a luz de alta irradiância é usada. Além disso, a cura mais rápida com fontes de luz de alta irradiância pode aumentar a tensão de contração, conforme discutido na seção a seguir.

QUESTÕES IMPORTANTES

Como a irradiância da lâmpada afeta a profundidade de polimerização? Quais são os fatores mais importantes que afetam a profundidade de polimerização de uma lâmpada com uma determinada irradiância?

Profundidade de polimerização e tempo de exposição

As lâmpadas LED com irradiâncias substancialmente aumentadas (> 1.000 mW/cm²) abriram a possibilidade de tempos de exposição reduzidos com maior profundidade de polimerização. No entanto, com compósitos convencionais, a absorção e espalhamento de luz em compósitos de resina reduzem a irradiância e a grau de conversão (GC) exponencialmente com a profundidade de penetração. A irradiação pode ser reduzida por um fator de 10 a 100 em uma camada de compósito de 2 mm de espessura. Isso reduz a conversão de monômero a um nível inaceitável em profundidades maiores que 2 a 3 mm. Assim, a superfície deve ser irradiada por mais tempo para fornecer energia suficiente bem abaixo da superfície. Devido aos limites impostos pela dispersão e absorção de luz inerentes às resinas restauradoras atuais, as compensações são tais que o aumento da irradiância permitirá tempos de polimerização mais curtos para uma determinada profundidade de polimerização ou uma maior profundidade de polimerização para um determinado tempo de exposição, mas há pouca vantagem na tentativa de alcançar ambos simultaneamente. A consequência prática é que a profundidade de cura é limitada a 2 a 3 mm, a menos que sejam usados tempos de exposição excessivamente longos, independentemente da irradiância da lâmpada.

A atenuação da luz também pode variar consideravelmente de um tipo de compósito para outro, dependendo, por exemplo, da opacidade, tamanho da carga, concentração da carga e tonalidade do pigmento (ou seja, tons mais escuros e/ou resinas mais opacas requerem tempos de polimerização mais longos). Por essas razões, os fabricantes geralmente recomendam tempos de cura com base em um dispositivo de cura específico para cada cor e tipo de resina. Esses tempos recomendados são normalmente o mínimo absoluto necessário. Para maximizar tanto o grau de polimerização quanto a durabilidade clínica a longo prazo, o clínico deve ajustar o tempo de exposição e a técnica de polimerização à irradiância da fonte de luz utilizada. A luz também é absorvida e espalhada à medida que passa pela estrutura do dente, especialmente a dentina, causando a polimerização incompleta em áreas críticas como as caixas proximais. Portanto, quando se tenta polimerizar a resina através da estrutura do dente, o tempo de exposição deve ser aumentado em um fator de 2 a 3 para compensar a redução da irradiância da luz.

> **QUESTÃO IMPORTANTE**
> Quais são as técnicas críticas de exposição e práticas de manutenção da lâmpada necessárias para a polimerização ideal e garantir a longevidade máxima das restaurações de resina composta?

Para as lâmpadas halógenas (QTH), a irradiação da luz é particularmente suscetível ao envelhecimento da fonte de luz. Para todos os tipos, a orientação incorreta da ponta de luz e uma distância muito grande entre a ponta de luz e a restauração reduzirão a saída de luz. Várias pesquisas mostraram que as unidades de polimerização em muitos consultórios odontológicos em todo o mundo não fornecem uma saída de luz adequada. As lâmpadas, LEDs, refletores e filtros internos em unidades de fotopolimerização odontológicas de todos os tipos demonstraram se degradar com o uso. Além disso, a autoclavagem, o uso de produtos químicos desinfetantes ou material restaurador aderente à ponta de luz podem reduzir drasticamente a emissão de luz.

Consequentemente, a irradiância de saída da lâmpada deve ser verificada regularmente, e o operador deve sempre colocar a ponta de luz o mais próximo possível perpendicularmente ao material restaurador e manter essa distância e orientação durante todo o tempo de exposição. Estudos relatados em 2010 e 2011 por Price et al. concluíram que o treinamento especializado nesses detalhes relacionados com a técnica melhora substancialmente o grau intraoral de conversão de monômero para polímero obtido.

Precauções de segurança para o uso das lâmpadas de polimerização

A luz emitida pelas unidades de polimerização pode causar danos na retina se uma pessoa olhar diretamente para o feixe. Assim, nunca olhe diretamente para a ponta de luz e minimize a observação da luz refletida por períodos mais longos. Óculos de proteção e vários tipos de barreiras que filtram a luz estão disponíveis para maior proteção tanto para o pessoal clínico quanto para os pacientes.

Resinas duais

Uma maneira de superar os limites da profundidade de polimerização e alguns dos outros problemas associados à fotopolimerização é combinar os componentes de fotopolimerização e polimerização quimicamente ativada na mesma resina. As **resinas de polimerização dual** consistem em duas pastas fotopolimerizáveis, uma contendo peróxido de benzoíla e a outra contendo um acelerador de amina terciária aromática. Eles são formulados para polimerizar muito lentamente quando misturados para o mecanismo de autopolimerização. O processo de polimerização é, então, acelerado no "comando" via fotopolimerização. A principal vantagem desse sistema é a garantia da polimerização completa, mesmo que a fotopolimerização seja inadequada. A principal desvantagem é a porosidade causada pela mistura necessária, mas isso foi bastante aliviado pelo uso de seringas de mistura. Também há menos estabilidade de cor do que com as resinas fotopolimerizáveis como resultado dos aceleradores de aminas aromáticas, mas isso ainda é melhor do que os sistemas autopolimerizáveis porque a concentração dos aceleradores é reduzida em comparação com as resinas autopolimerizáveis. Finalmente, como acontece com as resinas autopolimerizáveis, a inibição do oxigênio e a porosidade são problemas com as resinas duais. Os materiais de polimerização dupla destinam-se a qualquer situação que não permita penetração de luz suficiente para produzir a conversão adequada de monômeros – por exemplo, cimentação de *inlays* cerâmicos

volumosos. Essa tecnologia foi incorporada em compósitos diretos para desenvolver compósitos *bulk-fill* com profundidade de polimerização ilimitada. Exemplos incluem Parkell HyperFil, Apex Injectafil DC e Coltene Fill-Up!.

Classificação de carga por tamanho de partícula

A classificação de cargas por tamanho de partícula é mostrada na Tabela 5.2. Em conjunto com a cronologia dos desenvolvimentos dos compósitos dentários mostrados na Figura 5.1, pode-se ver que a distribuição e o tamanho médio das partículas de carga desempenharam um papel importante no avanço dos compósitos dentários. Assim, uma classificação de compósitos dentários com base no tamanho das partículas de carga pode ser usada (ver Tabela 5.1).

Compósitos tradicionais/grandes partículas/macropartículas

Esses são os compósitos tradicionais com macropartículas de vidro ou sílica na faixa de tamanho entre 8 e 40 μm (Figura 5.6). Devido ao seu grande tamanho de partícula, esses compósitos têm menor viscosidade relativa e são mais fáceis de preencher em cargas mais altas do que microparticulados e nanoparticulados.

Tabela 5.2	Classificação de partículas de carga de reforço por faixa de tamanho.
Classe de carga	Tamanho da partícula
Macroparticulados	10 a 100 μm
Partículas médias	1 a 10 μm
Partículas finas/pequenas	0,1 a 10 μm
Miniparticulados	0,1 a 1 μm
Microparticulados	0,01 a 0,1 μm (aglomerado)
Nanoparticulados	0,005 a 0,1 μm*

*5 a 100 nm, não aglomerados.

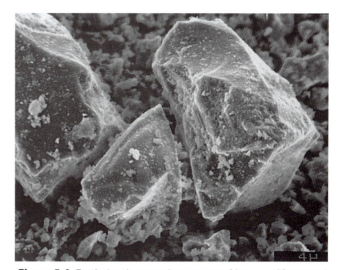

• **Figura 5.6** Partículas de carga de quartzo moídas com diâmetros de cerca de 1 a 30 μm. Tais cargas relativamente grandes foram usadas em formulações iniciais de compósitos tradicionais. As partículas menores observadas ao fundo contribuem para uma ampla distribuição de tamanho de partícula. (Cortesia do Dr. Karl-Johan Söderholm.)

Materiais Restauradores Diretos

Como tal, eles tendem a ser mais fortes e podem ser usados em áreas de alta tensão. No entanto, a textura visivelmente áspera após o polimento, causada pela exposição de partículas maiores, tornou essa categoria de compósito dentário obsoleta.

Compósitos de micropartículas homogêneas

A solução para superfícies rugosas e de aparência opaca foram os compósitos microparticulados homogêneos, que utilizavam partículas de carga com diâmetro médio muito menor que o comprimento de onda da luz visível. Tais cargas são feitas por um processo de precipitação pirolítica, no qual um composto de silício como $SiCl_4$ é queimado em uma atmosfera de oxigênio/hidrogênio para formar cadeias macromoleculares de sílica coloidal (Figura 5.7), resultando em *sílica amorfa* com um tamanho médio de 40 nm.

No entanto, essas partículas, devido ao seu tamanho extremamente pequeno, possuem áreas superficiais extremamente grandes, variando de 50 a 400 m^2/g. Além disso, o processo pirolítico resulta na "aglomeração" de partículas em longas cadeias de escala molecular (Figuras 5.8 e 5.9). Essas redes 3D não discretas, em forma de cadeia, aumentam drasticamente a viscosidade do monômero e dificultam a manipulação clínica. Assim, a incorporação de partículas em carga alta o suficiente para reforçar adequadamente a resina é difícil. De fato, quando incorporado diretamente em compósitos de microparticulados "homogêneos", apenas cerca de 2% em peso produz uma pasta rígida que é muito viscosa para manipulação clínica (Figura 5.10). Eles geralmente são chamados apenas de *compósitos de micropartículas*.

> ### QUESTÃO IMPORTANTE
> Por que a contração de polimerização dos compósitos microparticulados (microparticulados heterogêneos) não é maior do que a dos compósitos convencionais, embora a partícula de carga inorgânica no microparticulado seja substancialmente menor?

Compósitos microparticulados (micropartículas heterogêneas)

Para aumentar a carga inorgânica de compósitos de micropartículas, é usada uma carga à base de resina carregada com sílica coloidal inorgânica de 10 a 100 nm. Essas cargas heterogêneas à base de resina são feitas incorporando cerca de 50% em volume de microcarga de sílica coloidal tratada com silano no monômero a uma temperatura ligeiramente elevada para diminuir a viscosidade e usando grandes máquinas industriais capazes de realizar misturas de alta viscosidade. A mistura é polimerizada e depois pulverizada para fazer uma carga de resina em pó consistindo de partículas de 5 a 50 μm. Essas partículas amorfas contendo sílica coloidal são, então, usadas como uma carga "orgânica", que é incorporada ao monômero com sílica coloidal adicional tratada

com silano para formar uma pasta trabalhável. Dessa forma, o teor total de carga *inorgânica* do compósito polimerizado final é aumentado para cerca de 50% em peso. No entanto, se as partículas compostas forem contadas como partículas de carga, o teor de carga é mais próximo de 80% em peso (aproximadamente 60% em volume). Um diagrama representando a preparação da carga em resinas microparticuladas desse tipo é mostrado na Figura 5.11. Essa classe de material é chamada de *micropartículas heterogêneas* ou *compósitos microparticulados*.

> ### QUESTÃO IMPORTANTE
> Quais propriedades das resinas microparticuladas são geralmente inferiores às de outros materiais compósitos à base de resina e quais são as implicações clínicas dessas deficiências?

Enquanto os compósitos microparticulados estão entre os compósitos restauradores mais polidos, suas propriedades físicas e mecânicas são geralmente inferiores às dos compósitos tradicionais. Isso é esperado, pois de 40 a 80% em volume do material restaurador é constituído de resina, resultando em maior sorção de água, maior coeficiente de expansão térmica e diminuição do módulo de elasticidade. Além disso, a fraca ligação das partículas pré-polimerizadas à matriz de resina polimerizada clinicamente resulta em diminuição da resistência à tração, semelhante à de compósitos com partículas de carga não silanizadas. A Tabela 5.3 mostra várias propriedades de diferentes tipos de compósitos para referência.

> ### QUESTÕES IMPORTANTES
> Quais características das resinas microparticuladas as tornam o material de escolha para certos tipos de restaurações?
> Quais tipos de restaurações são produzidos idealmente a partir de compósitos microparticulados?

Em longo prazo, se os compósitos microparticulados forem colocados em áreas propensas ao desgaste, eles eventualmente quebram e se desgastam em uma taxa muito rápida para um desempenho clínico aceitável. Se colocados em áreas de contato proximal, pode ocorrer "desvio" do dente anterior. O processo de desgaste também tem sido relacionado com a propagação da fratura ao redor das partículas de carga orgânica fracamente aderidas (Figura 5.12). Assim, brocas diamantadas, em vez de brocas de aço carbide multilaminada, são recomendadas para o acabamento de compósitos microparticulados de modo a minimizar o risco de lascamento. Os compósitos microparticulados são as resinas de escolha para a restauração de dentes com lesões de cárie em superfícies lisas (classes III e V), mas não em situações de estresse (classes II e IV).

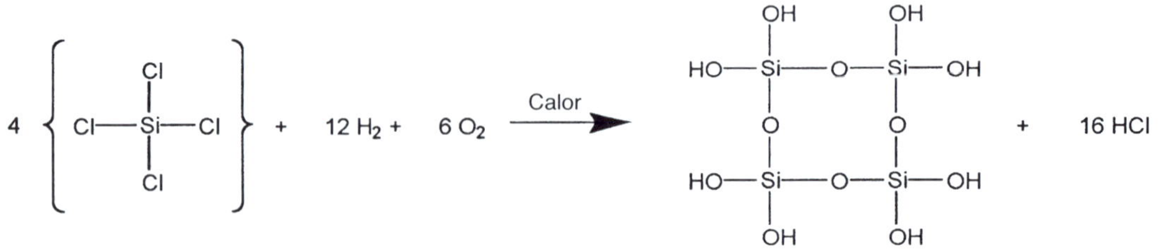

• **Figura 5.7** Reação pirogênica mostrando a formação inicial de partículas de sílica pirogênica na faixa de tamanho de 40 nm, como usado em resinas de micropartículas. (Cortesia do Dr. Karl-Johan Söderholm.)

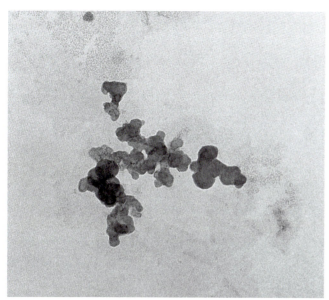

• **Figura 5.8** Imagem de microscopia eletrônica de transmissão de partículas de sílica pirogênica produzidas pela reação pirogênica mostrada na Figura 5.7. Os diâmetros das partículas são em média de aproximadamente 40 nm. (Cortesia do Dr. Karl-Johan Söderholm.)

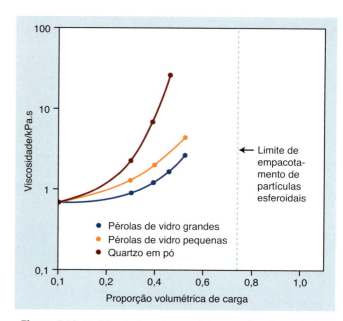

• **Figura 5.10** O efeito da área de superfície específica da partícula na viscosidade (escala logarítmica) da matriz de resina não polimerizada. Quanto menor é a partícula, maior é a área de superfície e maior o acúmulo de viscosidade. (Adaptada de Darvell BW. *Materials Science for Dentistry*. 10. ed. Cambridge: Woodhead Publishing Ltda., 2018.)

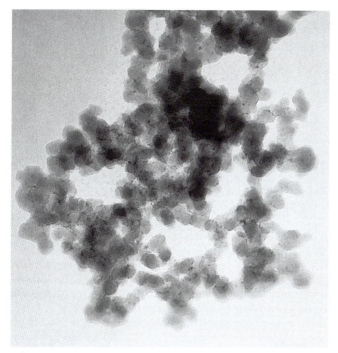

• **Figura 5.9** A sílica pirogênica usada em compósitos de micropartículas tem uma área de superfície total muito grande devido ao seu extremamente pequeno tamanho médio de partícula, de cerca de 0,04 μm/40 nm. Essas partículas se aglomeram e formam longas cadeias, como observado nesta micrografia eletrônica de transmissão. (Cortesia do Dr. Karl-Johan Söderholm.)

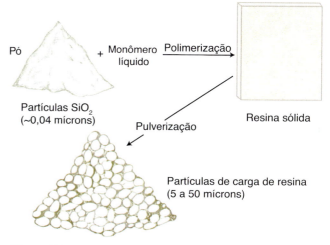

• **Figura 5.11** Preparação de partículas de carga de resina para uso em compósitos microparticulados. As partículas de carga em um compósito microparticulado consistem em "partículas de carga compostas" pulverizadas dispersas em uma matriz de resina polimerizada. Partículas de sílica coloidal pirogênica de cerca de 0,04 μm (cerca de 40 nm) são incorporadas tanto nas partículas de resina pré-polimerizada quanto no monômero polimerizável, com a resina pré-polimerizada contendo uma concentração substancialmente mais alta. (Modificada de Lambrechts P. *Basic properties of dental composites and their impact on clinical performance*. Tese. Leuven, Bélgica: Katholieke University, 1983.)

Compósitos de nanopartículas/nanocompósitos

Mais recentemente, nanopartículas (1 a 100 nm) foram fabricadas por um método diferente do processo de precipitação pirolítica usado para sílica coloidal. Isso permite que as partículas primárias individuais sejam revestidas na superfície (com γ-metacriloxipropiltrimetoxissilano, por exemplo) *antes* de serem incorporadas em cadeias de macromoléculas 3D, evitando ou limitando a aglomeração de partículas em grandes redes e aumentando a viscosidade. Em essência, o tamanho de partícula é semelhante ao dos compósitos de micropartículas homogêneas, mas a diferença é que as partículas em compósitos de micropartículas homogêneas estão em aglomerados tridimensionais ou redes que aumentam

| Tabela 5.3 | Propriedades dos materiais restauradores compósitos. |

Característica/propriedade	Acrílico sem carga	Tradicional	Híbrido (partículas pequenas)	Híbrido (universal)	Microparticulado	Híbrido fluido	Híbrido condensável	Esmalte	Dentina
Tamanho (μm)	–	8 a 12	0,5 a 3	0,4 a 1	0,04 a 0,4	0,6 a 1	Fibroso	–	–
Partícula inorgânica (% volume)	0	60 a 70	65 a 77	60 a 65	20 a 59	30 a 55	48 a 67	–	–
Partícula inorgânica (% peso)	0	70 a 80	80 a 90	75 a 80	35 a 67	40 a 60	65 a 81	–	–
Resistência à compressão (MPa)	70	250 a 300	350 a 400	300 a 350	250 a 350	–	–	384	297
Resistência à tração (MPa)	24	50 a 65	75 a 90	40 a 50	30 a 50	–	40 a 45	10	52
Módulo de elasticidade (GPa)	2,4	8 a 15	15 a 20	11 a 15	3 a 6	4 a 8	3 a 13	84	18
Coeficiente de expansão térmico (ppm/°C)	92,8	25 a 35	19 a 26	30 a 40	50 a 60	–	–	–	–
Sorção de água (mg/cm²)	1,7	0,5 a 0,7	0,5 a 0,6	0,5 a 0,7	1,4 a 1,7	–	–	–	–
Dureza Knoop (KHN)	15	55	50 a 60	50 a 60	25 a 35	–	–	350 a 430	68
Contração de polimerização (% volume)	8 a 10	–	2 a 3	2 a 3	2 a 3	3 a 5	2 a 3	–	–
Radiopacidade (mm Al)	0,1	2 a 3	2 a 3	2 a 4	0,5 a 2	1 a 4	2 a 3	2	1

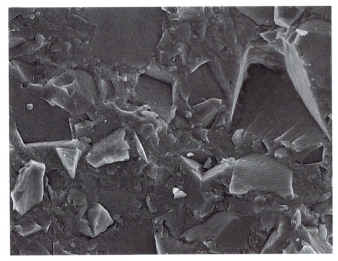

• **Figura 5.12** Compósito microparticulado fraturado. A superfície fraturada mostra que as partículas de carga orgânica (carga de compósito) foram arrancadas da resina da matriz, sugerindo falha adesiva resultante de uma interface fraca entre as cargas de micropartículas pré-polimerizadas e a matriz de resina. (Cortesia do Dr. Karl-Johan Söderholm.)

a viscosidade, enquanto as partículas em compósitos nanoparticulados são, em sua maioria, discretas e têm um efeito mínimo na viscosidade. Assim, esses compósitos apresentam propriedades ópticas e polimento superior como os compósitos homogêneos de micropartículas, mas o tratamento de superfície diminui o aumento da viscosidade quando incorporado ao monômero, o que permite um aumento da partícula de carga de mais de 60% em volume e 78% em peso. Espera-se que a partícula de carga nesta faixa leve às propriedades mecânicas necessárias para uso em posteriores, restaurações com suporte de tensão, mas essas propriedades ainda não foram confirmadas.

Uma das razões pelas quais as propriedades mecânicas aumentadas não são observadas é que nenhum produto comercial foi relatado contendo apenas nanopartículas isoladas, discretas e homogeneamente dispersas como o único componente de carga. De fato, poucas ou nenhuma resina odontológica atualmente designada como nanocompósito atende ao requisito estrito de ter essencialmente todas as partículas de carga de menos de 100 nm. Isso ocorre porque algumas das nanopartículas existem como "agregados" frouxamente ligados (aglomerados soltos, como em Filtek Supreme, 3M ESPE) de nanopartículas primárias, que às vezes são relatadas como estendendo-se na faixa de tamanho de mícron (p. ex., 60 nm a 1,4 μm). Acima de 100 nm, os aglomerados, como quaisquer partículas, começam a dispersar a luz visível e, assim, reduzem a translucidez e a profundidade de polimerização do compósito. Além disso, esses aglomerados não estão quimicamente ligados entre si e agem diminuindo as propriedades mecânicas. Assim, embora esses nanocompósitos com aglomerados tenham maior partículas de carga e, portanto, melhores propriedades mecânicas do que um nanocompósito homogêneo verdadeiro, eles não são tão fortes quanto um compósito híbrido.

Para combater essa deficiência, partículas maiores de vidro finamente moído ou partículas de carga orgânica de resina pré-polimerizada com nanopartículas (essencialmente as mesmas encontradas nos compósitos microparticulados) são combinadas com as nanopartículas dispersas de monômero. Assim, a maioria, se não todos, desses produtos são designados com mais precisão como nanocompósitos "híbridos" ou nano-híbridos, consistindo em uma mistura de duas ou mais faixas de tamanho de partículas de carga, uma ou mais das quais estão na faixa de nanopartículas (ver Tabela 5.1).

> **QUESTÃO IMPORTANTE**
>
> Quais são as relações e compensações entre tamanho de partícula, composição e porcentagem de carga em relação ao seu efeito na consistência de manipulação, polimento, radiopacidade, durabilidade e aparência de materiais compósitos à base de resina?

Compostos híbridos (grandes partículas, partículas médias, miniparticulados, nano-híbrido)

Como o nome indica, os compósitos híbridos são formulados com sistemas mistos de carga contendo partículas grandes, médias, minipartículas, microfinas e/ou nanopartículas em um esforço para obter uma lisura de superfície ainda melhor do que a fornecida pelos compósitos de partículas pequenas, enquanto ainda mantém as propriedades mecânicas desejáveis dos compósitos de partículas pequenas. Assim, eles são uma classe de utilidade geral de compósitos que também são adequados para restaurar certos locais de alta tensão onde as considerações estéticas dominam – por exemplo, bordas incisais e pequenas cavidades oclusais sem contato. Eles são amplamente utilizados para restaurações anteriores, incluindo locais de classe IV (Figura 5.13). A maioria dos compósitos híbridos comerciais são comercializados como nano-híbridos porque supostamente contêm nanopartículas discretas, mas seja isso verdade ou não, qualquer híbrido pode ser comercializado como nano-híbrido porque os híbridos contêm nanopartículas. Assim, verificar se as nanopartículas são discretas em agregados ou em aglomerados é importante.

A maioria das cargas híbridas modernas consiste em sílica coloidal e partículas moídas de vidros contendo metais pesados constituindo um teor de carga de aproximadamente 75 a 80% em peso. Os vidros têm um tamanho médio de partícula de cerca de 0,4 a 1 μm, com uma tendência de redução constante dessa faixa de tamanho à medida que melhorias são feitas. Em uma distribuição de tamanho típica, 75% das partículas moídas são menores que 1 μm e a sílica coloidal representa de 10 a 20% em peso do conteúdo total de carga. Os tamanhos menores de micropartículas aumentam a área de superfície, o que geralmente aumenta a viscosidade e requer uma diminuição, em geral, nas partículas de carga em comparação com compósitos de partículas pequenas. Uma superfície polida é mostrada na Figura 5.14.

Classificação de compósitos por manipulação de características

Existem três classes distintas de compósitos com base nas características de fluxo dos materiais compósitos durante a aplicação: fluidos, condensáveis e de preenchimento em massa (*bulk-fill*).

> **QUESTÃO IMPORTANTE**
>
> Quais são as principais modificações na formulação para tornar os compósitos fluidos?

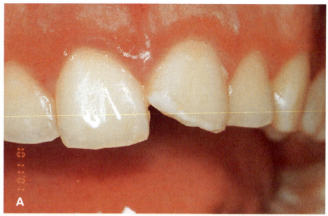
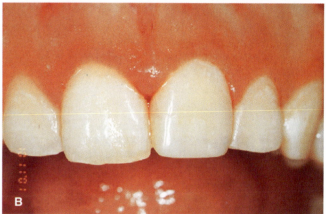

• **Figura 5.13** Uma restauração classe IV feita com um compósito híbrido. **A.** Incisivo central superior fraturado antes da restauração. **B.** Após restauração com um compósito híbrido. (Cortesia do Dr. William Rose.)

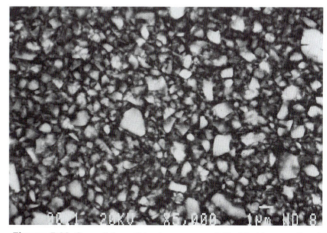

• **Figura 5.14** Superfície polida de um compósito híbrido semelhante aos mostrados nas Figuras 5.12 e 5.14. Os tamanhos das partículas variam de cerca de 0,1 a 3 μm (ampliação de microscópio eletrônico de varredura [MEV] × 5.000). (Cortesia do Dr. Robert L. Erickson.)

Compósitos fluidos/injetáveis

Uma modificação dos compósitos disponíveis resultou nos chamados compósitos *fluidos* ou *injetáveis*, que se tornaram populares desde 1995. Essas resinas normalmente têm uma viscosidade mais baixa a partir de uma redução nas partículas de carga, o que permite que a resina flua facilmente, se espalhe uniformemente, se adapte intimamente a uma forma de cavidade e produza a anatomia dental desejada. Isso melhora a capacidade do clínico de formar uma base ou forro cavitário bem-adaptado, especialmente em preparos posteriores classe II e outras situações em que o acesso é difícil. No entanto, eles são inerentemente inferiores em propriedades mecânicas devido à menor partícula de carga e maior suscetibilidade ao desgaste e outras formas de atrito. Devido à sua maior facilidade de adaptação e flexibilidade como material polimerizado, os compósitos fluidos também são úteis em restaurações de classe V em áreas gengivais e como primeira camada de base abaixo de uma restauração. Eles também podem ser aplicados de forma semelhante ao uso de selantes de fissuras como restaurações mínimas classe I para prevenir cáries. Como eles podem fluir para pequenos defeitos de fenda ao longo das margens da restauração, alguns dentistas se referem às resinas fluidas como "rejunte dentário".

QUESTÃO IMPORTANTE

Quais são as principais modificações na formulação para tornar os compósitos compactáveis?

Compósitos condensáveis

Em comparação com o amálgama, a técnica de colocação de compósito é muito mais demorada e exigente. Devido à sua consistência pastosa e altamente plástica no estado pré-polimerizado, os compósitos não podem ser embalados verticalmente em uma cavidade de tal forma que o material flua lateral e verticalmente para garantir contato íntimo com as paredes da cavidade. Em particular, na restauração de um dente em que o contato proximal com o dente adjacente é necessário, a consistência da pasta da maioria dos compósitos determina que uma banda de matriz seja cuidadosamente contornada e encaixada para obter um contato proximal aceitável. Esses são procedimentos tediosos, demorados e podem produzir resultados variáveis sem um alto nível de habilidade. Assim, os *compósitos condensáveis* (também conhecido como *compósitos compactáveis*) foram desenvolvidos ajustando sua distribuição de carga para aumentar as partículas de carga e, portanto, a resistência e a rigidez do material não polimerizado, e fornecer consistência e características de manuseio semelhantes às do amálgama de limalha. Observe que o termo condensável é enganoso porque, ao contrário do amálgama, no qual o material é condensado para "espremer" o mercúrio para agrupar melhor as partículas de liga de amálgama e produzir uma restauração mais forte, as partículas de carga em compósitos não são mais compactadas e a resina não é "espremida". Assim, compactável é um termo mais preciso para esse tipo de compósito.

Além disso, as características compactáveis são derivadas da inclusão de partículas de carga fibrosas alongadas, de cerca de 100 μm de comprimento, e/ou superfícies de textura áspera ou geometrias ramificadas que tendem a se entrelaçar e resistir ao fluxo. Isso faz com que a resina não polimerizada seja firme e resistente à queda, mas moldável sob a força dos condensadores ("*pluggers*"). Em certos produtos, partículas de carga maiores que a média (15 a 80 μm) são usadas, e a matriz de resina é modificada quimicamente para permitir um leve aumento no teor de carga em relação aos híbridos. Alguns têm as mesmas partículas de carga que seus híbridos companheiros do mesmo fabricante; a única diferença é que a matriz de resina é ajustada para permitir aproximadamente de 1 a 2% de partícula adicional de carga. No entanto, muitas das limitações das resinas compostas ainda prevalecem, sendo necessário aproximadamente o dobro do tempo necessário para a colocação do amálgama.

Atualmente, esses materiais não demonstraram quaisquer propriedades ou características vantajosas sobre os compósitos híbridos, além de serem um pouco semelhantes ao amálgama em sua técnica de colocação. Apesar das alegações dos fabricantes em contrário, os compósitos compactáveis convencionais ainda não provaram ser uma resposta à necessidade geral de resinas posteriores resistentes ao desgaste, de fácil colocação, com baixa contração de polimerização e profundidade de polimerização superior a 2 mm. Um estudo clínico de van Dijkn e Sunnegårdh-Grönberg relatou que as taxas de sobrevivência de 6 anos de dois compósitos compactáveis, Nulite F (Nulite Systems International) e Alert (Pentron), foram de 75 e 87%, respectivamente, e que a incorporação de fibras cria características de superfície muito ásperas.

QUESTÃO IMPORTANTE

Quais são as principais modificações na formulação para tornar os compósitos polimerizáveis em massa?

Compósitos bulk-fill

Duas principais desvantagens dos compósitos fotopolimerizáveis são a necessidade de colocação em incrementos de 2 mm e a formação de fendas marginais resultantes da tensão de contração de polimerização. Embora o acúmulo de 2 mm reduza as tensões de contração de polimerização, isso é muito demorado para o clínico.

Para resolver essas deficiências, foram introduzidos compósitos *bulk-fill* que têm uma profundidade mínima de polimerização de 4 mm. Esse avanço foi possível a partir do uso de uma combinação de monômeros de baixa contração c maior translucidez do compósito por melhor correspondência dos índices de refração entre a carga e a resina. Outros avanços incluem fotoiniciadores adicionais para melhorar a fotopolimerização (Ivoclar Vivadent EvoCeram Bulk Fill com Ivoceran) e/ou o uso de sistemas de iniciadores de dupla polimerização que permitem uma profundidade de polimerização ilimitada (Parkell HyperFil, Apex Injectafil DC e Coltene Fill-Up!).

Os compósitos *bulk-fill* normalmente têm boas propriedades mecânicas dentro da faixa dos compósitos universais (resistência transversal ~120 a 160 MPa e módulo de elasticidade ~10 GPa), com contração muito baixa (< 2% volumetricamente). Um estudo relatou que, apesar de ser colocado em uma camada de 4 mm, o SDR Flow (Dentsply) teve um desempenho clínico tão bom quanto um nano-híbrido colocado em camadas de 2 mm após 5 anos.

Devido ao uso de um ativador à base de amina, espera-se que os compósitos *bulk-fill* de dupla polimerização tenham cor inicial e estabilidade de cor inferiores. Além disso, alguns estudos mostraram que apenas alguns compósitos *bulk-fill* tiveram contrações volumétricas < 2%, e que as contrações podem estar mais na faixa entre 1,7 e 3,5%. Finalmente, as contrações volumétricas não estão bem correlacionadas com a produção de tensão de contração porque a tensão de contração não é uma propriedade do material e vários fatores, como a taxa de polimerização e o módulo do compósito, afetam a tensão de contração. De fato, o método de medição de tensão de contração afeta fortemente os valores de tensão medidos e, às vezes, até mesmo a classificação da amostra. Assim, embora a tensão de contração possa ser mais importante do que a contração volumétrica na previsão da longevidade do compósito, usar esse parâmetro para comparar produtos é mais difícil e as classificações relativas precisariam ser usadas.

Os compósitos *bulk-fill* podem ser translúcidos demais para serem estéticos. Para resolver essa preocupação, monômeros que mudam no índice de refração à medida que polimerizam foram usados para que isso corresponda ao índice de refração da partícula antes da polimerização para permitir a penetração profunda da luz. No entanto, à medida que a polimerização progride, o compósito se tornará opaco e alcançará uma melhor correspondência com a estrutura do dente circundante. Exemplos incluem o sistema de gerenciamento de taxa de contraste inteligente 3M Filtek One Bulk Fill e a tecnologia Ivoclar Tetric EvoCeram Bulk Fill Aessencio.

O avanço mais recente em compósitos *bulk-fill* é a introdução de compósitos fluidos *bulk-fill*. A maioria desses produtos é recomendada como a primeira camada de uma restauração como os compósitos fluidos convencionais, exceto que, desta vez, a primeira camada pode ser de 4 mm (p. ex., 3M Bulk Fill Flowable e Ivoclar Vivadent EvoFlow Bulk Fill). Assim, apenas uma segunda camada estética superior é necessária para completar a restauração, e muitas vezes os compósitos *bulk-fill* correspondentes da mesma empresa são recomendados com esses *bulk-fill* fluidos. Os métodos para tornar esses polimerizáveis em massa são semelhantes aos de compósitos *bulk-fill* regulares, exceto que a partícula de carga tende a ser significativamente menor para diminuir a viscosidade (64 a 73% em peso *versus* 77 a 87% em peso em compósitos *bulk-fill* convencionais), e propriedades tixotrópicas são usadas para tornar esses compósitos injetáveis. Apesar disso, as resistências transversais ainda estão na faixa dos compósitos *bulk-fill* regulares (120 a 173 MPa), mas o módulo de elasticidade é menor, com alguns produtos tendo um módulo deliberadamente menor para reduzir a tensão de contração de polimerização (1,1 a 2,1 MPa), apesar de ter maior retração volumétrica (2,5 a 3,5%). Exemplos incluem 3M Bulk Fill Flowable e Shofu Beautifil Bulk Flowable. Um módulo de elasticidade mais baixo significa que o material não é tão rígido e, portanto, algumas tensões de polimerização são aliviadas.

> ## QUESTÃO IMPORTANTE
> Qual é a estratégia de formulação que permite que os compósitos universais sejam usados em restaurações de classe I a V?

Classificação de compósitos pelo uso clínico

O tamanho das partículas de carga determinou predominantemente o uso clínico do compósito. Em geral, compósitos com partículas menores foram usados como restaurações anteriores por causa de sua estética aumentada, mas não em aplicações posteriores em consequência de suas propriedades mecânicas mais fracas, e o oposto foi verdadeiro para compósitos com tamanhos de partículas maiores e cargas de carga mais altas. No entanto, o advento dos compósitos híbridos torna as formulações de compósito universal aplicáveis em todas as cinco classes de restaurações. Existem agora compósitos universais, universais fluidos e universais *bulk-fill*. Atualmente, não há informações suficientes para discutir significativamente os compósitos *bulk-fill* universais, exceto que um exemplo é o GC America G-aenial BULK Injectable; portanto, esse tópico não está incluído neste capítulo.

A grande maioria dos novos compósitos universais é nano-híbrida com boas combinações de elevada partícula de carga, propriedades mecânicas e estética. As exceções incluem o 3M Filtek Supreme Ultra e Kerr Premise, que são nanoparticulados. No entanto, o Filtek Supreme Ultra contém nanoagregados que estão na faixa de tamanho mícron, e o Premise contém cargas

pré-polimerizadas (CPPs) semelhantes aos nano-híbridos. Os compósitos universais são tipicamente bem preenchidos (75 a 89% de carga em peso e até 70% em volume) para conferir propriedades mecânicas muito boas, com resistências transversais entre 100 e 170 MPa e um módulo entre 7 e 11 GPa. As nanopartículas ajudam a melhorar a estética para permitir a colocação anterior. Além disso, muitos produtos (p. ex., Kerr Premise, Dentsply Sirona TPH Spectra ST, GC America Kalore e Ivoclar Tetric EvoCeram) contêm CPPs maiores que não apenas permitem maior resistência, mas também permitem melhor polimento porque os CPPs são à base de polímeros. Vários produtos também modificaram as partículas e seus índices de refração para produzir um efeito camaleão (p. ex., GC America Gradia Direct X e Kalore, e Kerr Harmonize e Herculite Ultra) para aumentar a facilidade de correspondência de cores.

A categoria fluida universal é enganosa porque muitos são para base de revestimentos de cavidade para o compósito universal correspondente ou apenas para restaurações de classe V. Como tal, eles não são compósitos universais. Esses compósitos fluidos universais têm propriedades de resistência à flexão, modular, ao desgaste e estéticas na faixa dos compósitos universais, e sua fluidez é produzida pelas propriedades tixotrópicas do sistema, que permitem que esses compósitos fluam sob pressão e sejam injetados, mas se tornem mais elásticos e evitem quedas. Assim, alguns produtos podem ser chamados de "injetáveis" em vez de "fluidos". Suas propriedades de fluxo estão na faixa de baixo fluxo de compósitos fluidos. Novamente, a maioria desses produtos são nano-híbridos, exceto G-aenial Universal Flo e G-aenial Universal Injectable da GC America, que são nanoparticulados com silanização modificada para aumentar a partícula de carga (69% em peso e 50% em volume) e a ligação entre a resina e a partícula para aumentar as propriedades mecânicas. Outros exemplos de compósitos fluidos universais incluem Shofu Beautifil Flow Plus X e VOCO GrandioSo Flow e Heavy Flow.

Classificação de compósitos por propriedades únicas

Como os compósitos se tornaram os materiais dominantes na odontologia restauradora, eles também foram formulados para atender às demandas adicionais do material. As propriedades exclusivas discutidas nesta seção incluem compósitos de baixa contração, compósitos autoadesivos e compósitos bioativos.

Compósitos de baixa contração

Como a contração de polimerização é uma grande deficiência nos compósitos dentários, muitos avanços buscam desenvolver compósitos com baixa contração. Esses avanços podem ser separados em avanços que maximizam a partícula de carga e aqueles em monômeros de baixa contração.

Maximizando a partícula de carga

O papel das cargas na redução da contração de polimerização foi discutido anteriormente. O primeiro compósito dentário comercializado como um compósito de baixa contração foi o Bisco Aelite LS com partícula de carga otimizada até 89% em peso e 75% em volume, que ainda é a maior carga de carga por volume relatada. O Aelite LS possui uma faixa de tamanho de partícula de carga de 0,04 a 3,5 μm e uma contração volumétrica de 1,5%, mas devido às partículas maiores, esse material é recomendado apenas para restaurações posteriores das classes I, II e VI e não para aplicações estéticas.

QUESTÃO IMPORTANTE

Quais são as principais estratégias usadas nos novos monômeros para fazer compósitos de baixa contração?

O Shofu Beautifil Bulk Restorative similarmente tem uma partícula de carga de até 87% em peso e 75% em volume e uma contração volumétrica de 1,7%. Esse material também é indicado apenas para aplicações posteriores, em classe I e II não estéticas. Curiosamente, o Shofu Beautifil II LS tem menor partícula de carga de 83% em peso, mas menor contração volumétrica de 0,85%, ainda maior tensão de contração do que o Beautifil Bulk Restorative (2,72 MPa *versus* 1,06 MPa, respectivamente). Essa diferença surpreendente na tensão de contração é causada pelo Beautifil Bulk Restorative com um módulo de elasticidade mais baixo.

Monômeros de baixa contração

A influência dos monômeros na contração de polimerização também foi discutida anteriormente. Nesta seção, discutiremos quatro monômeros que têm sido usados para formular compósitos de baixa contração.

Kalore, também conhecido como DX-511 (GC America) (Figura 5.15), tem um alto peso molecular e uma seção central longa e rígida com grupos terminais de metacrilato flexíveis; eles fornecem formas semelhantes a bastonetes que facilitam a automontagem em estruturas moleculares compactas. Isso, juntamente com a diluição do número de grupos terminais polimerizáveis como resultado do alto peso molecular (895 *versus* 512 para *bis*-GMA), reduz a contração de polimerização e os grupos terminais flexíveis promovem a reatividade e aumentam a conversão monômero-polímero.

N'Durance (Septodont USA) é um produto dímer dicarbamato dimetacrilato (DDCDMA) que também contém um volumoso grupo central, algo análogo ao TDC-uretano dimetacrilato. O centro volumoso é formado por um anel alifático de seis carbonos com duas longas cadeias laterais de hidrocarbonetos derivadas de um dímero de ácido linoleico (Figura 5.16). A seção central é conectada a dois grupos finais de metacrilato por meio de grupos uretano (–NH–CO–O–, também chamados de grupos *carbamato*). O comprimento da cadeia entre as extremidades reativas é muito longo (tendo um peso molecular de 843), semelhante ao do DX-511 (Figura 5.15), o que proporciona diluição de ligação dupla e, portanto, redução da contração; a seção central volumosa permite maior conversão durante a copolimerização e maior relaxamento de tensão antes do ponto de gel. Outra vantagem é a natureza hidrofóbica do grupo central, que restringe a absorção de água e a solubilidade com os outros dimetacrilatos na formulação. Isso leva à formação de duas fases separadas durante a polimerização e produz uma pequena expansão que compensa parcialmente a contração de polimerização.

O Venus Diamond (Kulzer) é um produto de resina baseado em 4,8-di(metacriloxi metileno)-triciclodecano (TCDDMA), um

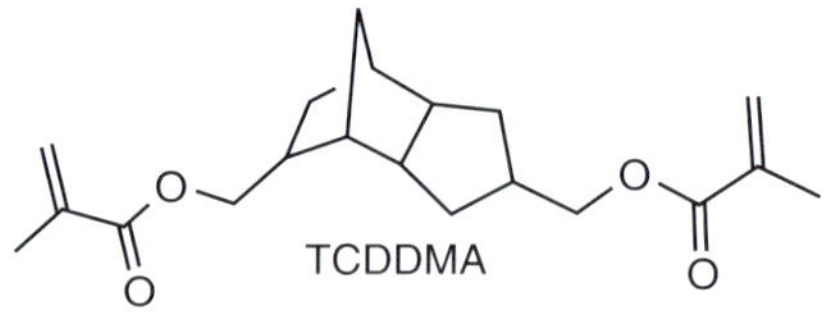

• **Figura 5.16** 4,8-di(metacriloximetileno)-triciclodecano (TCDDMA), um monômero volumoso de dimetacrilato de uretano que preenche o espaço.

monômero dimetacrilato volumoso que preenche o espaço (Figura 5.17). O volumoso grupo central de três anéis fornece impedimento estérico, que mantém os monômeros separados e, portanto, diminui a taxa de polimerização. Isso aumenta o tempo necessário para a reação de reticulação atingir o ponto de gelificação e fornece tempo para que segmentos adjacentes da cadeia de polímero deslizem entre si, rearranjem-se para configurações de baixa energia e aliviem as tensões de desenvolvimento antes que o ponto de gelificação seja alcançado, resultando em uma das resinas de menor tensão de polimerização atualmente relatadas entre os produtos comerciais.

Filtek LS (3M ESPE) envolve uma química totalmente diferente baseada em epóxi, em vez de funcionalidade acrílica. Esse produto não está mais disponível no mercado, mas está incluído aqui caso produtos futuros contenham química epóxi. Esses monômeros tetrafuncionais de "silorano" (Figura 5.18) usam polimerização por abertura de anel. A química de silorano usa uma combinação de funcionalidade epóxi (anel de três unidades com dois carbonos e um oxigênio) combinada com unidades de siloxano (–O–Si–O–) que podem ser polimerizadas com baixa contração por meio de um mecanismo de reticulação catiônico por meio de polimerização de abertura do anel. Quando os anéis se abrem, eles se alongam e ocupam mais espaço; a expansão resultante compensa uma proporção substancial da contração de polimerização. Anteriormente, os sistemas epóxi não eram usados para aplicações odontológicas porque um iniciador de polimerização não tóxico com estabilidade hidrolítica não podia ser encontrado.

QUESTÃO IMPORTANTE

Que tecnologia é utilizada para tornar os compósitos autoadesivos?

Compósitos fluidos autoadesivos

O processo de adesão dos compósitos ao dente é complicado. Como tal, o desenvolvimento de agentes adesivos dentinários passou de "três etapas" para "uma etapa" com um frasco de líquido. Os compósitos fluidos autoadesivos, que contêm monômeros autocondicionantes e adesivos para adesão à hidroxiapatita, podem praticamente eliminar os frascos e o uso de um agente adesivo separado. Esses compósitos seriam usados como compósitos fluidos convencionais em pequenas cavidades classe I, como primeira camada ou camada de base sob obturações e como selantes de fóssulas e fissuras, mas sem a necessidade de um agente de união.

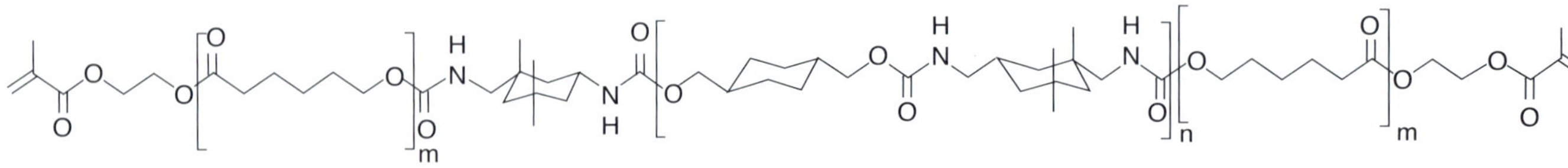

• **Figura 5.15** Um monômero de dimetacrilato de poliuretano de alto peso molecular, DX-511, que contém uma seção central longa e rígida entre os grupos terminais de metacrilato flexíveis (Kalore, GC America, Alsip, IL). Assim como o dimetacrilato de uretano (UDMA), o DX-511 possui grupos de uretano (–NH–CO–O–) que conectam um segmento central entre dois grupos terminais de etilmetacrilato. Ele também contém 2 m + 1 anéis de ciclohexano. (Cortesia do Dr. Barry K. Norling.)

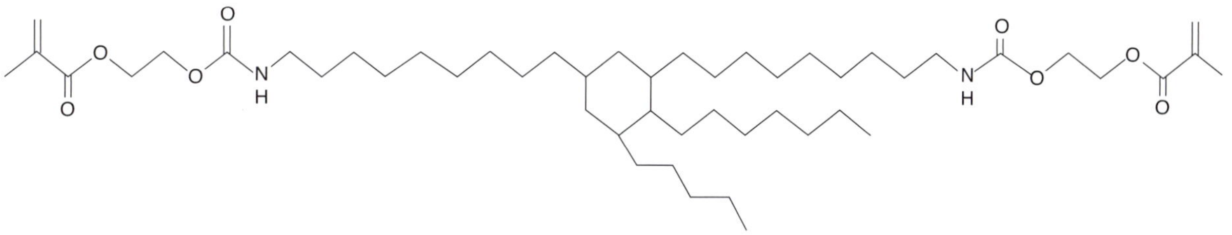

• **Figura 5.17** Dímer dicarbamato dimetacrilato (DDCDMA), um dimetacrilato de uretano cicloalifático de separação de fases com um centro volumoso, é composto por um anel alifático de seis carbonos com duas longas cadeias laterais de hidrocarbonetos derivadas de um dímero de ácido linoleico. (Cortesia do Dr. Barry K. Norling.)

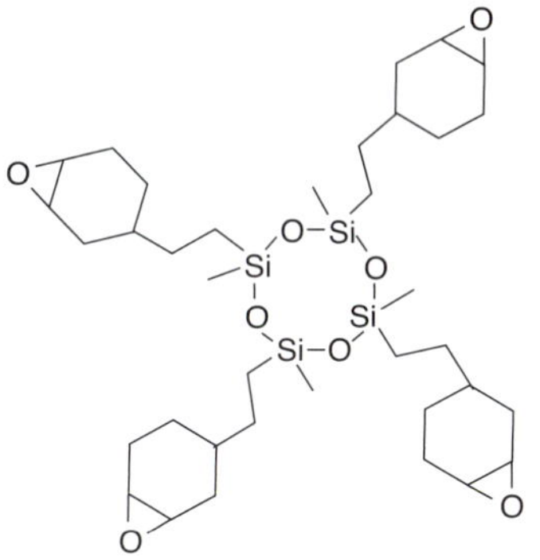

• **Figura 5.18** O monômero tetrafuncional de silorano polimeriza por meio de um mecanismo de reticulação iniciado por cátions, com abertura de anel epóxi. Quando os anéis se abrem, as cadeias se alongam e ocupam mais espaço e compensam parcialmente a contração de polimerização. (Adaptada de Weinmann W et al. Siloranes em compósitos dentários. *Dent Mater.* 2005:21:68-74.)

Atualmente, existem três compósitos fluidos autoadesivos comerciais, cada um contendo um monômero que condiciona e adere à estrutura do dente. DMG Constic contém monômero 10-metacriloiloxidecil di-hidrogenofosfato (MDP), que forma ligações estáveis com hidroxiapatita com a formação de sais de 10-MDP-Ca. Kerr Vertise Flow contém monômeros de dimetacrilato de fosfato de glicerol (GPDM), que têm um forte efeito de ataque, mas formam uma ligação química mais fraca com a hidroxiapatita em comparação com outros monômeros autoadesivos. Pentron Fusio Liquid Dentin usa ácido 4-metacriloxietil-trimelítico (4-META) para ataque e união através de seus grupos carboxilato ao cálcio na hidroxiapatita.

Os folhetos de produtos mostram resistências de união ao cisalhamento dentinário de 24, 20 e 15 MPa para Constic, Vertise Flow e Fusio Liquid Dentin, respectivamente. No entanto, Peterson et al. relataram que após termociclagem por 5.000 ciclos em temperaturas de 5 a 55°C, a resistência de união à dentina se deteriorou para 0,3, 0,7 e 2,4 MPa, e a resistência de união do esmalte se deteriorou para 3,9, 1,4 e 2,5 MPa para Constic, Vertise Flow e Fusio Liquid Dentin, respectivamente. Suspeita-se que os resultados sejam causados pela baixa partícula de carga desses fluidos e pela natureza hidrofílica dos monômeros autocondicionantes e adesivos, que podem aumentar a embebição de água e a subsequente degradação do polímero.

QUESTÃO IMPORTANTE

Qual é a principal característica de um compósito bioativo?
Quais íons liberados são responsáveis pela formação de hidroxiapatita?

Compósitos bioativos

A definição de *material bioativo* na ciência biomédica é um material que não é apenas biocompatível ou bioinerte, mas que produz uma resposta biológica favorável, como reparo ou regeneração de tecidos. Em materiais odontológicos, os materiais bioativos tradicionalmente incluem aqueles que liberam íons de flúor, como ionômeros de vidro, ionômeros de vidro modificados por resina (IVMRs) e compômeros (ver Capítulo 7). Os íons F^- liberados podem induzir a remineralização e se ligar à apatita para formar fluorapatita mais forte para proteger o dente da desmineralização ácida. No entanto, ionômeros de vidro e IVMRs não são muito estéticos e têm propriedades mecânicas pobres. Como tal, são usados principalmente como restaurações de classe V e como cimentos.

Os compósitos bioativos novos e aprimorados incluem o compósito Ecosite Bulk Fill da DMG, os compósitos Predicta Bioactive da Parkell (Bulk, Core-Stackable e Core-Flowable), os compósitos Beautifil da Shofu (II LS, Bulk Flowable, Flow Plus e Flow Plus X), e o ACTIVA BioACTIVE restaurador da Pulpdent. Curiosamente, o compósito Ecosite Bulk Fill da DMG não é comercializado como um compósito bioativo, apesar das alegações de que esse produto libera íons F^-. Os compósitos Predicta Bioactive da Parkell simplesmente liberam Ca^{2+}, PO_4^- e F^- para desencadear a formação de apatita. No entanto, atualmente não há muita informação disponível sobre como os compósitos Predicta Bioactive liberam esses íons.

Os compósitos Beautifil da Shofu são compósitos "híbridos" chamados *Giomer* que são como IVMRs e compômeros com carga modificada. O objetivo é combinar a capacidade de liberação e recarga de flúor dos ionômeros de vidro com as propriedades mecânicas dos compósitos nano-híbridos. O avanço aqui é que, em vez de usar partículas de vidro de alumino-silicato para liberar íons F^-, os Giômeros usam partículas de vidro de flúor-boro-alumino-silicato com um revestimento de superfície de um ionômero de vidro preso em uma matriz de poliácido para também liberar Na^+, Sr^{2+}, Al^{3+}, SiO_4^- e BO_3. Os íons SiO_4^- e F^- são usados para promover a remineralização, e os íons F^- e Sr^{2+} são usados para converter a hidroxiapatita em fluoroapatita e estrôncioapatita mais fortes. A troca iônica das partículas de Giomer também deve neutralizar o ácido que leva à desmineralização do dente.

O ACTIVA BioACTIVE restaurador da Pulpdent é um IVMRs/compômero de polimerização dual, baseado em dimetacrilato de uretano que aumenta a tenacidade do compósito e reduz o desgaste em comparação com IVMRs e compômeros. Esse compósito libera e recarrega com Ca^{2+}, PO_4^- e F^- para estimular a formação de apatita e remineralização dos dentes e libera mais PO_4^- sob condições ácidas para reivindicar seu *status* de material "inteligente". Esse produto também é autoadesivo

108 PARTE 2 Materiais Restauradores Diretos

como resultado do ácido poliacrílico no componente de ionô-mero de vidro e monômeros à base de fosfato na resina iônica (ver Capítulo 7). O sistema é um material de dupla polime-rização que utiliza uma seringa de automistura que acarretará algumas das desvantagens inerentes aos compósitos duais. Sua resistência transversal é para a extremidade inferior de compó-sitos universais (120 MPa). No entanto, um estudo controlado randomizado de 2019 de van Dijken et al. sugeriram que ACTI-VA BioACTIVE, como usado em restaurações posteriores, po-de não aderir à dentina ou prevenir cáries secundárias. O artigo citou uma taxa de falha significativamente maior em compara-ção com um compósito nanoparticulado não bioativo em 1 ano (24,1 *versus* 2,5%, respectivamente) como resultado de restaura-ções perdidas, sintomas pós-operatórios e cárie secundária.

Propriedades dos compósitos à base de resina

A Tabela 5.3 apresenta uma compilação de propriedades fí-sicas e mecânicas selecionadas de vários tipos de compósitos. Propriedades adicionais descritas nesta seção incluem grau de polimerização, restrição da matriz de resina, mecanismo de fortalecimento, contração de polimerização e tensão de con-tração, desgaste, longevidade clínica, tempo de colocação e biocompatibilidade.

Grau de conversão (GC)

O GC é uma medida da porcentagem de ligações duplas de carbono-carbono que foram convertidas para se tornarem parte de uma cadeia polimérica (Figura 5.19). Quanto maior o GC, melhor a resistência, resistência ao desgaste e muitas outras pro-priedades essenciais para o desempenho da resina. Uma conversão de 50 a 60%, típica de compósitos altamente reticulados à base de *bis*-GMA, implica que 50 a 60% dos grupos metacrilatos tenham polimerizado. Isso não significa que 40 a 50% dos monômeros fi-quem não polimerizados na resina. O cenário mais provável é que um dos dois grupos de metacrilato por molécula de dimetacrilato esteja covalentemente ligado ao polímero, com o restante da mo-lécula formando um grupo pendente.

A conversão do monômero em polímero depende da composição da resina; a irradiância da fonte de luz; a transmissão de luz através do material; e as concentrações de sensibilizador, iniciador e inibidor. A GC total dentro das resinas não difere entre compósitos ativados qui-micamente e ativados por luz contendo as mesmas formulações de monômeros, desde que seja usada fotopolimerização adequada. Va-lores de conversão de 50 a 70% são alcançados em temperatura am-biente para ambos os modos de polimerização. Da mesma forma, a contração de polimerização comparáveis de resinas ativadas por luz e ativadas quimicamente não é significativamente diferente.

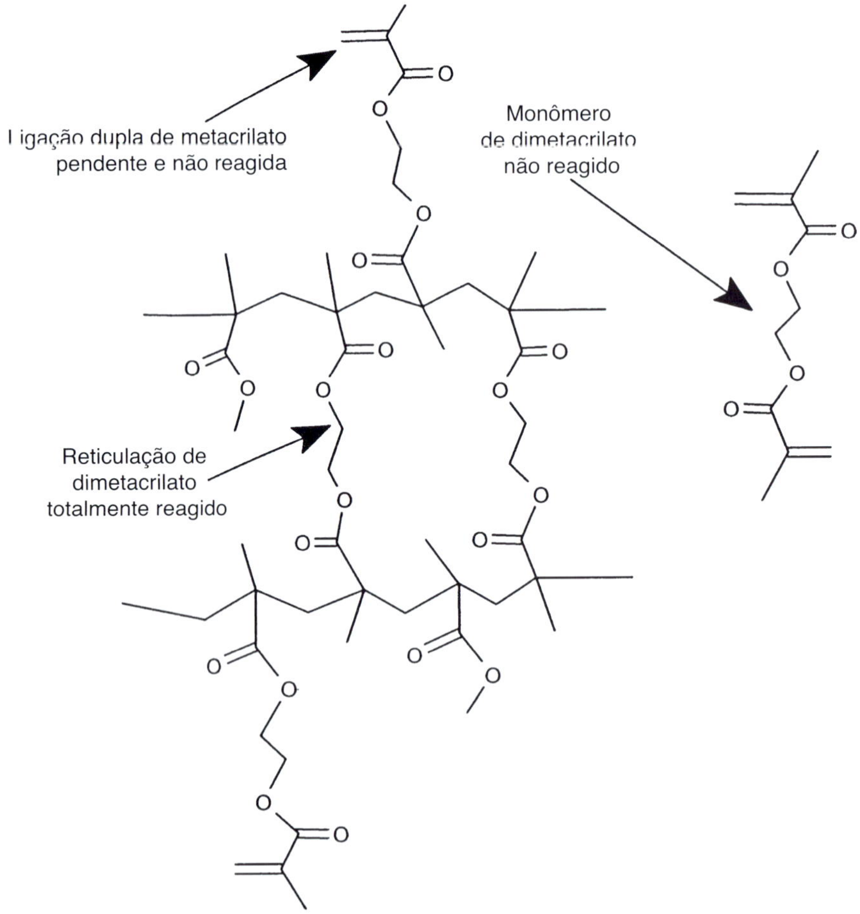

• **Figura 5.19** O grau de conversão reflete a porcentagem de ligações duplas de metacrilato que são convertidas em ligações simples durante a reação de polimerização. Esta figura mostra que uma resina polimerizada pode conter grupos dimetacrilato com zero, uma ou duas ligações duplas não reagidas. Se pelo menos uma ligação dupla reagiu, o grupo dimetacrilato é ligado à rede polimérica como um grupo "pendente" com uma ligação dupla disponível para reação adicional. Quaisquer monômeros completamente não reagidos podem migrar para fora da resina polimerizada. Os grupos reticulados fortalecem e tornam a resina rígida, enquanto os grupos pendentes plastificam a resina e o monômero não reagido amolece e incha a estrutura da resina, conforme explicado no Capítulo 2.

Limitação de matriz

Quando surge a dilatação térmica, a ligação interfacial entre a matriz resinosa e a carga com um coeficiente de dilatação térmica mais baixo (quase zero em alguns casos) impede que a matriz resinosa se desprenda e, assim, reduz a dilatação da matriz. Por outro lado, durante o resfriamento, a matriz se contrai e diminui o espaço ocupado pela carga, mas como a carga ocupa esse espaço, a contração total é evitada ou reduzida.

Essa restrição tem limites. Durante a expansão, o compósito pode fraturar dentro da matriz devido à tensão adicionada na interface resina-carga, dependendo se a ligação interfacial é mais forte do que a tenacidade à fratura do material de carga ou da matriz. Na contração, o compósito pode fraturar dentro da matriz ou dentro da partícula de carga, dependendo de qual for mais fraca.

Mecanismo de fortalecimento

A resistência dos compósitos é altamente dependente da ligação entre a matriz fraca e as partículas de carga fortes. Sem o agente de acoplamento, as partículas de carga não podem absorver tensões na matriz e agem como se fossem vazios. Assim, uma rachadura que atravessa a matriz simplesmente contorna as partículas. A energia necessária para desviar em torno de partículas não acopladas é menor porque a falta de acoplamento na interface carga-matriz faz com que essa interface se comporte como uma "rachadura" existente. Em um compósito verdadeiro, à medida que a trinca se propaga para uma partícula de carga ligada, a trinca deve passar ao redor da partícula porque a partícula de carga é mais forte que a matriz e a ligação interfacial. Assim, o caminho que a rachadura deve seguir ao redor das partículas deve ser criado, e a criação do novo caminho requer energia adicional. A energia adicional necessária deve vir do aumento da tensão externa agindo sobre o compósito. Isso torna o composto mais resistente.

Se a ligação interfacial for mais fraca que a matriz, ocorre um processo de arredondamento da rachadura (Figura 5.20). À medida que a trinca se propaga para a interface fraca, um vazio ou rasgo se abre na frente da trinca avançada devido às tensões que a ligação fraca sofre. No entanto, esse vazio é perpendicular à trinca em propagação; assim, quando a trinca chega, a ponta da trinca foi arredondada, e mais tensão é necessária para propagar a trinca.

Observe que o uso de uma matriz polimérica reticulada também aumenta a tenacidade porque a reticulação impede que as cadeias poliméricas sejam puxadas e separadas à medida que a trinca se propague. No entanto, o material torna-se quebradiço.

> **QUESTÕES IMPORTANTES**
> Quais são os problemas que resultam da contração e da tensão marginal induzida durante a polimerização de resinas restauradoras?
> Como as tensões de polimerização são afetadas pela presença de cargas de reforço em compósitos dentários?

Contração de polimerização e gerenciando a tensão de contração

A contração de polimerização surge à medida que o monômero é convertido em polímero porque o espaço livre que uma cadeia de polímero ocupa é cerca de 20% menor que o de um número correspondente de monômeros. Durante o estágio inicial da polimerização, o material ainda é macio, e isso permite que as

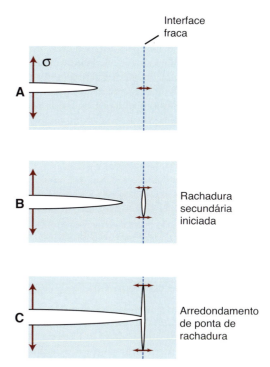

• **Figura 5.20** Propagação da rachadura perto da interface de ligação fraca. **A.** A rachadura se propaga em direção a uma interface fraca sob a influência de uma tensão de tração. **B.** Uma trinca secundária iniciada na interface fraca quando a tensão induzida na interface é maior que a força de ligação interfacial. **C.** Quando a trinca principal atinge a trinca secundária, sua propagação é impedida por um processo chamado de arredondamento da trinca. (Adaptada de Darvell BW. *Materials Science for Dentistry*. 10 ed. Cambridge, Reino Unido: Woodhead Publishing Ltda., 2018.)

cadeias poliméricas em crescimento ajustem sua posição para aliviar o estresse sob o qual estão. Quando a polimerização atinge a **gelificação** ou o **ponto de gelificação**, e o material começa a se tornar rígido, as cadeias em crescimento não serão capazes de se mover com tanta facilidade e, portanto, ficarão tencionadas à medida que a polimerização progride. A tensão de polimerização resultante pode ser afetada pelo volume total do material compósito, o tipo de compósito, a taxa de polimerização e a proporção de *superfícies* associadas/não associadas ou a configuração do preparo do dente **(fator C)**. Essas tensões tendem a se desenvolver na interface tecido-compósito, tencionando a ligação e, eventualmente, produzindo uma lacuna nas margens da restauração. Consequentemente, o risco de infiltração marginal e os problemas resultantes de manchas marginais e cáries secundárias são exacerbados. Sem dúvida, esse é um dos maiores problemas das resinas compostas utilizadas para restaurações classe II e V.

Conforme discutido anteriormente, as resinas ativadas por luz dão ao operador o controle do tempo de trabalho e eliminam a porosidade da mistura dos sistemas de duas partes das resinas ativadas quimicamente. No entanto, os poros internos nas resinas autopolimerizáveis agem para relaxar as tensões residuais que se acumulam durante a polimerização (os poros aumentam durante o endurecimento e reduzem a concentração de tensões nas margens). Além disso, a taxa de polimerização mais lenta da ativação química permite que uma porção maior da tensão de contração relaxe pelo fluxo interno antes do ponto de gel.

Duas abordagens gerais foram seguidas na tentativa de superar o problema de concentração de tensão e falha marginal experimentada com resinas ativadas por luz: redução na contração de volume alterando a química e composição do sistema de resina e técnicas clínicas projetadas para compensar as tensões causadas pela contração de polimerização. A redução na contração de volume foi alcançada usando monômeros maiores para "diluir" o número de ligações duplas que precisam ser reagidos e pela adição de cargas que reduzem a quantidade de resina necessária no compósito. Alguns monômeros de baixa contração são descritos anteriormente na seção *Compósitos de baixa contração*. As técnicas clínicas que envolvem acúmulo incremental e controle da taxa de polimerização são descritas nas seções a seguir.

> **QUESTÃO IMPORTANTE**
>
> Como a técnica de manipulação clínica do compósito pode ser usada para melhorar a integridade do selamento marginal em uma restauração composta?

Inserção incremental e configuração da cavidade

Uma técnica tenta reduzir o fator C, que está relacionado com a geometria do preparo cavitário e representado pela razão entre as áreas de superfície aderida e não aderida. A tensão de polimerização residual aumenta diretamente com essa relação. Durante a polimerização, a contração deixa as superfícies das cavidades unidas em estado de tensão; as superfícies livres não adaptadas (*i. e.*, aquelas que reproduzem a anatomia externa original do dente) relaxam um pouco da tensão, contraindo-se para dentro em direção ao volume do material. Uma técnica de estratificação (Figura 5.21) na qual a restauração é construída em incrementos, polimerizando uma camada de cada vez, reduz efetivamente o estresse de polimerização ao minimizar o fator C. Ou seja, camadas mais finas reduzem a área de superfície ligada e maximizam a área de superfície não ligada, minimizando assim o fator C associado. Desta forma, uma técnica incremental supera tanto a profundidade limitada de polimerização da maioria dos compósitos fotopolimerizáveis quanto a concentração de tensão residual, mas aumenta o tempo e a dificuldade de colocação de uma restauração.

Soft-start, fotoativação em rampa e fotoativação em etapas

Outra abordagem que é usada para compensar o acúmulo de tensão de polimerização ativada por luz é seguir o exemplo de sistemas iniciados quimicamente, fornecendo uma taxa inicial de polimerização baixa, estendendo, assim, o tempo disponível para relaxamento da tensão antes de atingir o ponto de gel. Isso pode ser feito usando uma técnica de partida suave, em que a polimerização começa com baixa irradiância de luz e termina com alta irradiância. Essa abordagem permite uma taxa inicial de polimerização lenta e um alto nível inicial de relaxamento de tensão durante os estágios iniciais e termina na irradiância máxima quando o ponto de gel é atingido. Isso leva a reação de polimerização para a conversão mais alta possível somente após grande parte da tensão ter sido aliviada. Vários estudos demonstraram que níveis variados de redução de tensão nas paredes da cavidade dentária podem ser alcançados dessa maneira, sem aumentar o tempo total de exposição ou sacrificar o grau de polimerização ou a profundidade de polimerização. Consequentemente, uma variedade de protocolos foi desenvolvida e as lâmpadas necessárias disponibilizadas que fornecem automaticamente uma ou mais sequências de exposição de partida suave.

Variações dessa técnica incluem rampa e polimerização em etapas. Na rampa, a irradiância é gradualmente aumentada ou tem "aumento em rampa" durante a exposição. Tal rampa emprega modos passo a passo, lineares ou exponenciais. Na polimerização em etapas, a restauração é inicialmente polimerizada incompletamente em baixa irradiância. O clínico, então, esculpe e contorna a resina até a oclusão correta e depois aplica uma segunda exposição de luz para a polimerização final. Esse atraso permite que ocorra um relaxamento substancial da tensão. Quanto maior o tempo disponível para relaxamento, menor é a tensão residual que é expressa. A polimerização em etapas e a polimerização em rampa exponencial parecem proporcionar maiores reduções na tensão de polimerização, mas requerem mais tempo.

Em resposta a essa situação, deve-se ter cuidado ao usar lâmpadas de alta irradiância. O aumento da irradiância da lâmpada permite tempos de exposição mais curtos para uma determinada profundidade de polimerização em um determinado tom e tipo de resina. Assim, essas lâmpadas de alta irradiância devem, a princípio, proporcionar economias substanciais no tempo de cadeira. No entanto, um tempo de exposição curto e de alta irradiância causa uma taxa acelerada de polimerização, o que inevitavelmente leva a um acúmulo substancial de tensão residual devido ao tempo inerentemente menor para que os mecanismos de relaxamento de tensão ocorram. Devido a essas compensações, parece haver pouca vantagem nas técnicas de polimerização em rampa, em etapas ou de partida suave. Numerosos estudos laboratoriais e algumas evidências clínicas apoiam essa

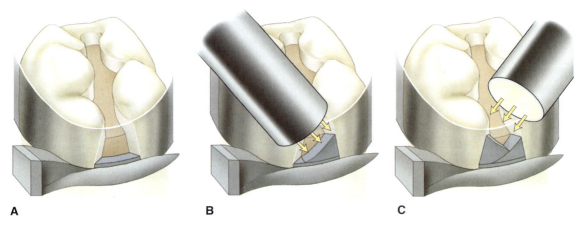

• **Figura 5.21** Inserção incremental da caixa. **A.** A primeira camada incremental de resina composta (*área cinza*) foi colocada e polimerizada. **B.** Segundo incremento sendo polimerizado com uma fonte de luz. **C.** Terceiro incremento do compósito durante a polimerização.

conclusão. Portanto, o clínico deve considerar cuidadosamente as compensações antes de investir nesses tipos mais caros de lâmpadas de polimerização.

Desgaste

Além da contração de polimerização, outros problemas clínicos frequentes têm sido os desgastes oclusais (Figura 5.22) e interproximais, especialmente no caso de compósitos posteriores. O mecanismo de desgaste oclusal é um problema complexo que tem sido objeto de muitas pesquisas. Infelizmente, antes do uso clínico, a resistência à abrasão e ao desgaste pode ser medida apenas por um teste de laboratório que simule condições ambientais simplificadas. Até o momento, nenhum método de teste único foi acordado como um preditor válido do desempenho clínico. Embora vários métodos de testes laboratoriais sejam úteis para orientar os esforços de pesquisa e desenvolvimento, avaliações clínicas controladas são o único meio confiável de avaliar a durabilidade e a vida útil dos materiais restauradores. No entanto, com base nesses estudos, os melhores compósitos projetados para restaurações posteriores ainda desgastam mais do que o esmalte natural em condições idênticas. Embora as diferenças de taxa de desgaste de 10 a 20 μm/ano possam parecer pequenas para compósitos posteriores, essa taxa de desgaste ainda é de 0,1 a 0,2 mm a mais do que o esmalte em 10 anos. Portanto, ser cauteloso é importante na seleção dos casos clínicos a serem tratados com resinas compostas posteriores.

Dois mecanismos principais de desgaste de compósitos foram propostos. O primeiro modo é o desgaste de dois corpos, baseado no contato direto da restauração com uma cúspide oposta ou com superfícies proximais adjacentes para imitar as altas tensões desenvolvidas na pequena área de contato. Isso está relacionado com os níveis de força mais altos exercidos pela cúspide oposta ou forças transferidas para as superfícies proximais.

O segundo modo é o desgaste de três corpos, que simula a perda de material em áreas sem contato, provavelmente devido ao contato com o alimento, pois esse é forçado através das superfícies oclusais. Esse tipo de desgaste é afetado de maneira complexa por várias propriedades do compósito, como tenacidade, porosidade, estabilidade do agente de acoplamento do silano, grau de conversão do monômero, partículas de carga e os tamanhos e tipos de partículas de carga.

Clinicamente, embora o contato direto dente-restauração ocorra com pouca frequência durante a mastigação, a perda de material causada pelo desgaste direto nas áreas de contato dente a dente parece ser maior do que a abrasão de três corpos por alimentos em áreas sem contato. Compósitos em que as partículas de carga são pequenas (1 μm ou menos), alta concentração e bem aderidas à matriz são os mais resistentes ao desgaste. Grandes restaurações tendem a se desgastar mais do que as menores, como em restaurações em molares em comparação com aquelas em pré-molares.

Variações entre os pacientes – como diferenças nos hábitos de mastigação, níveis de força e variações nos ambientes orais – também desempenham um papel significativo no processo de desgaste. Um padrão de desgaste típico para um compósito é mostrado na Figura 5.22 para uma restauração de compósito de 9 anos, ativada quimicamente e com partículas pequenas. Embora a perda de material mostrada nessa figura seja mais grave do que para os materiais restauradores atuais, a imagem ilustra o fenômeno do desgaste. Observe os contornos anatômicos mais suaves e as paredes expostas da cavidade onde o compósito foi desgastado pela abrasão.

As principais indicações para restaurações de resina composta classe II enfatizam a demanda por estética. Uma preparação conservadora é preferida para que o dente, em vez do compósito, absorva mais o estresse. O dentista também deve estar familiarizado com os procedimentos de colocação rigorosos essenciais para o sucesso, conforme descrito nos livros de dentística. No entanto, existem contraindicações óbvias. Uma restauração composta classe II está fadada ao fracasso na boca de um paciente que sofre de bruxismo devido ao maior potencial de desgaste. O uso de compósitos posteriores em uma boca com cárie ativa também é questionável porque poucos materiais restauradores atuais têm a capacidade de fornecer um efeito anticariogênico ou resistir ao vazamento. Se os compósitos forem usados para tais situações, a aplicação de uma resina hidrofílica selante ao longo das margens pode ser benéfica. No entanto, com a maior demanda por estética e melhorias contínuas nas formulações de compósitos, o uso desses materiais em situações de estresse continua aumentando. Em resposta, pode-se esperar que pesquisas acadêmicas e industriais continuem a melhorar a durabilidade clínica dos materiais compósitos (ver discussão posterior sobre a longevidade dos compósitos).

O problema do desgaste em aplicações posteriores de resina foi consideravelmente reduzido pelos avanços contínuos na tecnologia de compósitos. Não obstante, ainda existem dificuldades em situações de alta tensão relacionadas com problemas inerentes à degradação mecânica e química dos compósitos. No entanto, a contração de polimerização, a sensibilidade da técnica e a dificuldade em obter uma adesão previsível e confiável às margens de dentina ou cemento são provavelmente mais importantes. Essas deficiências continuam sendo uma grande preocupação em relação à potencial infiltração associada às restaurações de classe II.

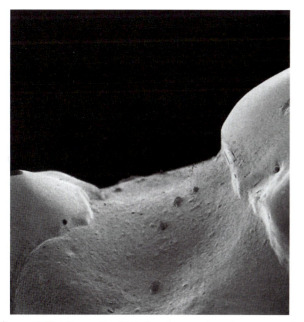

• **Figura 5.22** Micrografia eletrônica de varredura de um compósito de partículas pequenas de 9 anos de idade, ilustrando a superfície de desgaste generalizado pelo desgaste de três corpos. (Cortesia do Dr. Robert L. Erickson.)

Longevidade de compósitos

As razões mais citadas para o fracasso dos compósitos em estudos clínicos são cárie secundária, fratura, deficiências marginais e desgaste. No entanto, essas razões variam muito dependendo do tipo de estudo (ensaio clínico randômico *versus* ambiente de prática privada), tipo de composto usado, período de observação e outros aspectos do desenho do estudo. No entanto, quando bem colocados, os compósitos podem durar muitos anos mesmo em regiões posteriores, onde o desgaste e as forças de mordida são maiores. O desempenho clínico das restaurações dentárias é mais bem avaliado com base em ensaios clínicos a longo prazo, preferencialmente aqueles baseados em desenhos controlados randomizados. No entanto, existem muito poucos estudos desse tipo na literatura odontológica. Estamos usando quatro estudos para discutir a longevidade dos compósitos.

Uma revisão crítica de dados clínicos ao longo de 10 anos desenvolvida por Chadwick et al. mostrou que as taxas de sobrevivência dos compósitos são significativamente menores do que as do amálgama. O amálgama também demonstrou menor variabilidade nas taxas de sobrevivência (Figura 5.23). As taxas de sobrevivência comparativas para restaurações de amálgama *versus* resina composta em dentes permanentes em 3, 4, 5 e 7 anos estão resumidas na Tabela 5.4. Dados comparativos semelhantes para restaurações em dentes decíduos após 3 e 4 anos também estão listados nessa tabela. A taxa de sobrevivência global para compósitos em dentes permanentes após 7 anos foi de 67,4%, em comparação com 94,5% para restaurações de amálgama. Mais de 90% das restaurações de amálgama em dentes permanentes sobreviveram mais de 9 anos. Em comparação, apenas 64% das restaurações de ionômero de vidro sobreviveram após 5 anos. Apenas 41% dos compósitos classe V colocados com agentes adesivos dentinários sobreviveram mais de 5 anos. O estudo concluiu que as restaurações de ionômero de vidro/compósito classe II devem ser evitadas devido ao alto percentual de falhas na margem gengival da caixa proximal.

Em um estudo retrospectivo sobre a longevidade de 1.955 compósitos posteriores colocados entre 1990 e 1997 em uma clínica

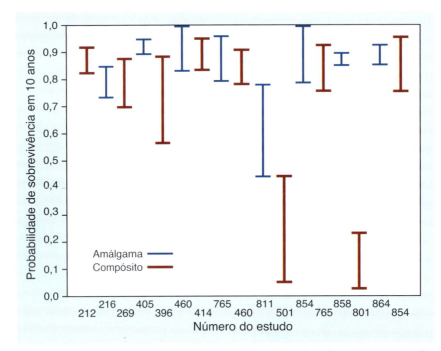

• **Figura 5.23** Probabilidade de sobrevivência em 10 anos para restaurações posteriores de resina composta e amálgama. (Dados de Chadwick BL, Dummer PMH, Dunstan F et al. *The longevity of dental restorations*: a systematic review. York, Reino Unido: National Health Service Centre for Reviews and Dissemination, University of York, 2001.)

Tabela 5.4	Comparação de probabilidades de sobrevivência para vários tipos de restaurações após 3, 4, 5 e 7 anos.							
	3 anos		4 anos		5 anos		7 anos	
Tipo de restauração	Dentes decíduos	Dentes permanentes	Dentes decíduos	Dentes permanentes	Dentes decíduos	Dentes permanentes	Dentes decíduos	Dentes permanentes
Amálgama	95,3	97,2	95,1	96,6	90,8	95,4	–	94,5
Compósito	82,4	90	67,2	85,6	–	78,2	–	67,4
Ionômero de vidro	51,5	73,8	51,5	73,8	31,2	64,9	–	–
Composto Classe V com DBA	–	83,7	–	47,7	–	41,5	–	–
Cerâmica ou compósito *inlay*	–	93,3	–	90,1	–	85,3	–	–

DBA, agente de união da dentina.
Modificada de Chadwick BL, Dummer PMH, Dunstan F et al. *The longevity of dental restorations*: a systematic review. York, Reino Unido: National Health Service Centre for Reviews and Dissemination, University of York, 2001.

particular, Opdam et al. relataram uma taxa de sobrevivência para resina composta de 91,7% em 5 anos e 82,2% em 10 anos. Houve um efeito significativo do tamanho das superfícies restauradas na sobrevivência das restaurações, ou seja, quanto mais conservadora a restauração, mais tempo essas restaurações sobreviveram.

Em um acompanhamento de 22 anos de 362 restaurações realizadas entre 1986 e 1990, da Rosa Rodolpho et al. relataram taxas de sobrevivência de compósitos híbridos de partículas médias em 74% e compósitos híbridos miniparticulados em 64%, respectivamente. O estudo também relatou que a taxa de falha anual na segunda parte do período de observação tornou-se constante para os compósitos de partículas médias, enquanto os compósitos de minipartículas mostraram um aumento, sugerindo que as propriedades físicas do compósito podem ter algum impacto na longevidade da restauração.

Uma revisão sistemática de Alvanforoush et al. comparou falhas em compósitos entre as duas décadas de 1995 a 2005 e 2006 a 2016 usando estudos com pelo menos 24 meses de duração. Doze estudos que foram utilizados para a revisão sistemática tiveram períodos de observação de compósitos posteriores superiores a 6 anos. Cinco foram publicados entre 1995 e 2005 e observaram compósitos posteriores por 10 anos. Sete foram publicados entre 2006 e 2016 que variaram de 6 a 22 anos. Curiosamente, em geral, eles descobriram que as taxas de sobrevida composta realmente diminuíram de 89,4% nos estudos de 1995 a 2005 para 86,9% nos estudos de 2006 a 2016. No entanto, a incidência de falha por cárie secundária diminuiu de 29,5 para 25,7 % e, adicionalmente, a incidência de fratura composta aumentou de 28,8 para 39,1%. Os autores observaram que esses achados podem ser atribuídos ao aumento do uso de compósitos para restaurações maiores. A Tabela 5.5 resume as taxas de sobrevida a longo prazo para os diferentes tipos de compósitos nessa revisão.

Tempo de inserção dos compósitos

Embora o desempenho dos compósitos posteriores tenha melhorado muito durante a última década em relação aos amálgamas, o tempo de colocação é significativamente maior para compósitos e muito maior para *inlays* de cerâmica e compósito (Figura 5.24). Obviamente, o custo das restaurações para o paciente também é proporcionalmente maior para as próteses *inlay*. De fato, o custo relativo por dente por ano durante um período de 5 anos em termos de múltiplos para amálgama é 1, resina composta é 1,62 e restaurações de cerâmica ou resina composta é 6,35. O custo relativo por dente por ano de restaurações de amálgama é significativamente menor que o de resinas compostas após 10 anos (1 *versus* 3,36). Uma análise comparativa dos tempos de colocação está resumida na Tabela 5.6 para restaurações de substituição de cúspides retidas por pinos e classe I, classe II (duas superfícies), classe II (três superfícies, mésio-oclusal-distal).

Biocompatibilidade dos compósitos

Uma agressão química para a polpa a partir de compósitos é possível se os componentes forem lixiviados ou difundidos do material e subsequentemente atingirem a polpa. Materiais compósitos inadequadamente polimerizados no assoalho de uma cavidade podem servir como um reservatório de componentes difusíveis que podem induzir inflamação pulpar a longo prazo. Essa situação é particularmente preocupante para materiais ativados por luz. Se um clínico tentar polimerizar uma camada muito espessa de resina ou se o tempo de exposição à luz for inadequado (como já discutido), o material não polimerizado ou mal polimerizado pode liberar constituintes lixiviáveis adjacentes à polpa. No entanto, compósitos adequadamente polimerizados são relativamente biocompatíveis porque apresentam solubilidade mínima, e as espécies que não reagiram são lixiviadas em quantidades muito pequenas. Do ponto de vista toxicológico, essas quantidades devem ser muito pequenas para causar reações tóxicas. No entanto, do ponto de vista imunológico, em condições extremamente raras, alguns pacientes e profissionais da área odontológica podem desenvolver respostas alérgicas a esses materiais.

O problema de biocompatibilidade mais notado relacionado com a resina composta é a liberação de bisfenol A (BPA) de compósitos à base de *bis*-GMA. O BPA, um precursor do *bis*-GMA e uma impureza na resina composta, demonstrou ser um xenoestrogênio,

Tabela 5.5	Taxas de sobrevivência a longo prazo para diferentes tipos de compósitos.	
Tipo de compósito	**Dentes decíduos**	**Dentes permanentes**
Compactável reforçado com fibra	6 anos	75 a 87%
Partículas médias	22 anos	74%
Minipartículas	22 anos	64%
Híbrido	10 anos	80%
	10 anos (cáries secundárias)	40%
	15 anos (desgastes)	74%
	18 anos (fratura)	70%
Baixa contração	15 anos	77%
Nano-híbrido universal	10 anos	97%

Adaptada de Alvanforoush N et al. Comparison between published clinical success of direct resin composite restorations in vital posterior teeth in 1995-2005 and 2006-2016 periods. Aust Dent J. 2017; 62(2):132-45.

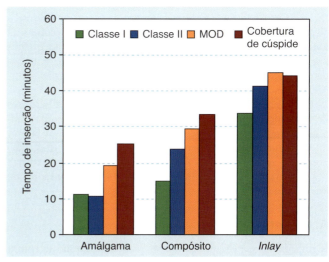

• **Figura 5.24** Tempo de colocação necessário para restaurações posteriores de amálgama, resina composta e cerâmica e resina composta. *MOD*, mésio-oclusal-distal. (Dados de Chadwick BL, Dummer PMH, Dunstan F et al. *The longevity of dental restorations*: a systematic review. York, Reino Unido: National Health Service Centre for Reviews and Dissemination, University of York, 2001.)

Tabela 5.6 — Comparação do tempo médio (minutos) necessário para restaurações iniciais (I) e de substituição (R).

Tipo de restauração	Amálgama		Compósito		Compósito e cerâmica *inlay*	
	I	R	I	R	I	R
Classe I	11	11	15	16	34	34
Classe II	15	13	24	24	41	40
MOD: mésio-oclusal-distal	19	19	29	31	45	45
Substituição de cúspides com pinos	25	26	33	34	44	44

I, restauração inicial; *R*, restauração de substituição.

Adaptada de Chadwick BL, Dummer PMH, Dunstan F et al. *The longevity of dental restorations*: a systematic review. York, Reino Unido: National Health Service Centre for Reviews and Dissemination, University of York, 2001.

um composto sintético que imita os efeitos do estrogênio por ter afinidade pelos receptores de estrogênio. Essa estrogenicidade do BPA foi relatada pela primeira vez em um estudo clínico em 1996, onde o BPA foi coletado na saliva após 1 hora da colocação do selante, com a conclusão de que a aplicação do selante levou à exposição ao xenoestrogênio em crianças. Isso levou a uma enxurrada de exames de acompanhamento para determinar a validade desses resultados.

Estudos confirmaram a liberação de BPA a partir de resinas compostas, mas a influência do BPA no equilíbrio hormonal ainda é questionável. Informações adicionais sobre a biocompatibilidade de materiais restauradores e o efeito do BPA são apresentadas no Capítulo 17.

Acabamento e polimento de compósitos

O termo *acabamento* geralmente se refere ao processo de adaptação do material restaurador ao dente (p. ex., remover saliências e dar a forma às superfícies oclusais que muitas vezes deixam para trás superfícies irregulares), enquanto o *polimento* refere-se à remoção de irregularidades da superfície para obter a superfície mais lisa possível. A rugosidade da superfície residual pode estimular o crescimento bacteriano, o que pode levar a uma miríade de problemas, incluindo cáries secundárias, inflamação gengival e manchas na superfície. O melhor acabamento de superfície possível é obtido colocando uma tira de matriz lisa contra a resina composta durante a polimerização. No entanto, obter contornos adequados e adaptação de margem muitas vezes é difícil sem algum acabamento, porque a tira plástica não cede com as características convexas e côncavas, como as superfícies dos dentes.

Os mecanismos de acabamento e polimento são discutidos no Capítulo 16, juntamente com os tipos de instrumentos utilizados em odontologia. Esse segmento se concentrará nos fatores que influenciam o acabamento e polimento da restauração composta: (1) ambiente, (2) acabamento retardado *versus* imediato, (3) os tipos de materiais e instrumentos e (4) procedimentos de pós-polimento.

Ambiente

Alguns defensores dizem que o acabamento em campo seco com o equipamento de acabamento montado em uma peça de mão de baixa rotação permite uma melhor visualização das margens da restauração. No entanto, estudos mostraram que a técnica de polimento a seco resulta em aumento da infiltração marginal, possivelmente devido à produção de calor. Outros estudos mostraram que mudanças estruturais e químicas ocorrem nas superfícies das restaurações como resultado de um ambiente seco. Em contraste, outras pesquisas relataram que a técnica de polimento a seco não tem efeito sobre a dureza ou estrutura da superfície. Tal como acontece com muitos procedimentos odontológicos, a retificação e o acabamento são mais bem realizados com moderação. O clínico deve dar acabamento à restauração em um ambiente onde as margens sejam claramente discerníveis e o calor mínimo seja gerado. O calor excessivo resulta em manchas da superfície e despolimerização. O resfriamento à água durante a retificação e acabamento deve garantir uma qualidade de superfície padrão.

Tempo decorrido entre a polimerização do compósito e o acabamento e polimento

O tempo decorrido entre a polimerização e o acabamento do compósito também pode afetar as características da superfície e a resistência a infiltração que se desenvolve. Alguns defendem o atraso do acabamento de restaurações de resina composta por até 24 horas porque a polimerização é incompleta na colocação, embora os fabricantes de resina recomendem que o acabamento seja realizado logo após a colocação. Estudos mostraram que o acabamento retardado pode realmente aumentar a infiltração marginal e não tem efeito nas características da superfície em comparação com o acabamento imediato. Além disso, o acabamento retardado tem um efeito mínimo na dureza. Assim, para todos os propósitos práticos, quase todas as restaurações de resina composta devem ser finalizadas e polidas logo após a colocação durante a mesma consulta, embora o acabamento deva ser retardado por aproximadamente 15 minutos após a polimerização.

Tipos de materiais e instrumentos

Uma variedade de materiais e instrumentos podem ser usados para finalizar e polir restaurações de resina composta. Recomenda-se o uso de uma lâmina de bisturi ou qualquer instrumento fino e afiado para remover o excesso nas áreas proximais. No entanto, esse é um procedimento muito arriscado, especialmente se o procedimento de corte envolve cisalhamento na direção do compósito e longe da margem gengival, o que pode levar a descolamento localizado e infiltração. As forças de corte devem ser aplicadas paralelamente à margem ou em direção ao tecido gengival. Discos grossos a ultrafinos de óxido de alumínio podem ser aplicados em áreas de difícil acesso ao redor das superfícies proximais ou em vãos. Brocas carbide ou pontas finas de diamante podem ser usadas para ajustar as superfícies oclusais e misturar o compósito às superfícies dos dentes. Vários estudos na literatura avaliaram muitos desses sistemas quanto ao seu efeito na lisura da superfície e na microinfiltração. Atualmente, os discos de óxido de alumínio produzem a melhor superfície, ao mesmo tempo que induzem o mínimo de trauma. Outros sistemas incluem instrumentos de acabamento de resina que usam pastas de polimento finas e extrafinas, sistemas à base de silicone e escovas e pontas de polimento impregnadas com carbide-silício. Embora altas tensões possam estar associadas à retificação e polimento da superfície, um estudo recente mostrou que o tipo de sistema de polimento utilizado não afeta significativamente o desenvolvimento de microinfiltração.

Revestimento e selamento de superfície

Um passo importante no acabamento e polimento é a aplicação de um agente de união ou um selante de superfície. Tem havido extensa documentação de que o processo de acabamento (e possivelmente polimento) é prejudicial para as superfícies compostas em que microfissuras superficiais são introduzidas e a superfície externa altamente polimerizada do material resinado é removida. A aplicação de um selante de superfície penetrante ou uma resina de baixa viscosidade com pouco ou nenhuma partícula garante que as porosidades da superfície sejam preenchidas e as microfissuras seladas. Estudos mostraram que esta técnica de "religação" também diminui significativamente a microinfiltração, melhorando o selamento marginal das restaurações.

Reparação de compósitos

Os compósitos podem ser reparados substituindo o material perdido. Esse é um procedimento útil para corrigir defeitos ou alterar os contornos de restaurações existentes. Os procedimentos para adicionar novo material diferem dependendo se a restauração foi polimerizada recentemente ou é uma restauração mais antiga.

Quando uma restauração acaba de ser colocada e polimerizada, ela ainda pode ter uma camada de resina inibida por oxigênio na superfície. A adição de novo compósito pode ser feita diretamente nesta camada, pois ela representa, em essência, um excelente substrato de adesão. Mesmo após a restauração ter sido polida, adicionar mais material ainda pode reparar um defeito. Uma restauração que acabou de ser polimerizada e polida ainda pode ter cerca de 50% de grupos de metacrilato não reagidos para copolimerizar com o material recém-adicionado.

À medida que a restauração envelhece, cada vez menos grupos de metacrilato que não reagiram permanecem e uma maior reticulação reduz a capacidade do monômero fresco de penetrar na matriz. A força de união entre o material original e a nova resina diminui em proporção direta ao tempo decorrido entre a polimerização e a adição da nova resina. Além disso, superfícies polidas expõem superfícies de partículas livres de silano. Assim, a área da superfície de partículas não se liga quimicamente à nova camada de compósito. Mesmo idealmente – isto é, com a adição de um agente de ligação de silano à superfície antes da adição do novo compósito – a resistência do compósito reparado é menor que a metade da resistência do material original (Figura 5.25).

Mesmo que o reparo seja essencial para a longevidade geral das restaurações compostas, há poucos relatos de investigações formais ou ensaios a longo prazo sobre reparos de compósitos. Resultados clínicos de 2 a 3 anos foram relatados mostrando bons resultados para reparos ou resselagem de defeitos marginais, e um *recall* após 7 anos reforçou o uso de uma estratégia conservadora de reparo. Uma pesquisa com clínicos gerais descobriu que 50% sempre repara margens de compósito defeituosas

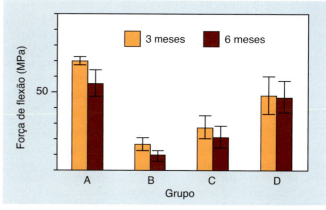

• **Figura 5.25** Influência do método de reparo de compósito na resistência. Resistência à flexão após armazenamento em água destilada a 37°C por 3 e 6 meses. **A.** Amostras originais, intactas, servindo como controle. **B.** Reparo sem primeiro ataque ácido. **C.** Reparo após condicionamento ácido e aplicação de resina sem carga. **D.** Reparação após tratamento com tolueno/silano para suavizar as superfícies quebradas e facilitar a permeação pelo novo monômero. (Adaptada de Söderholm K-J. Flexure strength of repaired dental composites. *Scand J Dent Res.* 1986; 94:364-9.)

adjacentes ao esmalte, mas a maioria substitui uma restauração se a margem defeituosa for adjacente à dentina. Assim, o reparo de restaurações com compósitos com margens defeituosas adjacentes ao esmalte está se tornando o padrão de tratamento.

Restaurações indiretas à base de compósito

Materiais compósitos podem ser usados para fazer restaurações diretas extraoralmente e fixas em dentes preparados com um agente de união à base de compósito chamado *cimento resinoso* (ver Capítulo 7). Duas aplicações notáveis são facetas de resina e compósitos *inlays* e *onlays*.

Facetas de resina composta

Originalmente, os materiais de revestimento de resina eram polimetilmetacrilato polimerizado a quente, que foram melhorados posteriormente pela adição de cargas e agentes de reticulação. Materiais microparticulados que usam dimetacrilatos de alto peso molecular como matrizes de resina criaram um interesse renovado em restaurações metálicas revestidas com resina. Essas resinas são polimerizadas usando luz visível ou uma combinação de calor e pressão. Em geral, essas novas resinas microparticuladas têm propriedades físicas superiores às da resina original sem carga.

As primeiras facetas de resina foram coladas mecanicamente a substratos metálicos usando alças de arame ou esferas de retenção. Melhorias recentes nos mecanismos de ligação incluíram retenção micromecânica criada por ataque ácido na liga de metal base e o uso de sistemas de ligação química, como 4-META, metacrilato fosforilado, resina epóxi ou dióxido de silício pulverizado em chama na superfície do metal, seguido pela aplicação de um agente de acoplamento de silano (*silicoating*).

Os materiais protéticos de faceta de resina apresentam várias vantagens e desvantagens em comparação com as cerâmicas. As vantagens incluem facilidade de fabricação, reparabilidade intraoral previsível e menor desgaste dos dentes opostos ou restaurações. As desvantagens incluem baixo limite proporcional e deformação plástica pronunciada, que contribuem para a distorção na carga oclusal. Portanto, a resina deve ser protegida com superfícies oclusais metálicas sempre que possível. Infiltração de fluidos orais e manchas abaixo das facetas, particularmente aquelas fixadas mecanicamente, são causadas por mudanças dimensionais da sorção de água, aquecimento e resfriamento. A coloração superficial e a descoloração intrínseca tendem a ocorrer com essas resinas.

As resinas também são suscetíveis ao desgaste durante a escovação dos dentes. Assim, é necessário instruir o paciente sobre os procedimentos de limpeza adequados usando uma escova de dentes macia e cremes dentais levemente abrasivos. As restaurações metálicas resinadas não são adequadas para uso como retentores de pilares de próteses parciais removíveis, onde o braço do grampo se encaixa em um rebaixo na superfície estratificada, porque a resina não é tão resistente ao desgaste quanto a porcelana.

Os compósitos de resina também podem ser usados como uma alternativa conservadora às restaurações protéticas convencionais, como facetas para mascarar a descoloração ou malformação dos dentes. As resinas são usadas como facetas laminadas pré-formadas, nas quais as lâminas de resina são ajustadas por pressão, e o revestimento contornado é colado à estrutura do dente usando a técnica de condicionamento ácido com cimento resinoso ativado quimicamente, ativado por luz visível ou por polimerização dual. As resinas usadas para cimentar restaurações indiretas, facetas e dispositivos protéticos são semelhantes às resinas restauradoras fluidas, mas são ajustadas para atender às necessidades das aplicações de cimentação.

Compósitos posteriores indiretos

Os compósitos para a fabricação de *onlays* e *inlays* são polimerizados externamente e, em seguida, cimentados ao dente com um cimento à base de compósito. *Inlays* ou *onlays* de compósitos indiretos reduzem o desgaste e a infiltração e superam algumas das limitações dos compósitos de resina. Várias abordagens diferentes para a construção de *inlays* de resina foram propostas: (1) o uso de métodos de fabricação diretos e indiretos; (2) a aplicação de luz, calor, pressão ou uma combinação desses sistemas de polimerização; e (3) o uso combinado de compósitos híbridos e microparticulados.

O processo de fabricação de *inlays* de compósito direto requer primeiro a aplicação de um meio de separação (p. ex., solução de ágar ou glicerina) no dente preparado. O padrão de resina restauradora é então formado, fotopolimerizado e removido da preparação. O *inlay* áspero é então exposto à luz adicional por aproximadamente 4 a 6 minutos ou ao calor a aproximadamente 100°C por 7 minutos, após a preparação sofre ataque ácido, o *inlay* é então cimentado no lugar com (tipicamente) uma resina de polimerização dual e então é polido.

Os sistemas de compósitos também estão disponíveis como produtos indiretos. As resinas de *inlay* indireto requerem uma moldagem e um técnico de laboratório dentário para fabricar o *inlay*. Além dos métodos convencionais de polimerização por luz e calor, o processamento laboratorial pode empregar calor (p. ex., 140°C) e pressão (p. ex., 0,6 MPa por 10 minutos). A vantagem potencial desses materiais é que um grau de polimerização significativamente maior é alcançado, o que melhora as propriedades físicas e a resistência ao desgaste. Como a polimerização é concluída antes da colocação nos dentes preparados, não há tensões induzidas por contração e as falhas de união são reduzidas, o que reduz o potencial de infiltração. Além disso, essas resinas são reparáveis na boca e não são tão abrasivas para a estrutura do dente oposto quanto as incrustações de cerâmica.

Estudos de laboratório apoiam essas vantagens esperadas: por exemplo, uma revisão recente revelou que as taxas anuais de falha

clínica em cavidades de suporte de tensão posterior classe I e II são as mesmas para *inlays* de compósito e restaurações de amálgama (1,9%), um pouco superiores a aqueles para compósitos diretos (3,6%) e apenas ligeiramente (mas não significativamente) inferiores aos *inlays* e *onlays* de ouro fundido (1,4%). No entanto, a sensibilidade da técnica para sistemas de restauração indireta em resina permanece alta, e sua adequação como substituto de amálgama ou restaurações fundidas em todas as aplicações posteriores não é clara, embora a estética seja atraente.

Critérios de seleção para compósitos posteriores

Nem todos os pacientes devem ser considerados candidatos a essas restaurações posteriores. A principal indicação para o uso de compósitos posteriores diretos no lugar de amálgamas é a estética. A menos que as demandas estéticas do paciente sejam altas, há vantagens mínimas em usar restaurações de resina em regiões posteriores. Muitas vezes as desvantagens, juntamente com a dificuldade de manipulação, superam em muito os benefícios. Outras indicações podem incluir a necessidade de preparos conservadores juntamente com a conservação da estrutura dentária. Como as restaurações de resina composta não dependem de retenções mecânicas para retenção, os conceitos de forma de resistência e forma de retenção não se aplicam realmente aos preparos de resina. No entanto, devido às suas propriedades físicas inferiores, os compósitos não devem ser usados para cobertura de cúspide ou para grandes restaurações que excedam um terço da largura vestibulolingual do dente. Se possível, a carga oclusal deve sempre ser suportada por uma estrutura dentária sã e nunca por resina. Como o desgaste também é um problema, os compósitos posteriores não devem ser colocados em pacientes com hábitos parafuncionais. Outra recomendação menos frequente é o uso de compósitos para minimizar a condução térmica. Como o amálgama é metálico, o material tende a conduzir o calor mais rapidamente, causando sensibilidade e dor nos dentes. A colocação de compósitos ou cerâmicas, que são bons isolantes térmicos, muitas vezes reduz essa ocorrência.

Treinamento, avaliação e gerenciamento de processos de fotopolimerização

Para atingir um alto grau de polimerização, as resinas fotopolimerizáveis devem receber energia suficiente nos comprimentos de onda apropriados. A energia de luz fornecida ao compósito é definida pela técnica do operador de focalizar a luz na restauração, o tipo de luz de polimerização e a localização da restauração, e a energia necessária para a polimerização adequada depende do tipo de resina utilizada. Os médicos podem ter radiômetros odontológicos para medir a irradiância na ponta emissora de uma luz de polimerização, mas podem não ter certeza se energia suficiente foi fornecida à restauração para atingir um nível e profundidade de polimerização adequados.

O dispositivo e sistema de treinamento "MARC" (um acrônimo para "gerenciando a polimerização precisa da resina", BlueLight Analytics Inc., Halifax, NS) muda o paradigma da medição da irradiância média de uma luz de polimerização e inclui apenas os comprimentos de onda e energia realmente recebido pela resina que está sendo polimerizada. O dispositivo MARC combina tecnologia espectral de laboratório precisa com condições de medição clinicamente relevantes em dentes dentoformes preparados em uma cabeça de manequim. Sensores com correção de espectro dentro dos dentes dentoformes são conectados a um espectrorradiômetro de laboratório embutido na cabeça do manequim para registrar a luz recebida das unidades de polimerização. A saída do espectrômetro é alimentada em um computador portátil, no qual o *software* personalizado fornece dados de comparação acumulados e em tempo real: irradiância espectral, energia total fornecida durante uma determinada duração de exposição e a duração estimada da exposição necessária para fornecer uma dosagem de energia especificada.

Além de fornecer *feedback* em tempo real para avaliar quando a fotoenergia adequada foi fornecida, o dispositivo MARC também pode ser usado como auxiliar de treinamento para realizar fotopolimerização ideal em clínicas. O efeito de pequenas alterações na distância da ponta, ângulo e movimento durante a exposição é exibido em tempo real, e a consequência final em termos de energia alterada fornecida é determinada. O dispositivo também pode ser usado para determinar a capacidade de várias lâmpadas fornecerem níveis de energia adequados entre diferentes localizações dos dentes.

Agradecimento

Os autores desejam agradecer à Dra. Josephine Esquivel-Upshaw e ao Dr. Barry K. Norling por sua contribuição na edição anterior deste capítulo.

Leituras selecionadas

Albers H: *Tooth-Colored Restoratives: Principles and Techniques*, 9th ed, Hamilton, ON, 2002, BC Decker.
The author discusses a complete array of composite systems, with emphasis on clinical applications. The book combines the science of dental polymers with discussions of clinical applications.

Alvanforoush N, Palamara J, Wong RH, et al: Comparison between published clinical success of direct resin composite restorations in vital posterior teeth in 1995–2005 and 2006–2016 periods, *Aust Dent J* 62:132–145, 2017.

Boaro LCC, Goncalves F, Guimarães TC, et al: Polymerization stress, shrinkage and elastic modulus of current low-shrinkage restorative composites, *Dent Mater* 26:1144–1150, 2010.
This investigation found that not all composites that claimed "low-shrinkage" exhibited reduced polymerization shrinkage. It was also concluded that in order to effectively reduce polymerization stress [not just shrinkage], a low post-gel shrinkage must be accompanied by a relatively low elastic modulus.

Chen M-H: Update on dental nanocomposites, *J Dent Res* 89:549–560, 2010.
This article reviews recent studies of the development of dental nanocomposites and their clinical applications, as of 2010.

Darvell BW: *Materials Science for Dentistry*, 10th ed, Cambridge, UK, 2018, Woodhead Publishing Ltd.
A comprehensive dental materials science textbook that connects clinical performance properties to first principles and underlying mechanisms in much greater detail than is typically presented to dental students. An excellent reference for researchers, materials scientists, and those in academic dentistry, as well as students at all levels.

Dietz W, Montag R, Kraft U, et al: 15-year results of posterior composite restorations using three-dimensional scanning electron microscopy, J Dent 42:959–969, 2014.

Ferracane JL: Resin composite—state of the art, *Dent Mater* 27:29–38, 2011.
This review concludes that in 2010, the commercial materials available to the dental profession were of high quality and when used appropriately have proven to deliver excellent clinical outcomes of adequate longevity.

Peterson J, Rizk M, Hoch M, et al: Bonding performance of self-adhesive flowable composites to enamel, dentin and a nano-hybrid composite, *Odontology* 106:171–180, 2018.

van Dijken JW, Pallesen U: Posterior bulk-filled resin composite restorations: A 5-year randomized controlled clinical study, *J Dent* 51:29–35, 2016.

van Dijken JWV, Pallesen U, Benetti A: A randomized controlled evaluation of posterior resin restorations of an altered resin modified glass-ionomer cement with claimed bioactivity, *Dent Mater* 35:335–343, 2019.

6

Adesão e Sistemas Adesivos

VISÃO GERAL DO CAPÍTULO

Antecedentes históricos

Mecanismos de adesão

Técnica de ataque ácido

Processo e fatores processuais

Agentes de união dentinária

Agentes de cimentação

Aplicações em ortodontia, endodontia e odontologia preventiva

PALAVRAS-CHAVE

Adesão. Atração molecular ou atômica entre duas superfícies promovidas pela força de atração interfacial entre as moléculas ou átomos de dois materiais diferentes. A adesão pode ocorrer como adesão química (formação de ligações covalentes, ligações de hidrogênio ou ligações polares por atração de Van der Waals), adesão mecânica (intertravamento estrutural) ou combinação de ambos os tipos.

Agente de cimentação. Material viscoso semelhante ao cimento que também preenche uma lacuna entre os materiais unidos. Originalmente, referia-se apenas a agentes não adesivos, mas agora também inclui agentes adesivos.

Agente de união da dentina. Fina camada de resina entre a dentina condicionada e a matriz de resina de um material restaurador à base de resina composta.

Ângulo de contato. Ângulo de interseção entre um líquido e uma superfície de um sólido que é medido a partir da superfície sólida através do líquido até a linha tangente líquido-vapor originada no terminal da interface líquido-sólido; usado como uma medida de molhabilidade, em que absolutamente nenhum molhamento ocorre em um ângulo de contato de 180° e a molhabilidade completa ocorre em um ângulo de 0°.

Camada de esfregaço (*smear layer*). Camada pouco aderente de dentina mexida produzida pelo corte de uma superfície dentinária; também, um depósito tenaz de detritos microscópicos que cobre as superfícies de esmalte e dentina que foram preparadas para uma restauração.

Camada híbrida. Camada intermediária de resina, colágeno e dentina que é produzida pelo condicionamento ácido da dentina e infiltração de resina na dentina condicionada.

Cimento/cimentação. Substância que endurece de um estado viscoso para uma união sólida entre duas superfícies. Para aplicações odontológicas, os cimentos atuam como base, forro, material restaurador ou adesivo para unir dispositivos e próteses à estrutura dentária ou entre si. Veja também *agente de cimentação*.

Condicionador de dentina. Agente ácido que dissolve a estrutura inorgânica da dentina, resultando em uma malha de colágeno que permite a infiltração de uma resina adesiva.

Microinfiltração. Fluxo de fluido e bactérias no espaço microscópico entre a superfície de um dente preparado e um material restaurador.

Obturação. Em endodontia, obturação é o preenchimento de um canal radicular completa e densamente com um agente selante hermético não irritante para evitar infiltração.

Primer. Resina hidrofílica de baixa viscosidade que promove a adesão a um substrato úmido, como a dentina.

Prolongamentos (*tag*) de resina. Extensão da resina que penetrou no esmalte ou dentina condicionados. Os prolongamentos de resina formam intertravamentos micromecânicos análogos às roscas de parafusos.

Técnica de condicionamento ácido. Processo de limpeza e rugosidade de uma superfície sólida, expondo-a a um ácido e enxaguando completamente o resíduo para promover a ligação micromecânica de um adesivo à superfície.

A ligação e **adesão** compreendem um conjunto complexo de mecanismos físicos, químicos e mecânicos que permitem a união e ligação de uma substância a outra. Um sistema adesivo dentário desempenha três funções essenciais: (1) fornece resistência à separação de um substrato aderente (ou seja, esmalte, dentina, metal, compósito, cerâmica) de um material restaurador ou **cimentante**; (2) distribui a tensão ao longo das interfaces unidas; e (3) sela a interface por meio de adesão adesiva entre dentina e/ou esmalte e o material colado, aumentando assim a resistência à **microinfiltração** e diminui o risco de sensibilidade pós-operatória, coloração marginal e cárie secundária. A ciência da adesão foi abordada no Capítulo 2. Neste capítulo, são discutidos apenas os princípios necessários para entender a ligação dentária.

Contexto histórico

Em 1949, Oskar Hagger, na divisão De Trey da Amalgamated Dental, desenvolveu o primeiro adesivo dental para dentina, o Sevritron Cavity Seal. Esse sistema era composto por dimetacrilato de ácido glicerofosfórico, o que deveria tê-lo tornado um adesivo autocondicionante para esmalte e dentina pela discussão posterior. No entanto, esse produto tinha durabilidade clínica muito limitada devido às grandes tensões interfaciais causadas pela alta tensão de contração de polimerização e alta expansão térmica das resinas à base de metacrilato não preenchidas usadas na época.

Mais tarde, Michael Buonocore investigou o uso de ácidos fortes e descobriu que o ácido fosfórico fornece condicionamento de esmalte superior, e ainda está em uso hoje. Conforme mostrado na Figura 6.1, a descoberta do **condicionamento ácido** por Buonocore levou à capacidade de produzir superfícies de esmalte limpas, de alta energia e rugosas, capazes de estabelecer uma interface retentiva micromecânica durável com **cimentos** à base de resina e materiais restauradores, que lançou a atual era da odontologia adesiva. Isso levou a um aumento crescente no desenvolvimento de materiais adesivos e técnicas de união, conforme resumido na Figura 6.1 e discutido em detalhes em várias seções posteriores deste capítulo.

> **QUESTÃO IMPORTANTE**
> Um bom umedecimento da estrutura dentária por um adesivo dental é adequado para a união adesiva a longo prazo de um material restaurador?

Mecanismos de adesão

Um meio de ligação de adesão verdadeira (i. e., por meio de atração química e/ou intertravamento micromecânico) tem sido procurado por décadas e foi recentemente realizado. Para a verdadeira adesão de materiais restauradores à estrutura do dente, três condições devem ser satisfeitas:
1. A estrutura dentária sadia deve ser conservada.
2. A retenção ideal deve ser alcançada.
3. A microinfiltração deve ser evitada.

Os tecidos duros dentários e seu ambiente são complexos. No entanto, o mecanismo fundamental de adesão à estrutura dentária pode ser considerado como uma troca pela qual o material mineral do dente (hidroxiapatita) é substituído por resinas sintéticas. Esse processo envolve duas etapas: (1) remoção da hidroxiapatita para criar microporos e (2) infiltração de monômeros de resina nos microporos e posterior polimerização. Como resultado, os **prolongamentos de resina** formam esse intertravamento (ou interpenetração) micromecanicamente com o tecido duro. Também pode haver interações químicas com o substrato dentário se estiverem presentes monômeros com grupos funcionais ácidos ou quelantes. Em geral, os seguintes fatores podem desempenhar papéis importantes ou secundários na obtenção de ligações adesivas:
1. Energia de superfície e molhabilidade.
2. Interpenetração (formação de zona híbrida).
3. Intertravamento micromecânico.
4. Ligação química.

A molhabilidade é o primeiro passo essencial para o sucesso de todos os mecanismos de adesão. Um adesivo não pode formar intertravamentos micromecânicos, ligações químicas ou redes interpenetrantes com uma superfície, a menos que possa formar contato íntimo com a superfície, espalhar-se sobre ela, deslocar bolsas de ar e penetrar por atração capilar em quaisquer irregularidades microscópicas e submicroscópicas. Essas condições são, por definição, alcançadas se o adesivo molhar a superfície.

Conforme explicado no Capítulo 2, a molhabilidade de um líquido em um sólido pode ser caracterizada pelo **ângulo de contato** que se forma entre um líquido e um sólido, medido dentro do líquido. As categorias de molhabilidade incluem "absolutamente sem molhabilidade" (ângulo de contato de 180°), "principalmente sem molhabilidade" (> 90°), "principalmente com molhabilidade" (< 90°) e molhabilidade absoluta (0°). Consulte a Figura 2.40 para obter uma ilustração esquemática das situações de molhabilidade.

A molhabilidade é essencial para a adesão intraoral, mas não é suficiente para garantir uma adesão durável. Para obter uma forte adesão através do mecanismo de intertravamento micromecânico, os monômeros umectantes devem se adaptar intimamente ao esmalte e preencher as irregularidades da superfície do esmalte e/ou infiltrar-se em uma rede de colágeno desmineralizado na dentina. Alguns monômeros ácidos com um grupo fosfato (p. ex., fenil-P) ou carboxila (p. ex., 4-MET) têm o potencial adicional de formar ligações químicas com o cálcio no tecido dentário residual. Monômeros específicos com esses tipos de grupos funcionais serão discutidos posteriormente.

Geralmente, a molhabilidade pode ser melhorada aumentando a energia superficial dos substratos (p. ex., dentina, esmalte e materiais sintéticos, como cerâmica). Como uma superfície de dente limpa e microrrugosa tem maior energia superficial do que superfícies dentais não preparadas, os adesivos orgânicos são inerentemente capazes de molhar e se espalhar sobre essa superfície, a menos que um material de baixa tensão superficial contamine a superfície antes que o adesivo possa ser aplicado. A **técnica de condicionamento ácido**, pela qual os contaminantes são removidos e microporosidades são criadas, é amplamente utilizada para gerar superfícies dentárias de alta energia e promover umectação por monômeros adesivos.

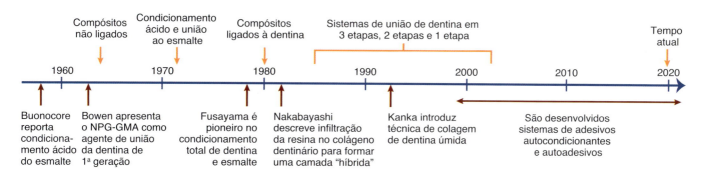

• **Figura 6.1** Principais acontecimentos e eventos em tecnologias de união dentária.

Técnica de ataque ácido

Sempre que os tecidos de esmalte e dentina são cortados mecanicamente, especialmente com um instrumento rotatório, uma camada de detritos frouxamente retidos e um filme orgânico conhecido como *smear layer* são deixados em suas superfícies e impedem uma forte adesão. Diferentes quantidades e qualidades de *smear layer* são produzidas por várias técnicas de corte e instrumentação, que desempenham um papel importante nos tratamentos restauradores e endodônticos, conforme explicado no Capítulo 7. Na dentina, a *smear layer* torna-se polida nos túbulos dentinários subjacentes e diminui a permeabilidade da dentina, que é um efeito protetor. No entanto, também é um material muito fracamente coesivo e, portanto, se desprende facilmente, consequentemente interferindo na forte ligação. Assim, vários agentes e procedimentos de limpeza ou tratamento devem ser empregados para remover a *smear layer* e expor o substrato intacto para colagem. Conforme explicado com mais detalhes na discussão a seguir, o condicionamento ácido é usado para remover a *smear layer* tanto do esmalte quanto da dentina. Alternativamente, na dentina, a *smear layer* pode ser deixada parcialmente no lugar e modificada de modo que as resinas adesivas penetrem nela e se unam às estruturas dentinárias intactas abaixo.

Condicionamento do esmalte

A primeira demonstração significativa de adesão intraoral foi relatada por Michael Buonocore (Figura 6.1). Ele condicionou superfícies de esmalte com vários ácidos, colocou um material restaurador acrílico nas superfícies micromecanicamente rugosas e encontrou um aumento substancial na resistência de união resina-esmalte (~20 MPa). Um dos agentes condicionadores de superfície que ele usou, o ácido fosfórico, ainda é o condicionador mais utilizado para a adesão tanto ao esmalte quanto à dentina. Dependendo da concentração, o ácido fosfórico remove a *smear layer* e cerca de 10 mícrons de esmalte para expor os prismas de hastes de esmalte e criar uma superfície retentiva de alta energia, semelhante a um favo de mel (Figura 6.2). A energia de superfície mais alta garante que os monômeros de resina molhem facilmente a superfície, se infiltrem nos microporos e se polimerizem para formar marcadores de resina (Figura 6.3). O padrão de condicionamento do esmalte pode variar desde a dissolução seletiva dos centros dos bastões do esmalte (condicionamento do tipo I), como mostrado na Figura 6.2, ou das áreas periféricas (condicionamento do tipo II), conforme indicado pelos marcadores de resina na Figura 6.3. Em ambos os casos, as etiquetas de resina têm cerca de 6 μm de diâmetro e 10 a 20 μm de comprimento.

Antes da introdução do condicionamento ácido do esmalte e do uso de agentes de união do esmalte, os materiais restauradores eram colocados diretamente na *smear layer* do dente preparado. É evidente que a resistência de união aparente medida seria a resistência de coesão da camada de esfregaço à estrutura do dente. Como resultado, a descolagem e a infiltração de fluidos orais dentro do espaço microscópico entre os dentes preparados e os materiais restauradores era um problema contínuo. Resultam ligações mais fortes e duradouras se a *smear layer* for removida, pois as resinas podem se ligar diretamente ao tecido duro intacto.

Condicionamento da dentina

Conforme ilustrado na Figura 6.1, o condicionamento ácido em dentina não ganhou ampla aceitação até que Fusayama introduziu o conceito de condicionamento total em 1979. Para este método, tanto a dentina quanto o esmalte são condicionados simultaneamente, normalmente usando ácido fosfórico a 37%. Seu estudo demonstrou que não só a retenção aumentou substancialmente, mas também não ocorreu dano pulpar, como geralmente se supunha. Um estudo subsequente de Nakabayashi et al. revelou que resinas hidrofílicas podem infiltrar a camada superficial de fibras de colágeno desmineralizadas por ácido produzidas na dentina condicionada e formar uma camada de dentina infiltrada por resina com alta resistência coesiva. Essa estrutura de **camada híbrida** forma ligações de resina muito fortes através do desenvolvimento de uma rede interpenetrante de polímero e colágeno

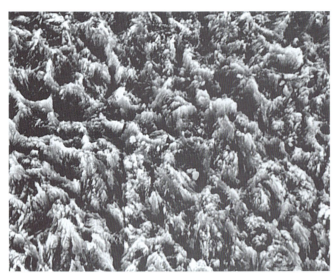

• **Figura 6.2** Superfície do esmalte condicionado na qual os centros das hastes do esmalte foram preferencialmente dissolvidos pelo ácido fosfórico. (Cortesia do Dr. Karl-Johan Söderholm.)

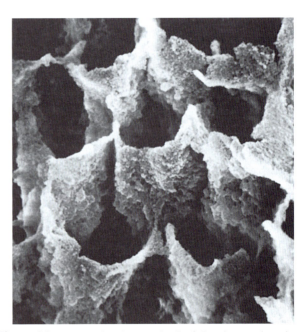

• **Figura 6.3** Imagem de microscopia eletrônica de varredura de prolongamentos formados pela penetração de resina em áreas condicionadas do esmalte. A resina foi aplicada ao esmalte condicionado e o esmalte foi, então, dissolvido por ácido para revelar as marcas (×5.000). (Cortesia do Dr. Karl-Johan Söderholm.)

dentinário, juntamente com numerosos intertravamentos micromecânicos na interface da camada resina-híbrida. No início da década de 1990, o condicionamento da dentina ganhou aceitação mundial. Como a técnica de condicionamento total geralmente envolve o condicionamento com um ácido seguido de enxágue para remover o ácido, essa técnica também é conhecida como *técnica de condicionamento e enxágue*.

O condicionamento da dentina é mais sensível à técnica do que o condicionamento do esmalte devido à complexidade da estrutura da dentina. A dentina consiste em 50% em volume (porcentagem do volume) de mineral fosfato de cálcio (hidroxiapatita), 30% em volume de material orgânico (principalmente colágeno tipo I) e 20% em volume de fluido. O condicionamento ácido remove quase completamente a hidroxiapatita de vários mícrons de dentina hígida, expondo uma rede microporosa de colágeno suspenso em água. Enquanto o esmalte condicionado deve estar completamente seco para formar uma forte ligação com resinas adesivas hidrofóbicas, a dentina condicionada deve estar úmida para formar uma camada híbrida. A quantidade de água deixada na dentina condicionada é crítica. Se água insuficiente estiver presente, a rede de colágeno entrará em colapso e produzirá uma camada relativamente impermeável que impede a infiltração da resina e a hibridização subsequente. Se sobrar muita água, a infiltração de resina não pode substituir totalmente a água na rede de colágeno e, consequentemente, estabelece a condição para infiltração posterior nesses locais. Portanto, uma etapa de preparação é necessária para manter uma rede de colágeno hidratada enquanto remove o excesso de água (ver detalhes nas seções a seguir).

Processo e fatores processuais

Vários aspectos do condicionamento total, condicionamento e enxágue e técnicas relacionadas são críticos para o sucesso ou fracasso dos sistemas de colagem, conforme discutido a seguir.

Tempo de condicionamento

O tempo ideal de aplicação do condicionador pode variar um pouco, dependendo da exposição prévia da superfície do dente ao flúor e outros fatores. Por exemplo, um dente permanente com alto teor de flúor pode exigir um tempo de condicionamento mais longo, assim como os dentes decíduos. Neste último, é necessário aumentar o tempo de condicionamento da superfície para melhorar o padrão de condicionamento no esmalte do dente decíduo que é mais aprismático do que o esmalte do dente permanente. Atualmente, o tempo de condicionamento para a maioria dos géis de condicionamento é de aproximadamente 15 segundos. A vantagem de tempos de condicionamento tão curtos é que eles proporcionam resistência de união aceitável na maioria dos casos, enquanto conservam o esmalte e reduzem o tempo de tratamento.

Estágio de lavagem e secagem

Uma vez que o dente é condicionado, o ácido deve ser enxaguado completamente com um jato de água por cerca de 20 segundos, e a água deve ser removida. Quando o esmalte sozinho é condicionado e deve ser colado com uma resina hidrofóbica (p. ex., resina à base de bisfenol-A glicidil dimetacrilato [*bis*-GMA]; ver Capítulo 5), ele deve ser completamente seco com ar quente até adquirir um aspecto branco e fosco. A dentina, por outro lado, não suporta esse ressecamento agressivo, o que causaria falha de união devido à formação de fibras colágenas

impermeáveis e colapsadas. Na técnica de condicionamento total, deve-se usar um **agente dentinário adesivo** e *primer* que sejam compatíveis tanto com a dentina úmida quanto com o esmalte úmido.

Limpeza das superfícies de união

Para formar uma boa ligação mecânica, as superfícies condicionadas devem ser mantidas livres de contaminação e suficientemente secas até que a resina seja inserida. Embora o condicionamento aumente a energia de superfície, a contaminação pode reduzir prontamente o nível de energia da superfície condicionada. Reduzir a energia da superfície, por sua vez, torna mais difícil molhar a superfície com uma resina de ligação que pode ter uma tensão superficial muito alta para molhar a superfície contaminada. Assim, mesmo o contato momentâneo com saliva ou sangue pode impedir a formação efetiva de prolongamentos de resina e reduzir severamente a força de união. Outro contaminante em potencial é o óleo que é liberado do compressor de ar e transportado ao longo das linhas de ar até a seringa de ar-água. Se ocorrer contaminação, o contaminante deve ser removido e a superfície deve ser atacada novamente por 10 segundos.

Outros fatores

A técnica de condicionamento ácido não foi amplamente utilizada nos anos imediatamente após sua introdução (Figura 6.1). O principal motivo foram as propriedades inferiores dos materiais restauradores acrílicos não preenchidos usados na época. Com essas resinas, alta contração de polimerização (> 6 vol%) e coeficientes de expansão térmica superiores a 100 ppm/°C geraram tensões interfaciais suficientes para romper a união ao esmalte condicionado. Depois que os compósitos à base de resina altamente preenchidos foram comercializados a partir de meados da década de 1960, a técnica de condicionamento ácido foi "redescoberta". Portanto, a escolha dos materiais restauradores também desempenha um fator importante no sucesso da união.

> **QUESTÃO IMPORTANTE**
>
> Que tipos de formação de união resultam do uso de agentes de união à dentina?

Agentes de união dentinária

Os agentes de união dentinária são projetados para fornecer uma interface suficientemente forte entre os compósitos restauradores e a estrutura do dente para resistir às forças mecânicas e a tensão de contração. O sucesso dos adesivos depende de dois tipos de união:

1. Intertravamento micromecânico, ligação química do agente adesivo com esmalte e dentina, ou ambos.
2. Copolimerização da resina adesiva com a matriz resinosa de materiais compósitos.

Até a adoção da técnica de condicionamento total, os agentes de união eram usados apenas para melhorar a molhabilidade e a adaptação da resina às superfícies condicionadas do esmalte. Esses agentes de ligação são feitos combinando vários dimetacrilatos usados em compósitos de resina (p. ex., *bis*-GMA) com monômeros diluídos (p. ex., dimetacrilato de trietilenoglicol [TEGDMA]; Figura 6.4) para controlar a viscosidade e aumentar a molhabilidade. Esses agentes têm pouco ou nenhum

122 PARTE 2 Materiais Restauradores Diretos

Monômeros com superfície ativa e/ou grupos funcionais adesivos

HEMA

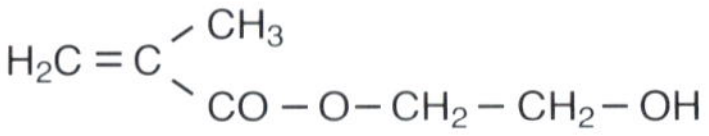

HEMA-fosfato

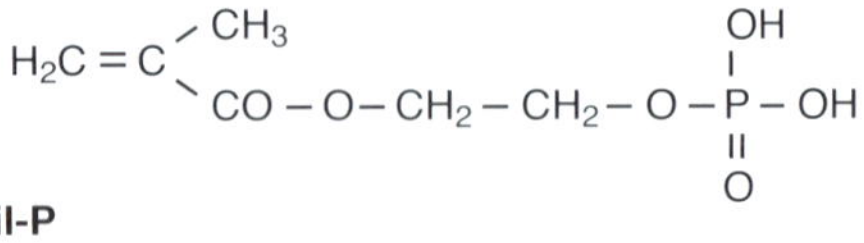

Fenil-P

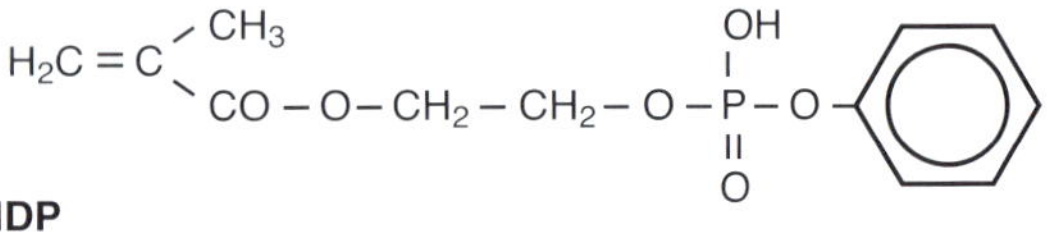

10-MDP

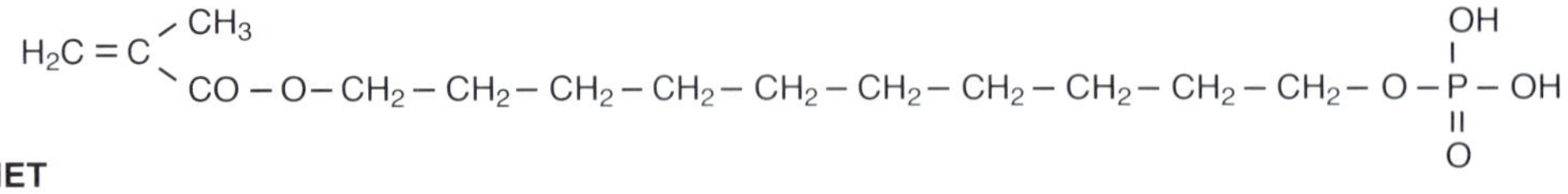

4-MET

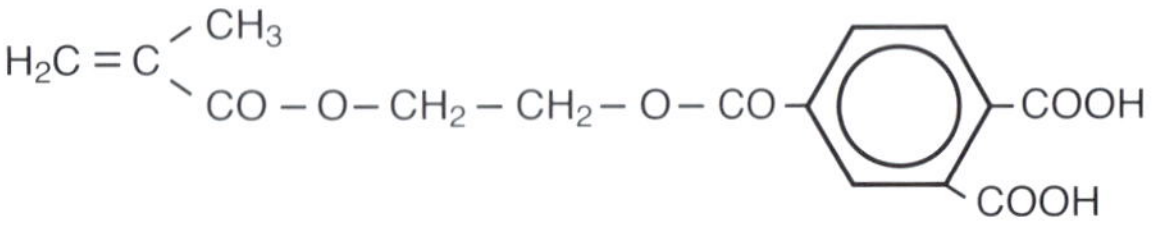

4-META

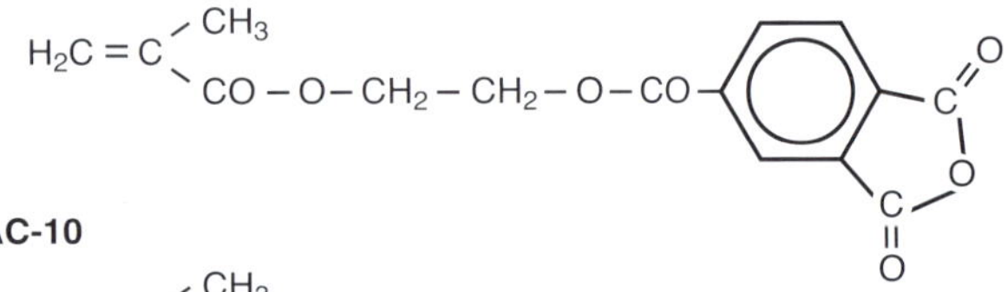

MAC-10

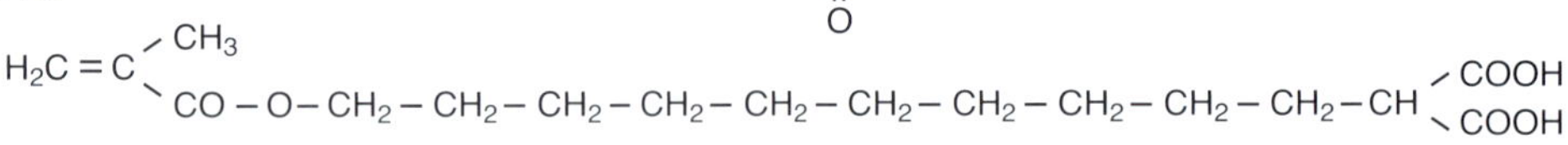

Metacrilamida

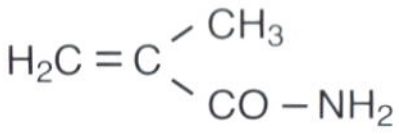

NPG-GMA

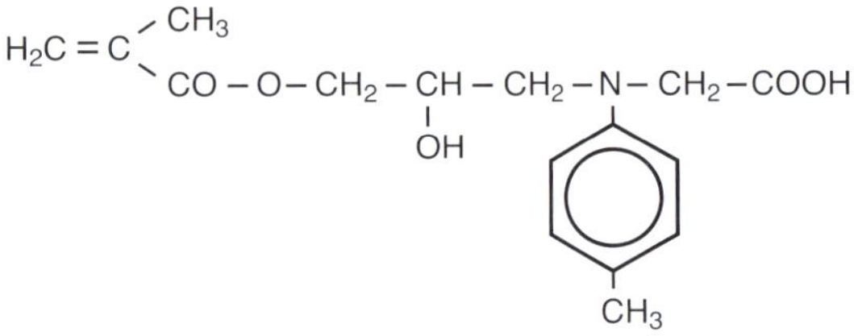

Monômeros com funções de reticulação e copolimerização

Bis-GMA

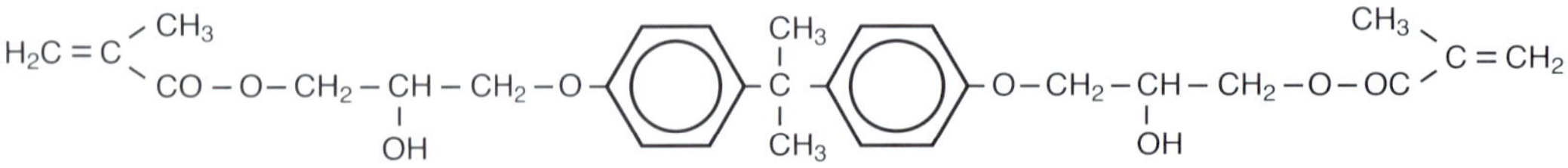

UDMA

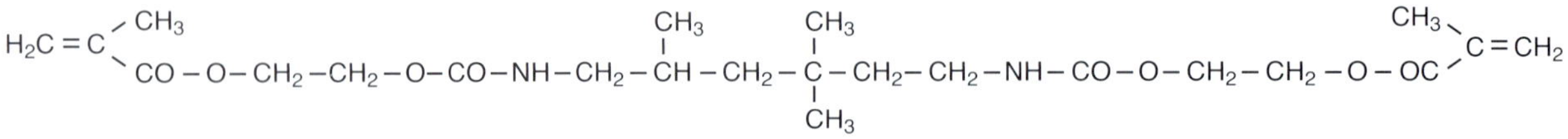

TEGDMA

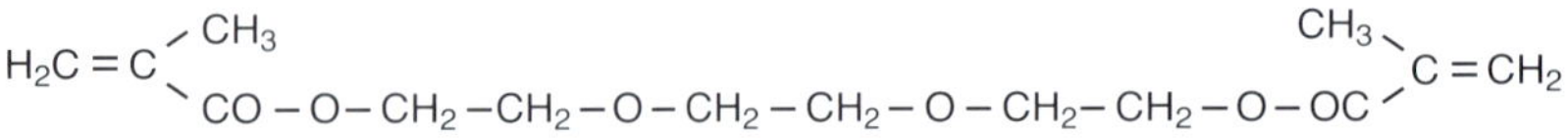

• **Figura 6.4** Estruturas de monômeros representativos usados em agentes de união de esmalte e dentina.

potencial de ligação química, mas melhoram a ligação micromecânica pela formação ideal de marcas de resina dentro do esmalte condicionado. Como o esmalte pode ser mantido bastante seco, essas resinas muito hidrofóbicas funcionam bem desde que sejam restritas ao esmalte. Eles são geralmente chamados de *agentes de ligação do esmalte.*

Desde o início do conceito de condicionamento total, no qual tanto a dentina quanto o esmalte são condicionados simultaneamente, os agentes de união do esmalte foram substituídos pelos mesmos sistemas usados na dentina. O benefício é a capacidade de unir simultaneamente a resina ao esmalte e à dentina, levando a melhorias substanciais na resistência de união. Numerosas químicas têm sido investigadas, desenvolvidas e comercializadas na busca de sistemas adesivos que possam produzir ligações fortes e permanentes à dentina. Portanto, o foco da discussão está nos agentes adesivos dentinários.

Conforme discutido na seção sobre adesão no Capítulo 2, e em uma seção anterior deste capítulo, um sistema de adesão dentinário bem-sucedido deve atender a vários requisitos:

1. Remoção adequada ou dissolução da *smear layer* do esmalte e da dentina.
2. Manutenção ou reconstituição da matriz de colágeno da dentina.
3. Boa molhabilidade e penetração eficiente do monômero na matriz de colágeno.
4. Polimerização dentro da malha de colágeno para formar uma camada híbrida.
5. Copolimerização com a matriz de resina composta.

Composição de agentes de união dentinária

Independentemente do número de componentes (Tabela 6.1), um sistema de união dentinário típico inclui condicionadores, *primers,* solventes, monômeros de resina, iniciadores e inibidores, cargas de reforço e, às vezes, outros ingredientes funcionais, como agentes antimicrobianos.

Condicionadores

Os condicionadores de esmalte e dentina são ácidos fortes (pH = 1 a 2) usados para remover *smear layer* e dissolver a fase mineral, para formar intertravamento micromecânico. Vários agentes ácidos têm sido usados para produzir a microporosidade necessária. No entanto, o ácido fosfórico, normalmente a 37%, produz padrões de ataque consistentes sem danificar a polpa. Concentrações de ácido fosfórico superiores a 50% resultam na deposição de monohidrato de fosfato monocálcico na superfície condicionada, o que inibe a dissolução posterior. O condicionador geralmente é fornecido como um gel aquoso para permitir a colocação precisa em uma área específica. Escovas são usadas para colocar o gel ácido, ou o ácido pode ser fornecido em uma seringa descartável para ser colocado no esmalte e na dentina. Durante a colocação, é importante estar ciente do risco de introdução de bolhas de ar na interface, pois as regiões com bolsas de ar não serão condicionadas.

Primers

O condicionamento da dentina é altamente sensível à técnica porque a rede de colágeno desmineralizado colapsa prontamente quando seca. Portanto, o *primer* é necessário para manter uma rede de colágeno expandida enquanto remove a água residual para permitir a infiltração do monômero adesivo hidrofóbico. *Primers* são soluções contendo monômeros hidrofílicos (que gostam de água) dissolvidos em um solvente, como acetona, etanol ou água. Esses monômeros exibem propriedades hidrofílicas por meio de grupos funcionais fosfato, fosfonato, ácido carboxílico, álcool ou éster (Figura 6.4). Por exemplo, o metacrilato de 2-hidroxixiletilo (HEMA) é um monômero de *primer* amplamente utilizado devido à sua alta hidrofilicidade (resultante de seu grupo –OH) e natureza semelhante a um solvente.

Acreditava-se que a união da dentina poderia ser alcançada pela formação de ligações químicas entre um *primer* e os componentes inorgânicos ou orgânicos da dentina, em particular, o Ca^{2+} dentro das fases minerais de hidroxiapatita da dentina.

Tabela 6.1	**Classificação dos sistemas de ligação dentária e exemplos representativos de produtos comerciais atualmente disponíveis para uso clínico.**		
CONDICIONAMENTO E ENXÁGUE		**AUTOCONDICIONANTE**	
Três passos (4ª geração)	Dois passos (5ª geração)	Dois passos (6ª geração)	Um passo (7ª geração)
1. Condicionamento Aplicar durante 15 s, enxaguar 15 s, secar suavemente com ar seco, mantendo a dentina úmida	1. Condicionamento Aplicar durante 15 s, enxaguar 15 s, secar suavemente com ar seco enquanto mantém a dentina úmida	1. Condicionamento e *primer* Uma aplicação sem enxaguar, secar suavemente com ar seco	1. Condicionamento, *primer* e união Aplicar de 1 a 5 camadas sem enxaguar, secar suavemente com ar seco, fotopolimerizar
2. *Primer* Aplicar de 1 a 5 camadas, secar suavemente com ar seco	2. *Primer* e união Aplicar de 1 a 5 camadas, secar suavemente com ar seco, fotopolimerizar	2. União Aplicar uma camada, secar suavemente com ar seco, fotopolimerizar	
3. União Aplicar uma camada, secar suavemente ao ar, fotopolimerizar			
EXEMPLOS DE PRODUTOS ATUALMENTE COMERCIALIZADOS PARA USO CLÍNICO			
Adper Scotchbond Multi-Purpose (3M ESPE) Syntac (Ivoclar Vivadent) DenTASTIC All-Purpose (Pulpdent) GLUMA Solid Bond (Heraeus Kulzer) Optibond FL (Kerr)	DenTASTIC UNO (Pulpdent) ExciTE F VivaPen (Ivoclar Vivadent) iBond Total Etch (Heraeus Kulzer) One-Step and also One-step Plus (Bisco) Prime & Bond NT (Dentsply)	Adper Prompt (3M ESPE) AdheSE (Ivoclar Vivadent) All-Bond SE (Bisco) Clearfil SE Protect Bond (Kuraray) Nano-Bond (Pentron) One-Step Plus with/Tyrian SPE (Bisco) Peak SE with Universal Bond (Ultradent)	AdheSE Universal (Ivoclar Vivadent) Adper Easy Bond Self Etch (3M ESPE) Adper Prompt L-Pop (3M ESPE) Clearfil S3 Bond (Kuraray) Futurabond DC (VOCO) G-Bond (GC), and XENO V (Dentsply) i-Bond Self Etch (Heraeus Kulzer)

Grupos fosfato e carboxílicos formam ligações de quelação com Ca²⁺ e, portanto, espera-se que formem tais ligações durante o *primer* de dentina, como foi encontrado com cimentos à base de carboxilato (Capítulo 7) e como ilustrado na Figura 6.5, juntamente com um mecanismo de ligação por grupos funcionais amino-carboxilato. Na mesma molécula, deve haver um grupo funcional polimerizável, como o metacrilato, que pode reagir com o adesivo resinoso e, assim, formar uma ligação química entre o adesivo e a dentina. Essa abordagem apareceu no sistema de ligação dentina de Hagger, que era dimetacrilato de ácido glicerofosfórico com uma estrutura típica M-R-X (Figura 6.6 A).

O projeto de tais agentes de união da dentina é baseado no modelo bem-sucedido de agentes de união de silano, como usado para unir a carga inorgânica à resina da matriz em compósitos (ver Figura 5.4), para unir facetas de porcelana por meio de cimentos resinosos ao esmalte condicionado com ácido, e para reparar porcelana fraturada com compósitos (Capítulo 10). A Figura 6.6 B mostra um agente de acoplamento de silano apresentado como uma estrutura M–R–X. X representa um grupo capaz de reagir quimicamente com materiais siliciosos como vidro e partículas de enchimento de silicato em compósitos, coroas e facetas de porcelana e/ou íons cálcio (Ca²⁺) em tecidos duros dentários. R é um grupo espaçador que fornece flexibilidade e mobilidade e, portanto, maior reatividade, para o grupo M após o grupo X ter sido imobilizado por reação em uma superfície. M representa um grupo ou grupos de metacrilato insaturados capazes de copolimerizar com os outros monômeros de um cimento resinoso ou compósito e assim formar uma ligação química entre o adesivo e a dentina. Vários compostos que se acredita possuir essas propriedades são mostrados na Figura 6.4: NPG-GMA (um produto de condensação de N-fenil glicina e metacrilato de glicidila e o agente de ligação à dentina de primeira geração), fosfatos polimerizáveis (p. ex., 2-[metacriloiloxietil] fenil hidrogenofosfato [fenil-P] e 10-metacriloiloxidecil di-hidrogenofosfato [10-MDP]) e compostos de carboxilato (p. ex., ácido 4-metacriloiloxietil trimelítico [4-MET], 11-metacriloiloxi-1, ácido 1'-undecanodicarboxílico [MAC-10] e anidrido 4-metacriloiloxietil trimelítico [4-META]). Vários acrilatos de ácido fosfônico e bis(acrilamida), que são resistentes à degradação da água (hidrólise), formam uma ligação mais durável e duradoura (p. ex., AdheSE Primer; ver Tabela 6.1). Também nesta categoria estão os ácidos poli(alcenoicos) usados em cimentos de carboxilato e ionômero de vidro, que são discutidos posteriormente neste capítulo e com mais detalhes no Capítulo 7.

As misturas de *primers* têm uma ampla faixa de pH devido à acidez de vários monômeros funcionais incorporados para promover a adesão à estrutura do dente. A classificação dos grupos funcionais em sua acidez é a seguinte: ácido sulfônico > fosfônico > fosfórico > carboxílico > álcool. Se a concentração de monômeros ácidos for aumentada em uma base HEMA, uma formulação de *primer* pode atingir um pH (p. ex., 1 a 2) baixo o suficiente para remover *smear layer* e condicionar a dentina subjacente. Se um *primer* tem a capacidade de gravar e preparar, ele é categorizado como um *primer* autocondicionante. Para este fim, monômeros ácidos são frequentemente usados para formular *primers* autocondicionantes. Os representantes destes são mostrados na Figura 6.4: HEMA-fosfato, fenil-P, 10-MDP, 4-MET, 4-META e MAC-10.

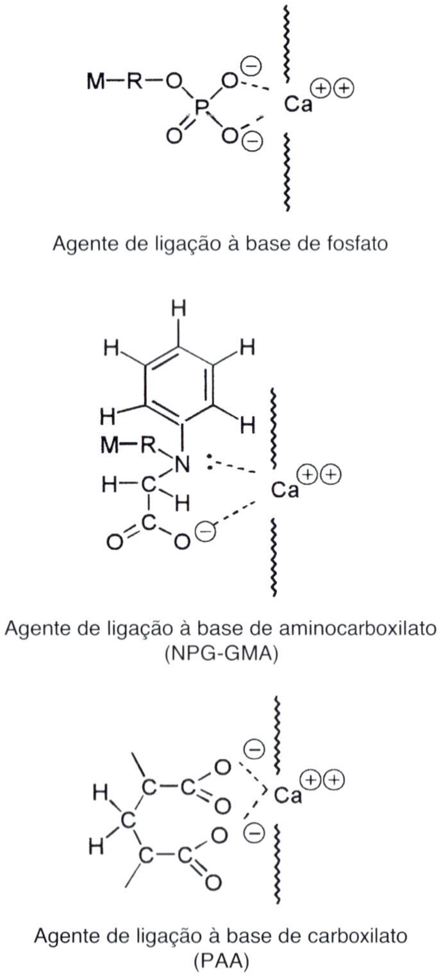

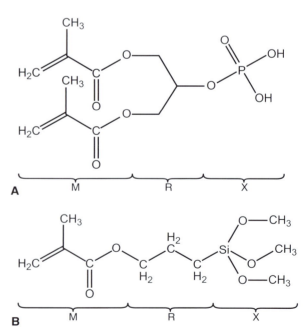

• **Figura 6.5** Mecanismos de ligação química aos tecidos duros dos dentes através da formação de sais de cálcio com monômeros com grupos funcionais adesivos. (Cortesia do Dr. Karl-Johan Söderholm.)

• **Figura 6.6** Estruturas M–R–X de agentes de união da dentina. **A.** Dimetacrilato de ácido glicerofosfórico. A adesão química ou mecanismo de ligação do ácido fosfórico é mostrado na Figura 6.5. **B.** γ-metacriloxipropiltrimetoxissilano. A interação da superfície ou mecanismo de ligação do silano é mostrado na Figura 5.4.

Apesar das evidências teóricas de que a adesão química à estrutura dentária é possível, nenhuma evidência experimental convincente foi validada para provar que a adesão química significativa ocorre entre os adesivos dentinários e a estrutura dentária sob condições intraorais. Em vez disso, os grupos funcionais adesivos facilitam a limpeza e gravação da superfície e o desenvolvimento de intertravamento micromecânico e penetração de monômero da dentina para formar uma camada híbrida de emaranhados moleculares entre colágeno e polímero, conforme descrito anteriormente.

Solventes

Os solventes também desempenham papéis importantes nos sistemas de iniciação. Os solventes mais usados são água, etanol e acetona. Além de melhorar a molhabilidade da dentina hidrofílica, cada solvente é escolhido para dar uma contribuição específica para melhorar a adesão de união. A água pode ionizar monômeros ácidos, bem como reexpandir a rede de colágeno colapsada e possibilitar uma camada híbrida. Etanol e acetona têm melhor miscibilidade com monômeros relativamente hidrofóbicos, e sua capacidade de "perseguir água" facilita a remoção de água. A remoção do solvente antes de prosseguir para a próxima etapa é fundamental para uma ligação durável.

Adesivos

Para a união dentinária, o objetivo principal dos adesivos é preencher o espaço interfibrilar da rede de colágeno, criando uma camada híbrida com marcadores de resina para proporcionar retenção micromecânica na polimerização e servir como uma ligação intermediária aos materiais restauradores feitos de resinas hidrofóbicas. Essa função é semelhante ao papel dos agentes de união do esmalte como uma camada intermediária entre o esmalte condicionado e o material restaurador à base de resina. Da mesma forma, as camadas adesivas de um sistema adesivo dentinário também devem evitar a infiltração de fluido ao longo da margem do material restaurador.

É evidente que os adesivos precisam ser hidrofóbicos para que os fluidos orais sejam repelidos e não permeiem através da camada intermediária. Ao mesmo tempo, os adesivos requerem uma certa hidrofilicidade para se difundir na dentina umedecida com *primer* hidrofílico. Para atingir esses dois requisitos conflitantes, as resinas adesivas são tipicamente compostas principalmente de dimetacrilatos hidrofóbicos, como *bis*-GMA, TEGDMA e dimetacrilato de uretano (UDMA), e uma pequena quantidade de um monômero hidrofílico, como HEMA. Monômeros com ácido fosfônico e grupos funcionais metacrilamida podem ser adicionados para melhorar a resistência à degradação hidrolítica dos adesivos; no entanto, o foco tem sido principalmente na melhoria da degradação hidrolítica dos adesivos autocondicionantes de uma etapa, que serão discutidos posteriormente.

Iniciadores

Sistemas iniciadores semelhantes são usados em adesivos e compósitos restauradores (Capítulo 5). A polimerização pode ser iniciada por meio de um sistema fotoiniciador que consiste em um fotossensibilizador (p. ex., canforoquinona) e um coiniciador (p. ex., amina terciária), um sistema de autopolimerização que inclui um iniciador químico (p. ex., peróxido de benzoíla) ou um sistema iniciador de polimerização dupla.

Partículas de carga

Partículas de sílica de tamanho nanométrico foram adicionadas a alguns adesivos para reforçá-los e, assim, produzir maiores forças de adesão. No entanto, o efeito de fortalecimento das cargas em adesivos é incerto porque não está claro se essas cargas podem realmente penetrar nas redes de colágeno desmineralizado porque o espaço interfibrilar das redes de colágeno está dentro da faixa de 20 nanômetros (nm), enquanto partículas de carga de reforço de tamanho nano estão na faixa de 40 nm. A outra razão para a adição de cargas é modificar efetivamente a viscosidade do adesivo para uma consistência mais espessa e pastosa. Quando tal adesivo é aplicado a uma superfície dental condicionada, ele produz uma camada de adesão mais espessa que pode promover o aumento da resistência de união ao prevenir a inibição do oxigênio. Além disso, uma camada adesiva espessa pode reduzir a tensão de contração porque é mais complacente, o que alivia as tensões induzidas pela contração, em comparação com os compósitos restauradores (Capítulo 5).

Outros ingredientes

Ingredientes adicionais são usados com agentes de união da dentina para uma variedade de propósitos específicos. Os exemplos incluem o seguinte: o glutaraldeído (Probond, Dentsply, York, PA) é adicionado como dessensibilizante. Os monômeros brometo de 12-metacriloiloxidodecilpiridínio (MDPB; Clearfil Protect Bond, Kuraray America, New York, NY) e parabeno (Adper Prompt L-Pop, 3 M ESPE, St. Paul, MN) são usados como antimicrobianos. O flúor (Prime & Bond NT, Dentsply, York, PA) é adicionado para prevenir cáries secundárias. Cloreto de benzalcônio (p. ex., Etch 37, Bisco, Schaumburg, IL) e clorexidina (p. ex., Peak LC Bond Resin, Ultradent Products, South Jordon, UT) são usados para prevenir a degradação do colágeno. Em estudos de laboratório, tanto o cloreto de benzalcônio quanto a clorexidina demonstraram impedir que as enzimas proteases (enzimas ou proteínas de metaloprotease da matriz [MMPs]) sejam ativadas e, subsequentemente, desnature o colágeno da camada híbrida. Infelizmente, entretanto, estudos clínicos falharam em mostrar melhor durabilidade da união dentinária após o tratamento com esses agentes.

QUESTÃO IMPORTANTE

Por que os valores de resistência da dentina são tão variáveis?

Propriedades dos agentes de ligação

Os sistemas de adesão são frequentemente caracterizados por sua resistência de união aos substratos pretendidos, a capacidade de fornecer uma interface selada dente/restauração e resistência à degradação hidrolítica. Monômeros hidrofílicos são incorporados ao sistema para melhorar a adesão às estruturas úmidas dos dentes.

Medição da força de ligação

A avaliação da eficácia dos adesivos dentinários é geralmente baseada na resistência de união determinada pela carga de amostras de teste unidas em cisalhamento ou em tração até que ocorra a fratura. Esses testes oferecem apenas evidências indiretas de como o adesivo provavelmente funcionará *in vivo*. Os dados publicados sobre a resistência de união de um determinado material geralmente variam muito, com altos desvios-padrão. Essa ampla variação é mais bem descrita pelo coeficiente de variação (desvio-padrão/média) e é atribuída às variações inerentes à superfície dentinária, como teor de água, presença ou ausência de *smear layer*, permeabilidade dentinária, orientação dos túbulos em relação à superfície, e diferenças no desenho do teste *in vitro* e distribuição de tensão adjacente à interface. Embora não haja acordo sobre a resistência mínima necessária para proporcionar uma colagem bem-sucedida, 20 MPa ou mais tem sido proposto como uma meta razoável.

Os agentes adesivos de dentina atuais podem ter resistência de união alta o suficiente para deslocar o local da falha clínica da interface para dentro da dentina adjacente à restauração ou, em alguns casos, dentro da restauração adjacente à interface. Assim, fica claro que a resistência de união inerente não é mais a limitação na eficácia das restaurações unidas. O fator limitante agora parece ser, pelo menos para grandes restaurações, as tensões induzidas geradas durante a contração de cura dentro do próprio compósito à base de resina. Vários produtos com estresse de polimerização interfacial reduzido foram recentemente introduzidos (Capítulo 5), e meios de redução de estresse adicional estão atualmente sob investigação e devem eventualmente eliminá-lo como um problema clínico significativo.

Medição de microinfiltração

O grau de microinfiltração na interface restauração-dente pode ser monitorado pela penetração de marcadores e agentes de coloração. Como é verdade para o teste de resistência de união, também há uma grande variação nos dados de infiltração, dependendo da técnica de medição e da manipulação durante a colocação. Muitas vezes, não existe uma boa correlação entre a resistência de união e a microinfiltração. No entanto, os novos produtos de baixa tensão parecem ser superiores em inibir a infiltração interfacial entre a estrutura dentária condicionada e a resina adesiva.

Efeitos do envelhecimento e da degradação da camada híbrida

A mudança da resistência de união ao longo do tempo é uma indicação útil da vida clínica e pode ser avaliada por testes de envelhecimento acelerado *in vitro*. Várias investigações descobriram que a resistência de união dos sistemas adesivos de três etapas mostra pouca ou nenhuma diminuição em contraste com os sistemas adesivos de duas etapas que diminuem significativamente durante um período de 4 a 5 anos. A pesquisa também mostrou que a adesão periférica ao esmalte condicionado, que sela a união da resina da exposição à água, pode aumentar significativamente a durabilidade da união. Observações de microscopia eletrônica de transmissão (MET) mostraram que as fibrilas de colágeno na camada híbrida se degradam coincidentemente com a diminuição da força de união, sugerindo que a degradação da camada híbrida contribui para o envelhecimento da integridade da ligação dentina. Conforme indicado na subseção anterior sobre "outros" ingredientes do agente de ligação, isso provavelmente é causado pela ativação de MMPs, que desnaturam o colágeno da camada híbrida.

Alguns estudos *in vitro* oferecem um grau de previsibilidade para certas situações clínicas. Por exemplo, uma união de dentina durável pode ser esperada se a união de esmalte for usada para selar todas as margens da cavidade.

Outro requisito para conseguir ligações intraorais douras é a estabilidade hidrolítica (resistência à degradação química pela água). O esmalte e a dentina são hidratados, hidrofílicos e permeáveis à água. Mesmo que uma superfície de esmalte ou dentina seja inicialmente seca antes da aplicação de um adesivo, a contaminação e difusão inadvertidas podem facilmente resultar em uma forte ligação da água ao tecido duro e ao adesivo. Assim, para um monômero adesivo molhar o tecido dentário duro, bem como formar uma ligação durável no ambiente úmido da boca, ele deve ser hidrofílico para compatibilidade com a água e hidroliticamente estável para garantir a longevidade.

QUESTÃO IMPORTANTE

Os agentes de adesão têm o mesmo desempenho na adesão ao esmalte e à dentina?

Classificações por etapas clínicas

Ao discutir os agentes de união à dentina, tornou-se habitual descrever as gerações (primeira geração, segunda geração etc.) ligações funcionais confiáveis. Essa organização em gerações de agentes de ligação é um dispositivo um tanto artificial para marcar os principais avanços em materiais e técnicas ao longo de um caminho de desenvolvimento mais ou menos contínuo. Portanto, este capítulo usa uma classificação mais lógica e direta para os sistemas adesivos contemporâneos com base, em vez disso, em sua estratégia de adesão e no número de etapas clínicas envolvidas. Essa classificação foi desenvolvida por van Meerbeek et al. Conforme mostrado na Figura 6.7 e na Tabela 6.1, ela é baseada em duas abordagens gerais para condicionamento, *primer* e aplicação da resina adesiva nas superfícies de dentina e esmalte e ainda subdividida no número de etapas do processo. Assim, as principais categorias de sistemas adesivos são conhecidas como sistemas de condicionamento e enxague e autocondicionante, com duas subcategorias, cada uma de acordo com o número de etapas clínicas envolvidas.

Adesivos de condicionamento e enxague

Três passos (quarta geração)

Método estabelecido em longo tempo e altamente confiável nesta categoria, que consiste em três etapas: (1) aplicação de condicionamento ácido, (2) aplicação do *primer* e (3) aplicação da resina adesiva. O *primer* contém monômeros funcionais hidrofílicos dissolvidos em um solvente orgânico, como acetona ou etanol, ou água. A terceira etapa é a aplicação de uma resina hidrofóbica, conforme mencionado anteriormente neste capítulo.

Dois passos (quinta geração)

Um método simplificado nesta categoria combina o *primer* e a resina adesiva em uma aplicação. Essa estratégia de condicionamento e enxague é a mais eficaz para obter uma adesão eficiente e estável ao esmalte. O condicionamento ácido, geralmente com gel fosfórico de 30 a 40% que é enxaguado, promove a dissolução dos prismas de esmalte, criando porosidades que são preenchidas por uma resina adesiva por ação capilar, seguida de polimerização da resina.

Com a dentina, a adesão é mais difícil e menos previsível do que com o esmalte devido às características orgânicas da dentina. Nesse caso, o tratamento com ácido fosfórico expõe uma rede de colágeno quase desprovida de hidroxiapatita. A ligação ocorre por difusão e infiltração da resina dentro da malha de colágeno, formando uma camada híbrida. Após a polimerização *in situ*, essa camada híbrida proporciona retenção micromecânica à restauração. Como já foi explicado, é improvável que a verdadeira ligação químico-adesiva contribua para a força da ligação porque os monômeros têm apenas uma fraca afinidade pelo colágeno. Além disso, na categoria de duas etapas, monômeros hidrofílicos e iônicos são combinados, com o resultado de que a interface ligada não desenvolve uma camada de resina totalmente hidrofóbica, deixando a ligação suscetível à penetração de água e degradação subsequente, o que reduz muito a durabilidade da ligação.

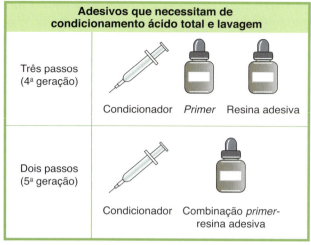
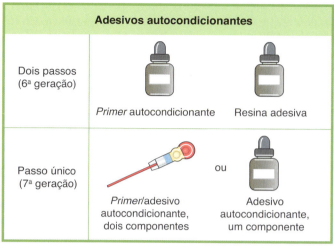

- **Figura 6.7** Classificação dos sistemas adesivos atuais de acordo com van Meerbeek et al. (2003). (Adaptada de Cardoso MV et al. Current aspects on bonding effectiveness and stability in adhesive dentistry. *Aust Dent J.* 2011;56[S1]:31-44.)

Adesivos autocondicionantes

Dois passos (sexta geração)

Esta abordagem não envolve uma etapa de gravação separada. Neste caso, um monômero ácido, que não é enxaguado, é usado para condicionar e preparar ao mesmo tempo. Existem dois tipos de adesivo autocondicionante: suave e forte. Os adesivos autocondicionantes fortes têm pH baixo (< 1) e têm um mecanismo de adesão semelhante ao dos adesivos de condicionamento e enxágue. Adesivos autocondicionantes leves (pH = 2) dissolvem apenas parcialmente a superfície dentinária, de modo que uma quantidade substancial de hidroxiapatita permanece disponível dentro da camada híbrida. Grupos carboxila ou fosfato específicos de monômeros funcionais podem, então, interagir quimicamente com essa hidroxiapatita residual. Como essa camada possui algum conteúdo mineral, a adesão à dentina é melhor do que a dos adesivos convencionais. No entanto, essa zona interfacial pode ser mais propensa à degradação hidrolítica porque a estrutura é mais hidrofílica e, portanto, sujeita à intrusão de água. A durabilidade da união dentinária dos sistemas de *primers* autocondicionantes suaves parece ser adequada.

Um passo (sétima geração)

O método simplificado nesta categoria combina um condicionador dentinário, *primer* e resina adesiva em uma única etapa. A maioria dos sistemas de uma etapa ou "tudo em um" são fornecidos por um frasco, frasco ou aplicador de dose unitária, que é formulado como um único componente. No entanto, o Adper Prompt L-Pop (ver Tabela 6.1) é uma variação desse tema, em que dois componentes líquidos são embalados em compartimentos "*blister*" separados em um único dispensador. O estouro de um *blister* faz com que os dois componentes se misturem e formem um único componente, que é então aplicado imediatamente usando um pincel que forma a alça do *blister*. Essa versão do adesivo autocondicionante de uma etapa e dois componentes está ilustrada na Figura 6.7.

Os adesivos autocondicionantes de uma etapa são uma abordagem atraente para os clínicos devido ao número reduzido e menos complexo de etapas clínicas necessárias em comparação com os adesivos multietapas de condicionamento e enxágue. Não há necessidade de enxaguar ou secar a estrutura do dente devido à falta de uma etapa de condicionamento. Por isso, foram introduzidos vários agentes adesivos autocondicionantes que expandem essa categoria para uso com procedimentos de condicionamento total (Adper Easy Bond Self-Etch; ver Tabela 6.1). Esses produtos recentemente desenvolvidos mostraram durabilidade e versatilidade para uso em uma variedade de aplicações clínicas. Novos acrilatos de éter de ácido fosfônico e *bis*(acrilamidas) de reticulação facilitam a preparação de adesivos esmalte-dentina autocondicionantes com melhor estabilidade de armazenamento.

Os produtos da categoria de autocondicionamento em uma etapa passaram por uma experiência clínica limitada, mas estão apresentando desempenho e durabilidade comparáveis aos produtos de autocondicionamento e condicionamento de duas etapas.

Essas quatro categorias são descritas na Tabela 6.1, que também fornece instruções típicas de aplicação e exemplos de produtos comerciais representativos para cada categoria. Nos últimos anos, a disponibilidade de produtos de uma etapa tem aumentado e eles estão substituindo as versões anteriores nas categorias de três e duas etapas.

> **QUESTÃO IMPORTANTE**
> Um único agente cimentante pode ser usado para cimentação de restaurações indiretas em todos os cenários clínicos?

Agentes de cimentação

Por muitos anos, a retenção de restaurações indiretas só poderia ser alcançada pelo uso de preparos dentários favoráveis e por intertravamento micromecânico em irregularidades presentes na superfície da restauração e do dente, sem adesão adesiva, conforme discutido neste capítulo. Este tipo de material é conhecido como agente cimentante. Os materiais mais notáveis nesta categoria são os cimentos de fosfato de zinco e óxido de zinco-eugenol (ZOE) (ver Capítulo 7). Eles não têm adesão e formação de ligação química com a estrutura do dente e, portanto, apresentam baixa resistência de união à dentina. A introdução da colagem adesiva em esmalte e dentina mudou completamente o procedimento de fixação de restaurações indiretas. Vários materiais de colagem adesiva estão disponíveis para colagem de próteses, incluindo cimentos de policarboxilato, cimentos de ionômero de vidro, cimentos de ionômero de vidro modificados

128 PARTE 2 Materiais Restauradores Diretos

por resina (IVMR) e cimentos resinosos, que são descritos em mais detalhes nesta seção e no Capítulo 7. Tradicionalmente, o termo *cimentação* refere-se ao uso de materiais não adesivos para retenção de próteses, enquanto *união* (*bonding*) refere-se ao uso de materiais adesivos. A distinção desapareceu na literatura; o uso de meio adesivo de união também é chamado de *cimentação*. Esta seção se concentrará em seu mecanismo de ligação e desenvolvimentos recentes em agentes de ligação adesiva.

Os cimentos resinosos são compósitos à base de resina de baixa viscosidade que podem aderir a vários substratos, incluindo estrutura dentária, resinas compostas, ligas metálicas, porcelana e outras cerâmicas. Para cimentação de restaurações indiretas, nas quais a maior parte da estrutura do dente é dentina, os cimentos resinosos têm apresentado melhores propriedades mecânicas em comparação com outros, como o cimento de fosfato de zinco. Os cimentos resinosos podem seguir a aplicação de agentes adesivos dentinários, ou não, na adesão à estrutura dentária. O primeiro pode ser considerado como um cimento resinoso adesivo de condicionamento e enxágue ou como um cimento resinoso adesivo autocondicionante, de acordo com seu sistema de agente de união. Este último é um cimento resinoso autoadesivo. Estudos *in vitro* relataram melhor desempenho de união do esmalte para cimentos resinosos não autoadesivos em comparação com cimentos autoadesivos. Os cimentos resinosos autoadesivos não apresentam infiltração significativa na dentina, mas aparentemente ocorre algum tipo de interação química entre o cálcio da hidroxiapatita e os grupos funcionais dos monômeros do cimento. Para a cimentação de restaurações de cerâmica pura, o cimento resinoso é o material de escolha. A preparação de uma restauração totalmente cerâmica pode incluir, mas não se limita ao jateamento de areia, aplicação de ácido fluorídrico para condicionamento, silanização ou aplicação de um *primer* cerâmico para melhorar a resistência de união. A colagem a substratos cerâmicos é discutida no Capítulo 10.

QUESTÃO IMPORTANTE

Por que os cimentos de ionômero de vidro também são usados como material restaurador para lesões de erosão classe V?

Quando um pó de vidro de alumino-fluorosilicato de cálcio solúvel em ácido é misturado com uma solução aquosa de ácido poliacrílico ou poliácido análogo (também conhecido como *ionômeros*), os íons Ca^{2+} e Al^{3+} liberados do pó reagem com o ácido carboxílico (–COOH) de poliácidos e poliácidos de reticulação para formar um sólido. O sólido é conhecido como GIC e pode ser usado para fazer restaurações. A superfície de um cimento de ionômero de vidro (CIV) recém-misturado deve parecer úmida e rica em ácidos carboxílicos. Esses grupos carboxílicos irão interagir fortemente com os íons Ca^{2+} da superfície no esmalte ou na dentina, resultando em adesão química à estrutura do dente à medida que o CIV endurece. Essa adesão química também pode ser benéfica em termos de resistência à degradação hidrolítica. Esse comportamento qualifica o CIV como um meio autoadesivo de cimentação e restauração.

Um tratamento curto com ácido poliacrílico pode limpar a superfície do dente e remover a *smear layer*, expondo as fibrilas de colágeno a uma profundidade de cerca de 0,5 a 1 mícron, o que melhora a adesão micromecânica do CIV às superfícies dentinárias. A maioria dos CIVs atuais foram modificados com monômeros de acrilato polimerizáveis e são referidos como IVMRs. Eles contêm uma resina acrílica fotopolimerizável que proporciona rápida polimerização na superfície e perto dela, e eles se unem usando os mesmos mecanismos de união dos ionômeros de vidro sem resina.

A longevidade clínica depende não apenas da força de união, mas também das forças de deslocamento. As restaurações de resina composta sofrem uma contração de polimerização significativa (Capítulo 5), que cria tensões adjacentes à interface resina-dentina que podem romper as ligações dentinárias em todas as restaurações, exceto as menores. Como os ionômeros de vidro geram baixas tensões na presa, eles são bem retidos mesmo em áreas como locais de classe V, onde as forças oclusais induzem relativamente pouco estresse. Eles também têm sido usados com sucesso limitado como selantes de fóssulas e fissuras. No entanto, devido às altas tensões induzidas por forças intraorais nas áreas oclusais, ocorre um maior grau de deslocamento e fratura dos selantes CIV nesses locais. Os CIVs são descritos com algum detalhe no Capítulo 7.

QUESTÃO IMPORTANTE

Por que os cimentos autoadesivos atualmente não são usados para colar bráquetes ortodônticos?

Aplicações em ortodontia, endodontia e em odontologia preventiva

Os procedimentos de condicionamento ácido e união adesiva, que proporcionam uma ligação forte e durável entre a resina e a estrutura do dente, também têm sido a base para procedimentos odontológicos tão diversos quanto a colagem de bráquetes ortodônticos, cimentos endodônticos, união de amálgama e selantes de fossas e fissuras. Aplicações adicionais na colagem de próteses, colagem de facetas laminadas de porcelana e cimentos adesivos, incluindo materiais restauradores de ionômero de vidro, também serão discutidas com mais detalhes ao longo do livro, mas com ênfase particular nos capítulos sobre compósitos, cimentos, amálgamas e cerâmicas.

Resinas adesivas para bráquetes ortodônticos

O tratamento ortodôntico com aparelhos fixos envolve bráquetes e bandas. As bandas são bandas de metal planas que circundam os dentes e geralmente são usadas em molares. Os bráquetes são soldados a bandas ou colados ao esmalte e seguram os fios que aplicam forças para o alinhamento dos dentes. O desenvolvimento da adesão contribuiu para a diminuição da bandagem, mesmo em dentes posteriores. Vários agentes cimentantes têm sido usados em ortodontia, como cimento de policarboxilato, cimentos CIV e IVMR. A união contemporânea ao esmalte envolve o seguinte:

1. Profilaxia da superfície de ligação.
2. Condicionamento com gel de ácido fosfórico ou soluções aquosas.
3. Enxágue com água.
4. Secagem com ar.
5. Aplicação de selante ou *primer*.
6. Colagem de bráquetes com cimento resinoso.
7. Fotopolimerização com cimento de dual ou fotopolimerizável.

Os fabricantes não recomendam cimentos autoadesivos como agentes cimentantes para aparelhos ortodônticos fixos. Os cimentos autoadesivos apresentam menor resistência de união ao esmalte intacto em comparação com os cimentos resinosos ortodônticos convencionais que requerem condicionamento com ácido fosfórico. Entretanto, os sistemas autocondicionantes têm apresentado resultados aceitáveis para a colagem de bráquetes ortodônticos.

No tratamento ortodôntico, a colagem envolve principalmente o esmalte. Cada vez mais, os adultos estão passando por alinhamento dentário. Essa população tem mais restaurações de amálgama, coroas metalocerâmicas e coroas de cerâmica pura. Portanto, a colagem de bráquetes nessas superfícies também desempenha um papel importante no tratamento ortodôntico. É importante que a colagem dos bráquetes seja confiável, pois a substituição de bráquetes soltos é demorada e dispendiosa.

Vários tipos de tratamentos de superfície podem ser usados com os materiais restauradores para aumentar a resistência de união. Por exemplo, a rugosidade com broca diamantada e o jateamento de areia melhoram a união, especialmente no caso de metais. Esses tratamentos criam irregularidades na superfície e aumentam a área de superfície. Isso promove retenção micromecânica e adesão química no caso de resinas, como as que contêm 4-META, 10-MDP e outras, conforme apresentado na Figura 6.4. A resistência de união dos bráquetes colados ao amálgama (ver discussão a seguir) é menor do que a do esmalte condicionado. Além de formar uma união confiável, a capacidade de uma resina reduzir ou prevenir a desmineralização (cáries "manchas brancas") nas áreas de difícil limpeza ao redor de bráquetes e bandas ortodônticas e de reduzir danos ao esmalte durante o tratamento também são propriedades importantes nesse cenário clínico.

> ### QUESTÃO IMPORTANTE
> Quais são os materiais e técnicas necessários para superar o ambiente do sistema de canais radiculares e criar um selo hermético com sistemas de obturação endodôntica?

Selantes endodônticos

Os cimentos endodônticos são usados em conjunto com um material de núcleo sólido ou semissólido para preencher vazios e selar os canais radiculares durante a **obturação**. Esses seladores, às vezes chamados de *cimentos*, devem preencher e promover um selamento próximo entre o núcleo e as paredes dentinárias do canal, prevenindo ou minimizando a infiltração, sepultando microrganismos residuais e, preferencialmente, preenchendo áreas inacessíveis do sistema de canais radiculares. A seleção do cimento pode influenciar o resultado do tratamento endodôntico. Historicamente, a guta-percha (uma borracha natural e maleável relacionada com o látex) foi e continua sendo usada como material de núcleo sólido em combinação com ZOE ou cimento de hidróxido de cálcio, ou um selante à base de epóxi. O CIV e o cimento IVMR também são usados como cimentos de canal radicular. Eles podem aderir quimicamente à dentina do canal radicular, mas não à guta-percha. Houve um surto de desenvolvimento em materiais de obturação endodôntica para produzir, a partir de mecanismos adesivos, uma sequência de interfaces unidas da dentina ao cimento para o material de obturação do núcleo e do aspecto coronal para apical do espaço do canal, incluindo anastomoses, aletas do canal, fundo de saco e istmos. Esses novos desenvolvimentos serão discutidos no Capítulo 7.

A configuração do canal radicular apresenta um "fator C" desfavorável para esses materiais resinosos. Os fatores C podem ser extremamente altos, acima de 1.000, para a configuração do canal. Assim, um cimento endodôntico de resina é submetido a fortes tensões de contração de polimerização durante a presa, o que pode causar descolamento e formação de fendas ao longo da periferia da obturação do canal radicular e das interfaces adesivas. As lacunas podem se formar entre o cimento e a parede de dentina ou entre o material do núcleo sólido (p. ex.,

guta-percha) e o cimento. Portanto, a obturação do canal radicular requer inerentemente vários materiais diferentes e envolve múltiplas interfaces, criando assim um desafio maior do que a maioria das outras aplicações da odontologia adesiva.

Em um espaço longo e estreito como o canal radicular, a aplicação de adesivos autocondicionantes ou qualquer outro sistema adesivo torna-se um desafio e pode não ser uniforme em toda a interface. Portanto, se a infiltração de resina na dentina desmineralizada e a formação híbrida não for adequada para evitar o movimento de fluidos para dentro através da dentina, com o tempo, a união será comprometida e o selamento falhará. Além disso, em sistemas de ligação que contêm solventes voláteis, a evaporação pode ser prejudicada. A anatomia do canal não é apenas problemática para a obturação adesiva do canal radicular, mas também para a colocação de pinos pré-fabricados.

Um outro problema é que algumas soluções irrigadoras (p. ex., hipoclorito de sódio, NaOCl) e medicamentos intracanais também podem ter efeitos adversos no colágeno da dentina do canal radicular e, consequentemente, na longevidade da união endodôntica. Estudos *in vitro* relataram que o NaOCl tem efeitos deletérios sobre o colágeno da dentina e é dependente da concentração e do tempo. A destruição da matriz de colágeno em tecidos mineralizados resulta em um substrato menos resistente e mais frágil que pode precipitar a propagação de trincas por fadiga durante tensões cíclicas. Isso pode aumentar a suscetibilidade dos dentes tratados radiculares à coroa pós-tratamento ou fratura radicular.

Os resultados de um estudo *in vitro* de 2001 indicam que os canais radiculares tratados com 5% de NaOCl têm resistência de união significativamente menor do que o cimento C&B Metabond (Parkell, Inc., Edgewood, NY) à dentina. No entanto, é importante notar que os efeitos da irrigação endodôntica na adesão do cimento resinoso à dentina radicular são dependentes do sistema de união dentina utilizado.

> ### QUESTÃO IMPORTANTE
> Como a ligação do amálgama à dentina difere da ligação composta à dentina?

Ligação de amálgama

Retenção mecânica e formas de resistência continuam a ser usadas para restaurações de amálgama (ver Capítulo 8). No entanto, métodos de união adesiva para reter e selar restaurações de amálgama com ligação dentinária para reduzir a microinfiltração e aumentar a resistência à fratura também têm sido investigados. Agentes de colagem que empregam monômeros adesivos do tipo M–R–X, como 4-META (Parkell Inc., Edgewood, NY; Figura 6.4) obtiveram algum grau de sucesso, mas o mecanismo de colagem do amálgama à resina é predominantemente mecânico. É estabelecido durante a condensação do amálgama na camada adesiva viscosa de resina de polimerização química, produzindo intertravamento macromecânico após a polimerização. Camadas adesivas ou interfaces mais espessas demonstraram promover maior retenção sob certas condições. Por exemplo, Amalgambond Plus com 4-META contém polimetilmetacrilato e forma uma camada espessa e viscosa. Estudos mostraram que a resistência adesiva do amálgama varia de 6 a 15 MPa.

> ### QUESTÃO IMPORTANTE
> Os selantes podem prevenir a progressão da cárie secundária quando colocados sobre o esmalte ou dentina cariado?

Selantes de fossas e fissuras

Vários materiais e técnicas têm sido preconizados para a prevenção de cáries nas áreas de fossas e fissuras suscetíveis de dentes posteriores. As técnicas de selante mais usadas utilizam sistemas de resina que podem penetrar nas fossas e fissuras e selá-las contra bactérias orais e desmineralização ácida. Um corte transversal de um dente com um selante de fóssulas e fissuras é mostrado esquematicamente na Figura 6.8.

Vários tipos de resinas, com carga e sem carga, têm sido empregadas como selantes de fóssulas e fissuras. Os produtos comercialmente disponíveis foram baseados nos monômeros UDMA ou *bis*-GMA (Figura 6.4) que podem ser polimerizados tanto pelo sistema de ativação-iniciação química de peróxido de aminabenzoíla ou por ativação de luz, conforme discutido no Capítulo 5. As resinas sem carga estão disponíveis como materiais transparentes incolores ou coloridos. As resinas com cargas são translúcidas e estão disponíveis como materiais da cor do dente ou brancos.

O sucesso da técnica do selante é altamente dependente da obtenção e manutenção de uma adaptação íntima do selante à superfície do dente. Portanto, os selantes devem ser de viscosidade relativamente baixa para que umedeçam o dente, fluam e penetrem nas cavidades e fissuras. Para aumentar a molhabilidade e a retenção mecânica do selante, a superfície do dente é primeiro condicionada por condicionamento ácido, enxaguada e seca completamente, conforme descrito anteriormente. As propriedades físicas dos selantes estão mais próximas das resinas diretas não preenchidas do que das resinas compostas.

A redução da cárie oclusal resultante do uso cuidadoso de selantes de fossas e fissuras tem sido impressionante. Consequentemente, a American Dental Association, a American Academy of Pediatric Dentistry, a American Society of Dentistry for Children e a American Association of Public Health Dentistry endossaram o uso de selantes como uma terapia eficaz. Estudos clínicos mostraram que a frequência de falhas dos selantes é de aproximadamente 5% ao ano após uma única aplicação. Em um relatório inicial, após 10 anos, 78% dos primeiros molares permanentes estavam livres de cárie após uma única aplicação de selante, em comparação com apenas 31% dos dentes livres de cárie nos pares não selados. Mertz-Fairhurst et al. encontraram resultados ainda mais dramáticos em um estudo de restaurações seladas de resina composta classe I em que a dentina cariada não foi removida. Eles mostraram que as lesões não progrediram em um período de 10 anos, desde que os selantes permanecessem intactos. Ensaios clínicos nos quais os selantes foram colocados intencionalmente em fóssulas e fissuras com cáries mostraram que, desde que o selante seja bem retido, não ocorre progressão da cárie.

Se houver dúvida se a fossa ou fissura está livre de cárie ou não, ainda se justifica a colocação de um selante. Se um dentista se sente desconfortável em selar uma lesão potencialmente cariosa e acredita que uma inspeção visual da lesão potencial é necessária, outra abordagem conservadora pode ser tomada, que consiste em uma preparação mínima da cavidade e a colocação de um adesivo esmalte-dentina – restauração de posição combinada com aplicação de selante. Com tal abordagem, a maior parte da superfície oclusal é selada. Essa restauração é chamada de *restauração preventiva de resina* (RPR). O tratamento RPR exibiu uma taxa de sucesso de 75% após 9 anos, um valor notavelmente alto em comparação com o tratamento tradicional de amálgama.

Agradecimento

Os autores desejam agradecer ao Dr. Barry K. Norling, já falecido, por suas contribuições às edições anteriores deste capítulo, e ao Dr. Danna Mota Moreira, Faculdade de Odontologia, Unichristus, Fortaleza, Brasil, por revisar e adicionar seções importantes a este capítulo.

Leituras selecionadas

Bedran-Russo A, Leme-Kraus AA, Vidal CMP, et al: An overview of dental adhesive systems and the dynamic tooth–adhesive interface, *Dent Clin N Am* 61:713–731, 2017.

Betancourt DE, Baldion PA, Castellanos JE. Resin-dentin bonding interface: Mechanisms of degradation and strategies for stabilization of the hybrid layer, *Int J Biomater* 2019: 1–11, 2019.

Buonocore MG: *The Use of Adhesives in Dentistry*, Springfield, IL, 1975, Charles C Thomas.
 In this book, Buonocore, the developer of the acid-etch technique, identified potential problems associated with the use of adhesives in dentistry that are still germane to current systems, for example, dentin bonding agents.

De Munck J, van Landuyt KL, Peumans M, et al: A critical review of the durability of adhesion to tooth tissue: Methods and results, *J Dent Res* 84:118–132, 2005.
 This review examines the fundamental processes that cause the adhesion of biomaterials to enamel and dentin to degrade over time. This paper critically appraises methodologies that focus on chemical degradation patterns of hydrolysis and elution of interface components, as well as mechanically oriented test setups, such as those designed for fatigue and fracture toughness measurements.

Moreira DM, Almeida JFA, Ferraz CCR, et al: Structural analysis of bovine root dentin after use of different endodontics auxiliary chemical substances, *J Endod* 35:1023–1027, 2009.

Moretto SG, Russo EMA, Carvalho RCR, et al: MV. 3-year clinical effectiveness of one-step adhesives in non-carious cervical lesions, *J Dent* 41:675–682, 2013.

Pashley DH, Tay FR, Carvalho RM, et al: From dry bonding to water-wet bonding to ethanol-wet bonding, *Am J Dent* 20:7–20, 2007.
 A review of the interactions between dentin matrix and solvated resins using a macromodel of the hybrid layer.

Peutzfeldt A, Sahafi A, Flury S: Bonding of restorative materials to dentin with various luting agents, *Oper Dent* 36:266–273, 2011.

Simonsen RJ, Neal RJ: A review of the clinical application and performance of pit and fissure sealants, *Aust Dent J* 56(Suppl 1):45–58, 2011.
 This paper focuses on the clinical aspects of pit and fissure sealant application and the most recent publications that support an evidence-based clinical application technique.

van Meerbeek B, Yoshihara K, Yoshida Y, et al: State of the art of self-etch adhesives, *Dent Mater* 27:17–28, 2011.
 An overview of the types of adhesive systems and application strategies in use as of 2011.

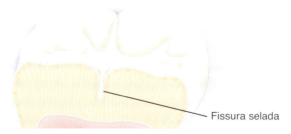

• **Figura 6.8** Esquema de uma seção transversal de um dente, ilustrando a penetração de um selante em uma fissura oclusal.

7

Cimentos Dentários

VISÃO GERAL DO CAPÍTULO

História dos cimentos dentários

Indicações para cimentos dentários

Critérios de desempenho para cimentos dentários

Solubilidade e desintegração de cimentos

Materiais que liberam flúor

Proteção da polpa

Cimentos para cimentação

Selantes endodônticos

Cimento de silicato tri/dicálcico

Cimentos de fosfato de cálcio

Resumo

PALAVRAS-CHAVE

Agente de cimentação. Material viscoso semelhante ao cimento que preenche uma lacuna entre duas superfícies para evitar o deslocamento. O termo agente de cimentação originalmente se referia apenas a agentes não adesivos, mas agora também inclui agentes adesivos.

Agregado de trióxido mineral (MTA, do inglês *mineral trioxide aggregate*). Cimento à base de silicato de tri e dicálcico usado para terapia pulpar vital e outras indicações endodônticas.

Base de cimento. Material usado para proteger a polpa em um preparo cavitário proporcionando isolamento térmico e às vezes um medicamento, geralmente mais espesso e mais distante da polpa do que um forro cavitário.

Bioatividade. Potencial reativo de um material para formar uma camada de material semelhante à hidroxiapatita em sua superfície *in vivo*.

Capeamento pulpar. Procedimento para tratar a polpa que foi exposta por meio de remoção de cárie ou trauma, pela aplicação de medicamento; *capeamento pulpar indireto* é o termo usado quando a exposição pulpar é incipiente, como quando os túbulos dentinários são visíveis na cavidade.

Cimento de fosfato de zinco. Substância formada pela reação entre pó de óxido de zinco e ácido fosfórico líquido que pode ser utilizada como base ou como agente cimentante.

Cimento de ionômero de vidro (CIV). Cimento que endurece após uma reação ácido-base entre pós de vidro de fluoroaluminossilicato e uma solução de poliacrílico de base aquosa; também conhecido como *cimento de polialcenoato*.

Cimento de ionômero de vidro modificado por resina (cimento de ionômero híbrido). Cimento que combina pó de vidro e uma solução aquosa de grupos polimerizáveis ligados ao ácido poliacrílico.

Cimento de óxido de zinco eugenol (OZE). Cimento baseado na reação entre óxido de zinco e eugenol.

Cimento hidráulico. Cimento que requer água para fazer com que o material seque.

Cimento resinoso. Material compósito à base de resina utilizado para a fixação de próteses fixas ou bráquetes ortodônticos; esses cimentos são menos viscosos que os materiais restauradores de resina composta.

Cimento. Substância que endurece de um estado viscoso para uma união sólida entre duas superfícies; para aplicações odontológicas, os cimentos atuam como base, forro, material de preenchimento, selador de canal radicular ou adesivo para unir dispositivos e próteses à estrutura do dente ou entre si.

Cimentos de fosfato de cálcio. Cimento usado para regeneração óssea que consiste em pó (fosfato di, tri ou tetracálcico) que é misturado com uma solução aquosa da qual a hidroxiapatita precipita.

Compômero. Termo derivado dos termos *compósito* e *ionômero*; um compósito à base de resina constituído por uma fase de carga de vidro de silicato e uma matriz à base de metacrilato com grupos carboxílicos; também conhecido como *cimento de ionômero de vidro modificado com poliácidos*.

Espessura do cimento. Distância entre um dente pilar e a prótese cimentada, influenciada pelo desenho da prótese e pela viscosidade do cimento durante o assentamento.

Espessura do filme. Espessura em μm de um cimento 7 minutos após a aplicação de 150 N, que é o método da International Organization for Standardization (ISO) e da American Dental Association (ADA) para determinar a capacidade de um cimento se espalhar sob pressão.

Forro cavitário. Material para revestir o fundo de um preparo cavitário para proteger a polpa; um forro é aplicado em uma camada fina.

Maturação. Processo de reforço de cimento aquoso após presa.

Reação ácido-base. Reação química entre um composto contendo íons hidrogênio substituíveis (ácido) e uma substância contendo íons hidróxido substituíveis (base) que produz sal e água; para cimentos aquosos líquidos e em pó, o líquido é o ácido e o pó é a base.

Selante endodôntico. Material usado para evitar qualquer transmissão de fluido ou bactérias da região coronal para a região apical, utilizado em conjunto com um material obturador como a guta-percha.

Tratamento restaurador atraumático (TRA). Procedimento clínico realizado sem brocas dentárias, *spray* ar/água ou anestesia que consiste na escavação manual de tecidos cariados cavitados e restauração da cavidade dentária com cimento liberador de flúor.

Verniz. Material aplicado no piso de uma cavidade; uma solução de goma natural, resinas sintéticas ou resinas dissolvidas em solvente volátil, como acetona, éter ou clorofórmio; material aplicado superficialmente a um dente para liberar flúor.

Ceras e resinas de ocorrência natural têm sido usadas desde tempos imemoriais para cobrir a superfície de dentes quebrados e materiais de substituição aderentes, incluindo osso, dentes de animais, madeira e polímeros naturais primitivos. No entanto, surgiram problemas com muitos materiais "naturais" expostos ao ambiente oral quente, úmido e muitas vezes ácido, levando ao seu fracasso gradual *in vivo*. A odontologia moderna evoluiu para alcançar melhores resultados clínicos, que incluem uma grande variedade de **cimentos** criados por várias reações químicas. Os cimentos são usados para muitas indicações e podem ser necessários para retenção a curto prazo (dias a semanas), médio prazo (semanas a meses) e longo prazo (anos) de aparelhos dentários (dispositivos).

História dos cimentos dentários

Em 1800, descobriu-se que o pó de óxido de zinco (ZnO) de boa pureza reage com eugenol à temperatura ambiente para formar um cimento funcional. O material ZnO-eugenol foi usado como material de moldagem e restauração temporária e acabou sendo considerado obtundente com a polpa e adequado como cimento do canal radicular. Observou-se que o óxido de zinco reage com o ácido fosfórico para produzir um material mais forte que o ZnO-eugenol, capaz de fixar restaurações de liga de ouro aos preparos dentários. A alta acidez do cimento ZnO-fosfato foi inadequada para o contato pulpar, mas um bom isolante para uso como base. Em meados do século XX, o ZnO também foi usado com ácido carboxílico para produzir um cimento com menor acidez e capaz de se unir à estrutura dentária.

Quando o óxido de zinco no **cimento de fosfato de zinco** foi substituído por um pó de vidro, foi criado o preenchimento estético semitranslúcido chamado *cimento de silicato*. A longevidade das restaurações de cimento de silicato foi inexpressiva (< 4 anos), pois os cimentos de silicato têm alta solubilidade. Gradualmente, os cimentos de silicato foram perdendo o contorno anatômico e se degradando nas margens. Apesar da deficiência, a ocorrência de cárie recorrente adjacente a esses cimentos foi rara. Estudos de laboratório mostraram que o flúor foi liberado do vidro em cimentos de silicato. O impressionante potencial anticariogênico dos cimentos de silicato destacou a capacidade dos íons fluoreto (F^-) de inibir a desmineralização.

As lições aprendidas com o cimento de silicato e o cimento de carboxilato de zinco levaram ao desenvolvimento de **cimentos de ionômero de vidro (CIVs)**, que continham um vidro modificado para o pó e ácido poliacrílico para o líquido. A incorporação da tecnologia de polimerização da resina de metacrilato no líquido criou materiais de polimerização dupla: reações ácido-base e de polimerização. Dessa combinação, evoluiu o cimento de **ionômero de vidro modificado por resina (CIVMR)**. A substituição do componente líquido do CIVMR por um monômero polimerizável ácido livre de água criou um material de componente único fotopolimerizável chamado **compômero**, um termo derivado de *compósito* e *ionômero*. O objetivo desses dois materiais híbridos era combinar a resistência do compósito com a liberação de flúor e a autoadesão do ionômero de vidro em um único material.

Por volta de meados do século XX, novos atributos para cimentos dentários eram necessários para uso com pontas de guta-percha na terapia endodôntica. Esses cimentos são denominados como cimentos endodônticos, que devem polimerizar na dentina úmida do canal radicular. Além disso, os materiais endodônticos devem garantir que as bactérias orais não possam percolar através da raiz até o osso periapical; caso contrário, a infecção grave persiste ou ocorre. A estética é menos importante para cimentos endodônticos do que para indicações supragengivais. Diversos materiais odontológicos foram adaptados para uso endodôntico: óxido de **zinco-eugenol (OZE)**, polivinilsiloxano, resinas epóxi e cerâmicas hidráulicas (silicato tri/dicálcico). Na década de 1990, a **bioatividade** e a capacidade de vedação dos cimentos de silicato tri/dicálcico passaram a ser reconhecidas e apreciadas na odontologia. Hoje, esse cimento dental cerâmico é amplamente indicado para contato pulpar e perirradicular, incluindo indicações endodônticas.

O **verniz** tem sido utilizado para proteção pulpar, especialmente com amálgama em preparo cavitário. O uso de verniz diminuiu com a redução do uso de amálgama. No entanto, os vernizes superficiais são populares, especialmente entre os dentistas pediátricos. Esses vernizes são colocados no esmalte para liberar flúor para fornecer proteção contra a cárie e promover a remineralização dos ácidos na cavidade oral com íons cálcio. Os selantes à base de resinas também são usados superficialmente nos dentes para fornecer proteção contra a cárie.

No século XX, os vernizes incluíam íons de prata, nitrato de prata e soluções de fluoreto de diamina de prata para deter a cárie e reduzir a sensibilidade. O perigo dos compostos de prata é conferir uma cor preta às cáries, conforme discutido mais adiante.

A maioria dos cimentos atuais inclui polímeros e pós cerâmicos. O restante deste capítulo está organizado por indicações gerais: proteção pulpar e proteção do esmalte, cimentação de prótese fixa, restaurações endodônticas e selamento.

Indicações para cimentos dentários

Os cimentos dentários são classificados de acordo com seu componente principal, conforme mostrado na Tabela 7.1, que inclui suas indicações gerais. Vários formatos são oferecidos para

CAPÍTULO 7 Cimentos Dentários

Tabela 7.1 — Visão geral dos cimentos odontológicos.

Materiais em sistema pó/líquido	Pó	Líquido	Tipo de reação	Indicações
Fosfato de zinco	Óxido de zinco e óxido de magnésio	Ácido fosfórico, água	Reação ácido-base	Cimentação de próteses fixas metálicas
Óxido de zinco-eugenol	Óxido de zinco	Eugenol	Reação ácido-base	Proteção de polpa, cimento temporário
Óxido de zinco-eugenol (modificado EBA)	Óxido de zinco	Eugenol, EBA	Reação ácido-base	Proteção de polpa, cimento temporário
Policarboxilato de zinco	Óxido de zinco e óxido de magnésio	Ácido poliacrílico, água	Reação ácido-base	Próteses fixas metálicas de eixo curto ou coroas
Ionômero de vidro	Vidro de fluoroaluminossilicato	Ácido poliacrílico, ácido carboxílico polibásico, água	Reação ácido-base	Cimentação de coroas (alumina, zircônia metálica), pinos metálicos e restauração de núcleo
Ionômero de vidro modificado por resina (ionômero híbrido)	Vidro de fluoroaluminossilicato, iniciador(es) quimicamente ativado(s) e/ou por luz	Ácido poliacrílico, monômero de metacrilato solúvel em água, água, ativador	Polimerização fotoativada ou quimicamente ativado e reação ácido-base	Próteses de metal, dissilicato de lítio, alumina ou zircônia,* pinos/núcleos metálicos
	Vidro de fluoroaluminossilicato, óxidos metálicos, fluoreto de sódio, iniciador(es) ativado(s) por química e/ou luz	Monômeros dimetacrilato/carboxílicos, monômeros multifuncionais de acrilato, água, ativador para ativação química	Polimerização por luz e ativação química e reação ácido-base	
	Vidro de fluoroaluminossilicato, carga não reativa, monômeros reativos	Carga não reativa, ácido polialcanoico modificado com metacrilato, monômero de metacrilato solúvel em água, água	Polimerização ativada por luz e reação ácido-base	
Epóxi	Metenamina, titânia, prata	Bisfenol A, resina de epicloridrina	Polimerização de reticulação química de epóxido	Selamento de canal radicular
Silicato tri/dicálcico	Silicato tri/dicálcico e pó radiopaco	Líquido à base de água	Hidratação com líquido	Proteção pulpar, contato perirradicular, selamento endodôntico

Materiais em sistema de duas pastas	Pasta base	Pasta catalisadora	Tipo de reação	Indicações
Compômero	Vidro de fluoroaluminossilicato, óxidos metálicos, fluoreto de sódio, iniciador(es) ativado(s) por química e/ou luz	Monômeros de dimetacrilato/carboxílicos, monômeros de acrilato multifuncionais água, ativador (para polimerização química)	Luz ou ativação química de polimerização e reação ácido-base	Cavidades em dentes decíduos, cavidades cervicais em adultos, restaurações proximais anteriores em adultos, pequenas restaurações para suportar carga em adultos, temporárias
Cimento resinoso	Monômeros de metacrilato, cargas, iniciador(es) fotoativado(s)	Monômeros de metacrilato, cargas, ativador (para polimerização química)	Polimerização por luz e ativação química, ou apenas ativação química	Facetas cerâmicas, pontes Maryland, dissilicato de lítio, alumina, zircônia, núcleos e pinos
	Grânulos de polímero de polimetilmetacrilato	Líquido 1: monômeros de metacrilato Líquido 2: catalisador	Polimerização quimicamente ativada	
Dissilicato	Resina de salicilato de butil etilenoglicol, óxido de bismuto	Resina natural Resimpol, 13% "MTA" (silicato tri/dicálcico e aluminato tricálcico?), titânia e sílica	Polimerização quimicamente ativada	Selamento endodôntico
Dissilicato	Disalicilato de glicol, dióxido de titânio e sulfato de bário, titânia, óxido de zinco	Etil tolueno sulfonamida, hidróxido de cálcio, óxido de zinco, estearato de zinco	Polimerização quimicamente ativada	Capeamento pulpar
Epóxi	Resina epóxi bisfenol-A, resina epóxi bisfenol-F, tungstato de cálcio, óxido de zircônio, sílica, pigmentos de óxido de ferro	Dibenzidiamina, aminoadamantano, triciclodecano-diamina, tungstato de cálcio, óxido de zircônio, sílica, óleo de silicone	Polimerização quimicamente ativada	Selamento endodôntico

(*Continua*)

134 PARTE 2 Materiais Restauradores Diretos

Tabela 7.1	Visão geral dos cimentos odontológicos. (*continuação*)		
Materiais de componente único	**Pasta ou líquido**	**Tipo de reação**	**Indicações**
Compômero	Monômero de metacrilato, monômero ácido, vidro de fluoroaluminossilicato, iniciador	Polimerização fotoativada	Cavidades em dentes decíduos, cavidades cervicais em adultos, restaurações proximais anteriores em adultos, pequenas restaurações para suporte de carga em adultos, temporárias
Verniz	Resinas, solvente orgânico (acetona); éter clorofórmio pode incluir compostos de prata, flúor ou cálcio	Evaporação do solvente	Proteção da polpa, liberação de íons superficiais para prevenção de cárie ou remineralização
Inerte	Monômeros de metacrilato, iniciador, cargas cerâmicas	Polimerização fotoativada	Cimentação de restaurações cerâmicas ou bráquetes ortodônticos
Silicato tri/dicálcico	Monômeros de metacrilato, iniciadores, silicato tri/dicálcico, zirconato de bário	Polimerização fotoativada	Capeamento pulpar, pulpotomias
Silicato tri/dicálcico	Líquido orgânico, silicato tri/dicálcico, pó radiopaco	Hidratação *in vivo*	Pulpotomias, selamento endodôntico
Hidróxido de cálcio	Iodofórmio, silicone, hidróxido de cálcio	Indefinido	Pulpectomia de dente decíduo
Silicato tri/dicálcico	Silicato tricálcico, resina salicilato, óxido de titânio, tungstato de cálcio	Indefinido	Pulpectomia de dente decíduo

EBA, ácido etoxibenzoico.
*Não usar em dentes anteriores por causa da opacidade.

cimentos odontológicos: pó e líquido, duas pastas ou componente único. Biocompatibilidade, durabilidade para indicação e segurança para o paciente e dentista são atributos gerais importantes do cimento, todos com preço "razoável". Alguns cimentos atingem sua biocompatibilidade por serem levemente citotóxicos, enquanto outros são bioinertes ou bioativos, conforme descrito posteriormente. A biocompatibilidade dos cimentos dentários é discutida em termos gerais neste capítulo. Os princípios de biocompatibilidade são discutidos no Capítulo 17.

Outras características são projetadas para indicações exclusivas de um cimento, como a viscosidade. Para proteção pulpar ou selamento superficial do dente, geralmente é adequada uma camada fluida. Um cimento de média viscosidade é usado para indicações de **forro de cavidade** ou base de cimento. Para aderir um aparelho, o cimento deve ter viscosidade suficientemente baixa para fluir ao longo das interfaces entre o tecido dentário e a restauração. Um cimento de baixa viscosidade também é necessário para permitir que um cimento endodôntico preencha a anatomia complexa do canal radicular. As bandas ortodônticas requerem cimento de baixa viscosidade, mas os bráquetes ortodônticos requerem cimentos de alta viscosidade para evitar que se desloquem antes da polimerização do cimento. Os materiais de base/revestimento devem fluir e assentar-se internamente, mas não no lado de fora, da preparação da cavidade. Os cimentos viscosos são usados para preencher perfurações, para obturação de raiz ou para cobrir polpas após uma pulpotomia. Seja de baixa ou alta viscosidade, um material de baixo ângulo de contato é útil para molhar a superfície do esmalte ou a dentina ou um dispositivo protético.

Os cimentos devem endurecer (ter presa) dentro de um tempo razoável que depende da indicação, variando de minutos a dias. Os requisitos de resistência variam de uma resistência à compressão de 35 MPa para **capeamento pulpar** e materiais de base a 50 MPa

para cimentos aquosos para a adesão de dispositivos. A dosagem deve ser apropriada para a indicação e aumentar durante a **maturação**. Por exemplo, os cimentos de silicato tri/dicálcico amadurecem em cerca de 1 mês. Todos os cimentos sofrem reação química *in vivo*. Vernizes são fixados por evaporação do solvente para formar uma camada protetora consistente. Os cimentos de duas partes começam a presa/endurecimento quando os componentes são misturados. Cimentos poliméricos monocomponentes endurecidos por polimerização ativada por luz visível. Os **cimentos resinosos** de dupla polimerização usam mecanismos químicos e fotopolimerizáveis para maximizar a polimerização. Os cimentos bioativos hidráulicos endurecem por reação com a água que é incluída em sistemas de duas partes ou absorvida do dente. A exceção são os materiais não pegajosos usados em dentes decíduos após uma pulpectomia, na qual o cimento não deve interferir na esfoliação.

A retenção em longo prazo dos dispositivos é importante para coroas e pontes. No entanto, às vezes são necessários cimentos temporários, por exemplo, quando são colocados dispositivos transitórios durante tratamentos protéticos. Os cimentos dentários são cruciais para bráquetes e bandas ortodônticas, mas a durabilidade desses materiais pode ser menor do que outros cimentos porque os tratamentos ortodônticos geralmente duram cerca de 2 anos. Selantes e cimentos para reduzir a sensibilidade (por oclusão dos túbulos dentinários expostos) não devem durar muito tempo.

Critérios de desempenho para cimentos dentários

Os cimentos dentários devem solidificar em uma massa biocompatível na cavidade oral e funcionar ao longo do tempo *in vivo*, resistindo à hidrólise (degradação pela água). As propriedades dos cimentos dentários variam, mas as que são frequentemente comparadas incluem o tempo de mistura, o tempo de trabalho, o tempo de presa, a **espessura do filme**, a resistência à compressão e a vulnerabilidade ao ácido. Os requisitos para cimentos dentários (materiais de base/revestimento e cimentação) foram codificados nas Normas da International Organization for Standardization (ISO) 9917-1 e 9917-2 (Cimentos à base de água para odontologia) e ISO 6876:2012 (Materiais de vedação de canal radicular), que descrevem os métodos de teste para essas propriedades. Esses padrões se aplicam a cimentos à base de água, bases, revestimentos, restaurações, materiais de construção do núcleo e selamento do canal radicular. Consulte a Tabela 7.2 para os requisitos. Exceto para cimentos de canal radicular, os cimentos devem endurecer em menos de 8 minutos e resistir à erosão ácida.

Solubilidade e desintegração de cimentos

Os cimentos são frequentemente colocados supragengivalmente e expostos a uma variedade de ácidos produzidos por microrganismos ou como componentes de alimentos e bebidas. A ISO 9917-1 descreve o teste de erosão de impacto de uma solução 0,1-M de ácido láctico/lactato de sódio (pH = 2,74) em cimentos à base de água. A profundidade da erosão após 24 horas (h) é medida em mm/h. Os resultados mostram que a taxa de erosão diminuiu de CIV convencional para CIV híbrido para compômero. O procedimento de solubilidade descrito na ISO 4049 para compósitos

dentários utiliza o peso (mg) e o volume (mm^3) da amostra antes da imersão em água e o peso da amostra após 5 dias de imersão e, em seguida, dessecação. A solubilidade é calculada dividindo as alterações de peso pelo volume. A ISO 6876 para cimentos endodônticos mede o peso da amostra antes de 24 horas de imersão em água, e a porcentagem em peso de resíduo é relatada.

As condições de teste demonstraram influenciar significativamente a solubilidade, como a variação do pH, a concentração eletrolítica do meio de armazenamento, a imersão ou impacto de um meio de teste no cimento, o pó-líquido (P/L) proporção do cimento e a duração do teste. Por exemplo, diminuir o pH e a razão P/L geralmente aumentará a solubilidade. Retardar a exposição a um meio de armazenamento diminui a solubilidade. Alguns cimentos não apresentam solubilidade (em peso) quando ocorrem dissolução e sorção de água concomitantes. Portanto, foi encontrada uma correlação fraca para os dados de solubilidade dos testes de erosão ácida e perda de peso passiva. Dados *in vitro* mostram que a solubilidade do cimento difere entre as categorias de materiais e produtos. Para os cimentos que dependem da água para endurecer, a solubilidade aumenta de ionômero de vidro para cimentos de fosfato de zinco e policarboxilato. As solubilidades entre o cimento de policarboxilato de zinco e o cimento de fosfato de zinco não foram significativamente diferentes quando misturados conforme recomendado. No entanto, uma redução na razão pó-líquido para policarboxilato de zinco reduziu a viscosidade e produziu um cimento que se desintegrou rapidamente. Os cimentos de fosfato de zinco

Tabela 7.2	Requerimentos ISO.					
ISO 9917-1 Cimentos à base de água – Parte 1: cimentos à base de ácido em pó/líquido						
	FOSFATO Zn		**POLICARBOXILATO Zn**		**IONÔMERO DE VIDRO**	
Tipo de cimento	Cimentação	Forro ou base	Cimentação	Forro ou base	Cimentação	Forro ou base
Tempo máximo de mistura (min)	2,5	2	2,5	2	1,5	1,5
Tempo final de ajuste (min)	8	6	8	6	8	6
Espessura máxima do filme (μm)	25	nr	25	nr	25	nr
Resistência à compressão mínima (MPa)	50					
Erosão ácida máxima (mm)	0,3		0,4		0,17	
Cimentos à base de água ISO 9917-2 – Parte 2: cimentos modificados por resina						
Uso do cimento	Cimentação		Forro ou base		Restauração	
Tempo mínimo de trabalho (min)	1,5		1,5		1,5	
Tempo mínimo de presa (min)	8		6		6	
Espessura máxima do filme (μm)	25		nr			
Resistência à flexão mínima (MPa)	10		10		25	
Materiais de vedação de canal radicular ISO 6876/materiais de vedação endodôntica ADA 57						
Propriedade			Requisito			
Fluxo (mm)			> 17			
Tempo de trabalho			A ser declarado pelo fabricante em minutos ou horas			
Tempo de presa			A ser declarado pelo fabricante em minutos ou horas			
Espessura máxima do filme (μm)			50			
Solubilidade (%)			< 3			
Radiopacidade (mm de Al equivalente)			> 3			
Estabilidade dimensional (somente ADA 57)			< 0,1% de expansão, menos de 1% de contração			

ADA, American Dental Association; *nr*, nenhum requisito.

têm solubilidade relativamente baixa em água; entretanto, a desintegração *in vivo* ocorre com os ácidos láctico, acético e cítrico presentes nos alimentos.

Com a solubilidade sendo inversamente proporcional ao teor de resina, os cimentos resinosos são os menos solúveis de todos os cimentos dentários, especialmente as resinas hidrofóbicas. A baixa solubilidade do cimento resinoso torna este material adequado para cimentar restaurações totalmente cerâmicas ou resinas, em que mais cimento pode ser exposto em comparação com restaurações metálicas ou metalocerâmicas. Os monômeros polimerizados em cimentos de ionômero de vidro (CIVMR) reduziram a solubilidade em comparação com o CIV.

A durabilidade de alguns cimentos foi testada colocando pequenos espécimes dos cimentos em aparelhos intraorais que podem ser removidos da boca para medir a perda de material. Em um estudo, cimentos foram inseridos em pequenos poços colocados nas superfícies proximais de restaurações de coroas fundidas. Essas coroas foram cimentadas com cimento temporário OZE. Após 1 ano, as coroas foram removidas e a perda de cimento foi medida. O CIV foi o que menos degradou, seguido pelo cimento de policarboxilato de zinco, cimento de fosfato de zinco e cimento de policarboxilato de zinco misturados em menor relação P/L.

As solubilidades dos cimentos endodônticos à base de OZE e formulações iniciais de ionômero de vidro estavam próximas do máximo permitido nas especificações ISO (3%). Os cimentos endodônticos à base de OZE têm sido usados com sucesso há décadas em endodontia, apesar de sua alta solubilidade. Os cimentos com base epóxi ou polivinilsiloxano (PVS) apresentam solubilidade significativamente menor entre os cimentos endodônticos. Os cimentos de silicato tri/dicálcico não atingem esse limite após 24 horas; no entanto, após tempos mais longos, esses materiais tornam-se menos solúveis. Imediatamente após a presa, os silicatos tri/dicálcico apresentam hidróxido de cálcio na superfície, o que é benéfico para a bioatividade, mas aparece como solubilidade. No entanto, os seladores de silicato tricálcico são clinicamente bem-sucedidos.

A variedade de cimentos odontológicos abrange muitas categorias de materiais e as propriedades variam amplamente, conforme discutido aqui.

Materiais que liberam flúor

O potencial anticariogênico do cimento de silicato confirma a capacidade do F^- de inibir a desmineralização e levar ao desenvolvimento de vários materiais e cimentos restauradores contendo flúor: ionômeros de vidro convencionais, ionômeros de vidro modificados por resina, compósitos modificados por poliácidos (compômeros), e vernizes fluoretados. Para os materiais à base de vidro de fluorosilicato, o flúor é primeiro dissolvido na matriz do vidro durante a **reação ácido-base** e, em seguida, liberado na cavidade oral. Para vernizes fluoretados, as cargas incorporadas no material se dissolvem parcialmente em contato com a saliva, e então o F^- é liberado dos vernizes. A taxa de liberação de flúor depende da matriz de cimento, porosidade e natureza do enchimento fluoretado (ou seja, tipo, quantidade, partícula e tamanho). A Figura 7.1 ilustra o comportamento típico da liberação de flúor dos materiais dentários.

Dados *in vitro* mostraram que a liberação de flúor do CIV permanece detectável por anos, embora a taxa de liberação seja reduzida por um fator de 10 nos primeiros meses (Figura 7.1 A). A taxa de liberação e a duração dependem da matriz de cimento; porosidade; e o tipo de carga fluoretada, quantidade, silanização e tamanho de partícula. Figura 7.1 B e C ilustram o comportamento típico da liberação de flúor dos materiais dentários.

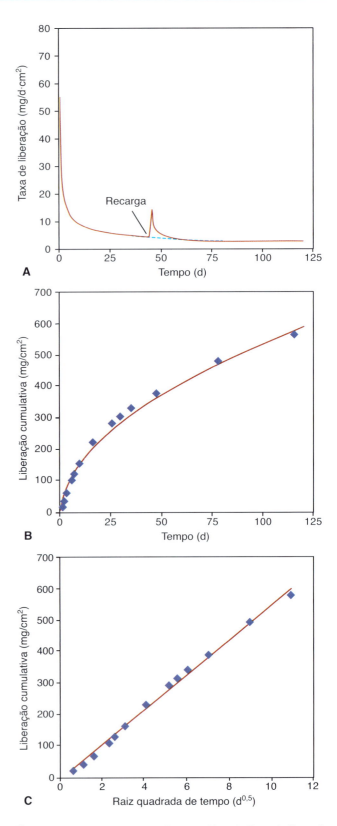

• **Figura 7.1** Perfis de liberação típica de flúor. **A.** Taxa de liberação *versus* tempo; o pico reflete a recarga de flúor e a linha pontilhada azul representa a liberação de flúor onde nenhuma recarga tem ocorrido. **B.** Liberação cumulativa sobre o tempo; os diamantes são dados experimentais de (**A**) sem recarga e a curva é a curva de melhor ajuste de Y (liberação total) = a + b • (tempo)$^{(1/2)}$. **C.** Os mesmos dados em (**B**) plotados contra a raiz quadrada do tempo, revelando uma relação linear. O efeito da recarga não é mostrado em (**B**) ou (**C**).

Fatores que afetam a liberação de flúor *in vitro*

Os estudos de liberação de flúor geralmente são realizados *in vitro*, com as condições experimentais controladas e a liberação de flúor mais fácil de medir. Além disso, as características intrínsecas do material – como fórmulas, composições de carga, proporções de mistura de componentes, procedimento de mistura e tempo de polimerização – podem ser estudadas mais facilmente. Para tais testes *in vitro*, os protocolos variaram em termos de composição e pH do meio de armazenamento, a frequência da mudança da solução de armazenamento e a formação de placas e películas.

Quando o ciclo de desmineralização-remineralização é usado em estudos *in vitro*, observa-se maior liberação de flúor em ácidos. No entanto, meios de armazenamento enriquecidos com íons (íons diferentes de F⁻), como saliva artificial, reduz a liberação de flúor e revestimentos de superfície da saliva humana. A presença de esterase ou hidrolases no meio de armazenamento ou na superfície do material aumenta a liberação do flúor. Embora a remoção da camada externa do material por polimento ou acabamento pode levar a maior liberação, a escovação não afetou a liberação de flúor.

Significância clínica

Estudos *in vitro* mostraram que materiais restauradores que liberam flúor inibem a desmineralização do esmalte e da dentina produzida por géis ácidos ou soluções tampão desmineralizantes. A inibição da desmineralização do esmalte atingiu até 7 mm da borda do material. Esses resultados foram confirmados por avaliações microrradiográficas da profundidade da lesão de cárie artificial e da densidade do esmalte adjacente a um ionômero de vidro convencional e modificado por resina. Para ambos os materiais, a profundidade da lesão aumentou e a densidade mineral diminuiu, com o aumento da distância (1 a 3 mm) da margem da restauração.

A liberação de flúor varia entre categorias de material e marcas e é influenciado pelo material e pelo mecanismo de presa do material, o teor de flúor e as condições de teste. Estudos clínicos não mostraram claramente se a explosão inicial ou a liberação a longo prazo de íons F é clinicamente mais importante para prevenir cáries. Apesar dos efeitos comprovados dos estudos *in vitro*, os estudos clínicos conflitam sobre se esses materiais previnem ou inibem suficientemente a cárie recorrente em comparação com as restaurações não fluoretadas. Mais estudos clínicos, preferencialmente em projetos de boca dividida, são necessários para avaliar o impacto das restaurações com liberação de flúor no desenvolvimento e progressão de cárie recorrente, especialmente em grupos de pacientes que têm acesso limitado ou baixa adesão às medidas profiláticas.

Um estudo *in situ* comparou a eficácia de um CIV convencional, um CIVMR, um compômero e um compósito fluoretado para resistência à formação de lesões no esmalte usando aparelhos intraorais embutidos com esses materiais. Aparelhos intraorais foram usados pelos pacientes por 4 semanas sem aplicação adicional de fluoretos tópicos. Os resultados mostraram que apenas um material liberador de íons levou a uma profundidade de lesão significativamente menor e perda mineral. Nenhum outro material teve efeito preventivo sobre cáries recorrentes. Os estudos clínicos de compósitos que liberam flúor geralmente não mostram diferenças na ocorrência de cáries recorrentes.

Recarga de flúor

As restaurações dentárias são frequentemente expostas a fontes exógenas de flúor, como dentifrícios fluoretados, enxaguantes bucais, géis fluoretados e vernizes. Esses íons de flúor liberados podem ser absorvidos pelas restaurações dentárias para "recarregar" com flúor. Um método de recarga comum é expor o restaurador a um agente de fluoreto concentrado, como solução de NaF a 0,02% (90 ppm) ou solução de fluoreto de fosfato acidulado (FFA) a 1,23% (12.300 ppm) por 4 a 5 minutos, embora tratamentos de até 1 hora tenham sido relatados. A recarga é mais eficaz com agentes fluoretados ácidos, como o FFA. No entanto, o FFA é conhecido por causar danos na superfície de alguns materiais restauradores. A capacidade de um material restaurador ser recarregado e servir como reservatório de flúor depende do tipo e permeabilidade do material, da frequência de exposição ao flúor e da concentração do agente fluoretado. Ionômeros de vidro, ionômeros de vidro modificados por resina e compômeros são recarregados mais facilmente do que materiais à base de resina composta. A recarga de flúor *in vivo* é influenciada pela saliva e pela placa. A maior viscosidade da saliva reduz a difusão de íons dentro e fora do material. A formação de uma película superficial é uma barreira que dificulta o processo de recarga. Os dados de liberação para materiais recarregados são significativamente mais altos nas primeiras 24 horas, mas diminuem em vários dias até o nível de pré-exposição (Figura 7.1 A), sugerindo que a liberação inicial pode ocorrer em parte por lavagem de íons de flúor retidos na superfície ou nos poros do material. O nível de liberação após a recarga depende da concentração do meio de recarga e da duração do tratamento.

> ### QUESTÃO IMPORTANTE
> Qual é o benefício do hidróxido de cálcio em contato com o tecido pulpar?

Proteção da polpa

O esmalte do dente é uma biocerâmica cristalina translúcida, mas é vulnerável a ácidos e ao estresse repetido de uma vida inteira de mastigação. A dentina subjacente pode ser exposta à cavidade oral quando o esmalte está desgastado, quimicamente erodido por alimentos ácidos ou bactérias cariogênicas, desgastado mecanicamente por alimentos ou dentes opostos, fraturado ou preparado para restauração. Dependendo da espessura de dentina remanescente, os túbulos dentinários expostos fornecem um caminho de comunicação para a polpa de ácidos e insultos microbiológicos. A dentina deve ser coberta para minimizar mais danos. Quando o material metálico é usado para restaurar o dente, o desconforto pode surgir devido à nutrição quente ou fria ou ao contato galvânico com restaurações metálicas na dentição oposta. Durante os procedimentos restauradores, os componentes ácidos de alguns cimentos dentários podem irritar a polpa antes da presa. Portanto, os protetores pulpares são necessários quando resta pouca dentina protetora após o preparo cavitário.

Os protetores de polpa para preparos cavitários que se aproximam da polpa são denominados *materiais de capeamento pulpar*, *vernizes*, *revestimentos cavitários* ou *materiais de base*. Os materiais de capeamento pulpar estão em contato direto com a polpa e sua biocompatibilidade é crucial para a cicatrização pulpar. Vernizes como camadas de resina muito finas usadas para tapar e bloquear os túbulos dentinários expostos em um preparo cavitário. Os forros cavitários são camadas finas e são usados para capeamento pulpar indireto quando a dentina remanescente é menor que 1 mm e são mais protetores que os vernizes. Os materiais de base são colocados em camadas mais espessas do que os forros e geralmente são colocados mais distantes da polpa. O material base é necessário para o isolamento das irritações térmicas, químicas ou galvânicas que podem ocorrer com os materiais restauradores.

Materiais de capeamento pulpar

Agentes capeadores pulpares são usados quando a polpa foi exposta e o sangramento é franco. Os melhores materiais de capeamento pulpar e de revestimento cavitário são bioativos e antimicrobianos. Bioatividade, conforme definido na ISO 22317, é a formação espontânea de uma fina camada rica em Ca e P, semelhante à hidroxiapatita, na superfície de um material *in vivo* ou fluido corporal sintético. A bioatividade ocorre pela liberação de íons cálcio e hidróxido que criam um pH alto (alcalino), causando a precipitação de fosfato de cálcio dos fluidos corporais supersaturados nas proximidades de sua superfície. A proteína morfogênica óssea (BMP) e o fator transformador de crescimento beta um (TGF-β1) podem ser solubilizados do osso ou dentina pelo pH elevado e liberados para estimular o reparo. A polpa pode cicatrizar formando odontoblastos pulpares na camada de fosfato de cálcio dos materiais bioativos, formando a dentina reparadora. Tal resultado histológico é mostrado na Figura 7.2. Os agentes de capeamento pulpar bioativos incluem pó de hidróxido de cálcio e materiais de silicato tri/dicálcico.

Hidróxido de cálcio

Medicamentos de hidróxido de cálcio estão disponíveis como produtos em pó, pasta única ou pasta dupla com cargas radiopacas. O pó de hidróxido de cálcio pode ser simplesmente misturado com água e colocado, ou alguns produtos dispersam o pó em um veículo como o polietileno glicol líquido, como o Ultra-Cal (Ultradent Inc.). Outros produtos podem incluir hidróxido de cálcio em uma fórmula de resina que endurece quimicamente ou com luz, como Dycal (Caulk Dentsply Sirona). O hidróxido de cálcio é pouco solúvel em água e não se fixa em um cimento endurecido durante o procedimento, mas converte-se gradualmente em carbonato de cálcio pelo dióxido de carbono no sangue e nos fluidos orais ao longo do tempo. Tais produtos não devem ser deixados nas margens do preparo cavitário; caso contrário, a margem não será devidamente selada. O hidróxido de cálcio é benéfico devido ao alto pH, o que torna esse material antimicrobiano. No entanto, o hidróxido de cálcio sozinho não fixa ou fornece muito isolamento térmico, mas é bioinerte. Histologicamente, o hidróxido de cálcio estimula a dentina reparadora quando colocado na polpa, embora a dentina reparadora possa apresentar defeitos de túnel.

> **QUESTÃO IMPORTANTE**
> Por que o cimento MTA é biocompatível e considerado bioativo?

Silicato tri/dicálcico

Os produtos de silicato tri/dicálcico (silicato tricálcico, abreviado) também são conhecidos pelos nomes **agregado de trióxido mineral (MTA,** do inglês [*mineral trioxide aggregate*]), *silicato de cálcio*, *biossilicatos* ou *biocerâmica*. Quimicamente, os compostos predominantes nesses cimentos são os pós de silicato tricálcico e silicato dicálcico com pós cerâmicos inertes radiopacos. Os pós de silicato tricálcico são compostos cerâmicos únicos porque eles endurecem com a água e formam hidróxido de cálcio como um produto de reação dentro de uma matriz dura de silicato tricálcico e dicálcico hidratado. O produto da reação de hidróxido de cálcio confere bioatividade e propriedades antimicrobianas. Além disso, como o hidróxido de cálcio está dentro de uma matriz, a alcalinidade é mantida por mais tempo do que no hidróxido de cálcio sozinho. Esse tipo de cimento é isolante térmico e veda muito bem, sem retração.

Para pulpotomias, a hemorragia deve ser controlada com uma bolinha de algodão umedecida com soro fisiológico, uma solução diluída de hipoclorito de sódio (0,5% a 1%) antes da colocação, para evitar a infiltração de sangue no cimento e garantir a remoção suficiente de polpa afetada. A consistência do silicato tricálcico pode ser fluida ou do tipo massa para colocação pulpar. Após a colocação, qualquer material restaurador, incluindo OZE, CIV, forro de ionômero híbrido ou compômero ou composito fluido, pode ser colocado imediatamente sobre o silicato de tricálcico sem esperar por um conjunto completo de silicatos de tricálcico. Os agentes de ligação não aderem aos silicatos tricálcicos e o ataque não deve ser realizado diretamente em silicatos de tricálcico. A precipitação da hidroxiapatita nas interfaces com o tecido deve evitar que os silicatos tricálcicos sejam desalojados. Após o tratamento da pulpotomia, a polpa deve ser avaliada periodicamente quanto à vitalidade, como indicação de uma barreira dentinária se formando sob o cimento de silicato tricálcico. Silicatos tricálcicos foram adicionados à matriz de resina como protetores pulpares, como TheraCal e Thera-Cal PT (Bisco). Esses produtos endurecem por fotopolimerização ou dupla polimerização da resina, mas sua bioatividade é diminuída pelo encapsulamento da resina do componente bioativo.

As propriedades e aplicações do silicato tri/dicálcico serão discutidas com mais detalhes mais adiante no capítulo.

Formocresol e sulfato férrico

Formocresol e sulfato férrico têm sido utilizados como medicamentos protetores para procedimentos de pulpotomia parcial ou total, entre outras técnicas, incluindo eletrocirurgia e cauterização a *laser*. Sulfato férrico e formocresol estancam a polpa sangrante, mas nenhum dos materiais é bioativo. De longe, o formocresol tem sido o mais popular entre os dentistas pediátricos. Pulpotomias tratadas com sulfato férrico levaram à infeliz consequência da reabsorção radicular. O hidróxido de cálcio não tem sido popular em odontopediatria porque este material tem tido menos sucesso com inflamação pulpar e reabsorção dentária em dentes decíduos pequenos e finos. Os produtos

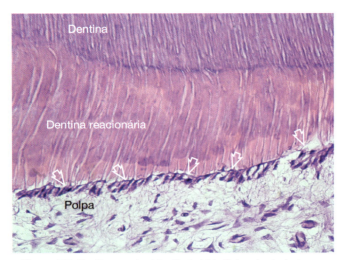

• **Figura 7.2** Dentina reacionária. Corte histológico de dente humano submetido a um leve estímulo patológico de uma cavidade profunda preenchida com cimento de ionômero de vidro fotopolimerizável e extraída 30 dias após o procedimento. A espessura de dentina restante é de 287 μm na região mais fina. Observe que o tecido pulpar subjacente à camada contínua de odontoblastos (*setas vazadas*) não apresenta inflamação. (Cortesia do Dr. Carlos Alberto de Souza Costa.)

bioativos à base de silicato tricálcico estão substituindo o uso de medicamentos de formocresol ou sulfato férrico para pulpotomias pediátricas, com melhor taxa de sucesso de retenção antes da esfoliação.

As pulpotomias pediátricas podem falhar ou não ser adequadas devido à infecção mais profunda da polpa. Nesses casos, a polpa é extirpada e o canal é preenchido com um medicamento que não pega. O material obturador não endurece para evitar interferência na esfoliação do dente decíduo. Esses materiais devem ser radiopacos. Dois desses materiais contêm hidróxido de cálcio em óleo de silicone ou pó de silicato tricálcico em resina de salicilato.

> **QUESTÃO IMPORTANTE**
> Qual é o propósito do uso de vernizes de cavidade e por que o verniz copal não é mais usado com tanta frequência como nas décadas de 1960 a 1990?

Vernizes e forros para cavidades

Quando a espessura da dentina remanescente é menor que 1 mm, os irritantes devem ser impedidos de atingir a polpa através dos túbulos dentinários pela colocação de uma camada protetora. O protetor pulpar clássico é um verniz cavitário, que previne a irritação pulpar ao ocluir os túbulos dentinários expostos.

Os vernizes são soluções de resinas sintéticas ou gomas naturais, como copal ou colofônias, em solvente orgânico (etanol, acetona, clorofórmio ou éter). O verniz é aplicado como uma camada fina sobre a dentina, que forma uma camada coerente à medida que o solvente evapora em cerca de 30 segundos. Pelo menos duas camadas de verniz devem ser aplicadas para obter um revestimento completo e contínuo com poucos furos. Cada camada de verniz deve ser completamente seca antes de prosseguir. Os vernizes são aplicados com um pincel descartável ou um pequeno chumaço de algodão. Para controle de infecção, um aplicador de verniz usado não deve ser inserido em um frasco de verniz; portanto, recipientes de dose unitária são comuns.

Outros produtos de revestimento de cavidade incluem OZE de baixa viscosidade, ionômero de vidro, produtos de hidróxido de cálcio e os silicatos de tricálcico. Os produtos contendo hidróxido de cálcio são preferidos para o revestimento da cavidade, pela mesma razão que os materiais de capeamento pulpar: bioatividade. Alguns forros aderem ao dente, aumentando sua capacidade de selar os túbulos dentinários. Os ionômeros de vidro são menos desejáveis nas proximidades da polpa por causa de sua acidez, mas são usados ionômeros de vidro modificados por resina. O verniz não é indicado ou necessário quando materiais adesivos são selecionados para restaurações. Os sistemas de colagem de resina cumprem o mesmo papel que o verniz.

Vernizes fluoretados

Vernizes contendo flúor são aplicados superficialmente nos dentes. Os vernizes reduzem a sensibilidade ao ocluir os túbulos dentinários e proporcionam liberação de flúor. Normalmente, esses vernizes contêm 5% de fluoreto de sódio para eluir íons de fluoreto, embora outros contenham fluoreto de cálcio ou fosfato de cálcio amorfo. As películas de verniz são temporariamente eficazes, mas devem ser reaplicadas para prevenção de cáries nas consultas de higiene. Os vernizes superficiais geralmente são aromatizados para aceitação do paciente (Figura 7.3, *esquerda*).

O nitrato de prata tem uma longa história de uso para deter a cárie. Mais tarde, um pesquisador japonês desenvolveu uma

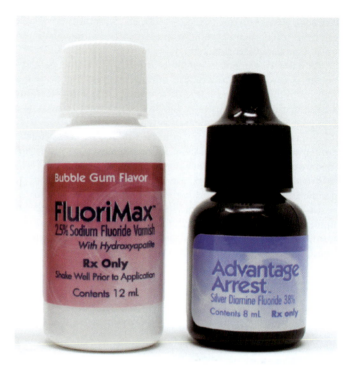

• **Figura 7.3** Verniz fluoretado aromatizado para aplicação superficial nos dentes, especialmente dentes decíduos (*esquerda*), e solução de fluoreto de diamina de prata liberada nos EUA para tratamentos de sensibilidade, usada *off-label* para tratamento de cárie (*direita*). (Cortesia de Elevate Oral Care.)

solução de fluoreto de diamina de prata a 38% para deter a cárie e reduzir a sensibilidade dentinária (Figura 7.3, *direita*). Os íons de prata são dissolvidos em uma solução de amônia, que pode atacar e matar bactérias. O termo *fluoreto de diamina de prata* (FDP) foi aceito na odontologia para $AgF \cdot (NH_3)_2$. As soluções FDP contêm o dobro do flúor presente em um verniz de NaF a 5%. Essa solução deterá a cárie ao precipitar os íons de prata, mas escurecerá as lesões cariosas com precipitados de prata. O escurecimento do dente pode ser aliviado com o uso de uma solução de iodeto de potássio após a aplicação do FDP. Esse material é conveniente para uso em dentes medicamente comprometidos ou acamados e decíduos, apesar da descoloração.

Bases de cimento

As **bases de cimento** estão mais distantes da polpa e são colocadas no fundo dos preparos cavitários. As bases fornecem isolamento térmico ou galvânico (ver Capítulo 3), embora a eliminação da comunicação com a polpa também seja importante. Estar mais distante da polpa permite a utilização de alguns materiais ácidos, como o cimento de fosfato de zinco. O cimento de fosfato de zinco tem sido um material de base eficaz porque é termicamente isolante, mas tem um pH baixo (acidez) e, portanto, requer outro material sob o cimento para proteger a polpa. Quando misturado como base, o cimento de fosfato de zinco deve ser mantido fresco e misturado a uma consistência espessa, não pegajosa, semelhante à massa de vidraceiro que retarda a reação e minimiza o ácido livre na superfície quando colocado.

OZE, policarboxilato de zinco, ionômeros de vidro de presa rápida, hidróxido de cálcio e cimentos de silicato tricálcico têm sido usados como bases de cavidades. Todos esses cimentos contêm pós cerâmicos, que possuem inerentemente menor condutividade térmica e elétrica do que os metais (Tabela 7.3). A transferência de calor é um fenômeno complexo que depende da capacidade térmica, espessura e densidade do material (ver Capítulo 3).

As bases de cimento devem ser fortes o suficiente para suportar as forças de condensação durante a colocação de materiais restauradores, especialmente amálgama, e as forças durante a mastigação ou bruxismo. A Tabela 7.4 mostra a resistência à compressão de cimentos dentários representativos ao longo de 24 horas. Para a maioria dos cimentos dentários, a resistência aumenta rapidamente ao longo de 30 minutos e continua aumentando no primeiro dia. Notavelmente, os cimentos de silicato tricálcico amadurecem por hidratação mais lentamente e ganham sua resistência ao longo de 1 mês, mas principalmente durante a primeira semana. A resistência mínima exigida dos materiais de base para resistir às forças mastigatórias não foi determinada devido à complexidade e à influência do desenho da cavidade do dente preparado. No entanto, um estudo de restaurações de amálgama colocadas sobre uma base de hidróxido de cálcio de endurecimento não mostrou evidência de falha, mesmo que a resistência do material fosse apenas cerca de 10 MPa após 1 dia. Para um preparo dentário classe I em que a base é apoiada em todos os lados pela estrutura do dente, menos resistência é necessária do que para preparos de classe II.

Tabela 7.3 Condutividade térmica da base de cimento e materiais de referência.

Material	Condutividade térmica aproximada (mcal/cm-s-K)
Dentina	1 a 2,3
Esmalte	1,6 a 2,2
Cimento de silicato tricálcico	0,7
Vidro	2 a 2,5
Cimento de fosfato de zinco	2,5 a 3,1
Óxido de zinco-eugenol	4
Amálgama	5,4
Aço inoxidável	38
Ouro	740

Tabela 7.4 Resistência à compressão de materiais à base de cimento.

Material	7 min (MPa)	30 min (MPa)	24 h (MPa)
Óxido de zinco-eugenol	2,8 / 6,2 / 15,9	3,5 / 6,9 / 20,7	5,2 / 12,4 / 24,1
Hidróxido de cálcio	3,8 / 7,6	4,8 / 6,2	10,3 / 8,3
Silicato de tricálcico	~0	Não determinado	14 a 40
Fosfato de zinco	6,9	86,9	119,3

> **QUESTÃO IMPORTANTE**
>
> Durante o assentamento inicial de uma prótese parcial fixa de três elementos (ponte), a prótese se encaixa perfeitamente no dente preparado e parece ser retida no dente com tanta tenacidade que a remoção requer muita força. Por que o cimento é necessário para retenção nessa condição?

Cimentos para cimentação

O primeiro cimento à base de óxido de zinco para cimentação de próteses fixas não era adesivo ao dente ou a próteses metálicas. O cimento funcionou preenchendo o espaço microscópico entre o dispositivo e o dente, endurecendo até uma massa de alta coesão, o que impediu o deslocamento (Figura 7.4). A retenção mecânica é obtida pela combinação das superfícies microscopicamente rugosas do dente e da prótese, juntamente com o cimento rígido que preenche as lacunas. Essa retenção mecânica é chamada de *cimentação*, em que o fosfato de zinco é o cimento dominante. O grau de retenção do cimento para uma determinada restauração depende de muitos fatores: forma do dente preparado, altura, número de pilares, precisão do ajuste da superestrutura, distribuição do cimento e oclusão. As próteses dentárias que são retidas mecanicamente incluem: (1) próteses fixas feitas de metal, metal recoberto com cerâmica ou cerâmica; (2) restaurações temporárias; (3) pinos usados para retenção de restaurações; e (4) superestruturas de implantes. Conforme discutido no Capítulo 6, *cimentação* tradicionalmente se refere ao uso de materiais não adesivos para retenção de próteses, e *aderência* refere-se ao uso de materiais de união adesivos. A distinção desapareceu na literatura; o uso de meio de ligação adesiva também é referido como *cimentação*.

Quando um dispositivo é assentado sem **agente cimentante**, são feitos contatos pontuais entre o dente e o aparelho (Figura 7.5 A e B). O cimento é usado para preencher as áreas que não estão em contato, evitando que o fluido oral flua entre as superfícies, bem como a invasão bacteriana. A cimentação de um dispositivo a um dente requer um cimento de baixa viscosidade e baixo ângulo de contato com o dente e o aparelho para formar

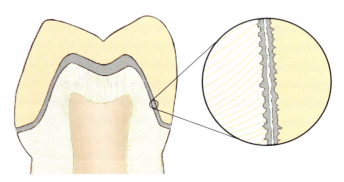

• **Figura 7.4** Diagrama do mecanismo sugerido através do qual o cimento dentário fornece retenção mecânica de uma coroa de ouro. O cimento penetra nas irregularidades da estrutura do dente e da fundição. Após o endurecimento, esses locais retentivos ajudam a reter a coroa fundida no lugar. A ampliação mostra uma fratura através do cimento, resultando em deslocamento da coroa.

um filme contínuo (Figura 7.5 C), sem a formação de vazios na interface (Figura 7.5 D). Os vazios prejudicam a capacidade do cimento de suportar e reter uma prótese.

A porosidade em cimentos pó-líquidos é criada a partir da incorporação de ar durante a mistura do pó no líquido. Um estudo com agentes cimentantes mostrou que o método de mistura não teve influência na formação de poros pequenos, mas a mistura manual

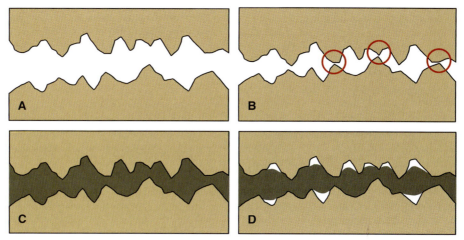

• **Figura 7.5** Ilustração esquemática das interfaces pilar-prótese. **A.** Morfologia irregular da superfície das duas superfícies a serem aderidas. **B.** Duas superfícies pressionadas uma contra a outra sem uma camada intermediária. Observe o pequeno número de pontos de contato ilustrados pelos círculos. **C.** Interface contínua quando um terceiro material, seja cimento ou adesivo, é usado como camada intermediária. **D.** Vazios gerados como resultado da incapacidade da camada intermediária de molhar completamente as superfícies.

produziu mais poros grandes do que a mistura com triturador. A medição da porosidade de cimentos pó-líquido misturados à mão mostrou que o cimento de policarboxilato teve a maior porosidade, seguido por fosfato de zinco e CIVs. Maior viscosidade geralmente leva a mais poros durante a mistura. Se bolhas de ar ficarem presas, as forças mastigatórias podem fraturar aparelhos fracos, como folheados. Quando uma camada livre de vazios é formada e endurecida, uma superfície é pressionada contra outra para resistir às tensões de cisalhamento que podem desalojar a peça.

Para escolher o cimento para a fixação de uma prótese fixa, as principais características são o tempo de trabalho, tempo de presa, consistência, facilidade de remoção do excesso de material e adesão. Qualquer cimento para fixação deve fluir sob pressão e molhar (espalhar) pelo dente e as superfícies protéticas. Os requisitos internacionalmente aceitos para cimentos de cimentação são mostrados na Tabela 7.2. Os cimentos de cimentação devem ter uma espessura de filme inferior a 25 μm quando testados de acordo com a Especificação nº 96 do American National Standards Institute (ANSI)/American Dental Association (ADA) e ISO 9917-1 ou 99172. Para cimentos endodônticos, que serão discutidos posteriormente, a espessura máxima do filme é de 50 μm conforme ISO 6876. A espessura do filme reflete essencialmente a consistência da mistura de cimento e é afetada pelo tamanho das partículas e a relação P/L. O método de teste de espessura de filme ISO requer que o cimento recém-misturado seja colocado entre duas superfícies opticamente planas e uma carga vertical de 150 N é aplicada. Sete minutos depois, a espessura do filme é medida. Tais amostras devem aparecer para criar filmes contínuos.

O entalhe de uma coroa deve ser limpo antes da aplicação do cimento para cimentação. A superfície interna deve ser cuidadosamente lixada com uma pedra ou jateada com abrasivo de alumina. O jateamento prolongado pode deformar as margens metálicas ou corroer as margens cerâmicas e deve ser evitado. As coroas devem ser completamente enxaguadas para remover detritos e secas. A cimentação de uma prótese em um dente ocorre em três etapas após a mistura do cimento, se a mistura for necessária: colocação do cimento, assentamento e remoção do excesso de cimento.

Após a mistura, o cimento para cimentação deve estar o mais livre possível de bolhas e, em seguida, colocado no entalhe de uma coroa ou ponte (Figura 7.6 A e B). O cimento deve cobrir

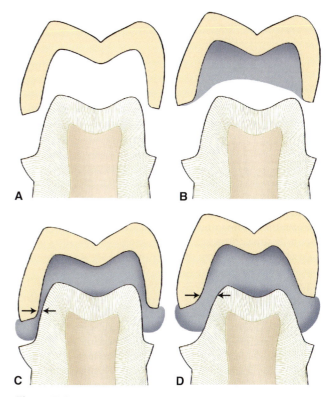

• **Figura 7.6** Mecânica de cimentação de uma prótese. **A.** Montagem de prótese fixa e respectivo preparo dentário. **B.** O agente cimentante colocado na prótese deve cobrir toda a superfície. **C.** O espaço para expulsão do excesso de cimento diminui à medida que a prótese atinge sua posição final. As setas mostram a espessura do espaço para expelir o excesso de cimento. **D.** Maior grau de conicidade do pilar proporciona maior espaço para expulsão do excesso de cimento.

toda a superfície do entalhe, mas preencher apenas uma parte do entalhe. O preenchimento de todo o entalhe aumenta o risco de aprisionamento de bolhas, o tempo e a pressão necessários para o assentamento e o tempo e esforço necessários para remover o excesso de cimento. Uma prótese fixa deve ser totalmente assentada com pressão moderada dos dedos, deslocando o excesso de cimento.

A **espessura do cimento** não é a mesma que a espessura do filme, mas refere-se à espessura real do cimento que ocorre clinicamente entre uma coroa fundida, *inlay*, *onlay* ou faceta e a estrutura do dente. Os cimentos com viscosidade mais baixa facilitam o processo de assentamento. Camadas de cimento mais finas são criadas aplicando força de assentamento suficiente para que o excesso de cimento seja expresso na margem. Bater na coroa ou vibrar a coroa com um dispositivo ultrassônico pode ajudar a obter um assentamento completo. Pedir ao paciente para morder uma substância macia, como um palito de madeira ou um rolo de algodão, também ajuda a completar o assentamento e expele o excesso de cimento (Figura 7.6 C). Três pontos na margem devem ser examinados com um explorador para garantir que o assento esteja completo. O desenho da prótese deve permitir que o cimento flua e crie uma camada uniforme de cimento entre o dispositivo protético e o dente. Entretanto, uma conicidade mais alta do preparo do dente (Figura 7.6 D) e uma altura de coroa mais baixa reduzem a retenção. A espessura do cimento entre a prótese e o pilar deve ser fina para minimizar os poros, maximizar a retenção e minimizar o acúmulo de placa e microinfiltração entre o dispositivo e o dente.

A espessura do cimento desempenha um papel significativo na retenção da prótese. A espessura varia com (1) a quantidade de força aplicada durante o assentamento da prótese, (2) a direção na qual a força é aplicada à prótese durante o assentamento, (3) o desenho da prótese em relação a dificultar ou facilitar o fluxo de cimento, (4) o encaixe da prótese no dente preparado e (5) a espessura do filme inerente ao cimento. Um valor de espessura de cimento aceitável na literatura está entre 25 e 150 μm.

> **QUESTÃO IMPORTANTE**
> Por que a técnica de remoção do excesso de cimento difere entre os tipos de cimento?

O excesso de cimento de cimentação deve estar presente na margem de uma coroa logo após o assentamento, uma indicação de cobertura completa de cimento sob a coroa. A técnica de remoção do excesso de cimento depende das propriedades do cimento que devem ser descritas nas instruções de uso. Um fio dental com nós deve ser passado pelas regiões interproximais imediatamente após o assentamento completo da prótese para remover o excesso de cimento e criar acesso para remoção de cimento necessária em outras partes da margem.

Os cimentos de base aquosa amadurecem após a presa e requerem umidade, mas não muita umidade. Como precaução, o clínico deve aplicar uma camada de verniz (ou um agente adesivo) ao longo da margem acessível das restaurações cimentadas antes de dar alta ao paciente. Esse revestimento deve vedar a margem, evitar a dissolução e evitar a infiltração de alimentos ou bebidas durante a maturação, podendo liberar flúor.

Uma coroa ou ponte pode ser desalojada após a polimerização do cimento se o cimento fraturar, dissolver ou erodir, o que deixa um espaço onde a placa pode se acumular e a cárie pode reaparecer na abertura marginal (Figura 7.7). Deve-se ter cuidado durante a cimentação para evitar esta ocorrência.

Cimentos à base de óxido de zinco

O grupo de óxido de zinco de cimentos inclui fosfato de zinco, carboxilato de zinco e cimentos OZE (Figura 7.8). Embora sejam menos populares hoje em dia, a compreensão desses cimentos permite apreciar a evolução dos cimentos odontológicos para os adesivos contemporâneos. A reação ácido-base nunca progride até a conclusão. Portanto, os cimentos endurecidos retêm a estrutura composta, partículas de pó que não reagiram em uma matriz de produtos de reação.

Cimento de fosfato de zinco

O pó deste cimento contém óxido de zinco (> 75%) e até 13% de magnésia (óxido de magnésio) e pó radiopaco. O óxido de zinco e a magnésia podem ter sido sinterizados e então moídos em um pó fino; a sinterização combina intimamente os dois pós para controlar a taxa de presa. Quanto mais fino for o tamanho da partícula, mais rápido o cimento endurecerá, o que é verdade para todas as reações pó-líquido. O óxido de bismuto é comum

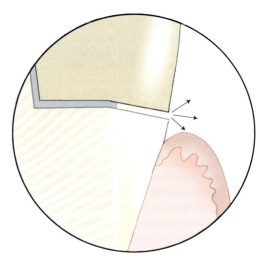

• **Figura 7.7** Perda de cimento na área marginal resultante da exposição ao fluido oral.

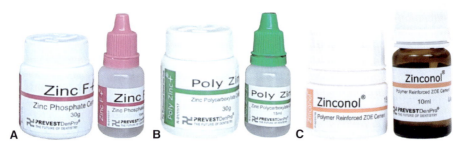

• **Figura 7.8** Cimento à base de óxido de zinco. **A.** Cimento de fosfato de zinco. **B.** Cimento de policarboxilato de zinco. **C.** Cimento de óxido de zinco-eugenol reforçado com polímero.

como componente de pó radiopaco nesses cimentos. O líquido à base de água contém ácido fosfórico (38 a 59%), fosfato de alumínio (2 a 3%) e, às vezes, fosfato de zinco (0 a 10%) para ajustar a reação de presa a uma taxa adequada para odontologia.

QUESTÃO IMPORTANTE

Explique por que o cimento de fosfato de zinco deve ser misturado por incrementos em uma placa fria.

Para misturar o cimento de fosfato de zinco, o pó deve ser dispensado primeiro em uma placa de mistura de vidro fria e dividido em seis incrementos, geralmente observados nas instruções de uso do fabricante. A temperatura da placa de vidro deve estar acima do ponto de orvalho da sala; caso contrário, a umidade condensada na placa diluirá o líquido, reduzindo a resistência do cimento de fosfato de zinco. Em seguida, o líquido é dispensado imediatamente antes da mistura para minimizar a evaporação da água do líquido. Quando o pó e o líquido são misturados, a solução de ácido fosfórico (pH ~0,5) dissolve a superfície externa da partícula. Os íons de zinco dissolvidos reagem com os íons de fosfato de alumínio no líquido para precipitar um gel de aluminofosfato de zinco nas partículas de óxido de zinco não dissolvidas restantes. A reação entre o óxido de zinco e o ácido fosfórico é exotérmica e requer um protocolo de mistura rigoroso para controlar o excesso de geração de calor. Um pequeno incremento de pó é primeiro misturado para reduzir a acidez do líquido. Incrementos subsequentes de pó são adicionados e o calor também aumenta. A espatulação rápida por menos de 20 segundos é necessária para cada incremento de pó, com todo o pó incorporado em 2 minutos para criar uma mistura cremosa. O calor deve ser dissipado adequadamente pela placa de vidro fria; caso contrário, a reação irá acelerar e encurtar o tempo de trabalho. Almofadas de papel não absorventes não devem ser usadas. Um teste de "amarrar" o cimento antes do uso indicará se a mistura é muito viscosa para cimentação.

Depois de assentar uma prótese com um cimento de fosfato de zinco, é necessária uma pressão firme e um campo seco até que o cimento seque. O excesso de cimento na área interproximal deve ser removido imediatamente com um fio dental atado após o assentamento completo. O restante pode ser removido após a configuração completa. Verniz ou outro revestimento não permeável deve ser aplicado na margem para permitir que o cimento amadureça isolado dos fluidos orais. Se um revestimento de cavidade foi aplicado antes do cimento de fosfato de zinco, a retenção será menor devido à superfície lisa do revestimento com menos intertravamento.

QUESTÃO IMPORTANTE

Por que o cimento de policarboxilato de zinco recém-misturado deve ser aplicado no preparo do dente antes que o cimento perca sua aparência brilhante?

Cimento de policarboxilato de zinco

O cimento de policarboxilato de zinco evoluiu a partir do fosfato de zinco e foi o primeiro cimento dentário que se ligava quimicamente aos dentes. Esse cimento pó-líquido endurece por meio de uma reação ácido-base de um pó semelhante ao do cimento de fosfato de zinco com um líquido à base de ácidos poliacrílicos com peso molecular de 30.000 a 50.000 Dalton.

A concentração de ácido varia de 32 a 42% em peso. Cimentos de policarboxilato de zinco fixados pela parte de dissolução ácida das partículas de óxido de zinco, que libera íons de zinco, magnésio e estanho que se ligam e reticulam os grupos carboxila. O ácido poliacrílico liga-se aos íons de zinco do pó e aos íons de cálcio do dente mineralizado. Uma fase de matriz de policarboxilato reticulado é formada, que encapsula a porção não reagida das partículas, como acontece com o cimento de fosfato de zinco. O fluoreto estanoso pode ser um componente menor para modificar o tempo de presa, aumentar a resistência e melhorar as propriedades de manipulação. O fluoreto liberado desse carboxilato de zinco é menor em comparação com o liberado dos cimentos de ionômero de vidro discutidos mais adiante.

O pó pode ser refrigerado, o que retardará a reação. No entanto, o líquido não deve ser refrigerado, pois isso fará com que engrosse. Os cimentos de policarboxilato são misturados a cerca de 1,5:1 pó:líquido em peso em uma superfície não absorvente. O pó deve ser incorporado ao líquido para criar uma mistura brilhante, indicativa de ácido carboxílico na superfície para adesão ao dente. Uma placa fria pode ser usada para prolongar o tempo de trabalho do cimento de carboxilato de zinco, mesmo que a reação não seja exotérmica; no entanto, uma placa fria engrossa o ácido poliacrílico, o que dificulta a mistura.

Uma superfície do dente meticulosamente limpa é necessária para obter adesão e garantir o contato íntimo entre o cimento de policarboxilato e o dente. A aplicação de uma solução de ácido poliacrílico ou maleico a 10% (10 a 15 segundos) deve preceder a aplicação do cimento, seguida de enxágue com água. Após a limpeza, o pilar deve ser isolado e seco para evitar contaminação por fluidos orais. A secagem com seringa de ar é aceitável, embora o paciente possa sentir desconforto se um dente vital não for anestesiado. A superfície externa de uma prótese deve ser cuidadosamente revestida com um meio de separação, como vaselina. O meio de separação evita que o excesso de cimento de policarboxilato adira à coroa para que o excesso de cimento possa ser removido quando o cimento endurecer.

O tempo de trabalho para o cimento de policarboxilato é muito menor do que para o cimento de fosfato de zinco, aproximadamente 2,5 *versus* 5 minutos; portanto, a espatulação rápida e o assentamento imediato são necessários para garantir uma baixa espessura de cimento. O pH do cimento líquido é inicialmente muito baixo (1,7), mas superior ao do fosfato de zinco, e aumenta rapidamente à medida que a reação de presa prossegue. Durante a presa, o cimento de policarboxilato passa por um estágio emborrachado. O excesso de cimento não deve ser removido nesta etapa, pois o cimento pode ser arrancado das margens, deixando um espaço vazio. O tempo de presa varia de 6 a 8 minutos conforme exigido na ISO 9917-1. Devido ao curto tempo de trabalho, apenas coroas ou pontes curtas podem ser cimentadas com cimento de policarboxilato de zinco. As ligações adesivas acrílicas criam um cimento que pode suportar ciclos térmicos, ao contrário do cimento de fosfato de zinco.

Cimentos de óxido de zinco eugenol e noneugenol

Os cimentos de OZE foram formulados como sistemas pó-líquido e duas pastas. A combinação pó-líquido contém pó de óxido de zinco e eugenol líquido. O sistema de duas pastas inclui uma pasta base contendo pó de óxido de zinco e o eugenol está no acelerador (ou catalisador). A reação de fixação do OZE começa com a água presente no dente ou a solução de eugenol hidrolisando o óxido de zinco para formar hidróxido de zinco. O hidróxido de zinco e o eugenol quelam e se solidificam. A reação ocorre mais rapidamente em um ambiente quente e úmido, como dentro de um dente. Quando o di-hidrato de acetato de zinco é incluído no pó, a reação é mais rápida; o acetato de zinco é mais solúvel do que o óxido ou hidróxido de zinco. O ácido acético na solução de eugenol também acelera a dissolução do óxido de zinco. A reação de pega é mais lenta para os outros cimentos de óxido de zinco. Uma grande variedade de cimentos OZE está disponível, com resistências à compressão que variam de 3 a 55 MPa. Pós mais finos aumentam a resistência do cimento resultante.

A versatilidade do OZE é refletida na ISO 3107:2011 (ANSI/ADA Standard Nº 30), que lista quatro tipos clínicos de cimento OZE: (1) cimentação temporária, (2) cimentação a longo prazo de próteses fixas, (3) obturações temporárias e bases isolantes térmicas e (4) restaurações intermediárias. Os cimentos de OZE também são usados como selantes de canais radiculares e curativos periodontais. Espera-se que as restaurações temporárias de OZE durem algumas semanas. O atributo antimicrobiano do OZE é um benefício em comparação com cimentos de ionômero de vidro ou resinas compostas. No entanto, os cimentos de OZE podem causar necrose pulpar; portanto, OZE não deve ser usado diretamente na polpa. Usado indiretamente, o OZE tem efeito sedativo ao selar os túbulos dentinários contra a entrada de fluidos orais até que uma restauração mais permanente possa ser confeccionada e cimentada.

Os cimentos de OZE de duração intermediária servem como material restaurador por cerca de 1 ano. Para obter as propriedades necessárias para esse uso, deve-se usar uma consistência restauradora tipo massa de vidraceiro (alta relação P/L). Quanto maior a relação P/L, mais rápido o material se ajusta. Uma placa de mistura de vidro fria retarda a presa, que deve estar acima do ponto de orvalho para evitar condensação de umidade e diluição do cimento.

Uma excelente aplicação para os cimentos OZE é para cimentação temporária ou provisória (curto ou médio prazo) de próteses fixas provisórias. Os cimentos para cimentação de OZE de longa duração são um pouco difíceis de manipular porque suas espessuras de filme são altas e o excesso de cimento é difícil de remover; portanto, os cimentos para cimentação de OZE de longa duração nunca devem ser usados para cimentação temporária. O cimento OZE é usado para cimentação da superestrutura do implante, onde cimentos mais retentivos podem causar danos ao implante de suporte se for necessária a recuperação. A consequência do cimento menos adesivo é o potencial afrouxamento da prótese sobre implante.

Para melhorar a resistência dos cimentos OZE, parte do líquido de eugenol foi substituído por ácido ortoetoxibenzoico e alumina adicionados ao pó. Outro sistema, chamado *OZE reforçado com polímero*, incorpora um pó contendo de 20 a 40% em peso de partículas finas de polímero e partículas de óxido de zinco tratadas com ácido carboxílico. Acredita-se que o eugenol residual interfira na polimerização adequada de compósitos ou cimentos à base de resina; portanto, alguns ácidos carboxílicos têm sido usados para substituir o eugenol e produzir um material semelhante ao OZE. Esses produtos são chamados de *cimentos de óxido de zinco não eugenol*. A resistência à compressão desses cimentos OZE melhorados é aceitável, mas seus valores de resistência são inferiores aos dos cimentos de ionômero de vidro e resina (ver Tabela 7.4).

Cimento de ionômero de vidro

O *cimento de polialcenoato de vidro* é a designação adequada para pós de vidro especializados que reagem com o ácido poliacrílico. Entretanto, *ionômero de vidro*, *cimento de ionômero de*

vidro e *CIV* são reconhecidos como nomes aceitáveis dentro da profissão odontológica. Os cimentos de ionômero de vidro são uma melhoria em relação aos cimentos de silicato predecessores porque incluem o mecanismo de ligação encontrado no cimento de carboxilato de zinco com pó de vidro. O resultado é um material superior e versátil, aderente, translúcido e com liberação de flúor. Os CIVs têm sido usados para (1) restauração estética de dentes anteriores (p. ex., sítios de classe III e V), (2) cimentos adesivos para próteses fixas e aparelhos ortodônticos, (3) restaurações intermediárias, (4) fossas e fissuras selantes, (5) revestimentos e bases de cavidades e (6) materiais de construção do núcleo. Os CIVs são classificados por variações na composição do pó e tamanho de partícula para atingir a função desejada, como a seguir:

- Tipo I: cimentação de coroas, pontes e bráquetes ortodônticos
- Tipo II a: cimentos restauradores estéticos
- Tipo II b: cimentos restauradores reforçados
- Tipo III: cimentos e bases de revestimento.

Química e presa

Os pós de vidro para GIC sempre contêm sílica, cálcio, alumina, flúor e outros óxidos (Tabela 7.5). Óxidos metálicos de número atômico mais alto (óxido de bário, óxido de estrôncio) são incluídos nas fórmulas de vidro para aumentar a radiopacidade. Durante a fusão, as matérias-primas são homogeneizadas em uma massa vítrea amorfa a temperaturas entre 1.100 e 1.500°C. Depois que a massa fundida é temperada, o vidro é moído em pó, com tamanhos médios de partículas variando de menos de 10 a cerca de 50 µm, dependendo da indicação. Pós mais grossos são usados para restaurações, e partículas mais finas são usadas para cimentar dispositivos ou produtos de proteção pulpar. Esses pós de vidro para cimentos de polialcenoato são solúveis nos ácidos poliacrílicos.

As primeiras soluções aquosas de CIV continham de 40 a 50% de ácido poliacrílico, mas esses líquidos eram viscosos e tinham vida útil curta porque gelificavam. Os líquidos de ionômero de vidro atuais contêm misturas de copolímeros de ácidos itacônico, maleico ou tricarboxílico (Figura 7.9). O ácido tartárico é usado como aditivo controlador de taxa no líquido CIV

Tabela 7.5	Composições nominais de pós de cimento de ionômero de vidro (% em peso).					
Composto	A	B	C	D	E	F
SiO_2	36	20 a 30	41,9	35,2	34	32
Al_2O_3	36	10 a 20	28,6	20,1	45	32
AlF_3			1,6	2,4		
CaF_2			15,7	20,1		
NaF			9,3	3,6		
$AlPO_4$			3,8	12		
F	9	10 a 15			9	8
Na_2O	7	1 a 5				7
La_2O_5						3
BaO		10 a 20				
CaO	14	10 a 20				13
SrO					11	
P_2O_5	5	1 a 5			1	5

para melhorar o manuseio, diminuir a viscosidade e aumentar o tempo de trabalho. O ácido tartárico também reduz o tempo de presa (Figura 7.10) ao "afiar" a curva de presa e prolonga a vida útil antes dos géis líquidos. A adição de 5 a 10% de ácido tartárico permite o uso de vidros com menor teor de flúor, o que torna as restaurações mais translúcidas e estéticas. O flúor no vidro pode causar separação de fases dentro das partículas de vidro, o que cria opacidade.

Quando o pó de CIV e o líquido são misturados, o ácido começa a dissolver o vidro, liberando íons de cálcio, alumínio, sódio e flúor no líquido. O alto teor de alumínio é a chave para a reatividade do vidro com o ácido poliacrílico. A porção não dissolvida das partículas de vidro é revestida por um gel rico em sílica formado na superfície das partículas de vidro quando os íons são lixiviados. As cadeias de ácido poliacrílico se cruzam com os íons cálcio e os íons alumínio. Os íons sódio e flúor do vidro não participam da reticulação do cimento. O conjunto CIV consiste em partículas de vidro não dissolvidas com revestimento de sílica gel, embutidas em uma matriz amorfa de polissais de cálcio hidratado e alumínio contendo íons fluoreto. A Figura 7.11 mostra a estrutura estilizada do conjunto CIV. Os ionômeros de vidro se ligam à estrutura do dente por quelação dos grupos carboxila dos ácidos poliacrílicos com o cálcio da apatita do esmalte e da dentina, como o cimento de policarboxilato. A Figura 7.12 é uma micrografia do conjunto CIV.

Um CIV especializado conhecido como *ionômero de vidro ajustável em água* é formulado com ácido poliacrílico liofilizado misturado com o pó de vidro. O pó é misturado com água ou uma solução aquosa contendo ácido tartárico. Esse tipo de CIV tem um período de trabalho prolongado porque é necessário tempo adicional para dissolver o ácido poliacrílico seco em água para iniciar a reação ácido-base.

> **QUESTÃO IMPORTANTE**
>
> Identifique dois papéis críticos da água no cenário do CIV convencional e discuta sua influência nas propriedades de presa CIV.

Manipulação clínica

Antes de usar o CIV para cimentação, a superfície do dente preparado deve estar limpa, não contaminada por saliva ou sangue e seca, mas não profundamente seca nos túbulos. Uma pasta de pedra-pomes pode ser usada para remover a camada de esfregaço produzida pela preparação da cavidade. Alternativamente, o dente pode ser acidificado (condicionado) com ácido fosfórico (34 a 37%)

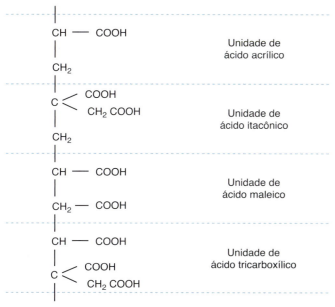

• **Figura 7.9** Estrutura de vários tipos de ácidos alcanoicos que compõem os poliácidos dos cimentos de ionômero de vidro.

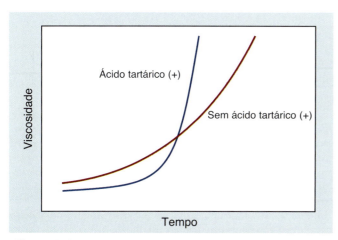

• **Figura 7.10** Efeito do ácido tartárico na relação viscosidade-tempo para um cimento de ionômero de vidro durante a pega.

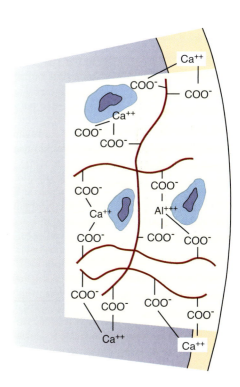

• **Figura 7.11** Diagrama representando a estrutura de um cimento de ionômero de vidro. As partículas azuis sólidas representam partículas de vidro que não reagiram, circundadas pelo gel (estrutura sombreada em azul-claro), que se formam quando os íons Al^{3+} e Ca^{2+} são lixiviados do vidro como resultado do ataque do ácido poliacrílico. Os íons Ca^{2+} e Al^{3+} formam polissais com os grupos COO^- do ácido poliacrílico para formar uma estrutura reticulada. Os grupos carboxila reagem com o cálcio no esmalte e na dentina.

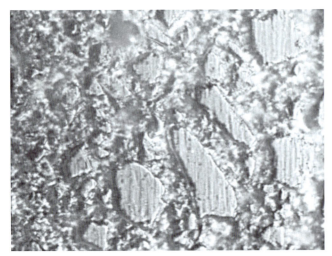

• **Figura 7.12** Fotomicrografia de um cimento de ionômero de vidro endurecido mostrando partículas que não reagiram cercadas pela matriz contínua.

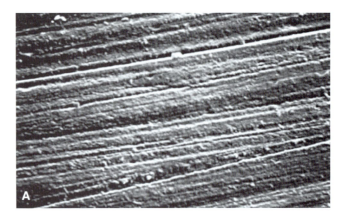

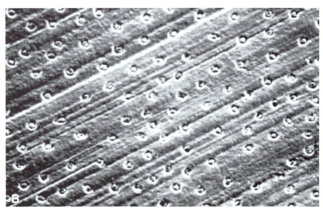

• **Figura 7.13** Superfícies dentinárias preparadas. **A.** Superfície recém-preparada com camada de esfregaço. **B.** Após a limpeza com ácido poliacrílico, a camada de esfregaço é removida, mas os túbulos permanecem obstruídos.

ou um ácido poliacrílico semelhante a um ácido orgânico (10 a 20%) por 10 a 20 segundos, seguido por 20 a 30 segundos de uma segunda lavagem com água. A Figura 7.13 mostra a camada de esfregaço e a remoção da camada de esfregaço após uma ação de esfregaço de 10 segundos com solução de ácido poliacrílico a 10%. Para os casos em que a espessura residual da dentina da polpa é inferior a 0,5 mm, é necessário um revestimento de hidróxido de cálcio ou silicato tricálcico para garantir que a acidez do CIV não afete a polpa. A necessidade de proteção contra a acidez dos cimentos à base de água é vista na Tabela 7.6. Após 24 horas, os valores de pH desses cimentos subiram de 2 para 6.

Uma almofada de papel não absorvente ou uma placa de vidro seca e fria pode ser usada para misturar o CIV. Uma placa de vidro fria retardará a reação, o que prolonga o tempo de trabalho. Assim como nos cimentos de óxido de zinco, a placa não deve estar mais fria que a temperatura ambiente para evitar condensação de água e diluição do líquido. O pó e o líquido devem ser dispensados imediatamente antes do início da mistura; caso contrário, a evaporação da água aumenta a acidez do líquido. O pó deve ser rapidamente espatulado no líquido em menos de 45 segundos, ou conforme prescrito nas instruções de uso. Normalmente, metade do pó é misturado ao líquido por 5 a 15 segundos; então, o pó restante é rapidamente adicionado e misturado dobrando o cimento sobre si mesmo até que se observe uma aparência uniforme e brilhante. Uma aparência brilhante é crítica porque isso indica que o poliácido não reagido está presente para a adesão aos dentes. Uma aparência opaca indica que a reação de presa progrediu muito.

A viscosidade do CIV misturado varia amplamente entre os fabricantes de baixa a muito alta. As variações são alcançadas variando a distribuição do tamanho das partículas e a razão P/L. Partículas mais grossas (cerca de 50 µm em média) são usadas para as indicações viscosas, restauradoras, e partículas finas de vidro (cerca de 15 µm) são usadas para cimentação.

Alguns ionômeros de vidro são fornecidos em cápsulas contendo pó e líquido pré-proporcionados (Figura 7.14). As cápsulas são convenientes e oferecem uma relação P/L consistente com menos variação do que a espatulação manual. O lacre da cápsula é rompido, e a cápsula é colocada em um triturador pelo tempo e velocidade indicados pelo fabricante. Algumas cápsulas são projetadas com um bico para injeção direta na cavidade do dente preparado ou na prótese fixa.

Tabela 7.6 pH em pó – ácido líquido – base de cimentos.

			IONÔMERO DE VIDRO	
Tempo	Fosfato de zinco	Policarboxilato de zinco	Líquido poliácido	Água ajustável
2 min	2,1	3,4	2,3	1,8
5 min	2,6	4	3,3	2
10 min	3,1	4,4	3,8	3,4
15 min	3,3	4,8	3,9	3,9
60 min	4,3	5,1	4,6	4,8
24 h	5,5	6	5,7	6

Com qualquer cimento de ionômero de vidro, um revestimento protetor (ou seja, Ca[OH]$_2$) deve ser usado se a preparação for estimada a menos de 0,5 mm da câmara pulpar. As restaurações de ionômero de vidro apresentam um risco pulpar menor do que quando usadas como cimentos de cimentação porque os cimentos de cimentação são misturados com uma baixa relação P/L e permanecem ácidos por mais tempo. Para cimentação, o CIV é aplicado com um instrumento de plástico para revestir toda a superfície do entalhe da prótese antes do assentamento. O excesso de cimento pode ser removido imediatamente após o assentamento ou quando prescrito nas instruções

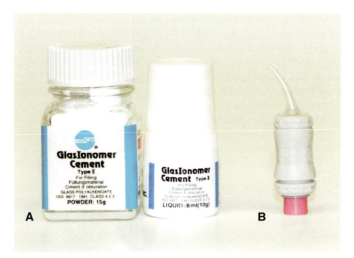

• **Figura 7.14** Dois cimentos de ionômero de vidro restauradores pó-líquido tipo II. **A.** Sistema de duas garrafas para mistura manual. **B.** Cápsula para trituração (cápsula GC Fuji Triage).

de uso. Nenhuma proteção da superfície do cimento é necessária durante a pega inicial, mas um revestimento protetor deve ser aplicado após a remoção do excesso de cimento para evitar o excesso de sorção de água. Para restaurações de CIV, a superfície de CIV fresco deve ser coberta com uma matriz plástica por cerca de 5 minutos para evitar o excesso de sorção de água durante a presa inicial. Caso contrário, a saliva diluirá os cátions e ânions formadores de matriz e destruirá a matriz hidratada, criando um restaurador fraco. Quando a matriz plástica é removida, a superfície deve ser protegida com verniz ou petrolato enquanto o excesso de CIV é removido das margens. O acabamento superficial das restaurações CIV deve ser realizado após a presa do cimento e sem secagem excessiva. Antes de dispensar o paciente, as restaurações CIV devem ser novamente revestidas com verniz ou petrolato. Se esses procedimentos recomendados não forem seguidos, a superfície inevitavelmente se tornará calcária ou enrugada, como na restauração mostrada na Figura 7.15.

Os ionômeros de vidro têm servido bem aos pacientes devido à sua estabilidade dimensional e liberação persistente de flúor (Tabela 7.7), com duração de 30 dias após a presa. Embora estudos *in vitro* tenham mostrado a capacidade das restaurações de ionômero de vidro em inibir a desmineralização do esmalte e da dentina, nem todos os estudos clínicos confirmaram a eficácia do CIV sobre materiais não fluoretados. As restaurações CIV são mais vulneráveis ao desgaste e têm menor tenacidade à fratura do que as restaurações de compósitos.

Cimento de ionômero de vidro reforçado com metal

Pós metálicos têm sido incorporados em cimentos de ionômero de vidro com o objetivo de uma presa mais rápida e talvez substituir o amálgama. As cargas metálicas podem ser pó de liga de prata, como as ligas utilizadas em amálgamas, denominadas *liga de mistura*, ou partículas de prata sinterizadas ao vidro, conhecidas como *cermet*. As cargas de metal tornam o CIV acinzentado, mas mais radiopaco. Mais flúor é liberado do tipo de mistura porque as partículas da liga não estão ligadas ao vidro. Menos flúor é liberado do cermet IV porque uma porção da partícula de vidro é revestida com metal. Todos os procedimentos que se aplicam ao CIV convencional se aplicam ao CIV reforçado com metal. A fixação mais rápida, adesão e liberação de flúor do CIV reforçado com metal são úteis para as seguintes aplicações:

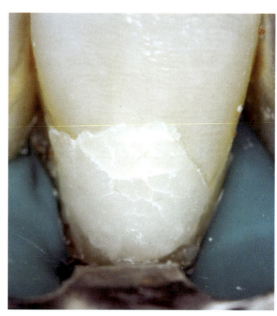

• **Figura 7.15** Superfície fissurada em restaurações de ionômero de vidro que resultaram de proteção inadequada do material durante a maturação. (Cortesia do Dr. Saulo Geradeli.)

Tabela 7.7	Liberação cumulativa de flúor de vários produtos de ionômero de vidro.		
	LIBERAÇÃO DE FLÚOR (μG)	
Tipo de cimento	**14 dias**	**30 dias**
Cermet	200	300
Ionômero de vidro (tipo II)	440	650
Ionômero de vidro (tipo I)	470	700
Ionômero de vidro para forro (convencional)	1.000	1.300
Ionômero de vidro para forro (fotopolimerizável)	1.200	1.600
Ionômero de vidro de mistura de liga (mistura de liga de prata)	3.350	4.040

(1) núcleos de dentes a serem restaurados com coroas fundidas, (2) restaurações em superfícies oclusais de molares decíduos com coroas de aço inoxidável, e (3) pinos de cimentação e outras formas retentivas. Os CIVs reforçados com metal têm uso limitado como alternativa ao amálgama ou resina composta para restaurações posteriores porque são mais fracos do que os materiais de núcleo de resina composta e outros CIVs (Tabelas 7.8 e 7.9).

> **QUESTÃO IMPORTANTE**
>
> Para a técnica de tratamento restaurador atraumático, por que um CIV de alta viscosidade é o material mais adequado?

| Tabela 7.8 | Propriedades dos cimentos restauradores de ionômero de vidro. |||

	Tensão compressiva (MPa)	Tensão de tração diametral (MPa)	Dureza (NDK)
Ionômero de vidro (tipo II)	196 a 251	18 a 26	87 a 177
Cermet	176 a 212	19 a 22	30 a 45
Ionômero de vidro de alta viscosidade	301	24	108
Ionômero híbrido	202 a 306	20 a 48	64 a 85

| Tabela 7.9 | Tenacidade à fratura de materiais de ionômero de vidro e materiais restauradores selecionados. |

Tipo de material	Tenacidade à fratura (MPa·m$^{1/2}$)
CIV convencional (cimentação)[3]	0,27 a 0,37
CIV modificado por metal (misturado)[5]	0,30
CIV modificado por metal (cermet)[5]	0,51
CIV de alta viscosidade[6]	0,45 a 0,72
CIV convencional (restauração)[4]	0,72
CIV modificado por resina (cimentação)[3]	0,79 a 1,08
Compômero (restauração)[2]	0,97 a 1,23
Cimento resinoso[3]	1,30
CIV modificado por resina (restauração)[5]	1,37
Amálgama[1]	0,97 a 1,60
Compósito híbrido[2]	1,75 a 1,92

[1]Lloyd CH, Adamson M, The fracture toughness (KIC) of amalgam. *J Oral Rehabil.* 1985;12:59.
[2]Adrian Yap UJ, Chung SM, Chow WS, Tsai KT, Lim CT. Fracture resistance of compomer and composite restoratives. *Oper Dent.* 2004;29:410.
[3]Mitchell CA, Douglas WH, Cheng YS. Fracture toughness of conventional, resin-modified glass–ionomer and composite luting cements. *Dent Mater.* 1999;15:7.
[4]Bonilla E, Mardirossian G, Caputo AA. Fracture toughness of various core build-up materials. *J Prosthodon.* 2000;9:14.
[5]Kovarik RE, Muncy MV. Fracture toughness of resin-modified glass ionomers. *Am J Dent.* 1995;8:145.
[6]Yamazaki T, Schricker SR, Brantley WA, Culbertson BM, Johnston W. Viscoelastic behavior and fracture toughness of six glass-ionomer cements. *J Prosthet Dent.* 2006;96:266.
CIV, cimento de ionômero de vidro.

Cimento de ionômero de vidro de alta viscosidade

O **tratamento restaurador atraumático (TRA)** é um conceito de manejo preventivo e restaurador de cárie desenvolvido para odontologia em regiões do mundo que não possuem infraestrutura como eletricidade ou sistemas de água encanada. Os cimentos de ionômero de vidro são uma escolha natural para TRA devido à sua adesão e liberação de flúor. CIVs de alta viscosidade foram desenvolvidos para essa finalidade com tamanhos de partículas menores e usando uma relação P/L mais alta, o que aumenta a resistência à compressão (ver Tabela 7.8).

As etapas clínicas no procedimento de TRA são as seguintes: (1) isolar o dente com rolos de algodão, (2) acessar a lesão cariosa com instrumentos manuais, (3) remover o tecido mole com uma escavadora, (4) usar um ácido fraco para condicionar o dente (melhorar a ligação química) e (5) colocar um CIV de alta viscosidade usando a pressão do dedo. A taxa de sobrevivência de restaurações de superfície única parcial e totalmente retidas em dentes permanentes foi relatada como 88% após 3 anos. Outro estudo acompanhou restaurações em dois grupos de crianças: (1) CIV de alta viscosidade colocado pelo procedimento TRA e (2) restaurações de amálgama. As taxas de sobrevida cumulativa após 6,3 anos para TRA e restaurações de amálgama foram de 66 e 57%, demonstrando a utilidade do procedimento de TRA.

Em um consultório de clínica geral, eletricidade e água estão disponíveis, mas os mesmos procedimentos de TRA podem ser usados, complementados por instrumentos rotatórios. Um estudo comparou a sobrevivência do CIV de alta viscosidade usando o procedimento TRA e o preparo cavitário convencional com instrumentos rotatórios; nenhuma diferença estatística foi observada entre os dois métodos para preparações de classe I após 2 anos. CIVs de alta viscosidade têm sido usados para reconstrução de núcleo, obturação de dentes decíduos, restaurações sem estresse e restaurações intermediárias. Estudos clínicos a curto prazo confirmaram que os CIVs de alta viscosidade são alternativas adequadas ao amálgama em restaurações classe I e classe II em dentes decíduos. A embalagem em cápsula de CIV de alta viscosidade (Figura 7.16) é conveniente para trituração.

As bandas ortodônticas geralmente são cimentadas com CIV. A remoção da banda é mais fácil com CIVs porque o uso de um *spray* de ar dessecante enfraquecerá o cimento. Os ionômeros de vidro também têm sido usados para selar fossa e fissuras.

Cimentos resinosos

Os cimentos resinosos são versões de baixa viscosidade de compósitos à base de resina. Esses cimentos possuem uma matriz de monômeros de metacrilato com cargas dispersas. O revestimento

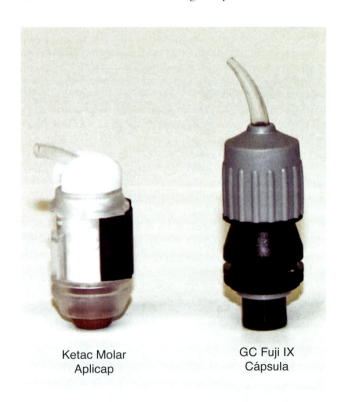

Ketac Molar Aplicap   GC Fuji IX Cápsula

• **Figura 7.16** Dois cimentos de ionômero de vidro de alta viscosidade.

de silano é necessário nas superfícies das partículas de enchimento para ligá-las aos monômeros durante a polimerização para um material durável e resistente ao desgaste. A polimerização do cimento resinoso pode ser autopolimerizável, fotopolimerizável ou dual. A maioria dos cimentos resinosos para dispositivos aderentes são materiais de dupla polimerização. Os cimentos dual ou autopolimerizáveis são utilizados para próteses confeccionadas com materiais de média ou alta opacidade. Para cimentos de polimerização dupla, a luz azul inicia a polimerização nas margens e a autopolimerização progride ao longo do tempo. Os cimentos resinosos fotopolimerizáveis são indicados para cimentação de facetas cerâmicas e colagem direta de bráquetes ortodônticos cerâmicos ou poliméricos. Devido à atenuação da luz pelas próteses translúcidas, muitas vezes é necessária uma exposição à luz mais longa do que com compósitos diretos. No entanto, a duração da exposição à luz deve ser minimizada para evitar o aquecimento da polpa. Muitas marcas estão disponíveis em todo o mundo, que variam muito em propriedades físicas (Figura 7.17).

Composição e presa

Os cimentos resinosos, como os compósitos à base de resina, requerem os mesmos sistemas de união que os compósitos à base de resina para adesão aos dentes. Muitos sistemas de adesivos estão disponíveis, que variam nas etapas necessárias. Os sistemas de um, dois e três componentes foram discutidos no Capítulo 6. O sistema de um componente combina gravação e *primer*. Os sistemas de ligação, como os cimentos resinosos, podem ser autopolimerizáveis, duais ou fotopolimerizáveis, mas todos incorporam pelo menos um monômero hidrofílico. Trinta monômeros hidrofílicos têm sido usados, cada um com uma funcionalidade metacrilato, para infiltrar o colágeno dentinário e estabelecer uma ligação micromecânica. Normalmente, esses monômeros são fórmulas ácidas ou amida em uma solução miscível em água. Exemplos são HEMA, 4-META, ácidos carboxílicos e um organofosfato (p. ex., ácido fosfórico 10-metacriloiloxidecametileno [MDP]). Para sistemas que requerem um agente de ligação, os *primers* de resina infiltram parcialmente as fibrilas de colágeno que foram desmineralizadas por ataque ácido. Os marcadores de resina preenchem o espaço para reduzir as respostas pulpares adversas dos processos osteoblásticos nos túbulos.

Os cimentos resinosos autopolimerizáveis e duais contêm dois componentes (base e catalisador) que requerem mistura. Os componentes são misturados em uma base de papel por 20 a 30 segundos ou duas pastas podem ser misturadas quando dispensadas por uma seringa de câmara dupla através de uma ponta de mistura estática. A ativação química é mais lenta do que com fotopolimerização e proporciona um tempo de trabalho prolongado. Em cimentos de polimerização dupla, a fotopolimerização torna-se o mecanismo de polimerização dominante quando o cimento é exposto à luz de polimerização. Os cimentos resinosos mais estéticos são somente fotopolimerizáveis, e sua estabilidade de cor ao longo do tempo é melhor do que a das resinas duais.

Alguns agentes de ligação são chamados de "universais" pelo fabricante. A maioria dos agentes adesivos universais pode ser usada com condicionamento total, auto e seletivo antes da colocação de cimentos de dupla ou autopolimerização. Alguns adesivos universais liberam flúor e alguns são líquidos de duas partes que requerem mistura. O agente adesivo também pode ser usado como *primer* em restaurações à base de metal e cerâmica.

Nem todos os sistemas de cimento resinoso requerem um agente de ligação. Um sistema baseado em 4-META usa monômeros líquidos e catalisadores sem nenhum enchimento inorgânico tradicional e depende da mistura com várias quantidades de grânulos de polímero para ajustar a viscosidade do cimento para as aplicações pretendidas. Esse cimento elimina as etapas de ataque, *primer* e adesivo e permite que o clínico cimente próteses diretamente nos pilares limpos. Esses sistemas de cimento dependem de monômeros de dimetacrilato modificados com cadeias laterais contendo ácido, como ácido fosfórico, ligados como grupos pendentes. Ao entrar em contato com a superfície do dente, o grupo ácido se liga ao cálcio na hidroxiapatita para se unir ao dente.

Os atuais cimentos resinosos autoadesivos são sistemas bicomponentes: líquido-pó e pasta-pasta. Para o sistema pasta-pasta, um componente é composto pelos monômeros convencionais usados em compósitos à base de resina e cargas lixiviáveis ácidas, semelhantes aos usados em CIVs. O outro componente contém monômeros funcionais de ácido (ver Figura 6.4) para atingir a desmineralização e adesão à superfície do dente, com cargas inertes. Iniciadores para polimerização são distribuídos entre os componentes. Apenas os monômeros ácidos na superfície da mistura contribuem para o condicionamento e adesão do cimento à superfície do dente, como nos CIVs. A acidez restante da mistura é neutralizada pelo vidro lixiviável. Essa reação ácido-base constitui a reação de fixação recorrente e libera flúor. Os mecanismos de fixação também os qualificam como materiais de polimerização dupla.

Os cimentos resinosos autoadesivos geralmente apresentam valores de resistência de união inferiores aos cimentos resinosos não autoadesivos em testes de microtração ou cisalhamento. Ao contrário do ácido fosfórico, os monômeros ácidos que atacam a superfície e promovem a adesão dos cimentos resinosos autoadesivos não condicionam o esmalte. Portanto, para a colagem do esmalte, é necessário o condicionamento com ácido fosfórico.

Manipulação e avaliação clínica

As formulações líquido-pó são frequentemente embaladas em forma de cápsula e misturadas por trituração (ver Figura 7.17 D). Os sistemas de resina de duas pastas geralmente são vendidos com um tubo misturador estático para uso na extremidade de uma seringa de dois cilindros; o misturador estático dispensa

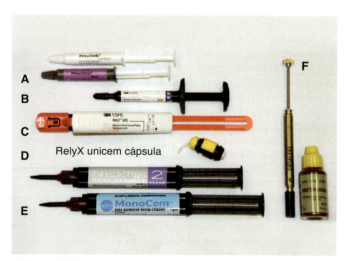

• **Figura 7.17** Cimentos resinosos comerciais. **A.** Sistema de dupla polimerização pasta-pasta de mistura manual para próteses temporárias. **B.** Sistema fotopolimerizável de componente único para facetas de porcelana. **C.** Sistema de dispensação de cartucho duplo de pasta e pasta que requer mistura manual. **D.** Sistema de cápsulas pó-líquido que é triturado. **E.** Dois sistemas de cartucho duplo pasta-pasta que requerem mistura estática; o de cima requer agente adesivo e o de baixo é autoadesivo. **F.** Sistema líquido-líquido.

um cimento misturado (ver Figura 7.17 E). A mistura estática ou trituração de cápsulas substituiu amplamente a mistura manual. A mistura estática é conveniente e não mistura ar no cimento, ao contrário da mistura manual. O mecanismo de mistura estática é discutido no Capítulo 13.

Para colagem de *inlays* ou coroas, um condicionamento de ácido fosfórico separado das margens do esmalte melhora o selamento marginal e a adaptação. No entanto, o ácido fosfórico diminui a resistência de união à dentina porque os cimentos viscosos não podem penetrar em uma matriz colagenosa desmineralizada criada pelo ácido fosfórico. No entanto, os cimentos resinosos autoadesivos têm ligações bastante fortes à dentina, apesar da falta de formação da camada híbrida clássica mostrada para a adesão ao esmalte.

As propriedades químicas e físicas dos cimentos resinosos autoadesivos relatadas na literatura mostram que os cimentos resinosos autoadesivos podem ter um desempenho tão bom quanto outros cimentos odontológicos resinosos e não resinosos; entretanto, poucos estudos a longo prazo estão disponíveis. No entanto, as propriedades de manuseio desses materiais parecem ser excelentes, e sua aceitação pela profissão está aumentando.

Os monômeros em cimentos resinosos não curados são irritantes para a polpa. Para evitar a infiltração de irritantes, a proteção pulpar com forro cavitário é importante quando a espessura da dentina remanescente for inferior a 0,5 mm. O procedimento de preparo do dente permanece o mesmo para cada sistema de resina, mas o tratamento da prótese difere dependendo do material da prótese, conforme descrito a seguir.

> ### QUESTÃO IMPORTANTE
> Por que o tratamento da superfície da prótese difere pelo tipo de cimento resinoso utilizado?

Próteses metálicas

Ao colar uma prótese de base metálica, o entalhe deve ser enrugado por gravura eletroquímica ou jateamento de areia. O jato de ar de superfícies metálicas com partículas revestidas de silicato deixa uma área embutida de silicato que pode ser tratada com silano para melhorar a ligação de metais com cimentos resinosos. Os valores de resistência de ligação são semelhantes para metais preparados por jateamento e ataque eletroquímico. Alguns sistemas de colagem incluem um *primer* de metal para promover a adesão. A formação de óxido na superfície de metais básicos aumenta a resistência de união quando um cimento resinoso contendo MDP ou 4-META é usado. No entanto, ligas odontológicas de alto metal nobre carecem de óxidos de superfície estáveis. A ligação de próteses de metal nobre é reforçada por uma fina camada (cerca de 0,5 µm) de estanho galvanizado na prótese por um laboratório de prótese dentária. Quando aquecido, forma-se uma camada de óxido de estanho, que é mais aderente ao cimento.

Próteses poliméricas

Próteses à base de polímero, incluindo facetas poliméricas, devem ser jateadas com areia no entalhe para aumentar a rugosidade para adesão mecânica. Alguns sistemas de próteses poliméricas possuem um adesivo especial para colagem, baseado no mesmo monômero utilizado para confeccionar a prótese. Um tratamento de superfície de 30 minutos com adesivo especial deve ser permitido para adequada penetração do adesivo nas próteses de polímero antes da cimentação.

Próteses cerâmicas

As primeiras próteses cerâmicas frequentemente fraturavam quando cimentadas não adesivamente com os tradicionais cimentos à base de óxido de zinco. Os adesivos de cimento resinoso são hoje utilizados para preencher as falhas superficiais da cerâmica e reduziram a fratura das próteses cerâmicas. O cimento resinoso pode ser parcialmente visualizado através de uma prótese cerâmica translúcida, como a faceta cerâmica, influenciando a estética. Normalmente, estão disponíveis várias tonalidades de cimentos resinosos fotopolimerizáveis que permitem ao clínico otimizar a estética com restaurações cerâmicas. Alguns produtos incluem géis de prova solúveis em água com as mesmas tonalidades dos cimentos. Os géis de prova são aplicados como um cimento e, em seguida, a prótese é assentada provisoriamente e examinada *in situ* quanto à aparência estética. Esse processo pode ser repetido com várias tonalidades de gel de prova até que o clínico e o paciente estejam satisfeitos com a aparência estética. Após a seleção da cor do cimento, a pasta de prova deve ser completamente removida do dente e da prótese. O processo de cimentação é completado com um cimento da mesma cor do gel de prova selecionado.

Uma variedade de materiais cerâmicos é usada para prótese, e eles variam em composição e translucidez. Os materiais de porcelana e dissilicato de lítio contêm vidro, e por isso essas próteses são preparadas por condicionamento com ácido fluorídrico (AF), geralmente pelo laboratório de prótese dentária. Em seguida, a cerâmica condicionada é silanada para aumentar a adesão ao cimento resinoso. As restaurações de zircônia e alumina são cerâmicas policristalinas livres de sílica, resistentes a ácidos. Sem a fase de vidro de silicato, o ataque AF e a aplicação de silano não são úteis para a colagem. Essas restaurações cerâmicas policristalinas devem ser atacadas com jato de ar com alumina (não sílica) e depois revestidas com um agente adesivo contendo MDP. O jateamento com partículas de alumina revestidas com silicato deposita sílica na superfície de zircônia ou alumina para ajudar na silanização e na colagem.

Bráquetes ortodônticos

A adesão mecânica e química a aparelhos ortodônticos metálicos e dentes são importantes para a prevenção da descolagem prematura. A colagem de bráquetes ortodônticos requer isolamento e condicionamento adequados da superfície do esmalte para garantir a união entre o dente e o bráquete. O lado do bráquete voltado para o dente requer alguns meios de retenção mecânica, como a malha metálica do bráquete de metal ou outras reentrâncias ou sulcos em bráquetes de cerâmica ou polímero. O tratamento de superfície adicional depende da classe de materiais utilizados nos bráquetes. As bases de bráquetes cerâmicos são comumente pré-revestidas com um organossilano, como aqueles usados para unir cargas inorgânicas dentro da matriz de resina de compósitos à base de resina. Os suportes de policarbonato são preparados com um solvente contendo monômero de metil metacrilato. Quando o tratamento estiver concluído, a remoção dos aparelhos deve ocorrer na interface dente-cimento ou, menos preferencialmente, na interface cimento-bráquete, mas não dentro do esmalte do dente.

> ### QUESTÃO IMPORTANTE
> Quais são as vantagens de incorporar resina polimerizante nos CIVs?

Cimentos combinados

Os cimentos podem ter propriedades únicas criadas pela substituição ou incorporação de ingredientes. Por exemplo, a liberação de flúor e a cura sob comando (fotopolimerização) são desejáveis para os médicos. Alguns desenvolvimentos notados em cimentos combinados são discutidos nesta seção.

Cimento de ionômero de vidro modificado por resina

Os CIVMRs também são chamados de *ionômeros híbridos* (Figura 7.18). Esses cimentos contêm monômeros polimerizáveis hidrossolúveis em um líquido, geralmente uma solução aquosa de ácido poliacrílico, 2-hidroxietil metacrilato (HEMA) e metacrilato modificado com ácido poliacrílico. Catalisadores, como cloreto de difeniliodônio (DPICI), estão incluídos. Esse tipo de cimento tem um tempo de trabalho mais longo e é menos sensível à contaminação da água do que o cimento de ionômero de vidro convencional.

Os monômeros em cimentos híbridos de ionômero de vidro tornam os cimentos mais translúcidos do que o ionômero de vidro e, portanto, mais adequados para indicações restaurativas. A liberação de flúor e as maiores resistências à tração diametral sobre os cimentos de ionômero de vidro (ver Tabela 7.8) tornam os CIVs híbridos mais desejáveis para restaurações. Os ionômeros híbridos possuem uma maior resistência à tração que é atribuída ao seu menor módulo de elasticidade conferido pelo componente de resina.

Como um sistema pó-líquido, o componente líquido compreende menores teores de água e ácido carboxílico do que o CIV. O pó contém partículas de vidro de fluoroaluminossilicato e iniciadores para fotopolimerização e/ou monômeros de cura química no líquido. A incorporação da polimerização dos grupos metacrilato torna o CIVMR um cimento de polimerização dupla. A reação ácido-base começa após a mistura, mas continua após a polimerização do monômero. Um cimento tricurável tem ativação química e de luz que estão incluídas no cimento híbrido. Os grupos carboxilato em cimentos de ionômeros híbridos se ligam à estrutura do dente como em outros CIVs, e os monômeros formam uma camada amorfa na interface cimento-dentina, com alguma infiltração de resina na dentina condicionada para adesão adicional. Maiores resistências de união foram medidas para cimentos de ionômero híbrido do que para ionômeros de vidro convencionais. A maior adesão aos dentes pode ocorrer devido ao melhor intertravamento micromecânico a uma superfície áspera do dente. A adesão do componente CIV de ionômeros híbridos à dentina reduz a probabilidade de formação de *gap* nas margens gengivais. Esse recurso ajuda a compensar a contração de polimerização de uma restauração de resina composta sobrejacente colocada em uma base de cavidade de ionômero híbrido.

As indicações clínicas para ionômeros híbridos incluem revestimentos/bases de cavidades, selantes de fissuras, acúmulos de núcleos, adesivos para bráquetes ortodônticos, material de reparo para núcleos ou cúspides de amálgama danificados e restauradores. O capeamento pulpar direto é contraindicado. Para qualquer indicação, o condicionamento da superfície da estrutura dentária com um ácido suave é importante para a adesão do componente resinoso. Colocar um ionômero híbrido e, em seguida, um compósito à base de resina é a chamada "técnica sanduíche". Esta técnica combina a liberação de flúor de um ionômero de vidro e a estética de uma restauração de resina composta e é recomendada para restaurações de resina composta classe II e V quando os pacientes individuais apresentam risco moderado a alto de cárie.

Ionômeros híbridos de baixa viscosidade ou CIVs convencionais têm sido usados para indicações de fissuras/selantes. A taxa de retenção dos selantes de ionômero de vidro foi baixa após 1 ano, mas as manchas de cimento de ionômero de vidro que permaneceram dentro das fissuras foram eficazes na prevenção de cáries.

Alguns cimentos de ionômeros híbridos são comercializados com base nas propriedades únicas de enchimento e sua capacidade de fluir ou não, permitindo o "empilhamento". Termos de *marketing* como "S-PRG" e "Giomer" são exclusivos de fabricantes que indicam uma carga de ionômero de vidro. Alguns cimentos de ionômeros híbridos também contêm partículas de carga não reativas, que prolongam o tempo de trabalho, melhoram a resistência inicial e reduzem a sensibilidade à umidade durante a presa. O uso de partículas de carga não reativas juntamente com menos ácido carboxílico disponível para adesão à estrutura dentária; portanto, é necessário um sistema adesivo de dentina.

Alguns relatos de efeitos adversos foram atribuídos a ionômeros híbridos que incluem HEMA na fórmula. HEMA pode causar inflamação pulpar e dermatite alérgica de contato. Portanto, os ionômeros híbridos não são tão biocompatíveis quanto os ionômeros de vidro convencionais. O HEMA em ionômeros híbridos aumenta a absorção de água ao longo do tempo, com

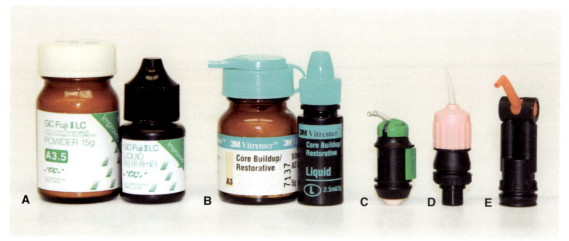

• **Figura 7.18** Cimentos de ionômero de vidro modificados por resina representativos. **A** e **B**. Sistema pó-líquido de dois frascos. **C**. Photac Fil Quick Aplicap. **D**. GC Fuji Plus Cápsula. **E**. Ketac Nano, sistema pasta-pasta usando mistura estática.

expansão simultânea de até 8 vol%. A expansão tem sido associada à fratura de restaurações de coroas totalmente cerâmicas quando ionômeros híbridos foram usados para o acúmulo de núcleo ou cimentação de cimento. O pessoal odontológico pode estar em risco de efeitos adversos, como dermatite de contato e outras respostas imunológicas.

> **QUESTÃO IMPORTANTE**
> Como o compômero difere do compósito à base de resina?

Compômero

O compômero é um material fotopolimerizável que integra a capacidade de liberação de flúor dos ionômeros de vidro com a durabilidade das resinas compostas em uma resina restauradora de pasta única. Como restauração, as restaurações de compômero têm um desempenho melhor do que os ionômeros de vidro modificados por resina, mas são inferiores aos compósitos híbridos. Eles contêm partículas de carga inorgânica não reativas, partículas de vidro de silicato reativas, fluoreto de sódio, um monômero modificado por poliácido (p. ex., diéster de 2-hidroxila metacrilato com ácido butano carboxílico [TCB]) e fotoativadores. Os compômeros são geralmente materiais de pasta única para aplicações restaurativas (Figura 7.19).

Os cimentos compômeros de componente único são isentos de água e são embalados em embalagens blister resistentes à umidade. Os compômeros são fixados por uma reação de polimerização e, em seguida, absorvem água da saliva para iniciar a reação ácido-base lenta entre os grupos funcionais ácidos e as partículas de vidro de silicato. O produto da reação ácido-base torna-se a fonte de liberação de flúor. No entanto, os compômeros restauradores liberam menos flúor do que os CIVs e ionômeros híbridos. As pastas de compômero requerem um agente de ligação dentinária antes de sua colocação como restaurador porque não contêm água para serem autoadesivas como CIVs ou ionômeros híbridos. A estrutura do dente deve ser condicionada e seguida pelo agente adesivo dentinário antes da colocação do compômero. A resistência de união dos compômeros de pasta à estrutura do dente usando um agente de união da dentina é semelhante à dos ionômeros híbridos. Os materiais compômeros restauradores são usados principalmente em áreas de baixa tensão, como cavidades classe III e V, como alternativa às restaurações de ionômero de vidro ou resinas compostas. Juntamente com os adesivos de um frasco para colagem, os compômeros também são usados para tratar lesões de classe I e classe II na dentição decídua devido ao seu potencial de liberação de flúor. Os compômeros são acabados como os compósitos de resina.

Em um estudo clínico de 24 meses de selantes de fissuras, os compômeros tiveram um desempenho tão bom quanto os selantes de resina composta, embora sua integridade marginal fosse menor. Os compômeros funcionam tão bem quanto as resinas compostas para restaurações de classe I e II. No entanto, a estabilidade de cor dos compômeros é um problema, provavelmente causado pela absorção de água e coloração pelos alimentos. Os compômeros têm sido usados para colagem de bandas e bráquetes ortodônticos devido à sua adesão ao metal, cura rápida e liberação de flúor.

> **QUESTÃO IMPORTANTE**
> Qual é o mecanismo de presa do cimento de ionômero de vidro de aluminato de cálcio?

Cimento de ionômero de vidro de aluminato de cálcio

Um inovador cimento bioativo autoadesivo combina CIV com cimento de aluminato de cálcio. O cimento exclusivo é indicado para cimentação de próteses dentárias fixas. Os principais ingredientes do pó são aluminato monocálcico, ácido poliacrílico, ácido tartárico, estrôncio-fluoro-alumino-vidro e fluoreto de estrôncio. O componente líquido contém 99,6% de água e 0,4% de aditivos para controlar a presa. O ácido poliacrílico (APA) funciona como em um CIV convencional, reticulado por íons Ca^{2+} do vidro solúvel e do aluminato de Ca. A reação de ionômero de vidro é responsável pelo tempo de presa e força. O tempo de trabalho e de presa são relatados como 2 e 5 minutos, e a espessura do filme é baixa, 15 ± 4 μm. O material hidratado resultante é um compósito de cimento de aluminato de cálcio hidratado e um polímero de poliacrilato reticulado. Foi relatada expansão de presa de 0,4%, embora estudos *in vitro* em que o cimento foi fixado dentro de tubos de vidro não tenham mostrado quebra. Essa quantidade de expansão foi considerada aceitável. O aluminato monocálcico absorve água, que tem fama de conferir bioatividade, formando hidroxiapatita nas margens do cimento e em contato com a polpa. Um estudo microestrutural mostrou a formação de hidroxiapatita sobre esse cimento em solução tampão fosfato. O cimento tem estabilidade e resistência a longo prazo para cimentação da coroa. Os resultados de um estudo clínico de 3 anos de 38 coroas e pontes revelaram um desempenho favorável desse cimento. O cimento é embalado em sistemas pó-líquido para mistura manual ou cápsulas com triturador.

> **QUESTÃO IMPORTANTE**
> Quais são os materiais e técnicas necessárias para superar o ambiente do sistema de canais radiculares e criar um selo hermético com sistemas de obturação endodôntica?

Selantes endodônticos

Os cimentos endodônticos são versões especializadas de cimento dentário (Figura 7.20) que são usadas durante a **obturação** com guta-percha para preencher vazios e promover uma vedação próxima entre o núcleo e as paredes dentinárias do canal, prevenindo ou minimizando vazamentos, sepultando microrganismos residuais e de preferência preenchendo áreas do sistema

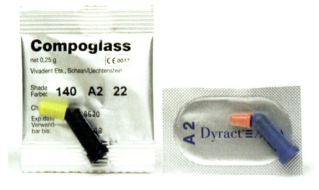

• **Figura 7.19** Materiais compômeros típicos. **A.** Sistema pó-líquido. **B.** Dois sistemas de pasta única. **C.** Cartucho duplo pasta-pasta usando mistura estática. Todos os sistemas são fotopolimerizáveis.

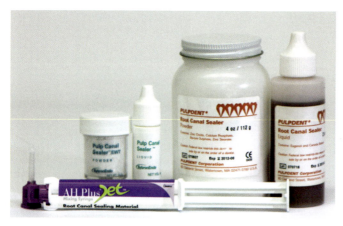

• **Figura 7.20** Selantes de canal radicular. Os dois materiais na parte detrás são sistemas pó-líquido. A seringa de cartucho duplo em primeiro plano é um sistema de pasta-pasta com ponta de mistura estática.

• **Boxe 7.1**   **Critérios do selante endodôntico.**

Os cimentos endodônticos devem ter as seguintes características:
- Formar um selo hermético
- Ser pegajoso quando misturado para fornecer boa adesão com a parede do canal quando definido
- Conter partículas de pó muito finas para que se misturem facilmente com o líquido, se for o caso
- Seja radiopaco para visualização em uma radiografia
- Não encolher após a presa
- Não descolorir a estrutura do dente
- Ser bacteriostático ou pelo menos não estimular o crescimento bacteriano
- Ter presa lenta
- Ser insolúvel em fluidos teciduais
- Ser bem tolerado pelo tecido periapical (e também não provocar resposta imune, ser mutagênico ou carcinogênico)
- Ser solúvel em solventes comuns, se necessário, para remover a obturação do canal radicular.

de canais radiculares que são inacessíveis por instrumentação. Os requisitos para o cimento endodôntico ideal estão listados no Boxe 7.1 e os requisitos da ISO 6876 são mostrados na Tabela 7.2. Vários cimentos dentários foram adaptados para esse uso especializado; os mais populares são os selantes à base de OZE. Os cimentos OZE são baratos, de presa lenta e têm uma longa história de uso clínico aceitável. No entanto, os selantes à base de epóxi mais recentes são radiopacos e mais biocompatíveis que o OZE. Os selantes de polivinilsiloxano (PVS) também estão disponíveis como sistemas pó-líquido e de duas pastas. Cimento de ionômero de vidro e CIVs modificados por resina também têm sido usados. Um polímero termoplástico biodegradável preenchido, Resilon (Resilon Research LLC, Madison, CT), juntamente com um cimento à base de resina, Epiphany (Pentron Clinical Technologies, Wallingford, CT), foi introduzido na década de 1990. Esse sistema alegou ter menos vazamento do que a guta-percha tradicional com selante, mas teve um desempenho ruim ao longo do tempo como resultado da degradação da matriz polimérica. Outro sistema usa cones de guta-percha que são revestidos com um revestimento de resina proprietário (EndoREZ, Ultradent, South Jordan, UT) para uso em combinação com um selante de resina de polimerização dupla à base de metacrilato e nenhum agente de união dentina. Nesse caso, o selamento endodôntico depende da penetração do cimento hidrofílico nos túbulos dentinários e canais laterais após a remoção da *smear layer*.

No espaço longo e estreito do canal radicular, a aplicação de qualquer sistema adesivo para formar uma interface uniforme é um desafio. Por exemplo, em sistemas de ligação que contêm solventes voláteis, a evaporação pode ser prejudicada. A anatomia do canal não é apenas problemática para a obturação adesiva do canal radicular, mas também para a colagem de pinos pré-fabricados. Um outro problema é que algumas soluções de irrigação (p. ex., hipoclorito de sódio) e medicamentos intracanais têm efeitos adversos no colágeno da dentina do canal radicular e na longevidade da ligação endodôntica. Ao contrário de outros cimentos, os cimentos endodônticos não são fotopolimerizáveis devido à incapacidade de completar a polimerização nas profundidades de um canal radicular (aproximadamente 2 cm), à anatomia complexa dos canais intercomunicantes e aos locais inacessíveis, muitas vezes na região posterior.

A configuração do canal radicular também apresenta um alto "fator C" (ver Capítulo 5) porque existe uma área não colada da camada de cimento dentro do canal colado. Assim, um cimento endodôntico de resina é submetido a tensões graves induzidas pela contração de polimerização do cimento durante a presa. A descolagem e as lacunas podem ocorrer entre o cimento e a parede de dentina ou entre o material sólido do núcleo e o cimento ao longo da periferia da obturação do canal radicular.

A mais nova categoria de cimentos endodônticos incorpora cimentos bioativos, como Total Fill, Edge Endo, iRoot ES e Endosequence BC Sealer. Esses materiais são uma pasta única de pós de silicato tri/dicálcico suspensos em líquidos orgânicos. Esses cimentos têm uma expansão de baixa presa de 0,2% como resultado da hidroxiapatita formadora de hidratação. Muitos cimentos apresentam retração de 6% ou mais, o que leva à separação da interface, enquanto mesmo uma pequena expansão promove a vedação hermética da interface.

Os cimentos à base de resina com cargas bioativas dispersos na resina podem não ter o mesmo efeito bioativo do cimento de pasta única. As resinas revestem as partículas bioativas e interferem na liberação de íons cálcio e hidróxido.

Cimento de silicato tri/dicálcico

Os cimentos dentários à base de silicatos tricálcicos e dicálcicos (*silicato tricálcico*, abreviado) são benéficos devido à sua capacidade de vedação, biocompatibilidade e bioatividade. Esses cimentos são menos citotóxicos que os cimentos de ionômero de vidro ou materiais poliméricos. Esses **cimentos hidráulicos** precisam de água para endurecer, que está sempre presente na cavidade oral. O primeiro produto de silicato tri/dicálcico foi denominado *agregado trióxido mineral* (MTA) e, posteriormente, *biocerâmico*. Esses nomes são amplamente usados em odontologia para denotar os produtos de silicatos tri/dicálcico (Figura 7.21).

Os componentes essenciais desses cimentos bioativos são os pós cerâmicos de silicato tricálcico e silicato dicálcico misturados com pós radiopacos inertes, geralmente óxido de bismuto, zircônia, tungstato de cálcio, zirconato de bário ou óxido de tântalo. As fases menores de aluminato tricálcico, sulfato de cálcio (Tabela 7.10), carbonato de cálcio e aluminoferrita tetracálcica estão algumas vezes presentes, dependendo da marca. O composto de ferrite torna o cimento cinza.

O cimento de silicato tricálcico endurece por reação com água para formar uma matriz rígida de hidróxidos de silicato de

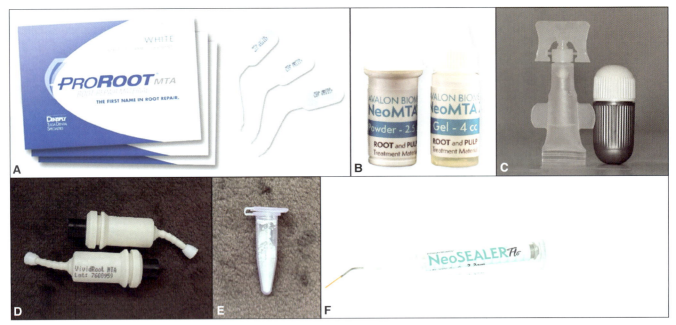

• **Figura 7.21** Variedade de produtos de silicato tricálcico com diversas embalagens para o pó bioativo. **A.** Sachês. **B.** Garrafas. **C.** Cartuchos do tipo amálgama. **D.** Ampolas. **E.** Frascos. **F.** Pasta.

Tabela 7.10	Fases no cimento de silicato tricálcico antes da hidratação.
Fases da cerâmica	**% em peso**
Silicato tricálcico 3(CaO)·SiO$_2$	45 a 75
Silicato dicálcico 2(CaO)·SiO$_2$	7 a 32
Preenchimento radiopaco (Bi$_2$O$_3$, ZrO$_2$, CaWO$_4$, Ta$_2$O$_5$)	20 a 55
Fases menores, opcional	
Aluminato tricálcico 3(CaO)·Al$_2$O$_3$	0 a 13
Aluminoferrita tetracálcica 4(CaO)·Al$_2$O$_3$·Fe$_2$O$_3$	0 a 18
Gesso CaSO$_4$·2H$_2$O	2 a 10
Carbonato de cálcio (CaCO$_3$)	< 10

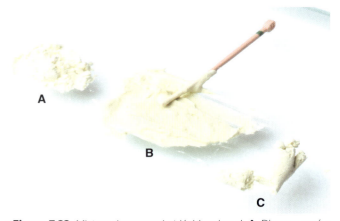

• **Figura 7.22** Mistura de agregado trióxido mineral. **A.** Dispensar pó e líquido. **B.** Leve o pó ao estado líquido e espalhe até obter consistência de massa de vidraceiro. **C.** Role para a forma desejada para uso.

cálcio com hidróxido de cálcio incorporado. A hidratação começa na superfície das partículas de silicato tricálcico e penetra gradualmente para dentro, embora nunca completamente. Os tempos de presa para esses produtos variam de alguns minutos a 2 horas para o ProRoot MTA original. O longo tempo de presa, a descoloração e o alto preço eram as principais desvantagens dos primeiros produtos. Produtos aprimorados estão agora disponíveis com tempos de presa mais curtos com base em tamanhos de partículas mais finos e líquidos modificados à base de água contendo cloreto de cálcio, policarboxilato ou vários materiais orgânicos solúveis em água.

Os produtos estão disponíveis para uma variedade de indicações, do contato pulpar ao perirradicular. As principais indicações são para contato pulpar e tecido perirradicular. Os cimentos de silicato tri/dicálcico são vulneráveis à dissolução ácida; portanto, o uso periodontal e coronal é apenas temporário. O cimento endurece em uma ampla faixa de relações P/L, aproximadamente entre 4:1 e 2:1. A relação P/L pode ser variada de acordo com o caso e a preferência do clínico. O pó deve ser dispensado em uma placa de vidro (Figura 7.22 A), com uma gota do líquido ao lado do pó. Uma espátula de metal de dureza média deve ser usada para levar o pó ao líquido e espatular até atingir uma consistência semelhante à massa de vidraceiro (Figura 7.22 B). A mistura pode ser formada em um "rolo" com dedos enluvados (Figura 7.22 C), e então a espátula pode ser usada para cortar pequenas seções para inserção em preparação de pulpotomia, preenchimento da extremidade da raiz de um local de perfuração, preparo cavitário ou exposição pulpar, como uma pulpotomia. Um instrumento de preenchimento de plástico ou pequeno transportador de amálgama geralmente é usado para transportar o cimento para o local cirúrgico, e o cimento é então compactado suavemente. Se o cimento misturado não for usado imediatamente, uma "tenda" de gaze úmida pode ser colocada sobre o material para evitar a desidratação. Se a mistura parecer seca, geralmente mais líquido pode ser adicionado para prolongar o tempo de trabalho.

O pH do MTA aumenta rapidamente após o contato com a água, liberando hidróxido de cálcio como produto da reação.

O hidróxido de cálcio no conjunto de silicato tricálcico torna este material antibacteriano, antifúngico e bioativo. Ou seja, o pH elevado na superfície provoca a precipitação de cristais de hidroxiapatita na superfície *in vitro* ou *in vivo*. O MTA não deve ficar em contato com a mucosa, pois o pH elevado pode causar lesão superficial. O excesso de material deve ser removido da cavidade oral. A camada superficial de hidroxiapatita que se forma *in vivo* causa uma cadeia de reações de cicatrização na superfície óssea, que não aparece como um corpo estranho para as células. A dentina reparadora forma-se em aposição aos silicatos tri/dicálcico em indicações pulpares. Camadas semelhantes a cimento se formam sobre o silicato tricálcico usado para preencher perfurações, defeitos de reabsorção ou extremidades radiculares. Quando os materiais de silicato tri/dicálcico endurecem, a mudança dimensional é < 0,1% de expansão, o que é altamente desejável para vedação, ao contrário dos polímeros que contraem.

Novos produtos de pasta hidráulica bioativa foram introduzidos. Para esses, o cimento de silicato tri/dicálcico e os pós radiopacos são suspensos em líquidos orgânicos. Quando usado *in vivo*, o líquido orgânico se difunde para longe do pó e a água se difunde para dentro para causar a presa. Esses produtos de pasta de um componente são usados para cimentos contendo polpa e perirradicular, incluindo selamento endodôntico com guta-percha.

É provável que outros cimentos hidráulicos sejam desenvolvidos que incorporem monoaluminato de cálcio para tornar um cimento mais resistente a ácidos, mais adequado para locais infectados (ácidos). Além disso, a reação de hidrato de sílica (ácido silícico) com hidróxido de cálcio (reação de pozolana) será usada em novos produtos para criar um cimento de sílica hidratada.

Cimentos de fosfato de cálcio

Os **cimentos de fosfato de cálcio** são combinações de fosfato dicálcico di-hidratado, fosfato dicálcico anidro, fosfato tricálcico e fosfato tetracálcico que são misturados com uma solução aquosa saturada de fosfato de cálcio, um ácido orgânico ou uma solução de polímeros. Um exemplo é o Sankin Apatite Root Canal Sealer (Dentsply Sankin, Tóquio, Japão).

As pastas de cimento endurecem gradualmente e formam hidroxiapatita. As fases de fosfato de cálcio se dissolvem no líquido e precipitam um fosfato de cálcio menos solúvel, que "fixa" a 37°C, com a formação de alguma hidroxiapatita pouco cristalina. Os cimentos são materiais substitutos ósseos adequados porque são gradualmente reabsorvidos. Às vezes, eles podem ser usados no lugar da hidroxiapatita granular. No entanto, sua descoloração e baixa resistência são problemáticas.

Fórmulas experimentais de base de fosfato de cálcio e produtos de revestimento foram feitas e incluem resinas polimerizáveis e aditivos na fase líquida. As resinas permitem a difusão de água que facilita a conversão de fosfato de cálcio em hidroxiapatita. Estudos clínicos mostram que a dentina afetada por cárie sob esse cimento tinha significativamente mais cálcio e fósforo a uma profundidade de 30 μm, e o conteúdo mineral estava na faixa de dentina saudável após 3 meses. A pesquisa continua a investigar tais materiais biocompatíveis para proteção pulpar e indicações endodônticas.

Resumo

Nenhum cimento é aplicável para todas as indicações em odontologia. Os dentistas prudentes possuem diversos tipos de cimentos em seu arsenal. As fórmulas e processos dos fabricantes ditam a maioria das características do cimento, mas o clínico tem algum controle sobre o manuseio, a pega e, até certo ponto, a biocompatibilidade pelas proporções de mistura ou pela técnica.

O histórico cimento de fosfato de zinco caiu em desuso, mas os cimentos OZE são usados para cimentação, para restaurações temporárias e para retenção de próteses fixas em pilares suportados por implantes, o que facilita a recuperação das próteses. Os cimentos de policarboxilato de zinco não são prejudiciais à polpa e são adesivos à estrutura dentária, mas não são comumente usados devido ao seu curto tempo de trabalho e natureza viscosa.

Os cimentos de ionômero de vidro funcionam bem para bandas ortodônticas e cimentação de coroas metálicas em dentes decíduos. A capacidade de liberação de flúor torna o cimento de ionômero de vidro o material de escolha para a substituição de restaurações que falharam devido às cáries recorrentes e para pacientes que vivem em áreas onde a água potável fluoretada não está disponível. A principal desvantagem dos cimentos de ionômero de vidro é o processo de maturação lento que é necessário para desenvolver sua maior resistência.

Os cimentos de resina são insolúveis em fluidos orais e sua tenacidade à fratura é maior do que a de outros cimentos. Os cimentos resinosos podem ser usados para todos os tipos de cimentação, principalmente para próteses com baixa retenção e para próteses totalmente cerâmicas que possuem demanda estética muito alta. Os cimentos de resina requerem agentes de ligação para serem eficazes. O condicionamento pode ser necessário para obter uma forte adesão ao esmalte com agentes de ligação. Os cimentos resinosos autocondicionantes e autoadesivos já estão disponíveis.

Os cimentos de ionômeros híbridos são usados como forro, selante de fissuras, material de base e na formação de núcleos e cimentação de bandas ortodônticas. Os compômeros são utilizados para cimentação de próteses metálicas e algumas indicações restauradoras. A durabilidade dos compômeros é inferior à dos compósitos à base de resina; portanto, eles devem ser usados apenas para áreas de baixa tensão.

Os cimentos de ionômero de vidro, policarboxilato e resina aderem química e fisicamente às superfícies circundantes. O excesso de cimento deve ser removido assim que o assentamento estiver concluído, para evitar a adesão ao exterior das próteses ou dentes adjacentes. Um meio de separação, como vaselina, espalhado nas superfícies externas e vizinhas inibe a aderência do cimento, facilitando sua remoção quando esses cimentos estiverem totalmente endurecidos.

As propriedades importantes dos cimentos para dispositivos aderentes estão resumidas na Tabela 7.11. Um alto módulo de elasticidade foi importante para restaurações de liga de ouro, e um módulo de elasticidade mais baixo é necessário em restaurações cerâmicas.

O capeamento pulpar e os revestimentos/materiais de base são importantes para a saúde pulpar e proteção contra cimentos ácidos. Os CIVs provocam uma reação pulpar maior do que o cimento OZE, mas menos do que o cimento de fosfato de zinco. Os produtos de hidróxido de cálcio e silicato tricálcico são importantes para a proteção pulpar direta ou indireta. Esses materiais bioativos iniciam a cicatrização do tecido subgengival ou pulpar, embora os silicatos tricálcicos estejam substituindo os produtos de hidróxido de cálcio, especialmente para pulpotomias.

O cimento de ionômero de vidro de aluminato de cálcio depende do CIV para estabelecer a resistência inicial e a hidratação do aluminato de cálcio para propriedades finais e bioatividade. Antecipam-se novas fórmulas de cimentos, à base de aluminatos

PARTE 2 · Materiais Restauradores Diretos

Tabela 7.11	Propriedades de cimentos para fixação de dispositivos.					
Tipo de cimento	Tempo de presa (min)	Espessura do filme (μm)	Resistência à compressão de 24 h (MPa)	Resistência à tração diametral de 24 h (MPa)	Módulo elástico (GPa)	Solubilidade em água (% em peso)
Fosfato de zinco	5,5	20	104	5,5	13,5	0,06
OZE* (tipo I)	4 a 10	25	6 a 28	–	–	0,04
OZE-EBA (tipo II)	9,5	25	55	4,1	5	0,05
OZE + polímero (tipo II)	6 a 10	32	48	4,1	2,5	0,08
Policarboxilato de zinco	6	21	55	6,2	5,1	0,06
Ionômero de vidro	7	24	86	6,2	7,3	1,25
Resina	2 a 4	< 25	70 a 172	–	2,1 a 3,1	0 a 0,01

EBA, ácido etoxibenzoico; *OZE*, óxido de zinco-eugenol.

de cálcio e cimentos pozolânicos. Este último cimento é à base de ácido silícico reagindo com hidróxido de cálcio, muitas vezes chamado de *cimento romano*.

Áreas de especialidade da odontologia, como ortodontia e endodontia, utilizam variações dos cimentos discutidos para atender às necessidades exclusivas de seus procedimentos. As fórmulas de cimento endodôntico incluem OZE, epóxi, polivinilsiloxano e agora os silicatos de tricálcio. Os silicatos tricálcicos são utilizados de forma cirúrgica e não cirúrgica, dependendo da viscosidade do cimento utilizado.

Os cimentos para odontologia continuam evoluindo e melhorando em sua insolubilidade, vedação, estética, adesão e durabilidade. As partículas de carga, geralmente de vidro, continuam a se mover para tamanhos menores. *Nanopartículas* é agora um termo comum, o que geralmente significa que as partículas de sílica estão incluídas, mas o material pode incluir outras cargas que têm alguma porção de partículas mais finas que 0,1 μm (100 nm). Novos polímeros adesivos e o refinamento das cargas continuarão a ajudar os dentistas a minimizar a destruição do tecido e maximizar a preservação.

Agradecimento

A Figura 7.2 foi generosamente fornecida pelo Dr. Carlos Alberto de Souza Costa da Universidade Estadual Paulista, Brasil.

Leituras selecionadas

Ambard AJ, Mueninghoff L: Calcium phosphate cement: Review of mechanical and biological properties, *J Prosthodont* 15:321–328, 2006.
This article reviewed literature regarding the use of calcium phosphate up to 2003.

Darvell BW: *Materials Science for Dentistry*, ed 10, Duxford, UK, 2018, Woodhead Publishing.
An excellent resource on chemistry of dental materials.

Davidson CL, Mjör IA: *Advances in Glass Ionomer Cements*, Chicago, 1999, Quintessence.
Fourteen chapters covering such topics as chemistry, physical properties, bonding, fluoride release, and clinical applications.

Jefferies SR: Bioactive and biomimetic restorative materials: a comprehensive review, Part I, *J Esthet Restor Dent* 26:14–26, 2014.
An informative paper on use of calcium aluminate cement for crowns.

Nicholson JW: Polyacid-modified composite resins ("compomers") and their use in clinical dentistry, *Dent Mater* 23:615–622, 2007.
Chemistry and properties of compomers designed for use in clinical dentistry and reviews the literature in this area.

Primus CM, Tay FR, Niu L-N: Bioactive tri/dicalcium silicate cements for treatment of pulpal and periapical tissues, *Acta Biomater* 96:35–54, 2019.
A thorough review of the tricalcium silicate cements.

ten Cate JW, Featherstone JD: Mechanistic aspect of the interactions between fluoride and dental enamel, *Crit Rev Oral Biol Med* 2:283–296, 1991.
This article critically reviews the information about tooth-fluoride interactions, both from laboratory and clinical studies.

Tyas MJ: Milestones in adhesion: Glass-ionomer cements, *J Adhes Dent* 5:259–266, 2003.
An excellent review of the conventional and hybrid glass ionomer cements.

Weiner R: Liners and bases in general dentistry, *Aust Dent J* 56(Suppl 1):11–22, 2011.
This review article discusses the use of liners and bases and the types of materials that are available to the restorative dentist.

Wilson AD, McLean JW: *Glass Ionomer Cements*, Chicago, 1988, Quintessence Publishing Co.
This book provides an in-depth discussion of the evolution and chemistry of various GIC formulations.

8

Amálgamas Dentários

VISÃO GERAL DO CAPÍTULO

Liga de amálgama

Manipulação clínica de amálgama para restaurações

Propriedades dos amálgamas

Desempenho clínico de restaurações de amálgama

Segurança das restaurações de amálgama

PALAVRAS-CHAVE

Amálgama. Liga que contém mercúrio.

Amalgamação. Processo de misturar mercúrio líquido com um ou mais metais ou ligas para formar um amálgama.

Amálgama dentário. Liga formada pela reação do mercúrio com prata, cobre e estanho, e que também pode conter paládio, zinco e outros elementos para melhorar as características de manuseio e desempenho clínico.

Condensação. Processo de pressionar o amálgama dentário pela força para remover o excesso de mercúrio e garantir a continuidade da fase de matriz.

Escoamento. Tensão ou deformação dependente do tempo que é produzida

Expansão tardia. Expansão gradual do amálgama contendo zinco durante um período de semanas a meses. Essa expansão está associada ao desenvolvimento do gás hidrogênio, que é causado pela incorporação de

umidade na massa plástica durante sua manipulação em um preparo cavitário.

Liga de amálgama dentário (liga para amálgama dentário). Liga de prata, cobre, estanho e outros elementos que é processada na forma de partículas de pó ou como uma pastilha compactada por um estresse. O processo de escoamento pode fazer com que uma restauração de amálgama se estenda para fora do local da restauração, aumentando, assim, sua suscetibilidade à ruptura marginal.

Ruptura marginal. Fratura gradual do perímetro ou margem de uma obturação de amálgama dentário, que leva à formação de lacunas entre o amálgama e o dente.

Trituração. Mistura de partículas de liga de amálgama com mercúrio em um dispositivo chamado *triturador*; o termo também é usado para descrever a redução de um sólido a partículas finas por moagem ou fricção.

Quando partículas de metal são misturadas com certa proporção de mercúrio em temperatura ambiente, a mistura parece inicialmente plástica. Nessa consistência, a mistura pode ser adaptada a qualquer forma com leve pressão. Enquanto isso, a porção externa da partícula na mistura se dissolve em mercúrio que endurece lentamente a mistura. Quando a solubilidade do metal em mercúrio é excedida, cristais de compostos contendo mercúrio começam a precipitar dentro do mercúrio. O processo aumenta a firmeza da mistura, o que, com instrumentos, permite esculpir a mistura na forma anatômica desejada. A reação continua a uma taxa mais lenta à medida que a mistura se transforma em um sólido com força suficiente para resistir à fratura. O processo de reação é chamado de **amalgamação**, e o sólido metálico contendo mercúrio é chamado de **amálgama**.

QUESTÃO IMPORTANTE

Depois de reagir com mercúrio líquido, como as partículas de pó originais se tornam componentes estruturais dos amálgamas dentários?

Liga de amálgama

Os amálgamas usados hoje são amplamente baseadas na formulação publicada por G. V. Black em 1895. As principais modificações nessa formulação foram o aumento do teor de cobre e a fabricação de partículas esféricas durante o início da década de 1960. Apesar da longa história de sucesso do amálgama como material restaurador, tem havido preocupações periódicas sobre os potenciais efeitos adversos à saúde decorrentes da exposição ao mercúrio no **amálgama dentário**. Devido aos avanços em compósitos à base de resina e tecnologia adesiva em odontologia, o uso de amálgama diminuiu substancialmente. O uso de amálgama dentário será limitado no futuro e pode eventualmente ser retirado do arsenal do clínico.

Tal como acontece com outros materiais discutidos neste livro, são necessárias habilidade prática e sólida familiaridade científica com o material para fazer restaurações de alta qualidade. Mesmo quando nenhum novo amálgama estiver colocado em pacientes, ainda haverá bilhões de restaurações de amálgama restantes na boca dos pacientes. Muitas dessas restaurações exigirão atenção, como procedimentos de substituição, reparo ou reforma. Neste capítulo, são discutidas a estrutura, as propriedades e as características de manipulação do amálgama. No entanto, esses conceitos exigem a compreensão de vários termos-chave comumente usados pela profissão odontológica.

Antes dessas ligas se combinarem com o mercúrio, elas eram conhecidas como **ligas de amálgama dentárias**. Eles geralmente são fornecidos como (1) partículas de formato irregular (Figura 8.1 A) produzidas por fresagem ou torneamento de um lingote fundido da liga de amálgama, (2) como partículas esféricas (Figura 8.1 B) produzidas pela atomização da liga líquida em uma câmara preenchida com gás inerte, ou (3) como uma mistura de partículas esféricas e cortadas em torno (Figura 8.1 C). O pó também pode ser compactado na forma de *pellets*, que são facilmente triturados em pó durante a **trituração**, processo de mistura de mercúrio e liga.

Originalmente, o dentista tinha que dispensar pó de liga e mercúrio em um almofariz e misturá-los com um pilão à mão. Posteriormente, os componentes foram dispensados em uma cápsula reutilizável (Figura 8.2) com um pilão e triturados por um dispositivo mecânico acionado por energia denominado *triturador* (Figura 8.3). Hoje, cápsulas de amálgama descartáveis estão amplamente disponíveis. Cada cápsula contém uma quantidade predeterminada de pó de liga e mercúrio em uma bolsa selada, e a cápsula é selada para evitar a evaporação do mercúrio.

Composição

As ligas de amálgama são classificadas como ligas com baixo teor de cobre (convencional) ou com alto teor de cobre (Tabela 8.1). Em ambos os tipos, os principais componentes das ligas são a prata e o estanho.

Sistema prata-estanho

A Figura 8.4 é um diagrama de fase de equilíbrio do sistema de liga prata-estanho. Convencionalmente, a partir da esquerda do diagrama de fases, cada fase é designada em ordem alfabética grega. A proporção de prata para estanho na Tabela 8.1 mostra que as ligas de amálgama têm uma faixa estreita de composições, enquadrando-se nas fases β + γ e γ do diagrama.

> **QUESTÃO IMPORTANTE**
> Como o zinco pode ser um aditivo benéfico à liga para amálgama dentário, mas também um componente que pode causar desconforto pós-operatório significativo ao paciente?

Ligas de baixo teor de cobre

As ligas de prata-estanho são bastante frágeis e difíceis de misturar uniformemente, a menos que uma pequena quantidade de cobre seja substituída por prata. A principal função do zinco em uma liga de amálgama é atuar como um desoxidante que reage com o oxigênio durante a fusão para minimizar a formação de óxido de outros constituintes. As ligas sem zinco são mais quebradiças e seus amálgamas tendem a ser menos plásticos durante a **condensação** e a escultura. A especificação da American Dental Association (ADA) para ligas de amálgama permite algum mercúrio no pó da liga. A estrutura dessas ligas convencionais foi dominada por Ag_3Sn (fase γ), com algum Cu_3Sn (fase ε).

Ligas de alto teor de cobre

A primeira liga de alto teor de cobre foi formulada pela mistura de uma parte de partículas de esferas esféricas eutéticas de prata-cobre com duas partes de partículas de Ag_3Sn cortadas em torno. Essa modificação aumenta o teor de cobre para 11,8% em peso. Isso é muitas vezes chamado de *liga de fase dispersa* ou *liga de alto teor de cobre misturado*. Um segundo tipo de liga com alto teor de cobre foi feito fundindo-se todos os componentes da liga em fase dispersa. Esse processo produz um único sistema de composição. A presença do maior teor de cobre dificulta o corte do pó em partículas. Assim, eles são frequentemente fornecidos em uma forma esférica que é produzida por um processo de atomização. O teor de cobre desse grupo de ligas pode chegar a 30% em peso. Várias quantidades de índio ou paládio foram incluídas em alguns sistemas comerciais.

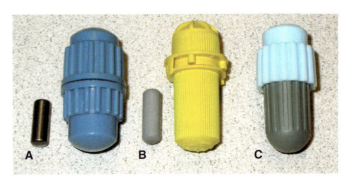

• **Figura 8.2** Tipos de cápsulas de trituração de amálgama. **A.** Cápsulas reutilizáveis com pistilo. **B.** Cápsula pré-proporcionada com pistilo. **C.** Cápsula pré-proporcionada sem pistilo.

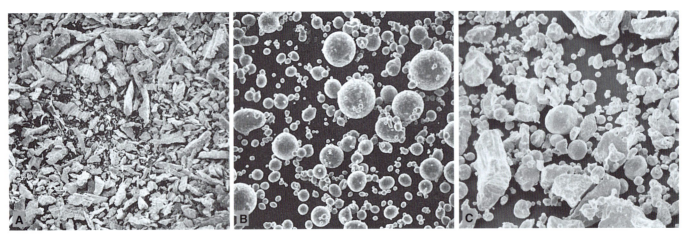

• **Figura 8.1** Formas de partículas de ligas de amálgama dentário. **A.** Liga de partículas de limalha convencional (×100). **B.** Liga esférica (×500). **C.** Pó de liga de alto teor de cobre, com mistura típica mostrando as partículas de prata-estanho cortadas em torno e partículas esféricas de prata-cobre (×500).

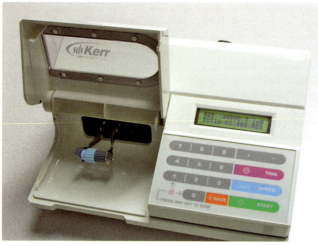

• **Figura 8.3** Triturador programável.

Tabela 8.1 Composição de algumas ligas de amálgama comerciais típicas.

| Amálgama | COMPOSIÇÃO (% MASSA) ||||
	Ag	Sn	Cu	Zn
Baixo cobre (limalha)	70,3	25,9	2,8	0,9
Baixo cobre (esférica)	72	25	3	–
Alto cobre (limalha)	69,5	17,7	11,8	1
Alto cobre (esférica)	61,0	26	13	–

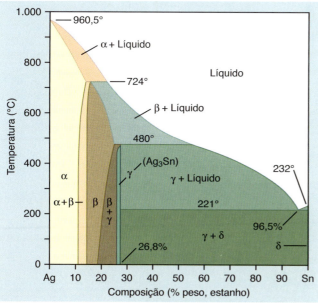

• **Figura 8.4** Diagrama de fase de equilíbrio do sistema prata-estanho.

Ligas à base de gálio

Gálio, quando ligado com índio ou estanho, pode ser um líquido em temperatura ambiente. Tem sido usado para triturar com ligas de amálgama com alto teor de cobre como substituto do mercúrio.

Configuração de pó

Os amálgamas dentários são feitos misturando pós de liga com mercúrio. A reação começa na interface partícula-mercúrio. Portanto, a configuração física e a condição das partículas têm uma influência significativa no processo de pega.

Partículas de limalha

Um lingote fundido é primeiro recozido para manter uma fase uniforme e, em seguida, colocado em uma fresadora ou em um torno para ser fragmentado por uma ferramenta de corte ou broca. Os pós obtidos do corte são lavados com ácido para produzir uma superfície mais reativa. Como as tensões induzidas na partícula durante o corte não são uniformes e podem ser aliviadas espontânea e lentamente ao longo do tempo, elas podem fazer com que o desempenho do amálgama seja inconsistente.

Partículas atomizadas

A liga de amálgama derretida é atomizada em finas gotículas esféricas de metal em uma câmara de gás inerte. Se as gotículas solidificarem antes de atingir uma superfície, a forma esférica é preservada, e esses pós atomizados são chamados *pós esféricos*. Assim como os pós cortados em torno, os pós esféricos recebem um tratamento térmico de recozimento e lavagem da superfície. Observe na Tabela 8.1 que as ligas para fazer esferas não contêm zinco porque não há oxigênio na câmara para causar oxidação.

Tamanho da partícula

Os tamanhos médios de partículas dos pós modernos variam entre 15 e 35 µm. Partículas menores aumentam muito a área de superfície por unidade de volume do pó. Um pó contendo partículas minúsculas requer quantidade maior de mercúrio para formar um amálgama aceitável. A distribuição do tamanho das partículas pode afetar o caráter da superfície acabada. Quando o amálgama estiver parcialmente endurecido, a anatomia do dente é esculpida no amálgama com um instrumento afiado. Durante a escultura, as partículas maiores podem ser puxadas para fora da matriz, produzindo uma superfície áspera. Tal superfície é provavelmente mais suscetível à corrosão do que uma superfície lisa. Um tamanho médio de partícula menor tende a produzir o endurecimento mais rápido do amálgama, com maior resistência inicial.

Partículas de limalha versus pó esférico

Amálgamas compostos de partículas de pó de limalha ou de mistura apresentam maior resistência à condensação do que amálgamas contendo exclusivamente partículas esféricas. Os amálgamas de partículas esféricas recém-triturados são bastante plásticos e escoam sob o condensador e, portanto, a obtenção do ponto de contato proximal em preparos de classe II é dificultada, já que o material não resiste bem às forças de condensação e torna-se difícil de compactar. Ligas esféricas geralmente requerem menos mercúrio do que ligas convencionais de limalha porque o pó de partículas esféricas apresenta menor área de superfície por volume do que as partículas de limalha. Amálgamas com menor conteúdo de mercúrio geralmente apresentam melhores propriedades.

QUESTÃO IMPORTANTE

Por meio de qual mecanismo a adição de 6% em peso ou mais de cobre em peso previne a formação da indesejável fase γ_2?

Amalgamação

Conforme discutido anteriormente, as ligas de amálgama dentário modernas são baseadas no composto intermetálico Ag$_3$Sn; portanto, a principal reação que ocorre após a trituração com mercúrio será entre Ag$_3$Sn e mercúrio. Outros elementos da liga, especialmente o cobre, também desempenham papel significativo nas microestruturas finais de presa do amálgama.

Ligas de baixo teor de cobre

Os principais produtos de reação da liga com baixo teor de cobre são a fase cúbica de corpo centrado Ag$_2$Hg$_3$ (γ_1) e a fase hexagonal Sn$_{7-8}$Hg (γ_2) (Figura 8.5). Ambas as fases são designadas γ porque são a terceira fase dos respectivos sistemas Ag-Hg e Sn-Hg. Como a solubilidade da prata no mercúrio é muito menor que a do estanho, a fase Ag$_2$Hg$_3$ precipita primeiro e é designada por γ_1, enquanto a fase Sn$_{7-8}$Hg precipita mais tarde e é designada por γ_2. Há evidências de difração de raios X e análises térmicas de amálgama endurecida que uma fase δ, mais rica em mercúrio do que γ_2, está presente na liga com baixo teor de cobre em vez de γ_2. A existência de fases γ_2 ou δ em amálgamas com baixo teor de cobre permanece uma questão não resolvida. Para o propósito desta discussão, a fase Sn-Hg é designada como γ_2.

A liga com baixo teor de cobre geralmente é misturada com mercúrio em uma proporção de cerca de 1:1. Essa quantidade de mercúrio é insuficiente para consumir completamente as partículas da liga; consequentemente, partículas que não reagiram estão presentes no amálgama definido. Assim, um típico amálgama com baixo teor de cobre é um compósito no qual as partículas que não reagiram são distribuídas dentro das fases γ_1 e γ_2. A sequência de amalgamação da liga prata-estanho é mostrada esquematicamente na Figura 8.6.

As propriedades físicas do amálgama produzido dependem das porcentagens relativas de cada fase microestrutural. Quanto maior é o número de partículas de Ag-Sn que não reagiram retidas na estrutura final, mais forte será o amálgama. A fase γ_2 é a mais fraca e menos estável em ambiente corrosivo, podendo sofrer ataque

Liga de baixo teor de cobre
Ag$_3$Sn + Hg → Ag$_2$Hg$_3$ + Sn$_{7-8}$Hg + não reagido Ag$_3$Sn

Liga de mistura de alto teor de cobre
Ag$_3$Sn + Ag-Cu + Hg → Ag$_2$Hg$_3$ + Sn$_{7-8}$Hg + não reagido Ag-Cu + não reagido Ag$_3$Sn

Reação secundária em estado sólido → Cu$_6$Sn$_5$ + Ag$_2$Hg$_3$ + não reagido Ag-Cu

Liga esférica com alto teor de cobre
[Ag$_3$Sn + Cu$_3$Sn] + Hg → Ag$_2$Hg$_3$ + Cu$_6$Sn$_5$ + não reagido [Ag$_3$Sn + Cu$_3$Sn]

Símbolos e estequiometria das fases	
Símbolos das fases	Composição
γ	Ag$_3$Sn
γ_1	Ag$_2$Hg$_3$
γ_2	Sn$_{7-8}$Hg
ε	Cu$_3$Sn
η (η')	Cu$_6$Sn$_5$

• **Figura 8.5** Reações de amálgamas com baixo e alto teor de cobre e símbolos de fases envolvidas na fixação de amálgamas dentários.

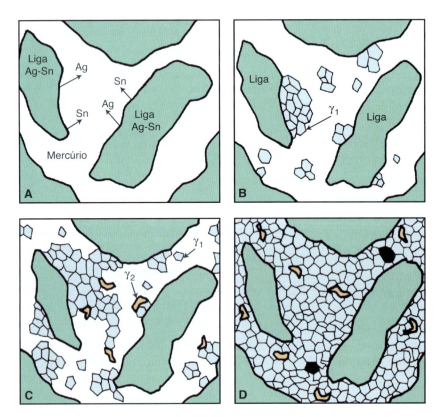

• **Figura 8.6** Desenhos esquemáticos que ilustram a sequência de desenvolvimento da microestrutura de amálgama quando partículas de liga com baixo teor de cobre, cortadas em torno, são misturadas com mercúrio. **A.** Dissolução de prata e estanho em mercúrio. **B.** Precipitação de cristais γ_1 no mercúrio. **C.** Consumo do mercúrio restante pelo crescimento de grãos γ_1 e γ_2. **D.** Arranjo final do amálgama. As manchas escuras são vazios.

corrosivo, principalmente nas frestas das restaurações. Uma reação entre Cu_3Sn (fase ε) e $γ_2$ também ocorre e produz Cu_6Sn_5 (fase η') em menor grau devido ao baixo teor de cobre. A Figura 8.7 ilustra as características encontradas em uma microestrutura típica de amálgama feita a partir da limalha, liga de baixo teor de cobre.

> **QUESTÃO IMPORTANTE**
>
> Em comparação com os amálgamas feitos de ligas de alto teor de cobre misturadas, quais são os benefícios e os riscos dos amálgamas feitos de partículas esféricas de alta composição de cobre?

Ligas de alto teor de cobre

Conforme discutido anteriormente, os pós de liga com alto teor de cobre estão disponíveis em pó misturado de duas fases e pó monofásico de composição única, cada um com um processo de amalgamação exclusivo (ver Figura 8.5).

Ligas misturadas

Quando o mercúrio se mistura com um pó de liga misturado, a prata nas esferas de Ag-Cu e a prata e o estanho das partículas de Ag-Sn se dissolvem no mercúrio. Embora os cristais $γ_1$ e $γ_2$ se formem, como nas ligas cortadas em torno, o estanho no mercúrio se difunde para as superfícies das partículas da liga Ag-Cu e reage com o cobre para formar uma camada de cristais na fase η' na superfície. A camada η' na superfície das partículas de liga Ag-Cu também contém cristais $γ_1$ porque as fases $γ_1$ e η' se formam simultaneamente. Nessa reação, a fase $γ_2$ se forma junto com a fase η', mas a fase $γ_2$ reage posteriormente com o cobre das esferas de Ag-Cu, produzindo uma fase η' adicional (a reação secundária de estado sólido na Figura 8.5). A fase $γ_2$ pode ser eliminada com pelo menos 12% de cobre em peso no pó de liga. A Figura 8.8 ilustra a microestrutura de um amálgama misturado. Como nos amálgamas com baixo teor de cobre, o amálgama misturado é um composto de $γ_1$ devido à fase da matriz com partículas discretas de liga que não reagiram.

Ligas de composição única

Os principais componentes de partículas de composição única são geralmente prata, estanho e cobre. O teor de cobre de várias ligas de composição única varia de 13 a 30% em peso. Algumas ligas contêm uma pequena quantidade de índio ou paládio. Várias fases são encontradas em cada partícula de liga de composição única, incluindo a fase β (Ag-Sn), fase γ (Ag_3Sn) e fase ε (Cu_3Sn). Algumas das ligas também podem conter a fase η'. As partículas geralmente são esferas, mas também está disponível uma formulação com todas as partículas cortadas em torno.

Quando triturados com mercúrio, prata e estanho das fases Ag-Sn se dissolvem em mercúrio. Muito pouco cobre se dissolve em mercúrio. Os cristais $γ_1$ crescem, formando uma matriz que une as partículas de liga parcialmente dissolvidas. Os cristais η' são encontrados como malhas de cristais semelhantes a hastes nas superfícies das partículas de liga dispersas na matriz. Na maioria dos amálgamas de composição única, há pouca ou nenhuma forma de $γ_2$ (ver Figura 8.5). A Figura 8.9 mostra a microestrutura de um típico amálgama de composição única. Essa estrutura inclui partículas de liga que não reagiram, grãos $γ_1$ e cristais η'.

> **QUESTÃO IMPORTANTE**
>
> Que medidas podem ser tomadas por um dentista para prolongar o tempo de sobrevivência das restaurações de amálgama?

Manipulação clínica de amálgama para restaurações

Uma boa liga de amálgama dentário moderna pode ser manipulada para que a restauração dure, em média, de 12 a 15 anos. O preparo cavitário deve ser projetado corretamente e o amálgama deve ser manipulado adequadamente para que nenhuma parte

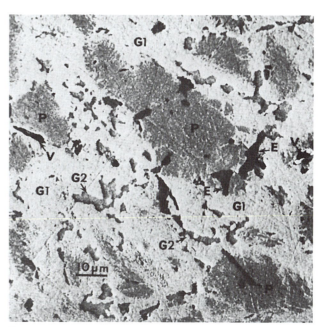

• **Figura 8.7** Microscopia eletrônica de varredura de um amálgama de baixo teor de cobre (×1.000). A fotomicrografia apresenta as fases β e γ restantes (as grandes áreas escuras rotuladas P), a fase ε (pequenas manchas escuras rotuladas E), a fase $γ_1$ (fundo claro rotulado G1), a fase $γ_2$ (pequenos grãos rotulados G2) e os vazios (áreas centro-esquerda e centro-direita rotuladas V).

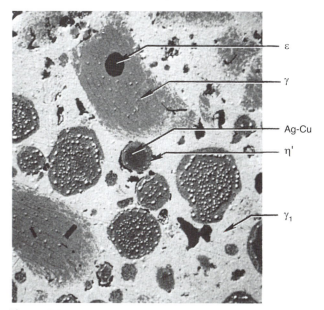

• **Figura 8.8** Microscopia eletrônica de varredura de um amálgama de alto teor de cobre misturado. As várias fases e a camada de reação são marcadas. A fase ε é parte da partícula cortada em torno. As áreas pequenas, muito claras e em forma de gota na fase de partículas são ricas em mercúrio por causa da amostra recém-polida (×1.000).

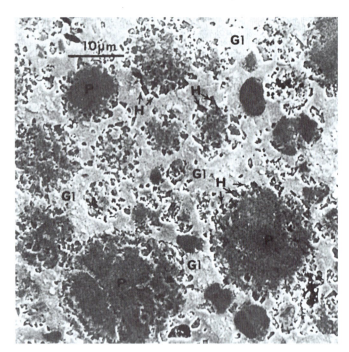

• **Figura 8.9** Microscopia eletrônica de varredura de um amálgama de composição única com alto teor de cobre (×560). A micrografia apresenta partículas de liga que não reagiram (marcadas como P), fase de matriz γ_1 (marcada como G1) e cristais η' (marcados como H).

da restauração de amálgama seja colocada sob tensão excessiva. As variáveis de manipulação discutidas nesta seção são a razão mercúrio/liga, trituração e condensação.

QUESTÕES IMPORTANTES

Qual é a proporção ideal de mercúrio/liga para um amálgama misturado e um amálgama de partículas esféricas? Quais são as consequências de quantidades insuficientes e excessivas de mercúrio para as restaurações de amálgama?

Razão mercúrio/liga

A razão mercúrio/liga é o peso do mercúrio dividido pelo peso da liga necessária para trituração. Mercúrio suficiente deve estar presente na mistura original para fornecer uma massa consistente e plástica após a trituração, mas a quantidade deve ser baixa o suficiente para que o teor de mercúrio da restauração esteja em um nível aceitável sem a necessidade de remover uma quantidade apreciável durante o processo. O teor de mercúrio da liga cortada em torno é de cerca de 50% em peso e o das ligas esféricas é de 42% em peso. Quando um almofariz e um pilão eram usados para misturar o amálgama, uma quantidade excessiva de mercúrio seria necessária para obter um amálgama liso e plástico. A remoção do excesso de mercúrio seria realizada espremendo ou torcendo o amálgama misturado em um pedaço de pano antes da inserção dos incrementos na cavidade preparada.

O dispensador mais comum é baseado na proporção volumétrica. Os *pellets* ou comprimidos pré-pesados são colocados primeiro em uma cápsula (ver Figura 8.2). Na mistura mecânica, a cápsula serve como argamassa. O dispensador de mercúrio deve ser mantido na vertical para garantir uma dispensa consistente de mercúrio. O dispensador deve estar sempre pelo menos meio cheio quando usado para garantir que o peso adequado de mercúrio seja dispensado.

Cápsulas descartáveis contendo mercúrio pré-proporcional e liga são agora amplamente utilizadas. Ambos os componentes estão fisicamente separados na cápsula. Algumas cápsulas requerem ativação antes da trituração para unir os componentes. Outros projetos, chamados de *cápsulas autoativadas*, unem a liga e o mercúrio automaticamente durante as primeiras oscilações do amalgamador.

Independentemente do método utilizado, a quantidade adequada de mercúrio e liga deve ser sempre proporcional, ou a cápsula pré-proporcionada deve ser ativada imediatamente antes do início da trituração.

QUESTÃO IMPORTANTE

Como deve ser estipulado o tempo ideal de trituração para determinado produto de amálgama dentário?

Trituração mecânica

O objetivo da trituração é garantir o amálgama adequado do mercúrio e da liga e fornecer a consistência ideal para condensação. O foco da trituração inclui o triturador e a consistência da mistura.

Trituradores

O principal mecanismo de mistura de um triturador é um braço alternativo que segura a cápsula sob uma capa protetora. O capuz confina o mercúrio que pode escapar para a sala e para evitar que a cápsula seja acidentalmente ejetada do amalgamador durante a trituração. Os modelos mais antigos geralmente são um dispositivo de velocidade única com temporizador automático para definir a duração da mistura. Modelos posteriores têm várias configurações de velocidade. Um triturador moderno geralmente é controlado por microprocessador (ver Figura 8.3) e contém programas de trituração predefinidos para vários materiais. Esses modelos mais novos também podem ser programados pelo operador para incluir outros materiais. A cápsula serve como uma argamassa. Um pistão cilíndrico de metal ou plástico de diâmetro menor que a cápsula é inserido na cápsula, e isso serve como pistilo. As ligas esféricas geralmente não precisam de um pistilo (ver Figura 8.2).

Os fabricantes de ligas normalmente fornecem uma lista de tempos recomendados e configurações de velocidade em ciclos por minuto para suas ligas e vários tipos de amalgamadores. Devido às variações de velocidade nos amalgamadores, o cronograma deve servir apenas como guia aproximado. Dentistas e assistentes podem querer ajustar o tempo necessário para obter uma mistura com a consistência correta. Para determinada liga e relação mercúrio/liga, o aumento do tempo de trituração e/ou velocidade reduz os tempos de trabalho e de presa.

Uma cápsula reutilizável deve estar limpa e livre de ligas endurecidas previamente misturadas. Ao final de cada trituração, deve-se retirar rapidamente o pistilo da cápsula, recolocar a tampa, recolocar a cápsula no amalgamador, ligá-lo por 1 ou 2 segundos e, em seguida, retirar o amálgama. Esse processo geralmente faz com que a mistura fique mais coesa para que o amálgama possa ser facilmente removido da cápsula, deixando o mínimo de resíduo. Isso minimiza a necessidade de raspar a liga parcialmente endurecida, que geralmente produz arranhões na cápsula.

Consistência da mistura

O tempo adequado de mistura pode ser determinado observando-se a consistência da mistura. Por exemplo, a mistura com aparência um tanto granulada e sem brilho (Figura 8.10 A) indica subtrituração. Não apenas a restauração de amálgama feita a partir dessa mistura será fraca, assim como a superfície áspera deixada após a escultura do amálgama granular aumentará a suscetibilidade ao embaçamento. Se a trituração produziu um amálgama com a aparência geral mostrada na Figura 8.10 B, a resistência será ótima e a superfície lisa esculpida reterá o brilho da superfície por mais tempo após o polimento. Devido ao atrito entre as partículas durante a trituração, essa mistura de amálgama deve estar morna (não quente) quando a mistura é removida da cápsula. Isso não terá efeito sobre as propriedades físicas do amálgama, além de diminuir um pouco o tempo de trabalho. A trituração excessiva é realizada com velocidade mais alta ou tempo de mistura mais longo, resultando em uma mistura mais macia (mole) que geralmente gruda na parede da cápsula. Comparado com o amálgama devidamente misturado, a superfície do amálgama supertriturado é mais brilhante, a forma da massa é mais plana (Figura 8.10 C) e o tempo de trabalho é menor e com contração de presa ligeiramente maior.

> **QUESTÃO IMPORTANTE**
> Durante a condensação da amálgama, em que momento a mistura triturada deve ser descartada e substituída por uma nova mistura?

Condensação

O objetivo da condensação é compactar a liga na cavidade preparada para que a maior densidade possível seja alcançada, com mercúrio suficiente presente para garantir a continuidade da fase da matriz entre as partículas restantes da liga. Isso resulta de uma redução do excesso de mercúrio e porosidade dentro do amálgama fixado.

Após a mistura, os incrementos de liga devem ser transportados e inseridos na cavidade preparada por meio de instrumentos como pinças pequenas ou um suporte de amálgama projetado para esse fim. A condensação do amálgama deve, então, ser iniciada imediatamente. O campo de operação deve ser mantido absolutamente seco durante a condensação. Devido à natureza da operação, a condensação geralmente é realizada dentro de quatro paredes e um piso. Uma ou mais paredes podem ser uma fina folha de aço inoxidável, chamada de *banda de matriz*.

Procedimento de condensação

A *condensação* é pressionar um ponto de condensador na massa de amálgama sob pressão manual. Esse procedimento geralmente é iniciado no centro e, em seguida, o ponto do condensador é escalonado incrementalmente em direção às paredes da cavidade. Os requisitos de força dependem da forma da partícula da liga.

Após a condensação de um incremento, a superfície deve ficar brilhante. Isso indica que há mercúrio suficiente presente na superfície para se difundir no próximo incremento, de modo que o incremento subsequente adicionado se ligue ao anterior. É desejável remover parte do material macio ou mole antes de adicionar o próximo incremento. Essa etapa é menos crítica com amálgamas modernos que exigem menos mercúrio para a mistura.

Se a cavidade for grande ou se por algum motivo demorar para completar a condensação, outra mistura deve ser feita imediatamente antes que a original se esgote ou quando a plasticidade for perdida. A condensação do material parcialmente endurecido fratura e rompe a matriz que já se formou. Além disso, quando a liga perde certa plasticidade, a condensação sem produzir vazios internos e estratificação é difícil. O procedimento de condensação é continuado até que a cavidade esteja preenchida.

Pressão de condensação

A pressão de condensação é conduzida pela área da face do condensador e pela força exercida pelo operador sobre a mistura. Quando determinada força é aplicada, quanto menor é o condensador, maior é a pressão exercida sobre o amálgama. Se a ponta do condensador for muito grande, o operador não pode gerar pressão suficiente para condensar o amálgama adequadamente e forçar a mistura em áreas retentivas. Um estudo com 30 dentistas mostrou que as forças aplicadas estão na faixa de 13,3 a 17,8 N (3 a 4 lb). Para garantir a máxima densidade e adaptação às paredes da cavidade, a força de condensação deve ser tão grande quanto a liga permitir, consistente com o conforto do paciente. Muitas das ligas esféricas oferecem apenas uma resistência mínima à força de condensação. Portanto, as propriedades de resistência das ligas de amálgama esféricas tendem a ser menos sensíveis à pressão de condensação.

Em muitos casos, a condensação torna-se questão de obter uma boa adaptação. As desvantagens potenciais da liga esférica em comparação com a liga mista (partículas esféricas e cortadas em torno) são a tendência para saliências em áreas proximais e contatos proximais fracos. A forma das pontas do condensador deve estar de acordo com a área sob condensação. Por exemplo, uma ponta redonda é ineficaz adjacente a um canto ou ângulo de uma cavidade preparada; uma ponta triangular ou quadrada são indicadas para essa área. Pontas de várias formas estão disponíveis para fornecer condensação eficaz.

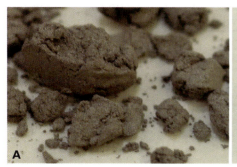 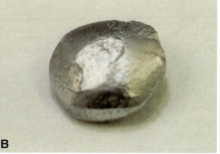 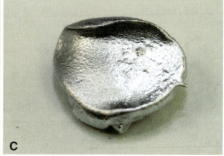

• **Figura 8.10** Aparência de mistura de amálgama recém-triturada. **A.** Mistura granulada e subtriturada; uma restauração feita dessa mistura tem baixa força e pouca resistência à corrosão. A mistura pode aparecer como uma massa sólida, mas a superfície permanece sem brilho, como mostrado. **B.** Amálgama devidamente triturado que se apresenta arredondado, com superfície lisa e brilhante. **C.** Mistura de amálgama supertriturado, que é mais brilhante que o triturado adequadamente, e por ser de consistência mais fluida, a massa parece achatada pela força da trituração.

Escultura e acabamento

Depois que o amálgama foi condensado na cavidade preparada, ele é esculpido para reproduzir a anatomia adequada ao dente. O objetivo da escultura é simular a anatomia em vez de tentar reproduzir detalhes extremamente finos. A escultura deve começar apenas quando o amálgama estiver duro o suficiente para resistir ao instrumento de escultura. Um som de raspagem ou "toque" deve ser ouvido quando o amálgama é esculpido. O amálgama mais macio pode ser retirado das margens pelo instrumento de escultura. A faixa da matriz deve ser removida durante o procedimento final de escultura. Certifique-se de que o excesso de amálgama não foi forçado além da matriz gengival durante a condensação.

Após a escultura, a superfície da restauração deve ser alisada. Isso pode ser feito polindo a superfície oclusal com um polidor de esferas e as margens da restauração com um instrumento rígido de lâmina plana. O alisamento final pode ser concluído esfregando a superfície com uma bolinha de algodão úmida ou alisando levemente a superfície com um copo de polimento de borracha e uma pasta de polimento ou profilaxia extremamente fina (Figura 8.11). Os dados clínicos sobre o desempenho das restaurações suportam a conveniência de polir os sistemas de alto teor de cobre de presa rápida. O polimento de ligas de presa lenta pode danificar as margens da restauração.

Independentemente de liga, método de trituração ou técnica de condensação, a superfície esculpida da restauração parece áspera, como demonstrado pela superfície sem brilho das restaurações mostradas na Figura 8.12 A. As superfícies são cobertas com arranhões, sulcos e irregularidades, que podem resultar em corrosão da célula de concentração ao longo do tempo (ver Capítulo 3). A superfície lisa nas restaurações mostradas na Figura 8.12 B é produzida pelo procedimento de acabamento final. O acabamento final da restauração deve ser retardado por pelo menos 24 horas após a condensação e, de preferência, por mais tempo. Mais discussões sobre polimento de amálgamas podem ser encontradas no Capítulo 16.

Propriedades dos amálgamas

A Especificação ADA nº 1 (International Organization for Standardization [ISO] 24234) para ligas de amálgama, lista a mudança dimensional, resistência à compressão e escoamento (*creep*) como as medidas da qualidade do amálgama. As variáveis de controle e a significância dessas propriedades são descritas mais adiante.

> **QUESTÃO IMPORTANTE**
>
> Como o conteúdo de mercúrio e o método de condensação afetam a expansão ou contração que pode ocorrer durante a presa de uma restauração de amálgama?

Estabilidade dimensional

O amálgama se contrai ou se expande à medida que o material se solidifica. A contração grave pode levar à microinfiltração, cárie secundária e ao acúmulo de placa. Expansão excessiva pode produzir pressão na polpa e sensibilidade pós-operatória. A protrusão de uma restauração também pode resultar de expansão excessiva. A Especificação ADA nº 1 afirma que a mudança dimensional do amálgama deve estar na faixa de 15 a 20 µm/cm medido a 37°C entre 5 minutos e 24 horas após o início da trituração.

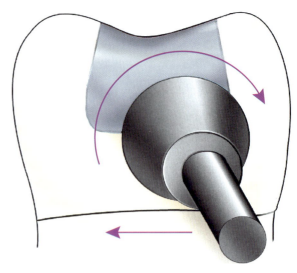

• **Figura 8.11** Acabamento final de uma margem de amálgama com taça profilática macia e sem ranhuras e pasta de profilaxia fina. A taça deve ser usada com uma pressão muito leve para evitar o achatamento dos contornos anatômicos.

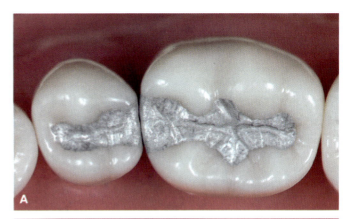

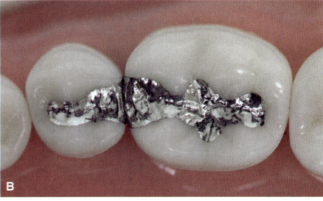

• **Figura 8.12** Efeito do polimento do amálgama. **A.** Restaurações de amálgama logo após a escultura. **B.** As mesmas restaurações após o polimento. (Cortesia do Dr. Saulo Geraldeli.)

Mecanismo dimensional de alterações durante o trabalho

Quando a liga e o mercúrio são misturados, a contração resulta à medida que as partículas se dissolvem. Como o volume final da fase γ_1 é menor que a soma dos volumes de prata e mercúrio líquido necessários para produzir a fase γ_1, a contração continua à medida que a fase γ_1 continua se formando. Com o tempo, os cristais γ_1 começam a colidir uns com os outros, causando expansão quando há mercúrio líquido suficiente, tornando a fase da matriz plástica. Quando a fase da matriz se torna rígida, o impacto adicional dos cristais γ_1 não pode forçar a matriz a se expandir ainda mais. A reação continua com cristais γ_1 crescendo em interstícios contendo mercúrio.

Esse modelo implica que ocorrerá maior expansão se houver mercúrio suficiente na mistura quando a mudança dimensional começar. Portanto, misturas com menos mercúrio, como para razões mercúrio/liga mais baixas e pressões de condensação mais altas, exibirão menos expansão. Além disso, a presa e o consumo acelerados de mercúrio também apresentam expansão reduzida, incluindo tempos de trituração mais longos e o uso de partículas de liga menores.

As medições da mudança dimensional de muitos amálgamas modernos revelam uma contração líquida (Figura 8.13), enquanto no passado, as medições invariavelmente indicavam que ocorreu expansão. Os resultados conformaram o modelo. Observe que os amálgamas mais antigos continham partículas de liga maiores e eram misturados em proporções mais altas de mercúrio/liga do que os amálgamas atuais. Da mesma forma, a trituração manual foi utilizada na preparação dos espécimes para estudos anteriores. Agora, amalgamadores mecânicos de alta velocidade são empregados.

Efeito da contaminação por umidade

Quando um amálgama contendo zinco, com baixo teor de cobre ou alto teor de cobre é contaminado por umidade durante a trituração ou condensação, pode ocorrer uma grande expansão, como a mostrada na Figura 8.14. Essa expansão geralmente começa de 3 a 5 dias após a colocação e pode continuar por meses, atingindo valores tão altos quanto 4 µm/mm (0,4%). Esse tipo de expansão é conhecido como **expansão tardia**. Essa expansão é causada pelo hidrogênio produzido pela ação eletrolítica envolvendo zinco e água. O gás hidrogênio se acumula dentro da restauração, aumentando a pressão interna a níveis altos o suficiente para causar o escoamento do amálgama, produzindo assim a expansão observada. As fontes de contaminação podem incluir secreções da pele ao tocar o amálgama com as mãos desprotegidas ou saliva do mau isolamento do campo operatório. Os contaminantes devem ser incorporados à massa do amálgama durante a trituração ou condensação para que ocorra a expansão tardia.

> **QUESTÕES IMPORTANTES**
>
> O que é o fenômeno da ruptura marginal? Quais são as medidas que podem ser tomadas para reduzir o risco ou a extensão desse processo?

Resistência

Um requisito primordial para restaurações de amálgama é a resistência adequada para resistir às forças mastigatórias. Em restaurações adequadamente projetadas, as falhas de fraturas em restaurações de amálgama são relativamente raras. Mais comuns são os defeitos nas margens dos amálgamas. Há uma divergência de opinião sobre se o defeito marginal é causado por fratura do esmalte ou do amálgama visto como **ruptura marginal**. Esse aspecto será discutido mais adiante.

Tradicionalmente, a resistência do amálgama dentário tem sido medida sob tensão de compressão usando espécimes de dimensões comparáveis ao volume de restaurações típicas de amálgama. Quando a resistência é medida dessa maneira, a resistência à compressão de um amálgama satisfatório provavelmente deve ser de pelo menos 310 MPa. A Tabela 8.2 mostra as resistências típicas de compressão e tração em 1 hora e 7 dias após a preparação para uma amálgama com baixo teor de cobre e dois amálgamas com alto teor de cobre.

A resistência do amálgama é mais do que adequada para suportar potenciais cargas de compressão. No entanto, o amálgama é muito mais fraco em tração do que em compressão (Tabela 8.2). As tensões de tração podem ocorrer facilmente em restaurações de

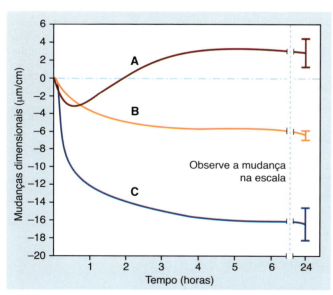

• **Figura 8.13** Mudança dimensional de três produtos de amálgama em um período de 24 horas. **A.** Um amálgama misturado com alto teor de cobre com 50% de mercúrio (Dispersalloy). **B.** Um amálgama de composição única com alto teor de cobre com 42,5% de mercúrio (Tytin). **C.** Partícula de limalha, amálgama de baixo teor de cobre usando um tamanho menor de partículas de liga (Fine-Cut).

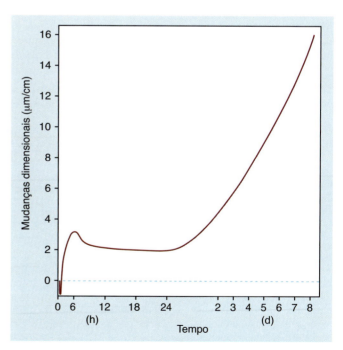

• **Figura 8.14** Expansão retardada de um amálgama convencional com baixo teor de cobre.

Tabela 8.2 — Resistência à compressão, escoamento e resistência à tração de amálgamas com baixo teor de cobre e com alto teor de cobre.

	RESISTÊNCIA À COMPRESSÃO (MPa) 1 h	RESISTÊNCIA À COMPRESSÃO (MPa) 7 dias	Escoamento (%)	Resistência à tração em 24 h (MPa)
Baixo teor de cobre*	145	343	2	60
Mistura (alto teor de cobre)†	137	431	0,4	48
Composição única (alto teor de cobre)‡	262	510	0,13	64

*Fine Cut.
†Dispersalloy.
‡Tytin.

amálgama. Por exemplo, uma pressão de compressão na cúspide de um dente restaurado introduz tensões complexas que resultam em tensões de tração no istmo da restauração. É importante enfatizar que o amálgama não pode suportar altas tensões de tração ou flexão. O projeto da restauração deve incluir estruturas de suporte sempre que houver o perigo de que a restauração seja flexionada ou puxada em tensão. O uso de um amálgama com alto teor de cobre não ajudará porque as resistências à tração dos amálgamas com alto teor de cobre não são significativamente diferentes daquelas dos amálgamas com baixo teor de cobre.

Efeito da trituração

O tempo de trituração e a velocidade do amalgamador determinam o efeito da trituração. Tanto a subtrituração como a supertrituração diminuirão a resistência para amálgamas convencionais e com alto teor de cobre.

Efeito do teor de mercúrio

Mercúrio insuficiente entre as partículas produz uma mistura granular e seca. Essa mistura resulta em rugosidade, superfície áspera que promove corrosão. O aumento do teor final de mercúrio aumenta a fração volumétrica das fases da matriz. Um maior teor de mercúrio promove a formação da fase γ_2, mesmo em um amálgama com alto teor de cobre, e uma maior incidência e gravidade de fratura ocorrerá à medida que as restaurações de amálgama envelhecem. O efeito do teor de mercúrio na resistência à compressão do amálgama é mostrado na Figura 8.15.

Efeito da condensação

Boas técnicas de condensação expressam mercúrio e resultam em uma fração de volume menor de fases da matriz. Pressões de condensação mais altas são necessárias para os amálgamas com partículas de limalha. No caso do amálgama esférico, pressões mais leves produzem resistência adequada, enquanto pressões maiores no condensador simplesmente perfuram o amálgama.

Efeito da porosidade

Os vazios e a porosidade são fatores que podem reduzir a resistência à compressão dos amálgamas endurecidos. A falta de plasticidade das misturas de amálgama causada por condensação tardia ou subtrituração leva à porosidade nos amálgamas. Pressão de condensação insuficiente em ligas de limalha resulta em mais porosidade.

Efeito da taxa de endurecimento do amálgama

Como um paciente pode ser dispensado da cadeira odontológica dentro de 20 minutos após a trituração do amálgama, uma questão vital é se o amálgama ganhou força suficiente para evitar a fratura causada por uma força oclusal prematuramente alta imposta pelo paciente. Quando o paciente é dispensado, a resistência à compressão do amálgama pode ser de apenas 6% da resistência de 1 semana. Assim, uma alta porcentagem de fraturas em restaurações de amálgama provavelmente ocorre nas primeiras horas após a inserção.

A Especificação ADA nº 1 estipula uma resistência à compressão mínima de 80 MPa em 1 hora. A resistência à compressão de 1 hora dos amálgamas de composição única com alto teor de cobre é excepcionalmente alta (Tabela 8.2). Essa força tornará a fratura menos provável se o paciente morder acidentalmente a restauração logo após sair do consultório odontológico. Além disso, esses amálgamas podem ser fortes o suficiente logo após a colocação para permitir que os acúmulos de amálgama

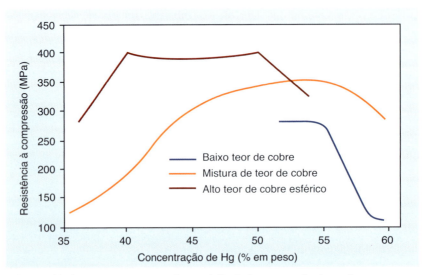

• **Figura 8.15** Efeito do teor de mercúrio (porcentagem em peso) na resistência à compressão do amálgama preparado com baixo teor de cobre representativo; mistura de alto teor de cobre; e alto teor de cobre, ligas esféricas de composição única.

sejam preparados para coroas e permitir moldagens anteriores de preparações para coroas. No entanto, os pacientes devem ser avisados para não submeter a restauração a altas forças de mordida por pelo menos 8 horas após a colocação. A essa altura, um amálgama típico terá atingido pelo menos 70% de sua força.

Escoamento (*creep*)

O escoamento ocorre quando um material sólido se deforma plástica e lentamente sob a influência de tensões constantes. Lembre-se da discussão anterior, sobre expansão retardada, que é uma forma de escoamento causada pela pressão constante da formação de gás hidrogênio dentro do amálgama contendo zinco contaminado por umidade. O outro exemplo de escoamento é quando o segmento de amálgama saliente na margem da restauração sofre fratura e deixa uma vala ao redor da margem. A Figura 8.16 mostra a diferença na quebra marginal produzida com amálgamas de alto e baixo escoamento. O escoamento do amálgama é determinado pela colocação de um cilindro de amálgama endurecido (4 mm de diâmetro e 6 mm de comprimento) sob a tensão de compressão de 36 MPa. A amostra é preparada e armazenada a 37°C por 7 dias antes do teste. A mudança na duração entre 1 e 4 horas como porcentagem da duração original é o valor de escoamento relatado na Tabela 8.2.

Quando um amálgama escoa clinicamente, a fase γ_1 é a que se deforma plasticamente. Taxas de escoamento mais altas devem ser esperadas para amálgama com frações de volume γ_1 mais altas, e vice-versa. A presença da fase γ_2 aumenta a taxa de escoamento. Além da ausência da fase γ_2, as baixíssimas taxas de escoamento em amálgamas de composição única com alto teor de cobre podem estar associadas aos bastonetes de fase η', que atuam como barreiras à deformação da fase γ_1. Portanto, os fatores manipulativos discutidos anteriormente, que maximizam a resistência, também minimizam o escoamento para qualquer tipo de amálgama.

> **QUESTÃO IMPORTANTE**
>
> Como a corrosão de uma restauração de amálgama pode levar a resultados positivos e negativos?

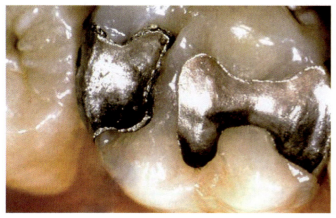

• **Figura 8.16** Duas superfícies de restaurações de amálgama: um amálgama de baixo teor de cobre com ruptura marginal grave (*esquerda*) e discrepância marginal mínima de uma restauração de amálgama de alta qualidade produzida a partir de uma liga de alto teor de cobre (*direita*). Os dois amálgamas foram colocados ao mesmo tempo. (Adaptada de *Quality Evaluation of Dental Restorations: Criteria for Placement and Replacement*, Chicago, 1989, Quintessence.)

Resistência a manchas e corrosão

As restaurações de amálgama muitas vezes mancham e corroem no meio bucal. A tendência ao escurecimento, resultado da formação de sulfeto de prata na superfície, não afeta nem altera as propriedades mecânicas do amálgama. A corrosão, por outro lado, tem um efeito negativo nas propriedades. Os produtos de corrosão mais comuns encontrados com ligas de amálgama convencionais são óxidos e cloretos de estanho. Eles são encontrados na interface dente-amálgama e na maior parte das restaurações de amálgama (Figura 8.17).

Há evidências indiretas de que a fase γ_2 está implicada tanto na falha marginal como na corrosão ativa em ligas convencionais, mas não é provável para as ligas de alto teor de cobre livres de γ_2. A fase η', que é menos suscetível à corrosão do que a fase γ_2, apresenta corrosão limitada com amálgamas com alto teor de cobre. Todo esforço deve ser feito para produzir uma superfície lisa e homogênea em uma restauração, a fim de minimizar manchas e corrosão, independentemente do sistema de liga usado.

Sempre que uma restauração de ouro é colocada em contato com um amálgama, a corrosão do amálgama pode ser esperada como resultado das grandes diferenças na força eletromotriz (FEM) dos dois materiais (Capítulo 3). O processo de corrosão pode liberar mercúrio livre, contaminando e enfraquecendo a restauração de ouro. Efeitos biológicos como o galvanismo também podem acontecer.

Tem sido expressa a preocupação de que se restaurações de amálgama com alto teor de cobre fossem colocadas na mesma boca com restaurações existentes de amálgama convencional, a corrosão e a falha poderiam ser aceleradas com amálgama convencional. Observações clínicas não indicam corrosão acelerada em tais situações. Modelos de laboratório projetados para monitorar a corrosão em restaurações adjacentes sugerem que os caminhos do fluxo de corrente são tais que a interação eletroquímica entre as restaurações é mínima.

Desempenho clínico de restaurações de amálgama

O amálgama não adere à estrutura do dente. Na melhor das hipóteses, o amálgama oferece apenas uma adaptação razoavelmente próxima às paredes da cavidade preparada. Por essa razão, os vernizes cavitários são usados para reduzir a infiltração grosseira que

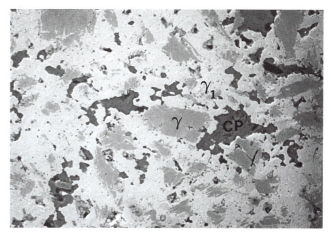

• **Figura 8.17** Microestrutura de partícula de liga convencional de amálgama com 7 anos. As várias fases estão marcadas. Observe a porosidade extensa e que a área γ_2 foi substituída por um produto de corrosão (*CP*) Sn-Cl. (Cortesia do Dr. Gary W. Marshall, Jr. e do Dr. Sally J. Marshall.)

ocorre ao redor de uma nova restauração. Agentes adesivos dentinários têm sido usados em restaurações de amálgama para reduzir a microinfiltração. No entanto, não há evidências para reivindicar ou refutar uma diferença na sobrevivência entre restaurações de amálgama com adesivo e sem ele. No entanto, o amálgama com adesivo pode permitir preparos cavitários mais conservadores com características de retenção mecânica reduzidas.

Se o amálgama for inserido corretamente, a infiltração diminui à medida que a restauração envelhece na boca. Isso provavelmente é causado por produtos de corrosão que se formam na interface entre o dente e a restauração, selando a interface, evitando assim a infiltração. A capacidade de vedação contra a microinfiltração é compartilhada tanto pelos amálgamas mais antigos, com baixo teor de cobre, como pelos mais novos, com alto teor de cobre. É praticamente impossível detectar margens que podem estar abertas por alguns micrômetros, seja a olho nu ou com um instrumento dentário, como uma sonda exploradora.

A vida útil final de uma restauração de amálgama é determinada por vários fatores: (1) o material, (2) o dentista e o assistente e (3) o hábito do paciente. Mudar de dentista reduz a vida útil das restaurações de amálgama e resina composta em até 30%. Os dois primeiros parâmetros são os fatores dominantes que controlam o desempenho do amálgama durante o início da vida da restauração. Com o passar do tempo, as diferenças na dinâmica do hábito oral entre os pacientes contribuem significativamente para a variabilidade no processo de deterioração, particularmente na fossa marginal. Alterações na estrutura do amálgama durante o uso clínico e a sobrevivência de restaurações de amálgama de vários tipos são discutidas a seguir.

Significado clínico da mudança dimensional

Existem várias causas de expansão excessiva do amálgama. Uma é trituração e condensação insuficientes; a outra é a expansão tardia provocada pela contaminação do amálgama contendo zinco com umidade durante a trituração ou condensação. Quando uma restauração de amálgama se expande e fica firmemente presa contra as paredes da cavidade, a pressão se desenvolve na câmara pulpar e causa dor. Essa dor pode ser sentida entre 10 e 12 dias após a inserção do amálgama. Se a restauração não for removida, o amálgama contaminado continua a se expandir e o resultado pode ser uma restauração saliente.

QUESTÃO IMPORTANTE
Um paciente relata dor ao mastigar 1 dia após a colocação de restauração de amálgama. Quais são as causas mais prováveis dessa condição e quais são as melhores soluções?

Um paciente que se queixa de dor 1 dia após a colocação de uma restauração de amálgama não pode estar sofrendo os efeitos da dilatação retardada causada pela contaminação por umidade. Deve-se examinar a superfície da restauração em busca de marcas de abrasão brilhantes, indicando a possibilidade de hiperoclusão. A dor desaparecerá logo após a oclusão ser ajustada adequadamente. Outra possibilidade é o desenvolvimento de trincas no dente devido à redução excessiva do dente e cúspides enfraquecidas. Essa situação pode exigir a substituição do amálgama e o envolvimento da cúspide ou cúspides enfraquecidas, como é feito com uma restauração fundida *onlay*. Há também a possibilidade de que as trincas sejam pequenas e não ameacem a integridade das cúspides ou a vitalidade do dente. Nesse caso, a corrosão das paredes da fissura e a colagem da fissura podem fornecer uma solução provisória suficiente. O último recurso é restaurar o dente com um *onlay* ou coroa total para minimizar o risco de fratura do dente.

QUESTÕES IMPORTANTE
Quais variáveis afetam a quebra marginal das restaurações de amálgama? Quais desses fatores estão sob o controle do dentista?

Degradação marginal

Embora a retirada de uma margem (Figura 8.18) não tenha progredido até o ponto em que cáries secundárias possam ter se desenvolvido, a restauração é não estética, e a deterioração adicional pode ser antecipada. O exame de restaurações clínicas associou cáries secundárias com discrepâncias marginais que excedem 50 µm. Muitas restaurações são substituídas como medida preventiva. Estudos mostraram que em uma população com boa higiene bucal, a incidência de cárie secundária é bastante baixa, mesmo na presença de deterioração marginal grave. Assim, foi sugerida uma abordagem mais conservadora, como reparo ou reforma.

Verificou-se que a taxa de escoamento se correlaciona com a quebra marginal de amálgamas convencionais com baixo teor de cobre; ou seja, quanto maior a quantidade de escoamento, maior é o grau de deterioração marginal. Parece haver pouca correlação entre escoamento e ruptura marginal com ligas com valores de escoamento abaixo de 1%. No entanto, quando os valores de escoamento estão acima desse nível, as restaurações feitas com ligas com escoamento mais alta geralmente apresentam quebra marginal maior do que as restaurações de ligas de escoamento mais baixa.

A ausência da fase γ_2 suscetível à corrosão na microestrutura de amálgamas com alto teor de cobre é considerada o principal fator responsável pela resistência superior dessas ligas à quebra marginal. Se essa suposição estiver correta, a propriedade de escoamento não é uma propriedade importante para a previsão de quebra marginal em amálgamas com alto teor de cobre. A expansão do amálgama por contaminação por umidade de uma liga contendo zinco também pode causar esse tipo de falha.

Assim, vários mecanismos, separadamente ou trabalhando sinergicamente, podem ser responsáveis pela quebra marginal. Nesse momento, o mecanismo exato da quebra marginal e essas propriedades específicas não são completamente compreendidas. No entanto, é aconselhável selecionar ligas que inerentemente tenham baixo escoamento e excelente resistência à corrosão.

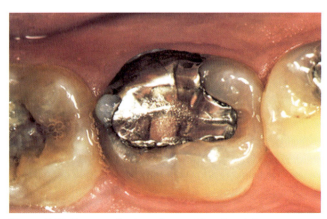

• **Figura 8.18** Restauração de amálgama "abandonada" com grave ruptura marginal. (Cortesia do Dr. Saulo Geraldeli.)

Preparação ou acabamento impróprio da cavidade

Se o esmalte sem suporte for deixado nas áreas marginais do preparo cavitário, a estrutura do dente pode fraturar com o tempo. Assim, o amálgama abandonado pode envolver fratura do esmalte adjacente, bem como do amálgama.

Escultura e acabamento inadequados da restauração e/ou falha na remoção de uma camada superficial rica em mercúrio podem deixar uma borda fina e fraca de amálgama que se estende sobre o esmalte que eventualmente irá fraturar, deixando uma fossa na margem (Figura 8.19). Essas extensões finas além da linha final do preparo do dente são muitas vezes difíceis de detectar e remover. Um método é finalizar as margens levemente com uma taça de polimento profilática macia e sem ranhuras e uma pasta de profilaxia fina e levemente úmida. No entanto, a taça deve ser inclinada de forma que a borda gire do amálgama para o dente (ver Figura 8.11).

Sobrevivência das restaurações de amálgama

Embora muitos fatores possam contribuir para a deterioração dos amálgamas dentários, como observado nas seções anteriores, o teste final é a sobrevivência a longo prazo da restauração de amálgama dentário bem colocada. A longevidade das restaurações de amálgama depende se foram colocadas em clínicas gerais ou em estudos clínicos controlados. Os tempos médios de sobrevivência para restaurações posteriores de amálgama foram de 7 a 15 anos em clínicas gerais. Restaurações maiores e mais complexas se enquadram na extremidade inferior dessa faixa. Com base em estudos clínicos controlados, dentistas trabalhando com poucas restrições de tempo para a colocação de restaurações em pacientes motivados projetaram tempos médios de sobrevivência de 55 a 70 anos.

A Figura 8.20 é baseada em 14 estudos clínicos controlados independentes nos quais a sobrevivência de restaurações de amálgama foi avaliada em termos de conteúdo de cobre e zinco. Os amálgamas modernos de alto teor de cobre com zinco têm a melhor sobrevida global, de quase 90%, após 12 anos. Amálgamas com alto teor de cobre sem zinco tiveram o segundo melhor desempenho, com taxas de sobrevivência de aproximadamente 80%. As curvas de sobrevivência para esses dois grupos de amálgamas só puderam ser distinguidas após aproximadamente 6 anos, quando se tornou aparente a melhor sobrevivência dos sistemas de alto teor de cobre contendo uma pequena quantidade de zinco. O próximo grupo foi composto por amálgamas convencionais de baixo teor de cobre com zinco. O pior desempenho foi apresentado por amálgamas com baixo teor de cobre e isentos de zinco. Esses sistemas exibiram falhas em 50% das restaurações após apenas 10 anos. As razões para as diferenças observadas nesse estudo não são completamente claras. No entanto, os efeitos combinados e talvez sinérgicos dos teores adicionais de cobre e zinco provavelmente ofereceram maior proteção contra corrosão para as restaurações.

Restaurações de amálgama reparadas

Quando parte de uma restauração de amálgama falha, a partir de fratura marginal, essa restauração pode ocasionalmente ser reparada pela condensação de uma nova mistura de amálgama diretamente na parte restante da restauração existente. O fator importante relacionado com a qualidade do reparo do amálgama é a ligação interfacial entre o novo e o existente. O tratamento da superfície do amálgama existente é um fator importante na obtenção de uma união de alta qualidade, como na união do dente (ver Capítulo 6). A superfície de um amálgama antigo a ser colado deve ser áspera para remover a corrosão e os contaminantes da saliva e livre de detritos soltos. Quando um amálgama recém-triturado é condensado diretamente na superfície rugosa de um amálgama existente, a resistência à flexão da estrutura reparada pode chegar a 50% daquela do amálgama não reparado. O reparo deve ser tentado somente se a área envolvida for uma área que não será submetida a altas tensões ou uma na qual as duas partes da restauração estejam adequadamente apoiadas e retidas. Esfregar mercúrio no local do reparo antes de condensar um novo amálgama ou aumentar o teor de mercúrio no novo

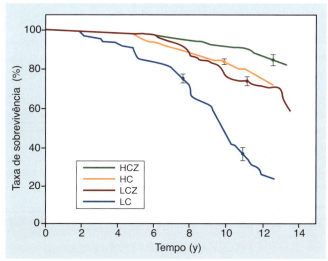

• **Figura 8.20** Curvas de sobrevivência para restaurações de amálgama classificadas de acordo com o teor de cobre e zinco. Tanto o cobre quanto o zinco parecem fornecer proteção às restaurações. Assim, nesses ensaios clínicos, muito mais restaurações com alto teor de cobre contendo zinco sobreviveram do que restaurações com baixo teor de cobre sem zinco. *HC*, amálgama com alto teor de cobre sem zinco; *HCZ*, amálgama de alto teor de cobre com zinco; *LC*, amálgama de baixo teor de cobre sem zinco; e *LCZ*, amálgama de baixo teor de cobre com zinco. (Adaptada de Letzel H et al. A influência da liga de amálgama na sobrevivência de restaurações de amálgama: uma análise secundária de vários ensaios clínicos controlados. *J Dent Res*. 1997;76:1787–98.)

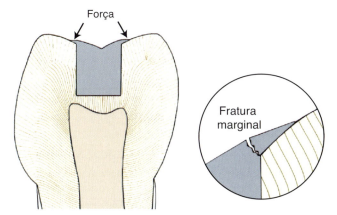

• **Figura 8.19** Adaptação marginal de uma restauração de amálgama. Se uma borda fina do amálgama for deixada sobrepondo o esmalte na margem ou se uma camada superficial rica em mercúrio não for removida adequadamente, a extensão marginal pode fraturar sob tensão mastigatória.

amálgama pode melhorar ainda mais a resistência do reparo. Ambas as abordagens usam mercúrio como agente de ligação, mas são desencorajadas porque aumentam a exposição do paciente ao mercúrio.

Fazer uma ranhura no amálgama existente para estabelecer o intertravamento mecânico entre os dois materiais também melhora a qualidade da união do reparo se a ranhura puder impedir o crescimento de trincas. Alguns agentes de união à base de resina parecem ser superiores quando a rugosidade mecânica da superfície não pode ser realizada. A reação entre a liga de amálgama que não reagiu no amálgama antigo e o mercúrio no novo amálgama é responsável pela união que ocorre com as restaurações reparadas. O uso de um agente adesivo dentinário facilita principalmente a retenção mecânica na superfície do amálgama, mas priva o benefício da ligação química através do mercúrio na interface reparada.

Outra opção de reparo para áreas que exibem pequenas rupturas marginais – fendas com 250 µm ou menos de largura – é condicionar o esmalte adjacente à restauração e, após enxaguar e secar a área da fenda marginal, selar a fenda com um adesivo de dentina. Há evidências de um estudo de 10 anos de que restaurações de compósito aderidas e seladas colocadas diretamente sobre lesões cavitadas que se estendem para a dentina interromperam o progresso clínico dessas lesões durante o estudo. Tanto as restaurações de amálgama seladas como as conservadoras exibiram desempenho clínico e longevidade superiores em comparação com as restaurações de amálgama não seladas. Essa opção de reparo é promissora, mas precisa de mais evidências clínicas para provar ser uma técnica que previna cáries secundárias.

O diagnóstico clínico de cárie secundária (recorrente) é a principal razão para a substituição de restaurações de amálgama; a fratura é a segunda razão mais comum para o fracasso das restaurações de amálgama. Quando a cárie secundária é diagnosticada, geralmente ocorre a substituição da restauração. Um tratamento alternativo é remover parte da restauração em toda a profundidade no local do defeito junto com o tecido infectado. Desde que a parte principal da restauração seja satisfatória, a parte da restauração que foi removida pode ser preenchida com novo amálgama ou restaurada com resina composta. O reparo de uma restauração existente agora é considerado uma alternativa viável e econômica para a substituição completa, conforme afirmado em inúmeras publicações de estudos clínicos. No entanto, não há estudos randomizados controlados publicados que sejam relatados de acordo com a declaração *Consolidated Standards of Reporting Trials* (CONSORT) por uma revisão Cochrane de 2014. Os médicos devem basear suas decisões na experiência clínica e circunstâncias individuais em conjunto com as preferências dos pacientes, quando apropriado, ao decidir se deve reparar ou substituir a restauração.

QUESTÃO IMPORTANTE

Um paciente está preocupado com a segurança das restaurações de amálgama ao saber de uma reportagem sobre a toxicidade do mercúrio. Que informações quantificáveis você pode fornecer para assegurar a ele que os níveis de vapor de mercúrio liberados das restaurações de amálgama estão muito abaixo dos níveis conhecidos de toxicidade do mercúrio?

Segurança das restaurações de amálgama

A restauração de amálgama só é possível devido às características únicas do mercúrio. O mercúrio é também o elemento que influencia tão marcadamente as propriedades básicas necessárias aos serviços clínicos. A questão da segurança do uso de mercúrio no ambiente oral já havia sido levantada quando os amálgamas foram introduzidos na América do Norte em 1833. Alguns aspectos da controvérsia atual e do futuro do amálgama são discutidos nessa seção. Informações adicionais sobre a biocompatibilidade de mercúrio e amálgama são fornecidas no Capítulo 17, sobre os efeitos biológicos dos materiais dentários. Para entender os possíveis efeitos colaterais do amálgama dentário, as diferenças entre alergia e toxicidade devem ser discutidas.

Alergia

Tipicamente, as respostas alérgicas representam uma reação antígeno-anticorpo marcada por prurido, erupções cutâneas, espirros e dificuldade em respirar, com inchaço ou outros sintomas. A dermatite de contato, que é um sinal clínico das reações de hipersensibilidade tipo IV de Coombs, representa o efeito colateral patológico mais provável do amálgama dentário. Quando essa reação foi documentada por um alergista, um material alternativo, como resina composta ou material cerâmico, deve ter sido usado. No entanto, nenhum desses materiais provou ser mais seguro, em todos os aspectos, do que o amálgama dentário.

Toxicidade

Toxicidade é o potencial relacionado com a dose de um material para causar a morte celular ou tecidual. Alguns acreditam que a toxicidade do mercúrio das restaurações dentárias é a causa de certas doenças não diagnosticadas, e que pode existir um perigo real para o dentista ou assistente dentário quando os vapores de mercúrio são inalados durante a mistura, colocação e remoção. A maioria dos indivíduos afetados documentados em relatórios de toxicidade por mercúrio e reações alérgicas atribuíveis ao amálgama dentário era de dentistas ou auxiliares em uma clínica odontológica. Poucos casos desse tipo foram relatados nas últimas décadas, presumivelmente devido às melhorias na tecnologia de encapsulamento, *design* das cápsulas, métodos de armazenamento de restos de amálgama, eliminação de carpetes e outros locais de retenção de mercúrio em consultórios odontológicos e diminuição do uso de amálgama. O assunto voltou à tona com as recentes preocupações sobre a poluição do meio ambiente por mercúrio.

O encontro do paciente com o vapor de mercúrio durante a inserção da restauração é breve, e a quantidade total de vapor de mercúrio liberado durante a oclusão em restaurações de amálgama está muito abaixo do nível "sem efeito". Sem dúvida, pequenas quantidades de mercúrio são liberadas durante a mastigação. No entanto, reações tóxicas no paciente devido a esses traços de mercúrio penetrando no dente ou sensibilização por sais de mercúrio que se dissolvem na superfície do amálgama são extremamente raras.

Higienização do mercúrio em consultórios odontológicos

Os riscos potenciais do mercúrio em consultórios odontológicos podem ser bastante reduzidos pela atenção a algumas medidas de precaução. O consultório deve ser bem ventilado. Todo o excesso de mercúrio – incluindo resíduos, cápsulas descartáveis e amálgama removido durante a condensação – deve ser coletado e armazenado em recipientes bem vedados. Resíduos de amálgama aspirados pelo sugador podem ser coletados pela instalação de filtros no sistema de sucção e no ralo. A U.S. Environmental Protection Agency (EPA) exigiu que a maioria dos consultórios odontológicos em todo o país instalasse separadores de partículas de amálgama até 14 de julho de 2020. O descarte adequado por meio de fornecedores odontológicos respeitáveis é obrigatório para evitar a poluição do meio ambiente. Os restos de amálgama e materiais contaminados com mercúrio ou amálgama não devem ser incinerados ou submetidos à esterilização por calor. Se o mercúrio for derramado, deve ser limpo o mais rápido possível. Os aspiradores comuns apenas dispersam o mercúrio através do sistema de exaustão. Pós supressores de mercúrio são úteis, mas devem ser considerados como medidas temporárias. Se o mercúrio entrar em contato com a pele, ela deve ser lavada com água e sabão.

Conforme observado, as cápsulas que usam um amalgamador mecânico, tanto as reutilizáveis como as de uso único, devem ter uma tampa bem ajustada para evitar vazamento de mercúrio. Quando o amálgama for removido de restaurações a serem substituídas, um jato de água e sucção devem ser usados. Proteção para os olhos, máscara descartável e luvas agora são requisitos padrão para consultórios odontológicos.

O uso de um condensador de amálgama ultrassônico não é recomendado. Um jato de pequenas gotas de mercúrio foi observado ao redor da ponta do condensador durante a condensação. Recomendações mais detalhadas podem ser obtidas consultando os relatórios mais recentes do ADA's Council on Scientific Affairs.

Uma parte importante de um programa de manuseio de materiais tóxicos é o monitoramento periódico dos níveis reais de exposição. As recomendações atuais sugerem que esse procedimento seja realizado anualmente. Várias técnicas estão disponíveis. Podem ser usados instrumentos que forneçam uma média ponderada no tempo para exposição de mercúrio a amostras de ar no consultório. Também estão disponíveis crachás de filme que podem ser usados pelo pessoal do consultório de maneira semelhante aos crachás de exposição à radiação. Determinações biológicas podem ser realizadas na equipe do escritório para medir os níveis de mercúrio no sangue ou na urina. O risco da exposição ao mercúrio para os profissionais de odontologia não pode ser ignorado, mas o cumprimento rigoroso dos procedimentos de higiene recomendados ajudará a garantir um ambiente de trabalho seguro.

Regulamentação governamental para o uso de amálgama

Atualmente, vários países estão eliminando gradualmente o uso de amálgama dentário devido às preocupações ambientais. Um aspecto importante de todas essas ações é a conclusão de que, do ponto de vista médico, não há evidências clínicas que sugiram que o amálgama esteja causando doença na população.

A Dinamarca publicou projetos de lei em 1989 propondo a descontinuação da venda de todos os produtos contendo mercúrio, incluindo amálgama dentário, até 1999. Em 1992, o parlamento sueco aprovou um plano geral para eliminar gradualmente o mercúrio de todas as fontes, incluindo amálgama em dentes temporários das crianças. O sistema nacional de saúde sueco parou de reembolsar pacientes para restaurações de amálgama em 1999. Essa decisão reduziu bastante o uso de amálgama antes que uma proibição geral do mercúrio entrasse em vigor em 1º de junho de 2009. Em 2008, a Noruega anunciou a proibição geral do uso de mercúrio em produtos, o que inclui amálgama dentário, com prazo de eliminação de 3 anos. A Suécia e a Dinamarca anunciaram proibições semelhantes no mesmo ano.

Em 1996, a Health Canada recomendou que o uso de amálgama fosse evitado nos dentes decíduos de crianças, gestantes e pacientes com insuficiência renal. Além disso, os médicos devem usar práticas seguras de manuseio com mercúrio e fornecer informações aos pacientes sobre os benefícios e riscos do tratamento com amálgama. Áustria, Alemanha e Japão têm restrições semelhantes ao uso de amálgamas dentários. No Japão, a demanda de mercúrio para uso em amálgama diminuiu de 5.200 kg em 1970 para 100 kg em 2006. A emissão anual de mercúrio para a atmosfera do amálgama em 2005 foi estimada em cerca de 3 kg. Em 2009, a U.S. Food and Drug Administration (FDA) emitiu uma regra final (FDA-2008-N-0163) classificando o amálgama dentário como um dispositivo de classe II. A classificação da FDA de todos os dispositivos médicos é discutida em detalhes nas classes de risco do Capítulo 17.

Embora a política de uso de amálgama dentário esteja sendo revisada em vários países, uma discussão global sobre a limitação do uso de produtos de mercúrio liderada pelo Programa das Nações Unidas para o Meio Ambiente (PNUMA) adotou as conclusões da Convenção de Minamata sobre Mercúrio, aberta à assinatura na Conferência Diplomática em Kumamoto, no Japão, em 10 de outubro de 2013. Existem 127 partes no tratado em janeiro de 2021. O tratado é um acordo ambiental multilateral que aborda atividades humanas específicas que estão contribuindo para a poluição generalizada por mercúrio. A disposição do tratado relacionado com amálgama dentário é que as medidas que cada parte tomar para reduzir gradualmente o uso do amálgama dentário devem levar em conta as circunstâncias domésticas da parte e as orientações internacionais relevantes e devem incluir duas ou mais das medidas listadas no documento. Eles incluem estabelecer objetivos nacionais de redução de cárie e minimizar o uso de amálgama, desencorajar o uso de amálgama por meio de políticas de educação e seguro, restringir o uso de formas encapsuladas de amálgama, se necessário, promover o uso e a pesquisa de métodos alternativos sem mercúrio, de baixo custo e clinicamente eficazes, e promovendo o uso das melhores práticas ambientais em instalações odontológicas para reduzir as liberações de mercúrio e compostos de mercúrio na água e no solo. Essencialmente, a convenção exige uma abordagem de redução progressiva do amálgama dentário por meio de maior ênfase na prevenção, pesquisa de novos materiais dentários e melhores práticas de gerenciamento. Informações atuais sobre a Convenção de Minamata sobre Mercúrio podem ser encontradas em http://www.mercuryconvention.org.

Agradecimento

O autor deseja agradecer ao Dr. G. W. Marshall, Jr. e ao Dr. S. J. Marshall pela contribuição anterior à seção de amálgama deste capítulo.

Leituras selecionadas

Agnihotry A, Fedorowicz Z, Nasser M: Adhesively bonded versus non-bonded amalgam restorations for dental caries, *Cochrane Database Syst Rev*, (Issue 3), 2016.

Anglen J, Gruninger SE, Chou NH, et al: Occupational mercury exposure in association with prevalence of multiple sclerosis and tremor among US dentists, *J Am Dent Assoc*, 146:659–668, 2015.

Occupational Hg exposure in U.S. dentists decreased over time and now is approaching that of the general population.

This review only found one underreported trial. They concluded that there was no evidence to either claim or refute a difference in survival between bonded and non-bonded amalgam restorations.

Bengtsson UG, Hylander LD: Increased mercury emissions from modern dental amalgams, *Biometals*, 30:277–283, 2017.

High-copper amalgams have been developed with focus on mechanical strength and corrosion resistance, but have been sub-optimized in other aspects, resulting in increased instability and higher emission of mercury vapor.

Fédération Dentaire Internationale: Technical Report 33: Safety of dental amalgam, *Int Dent J*, 39:217, 1989.

This authoritative organization reviewed the literature on mercury toxicity and concluded that there is no documented scientific evidence to show adverse effects from mercury in amalgam restorations except in rare cases of mercury hypersensitivity.

Letzel H, van't Hoff MA, Marshall GW, et al: The influence of amalgam alloy on the survival of amalgam restorations: A secondary analysis of multiple controlled clinical trials, *J Dent Res*, 76:1787–1798, 1997.

An analysis of multiple clinical trials demonstrated the synergistic effects of copper and zinc content on the survival of amalgam restorations.

Mahler DB, Van Eysden J: Dynamic creep of dental amalgam, *J Dent Res*, 48:501–508, 1969.

The first suggestion that creep may be a major factor in marginal breakdown of amalgam restorations. Although modern alloys have low creep values, the test is a useful screening tool in selecting commercial alloys.

Mertz-Fairhurst EJ, Curtis JW Jr, Ergle JW, et al: Ultraconservative and cariostatic sealed restorations: Results at year 10, *J Am Dent Assoc*, 130:1751–1757, 1999.

Mjör IA, Gordan VV: Failure, repair, refurbishing and longevity of restorations, *Oper Dent*, 27:528–534, 2002.

This article advocates removing part of the restoration to the full depth to make a firm diagnosis regarding the extent of the lesion and the affected area that can be repaired or refurbished.

Sharif MO, Merry A, et al: Replacement versus repair of defective restorations in adults: amalgam, *Cochrane Database Syst Rev*, (Issue 2), 2014.

There are no published randomized controlled trials relevant to this review question. Repair of amalgam restorations is often more conservative of the tooth structure than replacement.

Swartz ML, Phillips RW: In vitro studies on the marginal leakage of restorative materials, *J Am Dent Assoc*, 62:141–151, 1961.

One of numerous studies demonstrating the reduction in microleakage as the amalgam restoration ages that is unique to restorative materials.

Parte 3

Materiais Restauradores Indiretos

9 Metais, *175*

10 Materiais Cerâmicos, *206*

11 Resinas e Polímeros Protéticos, *238*

12 Implantes Dentários, *259*

9

Metais

VISÃO GERAL DO CAPÍTULO

Propriedades desejáveis das ligas dentárias

Propriedades mecânicas funcionais das ligas

Classificação de ligas de fundição dentária

Ligas para próteses totalmente metálicas

Ligas para próteses metalocerâmicas

Ligas para próteses parciais removíveis

Tecnologias alternativas para confecção de próteses

União de ligas dentárias

Ligas trabalhadas ("forjadas") mecanicamente e deformação plástica de metais

Efeitos de ligas forjadas de recozimento

Tipos de ligas forjadas

PALAVRAS-CHAVE

Amplitude de trabalho. Quantidade máxima de tensão elástica que um fio ortodôntico pode suportar antes de se deformar permanentemente.

Antifluxo. Substância, como grafite, que impede o fluxo de solda derretida em áreas revestidas por ela.

Crescimento de grão. Aumento no tamanho médio do cristal de um metal policristalino produzido pelo processo de tratamento térmico.

Deslocamento. Imperfeição no arranjo cristalino de átomos consistindo de um plano parcial extra de átomos (deslocamento de borda), uma distorção em espiral de planos de átomos normalmente paralelos (deslocamento em parafuso) ou uma combinação dos dois tipos em metal endurecido por meio de um processo de tratamento térmico controlado.

Encruamento (endurecimento por tensão). Aumento na resistência e dureza e diminuição na ductilidade de um metal que é causado por deformação permanente abaixo de sua temperatura de recristalização; também chamado endurecimento por *trabalho* ou *trabalho a frio*.

Endurecimento por envelhecimento. Processo de endurecimento de certas ligas por aquecimento e resfriamento controlados, que geralmente está associado a uma mudança de fase.

Endurecimento por precipitação. Processo de fortalecimento e endurecimento do metal precipitando uma fase ou constituinte de uma solução sólida saturada.

Fluxo. Composto aplicado em superfícies metálicas que dissolve ou previne a formação de óxidos e outras substâncias indesejáveis que podem reduzir a qualidade ou resistência de uma área soldada ou brasada.

Ligas trabalhadas ("forjadas") mecanicamente. Metal que foi permanentemente deformado para alterar a forma da estrutura e certas propriedades mecânicas, como resistência, dureza e ductilidade.

Metais nobres. Ouro e metais do grupo da platina (platina, paládio, ródio, rutênio, irídio e ósmio), que são altamente resistentes à oxidação e dissolução em inorgânicos.

Metal básico. Metal que oxida ou corrói facilmente. Metais básicos importantes para ligas odontológicas são níquel, cobalto, ferro, titânio e cromo.

Recozimento (*annealing*). Processo de aquecimento e resfriamento controlado que é projetado para produzir as propriedades desejadas em um metal. Normalmente, o processo de recozimento destina-se a amolecer os metais, aumentar sua ductilidade, estabilizar a forma e aumentar a usinabilidade.

Recristalização. Processo de formação de novos cristais livres de estresse.

Recuperação. Etapa de tratamento térmico que resulta na restauração das propriedades de um metal endurecido por trabalho sem alteração na estrutura do grão.

Refinamento de grão. Processo de redução do tamanho do cristal (grão) em um metal sólido pela ação de elementos ou compostos de liga específicos; o processo aumenta a resistência ao escoamento dos metais.

Retorno elástico (*springback*). Quantidade de tensão elástica que um metal pode recuperar quando carregado e descarregado de sua resistência ao escoamento; propriedade importante dos fios ortodônticos.

Solda. Processo de soldagem para a construção de uma área localizada em prótese metálica com metal de adição fundido ou juntando dois ou mais componentes metálicos aquecendo-os em temperatura abaixo de sua temperatura *solidus* e preenchendo a lacuna entre eles usando um metal fundido em temperatura *liquidus* mais baixa. Se a temperatura de fusão da solda for superior a 450°C, o processo é chamado *brasagem*.

Soldagem a frio. Processo de união de metais por colagem metálica que não depende do aquecimento para obter a fusão, mas da pressão aplicada na interface entre as peças a serem unidas; nenhuma fase líquida é produzida dentro da junta de interface.

Soldagem. Processo de fusão de duas ou mais peças metálicas pela aplicação de calor, pressão ou ambos, com e sem metal de adição, para produzir união localizada em uma interface entre as peças.

Superelasticidade. Capacidade de certas ligas de níquel-titânio sofrerem extensa deformação elástica resultante de uma transformação de fase assistida por tensão, com a transformação reversa ocorrendo no descarregamento; às vezes, é chamada *pseudoelasticidade*.

Técnica de cera perdida. Processo no qual um padrão de cera, preparado na forma da estrutura do dente ausente, é incorporado em um revestimento de fundição e queimado para produzir uma cavidade do molde na qual o metal derretido é fundido.

Ti CP. Titânio comercialmente puro, que consiste em 99% em peso ou titânio de pureza superior, com oxigênio, carbono, nitrogênio e hidrogênio dissolvidos intersticialmente.

Em sua patente 865.823 nos EUA em 1907, Taggart descreveu um método de fazer *inlays* de ouro usando a **técnica de cera** perdida. O método de cera perdida de fazer objetos de metal envolve despejar um metal fundido em um molde criado com um padrão de cera (ver Capítulo 14). O processo levou à fabricação de moldes de precisão personalizados para a restauração de estruturas dentárias ausentes, como *onlays*, coroas, próteses dentárias fixas de múltiplas unidades (PFs) e estruturas para próteses parciais removíveis (PPRs). Desde o início da década de 1980, o número de ligas odontológicas, juntamente com novos sistemas de ligas, aumentou drasticamente como resultado do aumento do preço de mercado dos **metais nobres**, do desempenho da mesma função a um custo menor, da necessidade de recursos físicos cada vez mais especializados e propriedades mecânicas, e a consciência da importância das propriedades biológicas.

Objetos de qualquer *design*, complexos ou simples, podem ser produzidos usando a técnica de cera perdida, desde que um padrão de cera possa ser feito e investido, e as ligas possam ser derretidas, ou usando técnicas de processamento alternativas, como *computer-aided design/computer-aided manufacturing* (CAD-CAM) e impressão tridimensional (3D). Por outro lado, muitos materiais e instrumentos odontológicos auxiliares são fabricados a partir de ligas inicialmente fundidas e posteriormente laminadas para formar folhas ou hastes, transformadas em fios ou tubos ou forjadas em uma forma acabada. Laminação, trefilação e forjamento são os principais processos de deformação permanente de metais.

Sempre que um metal ou liga pura fundida é permanentemente deformada em uma forma pretendida de qualquer maneira, é considerada uma **liga trabalhada ("forjada") mecanicamente**. Essa deformação permanente altera a microestrutura e a liga apresenta propriedades diferentes daquelas que tinha no estado fundido. A mudança mais significativa é o aumento da resistência ao escoamento com redução na ductilidade. As aplicações de ligas forjadas em odontologia incluem fios ortodônticos, grampos para PPRs, limas e alargadores de canal radicular, coroas pré-formadas em odontopediatria e instrumentos cirúrgicos. A maioria das restaurações e próteses metálicas é fundida e não forjada.

Na construção de aparelhos dentários, muitas vezes há a necessidade de usar altas temperaturas para unir peças metálicas, fundidas ou forjadas. Quando ligas forjadas estão envolvidas na união, a resistência e a resistência à fratura da liga forjada serão comprometidas se o metal for exposto à faixa de temperatura na qual a estrutura forjada é diminuída ou perdida. Esse enfraquecimento pode ocorrer durante o processo de união de metais para aparelhos ortodônticos de aço inoxidável.

A capacidade de trabalhar com ligas odontológicas e ligas forjadas associadas depende do conhecimento desses materiais. O objetivo deste capítulo é que o leitor se familiarize com vários tipos de ligas fundidas e ligas forjadas associadas. Discutiremos primeiro as propriedades desejáveis e as propriedades mecânicas relevantes das ligas dentárias. Para ligas de fundição, o foco é a classificação da liga e aplicações clínicas das ligas. Para ligas forjadas, o foco é o processo de deformação permanente e seu efeito nas propriedades para suas aplicações específicas na odontologia. São descritos vários tipos de ligas forjadas usadas em odontologia. A descrição da união de metais é semelhante à da união apresentada no Capítulo 6; a ênfase está nos princípios e procedimentos do processo.

Como feito no Capítulo 2, os termos *metal* e *liga* são frequentemente usados como sinônimos.

Propriedades desejáveis das ligas dentárias

Dependendo da finalidade principal da prótese, a escolha da liga de fundição é feita pelo dentista em colaboração com um técnico de laboratório dentário qualificado. Do ponto de vista da segurança do paciente e do risco de problemas médico-legais, é muito importante entender os seguintes requisitos e propriedades clinicamente importantes das ligas de fundição odontológica:

1. Biocompatibilidade: a liga deve tolerar fluidos orais e não liberar nenhum produto nocivo no ambiente oral que possa causar uma reação tóxica ou alérgica. A biocompatibilidade será abordada no Capítulo 17.
2. Manchas e resistência à corrosão: corrosão é a deterioração física de um material no ambiente oral, e manchas são uma película fina que adere à superfície do metal (ver Capítulo 3). Ambos os fenômenos afetam a durabilidade e a aparência das próteses.
3. Propriedades térmicas: a faixa de fusão das ligas de fundição deve ser baixa o suficiente para formar superfícies lisas com a parede do molde do revestimento de fundição (ver Capítulo 14). Para próteses metalocerâmicas, as ligas devem ter coeficientes de expansão térmica muito próximos para serem compatíveis com as porcelanas fornecidas e devem tolerar altas temperaturas de processamento sem deformar por meio de um processo de fluência.
4. Requisitos de resistência: a liga deve ter resistência suficiente para a aplicação pretendida. Por exemplo, ligas para pontes requerem maior resistência do que ligas para coroas simples.
5. Fabricação: a liga fundida deve fluir livremente no molde de revestimento, sem qualquer interação apreciável com o material de revestimento, e molhar o molde para formar uma superfície livre de porosidade. Deve ser possível cortar, lixar, dar acabamento e polir a liga para obter uma prótese com acabamento superficial satisfatório.
6. Aderência da porcelana: a liga deve ser capaz de formar um óxido aderente fino que permita a ligação química aos materiais de revestimento cerâmico.
7. Considerações econômicas: o custo dos metais usados para próteses unitárias ou como estruturas para PFs ou PPRs é uma função da densidade do metal, flutuações nos preços dos metais e o custo por unidade de massa.

Propriedades mecânicas funcionais das ligas

Propriedades mecânicas são as respostas medidas de materiais na forma de tensão e deformação sob uma força aplicada ou distribuição de forças. As características funcionais relevantes das ligas fundidas e forjadas são descritas a seguir.

> ### QUESTÕES IMPORTANTES
> Quais são as duas desvantagens clínicas dos metais fundidos que possuem módulos elásticos mais baixos? Por que uma ponte de grande vão requer ligas de alto módulo de elasticidade?

Módulo de elasticidade

Uma característica do material com alto módulo de elasticidade é sua rigidez ou dureza. Para uma prótese dentária, a rigidez é equivalente à resistência à flexão (flexão). Quando uma PF longa flexiona durante a oclusão do pôntico, o momento de flexão mesiodistal exercido sobre os dentes pilares pode atuar como força de deslocamento, levantando os aspectos mesial e distal da prótese. Além disso, uma ponte de flexão pode induzir forças laterais nos dentes pilares, resultando no afrouxamento desses dentes. Para uma prótese metalocerâmica, a porcelana frágil sobrejacente falhará catastroficamente quando a subestrutura metálica flexionar além do limite de flexão da cerâmica. O módulo de elasticidade também é importante para os conectores principais de uma PPR, que deve ter rigidez suficiente para evitar flexão durante a colocação e função da prótese. A resistência à flexão também permite que os grampos de uma PPR se encaixem em áreas de mínimos rebaixes e ainda forneçam retenção adequada.

> ### QUESTÃO IMPORTANTE
> Por que uma prótese fundida submetida a tensão de tração acima do limite de escoamento da liga não necessariamente fraturará?

Resistência ao escoamento (tensão de prova)

Lembre-se da discussão no Capítulo 4, Propriedades Tensão-Deformação, que resiste ao escoamento, limite elástico e limite proporcional, por definição, que são propriedades diferentes, mas todos os três termos foram usados para refletir a capacidade de uma prótese fundida de suportar tensões mecânicas sem deformação permanente. Idealmente, as ligas odontológicas devem ter um alto limite de escoamento para que uma grande quantidade de tensão seja aplicada antes que ocorra uma mudança permanente nas dimensões. Para um aparelho ortodôntico, refere-se à força máxima que o fio pode fornecer. Geralmente, ligas com limites de escoamento acima de 300 MPa funcionam satisfatoriamente na boca.

> ### QUESTÃO IMPORTANTE
> Como a ductilidade da liga aumenta a resistência à fratura da margem de uma coroa de metal fundido ou um braço de grampo em uma PPR?

Ductilidade (alongamento percentual)

A ductilidade representa a quantidade de deformação permanente sob tensão de tração que uma liga pode sofrer antes de fraturar. Se a força aplicada for de modo compressivo, a propriedade é chamada *maleabilidade*. Uma quantidade razoável de ductilidade e maleabilidade é essencial se uma prótese requer ajuste para ser funcional, como a flexão de grampos PPR e o polimento das margens da coroa. Como discutido anteriormente, é necessário aplicar uma tensão maior que a resistência ao escoamento do material para causar deformação permanente em uma superfície metálica. Portanto, a alta ductilidade permite obter deformação mais permanente sem fratura, mas não indica se o polimento ou ajuste da prótese seria mais fácil ou mais difícil em termos de tensão necessária.

> ### QUESTÃO IMPORTANTE
> Por que um metal mais duro é mais resistente ao desgaste do que um metal mais macio?

Dureza

Clinicamente, a dureza reflete a resistência da restauração a arranhões e abrasão pelo dente oposto ou restauração e a capacidade de manter a suavidade da prótese no meio bucal. No entanto, uma superfície de restauração mais dura pode causar desgaste excessivo de dentições opostas mais macias ou restaurações. Além disso, superfícies mais duras são mais difíceis de cortar, desgastar, dar acabamento e polir, pois é necessária maior tensão para cada procedimento.

Resistência à fadiga

A falha por fadiga pode ocorrer quando um material é submetido a carregamentos e descarregamentos repetidos abaixo de seu limite elástico. A maioria das fraturas de próteses e restaurações se desenvolve progressivamente ao longo de muitos ciclos de carga e descarga. Quando a carga está acima de determinado limiar, a propagação de trincas é iniciada a partir de falhas dentro da prótese. Eventualmente, uma trinca se propaga até um tamanho crítico e ocorre fratura repentina. Expressões comuns de engenharia para a resistência à fratura por fadiga são resistência à fadiga e limite de resistência (ver Figura 4.15). A *resistência à fadiga* (S_{Nf}) é definida como a tensão na qual a falha ocorre após um número específico de ciclos de fadiga. O *limite de resistência* é a tensão máxima que pode ser mantida sem falha por um número infinito de ciclos. Algumas ligas não possuem limite de resistência bem definido.

Classificação de ligas de fundição dentária

Em 1932, o grupo de materiais odontológicos do National Bureau of Standards (hoje, National Institute of Standards and Technology) classificou as ligas de ouro dentário em uso na época pelo número de dureza Vickers (NDV): tipo I (macio, NDV 50 a 90), tipo II (médio, NDV 90 a 120), tipo III (duro, NDV 120 a 150) e tipo IV (extra duro, NDV 150 e acima). Desde então, o número de composições e aplicações de ligas aumentou muito. Eles agora são classificados de acordo com a composição, uso pretendido e propriedades mecânicas.

Classificação da liga por teor de metal nobre

Em 1984, a American Dental Association (ADA) propôs uma classificação simples para ligas de fundição odontológica com base no teor de metais nobres. Três categorias foram descritas: altamente nobre (AN), nobre (N) e **metal** predominantemente **básico** (PB). Posteriormente, um quarto grupo de titânio e ligas de titânio foi adicionado devido às características únicas do titânio. Essa classificação é apresentada na Tabela 9.1. Os metais nobres compreendem um grupo de sete metais resistentes à corrosão e manchas na boca. Em ordem crescente de temperatura de fusão, eles incluem ouro, paládio, platina, ródio, rutênio, irídio e ósmio. Esses metais nobres e prata às vezes são chamados de *metais preciosos*, referindo-se ao seu alto valor econômico, mas o termo *precioso* não é sinônimo de *nobre*. A prata é reativa na cavidade oral e não é um metal nobre.

Com base nessa classificação, o programa IdentAlloy foi estabelecido pelos fabricantes para fornecer documentação de ligas certificadas. Sob esse programa, cada liga tem um certificado (Figura 9.1) que lista seu fabricante, nome da liga, composição e classificação ADA. Algumas companhias de seguros também o utilizam para determinar o custo do tratamento de coroas e pontes. Tenha em mente que esse sistema certifica apenas a composição das ligas.

Classificação de liga por propriedades mecânicas

A histórica Especificação nº 5 da ADA, que originalmente tinha faixas de composição para os elementos componentes nos quatro tipos de ligas de fundição de ouro, evoluiu para estipular requisitos de propriedades mecânicas para resistência ao escoamento, alongamento percentual e dureza Vickers. A norma atual relevante é a International Organization for Standardization (ISO) 22674:2016, que considera os materiais metálicos para restaurações e aparelhos fixos e removíveis em uma classificação de seis tipos, de acordo com o limite de elasticidade e alongamento, independentemente do conteúdo de metais nobres (Tabela 9.2).

Tabela 9.1 Classificação da liga por conteúdo de metal nobre – American Dental Association (2003).

Tipo de liga	Conteúdo total de metais nobres
Altamente nobre (AN)	Deve conter ≥ 40% Au e ≥ 60% em peso de elementos de metais nobres*
Nobre (N)	Deve conter ≥ 25% em peso de elementos de metais nobres
Metal predominantemente básico (PB)	Contém < 25% em peso de elementos de metais nobres
Titânio e ligas de titânio	Titânio ≥ 85% em peso

*Os elementos de metais nobres incluem Au, Pd, Pt, Rh, Ru, Ir e Os.

Classificação de liga por elementos principais

As ligas podem ser classificadas com base no elemento principal ou mais abundante (p. ex., uma liga à base de paládio), ou podem ser nomeadas com base nos dois ou três elementos mais importantes (p. ex., Pd-Ag, Co-Cr ou ligas de Ni-Cr-Be). Os componentes estão listados em ordem decrescente de porcentagem em peso. Uma exceção a essa regra é a identificação de elementos que afetam substancialmente as propriedades da liga. Por exemplo,

Tabela 9.2 Classificação de materiais metálicos para aplicações odontológicas – ISO 22674 (2016).

Tipo	Resistência ao escoamento (MPa)	Alongamento (%)	Exemplos de aplicação
0*	–	–	Restaurações fixas de único dente – p. ex., pequenos *inlays* folheados de uma superfície, recobrimento de coroas
1	80	18	Restaurações fixas de único dente, *inlays* de uma superfície recobertas ou não, recobrimento de coroas
2	180	10	Restaurações fixas de único dente – p. ex., coroas ou *inlays* sem restrição no número de superfícies
3	270	5	Restaurações fixas de múltiplas unidades – p. ex., pontes
4	360	2	Aparelhos com seções transversais finas, que são submetidos a forças muito altas – p. ex., PPRs, grampos, coroas finas estratificadas, pontes com vão largo ou pontes com pequenas seções transversais, barras, acessórios, superestruturas implantadas
5	500	2	PPRs finas, peças com seções transversais de estanho, fechos

ISO, International Organization for Standardization; *PPR*, prótese parcial removível.
*Os materiais metálicos para coroas metalocerâmicas produzidas por eletroformação ou sinterização pertencem ao tipo 0.

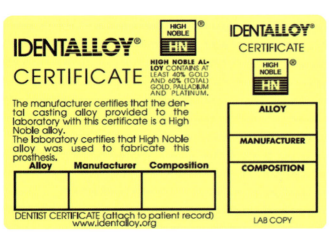
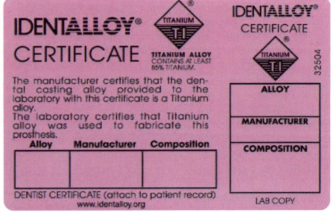

• **Figura 9.1** Exemplos de certificado IdentAlloy.

ligas de Ni-Cr-Mo-Be são frequentemente designadas como *ligas de Ni-Cr-Be* devido às contribuições do berílio para o controle de sua característica de fundição e oxidação da superfície em altas temperaturas e o potencial de risco relativo à saúde do berílio em comparação com outros metais. *Característica de fundição (castability)* refere-se à facilidade de fazer peças fundidas de qualidade. Excelentes sites para visualizar a ampla gama de composições de ligas odontológicas incluem Argen em https://argen.com/.

Classificação de ligas por aplicações odontológicas

Existem três categorias de ligas de fundição odontológica designadas por aplicação: próteses fixas totalmente metálicas, próteses metalocerâmicas e PPRs. Cada tipo de liga classificada por teor de metal nobre (ver Tabela 9.1) está disponível em todas as três categorias. Pode-se utilizar ligas nobres e de alta nobreza destinadas a próteses metalocerâmicas para a confecção de próteses totalmente metálicas. No entanto, ligas para restaurações totalmente metálicas, que podem deformar ou fundir durante a queima da porcelana, não devem ser usadas para fazer restaurações metalocerâmicas.

As ligas de metal básico e titânio, por outro lado, são frequentemente comercializadas para próteses totalmente metálicas e metalocerâmicas devido à sua formação de óxido sob temperatura ambiente. Neste capítulo, as ligas odontológicas são discutidas por suas aplicações.

Ligas para próteses totalmente metálicas

Essas ligas são discutidas em três categorias principais: nobres (inclui altamente nobre), metais predominantemente básicos, e titânio e ligas de titânio.

Ligas altamente nobres e nobres

As composições de ligas altamente nobres e nobres selecionadas são descritas na Tabela 9.3. Suas propriedades físicas e mecânicas são mostradas na Tabela 9.4. O ouro e o paládio são os dois principais elementos que compõem a nobreza das ligas nobres e de alta nobreza; essas ligas são discutidas em duas categorias: ligas à base de Au e ligas à base de Pd.

Ligas à base de ouro

Com referência à Tabela 9.2, as ligas do tipo 1 são projetadas para *inlays* que não são submetidas a forças mastigatórias substanciais. As ligas do tipo 2 com propriedades mecânicas maiores que as do tipo 1 são usadas para *inlays* de superfície. As ligas do tipo 3 são usadas para a construção de coroas, pilares de pontes e *inlays*, que são submetidas a grandes tensões durante a mastigação. As ligas do tipo 4 são usadas em áreas de alta tensão, como pontes e estruturas de PPR (embora a PPR à base de ouro seja rara atualmente). As ligas para construções de pontes e estruturas PPR devem ser suficientemente rígidas para resistir à flexão, possuir alta resistência ao escoamento para evitar distorções permanentes e ser dúcteis o suficiente para ajuste se o fecho de uma estrutura estiver distorcido ou precisar de ajuste.

Vários elementos foram incorporados em ligas de ouro para produzir ligas com propriedades adequadas. Por exemplo, a platina e o paládio aumentam a dureza e o módulo de elasticidade do ouro e aumentam a temperatura de fusão da liga. Uma temperatura de fusão mais alta é benéfica quando os componentes devem ser unidos por **soldagem**. Cobre em quantidade suficiente em relação ao teor de ouro torna a liga tratável termicamente (ver Capítulo 2), mas pode alterar a cor da liga. A prata forma soluções sólidas com ouro e paládio e é eficaz na neutralização da cor avermelhada do cobre em ligas de ouro-cobre. O paládio tem boa faixa de solubilidade com ouro, prata e cobre, resultando em boas propriedades mecânicas e melhoria da resistência ao embaçamento e à corrosão. O zinco atua como eliminador de oxigênio durante a fusão e fundição de ligas nobres e de alta nobreza.

> ### QUESTÕES IMPORTANTES
> Que efeitos a taxa de resfriamento de uma liga de ouro-cobre tipo 3 tratada termicamente pode ter em sua dureza e ductilidade? O que acontece nas ligas de ouro-cobre que são submetidas a um ciclo de aquecimento-resfriamento prescrito?

Os princípios básicos para o tratamento térmico dessas ligas foram discutidos no Capítulo 2. Resumidamente, a fundição é colocada em um forno a 700°C por 10 minutos e então resfriada em

Tabela 9.3	Composições típicas de ligas nobres e altamente nobres para todas as próteses metálicas.							
		COMPOSIÇÃO ELEMENTAR (PORCENTAGEM EM PESO)						
Tipo de liga	Cor	Au	Pd	Ag	Cu	Pt	In	Equilíbrio*
1	Amarelo	83	0,5	10	6	–	–	Zn; Ir
2	Amarelo	82	–	–	–	18	–	Ir
	Amarelo	77	1	13	8,5	–	–	Zn; Ir
3	Amarelo	74,5	3,5	11	10,5	–	–	Zn; Ir
	Amarelo	50	4	35	10	–	–	Zn; Ir
	Amarelo	2	34,9	30	–	–	30	Zn:3; Ir
	Branco	–	25	71,5	–	–	2,5	Zn; Ru
4	Amarelo	60	4	20,5	15	–	–	Zn; Ir
	Amarelo	50	3	26	11,5	–	3	Zn:1; Ir
	Amarelo-claro	20	20	36	–	–	18	Zn:6; Ir
	Branco	4	30,3	45,7	18,5	–	–	Zn:1,5; Ir

*Elementos sem valor são inferiores a 1% em peso.

Tabela 9.4	Propriedades físicas e mecânicas de algumas ligas modernas altamente nobres e nobres para próteses totalmente metálicas.					
Tipo de liga	Classificação ADA	Densidade (g/cm³)	Resistência ao escoamento (MPa; macio/duro)	Dureza (NDV; macio/duro)	Módulo de elasticidade (GPa)	Alongamento (%; macio/duro)
1	Altamente nobre	16,6	126	85	70	51
2	Altamente nobre	19,2	146	95	50	23
	Altamente nobre	15,4	221	120	109	54
3	Altamente nobre	15,5	207/276	121/182	76	39/19
	Nobre	13,2	309/648	138/225	104	28/15
	Nobre	10,5	297	180	51	5 a 6
	Nobre	10,5	248/310	145/155	55	10/8
4	Altamente nobre	14,5	350/607	165/235	88	35/4
	Nobre	13,2	428/683	180/255	86	28/16
	Nobre	11,3	420/530	165/220	103	10/2
	Nobre	10,6	460/700	195/265	116	10/3

ADA, American Dental Association; *NDV*, número de dureza Vickers.

água para reter uma fase de solução sólida desordenada com resistência ao escoamento e dureza reduzidos, mas ductilidade aumentada. O processo é chamado tratamento térmico de solução. O mesmo fundido é colocado em um forno com temperatura regulada entre 200 e 450°C por 15 a 30 minutos antes da têmpera em água. O tratamento produz regiões de fase de solução sólida ordenada com maior resistência ao escoamento e dureza, mas uma redução do alongamento (ver Tabela 9.4). O processo é chamado **endurecimento por envelhecimento**.

O tratamento térmico de amolecimento é indicado para próteses que são retificadas ou remodeladas (deformação permanente) para uma forma diferente, seja dentro ou fora da boca, para restaurar sua ductilidade. Como o limite proporcional aumenta durante o endurecimento por envelhecimento, pode-se esperar aumento considerável no módulo de resiliência. O tratamento térmico de endurecimento é indicado para PPRs metálicos, selas, PFs e outras estruturas similares nas quais é necessária rigidez da prótese. Para estruturas pequenas, como *inlays*, geralmente não é necessário um tratamento de endurecimento.

QUESTÃO IMPORTANTE

Quais características do paládio o tornam uma escolha natural de elemento para substituir o ouro nas ligas odontológicas?

Ligas de prata-paládio

As ligas de prata-paládio são muitas vezes brancas e predominantemente de prata na composição e devem conter pelo menos 25% de paládio para fornecer resistência à oxidação e corrosão da liga. Elas também podem conter cobre e uma pequena quantidade de ouro para aumentar a ductilidade e melhorar a característica de fundição da liga para aplicações odontológicas. As ligas Ag-Pd podem produzir fundidos aceitáveis quando se presta muita atenção ao controle preciso da fundição e das temperaturas do molde. As temperaturas de fundição estão na faixa das ligas de ouro amarelo. As ligas de Ag-Pd sem cobre podem ter propriedades físicas semelhantes às de uma liga de ouro tipo 3. Com 15% ou mais de cobre, a liga pode ter propriedades mais parecidas com as de uma liga de ouro tipo 4.

O índio e o paládio na proporção atômica de 1:1 formam um composto intermetálico de cor dourada. Quando o teor de índio em uma liga de Pd-Ag é de 18 a 30% em peso, a liga atinge uma cor semelhante ao ouro. A fase colorida do sistema de liga binária Pd-In é dura e quebradiça e não é um reforçador. Irídio ou rutênio são adicionados em pequenas quantidades a composições de ligas altamente nobres e nobres para **refinamento de grãos** porque grãos menores melhoram a resistência ao escoamento (ver Capítulo 2).

QUESTÕES IMPORTANTES

Qual é o papel do cromo em ligas de metais predominantemente básicos? Como o berílio melhora as propriedades das ligas à base de níquel?

Ligas de metais predominantemente básicos

Atualmente, existem dois grupos principais de ligas odontológicas de metais básicos: níquel-cromo (Ni-Cr) e cobalto-cromo (Co-Cr). As ligas de Ni-Cr podem ser divididas em ligas com e sem berílio, o que melhora sua característica de fundição e promove a formação de um óxido metálico estável para aderência de porcelanas. A maioria das ligas de Ni-Cr é usada para fundições pequenas, como coroas e PFs, e as ligas de Co-Cr são usadas principalmente para fundição de PPRs, para as quais um alto módulo de elasticidade e de resistência ao escoamento são necessários. A Tabela 9.5 lista as composições e propriedades de ligas de metal básico selecionadas para aplicações totalmente metálicas e metalocerâmicas.

O cromo, um elemento crítico das ligas de metais básicos, oxida rapidamente na superfície da liga para formar uma fina camada de óxido de cromo, que impede a difusão de oxigênio no metal subjacente e o processo de corrosão. O cromo na liga a granel também fornece reforço por endurecimento em solução sólida. O molibdênio aumenta a força e a resistência à corrosão e diminui o coeficiente de expansão térmica das ligas de metais básicos. A expansão térmica mais alta é benéfica para a colagem da porcelana e minimiza o risco de rachaduras ou fraturas da porcelana. Alguns elementos menores são incorporados

Tabela 9.5	Composições típicas e propriedades mecânicas de ligas de metais básicos para aplicações de coroa, PF e metalocerâmica.								
	COMPOSIÇÃO (PESO PERCENTUAL)					PROPRIEDADES MECÂNICAS			
Liga (fornecedor)	Ni	Co	Cr	Mo	Equilíbrio*	Resistência ao escoamento (MPa)	Dureza (NDV)	Módulo de elasticidade (GPa)	Alongamento (%)
IPS d.Sign 15 (Ivoclar)	58,7	1	25	12,1	Fe:1,9; Si:1,7; Ce	340	230	200	13
Rexalloy (Pentron Alloys/Argen)	67	–	14	8	Ga:8; Al; Fe; Si; Mn; Zr; Cu	300	177	191	27
Heraenium S (Heraeus Kulzer)	62,9	–	23	10	Si:2; Fe:15,5; Ce:0,5	310	220	224	29
NPX-III (CMP Industries)	76,5	x[†]	14	4,5	Al:2,5; Be:1,6; Ti	784	350	200	9
Argeloy Bond (Argen)	77	–	14	4,7	Mn; Fe; Si; C	630	370	207	10
Norex (Pentron Alloys/Argen)	–	55	25	–	W:10; Ru:5; Al, Nb, Y,Zr	621	350	204	7
Heraenium P (Heraeus Kulzer)	–	59	25	4	W:10; Si:1; Mn:0,8; N	650	330	200	8
Jelbond Supreme (Jelenko Alloys/Argen)	–	61	27	6	W:5; Mn; Si; Fe; C	475	365	223	8

PF, prótese fixa; *NDV*, número de dureza Vickers.
*Elementos sem valor são inferiores a 1% em peso.
[†]x indica quantidade de rastreamento.

para melhorar a manipulação e as propriedades mecânicas. Por exemplo, o berílio reduz a temperatura de fusão das ligas, o que melhora a fundição e refina o tamanho do grão, aumentando a resistência. O manganês e o silício também melhoram a fundição das ligas. O carbono forma carbonetos com outros elementos da liga, aumentando a dureza e o limite de escoamento com redução da ductilidade. O alumínio nas ligas de Ni-Cr forma um composto de níquel-alumínio, Ni_3Al, que aumenta tanto a resistência ao escoamento quanto a resistência à tração. O nitrogênio, que é incorporado na liga durante a fundição ao ar ambiente, também melhora as qualidades gerais da fundição.

A manipulação e as propriedades mecânicas das ligas de metais básicos são descritas com mais detalhes na seção seguinte sobre ligas para próteses metalocerâmicas e na seção subsequente sobre PPRs, porque os metais básicos são usados em menor grau para próteses totalmente metálicas.

Titânio e ligas de titânio

O titânio tem alto ponto de fusão (1.668°C) e alta taxa de oxidação, acima de 900°C. Requer uma máquina de fundição especial com capacidade de fusão de alta temperatura em uma câmara não oxidante. Por exemplo, um arco de argônio com eletrodo de tungstênio não consumível ou indução de alta frequência é usado para fundir ligas de titânio em cadinhos feitos de cobre, magnésia ou carbono e em uma atmosfera de argônio ou hélio. Um investimento de fundição consistindo de óxidos, como MgO, ZrO_2 ou Y_2O_3, que são mais estáveis que o óxido de titânio, é usado para garantir uma fundição aceitável. A força centrífuga, a diferença de pressão de fundição e a pressão do gás foram usadas para forçar o fluxo de metal fundido para dentro do molde. O titânio pode reagir com o material de revestimento durante a fundição e forma uma camada superficial muito dura chamada caso-α, com espessura de até 150 μm. O NDV do titânio comercialmente puro fundido aumenta de um valor bruto de aproximadamente 200 para aproximadamente 650 a uma profundidade de 25 μm abaixo da superfície. Instrumentos especiais são necessários no laboratório de prótese dentária para acabamento e ajuste de peças fundidas de titânio.

O titânio deriva sua proteção contra corrosão de uma fina película de óxido passivante (cerca de 10 nm de espessura), que se forma espontaneamente com o oxigênio circundante. O titânio é considerado o metal mais biocompatível utilizado para restaurações e próteses dentárias.

Titânio comercialmente puro

De acordo com o padrão F67 da American Society for Testing and Materials (ASTM), existem quatro graus sem liga de titânio comercialmente puro (**Ti CP**) com base na concentração de impurezas (Tabela 9.6). O módulo de elasticidade do Ti CP é comparável ao do esmalte dentário e das ligas nobres, mas é inferior ao de outras ligas de metais básicos (ver Tabela 9.5). O Ti CP é frequentemente selecionado por sua excelente resistência à corrosão, especialmente em aplicações para as quais não é necessária alta resistência. O principal elemento de fortalecimento é o oxigênio. Aumentar o teor de oxigênio do Ti CP aumenta não apenas a resistência à flexão, mas também a resistência à fadiga.

QUESTÕES IMPORTANTES

Por que uma liga de Ti-Al-V com alta resistência nem sempre é preferida ao metal de titânio comercialmente puro para próteses dentárias? Como os elementos de liga afetam as propriedades das ligas dentárias de titânio?

Ligas de titânio

O Ti CP sofre uma transformação alotrópica (polimórfica) de uma estrutura cristalina hexagonal compacta (fase α) a 882°C para uma estrutura cristalina mais dúctil centrada no corpo (fase β). Ao incorporar uma combinação de estabilizadores de fase α e β,

Tabela 9.6 — Propriedades de tração e limites de impurezas para titânio (CP) (ASTM F67).*

| Designação | PROPRIEDADES FÍSICAS (MÍNIMO) | | | | LIMITES DE IMPUREZA (máx.), PERCENTUAL POR PESO | | | | |
	Resistência à tração (MPa)	Resistência ao escoamento (MPa)	Dureza (NDV)	Alongamento (%)	N	C	H	Fe	O
Grau 1	240	170	126	24	0,03	0,08	0,015	0,20	0,18
Grau 2	340	280	178	20	0,03	0,08	0,015	0,30	0,25
Grau 3	450	380	221	18	0,05	0,08	0,015	0,30	0,35
Grau 4	550	480	263	15	0,05	0,08	0,015	0,50	0,40

ASTM, American Society for Testing Materials; *NDV*, número de dureza Vickers.
*O módulo de elasticidade é de aproximadamente 110 GPa para cada tipo.

quatro tipos possíveis de ligas de titânio podem ser produzidos: α, quase-α, α-β e β. Estabilizadores de fase alfa, como alumínio, carbono, nitrogênio e gálio, aumentam a tcmperatura para transformar a fase α em β no aquecimento. Estabilizadores de fase beta, como molibdênio, cobalto, níquel, nióbio, cobre, paládio, tântalo e vanádio, abaixam a temperatura para transformar a fase β em α no resfriamento. As ligas alfa não formam fase β no resfriamento. As ligas quase-alfa formarão uma quantidade limitada de fase β no resfriamento. As ligas alfa-beta são metaestáveis, o que as torna tratáveis termicamente e conterão ambas as fases à temperatura ambiente. O tratamento térmico determina a quantidade relativa de fases α e β e as propriedades mecânicas. As ligas beta contêm estabilizadores beta suficientes para reter a fase β no resfriamento; eles podem ser tratados com solução e envelhecidos para melhorar a resistência.

A liga de titânio mais utilizada na odontologia e para aplicações de engenharia em geral é o Ti-6Al-4V, que é uma liga α-β. Embora essa liga tenha maior resistência do que o Ti CP, não é tão atraente para aplicações odontológicas e biomédicas devido a algumas preocupações sobre os riscos à saúde da liberação lenta de alumínio e vanádio. O vanádio em altas doses é altamente tóxico e o alumínio tem sido relatado como causador de potenciais distúrbios neurológicos. O nióbio não foi associado a nenhuma reação tóxica ou adversa conhecida no organismo e pertence ao mesmo grupo do vanádio na tabela periódica. A substituição do vanádio em Ti-6Al-4V pela mesma porcentagem atômica de nióbio produz Ti-6Al-7Nb. Ambas as ligas são consideradas aceitáveis para aplicações biomédicas. As propriedades mecânicas das duas ligas são semelhantes (Tabela 9.7), e sua resistência à corrosão é semelhante à do Ti CP. Seus módulos elásticos são semelhantes aos das ligas do tipo 4, e os limites de escoamento variam dos materiais metálicos do tipo 2 ao tipo 5, conforme descrito na ISO 22674 (ver Tabela 9.2).

QUESTÃO IMPORTANTE

Por que a manipulação das ligas de titânio difere tanto da manipulação das ligas de Co-Cr e Ni-Cr?

Manipulação de ligas de titânio

A superfície dos fundidos de titânio após o desinvestimento deve ser retificada e polida para remover a porosidade da superfície e a caixa α para a funcionalidade ideal da prótese final. A usinabilidade do titânio e suas ligas é geralmente considerada ruim devido a várias propriedades inerentes ao titânio, como alta reatividade química, condutividade térmica relativamente baixa, alta resistência em alta temperatura e baixo módulo de elasticidade.

Tabela 9.7 — Propriedades de duas ligas de titânio α-β para próteses dentárias.

Liga	Módulo de elasticidade (GPa)	Resistência ao escoamento (MPa)	Dureza (NDV)	Alongamento (%)
Ti-6Al-4V	117	860	320	10 a 15
Ti-6Al-7Nb	105	795	330	10

NDV, número de dureza Vickers.

Para eliminar o efeito do oxigênio durante a fabricação de próteses de titânio, o CAD-CAM tem sido utilizado para produzir estruturas de próteses fixas à base de titânio.

QUESTÃO IMPORTANTE

Como as ligas para próteses totalmente metálicas diferem daquelas exigidas para próteses metalocerâmicas?

Ligas para próteses metalocerâmicas

As principais objeções ao uso da *porcelana odontológica* como material restaurador são sua baixa resistência à tração e ao cisalhamento (ver Capítulo 10). Um método para minimizar essa desvantagem é aderir a porcelana diretamente a uma subestrutura de liga fundida feita para se ajustar ao dente preparado. O processo requer construir sobre o substrato metálico uma forma de dente com pó cerâmico unido por um aglutinante e submeter todo o conjunto ao processo de aquecimento chamado *sinterização*. A sinterização densifica as partículas cerâmicas compactadas em um sólido firmemente ligado ao substrato metálico. Esse sistema é conhecido como *design* de porcelana fundida ao metal (PFM). O termo descritivo preferido para esse sistema compósito é *metalocerâmica*, e o metal é chamado *liga metalocerâmica*. Nesta seção, são discutidos os requisitos de metais, alguns sistemas de ligas representativos e questões associadas a essas ligas.

Requisitos de ligas para aplicações metalocerâmicas

As ligas discutidas nesta seção compartilham pelo menos três características comuns: (1) o potencial de adesão à porcelana dentária, (2) temperatura *solidus* suficientemente alta para resistir ao amolecimento durante a sinterização e (3) coeficientes de contração térmica compatíveis com os da porcelana dentária.

Ligação de porcelana a metais

A aderência da porcelana ao substrato metálico requer óxidos aderentes na superfície. A adição de uma pequena quantidade de metal básico apropriado às ligas nobres e de alta nobreza promove a formação de óxidos na superfície. Para ligas de metais básicos, alguns óxidos podem ser pouco aderentes à subestrutura metálica, o que pode resultar na delaminação da porcelana do substrato metálico. No entanto, as resistências de união para porcelanas coladas a ligas de metais básicos, determinadas *in vitro*, geralmente não se mostraram superiores ou inferiores às de ligas de metais nobres. Além disso, estudos clínicos não demonstraram diferença significativa na incidência de falhas entre restaurações metalocerâmicas feitas com ligas de metais básicos e aquelas fabricadas com ligas de metais altamente nobres ou nobres. Para produzir as características ideais de óxido metálico, as instruções do fabricante devem ser seguidas com precisão.

Temperatura solidus

Quando uma liga é aquecida perto de sua temperatura *solidus*, torna-se suscetível à deformação sob sua própria massa, o que é conhecido como *escoamento*. O grau de fluência aumenta com o tamanho da prótese e o número de queimas necessárias para a porcelana. Na literatura mais antiga, esse processo de escoamento é chamado de deformação a altas temperaturas (SAG) da liga cerâmica (Figura 9.2). Todas as ligas metalocerâmicas devem ter uma temperatura *solidus* que seja substancialmente maior que a temperatura de sinterização da porcelana para minimizar a deformação por escoamento.

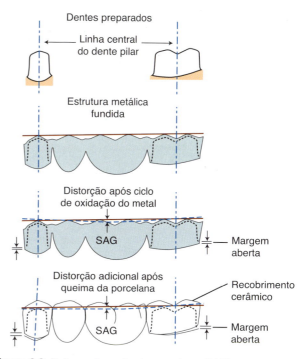

• **Figura 9.2** Deformação a altas temperaturas (SAG) em uma estrutura de prótese fixa (PF).

> **QUESTÕES IMPORTANTES**
>
> Como as diferenças na contração térmica entre um metal e sua cerâmica de revestimento podem afetar a resistência à rachadura ou fratura do revestimento? Por que um metal para próteses metalocerâmicas deve ter seu coeficiente de contração térmica ligeiramente superior ao de sua cerâmica de recobrimento?

Compatibilidade térmica de sistemas metalocerâmicos

Os valores de expansão e contração térmica das ligas de metais básicos são geralmente semelhantes aos das ligas de metais nobres. Quando uma prótese metalocerâmica é resfriada a partir da temperatura de sinterização da porcelana, o metal e sua cerâmica de recobrimento se contraem em taxas diferentes. Enquanto isso, a ligação química entre o metal e a porcelana impede a separação dos dois componentes; essa condição força os dois componentes a ajustarem suas respectivas dimensões durante o ciclo de resfriamento. Assim, o componente que se contrai mais será alongado pelo componente adjacente, que se contrai menos; juntos, o material que se contrair menos será comprimido pelo outro componente. Tais mudanças de dimensão resultam em tensões que atuam em cada um dos dois componentes. A tensão instantânea a uma determinada temperatura durante o ciclo de resfriamento é chamada *tensão transitória*, e a distribuição de tensão, que existe à temperatura ambiente, é chamada *tensão residual*. Quando a prótese é resfriada, a tensão de tração que se desenvolve na porcelana é preocupante. Se as tensões transitórias de tração que se desenvolvem dentro da porcelana durante o resfriamento são insuficientes para causar trincas imediatas da porcelana ou trincas retardadas após o resfriamento até a temperatura ambiente, a combinação de um sistema metal-porcelana é considerada termicamente compatível. De fato, uma leve incompatibilidade de contração térmica, com coeficiente de contração térmica de cerca de $0,5 \times 10^{-6}/°C$ mais alto para o metal, é preferível porque a incompatibilidade induz tensão de compressão residual na porcelana ao longo da interface colada, que é de natureza protetora. Esse mecanismo será discutido no Capítulo 10.

> **QUESTÃO IMPORTANTE**
>
> Quais são as vantagens e desvantagens dos diferentes tipos de ligas utilizadas para próteses metalocerâmicas?

Ligas altamente nobres e nobres

A Tabela 9.8 mostra algumas ligas metalocerâmicas altamente nobres e nobres típicas. As propriedades físicas e mecânicas de ligas representativas são descritas na Tabela 9.9.

Ligas de ouro-platina-paládio

As ligas de ouro-platina-paládio produziram as primeiras restaurações metalocerâmicas bem-sucedidas. A platina aumenta a temperatura de fusão. Rênio (Re) é um refinador de grãos que aumenta a dureza. O ferro forma um óxido na superfície para adesão da porcelana e aumenta o limite proporcional e a resistência da liga por um precipitado de $FePt_3$. Essas ligas têm módulo de elasticidade adequado, resistência, dureza e alongamento, mas são baixas em resistência à deformação a altas temperaturas. Elas são usadas principalmente para fazer coroas e PFs de três elementos. Seu uso diminuiu ao longo do tempo porque ligas mais econômicas foram desenvolvidas com propriedades mecânicas substancialmente melhores.

Ligas de ouro-paládio-prata

As ligas ouro-paládio-prata são alternativas econômicas às ligas Au-Pt-Pd ou Au-Pd-Pt. Sua excelente resistência a manchas e corrosão e relativa liberdade de sensibilidade técnica contribuíram para seu sucesso a longo prazo. A maior concentração de

184 PARTE 3 Materiais Restauradores Indiretos

Tabela 9.8 — Composições de ligas altamente nobres (AN) e nobres (N) representativas para próteses metalocerâmicas.

Tipo de liga	Produtos típicos (fornecedores)	Au	Pt	Pd	Ag	Cu	Ga	Equilíbrio*
Au-Pd-Pt/HN	SMG-3 (Dentsply Ceramco)†	81	6	11	–*	–	–	Re; Sn; Fe
Au-Pt-Pd/HN	Argedent Y86 (Argen)†	86	10	2	–	–	–	In:2
Au-Pt-Ag/HN	Degunorm (Dentsply Ceramco)†	74	9	–	9	4,4	–	Zn; In; Ir
Au-Pd-Ag/HN	Argedent 75 (Argen)†	75	–	12	10	–	–	In:1; Sn:1; Ir
	Aspire (Dentsply Ceramco)	52	–	26	17	–	–	Zn; In; Sn; Re
	Herabond (Heraeus-Kulzer)	52	–	27	18	0,2	–	Sn:2,7; In; Ir; Re
Au-Pd/HN	Olympia (Argen)	52	–	38	–	–	1,5	In:8,5; Ru
	Lodestar (Ivoclar Vivadent)	52	–	39	–	–	1,5	In:8,5; Re; Ru
	Argedent 65SF (Argen)	65	–	26	–	–	–	In:8,7
Pd-Au/N	Argedent 35SF (Argen)	35	–	57	–	–	4,8	Sn:3; Zn; Ru
Pd-Au-Ag/N	Argelite 52+ (Argen)	15	–	52,2	21,5	–	1	In:6; Sn:4
	Argelite 75+6 (Argen)	6	–	75	6,5	–	–	In:6; Ga:6
Pd-Ag/N	Albabond A (Heraeus-Kulzer)	–	–	57	33	–	–	Sn:6,8; In:3,4; Zn; Ir; Ru
	W-1 (Ivoclar Vivadent)	–	–	53	38	–	–	Sn:8,5; In; Ru; Li
Pd-Cu-Ga/N	Spartan Plus (Ivoclar Vivadent)	2	–	78,8	–	10	9	Ir; Ge; Li
Pd-Ga/N	Argebond 80 (Argen)	–	–	80	5	–	6,3	In:6,5; Sn; Zn:1
		2	–	85	1,2	–	10	In:1,2; Ru

ELEMENTOS PRINCIPAIS (PESO PERCENTUAL)

*Elementos sem valor são inferiores a 1% em peso.
†Liga de cor amarela.

Tabela 9.9 — Propriedades físicas e mecânicas de algumas ligas metalocerâmicas altamente nobres e nobres da Tabela 9.8.

Tipo de liga	Nome do produto	Densidade (g/cm³)	Resistência ao escoamento (MPa; macio/duro)	Dureza (NDV; macio/duro)	Módulo de elasticidade (GPa)	Alongamento (macio/duro) (%)
Au-Pt-Ag	Argedent Y86	18,4	405/469	160/195	76	12/9
Au-Pd-Ag	Herabond	14,5	520/600	220/260	134	12/8
Au-Pd	Olympia	14,4	550	250	124	30
Pd-Au	Argedent 35SF	13,9	510/572	245/245	124	25/20
Pd-Au-Ag	Argelite 75+6	11,4	565/600	250/265	111	32/30
Pd-Ag	Albabond A	11,4	460/540	205/235	122	26/18
Pd-Cu-Ga	Spartan Plus	11	740	310	140	10
Pd-Ga	Argebond 80	11,2	585/630	230/245	130	35/28

NDV, número de dureza Vickers.

paládio acima daquela das ligas Au-Pt-Pd aumenta as faixas de fusão e melhora a resistência à deformação por fluência em temperaturas elevadas.

Ligas de ouro-paládio

Essas ligas livres de prata são de cor branca e têm coeficiente de contração térmica mais baixo do que as ligas Au-Pd-Ag ou Pd-Ag. Quando usadas com porcelanas compatíveis de baixa expansão ou baixa contração, as ligas Au-Pd são consideradas quase ideais em comparação com outras ligas de metais nobres porque essas ligas não contêm prata e seu óxido superficial é praticamente

indiscernível. Assim, a qualidade estética das próteses metalocerâmicas confeccionadas com ligas de Au-Pd é comparável àquela obtida com ligas de Au-Pt-Pd. A resistência ao afundamento dessas ligas é um pouco melhor do que a das ligas Au-Pt-Pd.

Ligas paládio-ouro

As propriedades físicas das ligas de paládio-ouro são geralmente semelhantes às das ligas Au-Pd, e as potenciais preocupações de contração térmica para essas ligas parecem ter sido resolvidas por mudanças na composição da porcelana. Poucos dados estão disponíveis sobre seu desempenho laboratorial e clínico.

Ligas de paládio-ouro-prata

As ligas paládio-ouro-prata são semelhantes às ligas Au-Pd-Ag em seu potencial de descoloração da porcelana. Elas têm uma gama de coeficientes de contração térmica, que aumentam com o aumento do teor de prata.

Ligas de paládio-prata

Esse tipo de liga foi a primeira liga nobre isenta de ouro para restaurações metalocerâmicas. A substituição do ouro pelo paládio aumenta a faixa de fusão, mas diminui o coeficiente de expansão térmica da liga. A prata, por outro lado, diminui a faixa de fusão, mas aumenta o coeficiente de expansão térmica. O equilíbrio adequado dos dois elementos mantém uma temperatura de fundição razoavelmente baixa e um coeficiente de expansão térmica compatível. A compatibilidade térmica dessas ligas é geralmente boa, exceto com certas porcelanas de baixa expansão. A adição de estanho e índio promove a formação de óxidos para aderência de porcelanas e produz precipitados para melhorar as propriedades mecânicas.

A aderência à porcelana é considerada aceitável para a maioria das ligas Pd-Ag. No entanto, Mackert et al. relataram que um desses produtos de liga formou óxido interno em vez do óxido externo preferido. Em vez disso, nódulos de Pd-Ag desenvolvidos na superfície (Figura 9.3) facilitam a retenção da porcelana mecanicamente. Essa condição aparentemente não produziu falhas clínicas de ligação para justificar a preocupação, e outras ligas cerâmicas Pd-Ag não foram estudadas para determinar se elas têm comportamento de oxidação semelhante.

Devido ao seu alto teor de prata em comparação com as ligas à base de ouro, o efeito potencial de descoloração da prata é mais grave para essas ligas. Deve-se proceder com cautela quando se deseja tons claros (valores maiores) de cerâmica.

Ligas de paládio-cobre-gálio

As diferenças de composição para as ligas de Pd-Cu-Ga resultam em uma ampla gama de propriedades mecânicas: limites de escoamento variando de 520 MPa a mais de 1.200 MPa, alongamento percentual variando de 7 a 30% e NDV variando de aproximadamente 265 a mais de 400. O controle cuidadoso da composição pelos fabricantes resultou em ligas de Pd-Cu-Ga com NDVs substancialmente inferiores a 300.

O óxido marrom-escuro ou preto formado durante a oxidação e os ciclos subsequentes de sinterização da porcelana dificultam o trabalho do técnico para mascarar a cor. Às vezes, uma camada de porcelana opaca mais espessa é necessária para evitar escurecimento excessivo (ou seja, baixo valor) em certas porcelanas. Um aumento na espessura da camada de óxido ocorre durante a etapa inicial de oxidação para essas ligas. Para reduzir o efeito de descoloração, a superfície pode ser jateada antes da aplicação de porcelana opaca.

Ligas de paládio-gálio

As ligas de Pd-Ga também possuem óxidos relativamente escuros, que são um pouco mais claros do que aqueles de Pd-Cu-Ga. Ligas de Pd-Ga geralmente tendem a ter coeficientes de expansão térmica relativamente baixos, tornando as ligas mais compatíveis com porcelanas de baixa expansão. O teor de prata é geralmente baixo e não é suficiente para causar um "esverdeamento" significativo da porcelana.

Os efeitos de diversas variáveis de laboratório dentário (refundição de liga antiga, ciclo de oxidação alternativo, remoção e religação de porcelana) na aderência da porcelana foram investigados para uma liga de Pd-Ga, três ligas de Pd-Cu-Ga e uma liga

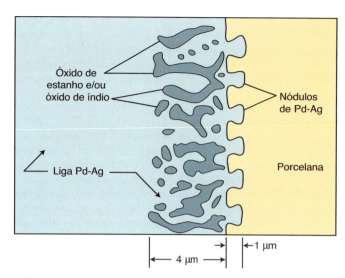

• **Figura 9.3** Formação de óxidos internos e formação de nódulos induzidos por escoamento em uma liga de Pd-Ag para restaurações metalocerâmicas.

de Au-Pd. Uma descoberta foi que a refusão duas e três vezes degradou a aderência da porcelana à liga Pd-Ga e uma liga Pd-Cu-Ga. A decapagem da porcelana original não causou diminuição significativa na aderência da porcelana aplicada posteriormente. Um procedimento de oxidação alternativo ao recomendado pelo fabricante afetou significativamente a aderência da porcelana a uma liga Pd-Cu-Ga e à liga Au-Pd. Portanto, em caso de dúvida, o fabricante deve ser solicitado a fornecer instruções precisas para garantir uma boa adesão entre metal e cerâmica.

> **QUESTÃO IMPORTANTE**
>
> Quais são as vantagens e desvantagens de usar liga de fundição de metal básico *versus* liga de fundição de metal nobre para uma restauração metalocerâmica?

Ligas de metais predominantemente básicos

Comparadas com outras ligas para próteses metalocerâmicas, as ligas de metais básicos (exceto titânio e ligas de titânio) geralmente são mais duras e rígidas (maior módulo de elasticidade) (ver as Tabelas 9.4 e 9.5); isso permite que o *coping* tenha 0,1 a 0,2 mm de espessura sem risco de deformação significativa sob tensão de mastigação ou flacidez da estrutura metálica na temperatura de queima da porcelana. As temperaturas de fusão mais altas tornam essas ligas mais difíceis de fundir do que as ligas nobres e altamente nobres.

Manipulação de ligas de metais básicos

Os técnicos de laboratório que fabricam *copings* de metal básico para próteses metalocerâmicas enfrentarão as seguintes questões técnicas: condição de fundição, característica de fundição, acabamento e controle das camadas de óxido. As temperaturas de fusão das ligas Ni-Cr e Cr-Co estão na faixa de 1.150 a 1.500°C e uma chama de acetileno-oxigênio ou uma fonte de aquecimento por indução elétrica é necessária para fundir essas ligas. O molde deve ser feito de material de revestimento ligado a fosfato ou silicato, que mantém sua integridade superficial na temperatura de fundição de ligas de metal básico. A densidade de uma liga de metal básico é cerca de metade da de uma liga à base de ouro. A densidade mais baixa reduz a força da gravidade para aparelhos maxilares volumosos nos dentes de suporte, mas também reduz o impulso gerado pela unidade de fundição para forçar a liga de metal básico derretida a preencher o molde. O uso de um respiro e um tamanho do canal de alimentação (*sprue*) maior do que o usado para ligas à base de ouro pode ser necessário (ver Capítulo 14).

A característica de fundição das ligas de Cr-Co está na mesma faixa que a das ligas de Ni-Cr sem berílio. Algumas ligas nobres e altamente nobres apresentaram menor fusibilidade do que as ligas de Cr-Co. Em contraste, um estudo da precisão marginal de uma liga altamente nobre, quatro ligas nobres e uma liga de Ni-Cr-Be revelou que, para todas as ligas, a completude marginal foi adequada e as aberturas marginais foram consideravelmente menores que 50 μm. Alguns pesquisadores afirmam que todas as ligas teoricamente produzirão peças fundidas completas sob condições ideais de queima, fusão e fundição.

Em geral, a alta dureza e alta resistência dessas ligas de metais básicos contribuem para certas dificuldades de ajuste das próteses. Após a fundição, é útil jatear a prótese para remover materiais de revestimento e óxidos excessivos. A retificação e o polimento de restaurações fixas para obter a oclusão adequada ocasionalmente exigirão mais tempo na cadeira do dentista. A remoção de restaurações defeituosas também pode exigir mais tempo. O risco potencial da poeira gerada pelo procedimento é uma preocupação e é discutido com os riscos biológicos das ligas de metais básicos (ver Capítulo 17).

As contrações de solidificação das ligas de metais básicos são maiores do que as das ligas à base de ouro, o que representa um desafio para os técnicos obterem fundidos de metais básicos com encaixe aceitável. O uso de molde tipo V para moldes e o aumento da expansão do molde de revestimento durante a colocação do revestimento são as práticas mais comuns para melhorar o ajuste das próteses (ver Capítulo 14).

A espessura da camada de óxido e a molhabilidade pela porcelana são fatores importantes no estabelecimento da ligação da porcelana ao substrato metálico. Para que o técnico de laboratório produza as características ideais do óxido metálico, as instruções do fabricante devem ser seguidas com precisão. No entanto, algumas instruções são relativamente imprecisas. Por exemplo, algumas ligas requerem jateamento "leve" da camada de óxido formada durante a etapa inicial de oxidação. O tamanho de partícula do abrasivo de óxido de alumínio é geralmente recomendado, mas nem a qualidade do abrasivo nem a pressão de jateamento são normalmente especificadas. A contaminação da camada de óxido com abrasivos de menor pureza pode degradar a integridade da interface entre o óxido metálico e a porcelana opaca. A habilidade de um técnico de laboratório em discriminar o jateamento leve do moderado para reduzir a espessura desses óxidos superficiais é um exemplo da sensibilidade técnica das ligas de metais básicos.

Propriedades mecânicas

O módulo de elasticidade das ligas de metais básicos é o dobro ou maior do que os das ligas de metais nobres. Essa propriedade permite ao técnico reduzir a área da seção transversal dos conectores interproximais fundidos. A rigidez da prótese é proporcional ao módulo de elasticidade e à largura do conector (dimensão vestibulolingual), mas é proporcional ao cubo da espessura do conector (dimensão oclusal-gengival). A relação cúbica com a espessura do conector significa que, quando se utiliza uma liga com módulo de elasticidade duas vezes maior, a espessura do conector pode ser reduzida em 20,6%, mantendo a mesma rigidez da prótese. Usando raciocínio semelhante, uma redução da espessura do *coping* de 0,3 para 0,1 mm pode aumentar o risco de fratura da porcelana devido ao aumento da flexibilidade do *coping*. No entanto, uma análise de elementos finitos das tensões induzidas em coroas metalocerâmicas anteriores sob forças intraorais indica que a redução da espessura do *coping* de metal básico (em áreas estratificadas) de 0,3 para 0,1 mm exibe apenas um leve efeito nas tensões de porcelana.

É prática comum projetar a superfície oclusal de próteses metalocerâmicas a partir de metal fundido para evitar desgaste excessivo da dentição natural oposta. Em comparação com as mesmas próteses feitas de ligas nobres ou altamente nobres, a dureza das ligas de metal básico torna o ajuste oclusal um pouco mais difícil de ser realizado, e a rugosidade resultante pode causar maior desgaste do esmalte do dente oposto. O reparo de coroas com facetas de porcelana fraturadas, que pode ser realizado simplesmente em substratos de metais nobres usando revestimentos fixados por pinos ou *onlays* metalocerâmicos, é mais difícil de ser realizado quando a restauração falha tem uma estrutura fundida com liga de níquel ou de cobalto.

Ligas à base de titânio

Conforme discutido anteriormente, o titânio sofre transformação de fase a 882°C e exibe alta taxa de oxidação acima de 900°C. Portanto, uma cerâmica de baixa fusão com temperatura de sinterização abaixo de 800°C deve ser usada para minimizar a oxidação e evitar qualquer transformação de fase durante a sinterização. As altas temperaturas de fusão do Ti CP e das ligas de titânio os tornam altamente resistentes à deformação por escoamento em temperaturas de sinterização da porcelana, e o coeficiente de expansão térmica associado relativamente baixo exige porcelanas odontológicas especiais de baixa expansão para adesão ao titânio. Devido à formação do caso-α, soluções cáusticas à base de NaOH ou revestimentos de nitreto de silício têm sido empregados para melhorar a ligação entre o Ti CP fundido e a porcelana dentária.

Em geral, os testes de ligação *in vitro* mostram que as metalocerâmicas fabricadas a partir de ligas de metais nobres e de metais básicos apresentam resistências de ligação mais altas do que as cerâmicas de baixa fusão ao titânio. No entanto, um pequeno número de estudos mostra que as resistências de união não são estatisticamente muito diferentes entre os dois grupos. Diferenças na composição da porcelana frequentemente requerem diferentes temperaturas de queima, o que pode resultar em mudanças na resistência de união. No entanto, não há diferença na resistência de união da porcelana entre Ti CP e ligas de titânio. Estudos também mostram que o tratamento da superfície do Ti CP e da liga de titânio antes da aplicação da porcelana pode melhorar a resistência de união. Os tratamentos incluem deposição de sílica por pulverização de magnétron; deposição de uma camada metálica intermediária por prata; uso de mistura de partículas de titânio e porcelana como agente de união; incorporação de uma camada cerâmica intermediária; nitretação da superfície de titânio; e rugosidade da superfície por banho cáustico, ácido clorídrico ou jateamento de areia. Embora a queima múltipla não tenha efeito sobre a resistência de união, a queima em atmosfera de argônio, que reduz a formação de óxido, melhora a resistência de união. Acredita-se que o controle da espessura e aderência do óxido é a chave para a maior resistência de união.

As propriedades das ligas de metais nobres e básicos (incluindo Ti CP) para próteses metalocerâmicas estão listadas na Tabela 9.10.

QUESTÃO IMPORTANTE

Quais fatores devem ser considerados pelo laboratório de prótese dentária e pelo dentista para o preparo e ajuste de estruturas de PPR fundidas a partir de ligas de metais comuns?

Ligas para próteses parciais removíveis

As PPRs têm quatro componentes metálicos principais: conectores, descansos, fechos e bases de malha. Com exceção dos grampos, cada componente deve ser rígido e resistir à deformação permanente, o que sugere um material de alto módulo de elasticidade e resistência ao escoamento. A Tabela 9.11 lista as composições e propriedades mecânicas de ligas de metal básico selecionadas para PPRs. A densidade dessas ligas varia de 7,6 a 8,3 g/cm³. Para grampos, o material deve ser resistente à deformação permanente, flexível para engatar rebaixos e possuir ductilidade suficiente para facilitar o ajuste sem fratura. Idealmente,

os grampos devem ser feitos de liga tipo 4 à base de ouro devido ao seu menor módulo de elasticidade, boa ductilidade e resistência ao escoamento adequada (ver a Tabela 9.4), e então soldados (discutido mais adiante) à estrutura restante feita de uma liga de metais básicos. Esse arranjo, no entanto, inevitavelmente promove corrosão na junta soldada (brasagem) (ver Capítulo 3). Embora os grampos à base de ouro possam ser embutidos na resina da base da prótese para evitar corrosão na junta de solda, na prática os PPRs são fundidos em uma peça usando a mesma liga. O efeito do alto módulo de elasticidade da liga de metal básico na flexão e retenção dos grampos pode ser adequadamente abordado reduzindo a espessura do grampo. A situação é semelhante à discutida para as PFs.

Ligas de metais predominantemente básicos

A liga de cobalto-cromomolibdênio tem sido o metal primário para próteses PPR. O cobalto aumenta o módulo de elasticidade e a resistência. A inclusão de mais de 30% de cromo em peso

Tabela 9.10	Propriedades comparativas de ligas altamente nobres e ligas de metais básicos para próteses metalocerâmicas.			
Propriedades	Ligas altamente nobres	Cr-Co	Ni-Cr-Be	Ti CP
Biocompatibilidade	Excelente	Excelente	Justa	Excelente
Densidade	14 g/cm³	7,5 g/cm³	8,7 g/cm³	4,5 g/cm³
Módulo de elasticidade (rigidez)	90 GPa	145 a 220 GPa	207 GPa	103 GPa
Resistência a deformação a altas temperaturas (SAG)	Pobre para excelente	Excelente	Excelente	Boa
Sensibilidade de técnica	Mínima	Moderadamente alta	Moderadamente alta	Extremamente alta
Aderência à porcelana	Excelente	Justa	Bom para excelente	Justa
Custo do metal	Alto	Baixo	Baixo	Baixo*

*Os custos dos laboratórios odontológicos para a fabricação de próteses metalocerâmicas são altos para Ti CP e poucos laboratórios odontológicos têm capacidade de produzir próteses de Ti.

Tabela 9.11	Composições e propriedades mecânicas de ligas de metais básicos selecionados para próteses parciais removíveis.*								
Nome da liga (fornecedor)	COMPOSIÇÃO DE ELEMENTOS (PESO PERCENTUAL)					PROPRIEDADES MECÂNICAS			
	Ni	Co	Cr	Mo	Equilíbrio*	Resistência ao escoamento (MPa)	Dureza (NDV)	Módulo de elasticidade (GPa)	Alongamento (%)
Nobilstar (CMP Industries)	–	65	27,5	5,5	Si; Fe; Mn; C	640	430	193	9
Vitallium (Dentsply)	–	63,1	28,5	6	Mn; Si; C; N	600	410	200	9
JD (Jelenko Alloys/Argen)	–	63	28,5	6	Si; C; Mn; Fe; W	620	290	207	5
Heraenium EH (Heraeus Kulzer)	–	63,5	28	6,5	Si:1; Mn; C; N	620	310	228	7
Suprachrome+ (Argen)	–	63	30	5	Mn; Si; C; N	745	390	200	13
Supercast (Pentron Alloys/Argen)	–	64	30	4	Mn; Si; C; N	655	340	228	3,5
Ticonium 100 (CMP Industries)	71,6	x†	16	5	Al: 2,9; Mn: 3,7; Be: 0,8; Ti	790	360	186	7

NDV, número de dureza Vickers.

*Elementos sem valor são inferiores a 1% em peso.

†x indica quantidade de rastreamento.

torna a liga difícil de fundir e forma a fase σ frágil. Molibdênio e manganês melhoram a resistência à corrosão da liga. A formação de carboneto fornece uma alta resistência ao escoamento e dureza na liga, mas reduz a ductilidade. Preocupações particulares são a maior dureza de algumas ligas, que podem causar desgaste *in vivo* do esmalte; a necessidade de acabamento especial no laboratório de prótese dentária; e a tendência dessas ligas de sofrer um rápido endurecimento por trabalho.

Os grampos de liga de Cr-Co são inicialmente muito retentivos e perdem lentamente essa retenção devido à deformação permanente devido ao assentamento e remoção repetidos do aparelho, que correspondem a condições de fadiga cíclica. É preciso cautela por parte do técnico de laboratório dentário ou do clínico no ajuste de grampos na estrutura fundida para evitar fratura, mesmo para ligas PPR que apresentam valores mais elevados de alongamento percentual.

Devido às altas temperaturas de fusão, essas ligas de metais básicos são fundidas por indução e fundidas usando revestimentos de fosfato ou silicato, conforme recomendado pelo fabricante, para compensar sua alta contração de fundição e minimizar o potencial de defeitos de fundição.

QUESTÃO IMPORTANTE

Como a liga de titânio tem um módulo de elasticidade comparável ao do ouro, como a rigidez de uma PPR feita dessa liga de titânio pode ser aumentada para o mesmo nível de rigidez de uma PPR de cromo-cobalto?

Ligas à base de titânio

Ti CP e ligas de titânio têm sido ocasionalmente usadas para fazer estruturas PPRs devido à excelente biocompatibilidade, excelente resistência à corrosão e boas propriedades mecânicas. Por causa do baixo módulo de elasticidade, comparado com o das ligas de metal básico, a rigidez do conector é muitas vezes melhorada aumentando a espessura ou alterando o *design*. O aumento da rigidez também reduz a descolagem entre a base de resina e a estrutura metálica. Além disso, a menor resistência ao escoamento e o maior percentual de alongamento do Ti CP sugerem que os grampos fundidos podem ser facilmente ajustados.

A fundição de titânio em laboratório continua sendo um desafio porque a porosidade interna dentro dos conjuntos de grampos pode levar à fratura do grampo. A camada de reação na superfície deve ser removida quimicamente com ácido hidrofluorosilícico ou mecanicamente por jateamento de areia e instrumentos rotatórios.

A forte ligação e o alto caráter eletrostático do óxido de superfície de titânio podem resultar em maior aderência da placa às estruturas de titânio em comparação com outras estruturas de metal básico. Uma pesquisa clínica de PPRs revelou descoloração gradual das estruturas de liga de titânio, enquanto aquelas feitas com Ti CP e outras ligas de metal básico não descoloriram. Levantou-se a hipótese de que o alumínio segrega da liga de titânio (Ti-6Al-4V) durante a fundição e corrói durante o serviço; mais pesquisas são necessárias para verificar essa hipótese. Um estudo *in vitro* também revelou que a exposição de ligas de titânio a produtos de limpeza alcalinos (pH maior que 11) causa descoloração. A **soldagem** a *laser* de titânio facilitou o reparo de estruturas de titânio devido à baixa condutividade térmica do titânio e ao aquecimento localizado durante a soldagem a *laser*. Isso também é verdade para as ligas de Cr-Co e Ni-Cr.

QUESTÃO IMPORTANTE

Quais são os méritos e as preocupações sobre o uso de técnicas alternativas além da fundição para a fabricação de próteses a partir de ligas dentárias?

Tecnologias alternativas para confecção de próteses

A retração da liga de fundição odontológica em um molde de revestimento ocorre em três estágios: (1) a contração térmica do metal líquido esfriando até sua temperatura *liquidus* (ver Figura 2.17), (2) a mudança de fase do estado líquido para o sólido (temperatura *solidus*) e (3) a contração térmica do metal sólido da temperatura *solidus* para a temperatura ambiente (ver Figura 2.17). A contração de solidificação linear de uma liga resultante da contração térmica difere da contração de fundição para ligas odontológicas devido ao efeito do revestimento em torno da fundição de solidificação.

A contração do primeiro estágio não tem consequências para as dimensões finais do fundido porque o metal fundido flui livremente e preenche o molde. Para a contração do segundo estágio, a solidificação inicia-se nas paredes do molde, e a primeira camada de metal tende a aderir ao molde, enquanto o metal líquido continua sendo alimentado do reservatório, o que não resulta em contração do fundido. À medida que o fundido esfria, ele ganha força suficiente para se contrair independentemente do molde. Qualquer contração do gesso a partir deste ponto afetará o encaixe da prótese. Finalmente, a peça fundida encolhe termicamente até atingir a temperatura ambiente. Como o coeficiente de contração térmica do metal fundido é maior que o do molde de revestimento, o tamanho do molde final será menor do que o do molde de revestimento, que é uma reprodução precisa da estrutura do dente ausente. A diferença de dimensões é chamada contração de fundição e normalmente é compensada pela presa e expansão térmica do revestimento utilizado (ver Capítulo 14). A Tabela 9.12 lista a contração de solidificação linear de várias ligas fundidas como cilindros lisos. Como a contração da liga domina a contração da fundição à medida que esfria até a temperatura ambiente, as ligas de maior ponto de fusão tendem a exibir maior contração.

Atualmente, existem tecnologias disponíveis para a fabricação de próteses metálicas sem fusão do metal e a contração de fundição associada. Exceto para estruturas PPRs, a maioria das próteses metálicas pode ser feita por um ou mais dos seguintes métodos: (1) sinterização (ou ligação por difusão) de folha de metal polida, (2) processamento CAD-CAM de blocos de metal, (3) cópia por fresagem de blocos metálicos, e (4) eletroformação de *copings* metálicos. Um quinto método, que se tornou

Tabela 9.12	Contração de solidificação linear de ligas de fundição.
Tipo de liga	Contração de fundição (%)
Tipo 1 (à base de Au)	1,56
Tipo 2 (à base de Au)	1,37
Tipo 3 (à base de Au)	1,42
Tipo 4 (à base de Ni-Cr)	2,30
Tipo 4 (à base de Cr-Co)	2,30

muito popular em todo o mundo, a impressão 3D com fusão seletiva a *laser* de pó metálico, pode ser usado para fabricar a maioria das próteses metálicas, incluindo estruturas PPRs.

Sinterização de lâminas de metal por brunimento

O sistema de folha comercial mais comumente usado, Captek (Leach & Dillon, North Attleboro, MA), é usado para fazer *copings* ou estruturas para próteses metalocerâmicas. O protocolo e as diretrizes para o sistema Captek são encontrados em um artigo na seção *Leituras selecionadas*. A principal vantagem das coroas Captek é sua espessura muito baixa, o que garante uma redução mínima do dente ou uma estética melhorada em comparação com as coroas metalocerâmicas convencionais feitas com *copings* metálicos fundidos. Para a construção de um PF de unidade múltipla, um conector para os dois *copings* do pilar é encerado e fundido com uma liga de ouro recomendada. Os *copings* são então unidos ao conector usando solda em forno, solda elétrica ou solda a *laser* antes da aplicação da porcelana.

Processamento CAD-CAM

A aplicação odontológica do CAD-CAM tornou-se disponível no início da década de 1980 para produzir *inlays* e coroas cerâmicas durante uma consulta na clínica. Essa tecnologia foi aprimorada e expandida, e a fresagem ou desgaste de um metal ou bloco cerâmico auxiliado por computador pode ser realizada com precisão por um processo CAD-CAM ou por remoção de metal por descarga eletrolítica ou elétrica. A técnica CAD-CAM pode ser usada para preparar próteses de Ti CP ou liga de titânio, que não contenham defeitos de fundição ou o caso-α duro encontrado próximo à superfície das próteses fundidas de titânio. Mais informações sobre o processo CAD-CAM são fornecidas no Capítulo 15.

Cópia por fresagem

O processo de cópia por fresagem baseia-se no princípio de traçar a superfície de um padrão de prótese de resina, que é então replicado em um bloco de cerâmica, compósito ou metal que é retificado, cortado ou fresado por uma roda giratória cujo movimento é controlado por um *link* através do dispositivo de rastreamento. O processo é semelhante ao associado ao corte de uma chave em branco usando o rastreamento de uma chave mestra. Um sistema comercial desse tipo (Celay, Mikrona Technologies, Spreitenbach, Suíça) está em uso desde 1991. O padrão a ser traçado é feito de um compósito à base de resina de cor azul (Celay-Tech, ESPE, Seefeld/Oberbayern, Alemanha).

Eletroformação

Um molde mestre do dente preparado (dentes) é preparado e revestido com um espaçador de matriz especial para facilitar a separação do material duplicado. As matrizes são duplicadas com um produto de gesso que tem uma expansão de presa de 0,1 a 0,2%. Depois que uma camada condutora de prata é aplicada à sua superfície, a matriz é conectada a uma cabeça de galvanização e, em seguida, a uma fonte de energia e colocada em uma solução de galvanização. Depois que uma camada suficientemente espessa de ouro ou outro metal é depositada, o gesso é removido e o *coping* é jateado. O *coping* é então revestido com um agente de ligação durante a cozedura de lavagem e as camadas cerâmicas subsequentes são condensadas e sinterizadas de maneira convencional.

Como acontece para o sistema de lâminas de metal por brunimento, um pôntico fundido é necessário para unir *copings* eletroformados para construir próteses de múltiplas unidades.

Impressão tridimensional

O processo de impressão 3D é uma forma de tecnologia de manufatura aditiva em que um objeto 3D é criado depositando sucessivas camadas de material. Essa tecnologia está sendo amplamente utilizada com pós metálicos para fabricar restaurações e próteses dentárias. Conforme descrito no Capítulo 15, o pó metálico é primeiro espalhado pela plataforma de trabalho. Um *laser* traça o contorno de cada parte que está sendo impressa e o pó de metal é fundido na camada abaixo dela. À medida que a plataforma é abaixada, uma nova camada de material é espalhada pela plataforma e o processo é repetido até que o processo de impressão seja concluído. Esse processo é chamado *fusão seletiva a laser* ou *sinterização direta de metal a laser*. Para aplicações odontológicas, o pó metálico pode ser titânio, liga de Cr-Co ou um metal nobre. As composições de pó para duas ligas de Cr-Co usadas para fusão seletiva a *laser* são mostradas na Tabela 9.13 e observa-se que essas composições de pó são muito semelhantes às composições das ligas de fundição de metal básico mostradas na Tabela 9.11. Tecnologias adicionais são discutidas no Capítulo 15.

Örtorp et al. relataram o ajuste marginal e interno entre PFs à base de Cr-Co de três unidades usando quatro técnicas de fabricação: (1) método tradicional de fundição por cera perdida, (2) fresagem CAD-CAM de um padrão de cera seguida pelo método de fundição por cera perdida, (3) método de fresagem CAD-CAM e (4) método de sinterização de metal a *laser* direto. Os resultados iniciais indicam que o melhor ajuste foi exibido pelo grupo 4, seguido pelos grupos 2, 1 e 3. Uma revisão publicada em 2020 mostra que o *gap* total da fresagem de coroa unitária teve a maior precisão, e para PFs de várias unidades, as restaurações fabricadas com aditivos tiveram a maior precisão.

> **QUESTÃO IMPORTANTE**
>
> Quais são as diferenças entre solda (preenchimento), brasagem e soldagem?

União de ligas dentárias

Existem três categorias de operações de união de metais: solda (preenchimento), *brasagem* e soldagem. Os processos de solda (preenchimento) e brasagem para os componentes metálicos (também chamados de *metais de substrato*) a serem unidos

Tabela 9.13	Composições em pó para duas ligas de Cr-Co usadas para fusão seletiva a *laser*.					
Fabricante	Co	Cr	Mo	Si	Mn	Fe
SINT-TECH, France[1]	Equilíbrio (máx. 62,5)	29	5,5	< 1	< 1	< 1
Epson Atmix, Japan[2]	Equilíbrio (aprox. 63,5)	29	6	< 1	< 1	< 1

[1]Al Jabbari YS, Barmpagadaki X, Psarris I, Zinelis S. Microstructural, mechanical, ionic release and tarnish resistance characterization of porcelain fused to metal Co-Cr alloys manufactured via casting and three different CAD/CAM techniques. *J Prosthodont Res*. 2019;63:150-6.

[2]Takaichi A, Suyalatu, Nakamoto T, et al. Microstructures and mechanical properties of Co-29Cr-6 Mo alloy fabricated by selective *laser* melting process for dental applications. *J Mech Behav Biomed Mater*. 2013;21:67-76.

sempre empregam um metal de adição (geralmente chamado *material de solda*), juntamente com um **fluxo** e uma fonte de calor. A brasagem é realizada acima de 450°C e a solda, abaixo dessa temperatura. Ambos os processos são realizados abaixo da temperatura *solidus* do substrato metálico ou metais; não há derretimento nas superfícies da peça de trabalho. O termo *soldagem* é usado nesta seção como um termo geral para descrever ambos os processos. A soldagem pode não exigir um metal de adição porque as superfícies metálicas a serem unidas derretem e se fundem localmente. A característica comum dessas operações é a obtenção da ligação entre as peças e/ou os metais de adição por um procedimento de aquecimento controlado.

Os processos de união de metais em odontologia têm sido tradicionalmente dominados pelas ligas à base de ouro, e a soldagem (ou brasagem) usando um maçarico de chama tem sido o processo principal. Com as recentes ligas não ouro, os requisitos do processo de união de metais diferem entre as ligas usadas. Por exemplo, as ligas de titânio oxidam facilmente em temperaturas elevadas, e um ambiente livre de oxigênio e uma fonte de aquecimento sem oxigênio são necessários.

O ponto de solda com base na resistência elétrica tem sido utilizado para soldar ligas de baixa condutividade térmica, como aparelhos ortodônticos. Novos avanços na tecnologia de fontes de aquecimento foram adaptados para ortodontia e outras aplicações odontológicas. Eles incluem a tocha de plasma, o *laser* Nd:YAG e o arco de gás inerte de tungstênio (TIG). As vantagens dessas tecnologias são que a área de aquecimento é pequena – pode ser de 0,2 mm com o *laser* e TIG – e a duração do aquecimento pode ser controlada. Quando a área de aquecimento é muito pequena, a condutividade térmica da liga pode ser preocupante. A alta condução térmica dissipa a energia térmica necessária para fundir o substrato metálico. A área de aquecimento muito pequena é vantajosa para ligas de Cr-Co e titânio, que possuem condutividades térmicas mais baixas do que as ligas à base de ouro.

Embora as vantagens das modernas fontes de aquecimento tenham deslocado a operação de união de metais em laboratórios odontológicos para a solda, a soldagem a ouro é um procedimento mais simples que pode ser realizado no consultório odontológico.

> ### QUESTÃO IMPORTANTE
> Por que o fluxo deve ser restrito e que tipo de material é usado?

Fluxo de solda

Uma superfície metálica livre de qualquer contaminante, como óxidos, é essencial para o estabelecimento de ligações metálicas entre os metais substratos. Um fluxo é necessário e tem três funções principais: (1) dissolver óxidos de superfície, (2) reduzir óxidos existentes a elementos puros e (3) proteger a superfície da oxidação durante a soldagem. O material de solda escolhido deve molhar o substrato metálico a ser unido. Para evitar o fluxo de solda derretida nas áreas adjacentes, um **antifluxo**, como óxido férrico misturado com clorofórmio ou grafite, pode ser pintado nessas áreas antes de aquecer os metais do substrato.

Os fluxos para uso com ligas de metais nobres geralmente são baseados em ácido bórico, anidrido bórico e bórax. Óxidos de cromo que se formam em ligas de metais básicos são mais estáveis, e fluxos contendo fluoreto são necessários para dissolver óxidos de cromo, níquel e cobalto. Os fluxos também estão disponíveis para diferentes faixas de temperatura para fornecer atividade ideal.

A quantidade de fluxo usada deve ser minimizada porque o aprisionamento de fluxo dentro do metal de adição pode causar uma junta enfraquecida. O fluxo residual coberto com porcelana pode causar descoloração e borbulhamento da porcelana. O fluxo se combina com óxidos metálicos e forma um vidro durante o processo de soldagem, devendo o resíduo ser removido. Após o processo de soldagem, é necessário o jateamento da junta com partículas abrasivas de alumina imediatamente após a remoção do revestimento de solda e a fervura em água para remover os resíduos vítreos resultantes da reação entre o fluxo e os óxidos.

Metal de preenchimento para solda

Os metais de adição devem ter cor aceitável, dureza e resistência adequadas e resistência a manchas e corrosão em relação às peças de trabalho. Cargas e substratos não precisam ter composições semelhantes, mas os metais de adição devem ter (1) temperatura de fluxo suficientemente baixa, (2) capacidade de molhar o metal de substrato e (3) fluidez suficiente na temperatura de fluxo.

Temperatura de fluxo

Quando o metal de adição derrete, molha e flui no substrato metálico, ele se liga a essa peça de trabalho. A temperatura de fluxo do metal de enchimento é geralmente superior à sua temperatura *liquidus* para fornecer viscosidade adequada e deve ser suficientemente inferior à temperatura *solidus* do metal substrato para que a fusão do substrato não ocorra. Para um substrato de liga que será revestido com porcelana após a soldagem, a faixa de fusão do metal de adição deve ser maior que a temperatura de sinterização da porcelana para evitar a deformação da estrutura da ponte durante a queima subsequente da porcelana.

Umedecimento

Lembre-se da discussão sobre o papel do molhamento no Capítulo 2. A molhagem do metal de substrato pelo metal de adição fundido é essencial para produzir uma ligação metálica. Os óxidos têm características de fraca molhabilidade; portanto, o metal fundido não se espalha na camada de óxido dos metais substratos. Essa é a razão pela qual o óxido de ferro é usado como antifluxo.

Fluidez

Os metais de adição fundidos devem fluir livremente no espaço entre os dois metais do substrato. Quando a superfície de uma prótese metálica precisa ser estendida, como para uma área de contato interproximal deficiente, um metal de enchimento pode ser usado para construir a área. Um metal de adição com fluidez relativamente lenta torna-se então desejável. Esse tipo de enchimento geralmente tem uma ampla faixa de fusão e o fluxo pode ser controlado para áreas bem definidas.

> ### QUESTÃO IMPORTANTE
> Como avaliar melhor se a qualidade de uma junta de solda é aceitável ou não?

Fontes de calor para solda

O instrumento mais comum para a aplicação de calor é uma tocha de gás-ar ou gás-oxigênio. Todos os gases mostrados na Tabela 9.14 têm temperaturas potenciais de chama altas o suficiente para derreter qualquer liga de fundição odontológica

Tabela 9.14	Características térmicas da combustão de gás combustível.	
Combustível	Temperatura da chama (°C)	Teor de calor (kcal/m³)
Hidrogênio	2.660	2.362
Gás natural	2.680	8.898
Propano	2.850	21.221
Acetileno	3.140	12.884

atualmente em uso. A energia térmica (teor de calor medido em calorias por metro cúbico de combustível) da combustão do combustível deve não apenas elevar a temperatura do metal substrato e do metal de adição até a temperatura de soldagem, mas também compensar a perda de calor para o ambiente. Combustíveis com baixo teor de calor requerem um período de aquecimento mais longo na temperatura desejada e estão associados a maior perigo de oxidação durante o processo de soldagem.

Dos gases combustíveis na Tabela 9.14, a melhor escolha é o propano. O butano, que está mais prontamente disponível em algumas regiões do mundo, tem uma temperatura de chama e um teor de calor semelhantes ao do propano. Tanto o propano quanto o butano têm a vantagem de serem compostos relativamente puros; portanto, são de qualidade uniforme, praticamente isentos de água e queimam de forma limpa (desde que a chama do maçarico esteja ajustada adequadamente). Com o acetileno, que deve ser usado apenas por um técnico de laboratório dentário experiente, as preocupações são as variações localizadas na temperatura da chama e a tendência à decomposição em carbono e hidrogênio, com a incorporação de carbono nas soldas de níquel e paládio degradando as propriedades mecânicas das articulações.

Outra fonte de aquecimento é um forno que aquece os metais do substrato montado juntamente com o fluxo e a solda depositados no local de junção a uma temperatura apropriada para fusão e fluxo de solda. Antes que os metais de substrato montados sejam colocados no forno, o revestimento uniforme de um fluxo de pasta deve ser aplicado à superfície a ser soldada. A vantagem da soldagem em forno é que cada componente pode ser aquecido e resfriado uniformemente de acordo com um cronograma preciso que evita distorções, que podem ocorrer sob aquecimento localizado, como durante a soldagem de pontes metalocerâmicas.

> **QUESTÕES IMPORTANTES**
> Que tipo de gás de tocha deve ser usado para soldar ligas nobres? Por que não é possível usar todos os gases da tocha?

Considerações técnicas para soldagem

Para próteses fixas, nas quais é necessário um alinhamento preciso, utiliza-se a solda de revestimento, na qual as peças a serem unidas são primeiro indexadas e unidas por um material temporário, como resina acrílica ou cera adesiva, e depois montadas em um revestimento de solda, que mantém as peças juntas durante o procedimento de soldagem. Em contrapartida, a solda à mão livre é utilizada para a montagem de aparelhos ortodônticos e alguns outros, nos quais as peças a serem unidas são mantidas em contato manualmente durante o procedimento de soldagem. Assim que o metal de adição fluir para a posição desejada, o aquecimento é interrompido e o aparelho é resfriado.

A técnica de soldagem de revestimento envolve várias etapas críticas: (1) limpeza e preparação das superfícies a serem unidas, (2) montagem das peças a serem unidas, (3) preparação e fluxo das superfícies de folga entre as peças, (4) manutenção da posição correta das peças durante o procedimento, (5) controle da temperatura adequada e (6) controle do tempo para garantir fluxo adequado de solda e preenchimento completo da junta de solda. Muitas dessas etapas são aplicáveis à soldagem à mão livre.

Outros fatores que podem influenciar o resultado da soldagem são discutidos a seguir.

Largura do espaço entre as partes a serem unidas

A folga entre as partes do substrato metálico a serem unidas deve ser suficiente para permitir o fluxo de solda entre as peças. Se a folga for muito grande, a resistência da junta será ditada pela resistência do metal de adição. Se a folga for muito estreita, podem ocorrer inclusões de fluxo e porosidade causadas pelo fluxo incompleto do metal de adição e levar à diminuição da resistência. Inclusões ou porosidades podem levar a distorções se ocorrer algum aquecimento, como aplicação de porcelana, após a operação de soldagem. A largura ideal da folga é de cerca de 0,13 mm.

Chama

A chama do maçarico pode ser dividida em quatro zonas, conforme mostrado na Figura 9.4. A porção da chama utilizada para aquecer o conjunto de solda deve ser a ponta da zona redutora, na qual ocorre o processo de queima mais eficiente e a maior parte do calor é gerado. Um maçarico mal ajustado ou uma chama mal posicionada pode levar à oxidação do substrato ou do metal de adição e resultar em uma junta de solda ruim. Também é possível introduzir carbono no substrato e no metal de adição usando a porção de gás não queimado da chama. Para evitar a oxidação, a chama não deve ser removida uma vez que tenha sido aplicada na área da junta até que o processo de soldagem seja concluído. A chama fornece proteção contra oxidação, especialmente na temperatura de soldagem.

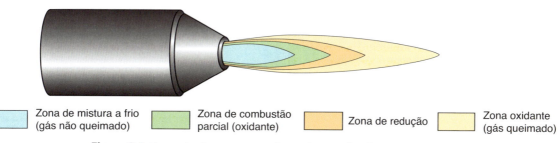

- Zona de mistura a frio (gás não queimado)
- Zona de combustão parcial (oxidante)
- Zona de redução
- Zona oxidante (gás queimado)

• **Figura 9.4** Zonas de chama em uma chama de maçarico de propano-oxigênio.

Temperatura e tempo

A câmara da chama ou do forno deve fornecer calor suficiente ao metal de substrato para atingir a temperatura de fluxo do metal de adição. Então, o metal do substrato estará quente o suficiente para derreter o metal de adição assim que ele entrar em contato com a área a ser unida.

A temperatura e o tempo controlam a difusão dos átomos através da interface carga-substrato. A liga pode ocorrer por difusão se a temperatura permanecer constante por tempo suficientemente longo. Uma liga formada na interface do metal de adição e do metal de adição por difusão pode ter propriedades diferentes daquelas do metal de adição e do metal de substrato. A Figura 9.5 mostra uma junta soldada entre dois diferentes metais de substrato. No lado esquerdo, a interface preenchimento-substrato é representada por um plano bem definido. No lado direito, o metal do substrato parece ter se ligado com a solda na superfície da junta adjacente à área nodular (à direita do limite da solda).

Portanto, a chama deve ser mantida no local até que o metal de adição flua completamente para a conexão e um pouco mais para permitir que o fluxo ou óxido se separe do metal de adição fluido.

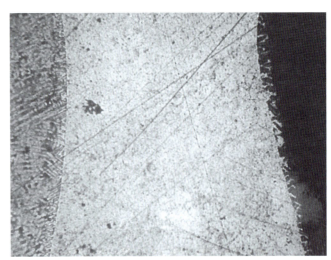

• **Figura 9.5** União de dois metais de substratos diferentes com o metal de adição (*no centro*). **Esquerda**. Boa ligação sem formação de liga entre o metal de adição e o metal do substrato. **Direita**. Região nodular de liga que ocorreu na interface entre o metal de adição e outra liga de substrato, que não é distinta nesta micrografia. (Cortesia de Clyde E. Ingersoll.)

> **QUESTÃO IMPORTANTE**
> Que tipo de fonte de aquecimento e ambiente circundante são necessários para unir componentes de titânio?

Soldagem a *laser* de titânio comercialmente puro

Como observado anteriormente, o Ti CP é um metal altamente reativo que oxida facilmente no ar. Em temperaturas utilizadas para procedimentos de soldagem, a espessura da camada de óxido de titânio aumenta e pode se descolar espontaneamente da superfície do metal original em temperaturas superiores a 850°C. Assim, a qualidade da junta soldada é bastante variável se for usado um procedimento tradicional de solda com maçarico ou solda em forno.

A soldagem a *laser* em atmosfera de argônio é um método de escolha para unir componentes de titânio de próteses dentárias porque a luz *laser* coerente e de alta intensidade pode ser focada em uma pequena região e fundir o substrato sem danos microestruturais extensos nas áreas circundantes. Uma vantagem da soldagem é que a junta será composta do mesmo titânio puro dos componentes do substrato, preservando, assim, o excelente potencial de biocompatibilidade do Ti CP e evitando o risco de efeitos de corrosão galvânica dentro da prótese.

> **QUESTÃO IMPORTANTE**
> Por que a ductilidade de um metal puro depende de sua estrutura cristalina?

Ligas trabalhadas ("forjadas") mecanicamente e deformação plástica de metais

O termo *ligas forjadas* refere-se a ligas fundidas sólidas que foram moldadas mecanicamente para configurações específicas. O processo provoca alteração das microestruturas da liga fundida e resulta em mudanças significativas nas propriedades mecânicas. As mudanças mais notáveis são o aumento do limite de escoamento ou limite proporcional com redução da ductilidade. Esta seção revisa a estrutura cristalina de ligas, descreve mecanismos de deformação plástica e identifica correlações entre características microestruturais e propriedades mecânicas.

Resistências ao cisalhamento teóricas e observadas de metais

Um modelo atômico que ilustra a deformação permanente de um metal com uma estrutura cristalina perfeita submetida a uma tensão de cisalhamento aplicada é mostrado na Figura 9.6. Observe que o processo de deformação ou deslizamento requer o deslocamento simultâneo dos átomos do plano 1 em relação aos átomos do plano 2. Estudos mostraram que as resistências ao cisalhamento teóricas são muito maiores do que as observadas em ensaios mecânicos de metais policristalinos. Por exemplo, as diferenças para o cobre são cerca de 35 vezes (7,7 GPa *versus* 220 MPa), e o ferro é cerca de 44 vezes (12,8 GPa *versus* 290 MPa). A diferença pode ser até 190 vezes maior para a cerâmica SiC (31,8 GPa *versus* 170 MPa). Em contraste com os materiais policristalinos, as espécimes de *whisker* monocristalinas, que são monocristais fibrosos curtos de metais ou cerâmicas que atingem uma rede atômica quase perfeita, exibem resistências ao cisalhamento próximas de seus valores teóricos. A principal diferença entre *whiskers* e espécimes policristalinos do mesmo material é a presença de imperfeições cristalinas no nível atômico no material policristalino.

> **QUESTÃO IMPORTANTE**
> Por que as resistências observadas dos metais são sempre menores do que as resistências teóricas?

Imperfeições do cristal

Lembre-se da Figura 2.16, que ilustra uma cristalização ideal que leva a uma estrutura policristalina. Na realidade, o crescimento provavelmente será aleatório e imperfeito. Quando as posições da rede têm átomos ausentes, átomos deslocados ou átomos extras,

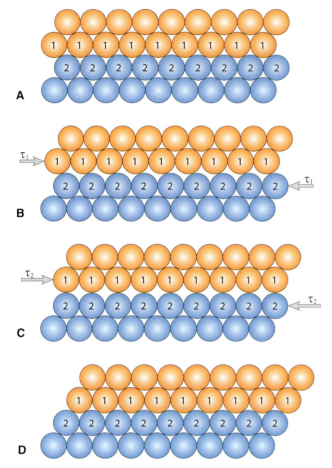

• **Figura 9.6** Deslizamento entre planos adjacentes de átomos. **A.** A configuração dos planos 1 (átomos a) e 2 (átomos b) quando o sólido não está tensionado. **B.** A aplicação de uma tensão de cisalhamento τ_1 faz com que o plano 1 se mova em relação ao plano 2. **C.** Aumentar a tensão de cisalhamento para τ_2 aumenta o deslocamento lateral relativo dos dois planos. Essa configuração corresponde ao estado de máxima energia elástica armazenada. **D.** Os dois planos foram agora deslocados por uma distância interatômica em relação um ao outro. Essa configuração será mantida se a carga for removida. Se a tensão de cisalhamento (τ_2) permanecer, os planos continuarão a deslizar um pelo outro.

esses locais são chamados de *defeitos pontuais*. A borda de um plano extra de átomos no cristal é chamada *defeito de linha*. Os contornos de grão na superfície externa do cristal são considerados imperfeições bidimensionais (2D) no cristal.

Defeitos pontuais

Defeitos pontuais são rupturas muito localizadas na regularidade de uma rede (Figura 9.7). Uma *vacância* ou sítio de átomo vago em uma rede cristalina pode ocorrer em um único sítio no arranjo atômico. Átomos estranhos podem estar presentes na rede substituindo os átomos do sítio da rede e são conhecidos como *defeitos substitucionais* na estrutura cristalina do metal puro. O tamanho do átomo substitucional pode ser maior ou menor do que o do átomo normal na rede. Um *defeito intersticial* é produzido se átomos de tamanho menor (como H, B, C, N, O) estiverem presentes no sítio intersticial. As lacunas fornecem o principal mecanismo de difusão atômica em materiais cristalinos. As propriedades mecânicas dos metais também são sensíveis à presença de defeitos pontuais devido às suas interações com as discordâncias discutidas na seção seguinte.

Defeitos de linha (deslocamentos)

O tipo mais simples de defeito de linha ou **deslocamento**, conhecido como *deslocamento de borda*, é ilustrado na Figura 9.8 A para uma estrutura cúbica simples. Pode-se notar que o arranjo atômico é regular, exceto para o único plano vertical de átomos que é descontínuo. O deslocamento da aresta (simbolizada por ⊥) está localizada na aresta do plano parcial. Se os átomos têm um arranjo helicoidal ao redor da linha de deslocamento (análoga às rampas espirais em uma garagem), tal arranjo é chamado *deslocamento em parafuso* (Figura 9.9).

Se uma tensão de cisalhamento suficientemente grande for aplicada nas faces superior e inferior do cristal contendo o deslocamento de borda mostrada na Figura 9.8 A, as ligações na fileira de átomos adjacentes à discordância serão quebradas e novas ligações com a próxima linha será estabelecida, resultando no movimento do deslocamento por uma distância interatômica, conforme indicado na Figura 9.8 B. A aplicação contínua dessa tensão de cisalhamento causa movimentos semelhantes de uma distância interatômica até que a discordância atinja o limite do cristal (Figura 9.8 C). O plano ao longo do qual um deslocamento de aresta se move é conhecido como *plano de deslizamento*. O resultado desse movimento de deslocamento através do cristal é que os planos atômicos de um lado do plano de deslizamento foram deslocados um espaçamento interatômico em relação aos planos atômicos do outro lado do plano de deslizamento. A direção cristalográfica na qual os planos atômicos foram deslocados é denominada *direção de deslizamento*, e a combinação de um plano de deslizamento e uma direção de deslizamento é denominada *sistema de deslizamento*. O deslocamento do parafuso é mais difícil de visualizar do que o deslocamento da borda e é discutida em livros de ciência de materiais de engenharia. Deslocamentos em materiais metálicos muitas vezes têm um caráter misto, consistindo em componentes de borda e parafuso.

A capacidade inerente de um metal de se deformar plasticamente e exibir ductilidade aumenta com o número de sistemas de deslizamento associados à estrutura cristalina. O número de sistemas de deslizamento em estruturas cristalinas comuns está na ordem decrescente de cúbica de face centrada (CFC; p. ex., ouro, prata, cobre, níquel), cúbica de corpo centrado (CCC, p. ex., α-ferro, cromo), e então compactado hexagonal (p. ex., cobalto, zinco).

Evidentemente, muito menos tensão de cisalhamento é necessária para iniciar a deformação permanente dos cristais metálicos que contêm deslocamentos de borda (ver Figura 9.8), porque apenas uma fileira de ligações atômicas ao longo do plano de deslizamento é quebrada por vez, em comparação com o cristal perfeito, no qual as ligações atômicas em todo o plano de deslizamento (ver Figura 9.6) devem ser quebradas simultaneamente para que ocorra a deformação por cisalhamento. O limite proporcional para um metal geralmente corresponde ao início do movimento significativo dos deslocamentos. As linhas de deslizamento na Figura 9.10 correspondem a planos de deslizamento onde um grande número de deslocamentos saíram do metal, causando deslocamentos de superfície que espalham a luz usada para observação. Assim, pode-se concluir que a deformação permanente de um metal é o resultado do movimento de deslocamento e deslizamento entre planos atômicos.

> **QUESTÃO IMPORTANTE**
>
> Quais mecanismos fundamentais de fortalecimento estão disponíveis para ligas que não são possíveis para metais puros?

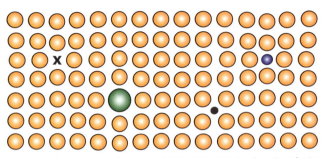

• **Figura 9.7** Defeitos pontuais. "x" marca a vacância onde o átomo está faltando na rede. A rede atômica pode ser ocupada por outros átomos de raio maior (*esfera verde*) ou raio menor (*esfera azul*) que os átomos da rede hospedeira, ambos são conhecidos como defeitos substitucionais. O átomo de tamanho pequeno (*esfera sólida escura*) ocupando o espaço intersticial é conhecido como defeito intersticial. Observe que todos os defeitos pontuais distorcem a rede circundante.

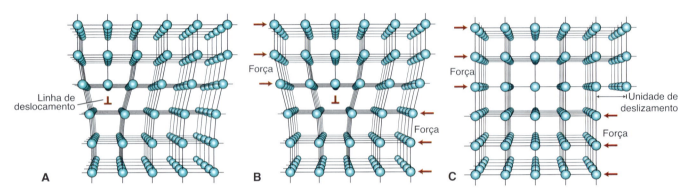

• **Figura 9.8** Ilustração e movimento de deslocamento de borda. **A.** Deslocamento de borda em estrutura cristalina cúbica esquemática. **B.** O deslocamento se moveu por distância interatômica ao longo do plano de deslizamento sob a ação da força de cisalhamento indicada pelas setas. **C.** O deslocamento atingiu a borda do cristal e uma quantidade unitária de deslizamento foi produzida. (Extraída de Callister WD, Jr, Rethwisch DG. *Materials science and engineering: an Introduction*. 8th ed. Hoboken, NJ: John Wiley & Sons, 2010.)

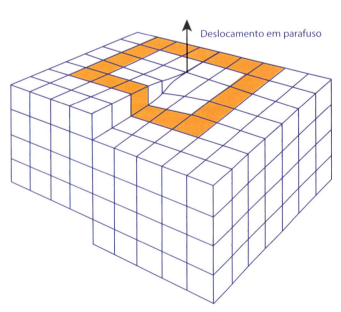

• **Figura 9.9** Ilustração do deslocamento do parafuso. Defeito cristalino caracterizado por distorção unitária de parte da rede cristalina em determinada direção, de modo que os planos da rede perpendiculares a essa direção formam folhas helicoidais contínuas.

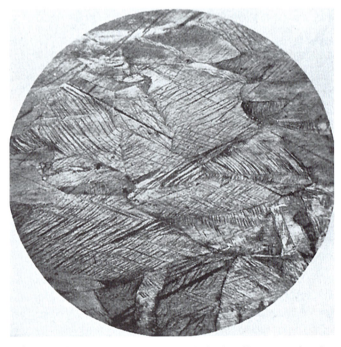

• **Figura 9.10** Fotomicrografia de ouro trabalhado a frio, mostrando grãos deformados e linhas de deslizamento (as linhas paralelas dentro dos grãos) em deslocamentos de superfície nos quais os deslocamentos saíram de seus planos de deslizamento (×100). (Cortesia de S. D. Tylman.)

Movimento de deslocamento em ligas policristalinas

As Figuras 9.8 e 9.11 A ilustram um deslocamento movendo-se em um cristal de metal puro; parece que há pouco impedimento de um deslocamento em movimento ao longo de seu plano de deslizamento. Na realidade, existem vários cenários em que o movimento de discordâncias pode ser impedido em metais puros e ligas. As ligas contêm múltiplas fases, como soluções sólidas e/ou precipitados (ver Capítulo 2), além dos inúmeros deslocamento e contornos de grão encontrados em metais puros. Essas características estruturais do cristal representam obstáculos que podem ser superados por uma aplicação de tensão aumentada para promover o movimento de deslocamento.

Para ligas de solução sólida, o arranjo atômico próximo aos átomos do soluto é distorcido localmente. O movimento de deslocamento ao longo do plano de deslizamento será impedido pela presença dos átomos de soluto (Figura 9.11 B). Os precipitados podem ser coerentes, quando as ligações atômicas são contínuas através da interface com a matriz de solução sólida, ou incoerentes, quando as ligações interatômicas não são contínuas através da interface. Os precipitados coerentes têm a mesma estrutura cristalina da fase matriz e geram distorção localizada no arranjo atômico. As discordâncias não podem mover-se através de precipitados incoerentes, mas, em vez disso, formam laços de tamanho crescente ao redor dessas partículas (Figura 9.11 C). Estresse adicional é necessário para mover discordâncias através de regiões distorcidas, incluindo precipitados coerentes, ou ao redor de precipitados incoerentes.

Metais com ductilidade suficiente podem ser permanentemente deformados sob estresse mecânico em temperaturas abaixo de suas temperaturas de **recristalização** (incluindo a temperatura ambiente), conforme discutido mais adiante. Esse processo, também conhecido como *trabalho a frio*, pode criar um grande número de defeitos pontuais e deslocamentos dentro dos metais. Esses deslocamentos irão interagir entre si, impedindo mutuamente seus movimentos. O aumento da tensão é necessário para o movimento de deslocamento adicional para continuar o processo de deformação permanente.

O movimento de um deslocamento de um grão para outro é improvável, especialmente se o grão adjacente estiver desalinhado (Figura 9.12). Os contornos de grão representam as extremidades dos planos de deslizamento nos quais os deslocamentos param de se mover e se acumulam. À medida que o tamanho de grão diminui, haverá mais área de contorno de grão por unidade de volume para impedir o movimento dos deslocamentos. O tamanho de grão pode ser controlado por resfriamento rápido ou têmpera ou pela inclusão de um elemento de refino de grão (ver Capítulo 2), como irídio em ligas de ouro. O trabalho a frio também altera substancialmente as formas dos grãos (p. ex., os grãos são severamente alongados paralelamente ao eixo do fio).

Uma tensão mais alta, que se reflete em valores mais altos de limite proporcional, é necessária para que as discordâncias superem

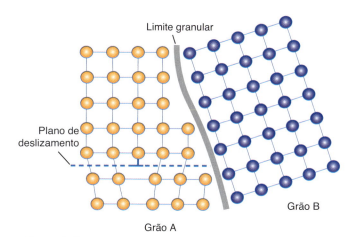

• **Figura 9.12** Esta ilustração mostra as grades espaciais de dois grãos adjacentes. Observe que as grades cristalinas não estão alinhadas. Há um deslocamento se movendo em direção ao contorno de grão no grão A. Por causa do desalinhamento, o deslocamento no grão A não pode se mover para o grão B e fica preso no contorno de grão. Em essência, o contorno de grão é um obstáculo ao movimento dos deslocamentos. Portanto, quanto maior o número de contornos de grão, maior é a resistência ao escoamento do material.

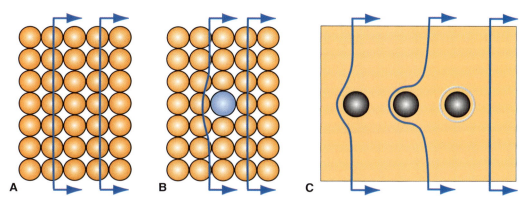

• **Figura 9.11** Efeito de precipitados no movimento de deslocamento de borda. As ilustrações mostram a vista do topo do modelo tridimensional (3D) mostrado na Figura 9.8. Cada linha com setas apontando para a direita representa um defeito de linha (deslocamento) movendo-se em direção ao lado direito do grão. **A.** Um deslocamento se move sem nenhum impedimento dentro de um grão; nenhum esforço extra é necessário e nenhum efeito de fortalecimento ocorre. **B.** A esfera azul e ligeiramente maior representa um átomo de soluto ou precipitado coerente que apresenta um obstáculo ao movimento do deslocamento; a flexão do defeito da linha implica que o movimento foi impedido e é necessária mais tensão para passar pelo obstáculo. **C.** As esferas escuras representam precipitados incoerentes e o fundo simula o restante do grão. O deslocamento não pode passar pelo precipitado incoerente porque não compartilha a mesma rede com o grão hospedeiro. O primeiro deslocamento (*esquerda*) se curva à medida que se aproxima do precipitado. O segundo deslocamento (*meio*) continua a se curvar ao redor do precipitado, enquanto o resto do deslocamento continua se movendo para a direita. Finalmente, o deslocamento (*direita*) completa sua circundação ao redor do precipitado; o resto da luxação se junta e se move através da área não reforçada.

cada mecanismo impeditivo de continuar se movendo ao longo do plano de escorregamento. Portanto, esses obstáculos são considerados mecanismos para o reforço de ligas metálicas que incluem reforço por solução sólida, **endurecimento por precipitação**, **endurecimento por deformação** (ou trabalho) e reforço por refinamento de grão. Os módulos elásticos das ligas forjadas permanecem os mesmos das ligas fundidas porque não há mudanças na estrutura cristalina. Se ocorrer mudança de fase na liga no processo, é esperada alguma mudança no módulo de elasticidade.

> **QUESTÃO IMPORTANTE**
> Por que o fecho de um PPR fratura facilmente depois que um paciente o dobra para frente e para trás repetidamente para aliviar o desconforto?

Efeitos do aumento da resistência de metais

A ductilidade das ligas forjadas é diminuída em cada um dos mecanismos de reforço descritos. A resistência à corrosão das ligas forjadas também é diminuída porque as discordâncias produzem regiões localizadas de deformação no nível atômico, que têm energia mais alta do que os arranjos atômicos no metal não deformado. A corrosão é um processo que alivia a energia armazenada (ver Capítulo 3) e pode ser minimizada pelo alívio da tensão (discutido mais adiante).

Pode-se observar, na primeira linha de fotomicrografias da Figura 9.13, que quanto mais fino o espécime se torna ao rolar, conforme designado acima de cada fotomicrografia, mais achatados ou mais finos os grãos parecem ser. Embora o latão seja usado nesse exemplo, o mesmo efeito ocorreria com ligas dentárias forjadas. Para o exemplo extremo de um fio, os grãos serão alongados paralelamente ao eixo do fio e assemelham-se a "fios de espaguete" em uma fotomicrografia mostrando uma seção longitudinal.

Lembre-se do exemplo que usamos na introdução do Capítulo 4 sobre o ajuste dos grampos retentivos. Podemos concluir que a deformação do cristal gera deslocamentos, que podem ser movidas com a pressão do dedo no fecho. Os movimentos dos deslocamentos nos permitem moldar o fecho conforme necessário. A região próxima ao semiplano ausente da discordância de borda pode ser pensada como uma vacância linear dentro da estrutura cristalina. Essas regiões se acumulam quando há um empilhamento de deslocamentos de borda em um contorno de grão e crescem até uma falha de tamanho crítico. Enquanto isso,

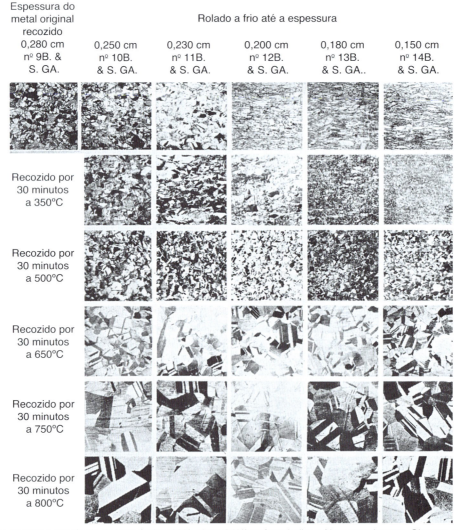

• **Figura 9.13** Tamanho do grão e aparência do latão (cobre 66%, zinco 34%) após trabalho a frio e recozimento. Observe que à medida que o grau de trabalho a frio aumenta (à direita na figura), os grãos ficam mais distorcidos. Quando a recristalização prossegue, o tamanho do grão é inversamente proporcional ao grau de trabalho a frio (×40). (Preparada por L. H. DeWald.)

uma força maior é necessária para superar os obstáculos dentro da liga. Eventualmente, a força aplicada é alta o suficiente para causar propagação de trincas e, em seguida, fratura.

> **QUESTÃO IMPORTANTE**
> Qual é a diferença entre os mecanismos de geminação e movimento de deslocamento da deformação plástica?

Deformação plástica sem movimento de deslocamento

Um modo alternativo de deformação permanente em metais é a geminação. A *geminação* refere-se ao arranjo atômico dentro de um cristal no qual uma região assume orientação especial do cristal adjacente; as duas orientações diferentes são cristalograficamente idênticas, como se fossem reflexões através de um plano de espelho. Esse limite entre a orientação original e a nova é chamado *plano de geminação* (Figura 9.14 A). A porção que tem uma orientação de rede diferente da orientação original é chamada *gêmea*. A geminação pode ocorrer em um metal durante a solidificação, como mostrado na Figura 9.14 A, ou como resultado de ser tensionado a um estado de deformação permanente (Figura 9.14 B).

A tensão necessária para formar um cristal tende a ser maior do que a necessária para o deslizamento (ver Figura 9.6). Portanto, o deslizamento é o mecanismo de deformação permanente normal. A geminação é o mecanismo preferido em altas taxas de deformação e em baixas temperaturas, em vez de movimento de deslocamentos, em metais com relativamente poucos sistemas de deslizamento. Deve-se notar que a deformação permanente por geminação é meramente uma reorientação da rede e, embora os átomos na porção geminada tenham se movido, suas posições em relação um ao outro permanecem inalteradas. Por outro lado, a deformação permanente por deslizamento ocorre ao longo dos planos individuais da rede para os quais as posições dos átomos em relação uns aos outros mudaram.

A geminação tem significado para a deformação permanente de ligas de α-titânio, que são altamente importantes para alguns implantes dentários e estão ganhando interesse para restaurações fundidas. Na célula unitária para α-titânio, a razão do parâmetro de rede (*c*) na direção perpendicular ao plano basal e o parâmetro de rede (*a*) no plano basal (ver Figura 2.9 G), que é conhecido como a *razão c/a*, é ligeiramente menor que o valor ideal de 1,633 para a estrutura hexagonal compacta (EHC), o que resulta em planos de deslizamento adicionais e a tendência de sofrer geminação prontamente. A geminação também é o mecanismo de transformação reversível entre as estruturas austeníticas e martensíticas em fios ortodônticos de níquel-titânio, o que tem considerável significado clínico.

> **QUESTÃO IMPORTANTE**
> Por que a recristalização de fios ortodônticos deve ser evitada quando um tratamento térmico de alívio de tensão é realizado após a manipulação para minimizar a fratura durante a colocação?

Efeitos de ligas forjadas de recozimento

Os efeitos associados à deformação permanente (p. ex., encruamento, ductilidade diminuída, grãos distorcidos e densidade de deslocamento aumentado) podem ser revertidos simplesmente aquecendo o metal a uma temperatura elevada apropriada sem derretê-lo. Esse processo é chamado **recozimento** e ocorre em três etapas sucessivas: **recuperação**, recristalização e **crescimento de grãos**. Quanto mais grave o grau de trabalho a frio, mais rapidamente os efeitos podem ser revertidos pelo recozimento. Além disso, quanto maior o ponto de fusão do metal, maior é a temperatura necessária para o recozimento.

Recuperação

O aquecimento aumenta a difusão do átomo e o início do recozimento. Como mostra a Figura 9.15, há uma pequena diminuição na resistência à tração e nenhuma mudança na ductilidade durante o estágio de recuperação, o que reduz o número de deslocamentos e alivia a energia de deformação interna resultante do trabalho a frio. Os aparelhos ortodônticos fabricados por fios de flexão frequentemente são submetidos a recozimento de alívio de tensão antes de sua colocação. Esse tratamento térmico estabiliza a configuração do aparelho e permite a determinação precisa da força que o aparelho pode fornecer na boca.

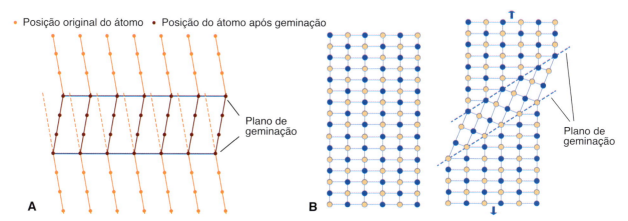

• **Figura 9.14** Ilustração esquemática de geminação em um metal. **A.** Arranjo atômico no plano de geminação em um metal CFC. As linhas pontilhadas mostram a orientação do cristal no caso em que não ocorre geminação. Observe que os átomos de cada lado dos dois planos de geminação têm uma relação de espelho. **B.** Uma estrutura de grade antes e depois da deformação plástica de um metal através de geminação sob tração. Note que o formato do objeto mudou, mas a posição relativa dos átomos mantém-se inalterada. Note também que os átomos de ambos os lados do plano de geminação apresentam uma relação em espelho. As duas cores de esferas ajudam a contrastar os átomos adjacentes.

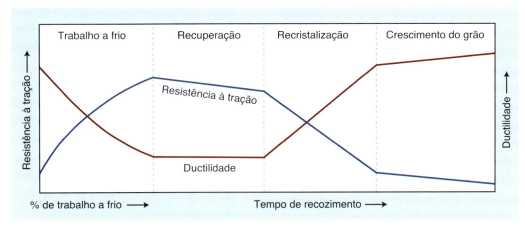

• **Figura 9.15** Resistência à tração e ductilidade de um metal em função da porcentagem de trabalho a frio e do tempo de recozimento. A resistência à tração aumenta durante o trabalho a frio e a ductilidade diminui. Essas propriedades mudam apenas ligeiramente durante a recuperação. Durante a recristalização, a resistência à tração diminui e a ductilidade aumenta rapidamente. Apenas pequenas mudanças ocorrem durante o crescimento do grão. (Adaptada de Richman MH. *Introduction to the Science of Metals*. Waltham, MA: Blaisdell, 1967.)

A eliminação de tensões residuais no aparelho também reduz a probabilidade de fratura durante os ajustes clínicos. É essencial que esse tratamento térmico seja realizado na faixa de temperatura de recuperação e não em temperaturas mais altas onde ocorre a recristalização.

> **QUESTÃO IMPORTANTE**
> Por que o processo de recristalização causa redução significativa na resistência à tração da liga?

Recristalização

O processo de recristalização envolve mudança radical na microestrutura, como visto na segunda e terceira linhas da Figura 9.13. Nesse estágio, os átomos são rearranjados em uma configuração de energia mais baixa. Os grãos velhos e distorcidos desaparecem à medida que surgem novos grãos livres de tensão. Após a conclusão da recristalização, a liga retém microestruturas semelhantes àquelas antes do trabalho a frio (ver canto superior esquerdo da Figura 9.13) e essencialmente atinge sua condição original macia e dúctil (ver Figura 9.15). Essa é a razão pela qual a recristalização deve ser evitada durante o tratamento térmico de alívio de tensões dos aparelhos ortodônticos. Se um metal não for suficientemente trabalhado a frio, a recristalização pode não ocorrer durante um processo típico de recozimento.

O tamanho médio de grão da estrutura recristalizada depende do grau de trabalho a frio; maior é o número desses núcleos. Quanto maior o grau de trabalho a frio, menor é o tamanho do grão após a recristalização.

Crescimento de grãos

O tamanho do grão aumenta quando a liga trabalhada a frio é recozida a uma temperatura elevada (ver Figura 9.13, linha 4 a 6). Esse aumento no tamanho de grão é chamado *crescimento de grão*, processo pelo qual o volume do contorno de grão é reduzido; grãos grandes crescem à custa de grãos pequenos. O crescimento de grãos não prossegue indefinidamente para produzir um único cristal; em vez disso, ele cessa depois que uma estrutura de grão relativamente grosseiro foi produzida.

Tipos de ligas forjadas

As ligas forjadas são usadas como fios por ortodontistas para corrigir deslocamentos de dentes da oclusão adequada e por protéticos e dentistas gerais como grampos para retenção e estabilização de PPRs. As ligas forjadas também são feitas na forma de limas e alargadores para endodontistas para limpar e moldar canais radiculares ou como coroas metálicas pré-fabricadas para pacientes pediátricos.

Os fios ortodônticos são formados em várias configurações ou aparelhos para aplicar forças para mover os dentes para um alinhamento mais desejável. Do ponto de vista ortodôntico, conforme demonstrado pelo carregamento de uma viga com cantiléver (Figura 9.16), o limite proporcional (ou limite de escoamento) reflete a quantidade máxima de força que um projeto de viga específico pode fornecer. A deflexão elástica (δ) de uma viga com cantiléver sob uma carga reflete a extensão do deslocamento do dente que o aparelho projetado pode fornecer. A deflexão elástica máxima é alcançada quando a tensão se aproxima do limite proporcional e é chamada **faixa de trabalho** da viga. Um benefício óbvio dos fios forjados é que eles têm uma faixa de trabalho maior do que seus equivalentes fundidos.

Fisiologicamente, forças excessivas agindo sobre o dente podem causar reabsorção radicular e forças insuficientes não produzem movimento dentário. Um aparelho ortodôntico adequadamente projetado aplica quantidades apropriadas de força aos dentes. À medida que os dentes se movem, a deflexão do dispositivo diminui. Em resposta à redução da deflexão elástica do aparelho, o nível de força aplicada aos dentes é gradualmente reduzido abaixo do nível limiar. Quando isso acontecer, o aparelho deve ser reativado para aumentar o nível de força ao seu valor original. A reativação requer deformação parcial permanente para obter uma configuração adequada para mover os dentes de forma eficaz.

As relações para fios retangulares e redondos na Figura 9.16 mostram que a deflexão elástica (δ) depende das propriedades dos metais selecionados (ou seja, módulo de elasticidade e limite proporcional) e das dimensões da viga (ou seja, espessura, largura, raio e comprimento). Assim, é possível encontrar o *design* ideal para um aparelho que forneça as forças baixas e constantes, que são biologicamente desejáveis para a movimentação dentária. Praticamente, a faixa de trabalho de um material é considerada a

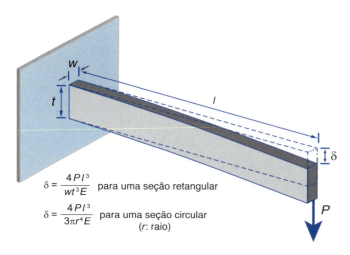

• **Figura 9.16** Flexão de uma viga de cantiléver. δ, deflexão; *e*, espessura; *l*, largura; *c*, comprimento; e *E*, módulo de elasticidade.

deformação elástica no limite de escoamento (LE) do fio, que é denominado **springback** e definido como LE/E. Os princípios mecânicos descritos aqui também se aplicam ao projeto de grampos retentivos e limas e alargadores de canal radicular.

Ligas forjadas usadas em odontologia, que incluem aço inoxidável, cobalto-cromoníquel, níquel-titânio e betatitânio, são agora discutidas.

> **QUESTÃO IMPORTANTE**
>
> Quais são as diferenças nas estruturas martensíticas que se formam em aços carbono simples e aços inoxidáveis austeníticos?

Ligas de aço inoxidável

A metalurgia e a terminologia dos aços inoxidáveis estão intimamente relacionadas com o sistema binário ferro-carbono, que produz as fases primárias do aço carbono. Portanto, um breve esboço dos aços carbono é apresentado aqui.

Aço carbono

Os aços carbono podem ser descritos simplesmente como ligas binárias ferro-carbono que contêm menos de cerca de 2,1% de carbono em peso. À temperatura ambiente, o ferro puro tem uma estrutura CCC que se transforma em uma estrutura CFC a 912°C. A solubilidade do carbono no ferro CCC atinge um máximo de 0,02%, e esse material é conhecido como *ferrita*. A solução sólida de carbono no ferro FCC é chamada *austenita*, que tem solubilidade máxima de cerca de 2,1% de carbono. Todas as composições de aço carbono têm a estrutura austenita em temperaturas elevadas.

Quando um aço carbono simples (somente ferro e carbono) contendo 0,8% de carbono é resfriado lentamente na fase austenítica até 723°C, ocorre transformação eutetoide em estado sólido para produzir um constituinte microestrutural chamado *perlita*, que consiste em alternar lamelas escamosas de ferrita e carboneto de ferro (Fe_3C). A fase Fe_3C é muito mais dura e rígida que a austenita ou ferrita. Em temperaturas abaixo de 723°C, quando o teor de carbono é inferior a 0,8%, a microestrutura do aço carbono consiste em ferrita e perlita, enquanto os aços carbono simples contendo mais de 0,8% de carbono são ligas muito mais duras, com microestruturas consistindo em carboneto de ferro e perlita.

Se a austenita é resfriada muito rapidamente, a transformação espontânea da estrutura CFC para uma estrutura tetragonal de corpo centrado (TCC) resulta em uma nova fase chamada *martensita*, que é muito dura, forte e quebradiça. A transformação ocorre por pequenos deslocamentos atômicos e não envolve difusão elementar. A alta dureza da martensita permite a retificação de uma aresta viva, mantida em uso prolongado. A martensita é uma fase metaestável que se transforma em ferrita e carboneto de ferro quando aquecida a temperaturas elevadas. Esse processo é chamado *têmpera*; reduz a dureza da liga, mas aumenta sua tenacidade.

Tipos de aços inoxidáveis

Quando aproximadamente 12 a 30% em peso de cromo é adicionado ao *aço carbono*, a liga é comumente conhecida como aço inoxidável. O cromo nas ligas de metais básicos forma uma camada muito fina, transparente e aderente de Cr_2O_3, denominada *óxido passivante*, que previne a corrosão da liga subjacente. Se a camada de óxido for rompida por meios mecânicos ou químicos, a camada de óxido passivante eventualmente se forma novamente em um ambiente oxidante, como o ar ambiente.

Com base nas estruturas cristalinas anteriormente descritas formadas por átomos de ferro e carbono, existem três tipos principais de aços inoxidáveis:

Aços inoxidáveis ferríticos. Proporcionam boa resistência à corrosão a um baixo custo. Eles não podem ser endurecidos por tratamento térmico ou endurecidos facilmente. Consequentemente, têm pouca aplicação na odontologia.

Aços inoxidáveis martensíticos. Podem ser tratados termicamente da mesma maneira que os aços carbono simples, o que resulta em alto limite de escoamento e dureza para uso em instrumentos cirúrgicos e de corte.

Aços inoxidáveis austeníticos. A adição de níquel estabiliza a fase austenita no resfriamento da liga. Os aços inoxidáveis austeníticos são os mais resistentes à corrosão dos três principais tipos. O aço inoxidável austenítico é preferido para aplicações odontológicas porque possui as seguintes propriedades: (1) maior ductilidade para mais trabalho a frio sem fratura, (2) maior resistência ao trabalho a frio, (3) maior facilidade de soldagem, (4) capacidade de superar sensibilização, (5) crescimento de grão menos crítico e (6) facilidade comparativa de remodelação.

As três classificações anteriores de aços inoxidáveis, com composições aproximadas, são apresentadas na Tabela 9.15.

> **QUESTÕES IMPORTANTES**
>
> Como o aço inoxidável austenítico adquire sua resistência à corrosão? Essa proteção pode ser perdida durante a fabricação e uso normal de um aparelho de aço inoxidável?

Tabela 9.15 Composições (porcentagem em peso) de três tipos de aço inoxidável* com base na estrutura cristalina de átomos de ferro.

Tipo de aço inoxidável	Cromo	Níquel	Carbono
Ferrítico (CCC)	11,5 a 27	0	0,20 máx.
Austenítico (CFC)	16 a 26	7 a 22	0,25 máx.
Martensítico (TCC)	11,5 a 17	0 a 2,5	0,15 a 1,20

CCC, cúbica de corpo centrado; *TCC*, tetragonal centrado no corpo; *CFC*, cúbico de face centrada.
*Silício, fósforo, enxofre, manganês, tântalo e nióbio também podem estar presentes em pequenas quantidades. O equilíbrio é ferro.

Resistência à corrosão do aço inoxidável austenítico

O aço inoxidável pode corroer nas condições descritas no Capítulo 3. Por exemplo, o endurecimento por tensão grave produz regiões altamente tensionadas que são anódicas para regiões menos tensionadas na presença de saliva. Depósitos orgânicos ou inorgânicos e qualquer local de rugosidade superficial em um metal podem resultar em corrosão localizada da célula de concentração. Portanto, um aparelho ortodôntico de aço inoxidável deve ser polido para que permaneça limpo e menos suscetível a manchas ou corrosão durante o uso. Quando um fio de aço inoxidável ou um aparelho de aço inoxidável é desgastado ou cortado com uma broca de aço carbono ou ferramenta de aço similar, os detritos de aço carbono dessas ferramentas ficam embutidos na superfície do aço inoxidável, causando corrosão metálica diferente *in vivo*. Produtos de limpeza contendo cloro não devem ser usados para limpar aparelhos removíveis fabricados em aço inoxidável.

Quando o aço inoxidável austenítico é aquecido entre aproximadamente 400 e 900°C, carbonetos de cromo precipitam ao longo dos contornos de grão, fazendo com que o cromo próximo aos contornos de grão seja esgotado abaixo das concentrações necessárias para proteção contra corrosão, que também enfraquece a liga. Esse fenômeno é chamado *sensibilização*; o aço inoxidável torna-se suscetível à corrosão intergranular. A faixa de temperatura de sensibilização está dentro daquela utilizada pelo ortodontista para solda e soldagem. Além disso, materiais de enchimento que são empregados para juntas brasadas ou soldadas em aparelhos ortodônticos também podem formar pares galvânicos *in vivo*.

O fabricante pode reduzir o teor de carbono do aço inoxidável a tal ponto que a precipitação de carboneto não pode ocorrer ou pode severamente trabalhar a frio e aquecer o aço inoxidável dentro da faixa de temperatura de sensibilização para espalhar a formação de precipitados de carboneto de cromo dentro da massa dos grãos em vez de apenas nos limites do grão. Elementos como titânio e tântalo, que formam preferencialmente carbonetos, podem ser adicionados ao aço inoxidável para preservar o nível de cromo quando o metal é exposto a temperaturas elevadas. Esse processo é chamado *estabilização*.

Propriedades mecânicas do aço inoxidável austenítico

Os valores aproximados das propriedades mecânicas de um fio ortodôntico de aço inoxidável representativo estão listados na Tabela 9.16. A resistência e a dureza podem aumentar com a diminuição das dimensões da seção transversal devido ao aumento do trabalho a frio necessário para formar fios menores.

Infelizmente, um fio ortodôntico de aço inoxidável pode ficar totalmente recozido (recristalizado) após alguns segundos em temperaturas de 700 a 800°C, porque a soldagem de fios de aço inoxidável é realizada nessa faixa de temperatura. A resistência ao escoamento do fio e, portanto, a faixa de trabalho necessária para um aparelho ortodôntico satisfatório são bastante reduzidos após esse recozimento. No entanto, usar soldas de baixa fusão e minimizar os tempos de soldagem e soldagem pode minimizar o amolecimento. Qualquer amolecimento que ocorra sob tais condições pode ser remediado consideravelmente pelo contorno e polimento das áreas soldadas.

O aumento nas propriedades elásticas de um fio de aço inoxidável pode ser obtido aquecendo-o a temperaturas entre 400 e 500°C por 5 a 120 segundos após o trabalho a frio. Esse *tratamento térmico de alívio de tensões* promove a etapa de recozimento de recuperação, que remove as tensões residuais introduzidas durante a manipulação do fio. Assim, estabiliza a forma do aparelho. Isso é importante clinicamente porque tais tensões residuais podem promover fratura quando o aparelho está sendo ajustado pelo clínico.

Tabela 9.16	Propriedades mecânicas representativas para os principais tipos de fios ortodônticos.		
Liga	Módulo de elasticidade (GPa)	Resistência ao escoamento (GPa)	Resistência à tração (GPa)
Aço inoxidável	179	1,6	2,1
Co-Cr-Ni	184	1,4	1,7
Ni-Ti	41	0,43	1,5
β-Ti	72	0,93	1,3

QUESTÃO IMPORTANTE

Quais processos de falha em articulações soldadas e fundidas em aparelhos ortodônticos de aço inoxidável podem ser observados clinicamente?

Soldagem e fundição do aço inoxidável

Os componentes de aço inoxidável são frequentemente unidos por soldas de prata. Embora tais soldas corroam em uso porque são anódicas ao aço inoxidável, isso não é contestável em aparelhos ortodônticos. Esses aparelhos são estruturas temporárias, geralmente utilizadas na boca por não mais de 6 a 30 meses, sendo necessária a inspeção frequente pelo ortodontista. Conforme discutido anteriormente, um fluxo contendo flúor é usado para dissolver o filme de superfície passivante formado pelo cromo.

Considerações técnicas para soldagem

A soldagem à mão livre de aço inoxidável não é muito diferente da soldagem de ouro, descrita anteriormente. Uma chama de gás-ar não luminosa em forma de agulha pode ser usada para minimizar o recozimento do metal ao redor da junta. Deve ser usada uma zona redutora da chama. A solda deve ser observada à sombra, contra um fundo preto, para que a temperatura possa ser julgada pela cor da peça. A cor nunca deve exceder vermelho opaco.

Antes da soldagem, as peças devem ser soldadas para alinhamento durante o procedimento de soldagem. Em seguida, o fluxo deve ser aplicado e a parte de calibre mais pesado deve ser aquecida primeiro. O fluxo deve cobrir todas as áreas a serem soldadas antes da aplicação do calor. Assim que o fluxo se fundir, a liga de solda deve ser adicionada e o aquecimento continua até que a solda flua ao redor e dentro da junta. Depois que a solda fluir, o trabalho deve ser imediatamente removido da fonte de calor e temperado em água. A partir da discussão anterior sobre a sensibilização de aços inoxidáveis austeníticos, deve ficar evidente que o objetivo durante a soldagem é usar o mínimo de calor pelo menor tempo possível. Outras técnicas de aquecimento incluem o uso de uma tocha de hidrogênio-oxigênio, aquecimento por resistência elétrica e aquecimento indireto usando um intermediário de fio de latão.

QUESTÕES IMPORTANTES

A soldagem de fios de aço inoxidável os submete a um recozimento indesejado?
O que pode ser feito para reduzir o efeito do recozimento?

Soldagem

Estruturas planas, como bandas e suportes, geralmente são unidas por soldagem a ponto, que produz uma grande corrente elétrica que é forçada pelo eletrodo a fluir através de uma área limitada (ponto) nos materiais sobrepostos que devem ser soldados. A resistência interfacial dos materiais ao fluxo de corrente produz intenso aquecimento localizado e fusão dos metais sobrepostos. Nenhuma solda é empregada. Idealmente, a fusão é confinada à área de junção e uma estrutura do tipo fundido é formada. A estrutura do grão da liga forjada circundante não deve ser afetada, mas existe tensão na interface das estruturas fundidas e forjadas, que seria o caminho mais provável de falha da junta caso ocorra fratura. A resistência da junta soldada diminui com o aumento da área de recristalização da estrutura forjada adjacente, e a resistência da junta aumenta com a área da solda. A junta soldada é suscetível à corrosão, principalmente devido à perda de passivação causada pela sensibilização e pela tensão localizada na interface entre a área de solda e a estrutura forjada circundante.

Ligas de cobalto-cromoníquel

As ligas de cobalto-cromoníquel foram originalmente desenvolvidas para uso como molas de relógio (Elgiloy) e comercializadas pela primeira vez para uso em aparelhos ortodônticos durante a década de 1950. Elgiloy tem excelente resistência a manchas e corrosão no meio bucal, e utiliza os mesmos procedimentos de solda e soldagem utilizados para fios de aço inoxidável.

O fabricante oferece os fios Elgiloy em quatro têmperas diferentes: macio, dúctil, semirresistente e resiliente. A mais utilizada é a têmpera macia (Blue Elgiloy), que é facilmente manipulada e depois tratada termicamente para obter maior resiliência; outros temperamentos também respondem ao tratamento térmico. As mudanças resultantes nas propriedades mecânicas estão associadas a reações de precipitação. Os médicos podem facilmente realizar o tratamento térmico usando um aparelho de solda por resistência elétrica e uma pasta especial fornecida pelo fabricante para indicar o período de tempo ideal.

Por causa de seus valores quase idênticos de módulo de elasticidade (ver Tabela 9.16), a aplicação de força ortodôntica para fios ortodônticos Blue Elgiloy e aço inoxidável é essencialmente a mesma. Verificou-se que o tratamento térmico dos fios ortodônticos Blue Elgiloy aumentou o módulo de elasticidade em tensão de uma faixa de 160 a 190 GPa para fios como recebidos para uma faixa de 180 a 210 GPa, junto do aumento do retorno elástico (LE/E) de uma faixa de 0,0045 a 0,0065 a uma faixa de 0,0054 a 0,0074. Os produtos de fio Co-Cr-Ni também estão disponíveis em outros fabricantes, mas dados de propriedades mecânicas mínimas foram relatados na literatura.

Ligas de níquel-titânio

Uma liga de fio ortodôntico de níquel-titânio forjado conhecido como *Nitinol* (agora *Nitinol Classic*) foi introduzida comercialmente durante a década de 1970. Essa liga de arame é conhecida por seu módulo de elasticidade muito menor (ver Tabela 9.16) e faixa de trabalho elástica muito mais ampla em comparação com os arames de aço inoxidável e Co-Cr-Ni. O nome da liga *Nitinol* veio originalmente dos dois elementos, níquel (Ni) e titânio (Ti), e do Laboratório de Artilharia Naval (NOL), onde essas ligas foram desenvolvidas.

As ligas de níquel-titânio utilizadas na odontologia são baseadas no composto intermetálico equiatômico NiTi, que contém 55% de níquel e 45% de titânio em peso. As ligas de fios ortodônticos contêm pequenas quantidades de outros elementos, como cobre e cromo. A microestrutura é composta predominantemente por NiTi, mas também são observados outros precipitados muito pequenos com diferentes composições. A fase NiTi austenítica tem uma estrutura CCC complexa, e a fase NiTi martensítica possui uma estrutura monoclínica, triclínica ou hexagonal distorcida. Os nomes *austenítico* e *martensítico* para essas diferentes formas cristalográficas de NiTi foram retirados da terminologia metalúrgica para aço carbono e aço inoxidável.

Propriedades mecânicas

As propriedades mecânicas aproximadas do fio de Nitinol são mostradas na Tabela 9.16. A colocação de dobras permanentes pelo clínico em fios de Nitinol é difícil devido à sua alta resiliência. Nitinol tem alta ductilidade, e sua capacidade de sofrer encruamento substancial é evidente pela resistência à tração consideravelmente mais alta em relação à resistência ao escoamento. O módulo de elasticidade muito baixo do Nitinol resulta em forças muito baixas fornecidas pelo aparelho em comparação com aparelhos construídos e ativados de aço inoxidável e ligas de Co-Cr-Ni, e o retorno elástico ou faixa elástica disponível para o movimento dentário é muito maior para Nitinol comparado com essas duas ligas.

> **QUESTÃO IMPORTANTE**
>
> Quais são as vantagens clínicas de um fio ortodôntico de níquel-titânio com memória de forma em comparação com um fio ortodôntico de aço inoxidável?

Superelasticidade e memória de forma em fios ortodônticos de níquel-titânio

A transformação entre as formas austenítica e martensítica das ligas de Nitinol pode ser induzida tanto pela temperatura quanto pela tensão. O NiTi austenítico é a forma de alta temperatura e baixa tensão, e o NiTi martensítico é a forma de baixa temperatura e alta tensão. A transformação entre essas fases ocorre por um processo de geminação, que é reversível abaixo do limite elástico e também resulta em mudanças de volume e resistividade elétrica.

A Figura 9.17 apresenta uma ilustração altamente esquemática do comportamento tensão-deformação para um certo tipo de fio de NiTi em flexão; o momento fletor e a deflexão angular são equivalentes à relação tensão *versus* deformação testada em tração. O segmento *a-b* corresponde à deformação elástica inicial do fio, seguido pelo segmento *b-c*, no qual a estrutura austenítica se transforma na estrutura martensítica. Depois que a transformação é completada no ponto *c* (geralmente com aproximadamente 10% de deformação), a deformação elástica e a deformação plástica ocorrem com o aumento do momento fletor ao longo do segmento *c-d*. Durante o descarregamento, essa sequência de eventos é revertida, com segmento *d-e* correspondente à perda de deformação elástica (deflexão angular) na estrutura martensítica, seguida de transformação de volta à estrutura austenítica ao longo do segmento *e-f* e, finalmente, perda de elasticidade. deformação na estrutura austenítica ao longo do segmento *f-g*, à medida que o momento fletor diminui para zero. Uma pequena deflexão angular permanente permanece no fio devido à deformação permanente induzida no segmento *c-d*. Esse comportamento nos segmentos *b-c* e *e-f* é chamado **superelasticidade** ou *pseudoelasticidade* na ciência de engenharia dos materiais. O segmento *e-f* fornece uma força quase constante para o movimento do dente durante a desativação (descarga), o que não ocorre com fios de aço inoxidável ou Co-Cr-Ni. Quando o fio superelástico é testado em tração, para o qual a tensão

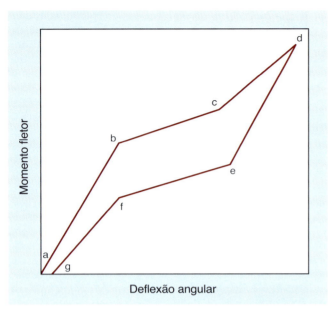

• **Figura 9.17** Esquema de movimento de flexão *versus* curva de deflexão angular de um fio ortodôntico de níquel-titânio mostrando as regiões de superelasticidade: *b-c* durante o carregamento (ativação) e *e-f* durante o descarregamento (desativação). Tal comportamento confere uma ampla faixa de trabalho ao arco. A região *c-d* corresponde à deformação permanente durante o carregamento, e *d-e* corresponde à descarga inicial do arco permanentemente deformado. As regiões *b-c* e *e-f* correspondem às direções direta e reversa, respectivamente, da transformação induzida por tensão entre as estruturas austeníticas de baixa tensão e martensíticas de alta tensão. A etapa final de descarga ocorre ao longo da região *f-g*.

e a deformação são uniformes sobre a seção transversal, os segmentos *b-c* e *e-f* são ambos horizontais (correspondendo, respectivamente, à transformação assistida por tensão de austenita para martensita no carregamento e a transformação inversa na descarga). Essas duas regiões são chamadas de *platô superelástico superior* e *platô superelástico inferior*, respectivamente. Tem havido alguma dúvida sobre se os fios superelásticos de NiTi são suficientemente ativados na região superelástica sob condições clínicas para aproveitar essa propriedade.

O movimento dentário também pode ser obtido por outra propriedade de alguns fios de NiTi. A forma do aparelho, como um arco ortodôntico, é estabelecida pela primeira vez quando a liga é aquecida a uma temperatura próxima de 480°C para estabilizar a estrutura austenítica (Figura 9.18). Quando o aparelho é resfriado à temperatura ambiente, a liga se converte na fase martensítica geminada e mantém sua forma. O aparelho é então remodelado à temperatura ambiente pelo clínico; a estrutura martensítica deformada é alterada por causa da tensão induzida pela deformação. Ao ser colocado em bráquetes colados em dentes mal posicionados, a exposição do fio à temperatura corporal promoverá a reversão da estrutura martensítica deformada para a estrutura austenítica, e o aparelho recupera sua forma estabelecida próxima a 480°C, o que permite maior movimento do dente. Esse fenômeno é chamado *memória de forma*, que é possuído na temperatura corporal por alguns produtos comerciais de fios de NiTi.

A temperatura na qual a transformação da estrutura martensítica para austenítica é completada é chamada *temperatura A_f* (*acabamento austenítico*). Essa temperatura de transformação pode ser variada por adições elementares, como cobre e cromo, que são utilizadas para os fios de cobre Ni-Ti comerciais para atingir diferentes temperaturas de ativação (27, 35 e 40°C) no meio bucal. A temperatura A_f é uma propriedade clinicamente relevante de um fio ortodôntico de NiTi e sua medição por calorimetria exploratória diferencial (CED) está incluída na Norma ISO 15841 (especificação ADA nº 32) em fios para uso em ortodontia.

Essas normas subdividem os fios ortodônticos em tipo 1 e tipo 2, que apresentam comportamento elástico linear e elástico não linear, respectivamente, durante a descarga a partir de 50°C. Os fios de aço inoxidável, cobalto-cromoníquel e β-titânio são do tipo 1; os fios de níquel-titânio são do tipo 2. As propriedades mecânicas podem ser medidas usando o teste de tração ou o teste de flexão de três pontos, onde a força de flexão durante o descarregamento é medida em deflexões de 3, 2, 1 e 0,5 mm. Enquanto os fios do tipo 1 podem ser testados à temperatura ambiente, os fios do tipo 2 devem ser testados a 36 ± 1°C.

Como observado anteriormente, os fios ortodônticos de níquel-titânio são difíceis de reconfigurar em formas clínicas e devem ser unidos por crimpagens mecânicas, pois a liga não pode ser para solda e nem soldada. Além disso, os fios ortodônticos de níquel-titânio possuem superfícies relativamente rugosas, o que resulta em alta fricção entre arcos e bráquetes; isso pode prolongar o tempo necessário para o tratamento clínico.

QUESTÕES IMPORTANTES

Quais são as diferenças entre os três tipos gerais de fios ortodônticos de níquel-titânio? Por que a propriedade de superelasticidade de algumas ligas de NiTi é vantajosa para aplicações endodônticas?

Instrumentos endodônticos de níquel-titânio

A propriedade notável da liga de níquel-titânio que resultou em seu amplo uso na endodontia é seu módulo de elasticidade muito menor em comparação com o aço inoxidável austenítico que foi usado anteriormente para instrumentos manuais. Isso permite que a lima rotatória de NiTi, utilizada com motor elétrico e contra-ângulo redutor, para preparar com facilidade os canais radiculares curvos. Embora o artigo pioneiro de Walia et al. investigaram limas manuais fabricadas a partir de fio de NiTi não superelástico, ligas de NiTi subsequentes para instrumentos rotatórios foram projetadas pelos fabricantes para ter caráter superelástico com austenita transformável. A propriedade superelástica permite que o instrumento se adapte ao longo de um canal radicular curvado durante a instrumentação, e o pequeno aumento de tensão desenvolvido na parede do canal minimiza o risco de perfuração do canal. Estudos em DSC mostraram que a mudança de entalpia (ΔH) para transformação de martensita em austenita em instrumentos rotativos de NiTi é menor do que para fios ortodônticos superelásticos, indicando que a austenita transformável compreende uma proporção menor da microestrutura de NiTi.

A desvantagem da liga de NiTi é que os instrumentos endodônticos rotatórios de níquel-titânio geralmente são fabricados pela usinagem dos fios de partida, em contraste com os instrumentos endodônticos de aço inoxidável, para os quais um aparelho especial torce o fio de partida cônico. No entanto, recentemente foram introduzidos instrumentos rotatórios nos quais o pedaço de fio de NiTi é torcido (microestrutura na condição de fase R intermediária), em vez de usinado. O processo de usinagem resulta em deformação permanente substancial (Figura 9.19) nas bordas dos canais de corte e falhas na superfície

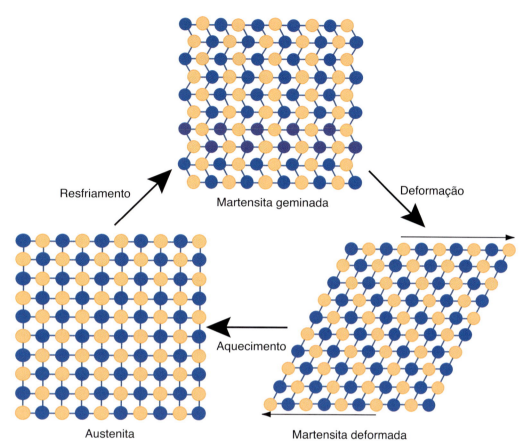

• **Figura 9.18** Processo de memória de forma. O cristal de austenita é estável a uma temperatura mais alta e pode ser deformado plasticamente em alguma forma desejada sem alterar sua estrutura cristalina. Quando a austenita é resfriada à temperatura ambiente, ela se converte em uma martensita geminada sem sofrer uma mudança de forma. Quando a martensita geminada é deformada plasticamente sob tensão, a estrutura se desenrosca e assume uma nova forma. Observe que a forma geral do objeto mudou, mas a posição relativa entre os átomos não. Ao aquecer até a temperatura corporal (para fio ortodôntico), a martensita deformada (martensita desagregada) reverterá para austenita e recuperará sua forma original porque não há mudança na posição relativa do arranjo dos átomos. O aquecimento da martensita geminada também recuperará a estrutura da austenita.

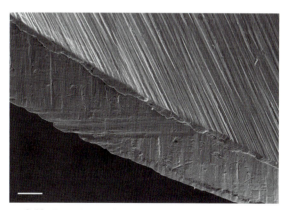

• **Figura 9.19** Fotomicrografia de instrumento endodôntico rotativo de níquel-titânio, mostrando deformação permanente nas bordas das estrias (*roll-over*) e outros defeitos superficiais decorrentes do processo de usinagem utilizado na fabricação. (Cortesia de S. B. Alapati.)

que podem levar à fratura prematura do instrumento. É provável que a liga NiTi seja inerentemente sensível ao entalhe porque as fases austeníticas e martensíticas coexistentes de NiTi têm estruturas cristalinas muito diferentes.

Recentemente, novas ligas de NiTi, começando com o fio M, foram introduzidas na endodontia, para as quais o processamento termomecânico especial do fabricante produz uma microestrutura amplamente martensítica. Instrumentos rotatórios fabricados por protocolos proprietários especiais dessas novas ligas melhoraram a resistência à fadiga e tornaram-se amplamente utilizados na prática. Os novos produtos de um fabricante são descritos como tendo a propriedade de *memória controlada*.

> **QUESTÃO IMPORTANTE**
> Qual é uma potencial desvantagem clínica de um fio ortodôntico fabricado a partir de β-titânio?

Ligas de betatitânio

Os primeiros fios ortodônticos de β-titânio comerciais tinham uma composição aproximada (em peso) de 79% de titânio, 11% de molibdênio, 6% de zircônio e 4% de estanho. A adição de molibdênio estabiliza a estrutura CCC β-titânio à temperatura ambiente e produz uma liga de menor módulo de elasticidade e maior ductilidade do que as ligas EHC α-titânio. Isso significa que o β-titânio pode ser facilmente transformado em fios para aplicações ortodônticas, mas é essencial uma atenção cuidadosa da fabricação às condições de trefilação. Dentre todos os fios ortodônticos de β-titânio disponíveis, a liga comercial original tinha o nome comercial de *liga de titânio-molibdênio* (LTM). Essa composição de liga ortodôntica é muito próxima da liga de titânio Beta III da engenharia.

Propriedades mecânicas dos fios de betatitânio

O módulo de elasticidade dos fios de β-titânio é intermediário entre o dos fios de aço inoxidável e Elgiloy e o dos fios de nitinol (ver a Tabela 9.16). O *springback* (LE/E) para fios de β-titânio é muito maior do que para os fios de aço inoxidável e Elgiloy e muito semelhante ao dos fios de Nitinol. Os fios de β-titânio podem ser altamente trabalhados a frio e, devido à estrutura do CCC da fase β, os fios possuem alta conformabilidade, comparável à do aço inoxidável austenítico, podendo ser facilmente dobrados em várias configurações ortodônticas.

Devido à alta reatividade do titânio, o controle cuidadoso da qualidade original do lingote fundido, a atmosfera e outros parâmetros de processamento durante a trefilação é essencial. (Isso também é verdade para a fabricação dos fios ortodônticos de níquel-titânio.) Embora os tratamentos térmicos possam ser realizados para alterar as propriedades mecânicas dos fios de β-titânio, esses fios não devem ser tratados termicamente pelo clínico.

Soldagem

As ligas de titânio são altamente reativas com oxigênio em alta temperatura. Por causa de suas altas temperaturas de fusão e dessa reatividade, a soldagem dessas ligas com maçarico não é aconselhável. Para evitar a reação potencial das ligas de titânio com o oxigênio do ar ambiente durante o processo de união do metal, esses procedimentos geralmente são realizados em um ambiente de vácuo ou argônio. Os fios de β-titânio são o único tipo de liga de fio ortodôntico que demonstra verdadeira soldabilidade, e as juntas clinicamente satisfatórias podem ser feitas por soldagem por resistência elétrica. Essas juntas não precisam ser reforçadas com solda, o que é necessário para juntas soldadas em fios de aço inoxidável e Elgiloy. Uma solda feita com calor insuficiente falhará na interface entre os fios, enquanto o superaquecimento pode causar uma falha adjacente à junta. A Figura 9.20 é a seção transversal de uma junta de β-titânio devidamente soldada, mostrando distorção mínima da estrutura original trabalhada a frio.

Resistência à corrosão

Por causa de um filme de superfície passivo de TiO_2, que é análogo ao filme de Cr_2O_3 em fios de aço inoxidável e Elgiloy, o titânio e suas ligas geralmente apresentam excelente resistência à corrosão e estabilidade ambiental. Tem havido alguma preocupação com a biocompatibilidade dos fios ortodônticos contendo níquel, que pode causar irritação tecidual localizada ou reação alérgica em alguns pacientes, e deve-se notar que o β-titânio é a única liga de fio ortodôntico importante que não tem níquel.

Propriedade de superfície

A rugosidade superficial dos fios de β-titânio é muito maior do que a dos fios de aço inoxidável e Elgiloy. Observações de microscopia eletrônica de varredura sugerem que a rugosidade da superfície se origina da aderência do titânio nas ligas de β-titânio às matrizes ou rolos usados no processo de fabricação do fio. Lubrificantes especiais patenteados devem ser usados pelos fabricantes para aliviar esse problema. Durante o tratamento ortodôntico, as superfícies ásperas do arco aumentam o atrito de deslizamento e a **soldagem a frio** localizada da liga do arco ao bráquete metálico também foi hipotetizada.

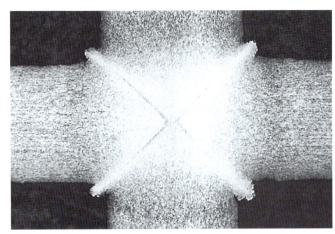

• **Figura 9.20** Fotomicrografia de uma junta de solda entre dois fios ortodônticos de β-titânio de 0,43 por 0,63 mm mostrando distorção mínima da microestrutura original trabalhada a frio. (Cortesia de T. C. Labenski e A. J. Goldberg.)

O tratamento da superfície dos fios ortodônticos de níquel-titânio e β-titânio com implante de íons nitrogênio tem sido realizado para diminuir a adesão entre fios e bráquetes. Um estudo relatou diferenças significativas para o movimento dentário *in vitro* com LMT de íon-implantado e fios de níquel-titânio, em comparação com seus homólogos de íons não implantados. No entanto, os resultados de um estudo clínico recente sugerem que não houve diferenças significativas para a taxa de fechamento de espaço quando LMT de íon-implantado, LMT convencional (sem íon-implantado) e fios de aço inoxidável foram usados.

Ligas trabalhadas a frio (forjadas) adicionais

Fios de metais nobres ainda são ocasionalmente empregados na construção de grampos PPRs e aparelhos ortodônticos e em pinos de retenção para restaurações e pinos endodônticos. O módulo de elasticidade desses fios de liga de ouro é de aproximadamente 100 a 120 GPa, que é maior do que o das ligas forjadas à base de titânio, mas consideravelmente menor do que as ligas forjadas de aço inoxidável e Co-Cr-Ni. A Tabela 9.17 mostra as composições de dois tipos de fios forjados de metal nobre e as propriedades mecânicas de dois produtos: platina-ouro-paládio (P-O-P), que contém 40 a 50% de platina, 25 a 30% de ouro, e 25 a 30% de paládio em peso, e paládio-prata-cobre (P-P-C), que consiste em 42 a 44% de paládio, 38 a 41% de prata, 16 a 17% de cobre e 0 a 1% platina em peso. A alta temperatura de fusão (portanto, alta temperatura de recristalização) do fio P-O-P seria especialmente útil para fundir uma estrutura PPR nessa liga. São as altas temperaturas de fusão da platina e do paládio que aumentam a temperatura de fusão do fio P-O-P. Os fios P-P-C também têm sido considerados úteis para aplicações odontológicas porque suas temperaturas de fusão são mais altas que as dos fios de liga à base de ouro.

Ligas forjadas de cromo-cobalto para grampos PPRs também estão disponíveis. Por exemplo, um fio de cobalto-cromo-tungstênio-níquel (Ticônio) tem limite de elasticidade de aproximadamente 920 MPa, resistência à tração de quase 1.400 MPa e um alongamento percentual de 19%. Essa liga forjada não é tratável termicamente e é projetada para uso com a liga de fundição de níquel-cromo-berílio de baixa fusão do mesmo fabricante.

Tabela 9.17 — Propriedades físicas de fios de metal nobre.

Tipo de fio	Limite de escoamento resfriado em forno (MPa)	Resistência à tração resfriado em forno (MPa)	ALONGAMENTO (%)		Temperatura de fusão (ºC)
			Resfriado bruscamente	Resfriado no forno	
Anteriormente chamado ANSI/ADA Tipo I	860	930	15	4	960
Anteriormente chamado ANSI/ADA Tipo II	690	860	15	2	870

Tipo de fio	Limite de proporcionalidade (MPa)	Resistência à tração (MPa)	ALONGAMENTO MÍNIMO (%)		Temperatura de fusão (°C)
			Resfriado bruscamente	Resfriado em forno	
Platina-Ouro-Paládio	550 a 1.030*	860 a 1.240*	14 a 15	–	1.500 a 1.530
Platina-Prata-Cobre	690 a 790[†]	960 a 1.070[†]	16 a 24	8 a 15	1.040 a 1.080

ADA, American Dental Association; *ANSI*, American National Standards Institute.

*Resfriado (a liga não endurece).

[†]Endurecimento por envelhecimento.

Dados de Dentists Desk Reference Materials, Instruments and Equipment. *Metals and Alloys: Precious Metal Wrought Wire.* Chicago, IL: American Dental Association, 1981. Lyman T. *Metals Handbook: Properties and Selection of Metals*, ed 8, Vol 1. Metals Park, OH: American Society for Metals, 1964.

Agradecimento

O autor deseja agradecer ao Dr. Paul Cascone, Dr. Kenneth Anusavice e Dr. A. Jon Goldberg por suas contribuições anteriores a este capítulo. O autor também deseja agradecer à Dra. Danna Mota Morena, Faculdade de Odontologia, Centro Universitário Christus (Unichristus), Fortaleza, Brasil, por revisar e fornecer informações valiosas para este capítulo.

Leituras selecionadas

Akova T, Ucar Y, Tukay A, et al: Comparison of the bond strength of laser-sintered and cast base metal dental alloys to porcelain, *Dent Mater*, 24:1400–1404, 2008.

The bond strength to porcelain was not significantly different for cast Ni-Cr, cast Co-Cr, and laser-sintered Co-Cr alloys. Compositions of the Co-Cr alloys for casting and laser sintering are compared.

Alapati SB, Brantley WA, Iijima M, et al: Metallurgical characterization of a new nickel-titanium wire for rotary endodontic instruments, *J Endod*, 35:1589–1593, 2009.

TEM, TMDSC, and Micro-XRD analyses of the M-wire for rotary endodontic instruments.

Brantley W, Berzins D, Iijima M, et al: Structure/property relationships in orthodontic alloys. In Eliades T, Brantley WA, editors: *Orthodontic Applications of Biomaterials: A Clinical Guide*: 2017, Elsevier.

This chapter in a recently published book provides a comprehensive account of current orthodontic alloys used for wires, brackets, and other appliances. Another chapter discusses the use of nickel-titanium products in orthodontic practice.

Brantley WA, Guo W, Clark WAT, et al: Microstructural studies of 35°C copper Ni-Ti orthodontic wire and TEM confirmation of low-temperature martensite transformation, *Dent Mater*, 24:204–210, 2008.

TEM examination revealed that the very low-temperature transformation in NiTi wires is twinning in the martensite structure. Optical microscope, SEM, and TEM images, along with important electron diffraction patterns, were presented.

Bridgeport DA, Brantley WA, Herman PF: Cobalt-chromium and nickel-chromium alloys for removable prosthodontics: Part 1. Mechanical properties of as-cast alloys, *J Prosthodon*, 2:144–150, 1993.

This article presents more recent measurements of the mechanical properties of removable partial denture alloys and contains relevant SEM photographs of the fracture surfaces.

Gatto E, Matarese G, Di Bella G, et al: Load-deflection characteristics of superelastic and thermal nickel-titanium wires, *Eur J Orthod*, 35: 115–123, 2013.

Three-point bending plots for seven NiTi wires tested in a manner similar to the current ISO wire standard. Composition information is provided for the different NiTi alloys.

Papazoglou E, Brantley WA, Johnston WM, et al: Effects of dental laboratory processing variables and in vitro testing medium on the porcelain adherence of high-palladium casting alloys, *J Prosthet Dent*, 79:514–519, 1998.

Setcos JC, Babaei-Mahani A, Silvio LD, et al: The safety of nickel containing dental alloys, *Dent Mater*, 22:1163–1168, 2006.

This paper reviews papers published after 1985 in regard to biological reactions to nickel in dentistry. It is concluded that nickel-containing dental alloys do not pose a risk to patients or members of the dental team.

Shen Y, Zhou HM, Zheng YF, et al: Metallurgical characterization of controlled memory wire nickel-titanium rotary instruments, *J Endod*, 37:1566–1571, 2011.

SEM examination, XRD analyses, and Vickers hardness measurements were performed for controlled-memory NiTi rotary instruments. The low risk for these instruments fracturing in the root canal is noted.

Shoher I, Whiteman A: Captek—a new capillary casting technology for ceramometal restorations, *Quintessence Dent Technol*, 18:9–20, 1995. This paper describes the technology of the Captek system.

10

Materiais Cerâmicos

VISÃO GERAL DO CAPÍTULO

Propriedades gerais dos materiais cerâmicos

História da cerâmica dentária

Sistemas metalocerâmicos

Sistemas cerâmico-cerâmicos ou totalmente cerâmicos

Processamento CAD-CAM de cerâmica

Métodos para fortalecer restaurações cerâmicas

Princípios para seleção de cerâmica dentária

IdentCeram certificados para identificação de produtos cerâmicos

PALAVRAS-CHAVE

Cerâmica CAD-CAM. Cerâmica formulada para a produção total ou parcial de uma prótese cerâmica a partir do uso de um processo de *design* assistido por computador, fabricação assistida por computador.

Cerâmica, dentária. Composto inorgânico com propriedades não metálicas tipicamente consistindo de oxigênio e um ou mais elementos metálicos (ou semimetálicos) e/ou não metálicos, como alumínio, cálcio, lítio, magnésio, potássio, silício, sódio, estanho, titânio e zircônio. As fritas de cerâmica que são fornecidas em forma de pó para cerâmica de revestimento (camadas) são tipicamente compostas por uma mistura de partículas de vidro e cristalinas.

Cerâmica, *glaze*. Pó cerâmico especialmente formulado que, quando misturado com um líquido, aplicado em superfície cerâmica e aquecido a uma temperatura adequada por tempo suficiente, forma uma camada lisa e vítrea sobre a superfície cerâmica dentária.

Cerâmica infiltrada por vidro. Cerâmica de núcleo parcialmente sinterizada com uma estrutura porosa que é densificada pelo influxo capilar de um vidro fundido.

Cerâmica, injetável. Vidro ou outra cerâmica especialmente formulada para ser injetado em um molde refratário como *coping* central ou estrutura para uma prótese cerâmica.

Cerâmica, núcleo. Material cerâmico dentário cristalino opaco ou semitranslúcido que fornece resistência, tenacidade e rigidez suficientes para suportar as camadas sobrejacentes de cerâmica de recobrimento.

Cerâmica, pigmentação. Mistura de um ou mais óxidos metálicos pigmentados e um vidro de baixa fusão que pode modificar a cor da restauração à base de cerâmica; essa mistura é dispersa em meio aquoso, aplicada na superfície da porcelana ou outra cerâmica odontológica, e aquecida até a temperatura de vitrificação desse material por tempo específico.

Cerâmica, prensada em altas temperaturas (cerâmica prensada). Cerâmica que pode ser aquecida a uma temperatura de fluxo e forçada sob pressão isostática para preencher uma cavidade em um molde refratário.

Compatibilidade térmica. Condição de baixa tensão transitória e de tração residual em cerâmica adjacente a um núcleo metálico ou cerâmico que está associada a uma pequena diferença nos coeficientes de contração térmica entre o material do núcleo e a cerâmica de revestimento.

Espinélio ou espinela. Mineral cristalino composto por óxidos mistos como $MgO \cdot Al_2O_3$.

Estado verde. Termo que se refere a uma condição como prensado ou minimamente sinterizado antes da sinterização final.

Porcelana. Material cerâmico branco relativamente denso produzido pela sinterização de uma mistura de feldspato, caulim, quartzo e outras substâncias, referindo-se estritamente àquelas que contêm caulim.

Porcelana, feldspática. Cerâmica composta por uma fase de matriz vítrea e uma ou mais fases cristalinas, como leucita ($KAlSi_2O_6$), sanidina ($KAlSi_3O_8$) e apatita [$Ca_5(PO_4)_3(F, Cl, OH)$]. A maioria das porcelanas odontológicas comerciais projetadas para restaurações metalocerâmicas são vidros feldspáticos parcialmente cristalizados que consistem de cristais de leucita tetragonal ($K_2O \cdot Al_2O_3 \cdot 4SiO_2$) em uma matriz de fase vítrea.

Prótese metalocerâmica. Coroa parcial, coroa total ou prótese parcial fixa feita com uma subestrutura metálica à qual a porcelana é colada para aprimoramento estético através de uma camada intermediária de óxido metálico. Os termos *porcelana fundida ao metal* (PFM), *porcelana aderida ao metal* (PAM), *porcelana no metal* (PM) e *ceramometal* também são usados para descrever essas próteses, mas metalocerâmica (MC) é o termo aceito internacionalmente.

Resistência por transformação. Mecanismo de fortalecimento da cerâmica que ocorre pela transformação da estrutura cristalina. Por exemplo, a transformação tetragonal (*t*) para monoclínica (*m*) ativada por tensão na zircônia estabilizada com ítria causa uma ligeira expansão de volume na ponta da trinca que impede a propagação da trinca e aumenta a tensão necessária para manter a propagação da trinca para fraturar a prótese.

Sinterização. Processo de aquecimento de partículas compactadas abaixo do ponto de fusão do componente principal para densificar e fortalecer uma estrutura como resultado de fenômenos de ligação, difusão e fluxo.

Vitrocerâmica. Cerâmica constituída por pelo menos uma fase vítrea e pelo menos uma fase cristalina produzida pela cristalização controlada do vidro.

QUESTÃO IMPORTANTE
Qual propriedade melhor descreve a resistência à fratura das cerâmicas odontológicas?

As **cerâmicas odontológicas** consistem em vidros de silicato, **porcelanas**, **vitrocerâmicas** ou sólidos altamente cristalinos. São estruturas inorgânicas não metálicas, contendo principalmente compostos de oxigênio com um ou mais elementos metálicos ou semimetálicos (alumínio, boro, cálcio, cério, lítio, magnésio, fósforo, potássio, silício, sódio, titânio e zircônio). Muitas cerâmicas odontológicas contêm uma fase de cristal e uma fase de matriz de vidro de silicato. Os vidros de silicato diferem dos vidros não silicatados porque o silício é o cátion bivalente central que está ligado a quatro ânions de oxigênio relativamente grandes que se ligam em ordem aleatória a outros tetraedros para formar cadeias do tipo polimérico $(SiO_2)_n$. Suas estruturas são caracterizadas por cadeias de $(SiO_4)^{-4}$ tetraedros em que os cátions Si^{4+} estão posicionados no centro de cada tetraedro, com ânions O^- em cada um dos quatro cantos (Figura 10.1). A estrutura resultante não é compactada e exibe ligações covalentes e iônicas. Os tetraedros de SiO_4 estão ligados compartilhando seus cantos e não suas bordas ou faces. Eles estão organizados como cadeias ligadas de tetraedros, cada um dos quais contém dois átomos de oxigênio para cada átomo de silício. Na indústria, o termo *porcelana* é geralmente associado a cerâmicas produzidas com uma quantidade significativa de caulinita $[Al_2Si_2O_5(OH)_4$ ou $Al_2O_3 \cdot 2SiO_2 \cdot 2 H_2O]$. A caulinita é uma forma de caulim, que é um tipo de argila. Nenhuma das porcelanas modernas de baixa ou ultrabaixa fusão contém qualquer produto de argila, como a caulinita.

Propriedades gerais dos materiais cerâmicos

As propriedades das cerâmicas são personalizadas para aplicações odontológicas, controlando com precisão os tipos e quantidades dos componentes utilizados em sua produção. As cerâmicas apresentam propriedades químicas, mecânicas, físicas e térmicas que as distinguem de metais, resinas acrílicas e compósitos à base de resina. A maioria das cerâmicas é caracterizada por sua biocompatibilidade, potencial estético, natureza refratária, alta dureza, baixa a moderada tenacidade à fratura, excelente resistência ao desgaste, suscetibilidade à fratura por tração e inércia química.

Propriedades químicas

A *inércia química* é uma característica importante, pois garante que a superfície quimicamente estável das restaurações dentárias não libere elementos potencialmente nocivos e reduz o risco de rugosidade da superfície com maior abrasividade ou maior suscetibilidade à adesão bacteriana ao longo do tempo. A inércia química também torna as cerâmicas mais resistentes à corrosão do que os plásticos. As cerâmicas não reagem prontamente com a maioria dos líquidos, gases, álcalis e ácidos fracos. Elas também permanecem relativamente estáveis por longos períodos, embora tenham demonstrado sofrer corrosão em ambientes orais simulados.

O fluoreto de fosfato acidulado (FFA), um dos géis de flúor mais usados para o controle de cáries, é conhecido por atacar o vidro por lixiviação seletiva de íons sódio, rompendo, assim, a rede de sílica. Quando a **porcelana feldspática** vidrada é exposta a 1,23% de FFA ou 8% de fluoreto estanoso, a rugosidade da superfície é produzida em 4 minutos. Conforme mostrado na Figura 10.2, uma exposição de 30 minutos ao gel FFA a 1,23% resultou em ataque preferencial da fase vítrea (áreas com partículas de precipitado branco) de uma porcelana de corpo. Entretanto, o uso de gel neutro, como fluoreto estanoso 0,4% e fluoreto de sódio 2%, não tem efeito significativo na superfície cerâmica. Os dentistas devem estar cientes desses efeitos clínicos em longo prazo dos fluoretos em restaurações de cerâmica e compósito e evitar o uso de géis de FFA quando compósitos e cerâmicas estão presentes. Os géis FFA não devem ser usados em superfícies de porcelana vitrificada (com *glaze*). Caso seja necessário o uso desses géis, a superfície dessas restaurações deve ser protegida com vaselina, manteiga de cacau ou cera.

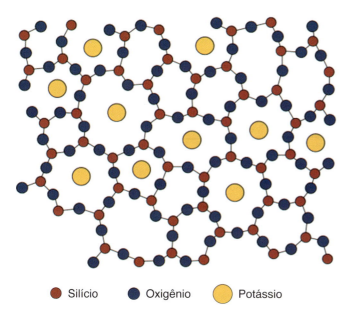

• **Figura 10.1** Estrutura amorfa do vidro de silicato de potássio.

● Silício ● Oxigênio ● Potássio

QUESTÃO IMPORTANTE
Se a resistência à tração não é uma propriedade confiável das cerâmicas odontológicas, qual propriedade é uma melhor medida da resistência à fratura do material?

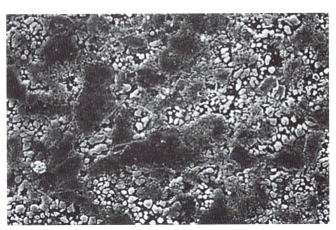

• **Figura 10.2** Superfície de porcelana feldspática gengival (corpo) após 30 minutos de exposição a 1,23% de fluoreto de fosfato acidulado.

Propriedades mecânicas

Cerâmicas apresentam de boa a excelente resistência e tenacidade à fratura. O dióxido de zircônio é uma das cerâmicas mais fortes e resistentes e possui resistência à flexão semelhante à do aço, mas a tenacidade à fratura desse material é muito menor que a do aço. Embora as cerâmicas sejam fortes e resistentes ao calor, esses materiais são frágeis e podem fraturar sem aviso quando flexionados excessivamente ou quando aquecidos e resfriados rapidamente (ou seja, sob condições de choque térmico).

Resistência à fratura por tração

A suscetibilidade à fratura por tração é uma desvantagem, principalmente quando falhas e tensões de tração coexistem na mesma região de uma prótese cerâmica. A resistência não é uma propriedade inerente da cerâmica porque essa propriedade varia com o tamanho, o comprimento e a forma da amostra, bem como com a taxa de carregamento, os métodos de preparação da superfície e o ambiente. Por exemplo, a resistência das cerâmicas à base de sílica aumenta com a diminuição da espessura da amostra, um aumento na taxa de tensão e uma superfície mais lisa. Tal variabilidade indica que a resistência não é necessariamente uma propriedade do volume porque as condições da superfície podem alterar significativamente a resistência média e a dispersão dos valores experimentais, conforme indicado pelo módulo de Weibull e o coeficiente de variação (ver Capítulo 4). Portanto, a resistência à tração das cerâmicas não é um parâmetro útil para descrever a resistência à fratura.

A crença geral é que as cerâmicas odontológicas falham principalmente por causa de sua natureza frágil. Do ponto de vista da mecânica da fratura, a principal razão para a fratura das cerâmicas é sua baixa resistência ao crescimento de trincas. Duas propriedades da mecânica da fratura que melhor explicam esse comportamento são a tenacidade à fratura e a taxa de liberação de energia de deformação crítica. A tenacidade à fratura, designada como K_{Ic}, descreve o fator de intensidade de tensão crítica com base em uma (ver Figura 4.14 C) abertura de fissura sob tensão de tração de Modo I. Para cerâmicas odontológicas, o K_{Ic} varia de 0,8 MPa·m$^{1/2}$ para porcelana feldspática a 8 MPa·m$^{1/2}$ ou mais para zircônia estabilizada com ítria a 12 MPa·m$^{1/2}$ ou mais para cerâmica de alumina-zircônia estabilizada com céria. Em comparação, os valores de K_{Ic} são de 0,7 a 1,3 MPa·m$^{1/2}$ para esmalte, 3,1 MPa·m$^{1/2}$ para dentina e 0,8 a 2,5 MPa·m$^{1/2}$ para resinas compostas.

A taxa de liberação de energia de deformação crítica, que é designada como G_{Ic}, é uma medida da energia de deformação que é liberada por unidade de aumento na área de fissura à medida que uma cerâmica com falhas ou fissuras é carregada progressivamente. O subscrito I refere-se ao modo de abertura de fissura sob tensão como expresso para K_{Ic}. Os valores comparativos de K_{Ic} (MPa·m$^{1/2}$) *versus* G_{Ic} (kJ/m^2) para diferentes tipos de materiais são os seguintes: (1) metais dúcteis, 150 *versus* 50 a 200; (2) metais frágeis, 25 *versus* 1 a 5; e (3) vidro de soda-cal, 0,8 *versus* 0,5.

Abrasividade ao esmalte

Apesar de sua excelência geral em atender aos requisitos ideais de um material protético, as cerâmicas odontológicas podem causar desgaste catastrófico da estrutura dentária oposta sob certas condições devido à sua dureza. O desgaste é uma forma de fratura que ocorre microscopicamente na superfície. O dano mais extremo ocorre devido ao bruxismo, contatos oclusais prematuros e/ou ajustes oclusais inadequados. Quando a desoclusão guiada por cúspide é assegurada, o desgaste do esmalte e dentina opostos será bastante reduzido. O desgaste abrasivo da estrutura dentária oposta pode ser reduzido ainda mais pelo retoque periódico da superfície oclusal após exposições frequentes a bebidas carbonatadas e/ou fluoreto de fosfato acidulado.

A microfratura é o mecanismo dominante responsável pelos danos que uma superfície cerâmica rugosa pode causar às superfícies do esmalte dentário. O esmalte é suscetível a esse tipo de microfratura (Figura 10.3) por meio de quatro mecanismos específicos: (1) asperezas que se estendem da superfície cerâmica que produzem altas tensões localizadas e microfraturas; (2) goivagem que resulta de altas tensões e grandes diferenças de dureza entre duas superfícies ou partículas que se estendem dessas superfícies; (3) impacto ou erosão que ocorre pela ação de partículas abrasivas transportadas em um líquido que flui, como a saliva; e (4) microfratura de tensão de contato que aumenta a tensão de tração localizada e também aumenta os danos causados por asperezas, goivagem e impacto ou erosão. Devido aos mecanismos de microfratura, o polimento periódico da superfície cerâmica para reduzir a altura das asperezas e minimizar as taxas de desgaste do esmalte é necessário e altamente recomendado.

A abrasividade da cerâmica contra o esmalte é afetada por inúmeros fatores e propriedades das partículas da fase cristalina e da matriz de vidro (se presente). Elas incluem propriedades cerâmicas como dureza, resistência à tração, tenacidade à fratura, resistência à fadiga, ligação partícula-vidro, integridade da interface

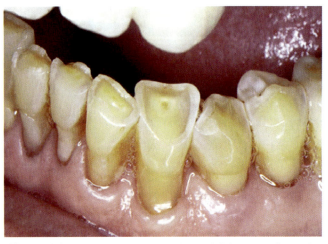

• **Figura 10.3** Desgaste excessivo de dentes inferiores que foram desgastados por superfícies de porcelana opostas. (Cortesia do Dr. H. Young.)

partícula-vidro e durabilidade química. O meio bucal também afeta a abrasividade, como frequência de exposição a agentes químicos corrosivos (fluoreto de fosfato acidulado, bebidas desnatadas), abrasividade dos alimentos, estresse residual, qualidade do subsolo (vazios ou outras imperfeições), magnitude e orientação das forças aplicadas, padrões de mastigação, frequência de bruxismo, área de contato, lubrificação pela saliva e duração da exposição a partículas abrasivas. Todos esses fatores podem levar ao desgaste da cerâmica, com a produção de superfícies rugosas que podem, por sua vez, desgastar o esmalte oposto. Como regra geral, quanto maior a diferença de dureza entre duas superfícies deslizantes, maior o grau de desgaste. No entanto, esse princípio simples não explica a grande variação nas taxas de desgaste que é exibida por diferentes pacientes sob condições aparentemente semelhantes.

QUESTÃO IMPORTANTE

Como minimizar o potencial dano abrasivo do esmalte dentário que se opõe às superfícies cerâmicas?

Propriedades biológicas

Em virtude de sua inércia química e resistência à corrosão, as cerâmicas são materiais restauradores muito biocompatíveis, pois não liberam agentes nocivos ao meio bucal. Há relatos de vestígios de chumbo em pós cerâmicos de base feldspática até 250 ppm. A presença de chumbo decorre do uso do mineral natural feldspato na cerâmica. A especificação 69 da American Dental Association (ADA) afirma que a concentração máxima permitida de chumbo no pó de cerâmica dentária é de 300 ppm. A questão principal não é a quantidade total de chumbo no pó, mas o potencial de lixiviação do chumbo ou a solubilidade da restauração cerâmica na cavidade oral. A International Organization for Standardization (ISO 6872) estabeleceu um padrão de teste de solubilidade para cerâmicas odontológicas, mas nenhum valor específico para a liberação máxima permitida de chumbo. Os padrões de teste de solubilidade são considerados mais graves do que as condições no ambiente oral e são representativos de uma vida útil de uso. A quantidade de chumbo liberada após exposição a 4% de ácido acético a 80°C por 16 horas não foi detectável de acordo com vários estudos independentes. Os limites de detecção (LDD) estabelecidos para esses estudos foram de 5 e 10 ppb (μg/ℓ), nos quais nenhum chumbo foi detectado. Se o chumbo foi realmente liberado, o nível estava abaixo do nível de 5 ppb, e é considerado insignificante.

Propriedades físicas

Dois outros atributos importantes das cerâmicas odontológicas são seu potencial para combinar com a aparência dos dentes naturais e sua baixa condutividade elétrica e térmica.

Capacidade de correspondência de cores e qualidades estéticas

As cerâmicas odontológicas são excelentes para combinar com a aparência dos dentes naturais porque podem apresentar translucidez, cor e croma. Fenômenos de cor e terminologia são discutidos no Capítulo 3. A combinação perfeita de cores é extremamente difícil e exige habilidade e experiência excepcionais por parte do dentista e do técnico de laboratório. A estrutura do dente influencia sua cor. A dentina é mais opaca que o esmalte e reflete muito bem a luz. O esmalte representa uma camada predominantemente cristalina sobre a dentina e é composto por minúsculos prismas ou bastonetes cimentados entre si por uma substância orgânica. Os índices de refração das hastes e da substância cimentante são diferentes. Como resultado, os raios de luz são dispersos por proporções variadas de absorção, transmissão, espalhamento e reflexão para produzir um efeito translúcido resultante e uma sensação de profundidade à medida que o raio de luz disperso atinge o olho. À medida que a luz atinge a superfície do dente, parte da luz é refletida e o restante penetra no esmalte e é espalhado. Qualquer luz que atinge a dentina é absorvida ou parcialmente refletida para o olho e parcialmente espalhada dentro do esmalte. Se a dentina não estiver presente, como na ponta de um incisivo, alguns dos raios de luz podem ser transmitidos para a cavidade oral. Como resultado, essa área pode parecer mais translúcida do que a área gengival. Como a lei da conservação de energia deve ser aplicada, a relação a seguir mostra os cinco componentes de energia que são derivados da energia (E) da luz incidente: $E_{incidente} = E_{espalhado} + E_{refletido} + E_{absorvido} + E_{transmitido} + E_{fluorescido}$. Embora parte da luz absorvida possa ser convertida em calor, outra parte pode ser transmitida de volta ao olho como energia fluorescente. Os raios de luz também podem ser dispersos, dando uma cor ou tonalidade que varia em diferentes dentes. A dispersão pode variar com o comprimento de onda da luz. Portanto, a aparência dos dentes pode variar de acordo com a observação direta da luz solar, luz do dia refletida, luz de tungstênio ou luz fluorescente. Esse fenômeno é chamado de *metamerismo*. O dentista e o técnico de laboratório devem reproduzir as características estéticas de forma suficiente para que a aparência de uma prótese cerâmica seja perceptível apenas ao olho treinado.

Amostras de cores cerâmicas são produzidas e distribuídas em uma ordem específica em guias de cores por fabricantes de cerâmica odontológica para auxiliar dentistas e técnicos de laboratório na seleção de cores cerâmicas ideais e para comunicar a aparência da prótese desejada entre si. As guias de cores feitas de porcelana são usadas com mais frequência pelos dentistas para descrever a aparência desejada de um dente natural ou prótese cerâmica. No entanto, existem várias deficiências de guias de cores. As guias de cor são muito mais espessas do que a espessura da cerâmica usada para coroas ou facetas dentárias, e são mais translúcidas do que dentes e coroas cerâmicas que são apoiadas por uma subestrutura de dentina não translúcida, cerâmicas de revestimento que são apoiadas por um **núcleo cerâmico** opaco ou uma estrutura metálica. Grande parte da luz incidente é transmitida através de uma aba. Em contraste, a maior parte da luz incidente em uma coroa é refletida, exceto na borda incisal e nas áreas incisais proximais. Além disso, os pescoços das abas são feitos de uma tonalidade mais profunda, e essa região tende a tratar a habilidade de emparelhamento do observador no terço gengival da aba. Para evitar essa situação, alguns médicos lixam a área do pescoço de um conjunto de abas de sombra.

A produção de sensação de cor com um pigmento é um fenômeno fisicamente diferente daquele obtido por reflexão óptica, refração e dispersão. A cor de um pigmento é determinada pela absorção seletiva e reflexão seletiva. Por exemplo, se a luz branca é refletida de uma superfície vermelha, toda a luz com comprimento de onda diferente do vermelho é absorvida, e apenas a luz vermelha é refletida. Se uma tonalidade vermelha estiver presente em uma coroa de cerâmica, mas a tonalidade vermelha do mesmo comprimento de onda não estiver presente no feixe de luz, o dente aparecerá com uma tonalidade diferente. Se a superfície do dente ou da restauração for áspera, a maior parte da luz será espalhada e pouco penetrará na estrutura.

Condutividade

A cerâmica também oferece isenção de efeitos galvânicos (baixa condutividade elétrica). Como os átomos metálicos transferem seus elétrons mais externos para os átomos não metálicos e estabilizam seus elétrons altamente móveis, as cerâmicas também são excelentes isolantes térmicos (baixa condutividade térmica e baixa difusividade térmica) e elétricos. Assim, a sensibilidade dentária associada a restaurações metálicas que são condutoras elétricas e térmicas é minimizada.

QUESTÃO IMPORTANTE

Quais duas invenções aumentaram drasticamente o sucesso e a probabilidade de sobrevivência das restaurações metalocerâmicas (MC)?

História da cerâmica dentária

O primeiro material dentário de porcelana foi patenteado em 1789 por de Chemant, um dentista francês, e Duchateau, um farmacêutico francês. Esse produto era uma versão melhorada dos "dentes de pasta mineral", mas não foi usado para produzir dentes individuais porque não havia uma maneira eficaz de fixar os dentes a um material de base de prótese. Em 1808, Fonzi, um dentista italiano, inventou um dente de porcelana "terrometálica" que era mantido no lugar por um pino ou armação de platina. Planteau, um dentista francês, introduziu os dentes de porcelana nos EUA em 1817, e Peale, um artista, desenvolveu um processo de cozimento na Filadélfia para esses dentes em 1822. A produção comercial desses dentes começou em 1825 por Stockton. Na Inglaterra, Ash desenvolveu uma versão melhorada do dente de porcelana em 1837. Em 1844, o sobrinho de Stockton fundou a S.S. White Company, o que levou a um maior refinamento do *design* e à produção em massa de dentes de prótese de porcelana.

Dr. Charles Land, avô do aviador Charles Lindbergh, introduziu uma das primeiras coroas cerâmicas na odontologia em 1903 usando uma matriz de folha de platina (também conhecida como *coping*) e porcelana feldspática de alta fusão. Essas coroas apresentaram excelente estética, mas a baixa resistência à flexão da porcelana resultou em alta incidência de fraturas. Embora as porcelanas feldspáticas com ligação química confiável tenham sido usadas em próteses MC, elas foram consideradas muito fracas para serem usadas de forma confiável na construção de coroas totalmente cerâmicas sem um núcleo cerâmico mais resistente, um núcleo metálico fundido ou *coping* metálico. Além disso, sua contração de queima resultou em discrepâncias significativas no ajuste e adaptação das margens, a menos que queimas de correção fossem realizadas.

Em 1959, Weinstein et al. depositou a Patente U.S. 3.052.982, que descrevia formulações de porcelanas feldspáticas com uma ampla faixa de coeficientes de expansão que também se ligavam quimicamente e eram termicamente compatíveis com as ligas existentes na época. A primeira porcelana comercial foi desenvolvida pela VITA Zahnfabrik por volta de 1963. Embora os primeiros produtos de porcelana VITA fossem conhecidos por suas propriedades estéticas, a introdução subsequente da porcelana mais versátil Ceramco (Dentsply Sirona) exibiu um comportamento de expansão térmica que permitiu que essa porcelana fosse usada com segurança com uma ampla variedade de ligas. Desenvolvimentos significativos nas áreas de propriedades, *design* e desempenho do MC, como opalescência, técnicas especializadas de coloração interna, porcelanas resistentes ao esverdeamento,

margens de juntas de porcelana e porcelanas de ombro, melhoraram significativamente a aparência geral e a "vitalidade" de coroas e pontes MC e a sobrevivência clínica dessas restaurações.

Em 1965, McLean e Hughes introduziram coroas de porcelana resistentes à fratura feitas de cerâmica de núcleo aluminoso dentária, uma matriz de vidro contendo de 40 a 50% em peso de enchimentos de Al_2O_3. Uma faceta de porcelana feldspática foi necessária para obter uma estética aceitável devido à aparência branca como giz do material do núcleo de porcelana aluminosa. Um relatório de taxa de fratura de 5 anos mostrou apenas 2% para coroas anteriores, mas inaceitáveis 15% quando porcelana aluminosa foi usada para coroas de molares. A contração de **sinterização** relativamente grande (cerca de 15 a 20%) do material do núcleo e o uso de uma folha de platina de 20 a 25 μm de espessura dificultam a adaptação marginal, exceto por técnicos de laboratório altamente qualificados. A principal indicação para o uso de coroas de porcelana aluminosa é a restauração de coroas anteriores superiores quando a estética é de suma importância.

Desde a introdução de coroas de porcelana aluminosa e métodos para produzir coroas MC duráveis na década de 1960, melhorias na composição da cerâmica e no método de formação de coroas totalmente cerâmicas aumentaram muito a capacidade de produzir coroas (feitas inteiramente de material cerâmico) mais precisas e resistentes a fraturas. Um sistema totalmente cerâmico desenvolvido controlando a cristalização de um vidro (Dicor) foi demonstrado por Adair e Grossman em 1984 e, posteriormente, uma versão de vitrocerâmica usinável (Dicor MGC), que tinha um volume de cristal de fluormica tetrassilícica de aproximadamente 70%. No início da década de 1990, foi introduzida uma vitrocerâmica prensada (IPS Empress), que continha aproximadamente 34% vol. de leucita. Uma vitrocerâmica prensada mais resistente a fraturas (IPS Empress 2), contendo aproximadamente um volume de 70% de cristais de dissilicato de lítio, foi introduzida no final da década de 1990. Esse núcleo cerâmico tem sido usado para próteses fixas (PFs) de três unidades tão posteriores quanto o segundo pré-molar. Outros sistemas baseados em Al_2O_3 e zircônia serão discutidos posteriormente. Progresso significativo foi feito em direção ao objetivo de desenvolver cerâmicas de revestimento menos abrasivas.

Nas seções seguintes, a discussão se concentrará em sistemas MC, sistemas totalmente cerâmicos, mecanismos de reforço cerâmico e indicações para o uso de materiais cerâmicos com mais detalhes.

Sistemas metalocerâmicos

Vários estudos clínicos confirmaram as altas porcentagens de sobrevida global das próteses MCs. Neste capítulo, o termo *metalocerâmico* ou *MC* é usado como sinônimo de *porcelana metálica fundida* (PFM), embora o primeiro termo seja o descritor mais aceito internacionalmente para esses tipos de sistemas de materiais protéticos. Um estudo clínico revelou que a taxa de fratura de coroas e pontes MCs feitas de uma liga altamente nobre era tão baixa quanto 2,3% após 7,5 anos. A vantagem mais notável das restaurações MCs é sua resistência à fratura. Com superfícies oclusais metálicas, a taxa de fratura em locais posteriores pode ser reduzida ainda mais. Dependendo do material cerâmico usado, outra vantagem potencial do MC sobre as restaurações totalmente cerâmicas é que menos estrutura do dente precisa ser removida para fornecer o volume adequado para a coroa, especialmente se apenas o metal for usado nas superfícies oclusais e linguais e as superfícies de porcelana, as margens articulares são usadas nas superfícies facial e bucal. Tais desenhos também causam menos desgaste do esmalte antagonista do que ocorre quando o esmalte é contraposto por uma superfície cerâmica.

Uma linha escura na margem facial de uma coroa MC associada a um colar de metal ou margem de metal é uma preocupação significativa quando ocorre recessão gengival. Esse resultado estético adverso pode ser minimizado projetando a coroa com uma margem de cerâmica ou usando uma margem de metal em lâmina muito fina que é revestida com porcelana de ombro opaca (Figura 10.4). Essa margem cerâmica deve ser polida e/ou vidrada (*glazed*) para evitar uma superfície rugosa na margem.

Uma das desvantagens mais frequentemente mencionadas é o potencial de alergia ao metal. Tais reações alérgicas são muito raras, exceto, possivelmente, quando são usadas ligas à base de níquel. No entanto, as coroas MCs estão diminuindo em popularidade para uso em restaurações anteriores. Uma melhoria nas propriedades das coroas de cerâmica pura oferece um maior potencial de sucesso em combinar a aparência do dente natural adjacente, especialmente quando um grau relativamente alto de translucidez é desejado. As indicações podem variar de acordo com o paciente, preferência do dentista, oclusão e assim por diante. As coroas MCs são mais usadas para multiunidades ou PFs posteriores.

A seção a seguir enfoca as categorias de cerâmica, requisitos de componentes metálicos, colagem de cerâmica a metal e fabricação de próteses MCs.

> **QUESTÃO IMPORTANTE**
>
> Quais componentes da cerâmica podem causar desgaste excessivo do esmalte dentário?

Tipos de cerâmica

A porcelana odontológica convencional é uma cerâmica vítrea baseada em uma rede de sílica (SiO_2) e feldspato potássico ($K_2O \cdot Al_2O_3 \cdot 6SiO_2$) ou feldspato soda ($Na_2O \cdot Al_2O_3 \cdot 6SiO_2$) ou ambos. O diagrama de fase ternária na Figura 10.5 para o

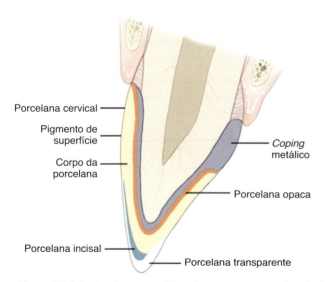

• **Figura 10.4** Ilustração esquemática de uma coroa metalocerâmica (porcelana fundida com metal) com espessura de metal facial de 0,3 a 0,5 mm. É revestido com porcelana opaca de aproximadamente 0,3 mm de espessura, e a porcelana do corpo tem cerca de 1 mm de espessura.

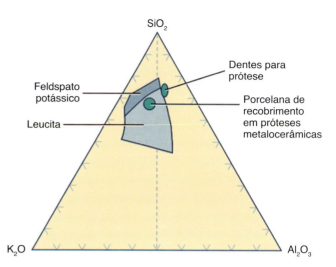

• **Figura 10.5** Principais campos de fase de cerâmicas feldspáticas no sistema ternário K_2O-Al_2O_3-SiO_2.

sistema K_2O-Al_2O_3-SiO_2 mostra os intervalos de composição aproximados de produtos de porcelana feldspática que são usados para próteses MCs e para dentes de prótese. Os feldspatos usados nas porcelanas odontológicas são relativamente puros e incolores. Assim, os pigmentos devem ser adicionados para produzir as tonalidades dos dentes naturais ou a aparência da cor dos materiais restauradores da cor do dente que podem existir nos dentes adjacentes. Também são adicionados opacificantes e modificadores de vidro para controlar a temperatura de fusão, temperatura de sinterização, coeficiente de contração térmica e solubilidade. Esses ingredientes são misturados e queimados em um estado fundido para completar a reação química necessária (fusão) e, então, extintos em água. O produto resultante, chamado de *frit*, é moído em pós finos para aplicação.

Porcelanas feldspáticas

As porcelanas feldspáticas contêm uma variedade de óxidos, incluindo uma matriz de SiO_2 (52 a 65% em peso%), Al_2O_3 (11 a 20% em peso), K_2O (10 a 15% em peso), Na_2O (4 a 15% em peso) e certos aditivos (p. ex., B_2O_3, CeO_2, Li_2O, TiO_2 e Y_2O_3). Essas cerâmicas são chamadas de *porcelanas* porque contêm uma matriz vítrea e uma ou mais fases cristalinas, embora o termo *porcelana* tradicionalmente se refira a produtos que foram produzidos a partir da caulinita ($Al_2O_3 \cdot 2SiO_2 \cdot 2H_2O$), que é um tipo de argila. As composições das cerâmicas de recobrimento (estratificação) usadas para restaurações MCs (Tabela 10.1) geralmente correspondem àquelas usadas anteriormente para recobrimento de cerâmica de núcleo de porcelana aluminosa (ver seção *História da cerâmica dentária*). Para as porcelanas MCs, são necessárias concentrações específicas de soda, potassa e/ou leucita para reduzir a temperatura de sinterização e elevar o coeficiente de expansão térmica a um nível compatível com o do *coping* metálico. As porcelanas opacas também contêm quantidades relativamente grandes de opacificantes de óxido metálico para ocultar o metal subjacente e minimizar a espessura da camada opaca.

O feldspato tem a tendência de formar leucita cristalina ($K_2O \cdot Al_2O_3 \cdot 4SiO_2$) quando fundido. A leucita é um mineral de silicato de potássio-alumínio com alto coeficiente de expansão térmica (20 a 25 × 10^{-6}/K) em comparação com a porcelana de feldspato (8,6 × 10^{-6}/K). Quando o feldspato é aquecido a temperaturas entre 1.150 e 1.530°C, esse material sofre fusão

Tabela 10.1	Composição de cerâmicas selecionadas (% peso).							
	PORCELANATO A VÁCUO DE BAIXA FUSÃO			PORCELANA METALOCERÂMICA			PIQ VITRO-CERÂMICA	FAP VITRO-CERÂMICA
				Baixa fusão			iPs e.max Press (baseado em $Li_2O\cdot2SiO_2$)	iPs e.max Ceram Faceta Cerâmica
Componente	Porcelana aluminosa	Dentina	Esmalte	Dentina	Esmalte	Fusão ultrabaixa		
SiO_2	35	66,5	64,7	59,2	63,5	60 a 70	57 a 80	45 a 70
Al_2O_3	53,7	13,5	13,9	18,5	18,9	5 a 10	0 a 5	5 a 22
CaO	1,1	2,1	1,8	–	–	1 a 3	–	1 a 11
Na_2O	2,8	4,2	4,8	4,8	5,0	10 a 15	–	4 a 13
K_2O	4,2	7,1	7,5	11,8	12,3	10 a 13	0 a 13	3 a 9
B_2O_3	3,2	6,6	7,3	4,6	0,1	0 a 1	–	–
ZnO	–	–	–	0,6	0,1	–	0 a 8	–
ZrO_2	–	–	–	0,4	0,1	0 a 1	0 a 8	–
BaO, Y_2O_3	–	–	–	–	–	0 a 0,2	–	–
SnO_2	–	–	–	–	–	0 a 0,2	–	–
Li_2O	–	–	–	–	–	0 a 1	11 a 19	–
F	–	–	–	–	–	0 a 1	–	0,1 a 2,5
P_2O_5	–	–	–	–	–	–	0 a 11	0,5 a 6,5
Sb_2O_3	–	–	–	–	–	0 a 1	–	–
CeO_2	–	–	–	–	–	0 a 0,2	–	–
TiO_2	–	–	–	–	–	1 a 3	–	–
Pigmentos/ outro	–	–	–	–	–	–	0 a 8/0 a 10	0 a 3
Temperatura de sinterização/ queima (°C)	980	980	950	900	900	650 a 700	945	750

FAP, fluorapatita; *PIQ*, prensado isostaticamente a quente.

incongruente para formar cristais de leucita em um vidro líquido. A fusão incongruente é o processo pelo qual um material funde para formar um líquido mais um material cristalino diferente. A formação de leucita durante a fusão controla a expansão térmica da porcelana durante a colagem a um *coping* metálico. A leucita foi adicionada em porcelanas de feldspato para controlar seus coeficientes de contração térmica.

As porcelanas feldspáticas não podem ser classificadas como vitrocerâmicas porque a formação de cristais não ocorre através de nucleação controlada, formação de cristais e crescimento. Existem quatro tipos de porcelanas feldspáticas: (1) cerâmicas de ultrabaixa e baixa fusão, (2) cerâmicas especiais de baixa fusão (porcelanas de ombro e cerâmicas *wash-coat*), (3) **cerâmica para pigmentação** e (4) **cerâmica para glaze** (*autoglaze* e adição de *glaze*).

O tipo de partícula e o tamanho das cargas de cristal influenciam muito a abrasividade potencial da prótese cerâmica. Assim, a abrasividade da superfície acabada dependerá da presença ou ausência de cargas cristalinas. Quando a porcelana opaca das restaurações MCs fica exposta como resultado da perda da faceta, o desgaste excessivo do esmalte pode ocorrer pelo contato direto de dois corpos com a porcelana opaca. Quando se examina a literatura de pesquisa investigando o potencial de dano abrasivo do esmalte, a ênfase deve ser colocada em estudos clínicos que descrevam claramente a história do preparo da camada superficial externa.

Cerâmicas de recobrimento ("porcelanas") para metais têm coeficientes de expansão e contração mais altos do que as cerâmicas usadas para recobrir cerâmicas de núcleo de alumina ou zircônia. Elas não devem ser submetidas a queimas repetidas não essenciais, pois isso pode levar à desvitrificação e aumento do risco de turvação dentro da porcelana, além de possíveis alterações no coeficiente de expansão térmica (α_c) e coeficiente de contração térmica (α_c). Uma combinação adequada dessas propriedades térmicas da liga e da porcelana é imperativa para reduzir o risco de lascamento ou rachadura das facetas cerâmicas, seja durante o resfriamento das temperaturas de sinterização ou vitrificação (*glazing*), ou em algum momento posterior em serviço clínico.

Cerâmica de fusão ultrabaixa para próteses metalocerâmicas

Em 1992, Duceram LFC (cerâmica de baixa fusão; Dentsply Sirona) foi comercializado como uma cerâmica de ultrabaixa fusão para **próteses metalocerâmicas** com três características únicas: (1) a cerâmica é baseada em um vidro hidrotérmico no qual a água é incorporada na estrutura de vidro de silicato para produzir grupos hidroxila sem ponte que rompem a rede vítrea, diminuindo a temperatura de transição vítrea, a viscosidade e a temperatura de queima e aumentando o coeficiente de expansão térmica (CET) para permitir o uso como folheado para certos metais de baixa expansão; (2) esses tipos de cerâmica também são considerados "autoregenerativos" por meio de um processo de formação de uma camada hidrotermal de 1 μm de espessura ao longo da superfície cerâmica; e (3) o tamanho extremamente pequeno das partículas de cristal (400 a 500 nm) aumenta a opalescência da cerâmica ao refletir matizes de luz azul da superfície e matizes amarelos do interior da cerâmica. Outras cerâmicas de ultrabaixa fusão (temperaturas de sinterização abaixo de 850°C), que geralmente são chamadas de *cerâmicas de baixa fusão,* foram introduzidas com vidros de revestimento que são considerados mais gentis com o esmalte dentário oposto, seja porque são predominantemente um vidro material de fase ou porque contêm partículas de cristal muito pequenas.

A maioria das cerâmicas de fusão ultrabaixa tem microestruturas que exibem uma dispersão bem distribuída de pequenas partículas de cristal, ou poucos ou nenhum cristal. Os estudos de desgaste são promissores em vários casos em relação ao desgaste do esmalte causado por essas cerâmicas, embora nem todas as cerâmicas de fusão ultrabaixa apresentem esse nível reduzido de abrasividade. As cerâmicas de fusão ultrabaixa contêm menos Al_2O_3 e maiores concentrações de CaO, K_2O, Li_2O e Na_2O (ver Tabela 10.1).

As cerâmicas de dentina e esmalte de fusão ultrabaixa podem ser mais fáceis de polir e podem produzir superfícies mais lisas e menos abrasivas do que as porcelanas convencionais de baixa e média fusão. Devido à sua menor concentração de cristais de leucita em comparação com as porcelanas convencionais, elas apresentam menores coeficientes de expansão e contração. Suas temperaturas de sinterização mais baixas oferecem oportunidades para uso com ligas que têm temperaturas de fusão mais baixas, como ligas de ouro Tipo 2 e 4, cujas composições devem ser modificadas para garantir a ligação química adequada e coeficientes de expansão e contração térmica compatíveis.

Modificadores de vidro

A temperatura de sinterização da sílica cristalina é muito alta para uso em camadas estéticas de revestimento em ligas de fundição dentária. A tais temperaturas, as ligas derreteriam. Além disso, o coeficiente de contração térmica da sílica cristalina é muito baixo para essas ligas. As ligações entre tetraedros de sílica podem ser quebradas pela adição de íons de metais alcalinos, como sódio, potássio e cálcio. Esses íons estão associados aos átomos de oxigênio nos cantos dos tetraedros e à interrupção das ligações oxigênio-silício. Como resultado, a rede de sílica tridimensional (3D) contém muitas cadeias lineares de tetraedros de sílica que são capazes de se mover mais facilmente em temperaturas mais baixas do que os átomos que estão presos na estrutura 3D dos tetraedros de sílica. Essa facilidade de movimento é responsável pelo aumento da fluidez (diminuição da viscosidade), menor temperatura de amolecimento e aumento da expansão térmica conferida pelos modificadores de vidro. No entanto, uma concentração muito alta de modificador reduz a durabilidade química (resistência ao ataque por água, ácidos e álcalis) do vidro. Além disso, se muitos tetraedros forem rompidos, o vidro pode cristalizar (desvitrificar) durante as operações de queima da porcelana. Portanto, um equilíbrio entre uma faixa de fusão adequada e uma boa durabilidade química deve ser mantido.

O óxido bórico (B_2O_3) pode se comportar como um modificador de vidro para diminuir a viscosidade, diminuir a temperatura de amolecimento e formar uma rede de vidro. Como o óxido bórico forma uma rede separada intercalada com a rede de sílica, esse óxido ainda interrompe a rede de sílica mais rígida e diminui o ponto de amolecimento do vidro. A água, que não é uma adição intencional à porcelana dentária, pode se tornar um modificador. O íon hidrônio, H_3O^+, pode substituir o sódio ou outros íons metálicos em uma cerâmica que contém modificadores de vidro. Isso explica o fenômeno de "lento crescimento de trincas" de cerâmicas expostas a tensões de tração e ambientes úmidos. A água também pode ser responsável por falhas ocasionais a longo prazo de restaurações de porcelana, após vários anos de serviço. O papel da alumina (Al_2O_3) na formação do vidro é complexo. A alumina não é um verdadeiro formador de vidro, mas pode participar da rede de vidro para alterar o ponto de amolecimento e a viscosidade.

Os fabricantes empregam modificadores de vidro para produzir porcelanas odontológicas com temperaturas de queima variadas. As porcelanas odontológicas são classificadas de acordo com suas temperaturas de queima. Uma classificação típica é dada na Tabela 10.2. Os tipos de fusão média e alta são usados para a produção de dentes de prótese. As porcelanas de fusão baixa e ultrabaixa são usadas como cerâmica de recobrimento para a construção de coroas e pontes. Algumas das porcelanas de fusão ultrabaixa são usadas para titânio e ligas de titânio por causa de seus coeficientes de baixa contração que se aproximam dos metais, e porque as baixas temperaturas de queima reduzem o risco de crescimento do óxido metálico. No entanto, algumas dessas porcelanas de fusão ultrabaixa contêm leucita suficiente para elevar seus coeficientes de contração térmica tão altos quanto os das porcelanas convencionais de baixa fusão.

Esmaltes e cerâmicas coloridas

Para garantir a durabilidade química adequada, é preferível um esmalte de porcelana próprio a um esmalte complementar. Uma fina camada externa de material vítreo é formada durante um procedimento de queima a uma temperatura e tempo que causam amolecimento localizado da fase vítrea. O material de pasta de esmalte que é aplicado na superfície da porcelana contém mais modificadores de vidro e, portanto, tem uma temperatura de queima mais baixa. Tenha em mente que maiores proporções de modificador de vidro tendem a reduzir a resistência dos esmaltes aplicados à lixiviação por fluidos orais.

> **QUESTÃO IMPORTANTE**
>
> Como o grau de sinterização é controlado, e qual parâmetro define a sinterização completa?

A estética das porcelanas para próteses MCs e cerâmicas, facetas e dentes protéticos pode ser aprimorada pela aplicação de manchas e esmaltes para proporcionar uma aparência mais

Tabela 10.2	Classificação de cerâmica dentária por temperatura de sinterização.	
Classe	Aplicações	Faixa de temperatura de sinterização
Alta fusão	Dentes de prótese total e alumina totalmente sinterizada e cerâmica de núcleo de zircônia	> 1.300°C (> 2.372°F)
Média fusão	Dentes de prótese total, zircônia pré-sinterizada	1.101 a 1.300°C (2.013 a 2.372°F)
Baixa fusão	Coroa e ponte em cerâmica	850 a 1.100°C (1.563 a 2.012°F)
Ultrabaixa fusão	Coroa e ponte em cerâmica	< 850°C (< 1.562°F)

realista. As manchas são simplesmente esmaltes coloridos que também estão sujeitos aos mesmos problemas de durabilidade química. No entanto, a maioria dos esmaltes atualmente disponíveis parece ter durabilidade adequada se forem produzidos em espessuras de 50 μm ou mais. Para fazer cerâmica de revestimento sombreado para simular manchas em dentes naturais, os pigmentos de coloração são primeiro fundidos com feldspato, moídos em pó fino e, em seguida, misturados com a frita em pó não pigmentada para fornecer o tom e o croma adequados. Exemplos de óxidos metálicos e suas respectivas contribuições de cor para a porcelana incluem óxido de ferro ou níquel (marrom), óxido de cobre (verde), óxido de titânio (marrom amarelado), óxido de manganês (lavanda) e óxido de cobalto (azul). A opacidade pode ser obtida pela adição de óxido de cério, óxido de zircônio, óxido de titânio ou óxido de estanho.

Um método para garantir que as manchas de caracterização aplicadas sejam permanentes é usá-las internamente. A coloração interna e a caracterização podem produzir um resultado realista, particularmente quando as linhas de esmalte simuladas e outras características são incorporadas à porcelana em vez de meramente aplicadas à superfície. A desvantagem da coloração e caracterização interna é que a porcelana deve ser completamente descascada se a cor ou a caracterização for inaceitável.

A porcelana feldspática autovitrificada (*autoglazed*) é mais forte do que a porcelana não vidrada. O esmalte é eficaz na vedação de falhas da superfície e na redução das concentrações de tensão. A Figura 10.6 mostra uma coroa MC com uma superfície de porcelana autovitrificada devidamente queimada. Se o esmalte for removido por trincamento, a resistência transversal pode ser apenas metade da amostra com a camada de *glaze* intacta. No entanto, os resultados de estudos recentes indicam que as porcelanas com superfícies altamente polidas apresentam resistências comparáveis às de corpos de prova que foram polidos e *glazed*. Essa observação é de importância clínica. Após a restauração de porcelana ser cimentada na boca, a prática comum do dentista é ajustar a oclusão retificando a superfície da porcelana com uma broca diamantada. Esse procedimento enfraquece a porcelana com superfície rugosa que pode causar maior desgaste do esmalte. Existem kits comerciais de acabamento e polimento disponíveis para vários tipos de cerâmicas (ver Capítulo 16). Uma superfície mais lisa também reduz os danos causados por abrasão aos dentes ou restaurações opostas.

Acredita-se que o *glazing* da porcelana feldspática elimine as falhas da superfície e produza uma superfície mais lisa.

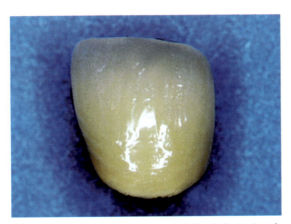

• **Figura 10.6** Faceta cerâmica autovitrificada (*autoglazed*).

No entanto, um método ideal para produzir a superfície mais lisa no menor tempo não foi estabelecido. O polimento fino de uma superfície áspera, seguido de *glaze*, logicamente produzirá uma superfície mais lisa do que o polimento sozinho, jateamento de areia, seguido de vitrificação (*glaze*) ou esmerilhamento de diamante, seguido de vitrificação (*glaze*). No entanto, mesmo que se polir e/ou colocar *glaze* em uma superfície de porcelana, a superfície se decompõe lenta ou acentuadamente na presença de líquidos em nossas dietas diárias, incluindo ácidos como ácido cítrico e ácido acético. Estudos mostraram que essas facetas irão se corroer ao longo do tempo, com a exposição constante a flutuações nas mudanças de pH da dieta e com o desgaste oclusal.

Requisitos do componente metálico

Muitas ligas estão disponíveis para serem revestidas com porcelanas de baixa e ultrabaixa fusão. As composições das ligas controlam a fundibilidade, a capacidade de adesão à porcelana e a magnitude das tensões que se desenvolvem nas porcelanas durante o resfriamento a partir da temperatura de sinterização. Uma lista de tipos de ligas típicos vendidos por um fabricante é apresentada na Tabela 10.3, com as propriedades relevantes da respectiva liga. O leitor deve consultar o Capítulo 9, para uma descrição de outros sistemas e os efeitos e propósitos dos metais constituintes.

O metal deve ter uma faixa de fusão mais alta, com temperatura de *solidus* maior que a temperatura de sinterização da cerâmica para evitar escorrimento, fluência (ver Figura 9.2) ou fusão do *coping* ou estrutura durante a sinterização e/ou vitrificação (*glazing*). Essa deformação não ocorre em temperaturas orais. Além disso, para ligas de ouro, uma pequena quantidade (cerca de 1%) de elementos de metais básicos, como ferro, índio e estanho, é adicionada para formar uma camada de óxido superficial durante o chamado tratamento de "desgaseificação". A *desgaseificação* é um nome impróprio porque o objetivo principal é produzir um óxido metálico aderente na superfície para facilitar a ligação à porcelana. Outras propriedades das ligas de particular importância são o módulo de elasticidade e a resistência à prova (resistência ao escoamento), que devem ser altos o suficiente para resistir à deformação, e o coeficiente de expansão térmica (CET) deve ser próximo ao das cerâmicas. Essas propriedades, além da camada de óxido, são discutidas na seção a seguir.

> **QUESTÃO IMPORTANTE**
>
> Quais são as três condições que controlam a durabilidade da ligação cerâmica a um *coping* de metal oxidado?

Aderência da porcelana ao metal

Uma ligação durável entre a cerâmica e o metal é o principal requisito para o sucesso de uma restauração MC. Quando o pó cerâmico é levado à temperatura de sinterização, ele derrete e molha as superfícies metálicas. A cerâmica em fase líquida preenche, então, a rugosidade da superfície do *coping* metálico. Enquanto isso, a fase líquido-vidro reage com o óxido metálico e forma uma camada intermediária que adere fortemente à cerâmica e ao *coping* metálico. Quando a prótese sinterizada MC é resfriada à temperatura ambiente, a ligação entre o metal e a cerâmica pode permanecer intacta ou se separar, dependendo da

Tabela 10.3 — Composição e propriedades de ligas típicas para próteses metalocerâmicas (MC).

Produto comercial (liga)	Principais elementos	Metal nobre (peso %)	Classe ADA	2% tensão de prova (MPa)	Alonga-mento (%)	Dureza (NDV)	Módulo de elasticidade (GPa)	CET (25 a 500°C) 10^{-6}/K	CET (25 a 600°C) 10^{-6}/K
Brite Gold	Au-Pt-In	99,0	AN	230	15	100	79	14,8	15
Brite GoldXH	Au-Pt	97,9	AN	355 a 427	11	180	107	14,4	14,7
Golden Ceramic	Au-Pt-Pd	97,4	AN	360	12	165	64	14,6	14,7
Aquarius Hard	Au-Pt-Pd	97,2	AN	455	12	205	88	14,5	14,8
Aquarius	Au-Pt-In	97 a 98	AN	320	12,0	160	79	14,6	14,8
IPS d.SIGN 98	Au-Pt	98	AN	510	8	220	80	14,3	14,6
Y	Au-Pt-Pd	96,8	AN	320	12	160	81	14,6	14,8
Aquarius XH	Au-Pt-Pd	96,8	AN	510	7	220	83	14,1	14,4
Y-2	Au-Pt-Pd	94,6	AN	380	12	155	83	15	15,1
Y-Lite	Au-Pd-Ag	93,8	AN	500	14	225	88	13,9	14,1
Sagittarius	Au-Pd-Pt	95,8	AN	580	10	245	94	14,0	14,3
Y-1	Au-Pd-Pt	87,4	AN	340	15	185	99	14,8	15,0
IPS d.SIGN 96	Au-Pd-Pt	87,7	AN	405	15	214	92	14,3	14,5
IPS d.SIGN 91	Au-Pd-In	90,6	AN	570	31	250	136	14,2	14,4
W	Au-Pd-Ag	80,4	AN	455	21	220	113	14,2	14,5
W-5	Au-Pd-Ag	78,2	AN	530	20	255	118	14	14,2
Lodestar	Au-Pd-In	90,0	AN	495	20	240	98	14,1	14,3
W-3	Au-Pd-In	88,3	AN	495	17	225	128	13,9	14,1
W-2	Au-Pd-Ag	85,3	AN	640	20	205	113	14,2	14,6
Evolution Lite	Au-Pd-In-Ag	89,6	AN	375	11	280	130	14,2	14,5
Capricorn	Pd-In-Ga-Au	84,1	N	525	21	260	101	14,3	14,5
IPS d.SIGN 84	Pd-In-Au-Ag	84,2	N	485	29	295	117	13,8	14,0
IPS d.SIGN 67	Pd-Ag-Sn-Au	66,7	N	545	15	240	104	13,9	14,2
Spartan Plus	Pd-Cu-Ga-Au	80,8	N	795	20	310	97	14,3	14,6
Capricorn 15	Pd-Ag-Au-Pd	66,9	N	490	21	255	101	14,3	14,5
Aries	Pd-Ag-Sn	63,7	N	415	46	185	98	14,7	14,8
IPS d.SIGN 59	Pd-Ag-Sn	59,2	N	490	14	230	139	14,5	14,8
IPS d.SIGN 53	Pd-Ag-Sn-In	53,8	N	545	13	250	132	14,8	14,9
W-1	Pd-Ag-Sn	53,3	N	485	11	240	114	15,2	15,4
Calisto CP+	Co-Pd-Cr-Mo	25	N	640	10	365	180	14,4	14,9
Pisces Plus	Ni-Cr-W	0	PB	600	10	280	183	14,1	14,4
IPS d.SIGN 15	Ni-Cr-Mo	0	PB	340	13	200	200	13,9	14,2
IPS d.SIGN 30	Co-Cr-Mo	0	PB	520	6	375	234	14,5	14,7

ADA, American Dental Association; *CET*, coeficiente de expansão térmica; *AN*, altamente nobre; *N*, nobre, *PB*, predominantemente metal básico; *NDV*, número de dureza Vickers.

extensão da diferença entre seus CETs. Esses fenômenos, que ocorrem durante o ciclo de sinterização e resfriamento, constituem os três fatores que controlam a durabilidade da colagem MC: intertravamento mecânico, colagem química e compatibilidade térmica.

Lembre-se da discussão nos Capítulos 2 e 6 que o intertravamento mecânico ocorre quando há rugosidade da superfície.

Existem algumas evidências para apoiar a ligação MC através de um mecanismo de intertravamento mecânico. Uma liga Pd-Ag foi encontrada para formar nódulos metálicos na superfície através de um mecanismo de fluência. Esses nódulos provavelmente fornecem retenção mecânica suficiente para uso clínico porque essa liga foi usada por muitos anos sem ocorrência de problemas (ver Figura 9.3).

> **QUESTÃO IMPORTANTE**
>
> Que condição é exigida dos metais fundidos para obter ligação iônica e/ou covalente à porcelana de revestimento?

Conforme descrito, os óxidos metálicos funcionam como agentes de acoplamento na ligação da cerâmica ao metal. O comportamento de oxidação dessas ligas determina em grande parte seu potencial de ligação com a porcelana. Pesquisas sobre a natureza da aderência do MC indicaram que as ligas que formam óxidos aderentes durante o ciclo de oxidação também formam uma boa ligação à porcelana, enquanto as ligas com óxidos pouco aderentes ou má ligação da porcelana ao óxido (Figura 10.7) formam umedecimento deficiente. Embora se acredite que a espessura do óxido interfira no processo, não há evidências suficientes para apoiar essa teoria. Em vez disso, a qualidade do óxido e a adesão desse óxido ao substrato metálico parecem ser os fatores mais importantes. Essa ligação porcelana-metal é primariamente iônica, mas provavelmente também possui um caráter covalente e é capaz de se formar em superfícies lisas, onde existe pouca oportunidade de intertravamento mecânico.

Há uma pequena diferença no CET entre o metal e a cerâmica; geralmente, o metal tem um valor superior ao da cerâmica. Durante o resfriamento à temperatura ambiente, a dimensão do *coping* metálico torna-se menor em relação à cerâmica, e vice-versa. Isso significa que algum ajuste na dimensão na interface deve ocorrer para manter o metal e a cerâmica unidos enquanto esfriam. O *coping* de metal precisa ser esticado de alguma forma e a cerâmica precisa ser comprimida. Um cenário possível é que a cerâmica estique o *coping* metálico enquanto o *coping* metálico comprime a cerâmica. Esse arranjo resulta em tensões desenvolvidas em torno da interface. Por exemplo, uma diferença nos coeficientes de contração térmica de $1,7 \times 10^{-6}$/K pode produzir uma tensão de cisalhamento de 280 MPa na porcelana próxima à interface MC quando a porcelana é resfriada de 954°C até a temperatura ambiente. Se a resistência ao cisalhamento à ruptura for muito inferior a 280 MPa, essas tensões, resultantes da contração térmica, provavelmente causariam falha espontânea da ligação ou rachadura da cerâmica de revestimento.

As tensões de tração induzidas dentro da restauração por forças oclusais seriam adicionadas às tensões térmicas residuais. No entanto, para sistemas MCs que têm uma diferença média do coeficiente de contração de $0,5 \times 10^{-6}$/K ou menos (entre 600°C e temperatura ambiente), é improvável que ocorra fratura, exceto em casos de concentração de tensão extrema ou altas forças intraorais. Eles são conhecidos como *sistemas termicamente compatíveis*. Muitas restaurações feitas de combinações de metal e porcelana com diferenças de coeficiente de contração entre 0,5 e $1,0 \times 10^{-6}$/K são conhecidas por sobreviver por muitos anos. A maioria dos pacientes gera forças de mordida típicas de 400 a 800 N entre os dentes molares e forças muito menores entre os pré-molares e entre os dentes anteriores. Assim, um número bastante pequeno de pacientes terá capacidades de força de mordida que provavelmente causarão fratura de coroas ou pontes MCs, mesmo quando tensões residuais de incompatibilidade térmica estiverem presentes. Como regra geral, forças menores são geradas por crianças menores, pacientes do sexo feminino, mordida mais fechada, oclusão entre dentes naturais, prótese total e prótese parcial fixa.

O termo geral *compatibilidade* foi usado na ISO 9693-1:2012 Odontologia – Teste de Compatibilidade – Parte 1: Sistemas MC, que descrevem um teste de resistência à descolagem/iniciação de rachaduras, para identificar a capacidade do sistema MC de demonstrar adesão da cerâmica ao óxido metálico e ausência de formação de trincas associadas a tensões causadas por diferenças de expansão e contração térmicas.

> **QUESTÃO IMPORTANTE**
>
> Por que a diferença de CETs entre o *coping* metálico e o respectivo revestimento cerâmico deve ser pequena?

Outras propriedades igualmente importantes dos sistemas MCs são o limite proporcional (ou limite de escoamento) e o módulo de elasticidade do *coping* metálico. Ligas com alto módulo também reduzirão a distribuição de tensão da oclusão para a cerâmica. Um alto limite proporcional também evita que o *coping* metálico se deforme plasticamente.

Vários testes têm sido recomendados para medir a resistência de união; entretanto, os valores de resistência obtidos podem não representar a verdadeira resistência da união. Dependendo da diferença de CETs do metal e da cerâmica, a tensão residual evolui durante o resfriamento. Se uma tensão de compressão residual evoluir na porcelana, adjacente à região interfacial, resultará um valor de resistência de união mais alto, assumindo que um teste válido seja usado para produzir fratura interfacial. Uma fratura que se inicia longe da interface não prova necessariamente que a resistência de união interfacial seja maior que a resistência de coesão do metal ou da cerâmica. Essa fratura pode ser causada meramente por desalinhamento do carregamento ou distribuições de tensões não intencionais, de modo que as tensões máximas de tração ou cisalhamento não ocorram na região interfacial, ou pode resultar de falhas de superfície que favorecem a separação da interface.

Para que uma ligação MC seja mantida ao longo do tempo, deve haver tensões de cisalhamento residuais mínimas na porcelana após o resfriamento da temperatura de sinterização. Uma distribuição de tensão desfavorável durante o processo de resfriamento pode resultar em fratura imediata ou tardia da porcelana. Assim, para uma restauração MC bem-sucedida, é necessária uma forte ligação interfacial e compatibilidade térmica.

Confecção de próteses metalocerâmicas

A fabricação de próteses MCs envolve um processo de duas etapas: fabricação da subestrutura metálica e queima da cerâmica de recobrimento. As subestruturas metálicas são construídas usando a técnica de cera perdida, *computer-aided design/*

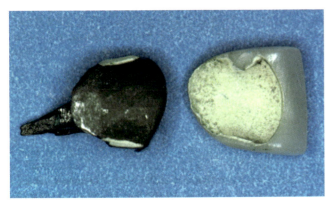

• **Figura 10.7** Falha de adesão da prótese metalocerâmica e o pino e núcleo.

computer-aided manufacturing (CAD-CAM) ou impressão 3D, que é seguida por acabamento, polimento e oxidação para obter uma camada de óxido superficial. A aplicação do folheado cerâmico pode ser feita por condensação manual ou por prensagem a vácuo de lingotes cerâmicos.

Condensação manual de porcelana

A cerâmica para recobrimento de próteses MCs, bem como para outras aplicações, é fornecida na forma de um pó fino que é misturado com água ou outro veículo e condensado na forma desejada. As partículas de pó têm uma distribuição de tamanho particular para produzir a porcelana mais densamente compactada quando adequadamente condensada. A condensação adequada e completa também é crucial para obter uma compactação densa das partículas de pó. A compactação densa reduz a contração de queima e reduz a porosidade na cerâmica queimada. Essa condensação pode ser obtida por vários métodos, incluindo as técnicas de vibração, espatulação e uso de pincel.

Procedimento de sinterização (queima)

As reações termoquímicas entre os componentes da cerâmica são virtualmente completadas durante o processo original de fabricação das *frits*. Assim, o objetivo da queima é sinterizar as partículas cerâmicas por uma combinação específica de tempo e temperatura para formar a prótese. Para porcelanas de baixa fusão, a massa de porcelana condensada é colocada na frente ou abaixo da mufla de um forno preaquecido a aproximadamente 650°C. Esse procedimento de preaquecimento permite que a água restante na massa cerâmica condensada se dissipe. A colocação da massa condensada diretamente em um forno moderadamente quente resulta em uma rápida produção de vapor, introduzindo, assim, vazios ou fraturando grandes seções do folheado. Após preaquecimento por aproximadamente 5 minutos, a porcelana é colocada no forno e o ciclo de queima é iniciado.

Na temperatura inicial de queima, os vazios são ocupados pela atmosfera do forno. À medida que a sinterização das partículas começa, as partículas de porcelana se fundem em seus pontos de contato e a estrutura encolhe e se densifica. À medida que a temperatura aumenta, o vidro sinterizado flui gradualmente para preencher os espaços de ar. O ar ainda pode ficar preso porque a massa fundida é muito viscosa para permitir que todo o ar escape. Uma ajuda na redução da porosidade em porcelanas odontológicas é a queima a vácuo. A sinterização está completa quando a estrutura atinge 100% da densidade teórica. No entanto, é improvável que isso ocorra mesmo na presença de vácuo, porque a possibilidade de que todos os poros sejam eliminados em condições típicas de sinterização dentária é remota. Algumas bolhas estão presentes, mas são marcadamente menores do que as obtidas com o método usual de queima de ar. Em uma condição de 95 a 99% de densidade teórica, a cerâmica de recobrimento dentário é considerada madura ou totalmente sinterizada.

Em alguns casos, são necessárias múltiplas queimas para confeccionar uma prótese, como a aplicação de uma camada de mancha para ajuste de cor ou para caracterização com linhas de mancha ou trincas finas. Várias reações químicas ocorrem ao longo do tempo em temperaturas de queima da porcelana, e de particular importância são os aumentos na concentração de leucita cristalina. A presença de conteúdo de leucita pode alterar o coeficiente de contração térmica da porcelana. Algumas porcelanas sofrem um aumento de cristais de leucita após múltiplas queimas que aumentarão sua CET. Se o coeficiente de expansão aumentar acima do metal, a incompatibilidade de expansão

entre a porcelana e o metal pode produzir tensões durante o resfriamento que são suficientes para causar a formação imediata ou tardia de trincas na porcelana.

Resfriamento

O resfriamento adequado de uma restauração de porcelana desde a temperatura de queima até a temperatura ambiente é assunto de considerável importância. A fratura catastrófica do vidro que foi submetido a mudanças repentinas de temperatura é uma experiência suficientemente familiar para que a maioria dos clínicos seja cautelosa em expor a porcelana dentária ao resfriamento rápido (choque térmico) após a queima. O resfriamento da porcelana odontológica, entretanto, é uma questão complexa, principalmente quando a porcelana é colada a um substrato metálico. Múltiplas queimas de uma restauração MC podem fazer com que o coeficiente de contração térmica da porcelana aumente e pode realmente tornar a cerâmica mais propensa a rachaduras ou fissuras devido ao desenvolvimento de tensão de tração.

A restauração MC mostrada esquematicamente na Figura 10.4 tem uma espessura de metal facial de 0,3 a 0,5 mm. Ela é revestida com porcelana opaca de aproximadamente 0,3 mm de espessura. A porcelana do corpo tem cerca de 1 mm de espessura. Como um metal dúctil é usado como núcleo interno de uma coroa MC, as trincas não se propagam no metal, mas podem progredir através da cerâmica de revestimento ou dentro da região interfacial. Com o *design* adequado e propriedades físicas da porcelana e do metal, a porcelana é reforçada para que a fratura frágil da faceta possa ser evitada ou pelo menos minimizada. Embora a maioria das restaurações MCs envolvam *copings* metálicos fundidos, várias novas abordagens não fundidas (eletrodeposição, fresagem, estampagem e polimento) para a fabricação de subestruturas metálicas foram desenvolvidas nos últimos anos. A resistência à fratura das próteses MCs feitas com esses metais centrais é muito menos confiável em comparação com aquelas feitas de *copings* e estruturas tradicionais de metal fundido.

Sistemas cerâmico-cerâmico ou totalmente cerâmico

Desenvolvimentos recentes em produtos cerâmicos com melhor resistência à fratura, tecnologia avançada de CAD-CAM e excelente capacidade estética levaram a um aumento significativo no uso de produtos cerâmicos ou totalmente cerâmicos. As coroas e pontes cerâmicas têm sido amplamente utilizadas desde o início do século XXI. Uma das primeiras cerâmicas de núcleo prensadas isostaticamente a quente (PIQ) foi a IPS Empress, uma vitrocerâmica à base de leucita. Devido à resistência à flexão e à fratura relativamente baixas desse material, essa vitrocerâmica foi limitada a restaurações unitárias anteriores. Outras cerâmicas limitadas a restaurações unitárias foram a porcelana aluminosa Vitadur N; cerâmica sem contração de magnésia-alumina Cerestore; e Dicor, uma vitrocerâmica à base de fluormica tetrassilícica. Embora esses materiais tenham apresentado taxas de sucesso razoavelmente boas por alguns anos, suas limitações lentas, porém seguras, levaram ao desenvolvimento de cerâmicas mais fortes e resistentes que permitiram uma gama mais ampla de usos.

Vitrocerâmicas

Vitrocerâmica é um material que é feito no formato desejado como um vidro, depois submetido a tratamento térmico para induzir a desvitrificação parcial (ou seja, perda de estrutura vítrea por cristalização do vidro). As partículas cristalinas, agulhas ou placas formadas durante esse processo de tratamento térmico interrompem a propagação de trincas no material quando uma força intraoral é aplicada, promovendo aumento de resistência e tenacidade. O uso de vitrocerâmica na odontologia foi proposto pela primeira vez por MacCulloch, em 1968. Ele usou um processo contínuo de moldagem de vidro para produzir dentes de prótese. Ele também sugeriu que a fabricação de coroas e incrustações por fundição centrífuga de vidro fundido era possível.

O primeiro **material cerâmico moldável** comercialmente disponível para uso odontológico, Dicor, foi desenvolvido pela Corning Glass Works e comercializado pela Dentsply International. Dicor era um vidro fundido que continha 55% em volume de fluormica tetrassilícica ($KMg_{2.5}Si_4O_{10}F_2$) e era formado em *inlay,* faceta ou restauração de coroa total por um processo de fundição por cera perdida semelhante ao empregado em metais. Esse produto foi derivado do sistema cerâmico quaternário, K_2O-MgF_2-MgO-SiO_2. Além da resistência à flexão relativamente baixa desse material (110 a 172 MPa) e baixa tenacidade à fratura (1,6 a 2,1 $MPa\bullet m^{1/2}$), a forma original fundida era incolor e as próteses precisavam ser coloridas através da aplicação de uma fina camada de sombreamento de porcelana. Os produtos subsequentes foram fornecidos em tons escuros e claros de vitrocerâmica usinável (MGC, sigla em inglês de *machinable glass ceramics*). A resistência à flexão de Dicor MGC diminuiu em até 88% depois que a superfície de tração foi retificada.

Depois que o núcleo de fundição de vidro ou *coping* foi recuperado do revestimento de fundição, o vidro foi jateado para remover o revestimento de fundição residual e os canais de alimentação (*sprues*) foram cortados suavemente. O vidro foi, então, coberto por um material protetor de "incorporação" e submetido a um tratamento térmico que fez com que cristais microscópicos de fluormica tetrassilícica crescessem dentro da matriz de vidro. Esse processo de nucleação de cristal e crescimento de cristal é chamado de *ceramização*. Uma vez que o vidro se tornou cerâmico, ele foi encaixado nas matrizes preparadas, retificado conforme necessário e revestido com porcelana de revestimento para combinar com a forma e a aparência dos dentes adjacentes. A vitrocerâmica Dicor foi capaz de produzir uma estética notavelmente boa, talvez pelo efeito "camaleão", no qual parte da cor da restauração foi retirada dos dentes adjacentes e dos cimentos coloridos usados para cimentar as restaurações. Quando utilizadas para coroas posteriores, as coroas vitrocerâmicas Dicor foram mais suscetíveis a fraturas do que as coroas anteriores.

Mais recentemente, vitrocerâmicas à base de leucita, dissilicato de lítio e hidroxiapatita têm sido utilizadas. Essas cerâmicas estão disponíveis na forma de pó ou blocos sólidos que podem ser usinados por meio de processos CAD-CAM ou prensados a quente como cerâmica de núcleo ou cerâmica de recobrimento. A condensação e processamento de pós cerâmicos são descritos em uma seção anterior.

Vitrocerâmica prensada isostaticamente a quente (*hot-isostatically pressed glass-ceramics*)

As restaurações com núcleo de vitrocerâmica à base de leucita são indicadas para facetas e coroas anteriores e *inlays, onlays* e coroas de pré-molares. Vitrocerâmicas prensadas a quente contendo leucita têm sido usadas por muitos anos. A tecnologia de prensagem a quente de vitrocerâmicas à base de leucita e dissilicato de lítio está bem estabelecida, e essa tecnologia foi recentemente aplicada à prensagem a quente de cerâmicas folheadas em metais e cerâmicas de núcleo de zircônia. Os produtos à base de leucita mais utilizados são IPS Empress (Ivoclar Vivadent), Cerpress SL (Leach e Dillon), Finesse (DENTSPLY Ceramco) e IPS e.max CAD (Ivoclar Vivadent). Essas vitrocerâmicas contêm aproximadamente 35% em volume de cristais de leucita ($K_2O\bullet Al_2O_3\bullet 4SiO_2$). A cerâmica de camadas de matriz de vidro para esses materiais de núcleo também contém leucita. Essas vitrocerâmicas têm resistência à flexão relativamente baixa ($\leq$ 112 MPa) e tenacidade à fratura (1,3 $MPa\bullet m^{1/2}$); portanto, não são recomendadas para coroas ou pontes de molares. Uma lista parcial de cerâmicas de núcleo HIP é fornecida na Tabela 10.4.

IPS Empress 2 (Ivoclar Vivadent), IPS Eris (Ivoclar Vivadent) e Optec OPC 3 G (Pentron Laboratory Technologies) contêm aproximadamente 65 a 70% em volume de dissilicato de lítio ($Li_2O\bullet 2SiO_2$) como a principal fase cristalina (ver Tabela 10.1). Os materiais de dissilicato de lítio que são utilizados como vitrocerâmicas possuem uma faixa de sinterização estreita, o que torna o processamento de próteses cerâmicas muito sensível à técnica. A Figura 10.8 mostra um corte esquemático de uma coroa de cerâmica pura feita com uma cerâmica de núcleo de dissilicato de lítio. Essa vitrocerâmica é composta por aproximadamente 70% em volume de dissilicato de lítio e 30% em volume de vidro. Essa base de vidro contém pelo menos 4% de ZrO_2, o que pode explicar a resistência aprimorada do material. Essa cerâmica é bastante translúcida, mas é um pouco opaca (Figura 10.9) e uma cerâmica de núcleo mais forte do que a vitrocerâmica à base de leucita (Empress). A resistência média à flexão do dissilicato de lítio é de aproximadamente 350 MPa em comparação com a resistência de 112 MPa das vitrocerâmicas à base de leucita. Essa resistência e uma tenacidade à fratura de 3,3 $MPa\bullet m^{1/2}$ para vitrocerâmicas à base de dissilicato de lítio são geralmente suficientes para a maioria das coroas anteriores e posteriores e para pontes anteriores de três unidades, embora a resistência à flexão e a resistência à fratura de suas cerâmicas de estratificação são substancialmente inferiores. Embora a resistência à fratura do núcleo cerâmico seja moderadamente alta, as próteses estratificadas têm sido relatadas como suscetíveis a lascamento, o que pode exigir substituição ou recontorno das próteses afetadas. Exemplos de rachaduras e lascas dessas próteses são mostrados nas Figuras 10.10, 10.11 e 10.12. Um material de acompanhamento do dissilicato de lítio é o material de silicato de lítio, com alterações mínimas nas propriedades físicas. A última iteração desses vidros de silicato é a adição de metassilicato de lítio aos cristais de dissilicato de lítio com a inclusão de 10% de ZrO_2 na matriz de vidro.

Cerâmicas prensadas a quente (IPS Empress, IPS Empress 2, Finesse All-Ceramic e OPC-3 G) são feitas criando uma cera padrão, que é revestida. Semelhante à técnica de cera perdida, esse revestimento é aquecido e injetado sob pressão no molde de revestimento. Essa técnica também pode ser utilizada para recobrimento de próteses MCs, conforme mencionado.

Vitrocerâmica de fluorapatita

O folheado de vitrocerâmica de nanofluorapatita, como e.max Ceram (ver Tabela 10.1), tem um CET relativamente baixo ($\sim$9,5 × 10^{-6}/K) e é compatível com o material do núcleo de vitrocerâmica de dissilicato de lítio e a algumas cerâmicas de alumina e zircônia. Assim, devido aos maiores coeficientes de expansão das facetas convencionais de porcelana feldspática, elas não podem ser utilizadas em estruturas de núcleo de dissilicato de lítio. No entanto, as vitrocerâmicas estratificadas à base de fluorapatita são termicamente compatíveis com essas vitrocerâmicas de núcleo. Devido à sua fração de volume suficientemente alto da fase de matriz vítrea, essas cerâmicas podem ser atacadas com ácido e coladas ao cimento resinoso usando procedimentos bem estabelecidos.

Tabela 10.4	Cerâmica de núcleo prensado e cerâmica de revestimento associada para próteses totalmente cerâmicas.		
Núcleo cerâmico	**Cerâmica de recobrimento**	**Indicações**	**Fabricante**
Authentic	Authentic Carrara	Faceta (*veneer*)/*inlay*/*onlay*/coroa anterior	Ceramay
Carrara Press Core	Vincent Carrara	Faceta (*veneer*)/*inlay*/*onlay*/coroa anterior	Elephant
Carrara Press Inlay	Vincent	*Inlay*	Elephant
Cergogold	Duceragold	Faceta (*veneer*)/*inlay*/*onlay*/coroa anterior	Degussa
Cerpress	Sensation SL	Faceta (*veneer*)/*inlay*/*onlay*/coroa anterior e posterior	Dentagold
Cerapress	Creation LF	Faceta (*veneer*)/*inlay*/*onlay*/coroa anterior	Girrbach
Empress 2	Eris, e.max Ceram	Faceta (*veneer*)/*inlay*/*onlay*/coroa anterior e posterior/PPF anterior	Ivoclar Vivadent
e.max Press	e.max Ceram	Faceta (*veneer*)/*inlay*/*onlay*/coroa anterior e posterior/PPF anterior	Ivoclar Vivadent
Evopress	Evolution	Faceta (*veneer*)/*inlay*/*onlay*/coroa anterior	Wegold
Finesse All Ceramic	Finesse	Faceta (*veneer*)/*inlay*/*onlay*/coroa anterior	DENTSPLY Ceramco
Fortress Pressable	–	–	Mirage Dental
Magic Coating Caps Schicht-Pressing	Magic Ceram 2	Faceta (*veneer*)/*inlay*/*onlay*/coroa anterior	DTS Denta TechnoStore
Magic Easy Press Colorier-Pressing	–	Faceta (*veneer*)/*inlay*/*onlay*/coroa anterior	DTS Denta TechnoStore
Nuance Presskeramik	Nuance 750	Faceta (*veneer*)/*inlay*/*onlay*/coroa anterior	Schutz Dental Group
Optec OPC Low Wear	Optec OPC Low Wear	Faceta (*veneer*)/*inlay*/*onlay*/coroa anterior e posterior	Jeneric Pentron
Optec OPC 3 G	Optec OPC 3 G Porcelain	Faceta (*veneer*)/*inlay*/*onlay*/coroa/anterior PPF	Jeneric Pentron
Trendpress	Trendkeramik LFC	Faceta (*veneer*)/*inlay*/*onlay*/coroa anterior	Binder Dental
PLATINApress	Platina M	Faceta (*veneer*)/*inlay*/*onlay*/coroa anterior	Heimerle + Meule
Vision Esthetic	Vision Esthetic	Faceta (*veneer*)/*inlay*/*onlay*/coroa anterior	Wohlwend
VITAPress	VITA Omega 90	Faceta (*veneer*)/*inlay*/*onlay*	Vident

Adaptada de Kappert HF, Krah MK. Keramiken – eine Übersicht. *Quintessenz Zahntech*. 2001; 27(6):668-704.

QUESTÃO IMPORTANTE

Por que as cerâmicas à base de zircônia requerem um estabilizador?

Cerâmica à base de zircônia

A zircônia ou dióxido de zircônio (ZrO_2) é um óxido cristalino branco de zircônio que possui uma condutividade térmica extremamente baixa, cerca de 20% superior à da alumina (Al_2O_3). A zircônia é quimicamente inerte e altamente resistente à corrosão e exibe propriedades mecânicas e elétricas únicas que a tornam extremamente útil em aplicações como isoladores de calor, sensores de oxigênio e células de combustível. O primeiro uso de zircônia para fins médicos foi feito em 1969 na ortopedia como um novo material para cabeças femorais em artroplastias totais de quadril. A zircônia tem sido utilizada na odontologia para aplicações de coroas e pontes desde 2004, com o desenvolvimento de sistemas CAD-CAM. A zircônia dentária não deve ser confundida com zircônia cúbica ou zircão. O zircão é uma pedra preciosa de ocorrência natural à base de silicato de zircônio ($ZrSiO_4$), e a zircônia cúbica é uma forma cristalina cúbica de zircônia. Tanto o zircão como a zircônia cúbica são usados como simuladores de diamante.

O pó de ZrO_2 puro tem estrutura cristalina monoclínica à temperatura ambiente e se transforma em tetragonal entre 1.167 e 2.367°C, e depois em zircônia cúbica a temperaturas acima de 2.367°C. A transição da fase tetragonal para monoclínica resulta em um aumento de volume de 3 a 5% (Figura 10.13), que produz microfissuras em amostras de zircônia a granel e uma redução na resistência e tenacidade. Sob essa condição, a zircônia pura seria inútil para aplicações em restaurações dentárias. No entanto, a adição de alguns óxidos metálicos à zircônia impede que a fase tetragonal se transforme na fase monoclínica à medida que a zircônia esfria até a temperatura ambiente, evitando o desenvolvimento de microfissuras e preservando as propriedades mecânicas da fase tetragonal. O processo é chamado de *doping*. Os tipos de óxido incluem magnésia (MgO), cal (CaO), ítria (Y_2O_3) e céria (Ce_2O_3). A zircônia dopada com óxido é denominada zircônia estabilizada. Outra possibilidade para estabilizar a fase tetragonal de alta temperatura a temperatura ambiente é manter o tamanho do cristal abaixo de 10 nm durante o resfriamento.

QUESTÃO IMPORTANTE

Quais são as diferenças entre zircônia totalmente estabilizada (FSZ, do inglês *fully stabilized zirconia*), zircônia parcialmente estabilizada (PSZ, do inglês *partially stabilized zirconia*) e zircônia policristalina tetragonal (TZP, do inglês *tetragonal zirconia polycrystal*)?

Zircônia estabilizada

Se uma concentração maior de estabilizador (ou seja, mais de 8% em mol de ítria) for adicionada, a zircônia se torna toda fase cúbica e é chamada de zircônia totalmente estabilizada (FSZ), que é o componente da zircônia cúbica e dispositivos como sensores de oxigênio e combustível de células. O aumento de volume não ocorre na FSZ. O estabilizador mais comum para aplicações odontológicas é a ítria nas quantidades de 3 a 5% em mol. Nessa concentração, a zircônia dopada com óxido é conhecida como zircônia parcialmente estabilizada (PSZ) ou policristal de zircônia tetragonal (TZP), dependendo da microestrutura. O PSZ consiste em partículas tetragonais metaestáveis nanométricas que precipitaram em uma matriz de fase cúbica de aproximadamente 50 μm de tamanho de grão durante o revenimento do ciclo de resfriamento. Cristalitos tetragonais meta-estáveis abaixo de um tamanho crítico (muito abaixo de 1 μm) podem ser mantidos nessa forma em uma estrutura densamente sinterizada até a temperatura ambiente. Esses cristalitos permitem a sinterização

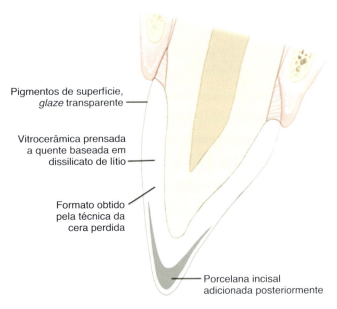

• **Figura 10.8** Ilustração em corte transversal da coroa cerâmica Empress 2 cimentada com núcleo cerâmico à base de dissilicato de lítio.

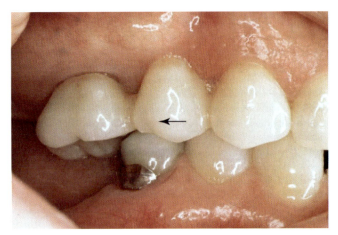

• **Figura 10.11** Lascamento de cerâmica de folheado no pôntico de ponte de três elementos feita com núcleo de vitrocerâmica à base de dissilicato de lítio.

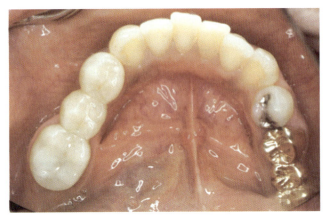

• **Figura 10.9** Prótese dentária fixa posterior de cerâmica de três unidades (dentes números 19 a 21; dente pela Federação Dentária International números 34 a 36) produzida com uma cerâmica de núcleo à base de dissilicato de lítio.

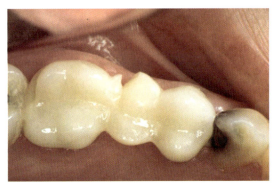

• **Figura 10.12** Cerâmica lascada em um pôntico feito com cerâmica de núcleo à base de dissilicato de lítio. Observe também a rachadura na área distal da coroa na parte posterior.

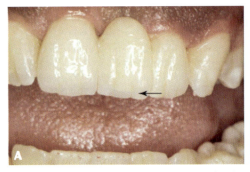
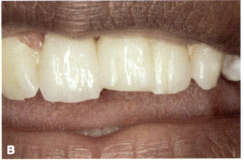

• **Figura 10.10** Rachadura e fratura de uma coroa. **A.** Rachadura (*seta*) na coroa de uma ponte de três elementos feita com núcleo de vitrocerâmica à base de dissilicato de lítio. **B.** Fratura da coroa.

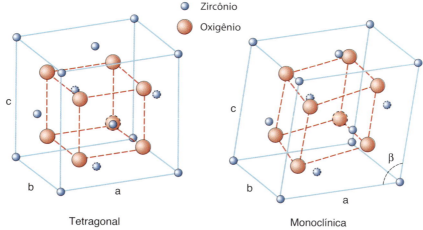

• **Figura 10.13** Estruturas de células unitárias tetragonais e monoclínicas.

de uma estrutura altamente densa denominada *TZP*, com cada cristalito único que é quase 100% de cristalitos tetragonais metaestáveis à temperatura ambiente. Normalmente, o material é designado pela quantidade de estabilizante antes da abreviação do estabilizador e, em seguida, pelo tipo de microestrutura. Portanto, *3Y-TZP* refere-se a 3% em mol de Y_2O_3 tetragonal policristal de zircônia, e 5Y-PSZ tem 5% em mol de Y_2O_3 de zircônia parcialmente estabilizada. A magnésia também foi usada para produzir uma cerâmica de núcleo Mg-PSZ (ZirMagnum, Cad.esthetics AB, Skellefteå, Suécia). Ceria é usado como estabilizador em uma cerâmica de núcleo Ce-TZP/Al_2O_3 (KZR-CAD NANOZR, Yamakin Co. Ltd., Osaka, Japão).

Altas forças foram descobertas para correlacionar com um alto teor de fase tetragonal, enquanto uma grande quantidade de fase monoclínica leva a baixas forças. Por exemplo, a tenacidade à fratura de uma zircônia monoclínica não dopada com 92% de densidade foi relatada como 2,1 MPa•$m^{1/2}$, e a tenacidade à fratura de 3Y-TZP tetragonal é de aproximadamente 8 a 10,3 MPa•$m^{1/2}$. Essa melhora foi identificada como causada por uma transformação de tetragonal para monoclínica, que será discutida na seção seguinte.

> **QUESTÕES IMPORTANTES**
>
> Que mudanças microestruturais ocorrem na cerâmica 3Y-TZP na ponta das trincas na presença de tensão de tração?
> Por meio de qual mecanismo o endurecimento por transformação aumenta a resistência à fratura da zircônia estabilizada com ítria?

Endurecimento por transformação

A estabilização estrutural da zircônia pela ítria resulta em uma proporção significativa de fase tetragonal metaestável. Ao controlar a composição, tamanho de partícula e ciclo de temperatura *versus* tempo, a zircônia pode ser densificada por sinterização em alta temperatura e a estrutura tetragonal pode ser mantida como grãos individuais (ou seja, ZTP) ou precipitados (ou seja, PSZ), à medida que a estrutura é resfriada à temperatura ambiente. A fase tetragonal é retida em um estado metaestável à temperatura ambiente por estresse interno e pode se transformar sob certas condições em fase monoclínica estável com aumento de volume correspondente. Quando se desenvolve tensão suficiente na estrutura e uma trinca começa a se propagar, fazendo com que os cristais tetragonais metaestáveis (grãos) ou precipitados próximos à ponta da trinca liberem a tensão interna, as fases tetragonais metaestáveis se transformam na forma monoclínica estável. Nesse processo, ocorre expansão de 3% em volume dos cristais ou precipitados de ZrO_2 que coloca a trinca sob estado de tensão compressiva (Figura 10.14), e a progressão da trinca é interrompida. Para avançar ainda mais essa trinca, seria necessária tensão de tração adicional. Esse fenômeno aumenta a resistência à fratura por flexão e tração de próteses de zircônia estabilizadas e, presumivelmente, as probabilidades de sobrevivência de restaurações à base de zircônia; portanto, é chamado de **endurecimento por transformação**. Devido a esse mecanismo de fortalecimento e endurecimento, a cerâmica de zircônia estabilizada com ítria às vezes é chamada de *aço cerâmico*. A Figura 10.15 mostra a vista em corte transversal de uma coroa Lava com um produto Y-TZP.

A energia exercida na superfície pela retificação em princípio pode apresentar o endurecimento da superfície através da transformação de fase tetragonal para monoclínica; a retificação excessiva por instrumentos com abrasivos grossos ou grandes estrias não é recomendada pela maioria dos fornecedores de zircônia porque falhas profundas podem compensar qualquer vantagem apresentada por tensões compressivas localizadas. Um tratamento térmico de regeneração de Y-TZP usinado ou superficialmente moído a 900°C por 1 hora ou menos a 900 a 1.000°C converte a fase monoclínica dentro da superfície de volta à fase tetragonal. Assim, se a queima da faceta ocorrer após um procedimento de retificação, o tratamento térmico pode induzir a transformação reversa da fase monoclínica para a fase tetragonal nas áreas de terra da estrutura de zircônia.

Nesse caso, o aumento de volume é limitado se os cristais de zircônia forem suficientemente pequenos e a microestrutura for forte o suficiente para resistir às tensões resultantes. Esse material é extremamente forte (resistência à flexão, ≈ 900 MPa) e tenaz (resistência à fratura, K_{Ic}, varia de 8 a 10,3 MP·$m^{1/2}$). Muitos produtos Y-TZP estão disponíveis em odontologia para processamento CAD-CAM. Esses produtos Y-TZP se enquadram em três grupos: (1) para ser moído no estado verde (compactado), (2) para ser fresado em um estado parcialmente sinterizado e (3) para ser fresado no estado totalmente sinterizado.

Zircônia monolítica

Uma abordagem para reduzir a suscetibilidade à fratura de restaurações cerâmicas associadas a facetas mais fracas é usar apenas núcleos cerâmicos para fazer a restauração inteira. A

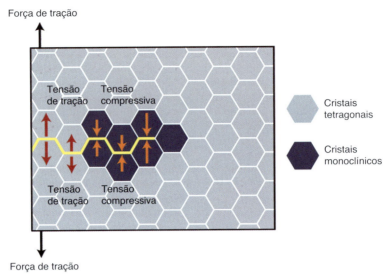

• **Figura 10.14** Ilustração esquemática do endurecimento por transformação de uma cerâmica de policristal de zircônia tetragonal estabilizada com ítria (Y-TZP).

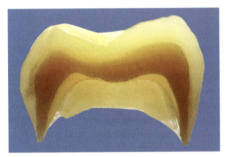

• **Figura 10.15** Corte transversal de uma coroa com núcleo à base de zircônia Lava. (Cortesia de 3M ESPE, St. Paul, MN.)

Tabela 10.5 lista algumas propriedades de várias cerâmicas de núcleo, incluindo um produto Y-TZP e a cerâmica de revestimento correspondente. Esse método é especialmente útil nas áreas mais posteriores de coroas de molares, onde são aplicadas altas forças de apertamento oclusal ou forças parafuncionais.

Embora a resistência à fratura das coroas totalmente de zircônia seja excepcionalmente alta, existe o potencial de desgaste indevido do esmalte oposto. Estudos clínicos confirmaram que a zircônia monolítica adequadamente polida não causa desgaste excessivo do esmalte oposto. Isso contrasta com a zircônia monolítica vitrificada, que demonstrou causar desgaste excessivo do esmalte, especialmente após o desgaste do esmalte. Duas outras desvantagens de uma coroa toda de zircônia são a dificuldade em ajustar a oclusão quando estão presentes contatos prematuros significativos e a dificuldade de corte e calor gerado na remoção de coroas defeituosas ou ao fazer uma abertura de acesso endodôntico com pontas diamantadas.

Outra desvantagem da zircônia monolítica é a natureza opaca desse material. Para compensar a falta de translucidez, os fabricantes aumentaram o teor de ítria com a produção de 4Y-PSZ e 5Y-PSZ, em que a fase tetragonal é reduzida para cerca de 75 e 50%, respectivamente, com o saldo em fases cúbicas. Com o aumento da fase cúbica e seu maior tamanho de grão, esses materiais de zircônia apresentam maior

Tabela 10.5 Propriedades de três tipos de núcleo cerâmico e uma cerâmica de recobrimento para próteses totalmente cerâmicas.

Propriedade	PRINCIPAL FORMA CRISTALINA			
	Leucita	Dissilicato de lítio	Zircônia (Y-TZP)	Cerâmica com nanocristais HAP para recobrimento de Y-TZP
Cristalinidade (vol %)	35	70	≥ 97,5 (também pode incluir formas cristalinas de HfO_2, Al_2O_3, Na_2O, SiO_2, e Fe_2O_3 etc.)	
Resistência flexural (MPa)	85 a 112	215 a 400	900	85 a 110
Tenacidade à fratura (MPa·m$^{1/2}$)	1,3 a 1,7	2,2 a 3,3	8 a 10,3	0,75 a 1
Dureza Vickers (NDV)	5,9	6,3	8,8 a 11,8	4,8 a 5,4
Coeficiente de expansão (10^{-6}/K)	15 a 15,4	9,7 a 10,6	10 a 11	9,8
Módulo de elasticidade (GPa)	65 a 86	95 a 103	210	65
Durabilidade química* (μm/cm^2)	100 a 200	30 a 50	30	10 a 20

Y-TZP, policristal de zircônia tetragonal estabilizada com ítria.
*International Organization for Standardization (ISO) 6872.

translucidez, melhorando a estética. No entanto, a redução do volume da fase tetragonal leva a uma menor tenacidade de transformação e menor resistência e tenacidade à fratura da zircônia. Essas cerâmicas translúcidas de zircônia têm resistências semelhantes ao dissilicato de lítio e, portanto, são indicadas apenas para restaurações unitárias.

Resistência à fratura de zircônia

Para a zircônia, a tenacidade à fratura tende a aumentar com o aumento do tamanho do grão. Portanto, a influência do tamanho de grão na tenacidade por transformação é contrária ao aumento da resistência à fratura para os pequenos tamanhos de grão observados em muitos outros materiais. Um estudo da influência do tamanho de grão na resistência à flexão de três pontos e no ensaio de dureza Vickers revelou que a resistência à fratura aumenta linearmente para 3Y-TZP de 650 MPa para um tamanho de grão de 0,9 μm até 1.000 MPa para um tamanho de grão crítico de 1,4 μm, e depois diminui para 750 MPa para um tamanho médio de grão de 1,8 μm. A mudança na resistência à fratura é governada principalmente pela mudança na tenacidade à fratura para o tamanho de grão entre 0,9 e 1,8 μm. No entanto, essa relação provavelmente não se aplica à zircônia nanocristalina (~100 nm de tamanho de grão) usada em odontologia porque o tamanho médio de grão é muito menor do que os defeitos extrínsecos, como rachaduras causadas pela retificação. Assim, a dependência da resistência à fratura no tamanho do grão deve ser pequena para zircônia dentária de CAD-CAM. A diminuição da resistência causada por tamanhos de grão muito grandes é provavelmente causada por transformação prematura, que causa microfissuras. Kosmač et al. relataram que a moagem reduziu o teor monoclínico e a resistência à flexão da zircônia de grão fino, mas a moagem não afetou a resistência à flexão da zircônia de grão grosso. Curtis et al. relataram que a retificação com brocas de granulação grossa diminuiu a resistência à flexão da zircônia, mas a retificação com brocas de granulação fina não causou uma mudança estatisticamente significativa. Outros estudos listados na seção de referência podem apresentar resultados conflitantes devido a diferenças na microestrutura inicial, composição, distribuição de tamanho de partícula, tamanhos máximos de falhas e distribuição de tamanhos de falhas.

Degradação hidrotérmica

O desempenho a longo prazo do Y-TZP pode ser comprometido pela suscetibilidade do material à degradação hidrotérmica. Embora os efeitos hidrotermais tenham sido geralmente relatados entre 200 e 400°C, tempos de exposição mais longos em temperaturas orais também podem degradar a zircônia, resultando em aumento da rugosidade da superfície, grãos fragmentados e microfissuras. O processo de degradação é iniciado pela transformação da superfície para a fase monoclínica, que se espalha pelos grãos da superfície e nos grãos adjacentes por tensões que se desenvolvem durante esse processo. O mecanismo de controle é desconhecido, embora os grupos OH⁻ sejam considerados responsáveis pela quebra das ligações atômicas na superfície, o que produz tensões residuais e a transformação inicial da fase tetragonal para monoclínica.

Núcleo cerâmico infiltrado por vidro

Para minimizar a contração de sinterização e garantir o encaixe adequado das próteses cerâmicas, foram desenvolvidos três sistemas de **núcleos cerâmicos infiltrados por vidro**, um à base de alumina parcialmente sinterizada, um à base de **espinélio** de magnésia-alumina ($MgAl_2O_4$) e um com núcleo de zircônia-alumina. Cada uma dessas cerâmicas parcialmente sinterizadas pode ser infiltrada com vidro de lantânio sem nenhuma alteração dimensional significativa.

VITA In-Ceram Alumina contém aproximadamente 85% do volume de alumina. A estrutura parcialmente sinterizada é formada por um processo de *slip-casting*, que produz um denso empacotamento de partículas contra uma matriz porosa. Após a queima a 1.120°C por 10 horas ou mais, forma-se uma estrutura parcialmente sinterizada. Essa estrutura cerâmica de núcleo poroso é, então, infundida com vidro de lantânio fundido. Uma ilustração esquemática de uma seção transversal de uma coroa In-Ceram Alumina é mostrada na Figura 10.16.

O mesmo tipo de processo também pode ser aplicado ao In-Ceram Spinel (ICS), que é um núcleo cerâmico de espinélio de alumina de magnésia ($MgAl_2O_4$) e In-Ceram Zirconia. Após a infiltração de vidro, a cerâmica In-Ceram Spinel é mais translúcida do que In-Ceram Alumina ou In-Ceram Zirconia, mas a resistência média é significativamente menor (~350 MPa *vs.* ~600 MPa). A resistência à flexão média da In-Ceram Zirconia (~620 MPa) é apenas ligeiramente maior do que a da In-Ceram Alumina.

In-Ceram Zirconia, um material de alumina reforçada com zircônia (ZTA), não é feito com núcleo de zircônia puro, mas de uma combinação de 62% em peso de alumina, 20% em peso de zircônia e 18% em peso de vidro infiltrado. In-Ceram Zirconia é indicado principalmente para *copings* de coroa e estruturas anteriores e posteriores de três unidades quando em forma de infusão de vidro. Como não há retração associada a esse processo, espera-se que a adaptação marginal seja comparável à do método de prensagem a quente. Assim como a zircônia 3Y-TZP, a ZTA está sujeita a endurecimento por transformação com conversão de fases tetragonal para monoclínica em áreas onde o estresse é induzido. O resultado desse processo é que a resistência do ZTA é duplicada e a tenacidade é aumentada de duas a quatro vezes. As propriedades da alumina, ZTA e 3Y-TZP estão resumidas na Tabela 10.6. As propriedades do ZTA são baseadas em um produto de 85% de alumina-15% de zircônia (ZTA-96, Astro Met, Inc., Cincinnati, OH).

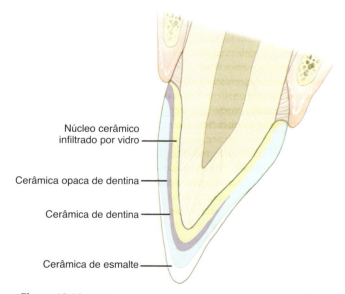

• **Figura 10.16** Ilustração em corte transversal de uma coroa In-Ceram com núcleo cerâmico infiltrado de vidro.

Tabela 10.6	Propriedades físicas da alumina, alumina reforçada com zircônia e 3Y-TZP.
Propriedades	Alumina	Alumina reforçada com zircônia (ZTA)	Zircônia (Y-TZP)
Densidade (g/cm^3)	3,95	4,10	6,07
Dureza Vickers (NDV; GPa)	1.175 (11,5 GPa)	1.750 (17,2)	1.300 (12,8)
Resistência flexural (MPa)	330	760	≥ 900
Tamanho médio do grão (μm)	1 a 5	1,5	$\leq 0,5$
Módulo de elasticidade (GPa)	300	310	200
Coeficiente de Poisson	0,25	0,26	0,30
Tenacidade à fratura (MPa·m$^{1/2}$)	3,5	5 a 7	9 a 13
CET* (10^{-6}/K)	8,1	8,1	10,3
Condutividade térmica (W/m·K)	24	21	2,5 a 2,8

CET, coeficiente de expansão térmica; 3Y-TZP, policristal de zircônia tetragonal de Y$_2$O$_3$ a 3% em mol; Y-TZP, policristal de zircônia tetragonal estabilizada com ítria.

Cerâmica com núcleo de alumina

Procera AllCeram (Nobel Biocare) é uma cerâmica com núcleo de alumina indicada para coroas anteriores e posteriores. Para produzir essas coroas, primeiro é produzido um troquel a partir da impressão e digitalizado usando um dispositivo de perfilamento mecânico; em seguida, o computador converte as coordenadas da superfície da matriz em um banco de dados digital. Uma matriz superdimensionada é então produzida, na qual a alumina pura é prensada a seco. O corpo de alumina verde superdimensionado é sinterizado, e a contração resultante produz o tamanho e a forma desejados, sobre os quais uma faceta de porcelana feldspática é aplicada e sinterizada. O núcleo Procera All-Ceram é mais translúcido que o In-Ceram Zirconia e tem resistência comparável (620 a 700 MPa). Como a alumina não pode ser atacada com ácido para produzir retenção micromecânica, a superfície é jateada com partículas de alumina revestidas de sílica por um sistema Rocatec (3M ESPE Minneapolis, MN), que é necessário para garantir uma ligação de resina suficiente. A Figura 10.17 A mostra uma ponte fraturada à base de alumina de três unidades cujos flanges retentivos foram rebaixados para promover a ligação micromecânica. A superfície da fratura na Figura 10.17 B mostra um vazio relativamente grande que pode ter contribuído para a fratura.

Aderência da resina à cerâmica dentária

A adesão à cerâmica protética é importante por três razões: (1) acredita-se que os cimentos compostos à base de resina aumentam a retenção de próteses totalmente cerâmicas, (2) acredita-se que os cimentos compostos à base de resina aumentam a resistência à fratura e a sobrevivência das restaurações cerâmicas e (3) resina composta é o material de escolha para reparo de núcleo lascado ou fraturado ou cerâmica de faceta. No entanto, o acoplamento à base de silano não se liga quimicamente a todas as cerâmicas. Por exemplo, como mostrado na Figura 10.17, a estrutura da ponte resinada fraturada feita com estrutura de alumina não pôde ser atacada. A área ondulada em um dos flanges retidos da ponte sugere que a adesão macromecânica ao cimento resinoso foi escolhida. A separação limpa dessa estrutura do cimento resinoso indica adesão inadequada. Além disso, o exame do flange fraturado indica a presença de um grande vazio que pode ter contribuído para a fratura do conector.

O mecanismo de ligação do *primer* à base de silano a uma rede de sílica de cerâmica à base de sílica é bem conhecido. Além disso, o jateamento abrasivo e o ataque ácido da matriz vítrea dessas cerâmicas criam irregularidades na superfície que podem aumentar ainda mais a retenção do cimento resinoso. A penetração da resina adesiva nas irregularidades macroscópicas, aliada à adesão química, também pode inibir o acesso de água à superfície cerâmica, aumentando, assim, a durabilidade das próteses cerâmicas coladas. Além disso, o ataque ácido pode atenuar as pontas de microfissuras na superfície cerâmica. Esse processo de embotamento reduz a concentração de tensão nas pontas das trincas. Se houver espaço vazio na interface entre a coroa e o cimento na área oclusal, as cargas oclusais acima desse local podem gerar tensões de tração na cerâmica e causar a formação de trincas ou fraturas.

Os *primers* de silano ou agentes de acoplamento têm dupla funcionalidade, incluindo um grupo insaturado para polimerização em resinas adesivas e compósitos à base de resina

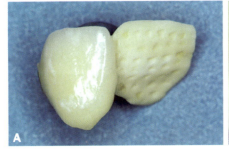
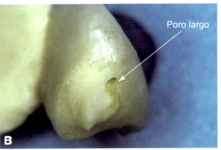

• **Figura 10.17** Conector fraturado de ponte resinada de três unidades feita com uma cerâmica de núcleo de alumina. **A.** Ondulações no flange de retenção indicando um molhamento deficiente do adesivo. **B.** Vazio dentro do conector para o outro flange.

e grupos metóxi (–OCH$_3$) que são hidrolisados a silanóis (Si–OH) para ligação a inorgânicos, como cerâmicas à base de sílica ou substratos de óxido metálico através da formação de ligações de siloxano (–Si–O–Si–) ou ligações (–Si–O–M–) em outros substratos de óxido metálico. Os *primers* de silano fornecem ligações covalentes que promovem a adesão na interface entre polímeros e substratos à base de sílica hidroliticamente estáveis, assumindo que o substrato está livre de contaminantes. A Figura 10.18 mostra uma ilustração esquemática do estágio de ligação do *primer* ou adesivo de silano a uma cerâmica à base de sílica.

A reação de silanos com cerâmicas à base de sílica envolve quatro etapas: hidrólise, condensação, ligação de hidrogênio e formação de ligação. Após a hidrólise dos grupos metóxi, ocorre a condensação em oligômeros, os quais se ligam ao hidrogênio de grupos –OH do substrato. Então, durante a polimerização, são formadas ligações covalentes com o substrato, com perda simultânea de água. Essas reações geralmente ocorrem simultaneamente após o estágio inicial de hidrólise.

Embora seja preferida uma monocamada de *primer* à base de silano, geralmente ocorre adsorção multicamada. As espessuras estimadas da deposição de uma solução de silano a 0,25% no vidro variam de três a oito camadas moleculares. Kitayama et al. relataram que os monômeros à base de silano produziram a melhor ligação à cerâmica à base de sílica, e os monômeros à base de éster de fosfato ou monômeros de ácido fosfônico produzem melhor ligação à zircônia. Esses mecanismos de ligação são descritos no Capítulo 6.

> **QUESTÕES IMPORTANTES**
>
> O que causa as concentrações de tensão? Como elas podem promover a fratura de próteses totalmente cerâmicas mesmo na presença de forças oclusais baixas?

Processamento CAD-CAM de cerâmica

A fresagem de metais, compósitos e cerâmicas auxiliada por computador agora é possível devido aos avanços em dispositivos de imagem, *software* e sistemas de fresagem CAD-CAM. As próteses **cerâmicas CAD-CAM** podem ser produzidas como estruturas monolíticas de vitrocerâmica de dissilicato de lítio ou cerâmica de zircônia ou como estruturas de bicamada feitas de *copings* fresados e estratificados manualmente, por prensagem a quente ou por fusão de um verniz produzido por CAM à estrutura (CAD-no método). Uma faceta de cerâmica que é prensada em metal é chamada de método de metal prensado (MP). As próteses CAD-CAM podem ser produzidas por processos de fresagem industrial ou por unidades de fresagem de consultório. Os sistemas CAD-CAM industriais são muito caros, com custos geralmente superiores a várias centenas de milhares de dólares. No entanto, eles são capazes de processar vários trabalhos com alto nível de precisão e reprodutibilidade. Os sistemas de consultório são limitados em sua velocidade de processamento e capacidade de processar grandes casos.

Próteses de zircônia em camadas podem ser produzidas a partir de cerâmicas parcialmente sinterizadas e moldadas por brocas de metal duro em dimensões ampliadas que compensam a contração da sinterização. As cerâmicas totalmente sinterizadas são moldadas por discos e brocas diamantadas nas dimensões precisas derivadas de uma imagem digitalizada dos dentes preparados. Normalmente, a superfície externa deve ser retificada e polida manualmente, embora alguns sistemas CAD-CAM sejam capazes de fresar a superfície externa. A Figura 10.19 mostra uma imagem digitalizada simulando uma coroa a ser produzida a partir de uma peça cerâmica e uma imagem adjacente de coroa parcialmente fresada. A Figura 10.20 mostra um bloco cerâmico Cerec, um *inlay* fresado e o *inlay* final.

Como mencionado anteriormente, as cerâmicas de zircônia podem ser fresadas no **estado verde**, no estado parcialmente sinterizado ou no estado totalmente sinterizado. Uma estrutura

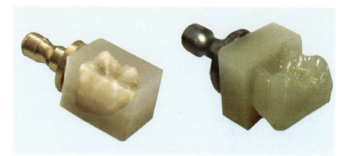

• **Figura 10.19** *Computer-aided design/computer-aided manufacturing* (CAD-CAM) bloco cerâmico feldspático (VITABLOCS TriLuxe Forte). Imagem digitalizada simulada dentro do bloco (*esquerda*). Prótese parcialmente fresada que foi processada pelo sistema Sirona inLab CAD-CAM (*direita*). (Cortesia de VITA Zahnfabrik, Bad Säckingen, Alemanha.)

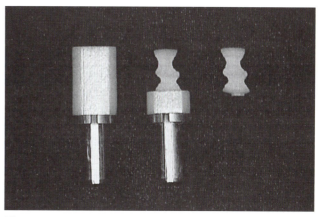

• **Figura 10.20** Próteses a partir do bloco confeccionadas por *computer-aided design/computer-aided manufacturing* (CAD-CAM). Antes da fresagem (*esquerda*). Estágio intermediário de fresagem (*centro*). O embutimento removido do *stub* de montagem (*direita*).

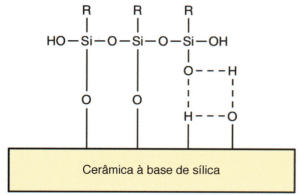

• **Figura 10.18** Ilustração esquemática da ligação de silano à cerâmica à base de sílica.

de núcleo cerâmico Cercon de quatro unidades pode ser fresada no estado verde (Figura 10.21); após prova simulada (Figura 10.22); e após sinterização, coloração e glazeamento da cerâmica de recobrimento (Figura 10.23). Uma sequência de procedimento típica para a produção de próteses cerâmicas por um sistema CAD-CAM usando bloco mestres parcialmente sinterizados é a seguinte:
1. Coloque o bloco mestre no suporte da fresadora de acordo com as instruções do fabricante.
2. Defina o fator de ampliação para compensar a contração da sinterização. O fator irá variar de acordo com o tamanho total da prótese.
3. Insira a ferramenta de usinagem/fresamento apropriada.
4. Depois que a usinagem estiver concluída, remova a estrutura e o bloco mestre residual.
5. Corte a estrutura do bloco mestre usando um disco diamantado.
6. Limpe completamente a estrutura parcialmente sinterizada.
7. Seque a estrutura completamente.
8. Coloque a estrutura na zona quente isotérmica do forno de sinterização.
9. Defina as condições de processamento térmico de acordo com as instruções de sinterização para o produto específico.
10. Sinterize a estrutura para obter a densidade ideal.
11. Após o resfriamento, remova a estrutura sinterizada.
12. Inspecione a estrutura quanto a falhas de superfície e subsuperfície usando transiluminação de fibra óptica.
13. Avalie a estrutura quanto à adequação da espessura da parede, facilidade de assentamento e ajuste marginal.
14. Se necessário, use uma ferramenta diamantada refrigerada a água para realizar pequenas correções de ajuste.
15. Enxágue bem a estrutura com água e seque-a completamente.
16. Dependendo do produto de zircônia, a estrutura pode ser utilizada com ou sem cerâmica de recobrimento. Se uma cerâmica de recobrimento for indicada, um material de transição pode ser necessário antes da aplicação da cerâmica de recobrimento (estratificação).

O fresamento na cadeira do dentista é o objetivo final do processamento CAD-CAM. Até recentemente, a capacidade de um dentista para processar suas próprias próteses cerâmicas era limitada pela falta de habilidade em estratificar a cerâmica de recobrimento no *coping* ou estrutura fresada e totalmente sinterizada. Devido à experiência adquirida ao longo de muitos anos com o sistema Cerec, muitos dentistas agora são capazes de fabricar *inlays*, *onlays* e coroas a partir de blocos mestres cerâmicos à base de leucita (lingotes) e blocos mestres de vitrocerâmica à base de dissilicato de lítio. Blocos mestres com gradações de translucidez e cor, como os desenvolvidos para a linha cerâmica VITABLOCS TriLuxe Forte (VITA Zahnfabrik), permitem que os clínicos produzam próteses com acabamento unitário sem a necessidade de habilidades na estratificação de uma porcelana de revestimento. O elo fraco em próteses totalmente cerâmicas é a resistência à fratura relativamente baixa da cerâmica de recobrimento (Tabela 10.7).

A qualidade e a precisão dos sistemas comerciais de imagem, projeto e fresagem mais caros aumentaram acentuadamente desde a década de 1980 devido aos avanços no *software* que controla essas variáveis. Assim, é provável que os sistemas CAD-CAM operados em laboratório continuem a dar suporte às necessidades de coroas e pontes no futuro.

Um resumo do processamento das diferentes cerâmicas de núcleo e suas técnicas de processamento é mostrado na Tabela 10.8.

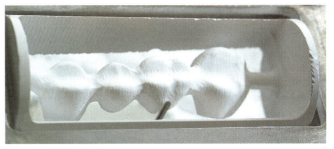

• **Figura 10.21** Cercon cerâmico de zircônia após a moagem inicial da cerâmica "estado verde". (Cortesia de Dentsply Ceramco, Burlington, NJ.)

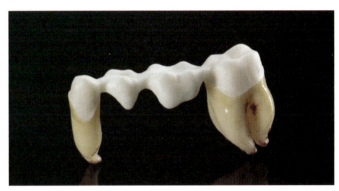

• **Figura 10.22** Estrutura de prótese parcial fixa feita com núcleo cerâmico em Cercon colocada nos dentes. (Cortesia de Dentsply Ceramco, Burlington, NJ.)

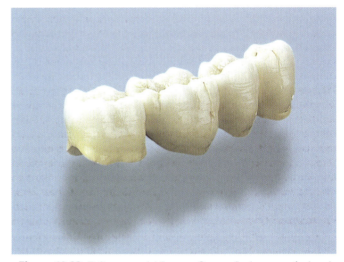

• **Figura 10.23** Prótese parcial fixa em Cercon final com cerâmica de recobrimento e caracterização por cor. (Cortesia de Dentsply Ceramco, Burlington, NJ.)

Métodos para fortalecer restaurações cerâmicas

A fragilidade e a baixa resistência à tração são as duas principais deficiências da cerâmica. Os métodos para superar essas deficiências se enquadram em duas categorias gerais: alterar as microestruturas por meios físicos ou químicos e minimizar a concentração de tensão das próteses, reduzindo as falhas inerentes da superfície e redesenhando os componentes. Meios físicos de fortalecimento de materiais frágeis podem ser alcançados pela

CAPÍTULO 10 **Materiais Cerâmicos** **227**

Tabela 10.7	Propriedades da cerâmica de recobrimento para materiais de núcleo de zircônia.				
Cerâmica de recobrimento	Cercon Ceram S	Lava Ceram	TriCeram	VITA-VM9	Cerabien CZR
CET (100 a 400°C)	9,6	9,6	8,2	9,1	9,1
Tg (°C)	488	549	561	> 590	561
Resistência (MPa)	63 ± 8	81 ± 12	81 ± 22	96 ± 8	66 ± 5
Temperatura de sinterização (°C)	830	810	755	910	930

CET, coeficiente de expansão térmica.

Tabela 10.8	Método de processamento do componente de núcleo cerâmico de uma prótese cerâmica.				
Método para dar forma inicial	Exemplos	Forma do material inicial	Segunda etapa de processamento	Forma subsequente	Passos finais
Condensação	Ceramco, VITA VMK, Duceram LFC, IPS d.Sign	Pó e líquido de mistura	Sinterização de núcleo cerâmico	Cerâmica de núcleo denso com porosidade inferior a 5% em volume	Faceta, *glaze*
Prensado a quente	IPS Empress 2, OPC 3 G, Finesse Pressable	Bloco cerâmico de alta qualidade	Coloração apenas ou coloração e *glaze* (*inlays*), ou cerâmica de recobrimento	Coloração/*glaze* de *inlay* ou núcleo de recobrimento	Coloração e/ou *glaze* para coroas e PFs
Fundição	Dicor (obsoleto)	Núcleo de vidro	Tratamento térmico de cristalização (ceramização)	Núcleo vitrocerâmico contendo uma fase vítrea e cristais de fluormica tetrassilícica	Sombreamento de porcelana (obsoleto)
Fundição em rampa (*slip-casting*)	Alumina In-Ceram Espinélio In-Ceram Zircônia In-Ceram	Pó e líquido de mistura	Sinterização parcial	Núcleo parcialmente sinterizado	Infiltração de vidro, corte de excesso de vidro, recobrimento, *glaze*
Fresagem assistida por computador de forma totalmente sinterizada	Cerec VITABLOCS In-Denzir BruxZir	Bloco cerâmico de alta qualidade	Reparo de margem (se necessário)	Núcleo de alta qualidade possivelmente com margem reparada	Recobrimento, *glaze* (exceto para BruxZir)
Fresagem assistida por computador de forma parcialmente sinterizada	Cercon Lava e.max ZirCAD	Bloco cerâmico parcialmente sinterizado	Sinterização final do núcleo usinado e reparo de margem (se necessário)	Núcleo totalmente sinterizado possivelmente com margem reparada	Recobrimento, *glaze*
Fresagem de cópia	Variedade de produtos cerâmicos	Bloco cerâmico de alta qualidade	Reparo de margem (se necessário)	Núcleo de alta qualidade possivelmente com margem reparada	Recobrimento, *glaze*
Usinagem, moagem de pó prensado a seco em matriz ampliada	Procera All Ceram	Bloco de alumina prensado a seco e usinado	Sinterização	Núcleo de alta qualidade contendo 99,9% de alumina	Recobrimento, *glaze*

Slip-casting, formando objetos cerâmicos "verdes", aplicando pasta de partículas cerâmicas a um substrato poroso e permitindo, assim, a ação capilar para remover o líquido para densificar os objetos antes da queima.
Fresagem de cópia, processo de traçar a superfície de um padrão de prótese de resina, que é então replicado em um bloco de cerâmica de físico melhorado por fresagem antes de receber faceta de porcelana aluminosa.

introdução de tensões residuais de compressão ou pela interrupção da propagação de trincas através do material. Essas duas estratégias para o fortalecimento de materiais frágeis e métodos específicos baseados nessas estratégias são discutidos a seguir.

Minimizando o efeito das concentrações de tensão

Por que as próteses cerâmicas odontológicas não exibem as forças que esperaríamos das altas forças de união interatômicas? A resposta é que inúmeros arranhões minúsculos e outras falhas estão presentes nas superfícies desses materiais. Essas falhas superficiais se comportam como entalhes agudos cujas pontas podem ser tão estreitas quanto o espaçamento entre vários átomos no material. Sob carga intraoral, as tensões de tração que se desenvolvem dentro da estrutura cerâmica são muito aumentadas e concentradas nas pontas dessas falhas. A geometria de concentração de tensão na ponta de cada falha de superfície pode aumentar a tensão localizada para níveis extremamente altos, mesmo que a tensão média que existe em toda a estrutura seja relativamente baixa. Quando a tensão de tração localizada induzida excede a resistência nominal da estrutura do material, as ligações na ponta do entalhe se rompem, criando uma trinca. Existem outras variáveis que afetam a magnitude dessas tensões e a estabilidade das microfissuras, incluindo o projeto da prótese, orientação da carga, taxa de carregamento, microestrutura e tensões residuais de processamento. Essas variáveis são discutidas em outros capítulos.

Descontinuidades em estruturas cerâmicas e em outros materiais frágeis podem causar uma concentração de tensões nessas áreas. O projeto de restaurações dentárias cerâmicas deve ser cuidadosamente planejado com volume suficiente e um mínimo de mudanças angulares acentuadas para evitar aumentos de estresse na cerâmica. Mudanças bruscas de forma ou espessura no contorno cerâmico podem atuar como geradores de tensão e tornar a restauração mais propensa a falhas. Por exemplo, os ângulos da linha incisal em um dente anterior preparado para uma coroa cerâmica devem ser bem arredondados, e a quantidade de redução oclusal para dentes molares deve fornecer volume suficiente para o produto cerâmico em consideração. A Figura 10.24 mostra um pôntico MC que fraturou devido à alta concentração de tensão na borda incisal. Embora a restauração MC seja geralmente mais resistente à fratura do que a maioria das coroas cerâmicas do mesmo tamanho e formato, deve-se tomar cuidado para evitar submeter a porcelana em uma prótese MC a cargas que produzam grandes tensões localizadas. Se a oclusão não for ajustada adequadamente na superfície de porcelana, os pontos de contato em vez das áreas de contato aumentarão muito as tensões localizadas na superfície da porcelana e na superfície interna da coroa. Essas tensões de contato podem levar à formação das chamadas trincas do cone hertziano que muitas vezes levam ao lascamento da superfície oclusal. Uma pequena partícula de porcelana ao longo da margem interna de porcelana de uma coroa também induz tensões de tração localmente altas. Uma partícula perdida que é fundida dentro da superfície interna de uma margem de porcelana de ombro de uma coroa MC pode causar concentrações localizadas de tensão de tração na porcelana quando uma força oclusal é aplicada à coroa.

À medida que a trinca se propaga através do material, a concentração de tensão é mantida na ponta da trinca, a menos que a trinca se mova completamente através do material ou até que essa trinca encontre outra trinca, um poro ou uma partícula cristalina, o que pode reduzir a fissura localizada. A remoção de falhas superficiais ou a redução de sua profundidade e número podem produzir um aumento muito grande na resistência. Reduzir a profundidade das falhas superficiais na superfície de uma cerâmica é uma das razões pelas quais o polimento e o glazeamento da porcelana odontológica são tão importantes.

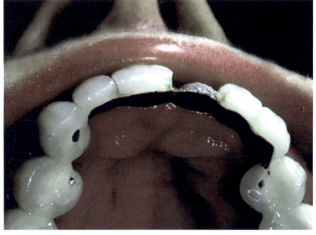

• **Figura 10.24** Descolamento de porcelana de um substrato pôntico de metal de uma ponte metalocerâmica de eixo longo.

> ### QUESTÃO IMPORTANTE
> Verdadeiro ou falso? A tensão de compressão residual se desenvolve na cerâmica de recobrimento de uma coroa de cerâmica pura da mesma forma que em uma coroa MC.

Desenvolvimento maximizado de tensões residuais de compressão

Lembre-se de que quando uma prótese MC é resfriada a partir da temperatura de sinterização, o metal e a cerâmica de revestimento se contraem em taxas diferentes devido às diferenças em seus coeficientes de contração térmica. Enquanto isso, a ligação química entre o metal e a porcelana impede que os dois componentes se separem; essa condição força os dois componentes a ajustar suas respectivas dimensões na interface à medida que o MC esfria. O ajuste da dimensão resulta em tensões desenvolvidas na interface. A tensão instantânea a uma dada temperatura durante o ciclo de resfriamento é chamada de *tensão transitória*, e a distribuição de tensão, que existe sob temperatura ambiente, é chamada de *tensão residual*. Tenha em mente que os materiais adjacentes à interface também estão sob tensão, mas a um nível mais baixo da interface. Em discussão anterior, chamamos de sistema MC **termicamente compatível** quando a tensão residual desenvolvida é insuficiente para causar separação ou fissuração imediata da porcelana ou fissuração retardada após resfriamento à temperatura ambiente. No entanto, o tipo de tensão desenvolvida no componente cerâmico é preocupante. Como a cerâmica é fraca em resistência à tração, a presença de qualquer tensão residual de tração dentro da cerâmica fará com que a cerâmica frature em um nível de tensão mais baixo. Em outras palavras, a tensão residual dentro da cerâmica deve ser compressiva.

Métodos adicionais de introdução de tensões residuais de compressão perto da superfície de cerâmicas sem usar vários materiais de diferentes CET, como troca iônica e tempero térmico, também são discutidos na seção seguinte.

Coeficiente de incompatibilidade de expansão térmica

Conforme discutido, a contração ligeiramente maior do metal pode induzir uma tensão de compressão residual no componente cerâmico quando o MC é resfriado à temperatura ambiente. A Figura 10.25 mostra que o componente cerâmico está sob compressão nas direções aro e axial (tangencial), mas puxado na direção radial em direção ao *coping* metálico por uma tensão de tração. A Figura 10.26 mostra uma ilustração bidimensional (eixos axial e radial) dos efeitos aditivos da tensão de tração tangencial (+20 MPa) induzida na faceta de porcelana por forças intraorais e tensão residual produzida por diferenças de contração térmica. Assumindo que o coeficiente de expansão térmica do metal é maior que o da porcelana ($\alpha_m > \alpha_p$), e que existe uma tensão de compressão residual de –40 MPa, o efeito combinado é de –20 MPa de tensão de compressão tangencial (Figura 10.26 A). Observe que a tensão de compressão residual na direção tangencial na verdade aumenta a resistência à tração "efetiva" da porcelana porque essa tensão de compressão líquida (–20 MPa) deve primeiro ser superada antes que a tensão de tração possa se desenvolver pela força intraoral aplicada na superfície facial. A tensão residual compressiva circunferencial (arco) (Figura 10.25) deve aumentar a resistência à fratura da ligação MC como a tensão residual compressiva tangencial.

Por outro lado, uma incompatibilidade de contração térmica que resulta de coeficiente de contração mais alto da porcelana ($\alpha_p > \alpha_m$) introduzirá tensões residuais tangenciais e de tração do aro. Isso significa que a resistência da porcelana à ruptura

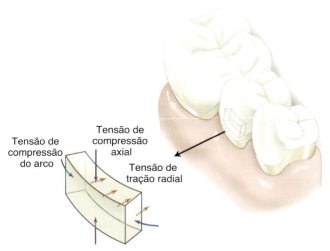

• **Figura 10.25** Tensão residual na faceta de porcelana de uma coroa metalocerâmica para o caso em que o coeficiente de contração térmica da porcelana é menor que o do metal. A seta que aponta do dente para a placa recortada não representa uma tensão, mas, sim, a projeção da área de dentro da prótese.

por tração é reduzida tanto quanto a tensão residual de tração. O efeito aditivo da tensão de tração tangencial induzida na porcelana pela força intraoral pode exceder a resistência à tração da porcelana e causar a propagação de trincas na faceta de porcelana (Figura 10.26 B). Quando o coeficiente de contração da porcelana é muito menor do que o do metal, trincas da porcelana ou falha da ligação MC podem ocorrer perto da interface metal-porcelana (Figura 10.27). Essa falha de incompatibilidade é provavelmente causada pelo desenvolvimento de tensões radiais de tração que excedem a resistência à tração da porcelana.

O princípio do reforço por incompatibilidade de expansão térmica também pode ser aplicado a sistemas totalmente cerâmicos. Um método é escolher cerâmicas de recobrimento cuja expansão térmica ou coeficiente de contração seja ligeiramente menor que o da cerâmica do núcleo. Considere três camadas de porcelana, as duas externas de mesma composição e coeficiente de contração térmica e a camada interna de uma composição diferente com maior coeficiente de contração térmica. Suponha que as camadas sejam coladas umas às outras e que a estrutura colada resfrie até a temperatura ambiente. A camada interna tem maior coeficiente de contração térmica e tende a se contrair mais no resfriamento. Assim, ao resfriar à temperatura ambiente, a camada interna produz tensões de compressão axiais e de aro na camada externa adjacente. A capacidade de produzir essa tensão compressiva protetora na estrutura cerâmica antes de a coroa ser cimentada nos dentes preparados deve aumentar a resistência à fratura e a probabilidade de sobrevivência da prótese.

Troca de íons

A técnica de troca iônica é um método eficaz de introdução de tensões residuais de compressão na superfície de uma cerâmica. Se um artigo de vidro contendo sódio for colocado em um banho de nitrato de potássio fundido, os íons de potássio no banho trocam

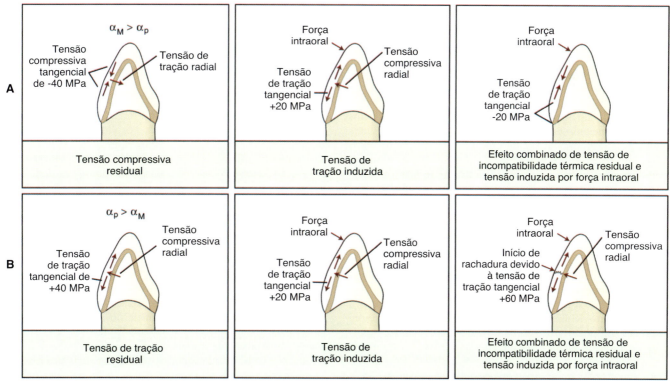

• **Figura 10.26** Efeito combinado de tensão residual de incompatibilidade metalocerâmica e tensão induzida intraoralmente. Valores negativos representam tensão de compressão e valores positivos representam tensão de tração. **A.** Sistema metalocerâmico termicamente compatível $\alpha_M > \alpha_p$, no qual a tensão tangencial compressiva residual de -40 MPa resulta no revestimento cerâmico. Uma tensão de tração intraoral induzida de +20 MPa resulta em tensão combinada de -20 MPa. **B.** Sistema metalocerâmico termicamente incompatível $\alpha_p > \alpha_M$, no qual é produzida tensão residual de incompatibilidade de tração de +40 MPa na faceta cerâmica. Uma tensão de tração intraoral induzida de +20 MPa resulta em tensão combinada de +60 MPa e a formação de uma rachadura dentro da cerâmica.

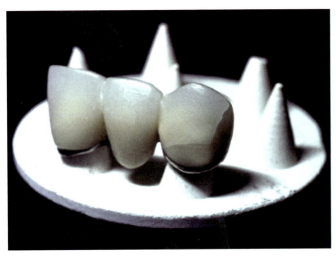

• **Figura 10.27** Trinca em coroa metalocerâmica após resfriamento de uma ponte de três elementos.

de lugar com alguns dos íons de sódio na superfície do artigo de vidro e permanecem no local após o resfriamento. Como o raio do íon potássio é cerca de 35% maior que o do íon sódio, a difusão do íon potássio para o local anteriormente ocupado pelo íon sódio causa aglomeração de átomos na superfície, criando tensões compressivas residuais na superfície. Aumentos de 100% ou mais na resistência à flexão de porcelanas feldspáticas foram alcançados com vários produtos de troca iônica que contêm concentração significativa de pequenos íons de sódio. No entanto, a profundidade da zona de compressão é inferior a 100 µm. Portanto, esse efeito de fortalecimento pode ser perdido se a superfície de porcelana ou vitrocerâmica for moída, desgastada ou erodida por exposição prolongada a certos ácidos inorgânicos.

Têmpera térmica

Talvez o método mais comum para fortalecer vidros em uso geral seja por têmpera térmica. A têmpera térmica cria tensões de compressão de superfície residuais resfriando rapidamente (têmpera) a superfície do objeto enquanto quente e no estado amolecido. Esse resfriamento rápido produz uma película de vidro rígido em torno de um núcleo macio. À medida que o núcleo amolecido se solidifica, o núcleo tende a contrair, mas a película externa permanece rígida. A tração do núcleo de endurecimento na superfície externa durante o encolhimento gera tensões de compressão residuais dentro da superfície externa, enquanto o núcleo sofre tensões residuais de tração.

A têmpera térmica é usada para fortalecer o vidro para usos como janelas e para-brisas de automóveis, portas de vidro deslizantes e máscaras de mergulho. Uma abordagem mais eficaz para aplicações odontológicas é a têmpera de cerâmicas em fase vítrea em banho de óleo de silicone ou outros líquidos especiais. Esse tratamento de têmpera térmica induz uma região protetora de tensão compressiva dentro da superfície. No entanto, o processo é sensível à técnica porque grandes tensões de tração de contrapeso podem se desenvolver quando ocorrem taxas de resfriamento excessivas durante o processo de revenimento.

Interrupção da propagação de rachaduras

Quando discutimos a fratura de um objeto, muitas vezes atribuímos a causa à propagação de trincas. Assim, parar, impedir ou redirecionar a propagação da trinca pode prevenir ou retardar a fratura até que uma força externa maior seja aplicada. O aumento da tensão para fraturar um objeto é o resultado do fortalecimento. Existem duas abordagens para interromper a propagação de trincas, conforme discutido a seguir.

Fortalecimento de partículas cristalinas

O reforço de cerâmicas com fase dispersa de material diferente pode prevenir ou inibir a propagação de trincas. Esse processo é referido como *fortalecimento de dispersão*. Quando cristais pequenos e resistentes são distribuídos homogeneamente em um vidro, a estrutura cerâmica é endurecida e reforçada porque as rachaduras não podem penetrar nas partículas finas tão facilmente quanto através do vidro. Essa técnica foi aplicada décadas atrás no desenvolvimento de porcelanas aluminosas (nas quais partículas de Al_2O_3 eram dispersas em uma matriz de porcelana vítrea) para coroas totalmente em porcelana. A maioria das cerâmicas de facetas odontológicas atuais possui uma matriz vítrea reforçada por uma fase cristalina dispersa. As matrizes de vidro em cerâmicas odontológicas foram reforçadas e endurecidas por uma variedade de fases cristalinas dispersas, incluindo leucita, dissilicato de lítio, alumina e fluormica tetrassilícica.

Quase todas as cerâmicas modernas de alta resistência derivam sua resistência à fratura melhorada da capacidade de bloqueio de trincas das partículas cristalinas. Cerâmicas de núcleo prensado a quente e vitrocerâmicas de revestimento contêm uma fase vítrea reforçada com partículas cristalinas de leucita, dissilicato de lítio, alumina, espinélio de magnésia-alumina e outros tipos de cristais. A tenacidade depende do tipo de cristal, tamanho do cristal, fração de volume, espaçamento entre partículas e CET em relação à matriz de vidro. Por exemplo, a tenacidade à fratura (K_{Ic}) do vidro de soda-cal-sílica é de 0,75 MPa•m$^{1/2}$. Se se dispersar aproximadamente 34% em volume de cristais de leucita no vidro, como no IPS Empress, o K_{Ic} aumenta apenas para 1,3 MPa•m$^{1/2}$. No entanto, ao dispersar 70% em volume de cristais de dissilicato de lítio interligados em uma matriz de vidro, como em IPS e.max Press, K_{Ic}, aumenta para 3,3 MPa•m$^{1/2}$.

Endurecimento de transformação

Em contraste com o fortalecimento por dispersão, a capacidade de um material sofrer uma transformação induzida por tensão que impede a propagação de trincas é conhecida como *endurecimento por transformação*. Um bom exemplo são os policristais de zircônia tetragonal em cerâmicas odontológicas à base de zircônia que sofrem transformação em um cristal monoclínico estável sob o impacto de microfissuras crescentes. Uma discussão detalhada é apresentada na seção *Zircônia estabilizada*.

Resumo

A resistência à fratura das próteses cerâmicas pode ser aumentada a partir de uma ou mais das seis seguintes opções: (1) selecionar cerâmicas mais fortes e resistentes; (2) desenvolver tensões residuais de compressão na superfície do material por têmpera térmica; (3) desenvolver tensões compressivas residuais nas regiões interfaciais de camadas cerâmicas mais fracas e menos resistentes, combinando adequadamente o coeficiente de expansão térmica; (4) reduzir a tensão de tração na cerâmica pela seleção adequada de materiais de suporte mais rígidos (maiores módulos de elasticidade); (5) *design* de prótese cerâmica com maior volume e raios de curvatura mais amplos para minimizar a magnitude das tensões de tração e as concentrações de tensões durante a função; e (6) aderência adesiva das coroas cerâmicas à estrutura do dente.

> **QUESTÃO IMPORTANTE**
> Qual técnica de processamento é mais provável de gerar as falhas mais profundas em uma estrutura de núcleo cerâmico?

Efeito do *design* na suscetibilidade à fratura de restaurações metalocerâmicas e cerâmicas puras

Existem muitos exemplos de desenhos atípicos que levam à fratura cerâmica de restaurações MCs. Cerâmicas mais resistentes podem suportar tensões de tração mais altas antes que trincas se desenvolvam em áreas de tensão de tração. As porcelanas feldspáticas convencionais não devem ser usadas como núcleo de coroas cerâmicas, principalmente em áreas posteriores, pois as forças oclusais podem facilmente sujeitá-las a tensões de tração que excedam a resistência à tração do núcleo cerâmico. Como as forças nos dentes anteriores são relativamente pequenas, tensões de tração baixas a moderadas podem ser suportadas com mais segurança por coroas de cerâmica. No entanto, se houver grande quantidade de sobreposição vertical (*overbite*) com apenas uma quantidade moderada de sobreposição horizontal (*overjet*), altas tensões de tração podem ser produzidas.

Quando ocorrem fraturas, um esboço da superfície da fratura observada é útil para ajudar a determinar a causa da fratura. Uma ilustração dos principais padrões de trincas que podem se desenvolver em uma coroa MC é mostrada na Figura 10.28. Algumas trincas viajam ao longo da interface metal-óxido metálico e outras podem se propagar ao longo da interface entre o óxido metálico e a porcelana opaca. O terceiro tipo pode ocorrer coesamente dentro da porcelana inteiramente. Os dois primeiros tipos são indicativos de um erro de processamento de material e o terceiro pode ser indicativo de um erro de projeto da coroa, carregamento excessivo ou outros fatores incontroláveis.

Embora as próteses cerâmicas e MC sejam suscetíveis a erros de *design*, algumas variações no projeto têm efeitos mínimos nos níveis de tensão gerados durante o carregamento. Por exemplo, os desenhos de coroas MCs mostrados na Figura 10.29 têm espessuras de metal bastante diferentes na área facial, mas as análises de elementos finitos não revelam diferenças significativas nas tensões principais máximas de tração que se desenvolvem sob carregamento simulado.

Ângulos de linha agudos na preparação também criarão áreas de concentração de tensão na restauração, principalmente onde se desenvolve um componente de tensão de tração por flexão. Uma pequena partícula de cerâmica ao longo da margem interna de porcelana de uma coroa pode induzir tensões de tração localmente altas durante a prova ou cimentação final. Além disso, quando a retificação dessa superfície for necessária para ajuste, deve-se usar o abrasivo de grão mais fino que realizará a tarefa. Essa precaução reduzirá a probabilidade de formação de microfissuras e reduzirá a profundidade das microfissuras que são produzidas pelas partículas abrasivas. As falhas de retificação na superfície interna das coroas cerâmicas representam os maiores danos que podem ser produzidos nas cerâmicas pelas técnicas de processamento.

> **QUESTÃO IMPORTANTE**
> Descreva quatro maneiras pelas quais o controle de preparos dentários e o *design* de coroas e pontes podem aumentar a resistência à fratura de coroas de cerâmica pura.

A maioria das cerâmicas deve ser projetada de modo a superar suas fraquezas, ou seja, a relativamente baixa tenacidade à fratura e resistência à tração das cerâmicas de recobrimento e sua suscetibilidade à formação de trincas na presença de falhas superficiais. O projeto deve evitar a exposição da cerâmica a altas tensões de tração. As margens de faca devem ser evitadas devido ao risco de rachaduras ou lascas durante a fase de prova. As tensões de tração em uma PF cerâmica podem ser reduzidas usando-se maiores espessuras de conector (Figura 10.30) e ampliando o raio de curvatura da porção da ameia gengival (Figura 10.31) do conector interproximal. No entanto, uma altura do conector maior que 4 mm na área posterior da boca é muitas vezes irreal devido às coroas mais curtas e pode resultar em conectores volumosos e inestéticos (Figura 10.32). Conectores fraturados são bastante comuns, principalmente quando o tamanho do conector é menor do que o recomendado pelo fabricante. A Figura 10.33 ilustra um exemplo dessa deficiência de projeto. O conector distal da ponte de três unidades feito de uma cerâmica de núcleo de dissilicato de

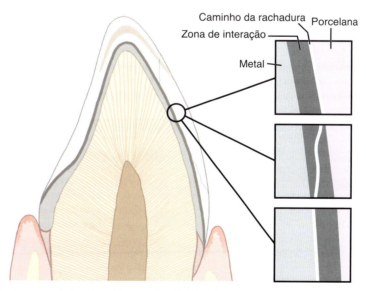

- **Figura 10.28** Ilustração em corte transversal da fratura da zona interfacial: óxido metálico cerâmico (*superior*), óxido transmetal (*meio*) e óxido metal-metal (*inferior*).

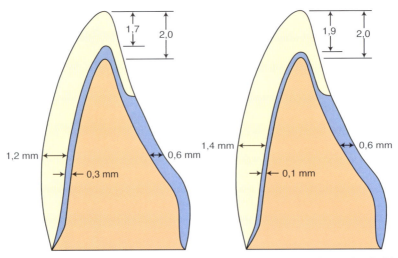

• **Figura 10.29** Ilustrações transversais de desenhos de coroas metalocerâmicas com espessura de metal reduzida. O metal é representado pela cor azul e a porcelana pelo amarelo. Espessura do metal facial de 0,3 mm (*esquerda*). A espessura do metal facial de 0,1 mm representa uma opção mais estética (*direita*).

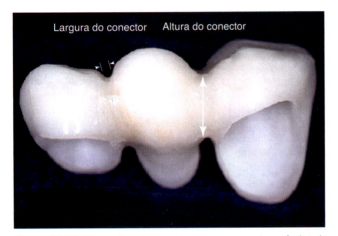

• **Figura 10.30** Dimensões do conector para uma ponte cerâmica de três elementos.

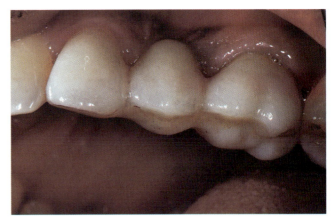

• **Figura 10.31** Uma prótese dentária cerâmica anteroposterior fixa de três elementos, produzida totalmente a partir de um núcleo cerâmico à base de dissilicato de lítio. Observe o conector relativamente grande (4 mm de altura) necessário para resistir à fratura nas áreas posteriores.

lítio fraturou após 18 meses de serviço, e o conector mesial fraturou posteriormente. O conector distal foi apenas 3,5 mm ou 0,5 mm menor do que o recomendado. Quinn et al. estudaram o efeito do fator de concentração de tensão (ver Capítulo 4) na área da ameia gengival no tamanho mínimo previsto do conector necessário para uma estrutura de zircônia de quatro unidades para garantir sobrevivência de 95% contra fratura durante um período de 20 anos. Os resultados confirmam a importância das características geométricas na tensão máxima e a correspondente probabilidade de falha (Figura 10.34).

> **QUESTÃO IMPORTANTE**
>
> Quais são as indicações e contraindicações para o uso de coroas de cerâmica pura?

Princípios para seleção de cerâmica dentária

Uma coroa MC feita corretamente é mais resistente a fraturas e mais durável do que a maioria das coroas e pontes de cerâmica pura. Essa tecnologia está bem estabelecida em comparação com as tecnologias exigidas para os mais recentes produtos totalmente cerâmicos. Embora a biocompatibilidade de alguns metais usados em *copings* e estruturas possa ser uma preocupação para pacientes que têm alergias conhecidas a esses metais, essas situações são raras. *Coping* ou estrutura metálica oferece vantagem em comparação com próteses cerâmicas à base de zircônia quando são necessárias aberturas de acesso endodôntico através de coroas. Reparos temporários para fraturas cerâmicas que se estendem até a estrutura metálica são possíveis, sem a necessidade de tratamento com jateamento de areia intraoral, utilizando os atuais adesivos resinosos. As coroas de cerâmica pura podem ser mais suscetíveis a fraturas por lascas e fraturas em massa em locais posteriores. As fraturas de conectores cerâmicos representam outra desvantagem das próteses totalmente cerâmicas, principalmente quando as recomendações do fabricante quanto ao formato e tamanho do conector não podem ser aplicadas. No geral, a aparência estética de uma restauração totalmente cerâmica é geralmente superior à de uma restauração MC para situações anteriores e posteriores. No entanto, coroas MCs projetadas adequadamente são altamente estéticas quando os princípios adequados de redução do dente são satisfeitos. Além disso,

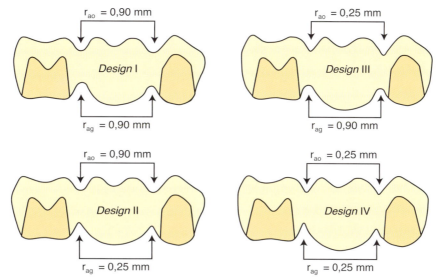

• **Figura 10.32** Pontes cerâmicas com vários raios (r) de curvatura em ameias oclusais (ao) e gengivais (ag). Os *designs* I e III têm os menores fatores de concentração de tensão nas áreas de reentrância gengival (tração), que têm os maiores raios de curvatura.

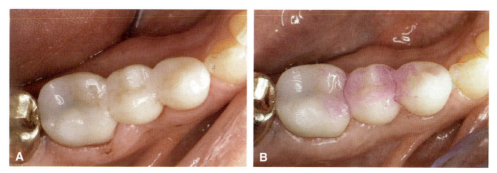

• **Figura 10.33 A.** Foto pós-cimentação de uma ponte cerâmica de três elementos feita com cerâmica de núcleo à base de dissilicato de lítio. **B.** Conectores da ponte fraturados após aproximadamente 18 meses. A altura do conector posterior foi de 3,5 mm, 0,5 mm inferior ao recomendado pelo fabricante.

desenhos de *copings* metálicos, como metal facial mais fino (0,1 a 0,5 mm) e/ou margens metálicas faciais em ponta de faca, ou margens metálicas sem colar podem aumentar ainda mais o potencial estético dessas coroas anteriores.

Embora uma coroa totalmente cerâmica exiba estética excelente, algumas pontes totalmente cerâmicas não são tão estéticas porque os conectores devem ser suficientemente espessos para minimizar o risco de fratura, ou o núcleo cerâmico é excessivamente opaco. Algumas coroas totalmente cerâmicas não serão estéticas se os preparos dentários forem inadequados, principalmente quando a estrutura dentária insuficiente foi removida. Nem todos os pacientes se beneficiarão com a colocação de coroas ou pontes totalmente cerâmicas. Alguns indivíduos apresentam certas características que permitiriam que apenas uma ponte metálica ou MC fosse usada. Por exemplo, se um indivíduo sofre bruxismo com frequência e com muita força, uma ponte totalmente cerâmica provavelmente não sobreviveria. Uma ponte de cerâmica não deve ser colocada em pacientes que têm um longo vão através do local do pôntico, porque as tensões mais altas sob a função podem levar à fratura prematura. Existem várias indicações e contraindicações claras que devem ser consideradas ao planejar o tratamento de casos de coroas e pontes feitos com um sistema cerâmico. Portanto, as cerâmicas puras são preferíveis às MCs quando a estética é a principal preocupação, quando a estética do MC é inaceitável ou quando existe um histórico de hipersensibilidade ao metal. A

Tabela 10.9 lista os tipos de cerâmicas odontológicas por suas indicações recomendadas e contraindicações sobre seu uso com base, em parte, em evidências de estudos clínicos. Embora os fabricantes e proprietários de laboratórios odontológicos geralmente listem as indicações de uso de produtos cerâmicos, eles normalmente não informam suas contraindicações. Somente após a ocorrência de evidências clínicas de eventos adversos, as indicações mudam e as contraindicações se tornam mais claramente especificadas. As informações apresentadas não garantem sucesso, nem são preditivas de insucesso, pois estão envolvidas muitas variáveis que podem deslocar o equilíbrio de risco de baixo para alto.

As cerâmicas de núcleo mais resistentes e fortes têm núcleos opacos cobertos com camadas de cerâmica translúcida. A previsão da cerâmica mais durável deve ser baseada na resistência à fratura de todo o sistema de bicamada ou tríplice camada, não apenas da própria cerâmica do núcleo. Na ausência de dados clínicos randomizados e controlados, testes *in vitro* dos materiais cerâmicos monolíticos e de cerâmicas estratificadas que simulem os desenhos usados na prática clínica são altamente desejáveis. Por exemplo, a Figura 10.35 mostra as cargas médias de fratura em três faixas de resistência de pontes de três unidades feitas com quatro materiais cerâmicos. Se mais pontes tivessem sido testadas, as análises de Weibull poderiam ter sido realizadas nos dados para determinar a confiabilidade e as probabilidades de fratura ao longo do tempo. Mais importante, modelos

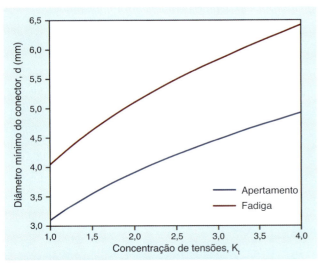

• **Figura 10.34** A curva de fadiga é o resultado da análise de elementos finitos que mostra o diâmetro mínimo do conector necessário para uma ponte de cerâmica pura de quatro unidades feita de policristal de zircônia tetragonal Y_2O_3 3% em mol (3Y-TZP) para garantir taxa de sobrevivência de 95% por pelo menos 20 anos. Outros parâmetros utilizados na análise são frequência mastigatória de 1.400 ciclos/dia e estresse cíclico máximo de 346 MPa. O fator de concentração de tensão (K) é a razão entre a tensão máxima na área da cavidade gengival (Figura 10.32) para a tensão nominal ou da seção líquida através do conector. A curva de aperto mostra o diâmetro do conector necessário para evitar fratura sob a mesma tensão de 346 MPa (ciclo único) para comparação. (Adaptada de Quinn GD et al. Fatigue of zirconia and dental bridge geometry: design implications. *Dent Mater*. 2010;26:1133-6.)

de elementos finitos podem ser desenvolvidos para qualquer projeto de prótese que possa ser aplicado com dados de fadiga dinâmica para os materiais cerâmicos componentes usando o *software* Life Ceramics Analysis and Reliability Evaluation (CARES; NASA) para prever as probabilidades de fratura dependentes do tempo.

O sucesso ou fracasso das restaurações cerâmicas pode estar relacionado com fatores relacionados com o material, ao dentista, ao laboratório, ao técnico e ao paciente. A causa específica da falha geralmente resulta da falha em seguir as diretrizes do fabricante. Por exemplo, a porcelana feldspática deve ser suportada por um *coping* metálico ou núcleo cerâmico de alta resistência para resistir à carga oclusal e evitar tensão flexural excessiva e não deve ser usado como núcleo cerâmico para uma coroa cerâmica-cerâmica. Os valores comparativos de tenacidade à fratura de cerâmicas estão listados nas Tabelas 10.5 e 10.6. Outra causa de fratura é a redução oclusal inadequada em dentes pré-molares e molares. A redução mínima de 1,5 mm é recomendada para coroas MCs em áreas de molares, em comparação com uma espessura de 2 mm para a maioria das coroas cerâmicas. No entanto, a introdução de coroas monolíticas de zircônia sugere que reduções oclusais tão baixas quanto 0,6 mm podem ser adequadas em alguns casos. Para qualquer produto cerâmico, devem ser seguidas as orientações de preparo do dente recomendadas pelo fabricante para a cerâmica específica que será utilizada. Essas diretrizes devem ser discutidas com o técnico de laboratório para garantir que os procedimentos padronizados sejam seguidos.

Quando um dentista prescreve prótese MC ou cerâmica, são necessárias informações específicas sobre o material a ser usado e o *design* necessário. Como essas decisões devem ser tomadas por um clínico competente? As condições intraorais e as opções ideais de tratamento devem ser consideradas primeiro. Para dentes ausentes, a restauração da função oclusal da dentição pode ser realizada com implantes e coroas ou PFs. As necessidades estéticas, expectativas e recursos financeiros do paciente são os próximos critérios a serem considerados. A escolha do tratamento é feita com base em taxas de sucesso antecipadas, tempos de sobrevivência e minimização de fatores de risco que são determinados a partir de estudos clínicos publicados e a experiência anterior do clínico, do técnico de laboratório dentário e seus colegas. Para profissionais recém-formados, a experiência anterior muitas vezes é baseada nos materiais e nas técnicas aprendidas na faculdade de odontologia. Para dentistas mais estabelecidos, as experiências em práticas odontológicas complementam o conhecimento acadêmico e o treinamento em educação avançada. Embora se possa desenvolver uma extensa base de experiência, a matriz de decisão de materiais, opções de projeto, técnicas, experiência, condições do paciente e taxas de sucesso previstas representam uma combinação esmagadora de variáveis a serem consideradas na tomada de decisão de tratamento ideal.

A literatura odontológica fornece evidências convincentes de que os tipos mais duráveis de próteses posteriores são produzidos a partir de ligas altamente nobres, principalmente ligas à base de ouro. No entanto, a profissão entrou em uma fase de orientação estética em que as decisões tendem a favorecer a aparência ao longo do tempo de sobrevivência. Assim, a seleção de produtos de materiais odontológicos tende a favorecer o uso de resinas compostas e cerâmicas para restaurações unitárias e múltiplas. Em muitos casos, os sistemas de materiais MCs são escolhidos em detrimento dos sistemas totalmente cerâmicos como um compromisso entre as necessidades estéticas e minimizar a probabilidade de falha dependente do tempo ou maximizar a sobrevivência.

O dentista e o técnico de laboratório deparam-se com o complexo desafio de decidir qual cerâmica deve ser utilizada para cada situação clínica específica. Embora alguns produtos sejam recomendados para PFs posteriores de três a cinco unidades, deve-se primeiro considerar o uso de PFs totalmente metálicos ou PFs MCs porque essas próteses terão expectativa de vida muito maior. Somente quando um paciente é altamente resistente à aceitação de componentes metálicos durante as discussões de planejamento do tratamento, as PFs totalmente cerâmicas devem ser usadas porque a resistência à fratura das PFs totalmente cerâmicas posteriores é baseada em (1) a resistência e a tenacidade à fratura dos componentes cerâmicos, (2) as dimensões do conector (altura mínima de 4 mm), (3) o formato do conector (as ameias gengivais devem ter amplos raios de curvatura) e (4) a força de mordida do paciente. Assim, a seleção de uma cerâmica para essas próteses é uma proposta muito arriscada, pois ainda não são conhecidas as condições ideais para o seu sucesso.

IdentCeram certificados para identificação de produtos cerâmicos

Os certificados IdentAlloy são usados por laboratórios dentários há muitos anos para identificar ligas que são usadas em casos protéticos enviados pelo laboratório aos dentistas. Devido à forte demanda recente por próteses totalmente cerâmicas, os certificados IdentCeram foram introduzidos em 2007 para identificar o fabricante/empresa, nome da marca e composição dos materiais usados para próteses totalmente cerâmicas. Seis dos certificados IdentCeram são mostrados na Figura 10.36. Os códigos das letras são designados da seguinte forma: AO (óxido de alumínio), YZ (zircônia de ítrio), LD (cerâmica de vidro de

CAPÍTULO 10 Materiais Cerâmicos

Tabela 10.9	Indicações gerais e contraindicações para uso de cerâmicas odontológicas.		
Tipo	Aplicação primária	Aplicações secundárias	Contraindicações
Porcelana feldspática	Facetas metalocerâmicas Facetas laminadas anteriores	Inlays de superfície única/locais de baixa tensão Necessidade de alta translucidez	*Inlays, onlays,* coroas e pontes (exceto como facetas metalocerâmicas) Bruxismo
Porcelana aluminosa	Núcleo cerâmico para coroas anteriores	Coroas de pré-molares de baixa tensão	Coroas de molares Pontes Bruxismo
Leucita vitrocerâmica	Coroas anteriores unitárias Facetas laminadas anteriores	*Inlays* e coroas de pré-molares de baixo estresse Alta translucidez	Situações de alta tensão Pontes Bruxismo
Vitrocerâmica de dissilicato de lítio	Coroas anteriores e de pré-molares Pontes anteriores de 3 elementos Coroas de pré-molares	Facetas laminadas anteriores Pontes posteriores de 3 elementos até 2º pré-molar	Situações posteriores de alta tensão Pontes envolvendo dentes molares Bruxismo
Alumina	Núcleo cerâmico para coroas Pontes anteriores de baixo estresse	Pontes posteriores de baixo estresse	Facetas anteriores Pontes posteriores de alta tensão Bruxismo
Espinélio infiltrado em vidro	Coroas anteriores	Alta translucidez necessária	Pontes anteriores Coroas e pontes posteriores Bruxismo
Alumina infiltrada por vidro	Coroas anteriores e posteriores	Subestruturas da ponte anterior até 3 elementos	Facetas anteriores Coroas e pontes posteriores Necessita de alta translucidez Bruxismo
Alumina/zircônia infiltrada por vidro	Coroas posteriores Subestruturas de pontes posteriores até 3 unidades	Subestruturas da ponte anterior até 3 elementos	Facetas anteriores e coroas Necessita de alta translucidez Bruxismo
Zircônia (Y-TZP) (com revestimento cerâmico)	Coroas posteriores Subestruturas de pontes posteriores até 5 elementos	—	Facetas anteriores, coroas e pontes Necessita de alta translucidez Bruxismo
Zircônia (3Y-TZP) (monolítico, sem cerâmica de revestimento)	Coroas e pontes posteriores (dados clínicos limitados disponíveis)	Pontes cerâmico-cerâmicas posteriores	Facetas anteriores, coroas e pontes Necessita de alta translucidez Bruxismo
Ce-TZP/Al$_2$O$_3$	Coroas posteriores e subestruturas de pontes (não há dados clínicos disponíveis)	—	Facetas anteriores, coroas e pontes Necessita de alta translucidez Bruxismo
4Y-PSZ	Coroas anteriores, coroas posteriores, facetas, *onlays*	—	Pontes, áreas de alta tensão
5Y-PSZ	Coroas anteriores, coroas posteriores, facetas, *onlays*	—	Pontes, áreas de alta tensão

4Y-PZE, 5% em mol de Y$_2$O$_3$ zircônia parcialmente estabilizada; *5Y-PZE*, 5% em mol de Y$_2$O$_3$ de zircônia parcialmente estabilizada; *3Y-tZP*, policristal de zircônia tetragonal de Y$_2$O$_3$ a 3% em mol; *Y-TZP*, policristal de zircônia tetragonal estabilizada com ítria.

dissilicato de lítio), FA (cerâmica de vidro de fluorapatita), LE (vidro de leucita) e LG (vitrocerâmica de leucita). Existem certificados mais recentes, como HC (cerâmica híbrida) e ZLS (silicato de lítio de zircônia) não apresentados aqui. Os certificados exibem um código de letras reconhecível que ajuda a garantir a codificação adequada do seguro. Esses códigos correspondem aos códigos IdentAlloy para ligas altamente nobres (AN), nobres (N) e predominantemente de metal básico (PB). Ao usar esses certificados amplamente reconhecidos, laboratórios e dentistas obtêm uma maneira comprovada e prática de documentar essas informações em seus prontuários e garantir uma comunicação consistente com seus técnicos de laboratório dentário.

Agradecimento

O autor deseja agradecer ao Dr. Kenneth Anusavice por seu tremendo trabalho nas edições anteriores deste capítulo.

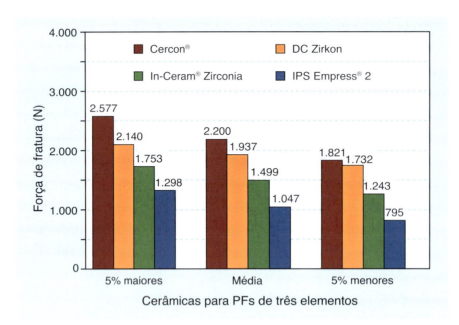

• **Figura 10.35** Cargas médias (N) necessárias para fraturar no ponto médio de pontes de três unidades feitas de quatro cerâmicas nas quais a espessura da cerâmica do núcleo era de 0,8 mm, a espessura do revestimento era de 0,7 mm e a altura do conector era de 4 mm. As diferenças entre as pontes cerâmicas mais fracas e mais fortes em cada grupo foram de 99%, 110% e 129%, respectivamente. As cerâmicas centrais para os quatro produtos são as seguintes: Cercon e DC Zirkon-Ceram são cerâmicas à base de zircônia, In-Ceram Zirconia é cerâmica de alumina reforçada com zircônia e infiltrada de vidro e Empress 2 é uma cerâmica à base de dissilicato de lítio. (Adaptada de Tinschert J, et al. Fracture resistance of lithium disilicate-, alumina-, and zirconia-based three-unit fixed partial dentures: a laboratory study, *Int J Prosthodont,* 2001;14:231-8.)

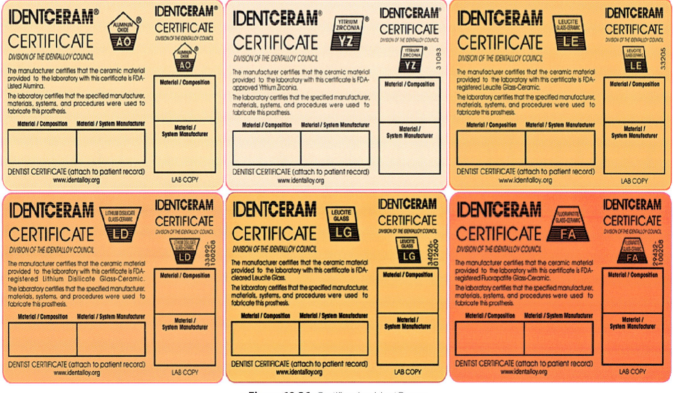

• **Figura 10.36** Certificados IdentCeram.

Leituras selecionadas

Albakry M, Guazzato M, Swain MV: Fracture toughness and hardness evaluation of three pressable all-ceramic dental materials, *J Dent* 31:181–188, 2003.

Anusavice KJ, DeHoff PH, Hojjatie B, et al: Influence of tempering and contraction mismatch on crack development in ceramic surfaces, *J Dent Res* 68:1182–1187, 1989.

Anusavice KJ, Hojjatie B: Effect of thermal tempering on strength and crack propagation of feldspathic porcelain, *J Dent Res* 70:1009–1013, 1991.

Anusavice KJ, Shen C, Vermost B, et al: Strengthening of porcelain by ion exchange subsequent to thermal tempering, *Dent Mater* 8:149–152, 1992.

Chevalier J, Gremillard L, Deville S: Low-temperature degradation of zirconia and implications for biomedical implants, *Annu Rev Mater Res* 37:1–32, 2007.

DeHoff PH, Anusavice KJ: Viscoelastic finite element stress analysis of the thermal compatibility of dental bilayer ceramic systems, *Int J Prosthodont* 22:56–61, 2009.

Denry IL, Peacock JJ, Holloway JA: Effect of heat treatment after accelerated aging on phase transformation in 3Y-TZP, *J Biomed Mater Res B* 93:236–243, 2010.

Esquivel-Upshaw JF, Anusavice KJ: Ceramic design concepts based on stress distribution analysis, *Compend Contin Educ Dent* 21:649–652, 2000.

Esquivel-Upshaw JF, Young H, Jones J, et al: Four-year clinical performance of a lithia disilicate-based core ceramic for posterior fixed partial dentures, *Int J Prosthodont* 21:155–160, 2008.

Mecholsky JJ Jr: Fractography: determining the sites of fracture initiation, *Dent Mater.* 11:113–116, 1995.

11

Resinas e Polímeros Protéticos

VISÃO GERAL DO CAPÍTULO

Resinas acrílicas

Técnica geral de fabricação de base da dentadura

Resinas de base de dentadura ativadas por calor

Procedimentos CAD-CAM na fabricação de bases de dentaduras

Resinas de base de dentaduras ativadas por produtos químicos

Resinas de base de dentaduras fotoativadas

Propriedades físicas das resinas de base de dentadura

Propriedades biológicas das resinas de base para dentadura

Procedimentos adicionais associados às próteses

Dentes de resina para aplicações protéticas

Materiais para próteses maxilofaciais

PALAVRAS-CHAVE

Material de reembasamento. Material polimérico usado para substituir a superfície de contato com o tecido (interna) de uma dentadura existente. Um revestimento de dentadura pode ser duro ou macio, de curto ou longo prazo.

Material de reembasamento macio ou resiliente de longa duração. Material polimérico resiliente que é aderido à superfície de contato com o tecido de uma prótese para amortecimento e/ou melhor retenção. Esses materiais são normalmente processados termicamente e, portanto, são mais duráveis do que os materiais macios a curto prazo e condicionadores de tecidos ativados quimicamente.

Material de reembasamento resiliente a curto prazo (condicionador de tecido). Material polimérico resiliente que é empregue por breves períodos (até 14 dias) para absorver o impacto mastigatório e se adaptar às mudanças nos contornos do rebordo (p. ex., após a extração de dentes ou alteração cirúrgica de um rebordo edêntulo ou parcialmente edêntulo). Tais materiais são tipicamente

polímeros ativados quimicamente e tendem a se degradar mais rapidamente do que as resinas ativadas por calor.

Material de reembasamento resiliente para dentadura. Material polimérico que é colocado na superfície de contato com o tecido de uma base de dentadura para absorver parte da energia de impacto da mastigação, agindo como um tipo de "amortecedor de choque" entre as superfícies oclusais de uma prótese e os tecidos orais subjacentes. Um material de reembasamento resiliente para prótese também pode ser usado para facilitar adaptação às áreas retentivas, de modo a fornecer retenção, estabilidade e suporte. Esses materiais podem ser colocados no consultório (diretamente) ou no laboratório dentário (indiretamente).

Reembasamento. Processo de substituição da superfície de contato com o tecido de uma dentadura existente.

Reembasamento completo. Processo de substituição de toda a base da dentadura total ou parcial existente.

O *The Glossary of Prosthodontic Terms*, em sua 9ª edição, define uma prótese total como uma prótese dentária removível que substitui toda a dentição e as estruturas associadas da maxila ou mandíbula. Tal prótese é composta por dentes artificiais fixados a uma base de prótese. Por sua vez, a base de dentadura obtém seu suporte no contato com os tecidos orais, dentes ou implantes dentários.

Embora as bases de dentaduras individuais possam ser formadas a partir de metais ou cerâmicas, a maioria das bases de dentaduras é fabricada com polímeros comuns. Tais polímeros são escolhidos pelos critérios de disponibilidade, estabilidade dimensional, características de manuseio, cor e compatibilidade com os tecidos orais.

Uma descrição dos polímeros de base de dentadura geralmente usados é apresentada neste capítulo. Atenção considerável é dada aos sistemas de processamento individual e técnicas de polimerização. Além disso, são fornecidos métodos para melhorar o ajuste e a estabilidade dimensional de próteses à base de resina.

Resinas acrílicas

Desde meados da década de 1940, a maioria das bases de dentaduras tem sido fabricada com resinas de poli(metil metacrilato), também conhecidas como *PMMA*. O PMMA é um sólido incolor transparente que pode ser tingido com pigmentos, corantes, cargas e fibras para fornecer praticamente qualquer cor, tonalidade e grau de translucidez. A cor, as características ópticas e as propriedades dimensionais do PMMA permanecem estáveis em condições intraorais normais, e suas propriedades físicas provaram ser adequadas para aplicações odontológicas.

Uma vantagem do PMMA é a relativa facilidade com que esse material pode ser processado. O material de base de prótese de PMMA geralmente é fornecido como um sistema pó-líquido (Figura 11.1). O líquido contém principalmente monômeros de metil metacrilato, agentes de ligação cruzada di ou trimetacrilato (Figura 11.2) e um inibidor, e o pó contém predominantemente resina PMMA na forma de microesferas (ou esferas). Quando o líquido e o pó são misturados nas proporções adequadas, forma-se uma massa trabalhável. O material é introduzido em uma cavidade do molde devidamente formada e polimerizado sob calor e pressão. Como mostrado no Capítulo 2, a polimerização pode ser ativada por energia química, calor e luz. A energia de micro-ondas também pode ser usada para polimerização. Além disso, tecnologias de *computer-aided/computer-aided manufacturing* (CAD-CAM) para fresagem de discos de PMMA e impressão tridimensional (3D) usam monômeros à base de metacrilato (ver Capítulo 15) também estão disponíveis.

Técnica geral de fabricação de base da dentadura

Várias técnicas de processamento estão disponíveis para a fabricação de bases de dentaduras (Figuras 11.3 a 11.11). Cada técnica requer uma impressão adequada da arcada dentária associada, seguida pela fabricação de um molde de gesso preciso. Por sua vez, uma base de prova de resina é fabricada no molde. A cera é adicionada à base de prova e os dentes protéticos são posicionados na cera (Figura 11.3 A). Os dentes protéticos são relacionados à dentição oposta e são avaliados na boca do paciente antes de proceder.

No laboratório, uma mufla de bronze para dentadura é usada e o arco dentário completo é envolto em um meio de revestimento adequado (geralmente gesso). Uma mufla plástica para dentadura é obrigatória se a energia de micro-ondas for usada. Em seguida, a mufla da prótese é aberta e a base de cera da dentadura é eliminada em banho de água quente, deixando os dentes protéticos no lugar. Após uma limpeza completa do molde, um separador apropriado é aplicado na superfície de gesso. Por sua vez, um material de base de dentadura de resina é introduzido na cavidade do molde e polimerizado sob pressão. Após a polimerização, a dentadura é recuperada e preparada para colocação clínica.

Nem todo processamento de base de dentadura requer mufla. Quando resina ativada por luz ou processamento CAD-CAM é

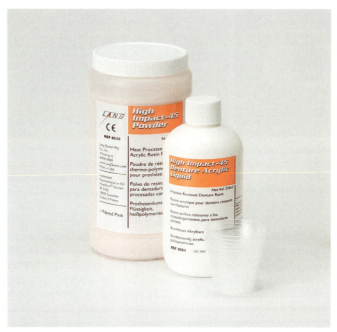

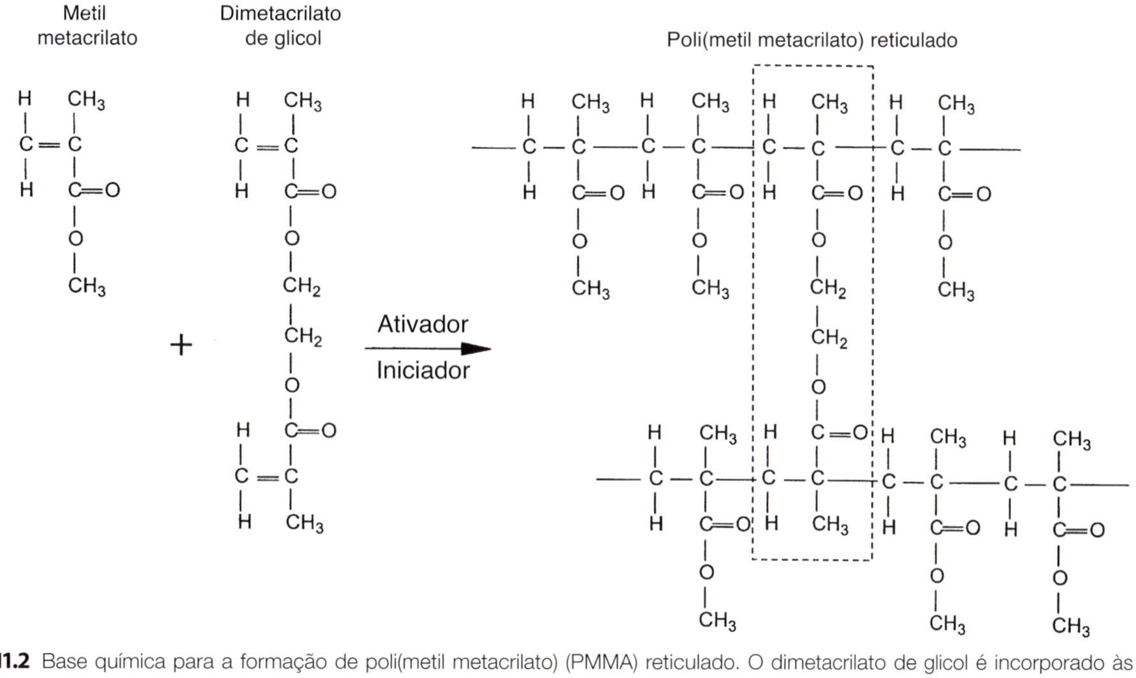

• **Figura 11.1** Representação de uma resina ativada por calor. A maioria das resinas ativadas por calor é fornecida como sistema pó-líquido. (Cortesia de Lang Dental Mfg. Co., Inc., Wheeling, IL.)

• **Figura 11.2** Base química para a formação de poli(metil metacrilato) (PMMA) reticulado. O dimetacrilato de glicol é incorporado às cadeias de PMMA e pode "ligar" ou "interconectar" essas cadeias.

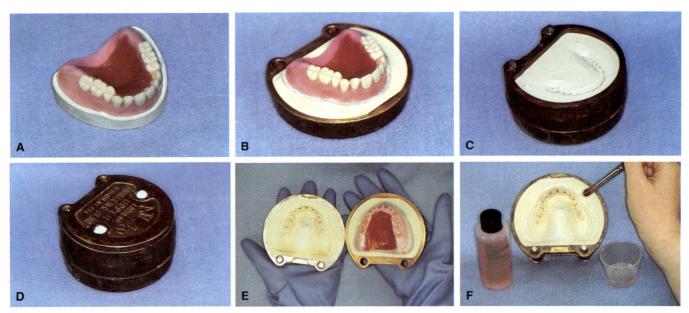

• **Figura 11.3** Etapas na preparação do molde (técnica de moldagem por compressão). **A.** Arco dentário concluído preparado para o processo de inclusão na mufla. **B.** Modelo de trabalho embutido em gesso devidamente contornado. **C.** Superfícies oclusais e incisais dos dentes protéticos são expostas para facilitar a recuperação posterior da prótese. **D.** Dentadura maxilar completa totalmente moldada. **E.** Separação de segmentos de frascos durante o processo de eliminação de cera. **F.** Colocação de meio isolante à base de alginato.

usado, nenhuma mufla é necessária. Nesse capítulo, discutiremos os materiais de base para dentadura geralmente disponíveis e as propriedades e aplicações adicionais das resinas para base de próteses.

Resinas de base de dentadura ativadas por calor

Materiais ativados por calor são usados na fabricação de quase todas as bases de dentadura. O uso de polímeros ativados por calor envolve a preparação de um molde de gesso para moldagem por compressão, preparação de resina para base de dentadura e uma polimerização térmica em banho-maria ou forno de micro-ondas.

Técnica de moldagem por compressão

Como regra, as resinas de base de dentadura termicamente ativadas são moldadas por moldagem por compressão. Portanto, a técnica de moldagem por compressão é descrita em detalhes nas subseções seguintes.

Preparação do molde

Antes da preparação do molde, os dentes protéticos devem ser selecionados e dispostos de forma a atender aos requisitos estéticos e funcionais. Por sua vez, o arco dentário completo é selado ao molde de gesso de trabalho.

Nessa fase, o modelo de trabalho e o arco dentário completo são removidos do articulador (ver Figura 11.3 A). O modelo de trabalho é revestido com uma fina camada de separador para evitar a aderência do gesso ao modelo de trabalho durante o processo de inclusão na mufla. A metade inferior do frasco da dentadura é preenchida com gesso recém-misturado e o modelo de trabalho é colocado nessa mistura. O gesso é contornado para facilitar os procedimentos de eliminação de cera, aglutinação da resina e desinclusão da mufla (ver Figura 11.3 B). Ao atingir a pega inicial, as superfícies de gesso são revestidas com um separador apropriado.

A metade superior da mufla (contramufla) é, então, posicionada sobre a metade inferior. Um agente redutor da tensão superficial é aplicado nas superfícies de cera expostas e uma segunda mistura de gesso é preparada. Esse incremento de gesso é vertido na mufla. Deve-se tomar cuidado para garantir que o material de revestimento alcance contato íntimo com todas as superfícies externas dos dentes montados. O gesso de revestimento é adicionado até que todas as superfícies do arco dentário e da base da dentadura estejam completamente cobertas. As superfícies incisal e oclusal são minimamente expostas para facilitar subsequentes procedimentos de desinclusão da mufla (ver Figura 11.3 C). O gesso pode, então, endurecer, e depois é revestido com um separador incolor.

Nesse ponto, um incremento adicional de gesso é misturado e o restante da mufla é preenchida. A tampa da mufla é assentada suavemente e a segunda camada de gesso toma presa (ver Figura 11.3 D).

Após o endurecimento do gesso, a base de prova e a cera devem ser removidas do molde. Para realizar essa tarefa, a mufla é imersa em água fervente por 4 minutos. Em seguida, o frasco é removido da água e os segmentos apropriados são separados. A base de prova e a cera amolecida permanecem na metade inferior da mufla, enquanto os dentes protéticos permanecem firmemente embutidos no gesso de revestimento do segmento restante (ver Figura 11.3 E). A base de prova e a cera amolecida são cuidadosamente removidas da superfície do molde. A cera residual é removida da cavidade do molde usando solvente de cera. A cavidade do molde posteriormente é limpa com uma solução de detergente neutro e enxaguada com água fervente.

QUESTÕES IMPORTANTES

Qual é o propósito de um meio isolante usado durante a fabricação da base da dentadura? Qual é a base química para meios isolantes populares?

Seleção e aplicação do agente isolante

O próximo passo na fabricação da base da dentadura envolve a aplicação de um agente isolante apropriado nas superfícies da cavidade do molde. Esse meio evita o contato direto entre a resina da base da dentadura e a superfície do molde. A não colocação de um meio isolante apropriado pode levar a duas grandes dificuldades: (1) se a água se difundir na resina da base da prótese, a umidade pode afetar a taxa de polimerização e as propriedades físicas e ópticas da base da prótese resultante; (2) se o polímero dissolvido ou monômero livre penetrar na superfície do molde, porções do meio de revestimento podem se fundir à base da dentadura, afetando as propriedades físicas e estéticas das bases processadas.

Atualmente, os agentes isolantes mais populares são soluções de alginato coloidal solúveis em água. Quando aplicadas em superfícies de gesso, essas soluções produzem filmes finos e relativamente insolúveis de alginato de cálcio. Esses filmes evitam o contato direto das resinas da base da dentadura com o gesso circundante.

Uma pequena quantidade de isolante é dispensada em um recipiente descartável. Em seguida, um pincel fino é usado para aplicar o meio isolante nas superfícies expostas de um molde de gesso quente e limpo (ver Figura 11.3 F). O isolante não deve entrar em contato com as porções expostas dos dentes de resina acrílica porque o separador interfere na ligação química entre os dentes de resina acrílica e as resinas de base de prótese. Subsequentemente, as seções do molde são orientadas para evitar "poças" do isolante, e aguarda-se o agente secar.

Preparação da resina de prótese ativada por calor

Conforme observado, a maioria dos sistemas de resina PMMA inclui componentes em pó e líquidos (ver Figura 11.1). O pó consiste em esferas de PMMA, outro copolímero e uma pequena quantidade de peróxido de benzoíla, denominado *iniciador*. Ao ser aquecido, o peróxido de benzoíla gera radicais livres, que são responsáveis por iniciar a polimerização. O líquido é predominantemente monômero de metil metacrilato com pequenas quantidades de hidroquinona, como um *inibidor* para evitar a polimerização intempestiva do líquido durante o armazenamento. Os inibidores também retardam o processo de polimerização e, assim, aumentam o tempo de trabalho.

Agentes de ligação cruzada, tais como dimetacrilato de glicol, podem ser adicionados ao líquido. O dimetacrilato de glicol é química e estruturalmente semelhante ao metil metacrilato e pode ser incorporado em cadeias poliméricas de metil metacrilato em crescimento (ver Figura 11.2). É importante notar que o metil metacrilato possui uma ligação dupla carbono-carbono por molécula, e o dimetacrilato de glicol possui duas ligações duplas por molécula. Como resultado, uma molécula individual de dimetacrilato de glicol pode servir como uma "ponte" ou "membro cruzado" ligando duas cadeias poliméricas em crescimento. Se uma quantidade suficiente de dimetacrilato de glicol for incluída na mistura, várias interconexões podem ser formadas. Essas interconexões produzem uma estrutura semelhante a uma rede que fornece resistência à deformação e ao inchaço do solvente que pode ser causado pela exposição ao etanol na dieta. Os agentes de ligação cruzada são incorporados no componente líquido a uma concentração de 1 a 2% em volume.

> ### QUESTÕES IMPORTANTES
> Por que os sistemas de resina de base de dentadura contêm grânulos de polímero? Como a inclusão de grânulos de polímero afeta a contração volumétrica?

Proporção de polímero para monômero

Uma proporção adequada de polímero para monômero é importante na fabricação de bases de dentaduras bem ajustadas com propriedades físicas desejáveis. Infelizmente, a maioria das discussões sobre a proporção polímero-monômero fornece pouca informação prática para os profissionais da odontologia. Além disso, essas discussões não abordam as relações entre os eventos moleculares e as características brutas de manuseio das resinas para base de dentaduras.

Conforme discutido no Capítulo 5, em compósitos à base de resina, a polimerização de resinas de base de dentadura resulta em contração. Pesquisas indicam que a polimerização de monômeros de metil metacrilato para formar PMMA produz uma diminuição de 21% no volume do material. Para minimizar as alterações dimensionais, os fabricantes de resinas incorporam uma fração significativa de grânulos de polímero, como as cargas adicionadas em compósitos à base de resina.

Quando os componentes em pó e líquidos são misturados nas proporções adequadas, há a formação de uma massa plástica. Os produtos comerciais geralmente exibem uma proporção de polímero para monômero de aproximadamente 3:1 por volume. Essa proporção fornece monômero suficiente para molhar completamente as esferas de polímero, mas não contribui com monômero em excesso que produziria maior contração de polimerização. Usando uma proporção de 3:1, a contração volumétrica pode ser limitada a aproximadamente 7% (cerca de 2,3% de contração linear). A contração de polimerização é compensada pela expansão inicial do molde de gesso e inchaço da resina acrílica polimerizada após exposição à água no frasco da prótese e em serviço clínico. Consequentemente, a prótese completa apresenta pouca alteração dimensional.

> ### QUESTÕES IMPORTANTES
> Quais são os cinco estágios físicos pelos quais as resinas de base de dentaduras misturadas corretamente passam? Em qual estágio a moldagem por compressão deve ser iniciada?

Interação polímero-monômero

Quando monômero e polímero são misturados nas proporções adequadas, é produzida uma massa trabalhável. Em repouso, sem se submeter ao calor para o início da polimerização, a massa resultante passa por cinco estágios distintos. Esses estágios podem ser descritos como (1) *arenoso*, (2) *pegajoso ou fibroso*, (3) *plástico*, (4) *borrachoide ou elásticos* e (5) *rígido*.

Durante a fase arenosa, pouca ou nenhuma interação ocorre em nível molecular. Os grânulos de polímero permanecem inalterados e a consistência da mistura pode ser descrita como "grossa" ou "granulosa". Mais tarde, a mistura entra em um estágio fibroso ou pegajoso, quando o monômero ataca as superfícies dos grânulos de polímeros individuais e é absorvido pelos grânulos, causando inchaço dos grânulos e dissolução dessas cadeias poliméricas não reticuladas no monômero líquido. Essas cadeias de polímeros se desenrolam, aumentando, assim, a viscosidade da mistura. Esse estágio é caracterizado por "viscosidade" ou "aderência" quando o material é tocado ou separado.

Subsequentemente, a massa entra em um estágio plástico. No nível molecular, um número maior de cadeias de polímeros entra na solução. A mistura pode ser vista como filamentos poliméricos dentro de um volume de monômero líquido. (Visualize fios de espaguete cozido em uma panela com água.) Clinicamente, a massa se comporta como uma massa maleável. Não é mais pegajosa e não adere às superfícies do recipiente de mistura ou espátula. Essa é a consistência ideal para moldagem por compressão. Como resultado, o material deve ser introduzido na cavidade do molde durante as últimas fases do estágio plástico.

Após o estágio plástico, a mistura entra em um estágio borrachoide ou elástico. Isso ocorre porque alguns monômeros são dissipados por evaporação e alguns penetram ainda mais nas esferas de polímero restantes. A massa retorna à sua forma original quando comprimida ou esticada. Como a massa não flui mais livremente para assumir a forma de seu recipiente, o acrílico borrachoide não é moldável pelas técnicas convencionais de compressão.

Em repouso por um período prolongado, a mistura torna-se rígida. Esse é o resultado da evaporação do monômero que não reagiu. Do ponto de vista clínico, a mistura parece seca e resistente à deformação mecânica.

Tempo de formação da massa

O tempo necessário para a mistura de resina atingir o estágio plástico é denominado *tempo de formação da massa*. De acordo com a American National Standards Institute/American Dental Association (ANSI/ADA), Norma nº 139 – Polímeros de base dentária: 2020 (ISO 20795-1:2013 Dentistry – Base polymers – Part 1: Denture base polymers), indica que essa consistência seja alcançada em menos de 40 minutos a partir do início do processo de mistura. Em uso clínico, a maioria dos produtos de base para próteses atinge uma consistência plástica em menos de 10 minutos.

Tempo de trabalho

O *tempo de trabalho* é definido como o tempo que um material de base de prótese permanece no estágio plástico. Esse período é crítico para o processo de moldagem por compressão. A norma ANSI/ADA Nº 139 exige que a massa permaneça moldável por pelo menos 5 minutos.

A temperatura ambiente afeta o tempo de trabalho. Assim, o tempo de trabalho de uma resina de prótese pode ser estendido por meio de refrigeração. Uma desvantagem significativa associada a essa técnica é que a umidade pode condensar na resina quando exposta ao ar ambiente. A presença de umidade pode degradar as propriedades físicas e estéticas de uma resina processada. A contaminação por umidade pode ser evitada armazenando-se a resina em um recipiente hermético. Após a retirada do refrigerador, o recipiente não deve ser aberto até atingir a temperatura ambiente.

Condensação

A introdução de resina de base de prótese na cavidade do molde é denominada *condensação*. Esse processo representa etapas críticas na fabricação da base da prótese. Enquanto em um estado de massa, a resina é removida de seu recipiente de mistura e enrolada em uma forma cilíndrica. O monômero é aplicado sobre a cervical dos dentes da prótese para promover a adesão à base da prótese. Posteriormente, a forma de resina é dobrada em forma de ferradura e colocada na contramufla que abriga os dentes protéticos (ver Figura 11.4 A). Uma fina folha de polietileno é colocada sobre o modelo de trabalho e a mufla é fechada.

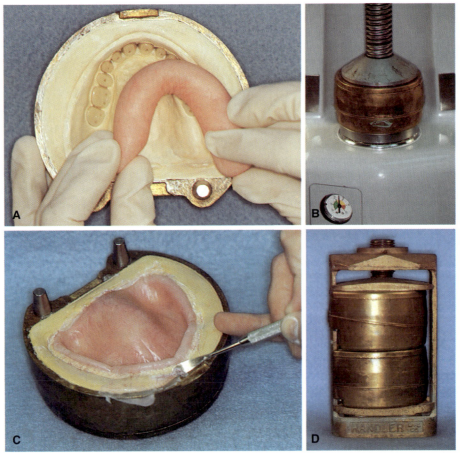

• **Figura 11.4** Passos para a condensação da resina (técnica compressiva). **A.** A resina misturada de maneira apropriada é enrolada e dobrada em forma de ferradura e colocada na cavidade do molde. **B.** A mufla completa é colocada na prensa, e pressão é aplicada. **C.** O excesso de material é cuidadosamente retirado da mufla. **D.** A mufla é transferida para um suporte de mufla, que mantém a pressão durante o processo de polimerização.

A mufla fechada é, então, colocada em uma prensa e a pressão é aplicada de forma incremental (ver Figura 11.4 B). A aplicação lenta de pressão permite que a massa de resina escoe uniformemente por todo o espaço do molde. A aplicação de pressão é continuada até que a mufla da prótese esteja totalmente fechada. Em seguida; a mufla é aberta e a folha de polietileno é removida da superfície da resina com um puxão rápido e sustentado.

O excesso de resina será encontrado nas áreas relativamente planas ao redor da cavidade do molde. Esse excesso de resina é chamado de *rebarba*. Usando um instrumento arredondado, a rebarba é cuidadosamente removida do corpo de resina que ocupa a cavidade do molde (ver Figura 11.4 C). Cuidados são tomados para não danificar as superfícies de gesso do molde. Pedaços de gesso que se desprenderam devem ser removidos para que não sejam incorporados à base da dentadura processada.

Uma folha de polietileno nova é colocada entre as partes principais da mufla, e o conjunto da mufla é novamente colocado na prensa.

Nessa fase, o molde é fechado pela última vez sem a interposição de folha de polietileno. As seções do molde são alinhadas e colocadas na prensa de mufla. Novamente, a pressão é aplicada de forma incremental. Após o fechamento definitivo, a mufla é transferida para um suporte de mufla (ver Figura 11.4 D), que mantém a pressão no conjunto do frasco durante o processamento da base da prótese. Uma representação em corte transversal do conjunto da mufla é apresentada na Figura 11.5.

Técnica de moldagem por injeção

Além das técnicas de moldagem por compressão, as bases de dentaduras podem ser fabricadas por meio de moldagem por injeção usando muflas especialmente projetadas. Metade da mufla é preenchida com gesso recém-misturado e o molde de trabalho é assentado nessa mistura. O gesso é adequadamente contornado e deixado para endurecer. Subsequentemente, pinos formadores de conduto de alimentação são acoplados à cera sobre a base da prótese para introduzir resina durante o processo de moldagem por injeção (ver Figura 11.6 A). A metade restante da mufla é posicionada e o processo de revestimento é concluído (ver Figura 11.6 B). A eliminação da cera é realizada conforme descrito anteriormente (ver Figura 11.6 C) e a mufla é remontada. Em seguida, a mufla é colocada em um transportador que mantém a pressão no conjunto durante a introdução e processamento da resina.

Após a conclusão das etapas anteriores, a resina é misturada e injetada na cavidade do molde (ver Figura 11.6 D). Em seguida, o frasco é colocado em um banho de água para polimerização da resina da base da prótese, se for usada uma resina de polimerização por calor. Após a conclusão, a prótese é recuperada, ajustada, acabada e polida.

Atualmente, há debates sobre a precisão comparativa de bases de próteses fabricadas por moldagem por compressão e aquelas fabricadas por moldagem por injeção. Os dados disponíveis e as informações clínicas indicam que as bases de próteses fabricadas por moldagem por injeção podem proporcionar uma precisão clínica ligeiramente melhorada.

Procedimento de polimerização

Durante a fabricação da base da prótese, o calor é aplicado à resina por imersão da mufla no suporte da mufla em um banho de água. A água é aquecida a uma temperatura prescrita e mantida nessa temperatura pelo período sugerido pelo fabricante.

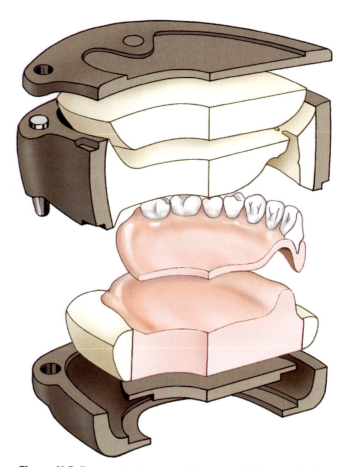

• **Figura 11.5** Representação em corte transversal do frasco da prótese e seu conteúdo.

Aumento de temperatura

A polimerização das resinas de base de dentaduras é exotérmica, e a quantidade de calor liberada pode afetar as propriedades das bases da prótese processadas. As mudanças de temperatura representativas que ocorrem na água, gesso de revestimento e resina são apresentadas na Figura 11.7. O perfil de temperatura do gesso de revestimento acompanha de perto a curva de aquecimento da água. A temperatura da resina da base da dentadura é um pouco atrasada durante os estágios iniciais do processo de aquecimento. Isso é causado pelo fato de a resina ocupar uma posição no centro do molde e, portanto, a penetração do calor é mais demorada.

À medida que a resina da base da prótese sobe ligeiramente acima de 70°C, a temperatura da resina começa a aumentar rapidamente. Por sua vez, a taxa de decomposição do peróxido de benzoíla é significativamente aumentada. Essa sequência de eventos leva a um aumento da taxa de polimerização e um aumento concomitante no calor exotérmico da reação.

QUESTÕES IMPORTANTES

O que causa a porosidade nas bases das dentaduras?
Como esses defeitos podem ser minimizados?

Ciclo de polimerização

Processos de aquecimento controlados são usados para orientar a polimerização de bases de próteses ativadas por calor. Tais processos de aquecimento são denominados *ciclos de polimerização*

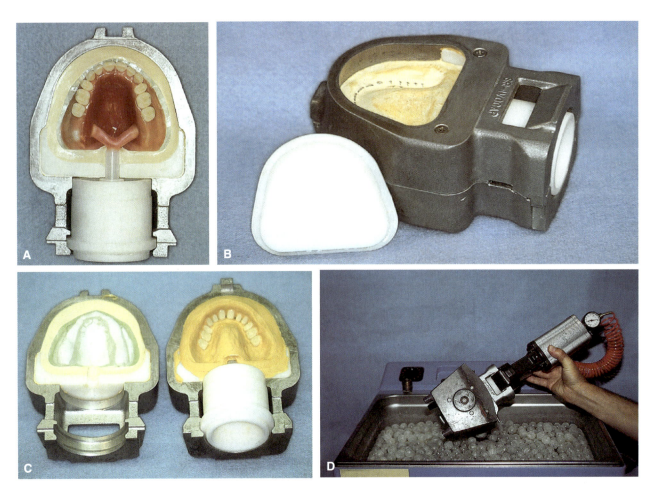

• **Figura 11.6** Etapas na preparação do molde (técnica de moldagem por injeção). **A.** Colocação dos condutos de alimentação para introdução da resina. **B.** Superfícies oclusais e incisais dos dentes protéticos são expostas para facilitar a recuperação da prótese. **C.** Separação dos segmentos da mufla durante o processo de eliminação de cera. **D.** Injeção de resina e colocação do conjunto em banho-maria.

ou *ciclos de cura*. A relação entre a taxa de aquecimento e o aumento da temperatura dentro da resina da base da dentadura é ilustrada na Figura 11.8. O ciclo de polimerização representado pela curva C provavelmente produziria porosidade em porções grossas da prótese, pois a temperatura da resina excede o ponto de ebulição do monômero (100,8°C). Por outro lado, o ciclo de polimerização representado pela curva A provavelmente resultaria na presença de monômero residual porque a temperatura da resina não atinge a temperatura de ebulição do monômero. Para minimizar a probabilidade de resultados indesejáveis, foram desenvolvidos ciclos de aquecimento cuidadosamente controlados.

Uma técnica envolve o processamento da resina da base da dentadura em um banho-maria a temperatura constante de 74°C por 8 horas ou mais, sem tratamento de fervura final. Uma segunda técnica consiste em processar em banho-maria a 74°C por 8 horas e depois aumentar a temperatura para 100°C por 1 hora. Uma terceira técnica envolve o processamento da resina a 74°C por aproximadamente 2 horas e aumento da temperatura do banho-maria para 100°C e processamento por 1 hora. Todas as técnicas são usadas e igualmente eficazes.

Após a conclusão do ciclo de polimerização escolhido, a mufla deve esfriar até a temperatura ambiente. O resfriamento rápido pode resultar em distorção da base da dentadura devido às diferenças na contração térmica da resina e do gesso de revestimento. Para minimizar possíveis dificuldades, a mufla deve ser removida da água e resfriada em bancada por 30 minutos.

Posteriormente, a mufla deve ser imersa em água fria da torneira por 15 minutos. A base da prótese pode, então, ser removida da mufla e preparada para instalação. Para diminuir a probabilidade de alterações dimensionais desfavoráveis, a prótese deve ser armazenada em água até a consulta de adaptação clínica.

Polimerização via energia de micro-ondas

A resina PMMA pode ser polimerizada usando energia de micro-ondas porque a molécula de metil metacrilato é assimétrica e, portanto, "com perdas". Essa técnica emprega uma resina especialmente formulada e uma mufla não metálica (ver Figura 11.9). Um forno de micro-ondas convencional de 1.100 W e 24 GHz é usado para fornecer a energia térmica necessária para a polimerização.

A principal vantagem dessa técnica é a velocidade com que a polimerização pode ser realizada. Apesar da diminuição do tempo de processamento, pode ocorrer superaquecimento em seções espessas, fazendo com que o monômero ferva e crie porosidade. Deve-se notar também que, embora o tempo de polimerização seja reduzido, o tempo técnico necessário não é afetado. As informações disponíveis indicam que as propriedades físicas das resinas de micro-ondas são comparáveis às das resinas convencionais. Além disso, o ajuste das bases de próteses polimerizadas usando energia de micro-ondas é comparável àquelas processadas por meio de técnicas convencionais de moldagem por compressão.

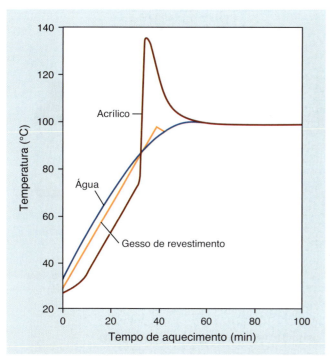

• **Figura 11.7** Curvas de aquecimento temperatura-tempo para banho-maria, gesso de revestimento e resina acrílica durante a polimerização de um cubo de 25,4 mm de resina para prótese. (Modificada de Tuckfield WJ, Worner HK, Guerin BD. Acrylic resins in dentistry. *Aust Dent J.* 1943;47:119-21. Reproduzida, com autorização, do Australian Dental Journal.)

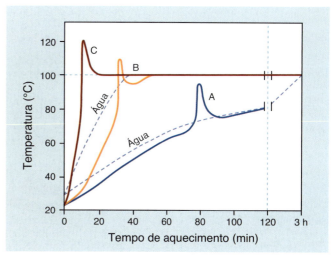

• **Figura 11.8** Mudanças de temperatura na resina acrílica quando submetida a vários programas de polimerização. A temperatura da curva A subiu para 100°C em 3 horas, a temperatura da curva B subiu para 100°C em 40 minutos e a curva C começou a 100°C. (Modificada de Tuckfield WJ, Worner HK, Guerin BD. Acrylic resins in dentistry. *Aust Dent J.* 1943;47:119-21. Reproduzida, com autorização, do Australian Dental Journal.)

Procedimentos CAD-CAM na fabricação de bases de dentaduras

Embora o primeiro programa de *software* CAM tenha sido desenvolvido pelo Dr. Patrick Hanratty na década de 1950, foi somente na década de 1990 que as tecnologias CAD-CAM foram usadas para gerar dentaduras totais. O primeiro relato em inglês da tecnologia auxiliada por computador na fabricação de dentaduras totais foi publicado por Maeda et al. em 1994. Os autores empregaram estereolitografia para gerar dentaduras totais em um esforço de prova de conceito. A partir de 1995, Goodacre empregou uma série de procedimentos destinados a facilitar a fabricação de próteses totais usando técnicas subtrativas. Nos anos seguintes, Kawahata et al. e Kanazawa et al. usaram fresamento de controle numérico computadorizado (CNC) para avançar e refinar os esforços anteriores. CNC é um controle automatizado de usinagem e impressoras 3D por meio de um computador. Em 2012, Goodacre et al. publicaram o primeiro relato clínico de dentaduras CAD-CAM fresadas de PMMA pré-polimerizado.

As vantagens associadas à fabricação CAD-CAM de dentaduras totais incluem propriedades aprimoradas do material e estabilidade dimensional aprimorada das próteses resultantes. Os "*pucks*" de PMMA são fabricados a pressões aumentadas e sob condições térmicas estritamente controladas. Consequentemente, esses materiais apresentam porosidade diminuída, polimerização aumentada e teor de monômero residual diminuído. Além disso, as resinas pré-polimerizadas utilizadas nos processos subtrativos atuais são aproximadamente 8% mais densas do que suas contrapartes processadas convencionalmente. Esses fatores provavelmente produzirão um desempenho clínico aprimorado e uma colonização superficial diminuída por espécies indesejáveis, como *Candida albicans*.

A usinagem de espécimes de PMMA pré-polimerizados também afeta a adaptação clínica e a estabilidade dimensional das bases de dentaduras totais. Como observado anteriormente, as próteses fabricadas por meio de técnicas de moldagem por compressão estão sujeitas à contração de polimerização durante o processo de fabricação. Além disso, as próteses moldadas por compressão são suscetíveis à distorção após a recuperação do molde. Mudanças correspondentes não são observadas nas amostras usinadas porque a contração de polimerização e o relaxamento de tensão ocorrem antes do processo de usinagem. Como resultado, as bases de dentaduras fresadas exibem melhor adaptação aos rebordos subjacentes após a colocação clínica e são menos suscetíveis à distorção porque o relaxamento ocorreu antes do processo de usinagem.

Atualmente, as técnicas CAD-CAM mais comuns para a fabricação de próteses totais empregam tecnologias de fresagem. Os médicos são responsáveis por capturar com precisão as formas anatômicas do rebordo, identificar pontos de referência críticos (p. ex., posição da borda incisal, linha média facial, linha do lábio etc.), registrar as relações desejadas do rebordo/arco e determinar as cores e formas apropriadas dos dentes. Essa informação é transferida para o laboratório dentário ou fabricante responsável pela fabricação da prótese. O projeto é realizado em um ambiente virtual (CAD) e posteriormente exportado para um dispositivo de fresagem para produção (CAM).

No ambiente existente, os sistemas dominantes empregam processos de fabricação de dois componentes. A base da prótese necessária é fabricada como um componente, e os dentes correspondentes são fabricados como um componente monolítico separado, porém contínuo. A base da dentadura e as formas do dente podem ser unidas de várias maneiras, e a prótese é acabada, polida e preparada para colocação clínica.

> **QUESTÃO IMPORTANTE**
> Quais são os benefícios associados aos processos ativados quimicamente em comparação com os processos ativados por calor?

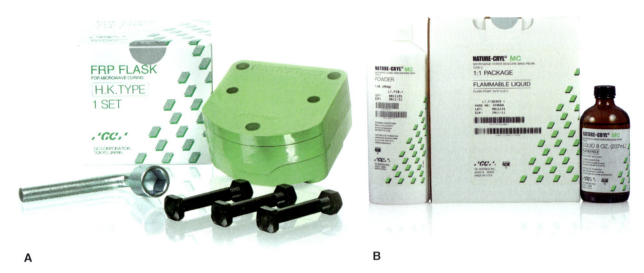

• **Figura 11.9** Sistema representativo de resina ativada por micro-ondas. **A.** Mufla não metálica. **B.** Componentes pó e líquido da resina. (Cortesia de GC America, Inc., Alsip, IL.)

Resinas de base de dentaduras ativadas por produtos químicos

O mesmo iniciador usado na resina de base de prótese ativada por calor também pode ser ativado por uma amina terciária, como dimetil-paratoluidina. A amina terciária pode ser adicionada ao monômero líquido. Ao misturar os componentes líquido e em pó, a amina terciária provoca a decomposição do peróxido de benzoíla contido no pó. Como resultado, os radicais livres são produzidos e a polimerização progride de maneira semelhante à descrita para sistemas ativados por calor. A ativação química não requer a aplicação de energia térmica e pode ser concluída sob temperatura ambiente. Por essa razão, as resinas quimicamente ativadas geralmente são chamadas de resinas de *polimerização a frio* ou *autopolimerizáveis*.

Considerações técnicas

Os componentes em pó e líquido são misturados de acordo com as instruções do fabricante e permitidos para atingir uma consistência plástica. O tempo de trabalho para resinas ativadas quimicamente é menor do que para materiais ativados por calor. Portanto, atenção especial deve ser dada à consistência do material e à taxa de polimerização.

Um longo período de iniciação é desejável porque isso fornece tempo adequado para fechamentos de teste da mufla. Um método para prolongar o período de iniciação é diminuir a temperatura da massa de resina. Isso pode ser feito refrigerando o componente líquido e/ou o recipiente de mistura antes do processo de mistura. Quando o pó e o líquido são misturados, o processo de polimerização é retardado, a massa de resina permanece em um estágio plástico por um longo período e o tempo de trabalho é prolongado.

A preparação do molde e a condensação da resina são realizados da mesma maneira descrita para resinas ativadas por calor. Em casos de resinas quimicamente ativadas com tempos de trabalho mínimos, é duvidoso que mais de dois fechamentos de teste possam ser feitos. Portanto, extremo cuidado deve ser tomado para garantir que uma quantidade adequada de resina seja empregada e um número mínimo de fechamentos de teste são necessários.

Considerações de processamento

Após o fechamento definitivo da mufla, a pressão deve ser mantida durante todo o processo de polimerização. O tempo necessário para a polimerização variará com o material escolhido.

O endurecimento inicial da resina geralmente ocorre em 30 minutos, mas a polimerização continua por um longo período. Para garantir uma polimerização suficiente, a mufla deve ser mantida sob pressão por no mínimo 3 horas.

A polimerização de resinas quimicamente ativadas nunca é tão completa quanto a polimerização de materiais ativados por calor. As resinas polimerizadas por ativação química geralmente apresentam de 3 a 5% de monômero livre, enquanto as resinas ativadas por calor exibem de 0,2 a 0,5% de monômero livre. Portanto, é importante que a polimerização de resinas quimicamente ativadas seja a mais completa possível. A falha em atingir um alto grau de polimerização irá predispor a base da dentadura à instabilidade dimensional e pode levar à irritação do tecido.

Base de prótese ativada por calor *versus* quimicamente ativada

O monômero residual em materiais de base para próteses quimicamente ativados cria duas dificuldades. Primeiro, o monômero residual atua como um plastificante, resultando na diminuição da resistência transversal da resina da prótese. Em segundo lugar, o monômero residual serve como um potencial irritante tecidual, comprometendo, assim, a biocompatibilidade da base da prótese.

Do ponto de vista físico, as resinas ativadas quimicamente apresentam uma contração ligeiramente menor do que suas contrapartes ativadas pelo calor. Isso confere maior precisão dimensional às resinas quimicamente ativadas.

A estabilidade da cor das resinas quimicamente ativadas geralmente é inferior à estabilidade da cor das resinas ativadas pelo calor. Essa propriedade está relacionada com a presença de aminas terciárias dentro das resinas quimicamente ativadas. Essas aminas são suscetíveis à oxidação e às mudanças de cor que a acompanham, que afetam a aparência da resina. A descoloração dessas resinas pode ser minimizada pela adição de agentes estabilizantes que evitam tal oxidação.

Técnica da resina fluida

A técnica da resina fluida emprega uma resina que escoa e que é quimicamente ativada para a fabricação de bases de dentaduras. Quando misturada nas proporções adequadas, é produzida uma resina de baixa viscosidade. Essa resina é vertida em uma cavidade do molde, submetida à pressão atmosférica aumentada que irá polimerizar em temperatura ambiente. Aspectos laboratoriais da técnica da resina fluida são descritos nos parágrafos seguintes.

O arco dentário é realizado usando princípios protéticos aceitos. O arco dentário completo é selado ao modelo de trabalho subjacente e colocado em uma mufla especialmente projetada (ver Figura 11.10 A). O frasco é preenchido com um meio de revestimento à base de hidrocoloide reversível e o conjunto é resfriado. Após a gelificação do hidrocoloide, o modelo de trabalho com a disposição dos dentes anexados é removido do frasco (ver Figura 11.10 B). Nessa fase, os condutos de alimentação e de escape são cortados da superfície externa da mufla para a cavidade do molde (ver Figura 11.10 C).

A cera é eliminada do gesso usando água quente. Os dentes de estoque são recuperados e cuidadosamente assentados em suas respectivas posições dentro do meio de revestimento hidrocoloide. Subsequentemente, o molde de trabalho é devolvido à sua posição dentro do molde (ver Figura 11.10 D).

A resina é misturada de acordo com as instruções do fabricante e despejada no molde pelos canais de alimentação (ver Figura 11.10 E). O frasco é, então, colocado em uma câmara pressurizada (*i. e.*, uma panela de pressão) em temperatura ambiente, e a resina é polimerizada. De acordo com as informações disponíveis, são necessários de 30 a 45 minutos para a polimerização. No entanto, um período mais longo é recomendado.

Após a conclusão do processo de polimerização, a prótese é retirada da mufla (ver Figura 11.10 F) e os condutos de alimentação são removidos. O conjunto prótese/gesso é devolvido ao articulador dentário para correção das alterações de processamento. Posteriormente, a base da prótese é acabada e polida. Nessa fase, a prótese deve ser armazenada em água para evitar desidratação e distorção.

As vantagens reivindicadas para a técnica de resina fluida incluem (1) melhor adaptação aos tecidos moles subjacentes; (2) menor probabilidade de dano aos dentes protéticos e à base da dentadura durante a desinclusão da mufla; (3) custos de material reduzidos; e (4) simplificação dos procedimentos de inclusão e desinclusão na mufla, e acabamento.

As desvantagens potenciais da técnica de resina fluida incluem (1) deslocamento perceptível dos dentes protéticos durante o processamento; (2) aprisionamento de ar dentro do material da base da dentadura; (3) má adesão entre o material da base da dentadura e os dentes de resina acrílica; e (4) sensibilidade técnica.

Em geral, as bases de dentaduras fabricadas dessa maneira exibem propriedades físicas um pouco inferiores às das resinas convencionais processadas termicamente. No entanto, próteses clinicamente aceitáveis podem ser obtidas usando resinas fluidas.

Resinas de base de dentaduras fotoativadas

As resinas de base de dentaduras fotoativadas têm sido descritas como compósitos à base de resina com matrizes de uretano dimetacrilato (UDMA; ver Figura 5.2), sílica microfina e monômeros de resina acrílica de alto peso molecular. Grânulos de resina acrílica são incluídos como cargas orgânicas. A luz azul é o ativador e um agente fotossensibilizador como a canforquinona serve como iniciador para a polimerização. As resinas de base de dentadura de componente único são fornecidas em forma de placas e rolos e são acondicionadas em embalagens à prova de luz para evitar polimerização inadvertida (ver Figura 11.11 A). A geração mais recente de resinas para base de dentaduras fotoativadas consiste em três componentes distintos: (1) uma resina formadora da base, (2) uma resina de fixação dentária e (3) uma resina de contorno.

Uma resina fotoativada não pode ser incluída de maneira convencional porque os meios de revestimento opacos impedem a penetração da luz. Em vez disso, uma prótese definitiva é esculpida no modelo de trabalho usando as resinas mencionadas (ver Figura 11.11 B). Primeiro, a resina formadora de base é adaptada ao molde de trabalho e polimerizada em uma câmara de luz de

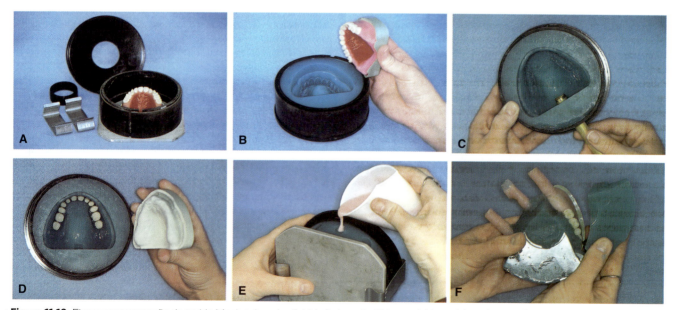

• **Figura 11.10** Etapas na preparação do molde (técnica de resina fluida). **A.** Arco dentário concluído posicionado na mufla de resina fluida. **B.** Remoção do arco dentário do revestimento hidrocoloide reversível. **C.** Preparação do conduto de alimentação e escape para introdução de resina. **D.** Reposicionamento dos dentes protéticos e modelo de trabalho. **E.** Introdução de resina fluida. **F.** Desinclusão da prótese completa.

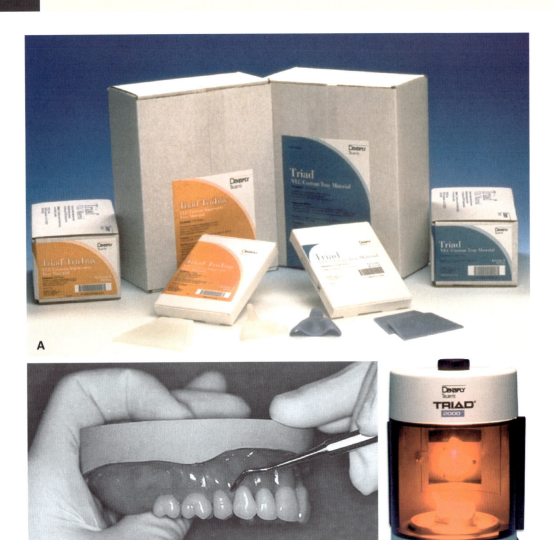

• **Figura 11.11** Etapas na fabricação de próteses (resinas de base de próteses fotoativadas). **A.** Resina de base de prótese fotoativada representativa. As formas de placas e rolos são fornecidas em bolsas à prova de luz para evitar polimerização inadvertida. **B.** Os dentes são acomodados e a base da prótese é esculpida com resina fotoativada. **C.** A base da prótese é colocada em uma câmara de luz e polimerizada de acordo com as recomendações do fabricante. (Partes **A** e **C** são cortesia de Densply International, York, PA.)

alta intensidade (ver Figura 11.11 C). Posteriormente, a resina de fixação é utilizada para fixar os dentes protéticos à base polimerizada e colocada na câmara de luz para polimerizar a resina de fixação, mantendo os dentes protéticos nas posições desejadas. Em seguida, uma resina de contorno é usada para gerar a anatomia de superfície desejada. A prótese resultante (ver Figura 11.11 B) é colocada na câmara de luz para completar o processo de fabricação da base da dentadura. A dentadura é removida do molde, acabada e polida de maneira convencional.

Propriedades físicas das resinas de base de dentadura

As propriedades físicas das resinas para base de dentaduras são críticas para o ajuste e a função das próteses dentárias removíveis. As características de interesse incluem contração de polimerização, porosidade, sorção de água, solubilidade, tensões de processamento e fissuras. Essas características são abordadas nas seções a seguir.

Contração de polimerização

Quando o monômero de metil metacrilato é polimerizado para formar PMMA, a densidade da massa muda de 0,94 para 1,19 g/cm³. Essa mudança na densidade resulta em contração volumétrica de 21%. Quando uma resina convencional termicamente ativada é misturada na proporção pó-líquido sugerida, cerca de um terço da massa é monômero líquido. O restante da massa são PMMAs pré-polimerizados. Consequentemente, a contração volumétrica exibida pela massa polimerizada deve ser de aproximadamente 7%. Esse valor está de acordo com os valores observados em investigações laboratoriais e clínicas.

QUESTÃO IMPORTANTE

Por que a contração volumétrica relativamente alta de uma resina de base de prótese geralmente não é considerada um problema clínico significativo?

Existem várias razões possíveis para que um material exibindo alta contração volumétrica possa ser usado para produzir bases de dentaduras clinicamente satisfatórias. Além da retração volumétrica, deve-se considerar também os efeitos da retração linear. A retração linear exerce efeitos significativos na adaptação da base da dentadura e na interdigitação das cúspides. Com base em uma contração volumétrica projetada de 7%, uma base de dentadura de resina acrílica deve apresentar contração linear de 2,3%, aproximadamente um terço do valor da contração volumétrica. Na realidade, a contração linear dentro de uma base de dentadura raramente excede 1% (Tabela 11.1).

O exame do processo de polimerização indica que a contração térmica da resina é a principal responsável pelas mudanças lineares observadas nos sistemas ativados pelo calor. Durante os estágios iniciais do processo de resfriamento, a resina permanece relativamente macia. Consequentemente, a massa de resina se contrai aproximadamente na mesma taxa que o gesso circundante.

À medida que o resfriamento prossegue, a resina macia aproxima-se de sua temperatura de transição vítrea, T_g, que é a faixa térmica na qual a resina polimerizada passa de um estado amolecido e borrachoide para um estado rígido e vítreo. O resfriamento da resina da base da prótese além da temperatura de transição vítrea produz uma massa rígida. Como seria de esperar, essa massa rígida contrai-se a uma taxa diferente da do gesso dentário circundante. A retração que ocorre abaixo da temperatura de transição vítrea é de natureza térmica e varia de acordo com a composição da resina.

Para ilustrar o efeito da contração térmica, considere o exemplo a seguir. A temperatura de transição vítrea para o PMMA é de aproximadamente 105°C. A temperatura ambiente é de 20°C. O valor geralmente aceito para o coeficiente linear de expansão térmica, α, para PMMA é 81 ppm/°C. Portanto, à medida que a resina da base da dentadura esfria da temperatura de transição vítrea para a temperatura ambiente, a resina sofre uma contração linear, que pode ser expressa da seguinte forma:

$$\text{Contração linear} = \alpha \Delta T = (81 \times 10^{-6})(105 - 20) = 0,69\%$$

Esse valor está de acordo com as contrações lineares de 0,12% a 0,97% relatadas para várias resinas de base para próteses comerciais (ver Tabela 11.1).

Próteses totais confeccionadas com resinas quimicamente ativadas geralmente apresentam melhor adaptação do que aquelas confeccionadas com resinas termicamente ativadas. Esse fenômeno pode ser atribuído à contração térmica insignificante exibida pelas resinas quimicamente ativadas. A contração de processamento foi medida como 0,26% para uma resina representativa ativada quimicamente, em comparação com 0,53% para uma resina representativa ativada por calor.

Tabela 11.1	Contração de polimerização de bases de dentaduras maxilares.
Material	**Contração linear (%)**
Resina acrílica de alto impacto	0,12
Resina vinil-acrílica	0,33
Resina acrílica convencional	0,43
Resina acrílica fluida	0,48
Resina acrílica de polimerização a calor rápida	0,97

Dados de Stafford GD, Bates JF, Huggett R, Handley RW. A review of the properties of some denture base polymers. *J Dent.* 1960;8:292.

Dadas as informações anteriores sobre a contração de polimerização e adaptação da base da dentadura, as resinas ativadas quimicamente parecem oferecer vantagens significativas sobre as resinas ativadas por calor. No entanto, existem vários outros fatores que afetam as características dimensionais das bases de dentaduras processadas, incluindo o tipo de meio de revestimento, o método de introdução da resina e a temperatura usada para ativar o processo de polimerização.

Ao término do processo de polimerização, as bases de dentaduras individuais e os modelos de trabalho são removidos e devolvidos ao(s) respectivo(s) articulador(es) dentário(s). As alterações dimensionais são avaliadas em relação à dimensão vertical de oclusão proposta.

As técnicas de resina fluida usadas em conjunto com meios de revestimento hidrocoloides geralmente produzem diminuições na dimensão vertical. Por outro lado, dentaduras processadas com resinas termoativadas ou quimicamente ativadas em conjunto com técnicas de moldagem por compressão geralmente apresentam aumentos na dimensão vertical geral. Aumentos mínimos na dimensão vertical são considerados desejáveis porque permitem um retorno à dimensão vertical oclusal proposta por procedimentos de retificação oclusal.

As alterações dimensionais que ocorrem em bases de próteses fabricadas a partir de várias resinas são ilustradas na Figura 11.12 como lacunas na borda palatina posterior. Fatores dimensionais adicionais incluem a expansão de endurecimento do produto de gesso usado para fazer o modelo de trabalho e o componente de revestimento e a expansão da sorção de água da resina acrílica polimerizada após a polimerização estar completa.

QUESTÕES IMPORTANTES

Quais são as causas da porosidade quando as técnicas de fabricação de próteses de resina fluida são usadas? Como minimizar essas dificuldades?

Porosidade

Nota-se que a porosidade provavelmente se desenvolve em porções mais espessas de uma base de dentadura. Tal porosidade resulta da vaporização de monômeros que não reagiram quando a temperatura de uma resina atinge ou supera os pontos de ebulição dessas espécies. No entanto, esse tipo de porosidade pode não ocorrer igualmente em todos os segmentos de resina afetados.

Considere os espécimes na Figura 11.13 A (sem porosidade) e B e C (porosidade subsuperficial localizada). Os espécimes B e C foram incluídos na mufla de tal maneira que a seção com porosidade estava mais próxima do centro da massa de revestimento, enquanto a seção não porosa estava mais próxima da superfície de metal da mufla. Como era de se esperar, o metal conduzia o calor para longe da periferia, evitando que as espécies de baixo peso molecular fervessem e produzissem porosidade. Em contraste, amostras de resina cercadas por grandes quantidades de gesso, um mau condutor térmico, foram submetidas a exotermia significativa que levou à vaporização de espécies de baixo peso molecular e à porosidade perceptível.

A porosidade também pode resultar da mistura inadequada de componentes em pó e líquidos. Durante a polimerização, essas regiões encolhem mais do que as regiões adjacentes, e a contração localizada tende a produzir vazios (ver Figura 11.13 D). A ocorrência de tal porosidade pode ser minimizada garantindo maior homogeneidade possível na resina. Proporções de polímero para monômero adequadas e procedimentos de mistura bem

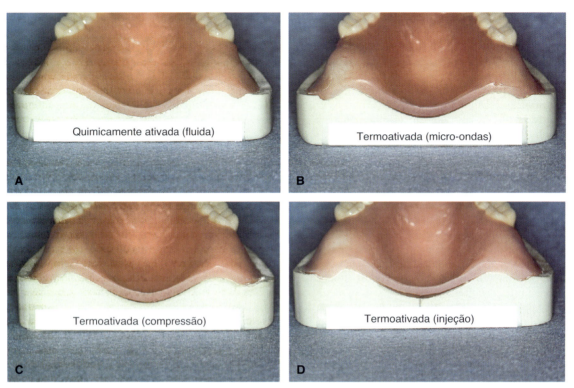

• **Figura 11.12** Alterações dimensionais resultantes da polimerização. **A.** Resina quimicamente ativada, técnica fluida. **B.** Resina de micro-ondas, moldagem por compressão. **C.** Resina termoativada convencional, moldagem por compressão. **D.** Resina termoativada, técnica de injeção. (Demonstração e fotografias são cortesia do Dr. Rodney Phoenix.)

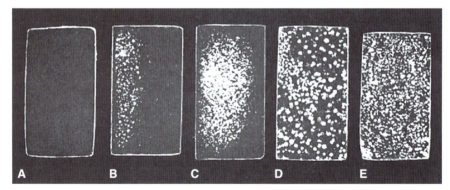

• **Figura 11.13** Resina de base de prótese termoativada com diferentes tipos e graus de porosidade. **A.** Adequadamente polimerizado; sem porosidade. **B** e **C.** Aquecimento rápido, vazios subsuperficiais relativamente pequenos. **D.** Mistura insuficiente de monômero e polímero; grandes vazios resultantes da contração de polimerização localizada. **E.** Pressão insuficiente durante a polimerização; vazios relativamente grandes e irregulares. (De Tuckfield WJ, Worner HK, Guerin BD: Acrylic resins in dentistry. *Aust Dent J.* 1943;47:119-21.)

controlados são essenciais. Como o material é mais homogêneo na fase plástica, a condensação tardia é aconselhável até que essa consistência seja alcançada.

Um terceiro tipo de porosidade pode ser causado por pressão inadequada ou material insuficiente no molde durante a polimerização (ver Figura 11.13 E). Os vazios resultantes dessas inadequações não são esféricos; assumem formas irregulares. Esses vazios podem ser tão abundantes que a resina resultante parece significativamente mais clara e mais opaca do que a cor pretendida.

Um tipo final de porosidade mais frequentemente associado às resinas fluidas é o aprisionamento de ar durante os procedimentos de mistura e vazamento. Mistura cuidadosa, condutos de alimentação e ventilação são essenciais na prevenção de vazios.

Sorção de água

O PMMA absorve pequenas quantidades de água quando colocado em ambiente aquoso. À medida que as moléculas de água penetram na massa de PMMA, elas ocupam espaços entre as cadeias poliméricas. Consequentemente, as cadeias poliméricas afetadas são forçadas a se separarem. A introdução de moléculas de água produz dois efeitos importantes. Em primeiro lugar, a água provoca uma ligeira expansão da massa polimerizada. Em segundo, as moléculas de água interferem no emaranhamento das cadeias poliméricas e, portanto, atuam como plastificantes. Isso permite o relaxamento das tensões incorridas durante a polimerização. À medida que as tensões são aliviadas, as resinas polimerizadas podem sofrer alterações na forma. Felizmente, essas alterações são relativamente pequenas e não exercem efeitos significativos sobre o ajuste ou função das bases de dentaduras processadas.

Para cada aumento de 1% no peso produzido pela sorção de água, estima-se que a resina acrílica exibe uma expansão linear de 0,23%. Testes laboratoriais indicam que a expansão linear causada pela sorção de água é aproximadamente igual à contração térmica encontrada como resultado do processo de polimerização. Portanto, esses processos quase se compensam.

Como a presença de água afeta negativamente as propriedades físicas e dimensionais das resinas de base para dentaduras, os coeficientes de difusão também merecem consideração. O coeficiente de difusão da água em resina acrílica para dentaduras termoativada representativa é $0,011 \times 10^{-6}$ cm^2/s a 37°C. Para uma resina quimicamente ativada representativa, o coeficiente de difusão é $0,023 \times 10^{-6}$ cm^2/s. Como os coeficientes de difusão da água em resinas para dentaduras representativas são relativamente baixos, o tempo necessário para uma base de dentadura atingir a saturação pode ser considerável. Isso depende da espessura da resina e das condições de armazenamento. Uma base de dentadura termoativada típica pode exigir um período de 17 dias para ficar totalmente saturada com água.

Os resultados das investigações laboratoriais indicam que existem diferenças muito pequenas nas dimensões das bases de próteses ativadas por calor e ativadas quimicamente após armazenamento prolongado em água. As bases de próteses termoativadas moldadas por compressão são ligeiramente subdimensionadas quando medidas do segundo molar ao segundo molar. Por outro lado, as bases de dentaduras moldadas por compressão ativadas quimicamente são ligeiramente superdimensionadas quando medidas nas mesmas regiões. O significado clínico dessa diferença é insignificante.

A norma ANSI/ADA nº 139 identifica diretrizes relativas ao teste e aceitação de resinas para base de dentadura. Para testar a sorção de água, um disco de material com dimensões especificadas é preparado e seco até um peso constante. Esse peso é registrado como um valor de linha de base. O disco é, então, embebido em água destilada a 37°C durante 7 dias. Novamente, o disco é pesado e esse valor é comparado com o valor da linha de base. De acordo com a especificação, o ganho de peso após a imersão não deve ser superior a 32 µg/mm^3.

Solubilidade

Embora as resinas de base de dentadura sejam solúveis em uma variedade de líquidos, elas são virtualmente insolúveis nos fluidos geralmente encontrados na cavidade oral. A norma ANSI/ADA nº 139 prescreve um regime de teste para a medição da solubilidade da resina. Esse procedimento é uma continuação do teste de sorção de água descrito na seção anterior. Após a necessária imersão em água, é esperado o disco de teste secar e, então, é pesado novamente. Esse valor é comparado com o valor da linha de base para determinar a perda de peso. De acordo com a norma, a perda de peso não deve ser superior a 8 µg/mm^3 para PMMA quimicamente polimerizável e 1,6 µg/mm^3 para PMMA termoativado, por luz e micro-ondas.

> **QUESTÕES IMPORTANTES**
> Quais são as causas das tensões de processamento? Quais são as implicações clínicas dessas tensões, se houver?

Processamento de tensões

Sempre que uma mudança dimensional natural é inibida, o material afetado sofre tensões internas. Se as tensões forem relaxadas, pode ocorrer distorção do material. Esse princípio tem ramificações importantes na fabricação de bases de dentaduras, pois tensões geralmente são induzidas durante o processamento.

Considere os eventos que ocorrem durante a polimerização da base da dentadura. Uma quantidade moderada de contração ocorre à medida que monômeros individuais são ligados para formar cadeias de polímero. Durante esse processo, o atrito entre as paredes do molde e a resina macia pode inibir a contração normal dessas cadeias. Nesses casos, as cadeias de polímero são esticadas e tensões de tração se desenvolvem dentro do material.

As tensões também são produzidas como resultado da contração térmica. À medida que uma resina polimerizada é resfriada abaixo da temperatura de transição vítrea desse material, a resina torna-se relativamente rígida. Resfriamento adicional resulta em contração térmica. Uma resina de base de dentadura é envolta em um meio de revestimento rígido, como gesso, durante esse processo. Como as resinas de base de prótese e os materiais de gesso se contraem em taxas diferentes, um diferencial de contração é estabelecido. Essa disparidade nas taxas de contração produz tensões dentro da resina. Fatores adicionais que podem contribuir para as tensões de processamento incluem mistura e manuseio inadequados da resina e aquecimento e resfriamento mal controlados da mufla.

Trincas

Quando as mudanças dimensionais por si só não podem aliviar as tensões internas, microfissuras finas podem se desenvolver como um meio de dissipar energia e completar o relaxamento. A produção de tais falhas, ou microtrincas, é denominada *trincas* (*crazing*).

A Figura 11.14 mostra a fissuração da resina da base da dentadura ao redor dos dentes de porcelana. Tais danos podem ocorrer durante o resfriamento da prótese. Quando isso ocorre, a resina se contrai mais do que a porcelana adjacente e as tensões de tração são estabelecidas nas áreas adjacentes ao dente. Quando essas tensões excedem a resistência à tração da resina, ocorrem microfissuras e surgem linhas de fissura. Trincas em resina transparente conferem uma aparência "nebulosa" ou "embaçada". Em resina colorida, a fissuração confere uma aparência esbranquiçada. Cada linha de fissura representa a separação física da resina causada por tensões de tração. Além dos efeitos estéticos, essas trincas superficiais predispõem à fratura da resina de dentadura.

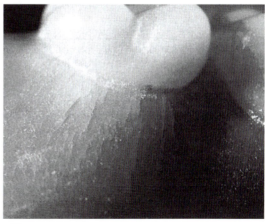

• **Figura 11.14** Trincas em torno de dentes de porcelana.

O uso generalizado de dentes de resina acrílica de contração térmica semelhante às resinas de base de dentadura diminuiu a incidência de fissuras na base de dentadura.

Trincas nos materiais de base de dentaduras também podem ser induzidas por solventes orgânicos. Quando o PMMA é imerso em etanol, o material incha à medida que o etanol se difunde na massa de PMMA. Durante esse processo, o solvente supera as forças de Van der Waals relativamente fracas e produz fendas estreitas na resina da base da dentadura. Apesar da criação de lacunas, fortes ligações covalentes dentro das cadeias poliméricas mantêm a integridade geral do material. No entanto, quando o solvente evapora, as lacunas se manifestam como linhas de trinca.

> **QUESTÕES IMPORTANTES**
>
> Que variáveis reduzem a resistência das bases de dentaduras de resina acrílica? Qual método de processamento é mais provável de produzir bases de dentaduras com menor resistência à fratura?

Resistência

A resistência de uma resina de base de dentadura individual depende de muitos fatores, incluindo a composição da resina, a técnica de processamento e as condições apresentadas pelo meio bucal.

Para fornecer propriedades físicas aceitáveis, as resinas para base de dentaduras devem atender ou exceder os padrões apresentados na norma ANSI/ADA nº 139. Um teste transversal é usado para avaliar a relação entre a carga aplicada e a deflexão resultante em uma amostra de resina de dimensões prescritas. Os resultados representativos de deflexão-carga são apresentados na Figura 11.15.

A inspeção da Figura 11.15 revela uma curvatura para cada componente do gráfico de deflexão-carga. Como nenhuma porção reta é evidente, pode-se supor que a deformação plástica ocorre durante o processo de carregamento. Alguma deformação elástica também ocorre. Do ponto de vista clínico, isso significa que a aplicação de carga produz tensões dentro de uma resina e uma mudança na forma geral da base da dentadura. Quando a carga é liberada, as tensões dentro da resina são relaxadas e a base da dentadura começa a retornar à forma original da dentadura. No entanto, a deformação plástica impede a recuperação completa.

Talvez o determinante mais importante da resistência da resina seja o grau de polimerização exibido pelo material. À medida que o grau de polimerização aumenta, a resistência da resina também aumenta. Portanto, o ciclo de polimerização empregado com uma resina termoativada é importante. A Figura 11.16 revela os efeitos que os ciclos de processamento exercem nas propriedades de deflexão-carga. Observe que um ciclo de polimerização mais longo parece produzir propriedades físicas melhoradas.

Em comparação com as resinas termoativadas, as resinas quimicamente ativadas geralmente apresentam menores graus de polimerização. Como resultado, as resinas quimicamente ativadas exibem níveis aumentados de monômero residual e diminuição da resistência e rigidez. Apesar dessas características, as resinas termoativadas e quimicamente ativadas apresentam módulos elásticos semelhantes.

Resistência ao impacto e dureza

Os resultados de teste de resistências ao impacto (Charpy) para resinas para dentaduras termicamente ativadas geralmente variam de 0,98 a 1,27 J, enquanto aquelas para resinas

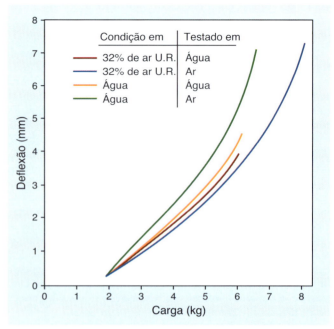

• **Figura 11.15** Curva de deflexão-carga transversal para uma resina de base de prótese típica, mostrando as influências de diferentes procedimentos de condicionamento e ambientes de teste. Antes do teste, todas as amostras foram condicionadas por 3 dias, conforme indicado. *U.R.*, umidade relativa. (Dados de Swaney AC, Paffenbarger GC, Caul HJ et al. American Dental Association Specification nº 12 [substituído pelo nº 139 em 2012] for denture base resin, second revision. *J Am Dent Assoc*. 1953;46:54-66. Reimpresso com permissão da ADA Publishing, uma divisão da ADA Business Enterprises, Inc.)

quimicamente ativadas são um pouco menores (0,78 J). As resistências ao impacto para resinas de alto impacto, como Lucitone 199, podem ser duas vezes maiores que as relatadas para resinas PMMAs convencionais. A maior resistência ao impacto é geralmente conferida através da incorporação de componentes de hidrocarbonetos, como acrilato de butila e poliestireno, dentro dos polímeros associados. Os clínicos devem reconhecer que os valores anteriores são úteis apenas para comparação de produtos porque a energia absorvida por uma amostra individual depende do tamanho e da geometria da amostra, da distância entre os suportes da amostra e da presença ou ausência de entalhes.

Os valores de dureza Knoop para resinas ativadas por calor podem chegar a 20 KHN (do inglês, Knoop Hardness Number), enquanto os valores associados para resinas ativadas quimicamente geralmente variam de 16 a 18 KHN.

Escoamento

As resinas acrílicas para próteses apresentam comportamento viscoelástico. Quando uma resina de base de prótese é submetida a uma carga sustentada, o material pode apresentar deformação com componentes elásticos (recuperáveis) e plásticos (irrecuperáveis). Se essa carga não for removida, uma deformação plástica adicional pode ocorrer ao longo do tempo. Essa deformação adicional é denominada *escoamento* (*creep*).

A taxa na qual essa deformação progressiva ocorre é chamada de *taxa de escoamento*. Essa taxa pode ser elevada por aumentos de temperatura, carga aplicada, monômero residual e/ou presença de plastificantes. Embora as taxas de fluência para resinas ativadas por calor e ativadas quimicamente sejam muito

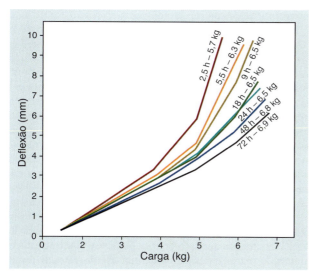

• **Figura 11.16** Curvas de deflexão-carga para amostras de poli(metil metacrilato) polimerizadas por diferentes períodos a 71°C. Os tempos de processamento e as cargas de fratura são anotados em curvas individuais. (Dados de Harman IM: Effects of time and temperature on polymerization of a methacrylate resin denture base. *J Am Dent Assoc*. 1949;38:188-203. Reimpresso com permissão da ADA Publishing, uma divisão da ADA Business Enterprises, Inc.)

semelhantes em baixas tensões, as taxas de fluência para resinas quimicamente ativadas aumentam mais rapidamente à medida que as tensões são aumentadas.

Propriedades biológicas das resinas de base para dentadura

Procedimentos de controle de infecção

Deve-se tomar cuidado para evitar a contaminação cruzada microbiana e viral entre pacientes e profissionais da odontologia, incluindo a equipe do laboratório dentário. Os aparelhos novos devem ser desinfectados antes de saírem do laboratório dentário. As próteses existentes devem ser desinfectadas antes de entrar no laboratório e após a conclusão dos procedimentos laboratoriais. Todos os materiais usados para acabamento e polimento devem ser manuseados de acordo com as diretrizes de controle de infecção estabelecidas. Itens como disco de feltro devem ser autoclavados e materiais como pedra-pomes devem ser usados de acordo com as recomendações de dose unitária.

> **QUESTÃO IMPORTANTE**
> Quais componentes das resinas para próteses dentárias são mais propensos a causar reação alérgica?

Reações alérgicas

Possíveis reações tóxicas ou alérgicas ao PMMA têm sido postuladas há muito tempo. As reações podem ocorrer após o contato com os polímeros, monômeros residuais, peróxido de benzoíla, inibidor de hidroquinona, pigmentos ou um produto de reação entre algum componente da base da prótese e seu ambiente. Apesar das preocupações anteriores, as reações adversas estão mais relacionadas com o uso ininterrupto da prótese.

A experiência clínica indica que as verdadeiras reações alérgicas às resinas acrílicas raramente ocorrem na cavidade oral. A irritação é um pouco mais comum e está relacionada com o monômero residual. As reações de irritação são relativamente raras porque o teor de monômero residual de uma prótese devidamente processada é inferior a 1%. Além disso, o monômero de superfície é completamente eliminado após armazenamento em água por pelo menos 17 horas.

As reações ao monômero residual devem ocorrer logo após a entrega da prótese. No entanto, a maioria dos pacientes que relatam dor na boca resultante do uso de próteses usam as próteses por meses ou mesmo anos. A avaliação clínica desses casos indica que a irritação tecidual geralmente está relacionada com o desgaste intraoral contínuo, colonização fúngica, higiene bucal deficiente, trauma secundário a bases de dentaduras mal ajustadas e/ou oclusão de dentaduras abaixo do ideal.

O contato repetido ou prolongado com o monômero também pode resultar em dermatite de contato. Os profissionais envolvidos na manipulação de resinas para próteses dentárias geralmente experimentam essa condição. Portanto, a equipe do laboratório dentário deve abster-se de manusear esses materiais com as mãos desprotegidas. A alta concentração de monômero em resinas recém-misturadas pode produzir irritação local e grave sensibilização dos dedos.

Por fim, deve-se notar que a inalação de vapor de monômero pode ser prejudicial. Portanto, o uso de monômero deve ser restrito a áreas bem ventiladas.

Toxicologia

Não há evidências de que as resinas odontológicas geralmente usadas produzam efeitos tóxicos sistêmicos em humanos. Como observado anteriormente, a quantidade de monômero residual no PMMA processado é extremamente baixa. Para entrar no sistema circulatório, o monômero residual deve passar pela mucosa oral e tecidos subjacentes. Essas estruturas funcionam como barreiras que diminuem significativamente o volume de monômero que chega à corrente sanguínea.

O monômero residual que atinge a corrente sanguínea é rapidamente hidrolisado em ácido metacrílico e excretado. Estima-se que a meia-vida do metil metacrilato no sangue circulante seja de 20 a 40 minutos.

Pigmentos vermelhos de óxido metálico (cádmio/selênio) foram usados por muitos anos para colorir resinas de base de dentaduras. Apesar de tóxicos em todas as concentrações, os pigmentos são bloqueados dentro da rede de polímeros da base da dentadura e usados em concentrações muito pequenas. No entanto, a maioria dos fabricantes mudou para sistemas de pigmentos orgânicos (p. ex., Cromophtal Red BRN) para evitar esses efeitos tóxicos.

> **QUESTÃO IMPORTANTE**
> Qual é a técnica ideal para reparar uma base de dentadura acrílica fraturada?

Procedimentos adicionais associados a próteses

Reparo de prótese

Apesar das características físicas favoráveis das resinas para base de dentaduras, elas às vezes fraturam. Na maioria dos casos, essas fraturas podem ser reparadas com resinas compatíveis. As resinas de reparo podem ser ativadas por luz, calor ou quimicamente.

Para realizar com precisão o reparo de uma prótese fraturada, o clínico deve realinhar os componentes da dentadura e estabilizá-los usando uma cera aderente ou massa de modelagem. Quando isso for feito, um molde de reparo é gerado usando gesso. A dentadura é, então, removida do molde e o meio de cimentação é eliminado. Por sua vez, as superfícies da fratura são aparadas para fornecer espaço suficiente para o material de reparo e produzir uma junta de reparo durável. O modelo de gesso é revestido com meio isolante para evitar a aderência da resina de reparo, e as seções da base da dentadura são reposicionadas e afixadas ao modelo.

Nesse ponto, um material de reparo é escolhido. As resinas quimicamente ativadas são geralmente preferidas às resinas termo ou fotoativadas, apesar de as resinas quimicamente ativadas apresentarem menor resistência transversal e mudança de cor. A principal vantagem das resinas quimicamente ativadas é que elas podem ser polimerizadas em temperatura ambiente. Materiais de reparo ativados por calor e luz devem ser colocados em banhos-maria e câmaras de fotoativação, respectivamente. O calor gerado por banhos de água e câmaras de fotoativação geralmente causa liberação de tensão e distorção de segmentos de base de dentaduras previamente polimerizados.

A sequência a seguir é empregada para realizar o reparo da base da prótese usando uma resina quimicamente ativada. Uma pequena quantidade de monômero é pintada nas superfícies preparadas da base da prótese para promover a adesão do material de reparo. Incrementos de monômero e polímero são adicionados à área de reparo usando um pequeno pincel de crina de cavalo ou similar. Material excedente é colocado no local do reparo levando-se em conta a contração de polimerização. O conjunto é colocado em uma câmara de pressão sob água quente e deixado polimerizar. O local de reparo é, em seguida, moldado, acabado e polido usando técnicas convencionais.

QUESTÃO IMPORTANTE

Em que condições os *materiais de reembasamento* resilientes (macios) de dentaduras devem ser preferidos do que reembasar totalmente uma base de dentadura acrílica?

Materiais resilientes para reembasamento de dentadura de curta e longa duração

A finalidade de um **material resiliente para reembasamento** de dentadura é absorver parte da energia produzida pelo impacto mastigatório. Assim, o reembasamento resiliente serve como um "amortecedor" entre as superfícies oclusais de uma prótese e os tecidos orais subjacentes. Os reembasadores também podem fornecer retenção adicional contornando adequadamente partes anatômicas, se presentes. Os reembasadores mais utilizados são as resinas acrílicas com plastificantes. Essas resinas podem ser resinas termoativadas ou quimicamente ativadas e são baseadas em produtos químicos conhecidos. Materiais adicionais incluem elastômero de silicone, polímeros e copolímeros de vinil plastificados, fluoropolímeros de polifosfazeno e silicones por adição de fluoroetileno e polivinilsiloxano.

Composições

Todos os reembasadores resilientes de próteses exibem temperaturas de transição vítrea que são inferiores à temperatura corporal para permitir uma resiliência sustentada. Os materiais usados mais comuns ganham essa propriedade pela incorporação de plastificante. Revestimentos resilientes em consultório geralmente empregam PMMA ou pó de poli(etil metacrilato) como principais componentes estruturais misturados com líquidos contendo de 60 a 80% de plastificante. O plastificante geralmente é uma espécie molecular grande, como dibutil ftalato ou um álcool. A distribuição de grandes moléculas plastificantes reduz o emaranhamento das cadeias poliméricas, permitindo, assim, que as cadeias individuais "escorreguem" umas sobre as outras, permitindo mudanças na forma do revestimento macio e proporcionando um efeito de amortecimento para os tecidos subjacentes. É importante observar que os líquidos utilizados em tais aplicações não contêm monômeros acrílicos. Consequentemente, os reembasadores resultantes são considerados **reembasadores resilientes a curto prazo**, ou **condicionadores de tecidos**.

Apesar de os plastificantes conferirem flexibilidade, eles também apresentam algumas dificuldades. Os plastificantes não estão ligados à massa de resina. Portanto, eles podem ser "lixiviados". À medida que isso ocorre, os revestimentos resilientes podem se tornar progressivamente mais rígidos. Assim, é vantajoso o uso de reembasadores menos propensos à lixiviação.

Nos últimos anos, os ésteres de ftalato atraíram a atenção porque imitam os hormônios estrogênicos no corpo depois de migrarem do reembasador. Alternativas estão agora em uso, incluindo trimelitatos, ésteres dibásicos alifáticos, fosfatos, benzoatos, ésteres de citrato, plastificantes poliméricos, ácido sulfônico, cloroparafinas e sorbitol.

À medida que o PMMA é substituído por metacrilatos de maior peso molecular (p. ex., etil, n-propil e n-butil), a T_g torna-se progressivamente menor (ver Capítulo 2). Como resultado, é necessário menos plastificante e os efeitos da lixiviação podem ser minimizados.

Talvez os materiais de maior sucesso para aplicações de revestimento resiliente tenham sido os elastômeros de silicone. Esses materiais não dependem de plastificantes lixiviáveis e mantêm suas propriedades elásticas por períodos prolongados. Infelizmente, os elastômeros de silicone não absorvem o choque e podem perder a adesão às bases subjacentes da prótese ao longo do tempo. Eles são propensos à colonização por fungos, que crescem nos poros do material e são difíceis de remover.

Os elastômeros de silicone podem ser silicones quimicamente ativados ou termoativados. Os silicones quimicamente ativados são fornecidos como sistemas de dois componentes que polimerizam por meio de reações de condensação.

Processamento de reembasadores de dentaduras macios e resilientes

Para reembasar uma dentadura, sua base é aliviada para permitir uma espessura aceitável do material escolhido. Um adesivo especial é aplicado na superfície da base da dentadura para facilitar a adesão. O material resiliente é misturado, aplicado à base da prótese por meio de moldagem por compressão e aguarda a polimerização. Por sua vez, a dentadura é retirada, feito o acabamento e polida. Tal como acontece com todos os revestimentos resilientes, é importante o uso de instrumentos rotatórios que girem do revestimento em direção à base da dentadura para evitar o início da descamação.

Os silicones termoativados são sistemas de um componente fornecidos como pastas ou géis. Esses materiais são aplicados e contornados usando técnicas de moldagem por compressão. Os silicones termoativados podem ser aplicados em bases de resina polimerizada ou podem ser polimerizados em conjunto com resinas recém-misturadas.

Para promover a adesão entre os revestimentos resilientes de silicone e os materiais rígidos da base da prótese, frequentemente são usados cimentos de elastômero-PMMA.

Esses cimentos servem como intermediários químicos que se ligam tanto aos reembasadores resilientes quanto às resinas da dentadura. As ligações mais fortes ocorrem contra o acrílico fresco.

Pelo menos um resembasador de silicone não requer adesivo quando é polimerizado junto com um material de base de dentadura acrílica. Esse material na verdade é um copolímero de silicone que contém componentes capazes de se unir com resinas acrílicas.

Cuidados com reembasadores macios resilientes para dentaduras

Todos os revestimentos macios apresentam certas deficiências. Por exemplo, os revestimentos de silicone são pouco aderentes às resinas de base de dentadura. Muitos revestimentos macios e resilientes aderem bem às bases das dentaduras, mas tornam-se progressivamente mais rígidos à medida que os plastificantes são perdidos no meio bucal. As taxas de endurecimento para esses reembasadores estão associadas ao conteúdo inicial de plastificante. À medida que o teor de plastificante é aumentado, a probabilidade de perda de plastificante aumenta. Assim, materiais com alto teor inicial de plastificante tendem a endurecer rapidamente.

Os reembasadores resilientes também exercem efeitos significativos nas bases de dentaduras associadas. À medida que a espessura de um reembasador macio aumenta, a espessura da base da prótese que acompanha deve ser diminuída, e isso resulta na diminuição da resistência da base da dentadura. Isso pode resultar em fratura da base da dentadura durante o atendimento clínico.

Talvez a maior dificuldade associada aos reembasadores resilientes de silicone de longo e curto prazo seja que esses materiais não podem ser limpos de forma eficaz. Como resultado, os pacientes frequentemente relatam gostos e odores desagradáveis relacionados com esses materiais. Os próprios reembasadores não suportam o crescimento micótico, mas esse crescimento é suportado por detritos que se acumulam nos poros desses materiais. O crescimento fúngico mais comum associado a reembasadores macios é *Candida albicans*.

Vários regimes de limpeza têm sido usados em conjunto com reembasadores resilientes. Esses regimes tiveram sucesso limitado. Tanto os limpadores de próteses do tipo oxigenante quanto do tipo hipoclorito têm sido empregados. Infelizmente, esses agentes podem causar danos significativos aos reembasadores macios resilientes, particularmente os materiais de silicone.

A limpeza mecânica de revestimentos resilientes também pode causar danos, mas esse desbridamento geralmente é necessário. Se a limpeza mecânica for realizada, uma escova macia deve ser usada em conjunto com uma solução de detergente suave ou dentifrício não abrasivo.

Na tentativa de resolver problemas potenciais, agentes antimicóticos foram incorporados em reembasadores macios. Embora essa abordagem seja promissora, a duração limitada da atividade antimicótica está longe de ser ideal. Portanto, pesquisas adicionais são necessárias.

Em 1989, foi introduzido um **reembasador macio e resiliente a longo prazo** que usa um fluoroelastômero de polifosfazeno com uma espinha dorsal $-[P = N]-$ e acrílicos de reticulação di e trifuncionais interpenetrantes, pigmento e carga de $BaSO_4$. O reembasador é moldado por compressão contra o acrílico fresco e polimerizado por calor convencionalmente. O material não possui plastificantes, absorve as forças de mastigação devido ao seu amortecimento de alta energia, resiste ao crescimento excessivo de fungos, é radiopaco e é usinável.

> #### QUESTÃO IMPORTANTE
> Por que os materiais de reembasamento de próteses são considerados produtos de uso temporário?

Reembasamento de bases de dentadura de resina

Como os contornos do rebordo alveolar mudam com o tempo, às vezes é necessário alterar as superfícies teciduais das próteses para garantir o ajuste adequado.

Em alguns casos, isso pode ser realizado por ajustes com brocas para aliviar as áreas seletivas. Em outros casos, as superfícies da prótese em contato com os tecidos precisam ser substituídas a partir da realização de **reembasamento (*relining*)** ou **substituição total da base (*rebasing*)** das dentaduras existentes.

O reembasamento envolve a substituição da superfície de uma dentadura existente, enquanto a substituição total da base envolve realmente a substituição de toda a base da dentadura, exceto seus dentes. Em ambos os casos, é feita uma impressão dos tecidos moles usando a dentadura existente com moldeira. Um modelo de gesso é gerado por impressão e a montagem resultante é colocada em uma mufla. Em seguida, a mufla é aberta e preparada para a introdução da resina.

Nessa fase, o material de moldagem é removido da dentadura. A superfície do tecido é limpa para melhorar a ligação entre a base da prótese existente e o material de reembasamento. Em seguida, uma resina apropriada é introduzida e moldada usando uma técnica de moldagem por compressão.

Para o reembasamento, uma baixa temperatura de polimerização é desejável para minimizar a distorção da base remanescente da dentadura. Assim, uma resina quimicamente ativada geralmente é escolhida. O material selecionado é misturado de acordo com as recomendações do fabricante, colocado no molde, comprimido e polimerizado. Por fim, a dentadura é retirada, feito acabamento e polimento.

Se uma resina quimicamente ativada for selecionada para reembasar a prótese existente, um conjunto de montagem especializado pode ser usado no lugar da mufla. Essa montagem mantém as relações verticais e horizontais corretas entre o molde e a dentadura, ao mesmo tempo que elimina a necessidade de envolver a base da dentadura remanescente em gesso. Isso facilita a recuperação da dentadura no final do processo de reembasamento.

O reembasamento também pode ser feito usando-se resinas termoativadas, ativadas por luz ou energia de micro-ondas. Em todos esses casos, calor significativo pode ser gerado e a distorção da base da dentadura existente será mais provável.

Materiais semelhantes são comercializados para uso caseiro. Infelizmente, a maioria dos pacientes não possui conhecimento adequado para manipular corretamente esses materiais; portanto, o uso de tais produtos pode resultar em danos aos tecidos orais e deve ser desencorajado.

Reembasamento completo da base das dentaduras

As etapas necessárias no reembasamento total (*rebasing*) da dentadura são semelhantes às descritas para o reembasamento (*relining*). Uma moldagem precisa dos tecidos moles é feita usando a dentadura existente como uma moldeira personalizada. Posteriormente, um modelo de gesso é fabricado no molde. O modelo e a dentadura são montados em um dispositivo projetado para manter as relações verticais e horizontais corretas entre o modelo

Moldeiras individuais de acrílico e materiais de moldeira

de gesso e as superfícies dos dentes protéticos. A montagem resultante fornece índices para as superfícies oclusais dos dentes protéticos. Após esses índices serem estabelecidos, a dentadura é removida e os dentes são separados da base existente. Os dentes são reposicionados em seus respectivos indexadores e mantidos em suas relações originais com o modelo, enquanto são encerados em uma nova placa base.

Nesse ponto, a base da dentadura é encerada na forma desejada. O arco dentário completo é selado ao molde e o conjunto é colocado como descrito anteriormente. Após a eliminação da cera e remoção da placa base, a resina de base de prótese recém-misturada é introduzida na cavidade do molde. Posteriormente, a base da dentadura é processada, removida, acabada e polida. A prótese completa consiste em uma nova base de dentadura em conjunto com os dentes da dentadura anterior do paciente.

Moldeiras individuais de acrílico e materiais de moldeira

As moldeiras de acrílico são comumente usadas em procedimentos de moldagem. Ao contrário das moldeiras de estoque, as moldeiras de acrílico são fabricadas para se ajustarem aos arcos de pacientes individuais. Portanto, as moldeiras de resina geralmente são chamadas de "moldeiras individuais".

A maioria das moldeiras individuais é fabricada usando sistemas de resina ativados por luz e quimicamente ativados. Cada sistema tem vantagens e desvantagens. Os materiais fotoativados eliminam a exposição ao metil metacrilato, mas são mais caros e requerem unidades de luz de alta intensidade para polimerização. As resinas quimicamente ativadas são menos caras, mas têm sido associadas à dermatite de contato, principalmente na equipe de laboratório.

As etapas na fabricação de moldeiras individuais podem ser descritas da seguinte forma: uma moldagem preliminar é feita usando uma moldeira de estoque e um material de moldagem apropriado. Por sua vez, é fabricado um modelo de gesso. Um material espaçador adequado (p. ex., silicone [evitar cera]) é colocado no molde de gesso para proporcionar o alívio desejado. Subsequentemente, um meio isolante é aplicado à superfície do modelo. Nessa fase, as técnicas de fabricação de materiais fotoativados e materiais quimicamente ativados tornam-se divergentes.

As resinas fotoativadas são comercializadas na forma de placas e gel. As placas são preferidas para a fabricação de moldeiras individuais devido às suas características de manipulação favoráveis. Placas individuais são flexíveis e podem ser adaptadas aos modelos e espaçadores associados com relativa facilidade. Um cabo é adicionado para facilitar a remoção da moldeira da boca, e o conjunto é colocado em uma câmara para fotoativação da resina.

As resinas quimicamente ativadas normalmente são PMMAs e são fornecidas como sistemas pó-líquido. Os componentes são misturados para formar uma massa semelhante a uma massa de modelar. A massa é, então, enrolada em uma placa de aproximadamente 2 mm de espessura, adaptada ao molde diagnóstico com um cabo conforme descrito anteriormente, e aguarda a polimerização.

Após a conclusão do processo de fabricação, as moldeiras individuais fotoativadas e quimicamente ativadas são removidas dos modelos associados e ajustadas mecanicamente. As bordas são arredondadas para garantir que os pacientes não sejam prejudicados por bordas afiadas ou irregulares. Nesse ponto, as moldeiras são avaliadas intraoralmente e refinadas conforme necessário.

Higienizadores de próteses

Os pacientes usam uma grande variedade de agentes para limpeza de próteses, os quais incluem dentifrícios, produtos de limpeza de próteses, detergentes neutros, produtos de limpeza domésticos, alvejantes e vinagre.

Os produtos comerciais mais comuns são baseados em técnicas de imersão. Esses limpadores são comercializados em forma de pó e tabletes contendo compostos alcalinos, detergentes, perborato de sódio e agentes aromatizantes. Quando dissolvido em água, o perborato de sódio se decompõe para formar uma solução alcalina de peróxido. Essa solução posteriormente libera oxigênio, que solta os detritos por meios mecânicos.

Alvejantes domésticos (hipocloritos) também são usados em aplicações de limpeza de próteses. Soluções diluídas de alvejante podem ser usadas para remover certos tipos de manchas. Infelizmente, o uso prolongado de soluções contendo alvejante pode remover a cor das bases das próteses, reembasadores de próteses e dentes protéticos.

Alvejantes e soluções alvejantes não devem ser usadas para limpeza de próteses metálicas, como estruturas de dentaduras parciais removíveis. Essas soluções produzem escurecimento significativo dos metais básicos e podem danificar irreparavelmente as próteses afetadas.

O uso de escovas e limpadores abrasivos pode produzir uma série de efeitos nas superfícies de resina. As escovas de dentes sozinhas produzem um desgaste mínimo das superfícies de resina. Escovas de dentes em conjunto com a maioria dos dentifrícios comerciais, detergentes neutros e sabonetes também parecem ser relativamente não destrutivos. Por outro lado, produtos de limpeza domésticos, como abrasivos de cozinha e banheiro, são contraindicados. O uso prolongado de tais limpadores pode causar desgaste perceptível das superfícies de resina e afetar adversamente a função e a estética dessas próteses. Portanto, os pacientes devem ser orientados quanto aos cuidados e à limpeza das próteses dentárias.

QUESTÕES IMPORTANTES

Quais cuidados devem ser tomados ao usar dentes de porcelana em uma prótese? Quais são as diferenças clinicamente relevantes entre dentes de porcelana e dentes de resina acrílica?

Dentes de resina para aplicações protéticas

A maioria dos dentes artificiais pré-formados vendidos nos EUA é feita de resinas acrílicas ou vinil-acrílicas. Como seria de esperar, as químicas do metacrilato utilizadas na fabricação de dentes protéticos são semelhantes às utilizadas na construção de bases de dentaduras. O grau de reticulação nas superfícies oclusal e incisal dos dentes protéticos é muito maior do que o exibido pelos materiais de base de próteses polimerizadas. O aumento da reticulação dos dentes protéticos em conjunto com a adição de carga inorgânica aumenta a resistência ao desgaste e melhora as propriedades clínicas.

As porções cervicais de dentes protéticos geralmente exibem reticulação reduzida para facilitar a união química com resinas de base de dentadura. Retenção adicional pode ser obtida removendo as superfícies brilhantes de "rebordo" dos dentes de resina e preparando retenções mecânicas.

A união química entre dentes de resina e materiais de base de dentaduras termoativados provou ser extremamente eficaz. No entanto, falhas de adesão podem ocorrer se as superfícies do rebordo estiverem contaminadas por cera residual ou meios de separação mal colocados. Para otimizar a colagem, os moldes de gesso devem ser lavados com água quente e as porções cervicais expostas dos dentes protéticos devem ser completamente limpas com soluções de detergente neutro. O meio de separação deve ser aplicado nas superfícies do modelo de gesso, mas não deve se estender sobre as superfícies expostas dos dentes de resina. Como medida final, as superfícies do rebordo devem ser umedecidas com monômero imediatamente antes da introdução da resina.

Para aumentar a resistência ao desgaste das dentições protéticas, os fabricantes introduziram dentes "híbridos" com construção multicamadas. Esses dentes incluem tanto resinas compostas como componentes de PMMA. Os compósitos de resina são encontrados principalmente nas superfícies oclusais e incisais dos dentes protéticos e destinam-se a fornecer melhor resistência ao desgaste. Infelizmente, a ligação química entre resinas compostas e materiais de base termoativadas de dentaduras é inferior à que ocorre entre dentes de resina e os materiais de base de dentaduras. Para resolver essa deficiência, os fabricantes incorporaram o PMMA no colo do rebordo e nas superfícies linguais dos dentes híbridos. A presença de PMMA nessas superfícies facilita a adesão previsível com resinas de PMMA termoativadas. No entanto, os operadores devem certificar-se de não eliminar as superfícies de PMMA durante a acomodação dos dentes utilizados.

Apesar da ênfase atual em dentes de resina, os dentes protéticos também podem ser fabricados usando porcelanas feldspáticas a vácuo ou a pressão. Portanto, é necessária uma comparação de dentes de resina e porcelana.

Os dentes de resina apresentam maior resistência ao impacto e ductilidade do que os dentes de porcelana. Como resultado, os dentes de resina são menos propensos a lascar ou fraturar no impacto, como quando uma dentadura cai. Além disso, os dentes de resina são mais fáceis de ajustar e apresentam maior resistência ao choque térmico. Em contraste, os dentes de porcelana apresentam melhor estabilidade dimensional e maior resistência ao desgaste. Infelizmente, os dentes de porcelana geralmente causam desgaste significativo das superfícies opostas de esmalte, metal e resina, especialmente quando as superfícies de contato são ásperas. Como resultado, os dentes de porcelana não devem se opor a essas superfícies e, se forem usados, devem ser polidos periodicamente para reduzir os danos abrasivos.

Deve-se notar que os dentes de resina são capazes de aderir quimicamente com resinas de base de dentaduras geralmente usadas. Dentes de porcelana não formam ligações químicas com resinas de base de próteses e devem ser retidos por pinos, áreas retentivas e/ou silanização. Como consideração adicional, a infiltração na junção dente-base da dentadura pode ser vista como uma linha escura quando alimentos e micróbios penetram na interface.

> ### QUESTÃO IMPORTANTE
> Quais são as vantagens e desvantagens dos materiais utilizados na confecção das próteses maxilofaciais?

Materiais para próteses maxilofaciais

Durante séculos, as próteses têm sido usadas para mascarar defeitos maxilofaciais. Os antigos egípcios e chineses usavam ceras e resinas para reconstruir porções perdidas do complexo craniofacial. No século XVI, o cirurgião francês Ambroise Paré descreveu uma variedade de próteses simples utilizadas para a substituição

estética e funcional de estruturas maxilofaciais. Durante os anos seguintes, técnicas e materiais restauradores foram aprimorados e refinados. Fatalidades da Primeira e Segunda Guerras Mundiais estabeleceram a necessidade crescente de próteses maxilofaciais, e a profissão odontológica assumiu um papel importante nos processos de reconstrução e reabilitação maxilofacial.

Apesar das melhorias nas técnicas cirúrgicas e restauradoras, os materiais utilizados nas próteses maxilofaciais estão longe de ser ideais. Um material ideal deve ser barato, biocompatível, forte e estável. Além disso, o material deve ter cor e textura semelhantes à pele. Os materiais maxilofaciais devem apresentar resistência ao rasgo quando usados em filmes finos, devem apresentar compatibilidade com adesivos cutâneos e devem ser capazes de resistir a desafios térmicos e químicos moderados. Atualmente, nenhum material atende a todos esses requisitos. Um breve resumo dos materiais maxilofaciais está incluído nos parágrafos a seguir.

Látex

Látex são materiais macios e baratos que podem ser usados para criar próteses realistas. Infelizmente, esses materiais são fracos, degeneram rapidamente e exibem instabilidade de cor. Portanto, os látex raramente são usados na fabricação de próteses maxilofaciais de longa duração.

Um látex sintético é um terpolímero de acrilato de butila, metil metacrilato e metil metacrilamida. Superior ao látex natural, esse material é quase transparente. Os corantes são pulverizados no verso ou no lado do tecido da prótese, proporcionando maior translucidez e melhor mistura. Apesar dessas vantagens, os processos técnicos associados são demorados e as próteses resultantes duram apenas alguns meses. Portanto, os látex sintéticos têm aplicações limitadas.

Plastisóis de vinil

As resinas de vinil plastificadas são algumas vezes usadas em aplicações maxilofaciais. Plastisóis são líquidos espessos compostos de pequenas partículas de vinil dispersas em um plastificante. Os corantes são adicionados a esses materiais para combinar com os tons de pele individuais. Subsequentemente, os plastisóis de vinil são aquecidos para conferir as características físicas desejadas. Infelizmente, os plastisóis de vinil endurecem com a idade como resultado da migração do plastificante. A luz ultravioleta também tem um efeito adverso sobre esses materiais. Por essas razões, a utilidade dos plastisóis de vinil é limitada.

Elastômeros de silicone

Os silicones foram introduzidos em meados da década de 1940 e têm sido usados em aplicações maxilofaciais desde a década de 1950. Ambos os silicones termopolimerizáveis e de temperatura ambiente estão em uso hoje e ambos apresentam vantagens e desvantagens.

Os silicones polimerizáveis sob temperatura ambiente são fornecidos como materiais de componente único que polimerizam pela evaporação do ácido acético. Eles são intrinsecamente coloridos pela adição de fibras de *rayon* tingidas, pigmentos de terra seca e/ou pigmentos à base de óleo. As próteses são polimerizadas por embalagem a granel em modelos de gesso de duas ou três partes, embora modelos mais duráveis tenham sido feitos de resinas epóxi ou metais.

Os silicones termopolimerizáveis são fornecidos como materiais semissólidos ou semelhantes à massa de vidraceiro e são intrinsecamente coloridos pela adição de pigmentos adequados. Após a introdução em um molde adequadamente construído, o conjunto resultante é exposto a um ciclo de aplicação de calor de 30 minutos a 180°C. Os silicones termopolimerizáveis apresentam melhor resistência e estabilidade de cor do que os silicones termopolimerizáveis à temperatura ambiente. No entanto, todos os silicones são suscetíveis ao crescimento de fungos e ao desgaste nas margens finas; por isso, foi desenvolvido um processo de adesão a uma lâmina de poliuretano na superfície do tecido. Esse processo não só aumenta a longevidade da prótese, mas também melhora a eficácia da adesividade cutânea.

A principal desvantagem dos silicones termopolimerizáveis é a necessidade de fresadora e de uma prensa. Além disso, normalmente é usado um molde de metal e a fabricação do molde é um procedimento demorado. Um molde de gesso pode ser produzido dentro de uma mufla, mas isso aumenta o risco de danos ao material de silicone durante a desinclusão da mufla.

Polímeros de poliuretano

O poliuretano também pode ser usado em próteses maxilofaciais. A fabricação de uma prótese de poliuretano requer a dosagem precisa de três componentes. O material é colocado em um molde de gesso ou metal e deixado polimerizar sob temperatura ambiente. Embora uma prótese de poliuretano tenha toque e aparência naturais, é suscetível à rápida deterioração, mudança de cor devido à alimentação e crescimento de fungos.

Polietileno clorado

Em um esforço para superar as deficiências dos materiais de látex, plastisol de vinil, silicone e poliuretano, um elastômero termoplástico à base de polietileno clorado (PEC) foi investigado nas décadas de 1970 e 1980. Com mais desenvolvimento, o PEC mostrou fornecer maior resistência de borda, elasticidade permanente e crescimento mínimo de fungos. Em um recente ensaio clínico randomizado e controlado, verificou-se que o material foi igualmente preferido por pacientes que nunca usaram próteses faciais antes, mas pacientes que usaram próteses de elastômero de silicone no passado preferiram esse material no estudo. Métodos de estratificação do material protético nos moldes para desenvolver cores em profundidade e coloração da superfície também foram relatados, o que pode ser útil em futuras aplicações em próteses maxilofaciais.

Informações adicionais podem ser encontradas em uma revisão de Lemon et al. (2005), que apresenta conceitos sobre reabilitação protética facial de pacientes com câncer de cabeça e pescoço e biomateriais protéticos faciais.

Leituras selecionadas

Arima T, Murata H, Hamad T: The effects of cross-linking agents on the water sorption and solubility characteristics of denture base resins, *J Oral Rehabil*, 23:476–480, 1996.

Bartoloni JA, Murchison DF, Wofford DT, et al: Degree of conversion in denture base materials for varied polymerization techniques, *J Oral Rehabil*, 27:488–493, 2000.

Jagger DC, Jagger RG, Allen SM, et al: An investigation into the transverse and impact strength of "high strength" denture base acrylic resins, *J Oral Rehabil*, 29:263–267, 2002.

Machado C, Sanchez E, Azer SS, et al: Comparative study of the transverse strength of three denture base materials, *J Dent*, 35:930–933, 2007.

Rached RN, Powers JM, Del Bel Cury AA: Repair strength of autopolymerizing, microwave, and conventional heat-polymerized acrylic resins, *J Prosthet Dent*, 92:79–82, 2004.

Stafford GD, Bates JF, Huggett R, et al: A review of the properties of some denture base polymers, *J Dent*, 8:292–306, 1960.

Swaney AC, Paffenbarger GC, Caul HJ, et al: American Dental Association Specification No. 12 for denture base resin, ed. 2, *J Am Dent Assoc*, 46:54–66, 1953.

Takahashi Y, Chai J, Takahashi T, et al: Bond strength of denture teeth to denture base resins, *Int J Prosthodont*, 13:59–65, 2000.

Takamata T, Setcos JC: Resin denture bases: Review of accuracy and methods of polymerization, *Int J Prosthodont*, 2:555–562, 1989.

Wong D, Cheng LYY, Chow TW, et al: Effect of processing method on the dimensional accuracy and water sorption of acrylic resin dentures, *J Prosthet Dent*, 81:300–304, 1999.

12

Implantes Dentários

VISÃO GERAL DO CAPÍTULO

História dos implantes dentários

Classificação de implantes

Componentes do implante

Instalação cirúrgica do implante

Avaliação do sucesso clínico

Biomateriais para implantes

Selecionando um sistema de implante

Biocompatibilidade de implantes

Biomecânica

Resumo

PALAVRAS-CHAVE

Aloplástico. Relacionado com a implantação de corpo estranho inerte.

Anquilose. Condição de imobilidade articular ou dentária resultante de patologia oral, cirurgia ou contato direto com o osso.

Bioaceitação. Capacidade de ser tolerado em um ambiente biológico apesar dos efeitos adversos.

Bioativo. Capaz de promover a formação de hidroxiapatita e fixação ao osso.

Implantação. Processo de enxerto ou inserção de um material como um corpo estranho inerte (aloplástico) ou tecido dentro do corpo.

Implante endósseo. Dispositivo colocado na cavidade alveolar e/ou osso basal da mandíbula ou maxila que corta apenas uma placa cortical.

Implante epitelial. Dispositivo colocado dentro da mucosa oral.

Implante subperiosteal. Dispositivo dentário que é colocado abaixo do periósteo e sobrepõe o osso cortical.

Implante transósseo. Dispositivo que penetra tanto nas placas corticais quanto na espessura do osso alveolar.

Micromovimento. Deslocamento da raiz do implante em relação ao osso quando o implante é carregado, como resultado da falta de atrito ou integração óssea.

Osseointegração. Processo pelo qual o tecido ósseo vivo forma-se dentro de 100 Å da superfície do implante sem qualquer tecido conjuntivo fibroso intermediário.

Osteoindutor. Capacidade de promover a formação óssea por um mecanismo que induz a diferenciação de osteoblastos.

Reimplante. Reinserção de um dente de volta em seu alvéolo dentário logo após a extração intencional ou remoção acidental.

A restauração e substituição de dentes perdidos são aspectos importantes da odontologia moderna. À medida que os dentes são perdidos por cáries, doenças e traumas, há uma demanda por melhoria da estética e restauração da função.

Os métodos convencionais de restauração incluem uma prótese total removível, uma prótese parcial removível, uma prótese fixa ou combinações dessas abordagens. Existem diferentes indicações para cada método, com vantagens e desvantagens associadas. As próteses removíveis têm sido consideradas problemáticas por causa da sua mobilidade/estabilidade variável ao longo do tempo e a inconveniência de removê-las todos os dias. Além disso, muitas próteses removíveis eram volumosas, outras dificultavam a mastigação e algumas não eram adequadamente estéticas. As próteses fixas eram consideradas mais estéticas e confortáveis para o paciente, mas envolviam o preparo dos dentes adjacentes e estavam associadas a problemas como cárie secundária ou

pulpite irreversível. Se os dentes adjacentes não tivessem restaurações, a decisão de prepará-los para uma prótese fixa era difícil, pois dois ou mais dentes naturais teriam que ser cirurgicamente alterados para fornecer retenção para um ou mais dentes artificiais (uma ponte).

Durante séculos, as pessoas tentaram substituir os dentes perdidos implantando substâncias sintéticas e naturais. **Implantação** tem sido definida como a inserção de qualquer objeto ou material, como uma substância **aloplástica** ou outro tecido, parcial ou totalmente, no corpo para fins terapêuticos, diagnósticos, protéticos ou experimentais. A implantação geralmente é diferenciada de outros procedimentos semelhantes, como **reimplante** e *transplante*. O reimplante refere-se à reinserção de um dente de volta ao seu alvéolo dentário após sua remoção acidental ou intencional, enquanto o transplante é a transferência de uma parte do corpo (homogênea ou heterogênea) de um hospedeiro para outro.

QUESTÃO IMPORTANTE

Como o conceito de implante evoluiu para uma técnica restauradora amplamente utilizada na odontologia?

História dos implantes dentários

Os implantes dentários começaram nas primeiras civilizações grega, etrusca e egípcia, empregando vários *designs* e materiais que vão desde jade e outras pedras e metais até ossos e marfim. Alguns dos conceitos de *design* usados na época evoluíram para os implantes de hoje.

Conchas do mar foram usadas no lugar de dentes em 600 a.C., evidências disso foram encontradas em Honduras, e restaurações de dentes feitas de jade e turquesa foram encontradas em crânios maias. Albucasis de Condue (936-1013) da França usou osso de boi para substituir dentes perdidos; essa foi uma das primeiras colocações documentadas de implantes. Ao longo dos séculos, vários transplantes de dentes feitos de dentes humanos ou animais foram testados. Esses transplantes tornaram-se símbolos de *status* e rapidamente substituíram outras alternativas artificiais para a restauração de dentes perdidos. Por volta do século XVIII, Pierre Fauchard e John Hunter documentaram ainda mais o transplante de dentes e especificaram as condições para o sucesso desse procedimento. Eles alegaram que o sucesso foi maior com dentes anteriores, pré-molares e transplantes colocados em jovens com alvéolos saudáveis. Acreditava-se que a falha era resultado da incompatibilidade do tipo de dente utilizado ou da falta de conformidade do dente com o alvéolo.

O reconhecimento das taxas de insucesso dos transplantes aumentou o interesse na implantação de raízes dentárias artificiais. Em 1809, Maggiolo fabricou raízes de ouro que eram fixadas aos dentes por meio de uma mola. Esses implantes de ouro foram colocados em alvéolos de extração frescos, embora não estivessem realmente submersos no osso. As coroas foram colocadas após a cicatrização ter ocorrido ao redor do implante. Muitas tentativas se seguiram. Harris (1887) propôs o uso de um pino de platina revestido com chumbo. O pino tinha a forma de uma raiz de dente e o chumbo era rugoso para retenção no alvéolo. Bonwell (1895) implantou tubos de ouro ou irídio para restaurar um único dente ou suportar próteses totais. Payne (1898) implantou uma cápsula de prata como base para uma coroa de porcelana que foi cimentada semanas depois. Scholl (1905) demonstrou um implante de porcelana corrugado em forma de raiz que durou 2 anos e foi ancorado aos dentes adjacentes por pinos. Greenfield (1913) introduziu e patenteou um implante "cesto" oco feito de uma malha de fios de irídio-platina calibre 24 soldados com ouro de 24 quilates. Esse dispositivo foi usado para suportar implantes unitários e próteses dentárias fixas (PF) compreendendo até oito implantes.

Problemas consistentes com esses *designs* e materiais de implantes artificiais apoiaram a necessidade de uma abordagem científica para a seleção e colocação de implantes. Alguns propuseram que a "era moderna" começou em 1925 com a invenção do implante de extensão tubular por H. Leger Dorez. Esse implante permitiu uma expansão do parafuso no osso, levando a uma ancoragem óssea real e estabilidade inicial. Em 1937 Venable et al. investigaram as interações da liga de cobalto e outros metais e ligas disponíveis com o osso para uso em odontologia. Eles concluíram que certos metais produziam uma reação galvânica, que levava à corrosão quando esses metais entravam em contato com fluidos teciduais. Eles propuseram o uso do Vitallium, uma liga fundida composta de cobalto, cromo e molibdênio. Essa liga foi considerada relativamente inerte, compatível com tecido vivo e resistente às reações adversas com fluidos corporais. Vitallium também tem sido utilizado em diferentes formas de dispositivos cirúrgicos, como **implante dentário subperiosteal** e placas ortopédicas, parafusos, pregos e articulações. As primeiras avaliações documentaram os implantes Vitallium com tempos de sobrevivência de 10 anos ou mais.

A base de pesquisa, desenvolvimento e aplicações de biomateriais para implantes dentários começou com a aplicação de substâncias disponíveis, muitas vezes de origem metálica. Alguns separam o período anterior a 1950 como uma era de aplicação impulsionados por necessidade e disponibilidade. Exemplos incluem o uso precoce de fios, pinos e hastes fabricados a partir de ouro e outros metais nobres e ligas. Na década de 1950, as ligas à base de cobalto foram fundidas e acabadas para projetos subperiosteais e alguns em forma de raiz. Os aços inoxidáveis à base de ferro austenítico constituídos de ferro-cromo e níquel (às vezes também com molibdênio) também foram usados em condições forjadas e usinadas. Dentro de uma década, titânio e outros metais de grupos reativos – mais carbonos, cerâmicas e eventualmente polímeros – foram considerados.

A era mais "moderna" dos biomateriais surgiu na década de 1970, quando materiais conhecidos e testados em muitas disciplinas foram constituídos, fabricados e acabados como biomateriais. Padrões de consenso evoluíram rapidamente para esses biomateriais, o que resultou em um controle mais consistente de suas propriedades. Um aspecto muito importante dessa evolução – que incluiu biomateriais, *designs* e aplicação clínica – foi a pesquisa clínica liderada por P. I. Brånemark na Suécia. Seus estudos usaram titânio puro, agora conhecido como *titânio comercialmente puro* (Ti CP); um *design* em forma de raiz; e condições muito controladas para cirurgia, restauração e manutenção. Dados apresentados em revisões de literatura e conferências de consenso no período de 1972 a 2002 demonstraram melhorias significativas nas estatísticas de sobrevivência de implantes dentários. Quando os resultados foram avaliados por critérios objetivos, a sobrevida média em 5 anos foi de cerca de 50% na década de 1970. Desde a década de 2000, a sobrevida média em 10 anos tem sido superior a 90% para esses tipos de implantes.

Classificação de implantes

Os implantes podem ser classificados de acordo com a localização anatômica e *design* do dispositivo, propriedades do implante ou mecanismo de fixação do implante.

Localização anatômica e *design* do dispositivo de implante

O primeiro e mais usado tipo de *design* é o **implante endosteal** (também chamado de *endósseo*), dispositivo colocado em um osso alveolar e/ou basal da mandíbula ou maxila que geralmente corta apenas uma placa cortical. Esses implantes foram desenvolvidos em diferentes formatos, como cones cilíndricos em forma de raiz ou parafusos. Eles também vieram como placas finas chamadas *formato de placa* ou *lâmina* e foram usados em todas as áreas da boca. Um exemplo de implante endosteal foi chamado de *implante de lâmina* (Figura 12.1), desenvolvido independentemente em 1967 por dois grupos liderados inicialmente por Roberts (1970) e Linkow (1968). Os implantes de lâmina endosteal consistiam em placas finas colocadas no osso; eles eram mais usados em estruturas anatômicas estreitas, como áreas edêntulas posteriores, após

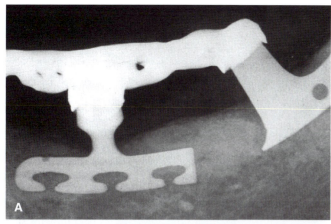

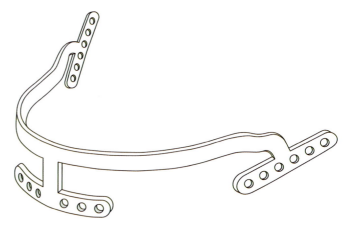

• **Figura 12.2** Implante em lâmina de *ramus frame* que atravessa toda a mandíbula e conecta-se ao ramo.

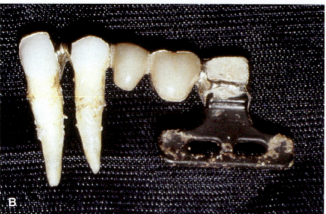

• **Figura 12.1 A.** Implantes em lâmina embutidos no osso, com alguma perda óssea. **B.** Prótese de implante em lâmina com falha que também foi anexada a dentes naturais. (Cortesia do Dr. Mickey Calverley.)

reabsorção óssea significativa. Devido a vários problemas com implantes de lâminas, sua aplicação em implantodontia mais recente diminuiu. Outro exemplo de implante endosteal foi o implante *ramus frame* (Figura 12.2), dispositivo de aço inoxidável em formato de ferradura inserido nos ramos ascendentes (bilateral) e anteriormente na área de sínfise da mandíbula. Tal como acontece com os implantes laminados, o número de aplicações foi limitado. O implante endosteal mais popular tem sido o implante em forma de raiz (Figura 12.3), que foi projetado inicialmente para imitar a forma das raízes dos dentes para distribuição de carga direcional e para posicionamento no osso. Em estudos longitudinais, o implante radicular tem a maior documentação dos implantes endosteais, embora vários estágios cirúrgicos possam ser necessários para a conclusão.

> **QUESTÃO IMPORTANTE**
>
> Quais são as indicações para o uso de mini-implantes na prática odontológica?

O mini-implante é um tipo de implante endosteal com algumas indicações na odontologia. Mais notavelmente, seu uso em ortodontia para ancoragem de aparelhos aumentou. Outros usos incluem a retenção de sobredentadura em áreas onde há mínimo osso disponível ou em áreas estreitas. Ele também pode ser usado para ancorar próteses provisórias no caso de sobredentaduras em um arco com dentes recém-extraídos. Os mini-implantes foram inicialmente usados como implantes temporários, que ajudaram a ancorar a prótese enquanto os implantes de maior diâmetro foram deixados para osseointegrar. Eles poderiam, então, ser removidos uma vez que a prótese final fosse fabricada. Com o tempo, o sucesso desses mini-implantes levou à sua evolução como restaurações definitivas para casos comprometidos. O diâmetro dos mini-implantes varia de 1,8 a 2,9 mm (Figura 12.4). A maioria dos mini-implantes pode ser colocada sem a necessidade de rebater um retalho gengival devido ao seu pequeno diâmetro. Os mini-implantes também são projetados para carga imediata, oferecendo a comodidade de poucas visitas ao consultório e permitindo que os pacientes tenham suas próteses imediatamente. Embora esses implantes sejam feitos essencialmente do mesmo material que os implantes padrão maiores e fabricados como implantes radiculares, a principal diferença está em seu diâmetro menor. Por ser menor, permite a colocação de implantes em áreas onde implantes padrão normalmente exigiriam um procedimento de enxerto ósseo, o que resulta em trauma adicional e despesas para os pacientes. À medida que as aplicações de mini-implantes continuam a crescer, eles estão lentamente sendo incorporados para uso com PFs, adicionando suporte nas áreas de pônticos.

O segundo *design* de implante é o implante subperiosteal (Figura 12.5), que emprega uma subestrutura e superestrutura do implante. A estrutura moldada sob medida foi colocada diretamente abaixo do periósteo sobrejacente e encaixada ao longo da cortical óssea. Esse implante foi desenvolvido pela primeira vez por Dahl (1943) e refinado por Berman (1950), que usou uma técnica de moldagem óssea direta. Esses dispositivos foram usados para restaurar maxilares parcialmente dentados ou completamente edêntulos quando havia osso inadequado para implantes endósseos. O uso do implante subperiosteal tem sido limitado devido a inúmeras considerações, incluindo a dificuldade de recuperação.

O terceiro *design* é o **implante transósseo** (Figura 12.6), que combina componentes subperiosteal e endosteal. Esse tipo de implante penetra em ambas as placas corticais e atravessa toda a espessura do osso alveolar. O uso do implante transósseo foi restrito à área anterior da mandíbula e fornece suporte para sobredentaduras. O conceito de implantes transósseos foi concebido pela primeira vez na Alemanha no início da década de 1930; os primeiros exemplos foram feitos de uma liga de cobalto. Small (1968) desenvolveu o implante de grampo mandibular

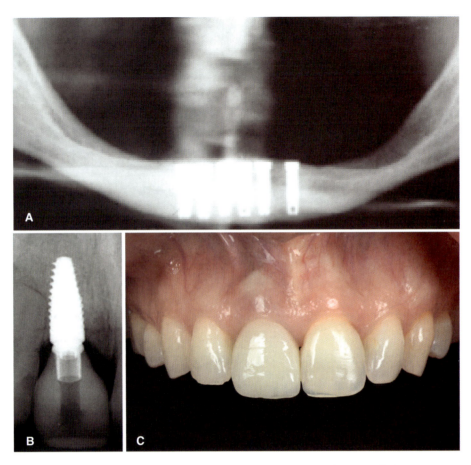

• **Figura 12.3 A.** Os implantes endósseos são colocados diretamente no osso; eles imitam as formas radiculares para um posicionamento e localização adequados no osso. **B** e **C.** Implante anterior restaurado combinando bem com os dentes adjacentes. (**B** e **C**, cortesia do Dr. Will Martin e do Dr. Luiz Gonzaga.)

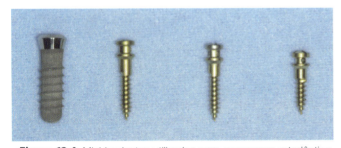

• **Figura 12.4** Mini-implantes utilizados para ancoragem ortodôntica, mostrando 2 mm de diâmetro dos mini-implantes em comparação com os 4 mm de diâmetro dos implantes padrão.

feito de uma liga de titânio, que foi modificado por Bosker (1983), que produziu o implante transmandibular (ITM) feito de uma liga de ouro. Outros nomes para implantes transósseos incluem *implante ósseo de grampo*, *implante de grampo mandibular* e *implante transmandibular*.

O quarto *design* de implante é o **implante epitelial**, que é inserido na mucosa oral. Esse tipo foi associado a uma técnica cirúrgica simples na qual a mucosa foi utilizada como local de fixação para inserções metálicas colocadas em uma prótese de acrílico. Várias desvantagens estão associadas ao implante epitelial, principalmente um processo de cicatrização doloroso e a necessidade de desgaste contínuo. O uso atual de "inserções mucosas" ou implantes epiteliais é muito limitado.

Alguns implantodontistas também incluem o estabilizador endodôntico como um sistema de aplicação anatômico específico. Esses pinos (ou parafusos) lisos ou rosqueados foram colocados através de dentes tratados endodonticamente com o implante estendendo-se até o osso. Eles foram construídos a partir de ligas ou cerâmicas feitas de alumina ou zircônia. As dificuldades relatadas incluíram selar a zona de transição do dente para o osso e a força limitada de pinos ou parafusos de pequeno diâmetro.

Do ponto de vista histórico e de aplicações, esses sistemas foram revisados por Natiella et al. (1972) e posteriormente, em cada década, por pesquisadores que participaram de conferências de consenso baseadas em sociedades profissionais. Para resumir os vários biomateriais e *designs* testados para implantes dentários, exemplos de dispositivos recebidos para exame antes de 1990 são mostrados nas Figuras 12.7 a 12.9.

Propriedades do implante

Os biomateriais de implantes também podem ser classificados de acordo com sua composição e suas propriedades físicas, mecânicas, químicas, elétricas e biológicas. Essas classificações geralmente incluem comparações classificadas de propriedades, como módulos de elasticidade, resistência à tração, resistência ao escoamento e ductilidade, para determinar as aplicações clínicas ideais (Tabela 12.1). Essas propriedades são usadas para auxiliar no projeto e fabricação da prótese. Por exemplo, o módulo de elasticidade do implante é inversamente relacionado com a tensão presente na

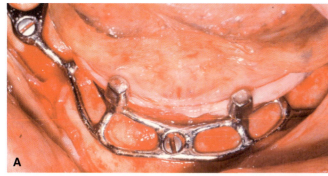
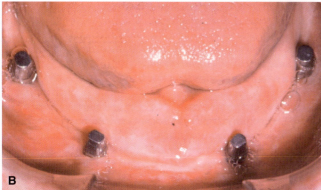
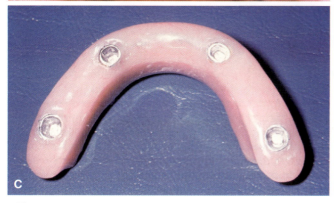

• **Figura 12.5 A.** Implante subperiosteal posicionado abaixo do periósteo. A moldagem geralmente requer uma técnica cirúrgica difícil. **B.** Superestrutura para implante subperiosteal permitindo a fixação da prótese. **C.** Prótese total para implante subperiosteal. (Cortesia do Dr. Joseph Cain e do Dr. Richard Seals.)

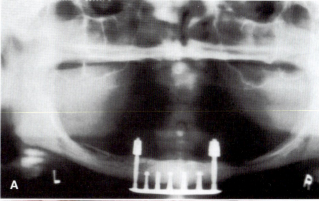
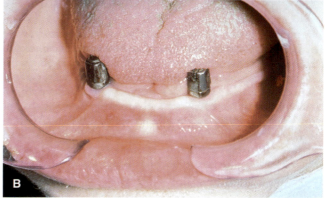

• **Figura 12.6 A.** Radiografia panorâmica de um implante transósseo mostrando a perfuração de ambas as placas corticais, daí o nome *implante de grampo*. **B.** Pilar transmucoso para implante transósseo permitindo a colocação de restauração de prótese. (Cortesia do Dr. Joseph Cain e do Dr. Richard Seals.)

Mecanismo de fixação do implante

As estruturas periodontais, que fixam os dentes ao osso, consistem em tecido fibroso altamente diferenciado. Essas fibras estão repletas de numerosas células e terminações nervosas que permitem a transferência de força funcional, função sensorial, formação óssea e movimentos dentários. Embora essa seja a forma ideal de integração, não existem atualmente biomateriais ou desenhos de implantes conhecidos que possam estimular o crescimento dessas fibras e que possam mimetizar totalmente a função do ligamento periodontal e de um dente natural.

No passado, a fixação do implante ao tecido conjuntivo fibroso era aceita como uma medida do sucesso da função do implante (o conceito de pseudoligamento). Esse tipo de interação foi relatado como muito suscetível a respostas inflamatórias agudas ou crônicas, acompanhadas de dor e eventual perda do implante. Este tipo de fixação também tem sido chamado de *pseudoperiodonto*. Apesar de inúmeros relatos de sucesso de implantes, estudos clínicos indicam que esse tipo de interação é suscetível a afrouxamento progressivo e infecção, com consequente perda da construção do implante.

Em contraste com o pseudoperiodonto, a interação implante-osso (chamada **osseointegração**) é caracterizada pelo contato direto entre o osso e a superfície de um implante funcional após 1 ano. Esse tema central do grupo Brånemark foi chamado de "ancoragem direta ao osso" e tornou-se um atributo importante dos implantes dentários. É descrito como a adaptação direta do osso aos implantes sem qualquer outro tecido não ósseo

interface implante-tecido durante o carregamento do implante; ou seja, quanto maior o módulo de elasticidade de um implante, maior a tensão no implante e menor a tensão distribuída ao osso.

Um material de implante com um módulo de elasticidade comparável ao do osso deve ser selecionado para produzir uma distribuição de tensão mais uniforme na interface. A ductilidade é outra propriedade importante porque se relaciona com o potencial de alguma deformação plástica de pilares ou fixações sem fratura em áreas onde há alta tensão de tração. Os metais possuem alta resistência e ductilidade, enquanto as cerâmicas e os carbonos são materiais frágeis.

> **QUESTÕES IMPORTANTES**
>
> Qual é a interação implante-tecido preferida? Como isso influenciou a popularidade das aplicações de implantes?

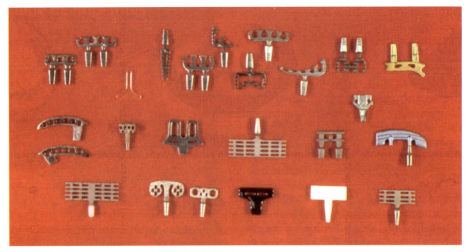

• **Figura 12.7** Coleção de *designs* de implantes de lâmina endosteal para restaurar dentes únicos ou adjacentes.

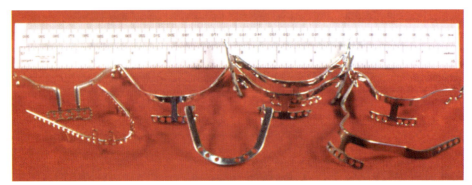

• **Figura 12.8** Coleção de implantes endosteais para restaurações de arco parcial.

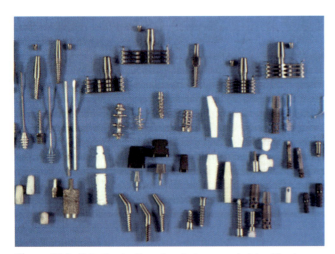

• **Figura 12.9** Coleção de diferentes *designs* e materiais utilizados para implantes endósseos.

intermediário e tem sido considerado por alguns como semelhante à **anquilose** dentária, em que não existe ligamento periodontal ou tecido fibroso. A força desse contato mostrou-se estável, o que é vantajoso em comparação com a interface de tecido mole descrita anteriormente.

Esse tipo de interface óssea foi descrito extensivamente e inclui um processo em que as células produtoras de osso migram ao longo da superfície do implante através da estrutura de tecido conjuntivo que se forma adjacente à superfície do implante. A integração na interface do implante é altamente dependente da química e do *design* da superfície do implante. A aposição óssea tem sido relatada em taxas mais altas quando as cristas microscópicas da superfície estão presentes. A integração óssea também foi alcançada por meio do uso de materiais **bioativos** que estimulam a formação de osso ao longo da superfície do implante. Outra maneira de alcançar a integração óssea envolve a formação óssea de novo, em que uma matriz interfacial mineralizada e/ou fatores de crescimento ativos são depositados ao longo da superfície do implante. A topografia e a química da superfície do implante influenciam o desenvolvimento ósseo ao redor do implante.

QUESTÃO IMPORTANTE

Qual é a implicação de ter contato ósseo direto e a ausência de ligamento periodontal na superestrutura protética?

As restaurações implantossuportadas diferem das restaurações suportadas por dentes, pois as primeiras não possuem ligamento periodontal, o que reduz a tensão de cisalhamento e a tensão, proporciona absorção de choque e reduz o desenvolvimento de forças oclusais perigosamente altas. Os benefícios do ligamento periodontal reduzem o potencial de danos inadvertidos ao dente ou à restauração. Os materiais cerâmicos são frágeis por natureza e, devido a falhas inerentes ao processamento, não podem suportar qualquer tensão acima de seu limite de escoamento, que é equivalente à sua

CAPÍTULO 12 Implantes Dentários

Tabela 12.1	Propriedades mecânicas e densidade de materiais de implante metálicos e cerâmicos.					
Material	Grau ou condição	Limite de escoamento (MPa)	Alongamento (%)	Módulo de Elasticidade (GPa)	Resistência à tração (MPa)	Densidade (g/cm³)
Ti CP	1	170	24	102	240	4,5
	2	275	20	102	345	4,5
	3	380	18	102	450	4,5
	4	483	15	104	550	4,5
Ti-6Al-4 V		860	10	113	930	4,4
Ti-6Al-4 V ELI		795	10	113	860	4,4
Ti-15Zr		953		103,7		
Co-Cr-Mo	Fundição	450	8	240	700	8
Aço inoxidável	Recozido	190	40	200	490	8
	Trabalhado a frio	690	12	200	860	8
Óxido de alumínio	Policristalino	400* (500/flexão)	0,1	380	220	3,96
Óxido de zircônio	(Estabilizado por) Y2O3	1.200 (flexão)	0,1	200	350	6
Osso cortical			1	18	140	0,7
Dentina			0	18,3	52	2,2
Esmalte			0	84	10	3

*Norma ASTM: valores mínimos.

resistência à tração. Essas tensões podem ser geradas durante o carregamento oclusal. Os implantes, por outro lado, são ancorados diretamente ao osso e não podem flexionar lateralmente com facilidade sob cargas oclusais extremamente altas para aliviar parte da carga excessiva. Vult von Steyern et al. (2005) analisaram a resistência à fratura de próteses totalmente cerâmicas em dentes pilares e implantes *in vitro*. Eles concluíram que as próteses cerâmicas implantossuportadas fraturavam com cargas maiores do que aquelas suportadas por dentes naturais devido à falta de ligamento periodontal. Isso indica que as estruturas de suporte, neste caso, os implantes, estão sujeitas a maiores níveis de tensão. No entanto, estudos clínicos mostraram que a taxa de complicação para PFs sobre implantes é de 30% em 5 anos, enquanto para PFs sobre dentes é de 27,6% no mesmo período de tempo, indicando que não há diferença real na sobrevivência da restauração entre os dois tipos de suporte.

Por outro lado, estudos analisaram se o tipo de material protético pode afetar a longevidade de um implante. Brånemark e Skalak defenderam o uso do acrílico para a superestrutura protética para atuar como amortecedor e essencialmente dissipar a carga sobre os implantes e o osso que os envolve. Acrílico, ligas de metais nobres e cerâmicas estão sendo utilizados em superestruturas de implantes. Na ausência de um ligamento periodontal, é lógico minimizar a carga ao longo da interface osso-implante. No entanto, não há evidências que associem o uso de qualquer material protético com a longevidade e sobrevivência dos implantes.

QUESTÃO IMPORTANTE

Qual é o propósito do pré-tratamento das superfícies dos implantes?

Componentes do implante

Para entender as características do material e a função de um implante, é preciso primeiro conhecer as inúmeras partes componentes. Embora cada sistema de implante varie, as peças são basicamente consistentes. O corpo do implante (chamado de *fixação* para o sistema Brånemark) (Figura 12.10 A) é o componente do implante que é inserido no osso. Dependendo do sistema de implante, a seção do corpo pode ter diferentes superfícies – rosqueadas, com ranhuras, perfuradas, pulverizadas com plasma, jateadas ou revestidas. Essas características são frequentemente classificadas como tipos de subtração (rosqueamento, ranhuras, perfurações, jateamento de areia ou ataque ácido) ou adição (*spray* de plasma e revestimento). Cada tipo de superfície destina-se a melhorar a integração óssea e a estabilidade primária; ou seja, o aumento da área de superfície aumenta a integração óssea, e o melhor envolvimento da cortical desempenha um papel importante na ancoragem óssea imediata e a longo prazo. Os biomateriais revestidos ou pulverizados com plasma, discutidos mais adiante neste capítulo, são usados para melhorar a fixação ao osso. O segundo componente (Figura 12.10 B) é o pilar transmucoso, que proporciona a conexão entre o corpo do implante e a prótese intraoral a ser confeccionada (Figura 12.10 C), que proporcionará a função intraoral. O pilar é normalmente conectado ao corpo do implante por meio de um parafuso; entretanto, o pilar também pode ser cimentado ou conectado por um *design* tipo cone Morse. Os pilares podem ser encaixados no corpo do implante por uma geometria interna ou externa (inicialmente um hexágono) dentro do corpo do implante, que também serve como um dispositivo antirotacional e é particularmente importante para restaurações unitárias. A última parte de um implante é a prótese. A prótese pode ser fixada aos pilares por meio do uso de parafusos, cimento, encaixes de precisão, ímãs ou outros desenhos, como os usados para sobredentaduras de implantes removíveis.

Instalação cirúrgica do implante

A instalação e restauração de implantes destinados à integração com o osso são geralmente realizadas em etapas. O primeiro estágio, ou estágio 1, ocorre quando o implante é colocado cirurgicamente

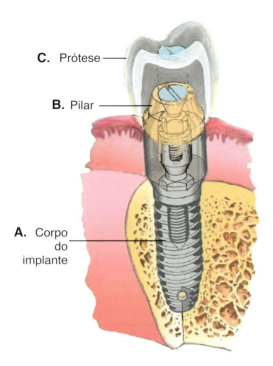

• **Figura 12.10** Diagrama de componentes do implante. **A.** Corpo do implante (forma de raiz endóssea). **B.** Pilar transmucoso servindo de ancoragem entre corpo do implante e a prótese. **C.** A prótese, que pode ser cimentada, rosqueada ou encaixada.

no osso (Figura 12.11). O implante é deixado dentro do osso (passivo) por vários meses, dependendo da qualidade do osso, e permite cicatrizar e integrar-se. Às vezes, é necessária uma cirurgia secundária, ou estágio 2, em que o implante é descoberto e exposto para o ambiente oral (Figura 12.12). Essa exposição é realizada 4 a 6 meses após a colocação do implante e após a cicatrização óssea adequada.

A fase restauradora segue, então, a colocação de pilares e uma coroa, uma prótese parcial ou uma prótese removível, com ou sem construção de barra. Alguns sistemas de implantes utilizam apenas uma intervenção cirúrgica, quando o implante é imediatamente colocado em contato com o meio bucal e, às vezes, é capaz de funcionar de forma limitada em poucos dias. Alguns desses sistemas foram até defendidos para carga imediata, com relatos de relativo sucesso.

> **QUESTÕES IMPORTANTES**
>
> Quando uma restauração com implante pode ser considerada bem-sucedida? Que critérios são usados para determinar esse sucesso? Que situações clínicas podem afetar a taxa de sucesso dos implantes dentários?

Avaliação do sucesso clínico

Houve vários debates prolongados sobre o que é considerado sucesso em implantodontia. Alguns consideram que o encapsulamento de um implante com pseudoperiodonto é uma condição de sucesso do implante. Os critérios de sucesso mais citados da década de 1970 são os da publicação editada por Schnitman e Schulman (1979). Mais recentemente, resumos de Cochran e Fritz (1996) e Albrektsson et al. (1986 e 1991) são frequentemente citados.

Critérios de sucesso

Os requisitos iniciais propostos incluíam (1) mobilidade do implante inferior a 1 mm quando testado clinicamente; (2) nenhuma evidência de radioluminescência; (3) perda óssea menor que um terço da altura dos implantes; (4) ausência de infecção, de danos às estruturas e de violação das cavidades corporais – a inflamação, se presente, deve ser passível de tratamento; e (5) uma taxa de sucesso de 75% ou mais após 5 anos de serviço funcional usando critérios objetivos para a avaliação. Como exemplo, essas condições foram um pouco diferentes dos critérios de Albrektsson et al. (1986), que incluiu o seguinte: (1) o implante deve ser imóvel quando testado clinicamente; (2) não deve haver evidência de radioluminescência em radiografia periapical; (3) a perda óssea vertical deve ser inferior a 0,2 mm anualmente após o primeiro ano do implante; (4) ausência de sinais e sintomas como dor, infecções, neuropatias, parestesias ou violação do canal mandibular; e (5) uma taxa de sucesso de 85% ou mais ao final de um período de observação de 5 anos e 80% ao final de um período de 10 anos quando avaliado por critérios objetivos de sucesso.

Smith e Zarb (1989) recomendaram uma adição aos critérios de Albrektsson, afirmando que a satisfação do paciente e do dentista deve ser a principal consideração e que as condições estéticas devem ser atendidas. A satisfação do paciente e sua atitude em relação à prótese foram incluídas em algumas listas subsequentes de critérios de sucesso. Embora esses critérios tenham se tornado mais rigorosos nos últimos anos, o sucesso na implantodontia ainda é difícil de quantificar.

Em 2008, o International Congress of Oral Implantologists chegou a um consenso para classificar o sucesso, a sobrevivência e o fracasso dos implantes. A escala varia de 1 a 4, sendo 1 considerado sucesso e saúde ótima, e 4 considerado falha clínica. O consenso avalia a presença de dor ou sensibilidade, mobilidade, perda óssea e história de exsudato (Tabela 12.2).

Avaliação de falha

Mais recentemente, tem havido muito interesse nas doenças peri-implantares porque o diagnóstico delas nunca foi totalmente estabelecido. Como tal, as falhas do implante resultantes da peri-implantite variam de 11 a 55%, e a verdadeira prevalência dessa doença é indescritível. *Peri-implantite* e *perimucosite* são definidas como inflamação da mucosa ao redor do implante com ou sem 2 mm ou mais de perda óssea após a restauração (carga do implante). A incidência de perimucosite e peri-implantite em pacientes que recebem implantes varia de 20 a 90% em um período de 5 a 11 anos. Não há intervenções definitivas associadas à terapia bem-sucedida da doença peri-implantar. Como há cada vez mais implantes sendo colocados em vez de próteses dentárias fixas e removíveis tradicionais para substituir dentes perdidos, a peri-implantite está se tornando um grande problema de saúde bucal. Em 2017, o World Workshop on the Classification of Periodontal and Peri-Implant Diseases and Conditions foi convocado para delinear a identificação adequada de doenças peri-implantares. Os critérios diagnósticos para doenças peri-implantares são mostrados na Tabela 12.3. Embora as causas da peri-implantite e perimucosite ainda estejam sendo investigadas, existe uma forte ligação entre a incidência da doença e a periodontite crônica, o controle deficiente da placa bacteriana e a ausência de manutenção regular do implante. As ligações entre fatores de risco sistêmicos, como tabagismo e diabetes, foram consideradas inconclusivas.

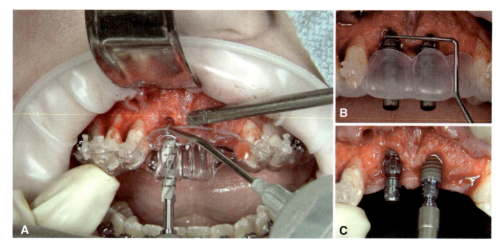

• **Figura 12.11** Colocação do implante, cirurgia de estágio 1. **A.** Fresas helicoidais sequenciais usadas para osteotomia. **B.** Pinos de profundidade usados para confirmar a osteotomia e o paralelismo do implante. **C.** Instalação do implante seguindo a angulação correta. (Cortesia do Dr. Luiz Gonzaga.)

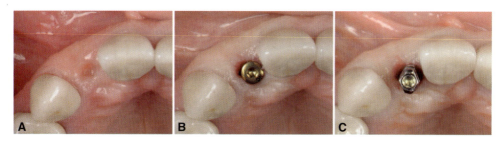

• **Figura 12.12** Colocação do implante, cirurgia de estágio 2. **A.** Avaliação tecidual pré-reabertura. **B.** Pilar de cicatrização no implante após reabertura. Incisão mínima na crista, remoção do tecido pode ser com uso de *punch* ou *laser* desde que a mucosa queratinizada esteja presente. **C.** Pilar de moldagem no implante para facilitar a fabricação de uma restauração provisória na mesma consulta. (Cortesia do Dr. Luiz Gonzaga.)

Tabela 12.2	Escala de Saúde do International Congress of Oral Implantologists para a classificação do sucesso ou fracasso dos implantes dentários.
Escala de qualidade	**Condição clínica**
I. Sucesso	Sem dor ou sensibilidade na função 0 mobilidade < 2 mm de perda óssea Sem histórico de exsudato
II. Satisfatório	Sem dor ou sensibilidade na função 0 mobilidade Perda óssea de 2 a 4 mm Sem histórico de exsudato
III. Comprometido	Pode ter dor ou sensibilidade em função 0 mobilidade > 4 mm de perda óssea e < 1/2 comprimento do implante Sem histórico de exsudato
IV. Falha	Dor ou sensibilidade em função Mobilidade Perda óssea > 1/2 comprimento do implante Exsudatos não controlados Não está mais na boca

De Misch CE et al. Implant success survival and failure: International Congress of Oral Implantologists, Pisa, Italy, Consensus Conference. *Implant Dent.* 2008;17:5-15.

QUESTÃO IMPORTANTE

Qual é o principal mecanismo de falha envolvido com implantes dentários?

Longevidade do implante dentário

A popularidade dos implantes dentários para restaurar o edentulismo total ou parcial tem sido o efeito de resultados previsíveis com altas taxas de sucesso. Taxas de sucesso de 5 anos de 96 a 98% são relatadas para implantes mandibulares e 94 a 96% para implantes maxilares, dependendo da qualidade do osso, técnica cirúrgica e estabilidade primária do implante. A falha do implante pode ocorrer em um estágio inicial ou tardio. As falhas em estágio inicial ocorrem antes do carregamento ou colocação da prótese e são mais associadas a técnicas cirúrgicas inadequadas ou incapacidade de obter estabilidade primária.

Brånemark e Albrektsson relataram protocolos rigorosos necessários para alcançar a osseointegração adequada. Isso inclui seguir técnicas assépticas adequadas e permitir que o osso cicatrize ao redor do implante por um período de 4 a 6 meses. O processo de cicatrização permite que o osso seja formado ao redor do implante livre de bactérias e **micromovimentos**, o que pode atrapalhar a deposição óssea ao redor do implante. Micromovimentos acima de 150 μm demonstraram promover a deposição de tecido mole e eventual encapsulamento do corpo do implante com tecido fibroso. Essa ocorrência é classificada como uma falha de osseointegração. Permitir que o osso ao redor do implante cicatrize requer uma técnica cirúrgica de duas

PARTE 3 Materiais Restauradores Indiretos

Tabela 12.3	Classificação das doenças e condições periodontais e peri-implantares.		
	Inflamação do tecido mole peri-implantar (vermelhidão, inchaço, sangramento profuso na sondagem)	Perda óssea adicional após a cicatrização inicial	Profundidade de sondagem
Saúde peri-implantar	Nenhuma	Nenhuma	Nenhuma
Mucosite peri-implantar	Presente com linha ou gota de sangramento 30 s após a sondagem	Nenhuma	Nenhuma
Peri-implantite	Presente	Evidência radiográfica de perda óssea após cicatrização inicial*	Profundidade de sondagem aumentada em comparação com a profundidade de sondagem na entrega da prótese

*Na ausência de radiografias iniciais, uma combinação de perda óssea ≥ 3 mm, sangramento à sondagem e profundidade de sondagem ≥ 6 mm é indicativa de peri-implantite.

etapas para a colocação do implante, como mencionado anteriormente. Em 1990, Schnitman et al. relataram o sucesso da carga imediata de implantes dentários. Essa técnica elimina a necessidade de uma segunda cirurgia e permite que o implante seja usado imediatamente para suportar uma prótese temporária ou permanente (Figura 12.13). Existem resultados mistos em relação às taxas de sucesso entre implantes carregados imediatamente e carregados convencionalmente. Embora as taxas de sucesso variem, há um consenso de que a carga imediata constitui um processo mais sensível à técnica e ao esforço seletivo do paciente. Os pesquisadores concluem que, se essas diretrizes forem seguidas, as taxas de sucesso para implantes carregados imediatamente são mais favoráveis. Tal como acontece com os implantes convencionais, a estabilidade primária é importante para alcançar a osseointegração adequada. O problema com implantes de carga imediata é que podem ocorrer micromovimentos e comprometer a formação óssea ao redor do corpo do implante. No entanto, a pesquisa mostrou que existe uma faixa de micromovimentos permitidos de 30 a 150 µm, em que a deposição óssea não é prejudicada. A vantagem da carga imediata é o menor tempo de tratamento, o que proporciona maior comodidade e conforto ao paciente, reduzindo o número de cirurgias e permitindo a colocação imediata de uma prótese.

As falhas tardias ocorrem após o carregamento ou colocação de uma prótese e podem ser o resultado de complicações decorrentes de doença periodontal não controlada ou sobrecarga do implante. A sobrecarga pode ser causada por forças laterais ou oblíquas exercidas na prótese por carga oclusal imprópria ou hábitos parafuncionais. O osso é suscetível a microfraturas ou fraturas por fadiga, dependendo do tipo e quantidade de carga oclusal exercida. Uma vez que o osso atinge o limite de tolerância para as cargas oclusais, essas fraturas podem ocorrer e levar à falha do implante. Demonstrou-se que a deformação óssea excessiva ocorre entre 2 mil e 3 mil unidades de microdeformação, e a sobrecarga patológica pode ser observada em mais de 4 mil unidades de microdeformação. Mil unidades de microdeformação equivalem a 0,1% de deformação.

QUESTÃO IMPORTANTE

Quais fatores no *design* do implante e da prótese afetam a transferência de carga para o osso?

Um equilíbrio delicado deve ser alcançado na transferência de carga do implante para o osso para manter a saúde óssea adequada. Forças oclusais excessivas levam à sobrecarga do osso ao redor do implante, o que pode, por sua vez, levar à reabsorção óssea e microfratura. Por outro lado, a transferência de carga mínima para o osso pode levar à atrofia óssea por desuso. Superfícies ásperas ao longo do implante são geralmente propícias à transferência de mais carga para o osso como resultado do maior contato da área de superfície. Um aumento na área de contato também reduz a tensão localizada. Essa redução na tensão localizada diminui a tensão ao redor dos implantes. Por outro lado, os implantes de superfície lisa têm o efeito oposto, evidenciado pela reabsorção ao longo das áreas marginais, onde há uma transição suave do implante para o osso.

O tipo de prótese utilizada também pode influenciar a forma como as forças são transferidas ao longo das interfaces implante-osso. O desenho da prótese deve minimizar braços longos em cantiléver para evitar cargas de deslocamento ou momentos de flexão elevados nos implantes. Forças laterais não são toleradas, assim como cargas axiais diretas. As próteses cimentadas são mais favoráveis na manutenção da carga axial adequada, em oposição às restaurações aparafusadas. A ausência de um orifício de parafuso permite *design* oclusal adequado para a prótese para direcionar adequadamente a carga para o implante. Por outro lado, a presença de um orifício de parafuso redirecionará as forças oclusais e introduzirá momentos de flexão no implante.

QUESTÃO IMPORTANTE

Qual biomaterial é melhor para determinados tipos de implantes?

Biomateriais para implantes

Os materiais de implantes mais utilizados são os biomateriais metálicos. Os implantes também diferem em sua condição de superfície. Alguns implantes são usinados e acabados; outros são revestidos com diferentes tipos de biomateriais. Dos quatro tipos de implantes por *design*, os implantes endósseos são os mais usados para aplicações odontológicas. Assim, a natureza dos biomateriais usados para implantes endosteais é o foco central da discussão a seguir.

Implantes metálicos

Três sistemas de base metálica têm sido usados para fazer implantes dentários: Ti CP e ligas de titânio, aço inoxidável e ligas de cobalto-cromo-molibdênio. Esses implantes metálicos passam por um ou mais de vários tratamentos de superfície antes da

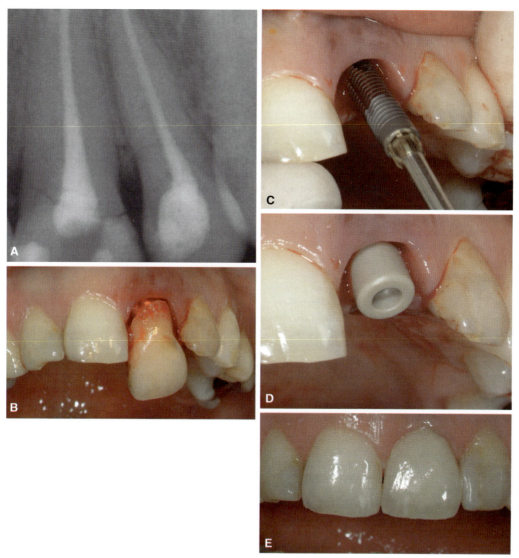

• **Figura 12.13** Instalação imediata de implantes odontológicos. **A.** Imagem radiográfica de um incisivo central superior fraturado. **B.** Incisivo central superior extraído. **C.** Implante instalado imediatamente depois da extração. **D.** Pilar temporário em posição para a coroa provisória. **E.** Restauração definitiva finalizada. (De Garg AK. *Implant dentistry*. 2. ed, St. Louis: Mosby, 2010.)

embalagem final para implantação. Algumas dessas modificações incluem *passivação*, *anodização*, *implantação de íons* e *texturização* por vários métodos diferentes. A passivação refere-se ao aprimoramento da camada de óxido para minimizar a liberação de íons metálicos como resultado de transferências de superfície. A minimização da liberação de íons contribui para a *biocompatibilidade*. Os tratamentos de passivação podem ser realizados por imersão em ácido nítrico a 40% ou anodização, processo pelo qual uma corrente elétrica passa pelo implante quando ele é colocado em uma solução especializada. O primeiro método de tratamento aumenta minimamente a espessura da camada de óxido, enquanto o último pode resultar em uma camada de óxido mais espessa, o que demonstrou ser benéfico no aumento da resistência à corrosão. A texturização da superfície aumenta a área de superfície do implante e melhora as interações teciduais, ampliando a área por meio da qual as tensões são transferidas para o osso. Isso é realizado por vários métodos, incluindo pulverização de plasma, ataque ácido e jateamento com óxido de alumínio ou outro material cerâmico ou semelhante à cerâmica. A pulverização de plasma envolve a fusão de materiais sob altas temperaturas e, em seguida, a pulverização do material na superfície do implante. Esse método pode ser usado com Ti ou vários revestimentos cerâmicos, conforme discutido mais adiante neste capítulo. A área de superfície aumentada do implante deve permanecer passiva porque uma área de superfície maior influencia a liberação geral de íons metálicos. Outra modificação da superfície do implante é a implantação iônica, que consiste em bombardear a superfície do implante com íons de alta energia até uma profundidade superficial de alguns micrômetros. Esse procedimento é requerido para aumentar a resistência à corrosão das ligas de titânio a partir da formação de uma camada superficial de nitreto de titânio (TiN) se o íon for nitrogênio.

Titânio e liga de titânio

O titânio existe na natureza como compostos de rutilo (TiO_2) ou ilmenita ($FeTiO_3$) e requer métodos de extração específicos para ser recuperado no estado elementar. O titânio tem várias propriedades físicas favoráveis, que incluem uma baixa densidade de 4,5 g/cm^3 e uma resistência à flexão relativamente alta comparável à das formas fundidas de cobalto e ligas de aço inoxidável. O titânio é muito resistente à corrosão devido a uma camada passivadora de óxido de titânio, que se forma instantaneamente na superfície. Uma nova camada de óxido se forma novamente na superfície assim que esse óxido é perdido devido à remoção mecânica. Essa camada de óxido pode tornar-se lentamente mais espessa ao longo do tempo e pode atingir um máximo de 25 nm em 4 anos. *In vitro*, essa camada pode ser removida usando ácidos corrosivos ou ataque iônico. O titânio puro tem a capacidade de formar vários óxidos, incluindo TiO, TiO_2 e Ti_2O_3. Desses, o TiO_2 é considerado o mais estável e é encontrado após exposição a condições fisiológicas.

Os produtos de titânio mais usados são os graus 1 a 4 do Ti CP. As ligas de titânio, a saber, Ti-6Al-4V e Ti-6Al-7Nb, são usadas em graus intersticiais extrabaixos (ELI). O ELI contém baixos níveis de oxigênio dissolvido em sítios intersticiais no metal. Menores quantidades de oxigênio e ferro melhoram a ductilidade da liga de titânio ELI, que pode ser ligada com diferentes elementos para modificar suas propriedades. Conforme discutido no Capítulo 9, elementos de liga podem ser adicionados às ligas de titânio para estabilizar a fase α ou β. O alumínio atua como um estabilizador alfa com o objetivo de aumentar a resistência e diminuir a densidade. Vanádio e nióbio são estabilizadores de fase beta, que são usados para minimizar a formação de $TiAl_3$ para aproximadamente 6% ou menos e para diminuir a suscetibilidade da liga à corrosão. Com exceção do Ti CP, o módulo de elasticidade do Ti-6Al-4V é mais próximo do osso do que de qualquer outro biomaterial de implante metálico amplamente utilizado. Novas ligas de titânio foram desenvolvidas, incluindo Ti-13Nb-13Zr e Ti-15 Mo-2.8Nb. Essas ligas usam outros estabilizadores de fase em vez de alumínio e vanádio e podem apresentar maior resistência e serem resistentes à corrosão.

Conforme listado anteriormente, o Ti CP vem em diferentes graus, do CP graus I a IV. As composições desses metais em porcentagem em peso são dadas na Tabela 12.4. A resistência do Ti CP é menor que a da liga Ti-6Al-4V, embora os valores do módulo de elasticidade sejam comparáveis (ver Tabela 12.1). A tabela mostra que as ligas de Ti mantêm o equilíbrio fino entre resistência suficiente para resistir à fratura sob forças oclusais e reter um módulo de elasticidade mais baixo para distribuições de tensão mais uniformes na interface osso-implante.

Mais recentemente, ligas binárias como Ti-Nb, Ti-Hf e Ti-Ta foram examinadas para uso como implantes dentários. O Ti-15Zr foi introduzido clinicamente sob o nome comercial Roxolid (Straumann, Basel, Suíça) para uso como implantes estreitos, para implantes de tamanho normal ele não é indicado. A alegação é que essas ligas são mais biocompatíveis do que a atual liga Ti-6Al-4V com a eliminação de Al e V, que são conhecidos por causar reações citotóxicas e danos cromossômicos.

O Roxolid demonstra propriedades mecânicas melhoradas, com uma resistência à tração de 953 MPa em comparação com 680 MPa para Ti-6Al-4V e 310 MPa para Ti CP. Existem estudos limitados sobre esse material; no entanto, estudos mostraram que não há comportamento citotóxico associado a essa liga, há maior contato osso-implante (BIC, *bone-implant contact*) após 6 semanas de osseointegração e apresenta características elásticas semelhantes ao Ti-6Al-4V com maior força. Tal como acontece com todos os materiais de implante, são necessários dados clínicos a longo prazo para apurar totalmente os riscos e benefícios.

Aço inoxidável

Utilizados na forma de aço austenítico cirúrgico, esses metais possuem 18% de cromo para resistência à corrosão e 8% de níquel para estabilizar a estrutura austenítica. O aço inoxidável é mais frequentemente usado no estado forjado, tratado termicamente e possui alta resistência e ductilidade. Apesar de seu baixo custo e facilidade de fabricação, essa liga não é amplamente utilizada em implantodontia devido a uma potencial resposta alérgica ao níquel e suscetibilidade a fendas e corrosão localizada. Os produtos de corrosão para aço inoxidável contêm ferro, cromo, níquel e molibdênio. Esses elementos ou seus íons podem acumular-se nos tecidos ao redor do implante e posteriormente serem transportados para outras partes do corpo para produzir uma resposta potencialmente desfavorável. Tratamentos de superfície como passivação de superfície e implantação de íons são usados para melhorar a resistência à corrosão, embora os aços inoxidáveis austeníticos ainda sejam propensos a ataques localizados em aplicações a longo prazo.

Liga de cobalto-cromo-molibdênio

Esta classe de ligas geralmente consiste em 63% de cobalto, 30% de cromo e 5% de molibdênio, com pequenas quantidades de carbono, manganês e níquel. O molibdênio é um estabilizador, o cromo fornece o efeito de passivação para garantir a resistência à corrosão e o carbono serve como endurecedor. Vitallium é o material representativo da liga Co-Cr-Mo, que foi introduzida por Venable no final da década de 1930. Esse metal mostrou inicialmente não ter atividade eletroquímica e qualquer reação tecidual. O ticônio, uma liga de Ni-Cr-Mo-Be, também foi usado como material de implante dentário, embora essa liga tenha revelado alguns problemas adversos relacionados com a corrosão e biocompatibilidade. Em estudos posteriores, Vitallium foi associado com inflamação crônica e sem integração óssea para vários desenhos endósseos e subperiósteos. Para melhorar o desempenho do implante, biomateriais inertes na forma de óxido de alumínio e outras cerâmicas foram depositados nas superfícies da liga. Óxido de alumínio e óxido de zircônio revestidos em ligas de cobalto

Titânio	N	C	H	Fe	O	Al	V	Ti
CP grau I	0,03	0,08	0,015	0,20	0,18	–	–	Equilíbrio
CP grau II	0,03	0,08	0,015	0,30	0,25	–	–	Equilíbrio
CP grau III	0,05	0,08	0,015	0,30	0,35	–	–	Equilíbrio
CP grau IV	0,05	0,08	0,015	0,5	0,4	–	–	Equilíbrio
Liga Ti-6Al-4V	0,05	0,08	0,015	0,3	0,2	5,50 a 6,75	3,50 a 4,50	Equilíbrio
Ti-6Al-4V (Liga ELI)	0,05	0,08	0,012	0,25	0,13	5,50 a 6,50	3,50 a 4,50	Equilíbrio

Tabela 12.4 Composição do titânio CP e ligas (percentual por peso).*

*Norma ASTM: valores mínimos.

não tiveram efeito na melhoria da aceitabilidade biológica dos implantes avaliados. As ligas Co-Cr-Mo têm um alto módulo de elasticidade e resistência à corrosão. As adições de revestimentos cerâmicos como fosfato de cálcio não alteraram significativamente as porções da liga. Estudos de ligas de cobalto mostraram que sua menor ductilidade é resultado da aglomeração de compostos ricos em carbono, cromo e molibdênio. Além disso, estudos mostraram que a ductilidade é melhorada reduzindo o teor de carbono e controlando o processamento da liga. Co-Cr-Mo e ligas de aço inoxidável continuam sendo utilizadas em alguns implantes, como subperiósteos e transósseos e *ramus frame*, devido à sua fundibilidade, propriedades mecânicas e menor custo.

Sistemas de implantes metálicos revestidos com materiais cerâmicos e de natureza cerâmica

Vários materiais sintéticos e biológicos têm sido utilizados especificamente para o tratamento de defeitos ósseos, aumento de rebordos e lesões osteoporóticas. Esses biomateriais podem ser pulverizados com plasma ou jateados no implante metálico para produzir superfícies semelhantes a cerâmicas, que podem ser termodinamicamente mais estáveis, hidrofílicas, não condutoras de calor e eletricidade e bioativas na superfície, produzindo, assim, uma integração de alta resistência com osso e os tecidos circundantes. O termo *bioativo* refere-se a uma variedade de biomateriais inorgânicos que podem melhorar a integração com o osso. Esses são geralmente frágeis e podem ter altos módulos elásticos e baixa resistência à tração.

Recentemente, implantes cerâmicos feitos de zircônia estabilizada com ítria (3Y-TZP) foram moldados em implantes rosqueados reais e pilares de implante. Os implantes cerâmicos podem suportar apenas tensões de tração ou cisalhamento relativamente baixos induzidos por cargas oclusais, mas podem tolerar níveis bastante elevados de tensão compressiva (ver Tabela 12.1). Além disso, esses implantes têm uma aparência mais estética do que o titânio, com maior resistência ao desgaste e à corrosão. O óxido de alumínio (Al_2O_3) é utilizado como biomaterial padrão para implantes cerâmicos devido à sua inércia (bioestabilidade), sem evidência de reações adversas *in vivo*. A zircônia (ZrO_2) também demonstrou um alto grau de inércia. Esses tipos de implantes cerâmicos não são bioativos, pois não promovem a formação de osso. Essa propriedade tem dupla funcionalidade porque isso também minimiza a afinidade bacteriana e, portanto, a incidência de peri-implantite (ver discussão a seguir). Esses materiais têm alta resistência, rigidez e dureza e funcionam muito bem para alguns projetos de implantes dentários. No entanto, há dados clínicos limitados sobre esses implantes de zircônia, e alguns dos resultados foram catastróficos, com muito mais fraturas precoces do que os implantes de titânio, tanto para os próprios implantes quanto para os pilares.

Dos tipos de materiais sintéticos, os fosfatos de cálcio são os mais bem-sucedidos para enxertos e aumento ósseo. Esse desempenho provavelmente está associado ao fato de o osso ser composto de 60 a 70% de fosfato de cálcio. Esses materiais não são imunogênicos e são biocompatíveis com os tecidos do hospedeiro. Os dois fosfatos de cálcio mais usados são a hidroxiapatita (HA) ou $Ca_{10}(PO_4)_6(OH)_2$ e o fosfato tricálcico (TCP), $Ca_3PO_4)_2$. A hidroxiapatita e o fosfato tricálcico são usados como materiais de enxerto ósseo em forma granular ou em bloco para servir de molde para a formação de novo osso. Como esses materiais são conhecidos por promover e conseguir uma ligação direta do implante aos tecidos duros, eles são classificados como bioativos. Ambos também promovem o crescimento ósseo direcionado verticalmente e uma ligação relativamente forte ao osso.

A *bioatividade* é definida na 9ª edição do *Glossary of Prosthodontic Terms* como o "potencial reativo do material do implante que permite interação e formação de ligação com tecidos vivos; potencial ativo depende da composição do material, topografia e variações químicas ou físicas da superfície". Mais especificamente, a bioatividade do osso com um material implantado indica a ligação do osso à hidroxiapatita. HA, TCP e outros fosfatos de cálcio são bioativos, em parte, como resultado da liberação de íons cálcio e fosfato no tecido circundante. Estudos revelaram várias diferenças na resposta tecidual a esses materiais após o implante. A forma beta do TCP é reabsorvida mais rapidamente do que a HA e resulta em uma quebra do TCP. Alguns relataram uma substituição de células mesenquimais com características semelhantes às células osteoprogenitoras. Estudos também mostraram que após 4 semanas do implante, os osteócitos acumulam-se adjacentes aos grânulos de HA, indicando a possibilidade de osteogênese com esses implantes. Essa é uma das justificativas para o uso de compostos de fosfato de cálcio para revestimentos de implantes colocados no osso.

A utilização desses fosfatos de cálcio como biomateriais de revestimento para implantes metálicos está diretamente relacionada com as suas propriedades físicas e químicas. Quanto mais cristalinos os revestimentos de HA, mais resistentes eles são à dissolução clínica. Um mínimo de 50% de HA cristalino é considerado uma concentração preferível para revestimentos. A dissolução do revestimento ocorre a uma taxa mais elevada com as condições estruturais mais amorfas. O tratamento térmico após o processo de deposição melhora a cristalinidade do HA. A principal vantagem desses revestimentos cerâmicos é que eles podem estimular a adaptação do osso e muitas vezes exibem contato osso-implante mais íntimo em comparação com uma superfície metálica. A quantidade de integração óssea foi comparada entre implantes metálicos e implantes revestidos de cerâmica em vários estudos; esses estudos sugerem que há maior integração osso-implante com os implantes revestidos com HA durante os estágios iniciais da osseointegração. No entanto, outros estudos indicam que não há diferença significativa entre os implantes revestidos com HA e os não revestidos após períodos de observação mais longos.

Os biovidros (SiO_2-CaO-Na_2O-P_2O_5-MgO) são outra forma de biomateriais cerâmicos bioativos. Esses materiais são conhecidos por formar uma camada de hidroxiapatita carbonatada *in vivo* como resultado de seu teor de cálcio e fósforo. A formação dessa camada é iniciada pela migração de íons cálcio, fosfato, sílica e sódio para o tecido como resultado de mudanças externas de pH. Uma camada de gel rico em sílica forma-se na superfície à medida que os elementos são liberados. A depleção de silício inicia uma migração de íons de cálcio e fosfato para a camada de sílica gel tanto da superfície do biovidro quanto dos fluidos teciduais. Isso resulta na formação de uma camada de cálcio-fósforo que estimula a proliferação dos osteoblastos. Esses osteoblastos produzem fibrilas de colágeno que se incorporam à camada de cálcio-fósforo e são posteriormente ancoradas pelos cristais de cálcio-fósforo. Essa camada tem 100 a 200 mm de espessura e demonstrou formar uma forte interface osso-biovidro. Os biovidros são classificados como materiais bioativos porque estimulam a formação de osso. Eles são mais frequentemente usados como materiais de enxerto para aumento de rebordos ou defeitos ósseos do que como materiais de revestimento para implantes metálicos porque a força de união interfacial dos biovidros com o substituto metálico e outros substratos cerâmicos é fraca e está sujeita a dissolução *in vivo*. Apesar de sua capacidade **osteoindutiva** favorável, os biovidros também são muito quebradiços, o que os torna inadequados para uso em algumas aplicações de implantes de suporte de estresse.

Outros materiais de implante

O carbono e um composto de carbono (C e SiC) foram introduzidos na década de 1960 para uso em implantodontia. O carbono vítreo, que provoca uma resposta mínima dos tecidos do hospedeiro, é um dos materiais mais biocompatíveis. Os carbonos vítreos são o resultado da degradação térmica controlada de um sólido polimérico pré-formado que deixa um resíduo de carbono vítreo relativamente puro que possui as propriedades vítreas e cerâmicas do grafite. Estudos confirmaram que a morfologia da interface osso-implante é semelhante à associada a um implante de HA. Comparado com os implantes metálicos, o carbono é mais inerte em condições fisiológicas e possui módulo de elasticidade semelhante ao da dentina e do osso. Assim, o carbono deforma-se a uma taxa semelhante a esses tecidos, aumentando a transmissão de forças biomecânicas. No entanto, o carbono é suscetível à fratura devido à fragilidade e suscetibilidade desse material sob tensão de tração na presença de falhas superficiais, que geralmente são geradas como um componente do carregamento de flexão. Biomateriais à base de carbono também têm sido usados para revestimentos cerâmicos em implantes metálicos.

> ### QUESTÃO IMPORTANTE
>
> Com a abundância de materiais de implante para escolher, como um clínico sabe qual biomaterial é o melhor para uma aplicação específica de implante?

Selecionando um sistema de implante

Devido à abundância de diferentes biomateriais de implantes e sistemas de implantes, é importante conhecer as indicações para seu uso. Talvez a consideração mais importante seja a resistência do biomaterial do implante e o tipo de osso no qual o implante será colocado. Os outros fatores a serem considerados são o *design* do implante, escolhas do pilar, disponibilidade do pilar, acabamento da superfície e considerações biomecânicas dos tratamentos restauradores.

Características do material

A resistência de um implante é muitas vezes considerada, dependendo da área de colocação. Se o implante estiver localizado em uma zona de maior transferência de força (p. ex., na área posterior do arco), o clínico pode considerar o uso de um material de maior resistência, como Ti CP grau IV ou uma das ligas de titânio. Existe alguma controvérsia sobre qual metal ou liga de titânio usar, porque alguns pesquisadores acreditam que o alumínio e o vanádio podem ser tóxicos se liberados em quantidades suficientes. Outras considerações para a seleção incluem história de fratura do implante na área de colocação de interesse, uso de implantes mais estreitos e história de hábitos oclusais ou parafuncionais. Os implantes anteriores, projetados para uso em espaços estreitos, têm diâmetros menores, na faixa de 3,25 mm ou menos. Por outro lado, implantes unitários colocados em áreas posteriores têm diâmetros maiores, até 7 ou 8 mm. A seleção do biomaterial do implante também deve ser avaliada em termos do pilar e biomateriais intraorais e materiais dentários. Os estudos eletroquímicos da corrosão de metais agora fornecem listas de combinações aceitáveis e inaceitáveis sob condições em que as peças tocam-se e pode existir corrosão galvânica.

Em geral, as ligas de titânio e cobalto são relativamente estáveis, e ambas foram combinadas eletroquimicamente com as ligas odontológicas de alta nobreza. Combinações de metal básico e amálgama são uma preocupação.

> ### QUESTÃO IMPORTANTE
>
> Como as características do implante e a qualidade e quantidade de osso afetam o tempo de sobrevivência dos implantes?

Características do revestimento de HA

Tem havido muito debate sobre quando usar implantes metálicos ou revestidos com HA. Como mencionado, os implantes revestidos com HA estimulam o crescimento ósseo e demonstraram ter maior porcentagem de integração osso-implante. No entanto, também existem alguns estudos que mostram que a HA é um material de implante muito instável em algumas condições (inflamação, infecções, micromovimentos) e pode ser prejudicial ao osso e aos tecidos a longo prazo. Como exemplo, Gottlander e Albrektsson (1991) examinaram a área de contato osso-implante em 6 semanas e 12 meses para implantes revestidos com HA e Ti CP. Eles concluíram que a área de contato osso-implante em 6 semanas foi de 65% para HA e 59% para Ti. No entanto, aos 12 meses, o Ti exibiu uma área de contato de 75% contra 53% da HA. Alguns afirmam que as interações de HA com o osso são biologicamente instáveis devido a essa troca de interface. Conforme mencionado anteriormente, a HA também pode ser submetida à dissolução, e maior cristalinidade deve ser mantida para minimizar essa ocorrência. Infelizmente, uma certa quantidade de biomaterial amorfo está frequentemente presente durante o processamento do revestimento por pulverização de plasma, e essa substância é suscetível à dissolução. A estabilidade a longo prazo dos implantes revestidos com HA ainda é muito controversa. Embora a ligação entre a HA e o osso seja considerada forte, a estabilidade mecânica da interface entre o revestimento e o substrato metálico pode ser instável em algumas condições.

Alguns estudos mostraram que a taxa de sobrevivência de implantes revestidos com HA é inicialmente maior do que para implantes pulverizados com plasma de titânio, mas em outro estudo, a taxa de sobrevivência diminuiu significativamente após 4 anos. As falhas foram associadas à inflamação dos tecidos circundantes, com delaminação e esfoliação do implante. Alguns implantes foram recuperados antes da falha, e revelaram perda parcial do revestimento de HA, com achatamento e afinamento em algumas áreas e aumento de íons Cl e Mg locais. As implicações desses fatores em relação à falha clínica do implante permanecem desconhecidas. Outra preocupação é a aderência de microrganismos à superfície de HA. Um estudo de implantes de titânio pulverizados com plasma e revestidos de HA com falha revelou uma colonização de bactérias cocos e em forma de bastonete em implantes de HA, possivelmente como resultado da biorreatividade da HA. A superfície rugosa dos implantes de HA também pode contribuir para o crescimento da placa, peri-implantite e dissolução quando o revestimento é exposto. Isso pode diminuir a chance de sobrevivência a longo prazo.

Outro estudo comparou a resistência à torção de implantes revestidos com Ti CP, Ti-6Al-4V e HA anquilosados no osso. O torque de separação por um período de até 4 meses variou de 74 N-cm para os implantes não revestidos a 186 N-cm (implantes revestidos com HA). Esses valores de resistência à torção refletem a resistência ao cisalhamento rotacional do implante. Assim, as superfícies dos implantes revestidas com HA nessa circunstância proporcionaram maior área de interface implante-osso, maior tolerância ao cisalhamento e maiores forças de torção nas áreas onde um procedimento de elevação do seio foi realizado.

Revestimento de HA e qualidade óssea

Como mencionado anteriormente, o tipo de osso no qual o implante será colocado é de importância crítica. O osso para implantação foi classificado em quatro tipos: o tipo I consiste principalmente de osso compacto homogêneo, o tipo II consiste em uma espessa camada de osso compacto envolvendo um núcleo de osso trabecular denso, o tipo III é uma fina camada de osso cortical envolvendo um núcleo de osso trabecular, osso trabecular denso e o tipo IV é composto por uma fina camada de osso cortical com um núcleo de osso trabecular de baixa densidade (Figura 12.14). O osso tipo IV é de longe o ambiente ósseo mais comprometido para a estabilidade do implante devido à sua qualidade e quantidade inadequadas.

Apesar de todas as suas possíveis desvantagens, a hidroxiapatita tem múltiplas indicações para aplicações em implantes. Estudos que relatam a resposta biológica para implantes revestidos e não revestidos sugerem que os implantes revestidos com HA foram interligados intimamente com o osso e que a matriz mineralizada se estendeu até a microporosidade do revestimento de HA. Numerosos osteócitos foram encontrados ao longo da periferia dos implantes revestidos com HA, o que indica que esses implantes são a melhor opção para áreas de má qualidade óssea, como a maxila. Em um estudo, implantes de titânio tipo Brånemark foram avaliados em osso tipo IV, e uma taxa de sobrevivência de 63% foi encontrada para implantes mandibulares e 56% para implantes maxilares. Esses valores são inferiores às taxas de sobrevivência de 90% ou mais quando esses implantes foram colocados em osso tipo I e II.

Outro estudo comparou as taxas de sobrevivência de implantes tipo parafuso de titânio e cilindros revestidos com HA em osso tipo IV. Aos 36 meses, os implantes de Ti tiveram uma taxa de sobrevivência de 78% em comparação com 98% para os implantes de HA. Aos 48 meses, esta taxa de sobrevivência caiu para 75% para os implantes metálicos. Em um estudo de acompanhamento, os parafusos de titânio exibiram uma taxa de sobrevida de 3 anos de 91% e 89% por um período de 7 anos no osso maxilar tipo IV. Essas taxas podem ser comparadas com um nível de sobrevivência de 95% para implantes de HA durante um período de 7 anos. Todos esses estudos indicam que os implantes revestidos com HA têm uma maior taxa de sobrevivência no osso tipo IV. Portanto, muitos recomendam o uso de implantes revestidos com HA em áreas de osso pobre ou abaixo do ideal como locais para colocação de implantes. A altura óssea disponível para a colocação do implante também é um fator para considerar qual tipo de implante usar. Um estudo de 5 anos revelou uma taxa de falha de 70% no osso para parafusos de titânio com um comprimento de implante de 8 mm. Parafusos revestidos com HA do mesmo comprimento tiveram uma taxa de falha de apenas 4% durante esse período. Não houve diferença significativa nas taxas de falha entre os dois tipos de implantes quando o comprimento dos parafusos foi aumentado para 12 mm.

Outra indicação para implantes revestidos com HA foi seu uso em locais de extração a fresco, devido à estabilidade inicial proporcionada por esses tipos de implantes. Às vezes, a colocação do implante pode ser realizada imediatamente após a extração. A estabilidade inicial foi relatada como sendo difícil de obter em alguns desses casos, e isso pode levar à perda do implante. Uma comparação da taxa de sobrevivência de implantes

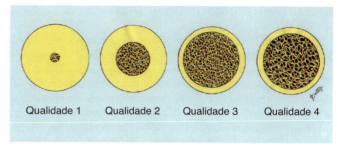

• **Figura 12.14** Quatro qualidades do osso.

revestidos com HA, implantes metálicos e implantes de cesta oca foi feita após 7 anos de colocação imediata do implante. Taxas de sobrevivência de 95, 90 e 82% foram respectivamente encontradas. A área de contato da interface implante-osso também mostrou ser de 62% para implantes revestidos com HA e 29% para implantes metálicos após 28 dias de instalação.

Outros avanços no campo da cirurgia odontológica permitiram a colocação de implantes em áreas onde o osso normalmente não estava presente ou havia sido perdido. Elevações de seios maxilares e nasais são comuns em indivíduos parcialmente dentados que necessitam de uma reconstrução baseada em implante. Os enxertos ósseos permitiram sua colocação em região de seio nas áreas posteriores onde o osso é deficiente. Infelizmente, a qualidade do osso produzido a partir desses enxertos ósseos é de qualidade inferior e um implante precisa de uma área de contato osso-implante substancial para funcionar. A maioria desses locais de implante se opõe a arcos totalmente dentados, que normalmente exercem maior força mastigatória. Assim, estabilidade inicial, integração óssea aprimorada e maior resistência são propriedades importantes do implante para esses locais. Estudos revelaram que os implantes revestidos com HA exibiram uma resistência de união ao cisalhamento de 7 MPa *versus* 10 MPa para implantes metálicos de titânio após o período de 10 semanas. Após 32 semanas, os implantes revestidos com HA continuaram a ter resistência ao cisalhamento cinco vezes maior do que os implantes de superfície metálica.

A controvérsia de que a reabsorção do revestimento de HA ao longo do tempo poderia comprometer a sobrevivência do implante a longo prazo foi examinada em uma meta-análise por Lee et al. (2000), que relataram os resultados de implantes revestidos com HA em ensaios clínicos em humanos. Essa revisão sugere que as taxas de sobrevivência são semelhantes para ambos e que o revestimento de HA não comprometeu a sobrevivência a longo prazo desses implantes. As indicações de revisões que apoiam a seleção de implantes revestidos com HA sobre implantes com superfície de titânio ou metal incluem (1) a necessidade de maior interface implante-ósseo, (2) a capacidade de colocar o implante em osso tipo IV, (3) locais de extração frescos e (4) locais recém-enxertados. Também demonstrou-se que as vantagens dos implantes revestidos com HA são principalmente a curto prazo e estão relacionadas com a estabilidade inicial do implante, que na maioria das vezes determina seu sucesso ou falha pré-restauração.

QUESTÃO IMPORTANTE

Vários tipos de dados de teste de biocompatibilidade podem ser úteis na seleção de um implante apropriado. Qual é o principal fator com base no qual um material de implante deve ser selecionado como adequado ou inadequado para osseointegração?

Biocompatibilidade de implantes

O conceito de biocompatibilidade do biomaterial não se refere à inércia total, mas sim à capacidade de um material ter uma resposta adequada em uma aplicação específica (Capítulo 17). A biocompatibilidade é afetada pela natureza intrínseca do material, além de seu *design* e construção. Portanto, o estado de biocompatibilidade pode ser específico para uma determinada situação ou função. A American Dental Association descreve algumas diretrizes de aceitação para implantes dentários, incluindo o seguinte: (1) avaliação das propriedades mecânicas que garantem resistência suficiente; (2) demonstração da facilidade de fabricação e potencial de esterilização sem degradação do material; (3) avaliação de segurança e biocompatibilidade, incluindo testes de citotoxicidade e características de interface tecidual; (4) isenção de defeitos; e (5) pelo menos dois estudos clínicos prospectivos longitudinais independentes que demonstrem eficácia.

As interações superficiais primárias entre um material de implante e o hospedeiro ocorrem na superfície do implante dentro de uma região de aproximadamente o tamanho de uma molécula de água (cerca de 0,275 nm). No entanto, isso não significa que as interações implante-tecido sejam isoladas nessa interface. Alguns estudos relataram altos níveis de titânio no baço e nos pulmões de coelhos imediatamente após a cirurgia, mas essas concentrações estavam dentro dos limites normais. Em humanos, os níveis de Ti foram relatados em 50 ppm, mas podem atingir níveis de até 200 ppm nos tecidos ao redor de alguns implantes de titânio. Nesse nível, a descoloração do tecido pode ser visível, mas o material ainda é bem tolerado pelo corpo. Kasemo e Lausmaa (1991) demonstraram a dissolução de produtos de corrosão no biolíquido e tecidos adjacentes. Assim, as camadas atômicas mais externas de um implante são regiões críticas associadas às interações bioquímicas da interface implante-tecido. Esses relatórios enfatizam a importância dos controles de processo e um alto grau de padronização e limpeza da superfície na produção de implantes. Mais recentemente, abordou-se a corrosão do titânio (Figura 12.15) como uma possível causa de peri-implantite. Como o titânio se corrói como resultado da produção bacteriana de toxinas ácidas, acredita-se que as partículas que se alojam nos tecidos peri-implantares provocam uma resposta inflamatória, o que aumenta a progressão da doença. Até o momento, não há tratamento previsível para a doença da peri-implantite. A taxa de recorrência após alguma forma de terapia geralmente é de 50%, e a progressão da doença eventualmente leva à perda do implante e da prótese que o implante está suportando. A Figura 12.16 A mostra o tecido biopsiado de um local peri-implantar com várias partículas de titânio espalhadas por toda a parte. A análise de microscopia eletrônica de varredura (MEV) foi feita para confirmar esse achado usando análise de difração

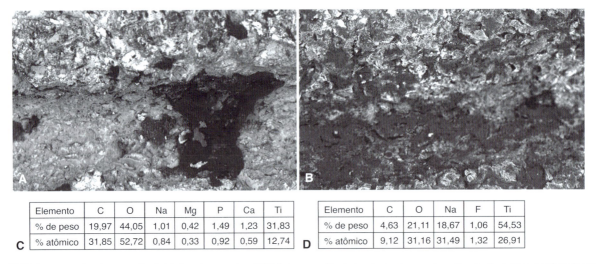

• **Figura 12.15** Imagens de microscopia eletrônica de varredura (MEV) da corrosão do implante demonstrando a quebra da superfície de um implante retirado com falha, à esquerda (**A**), e o implante de referência à direita (**B**). Observe o aumento das superfícies ásperas e o aumento dos pontos de referência corrosivos no implante com falha. **C.** Análise EDAX correspondente de implante com falha *(imagem à esquerda)* mostrando diminuição de Ti e aumento de Mg e Na, indicativo de corrosão. **D.** EDAX do implante de referência *(imagem à direita)* para comparação.

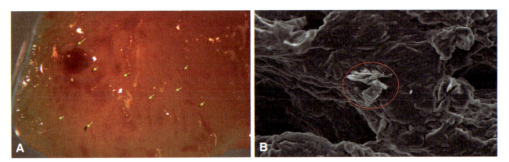

• **Figura 12.16 A.** Amostra biopsiada ao longo do sítio peri-implantar doente demonstrando a presença de partículas embutidas no tecido *(setas amarelas)*. **B.** Microscopia eletrônica de varredura (MEV) (×600) da amostra de biopsia mostrando uma partícula de aproximadamente 37 µm de diâmetro *(círculo vermelho)* ser Ti por EDAX. (De Soler MD, Hsuv S-M, Fares C et al. Titanium corrosion in peri-implantitis. *Materiais (Basel)*. 2020;13(23):5488. doi:10.3390/ma13235488.)

de raios X (Figura 12.16 B). Estudos também mostraram a presença da síndrome da unha amarela, que resulta da lixiviação sistêmica de titânio dos implantes de titânio. Essa síndrome pode se manifestar com sintomas como unhas amarelas e altos níveis de titânio no sangue. Outras manifestações incluem sinusite crônica, bronquiectasias e derrames pleurais.

> **QUESTÃO IMPORTANTE**
>
> Quais são as considerações importantes para o *design* e o material da prótese intraoral?

Biomecânica

A integração do osso com os implantes serve de base para as análises biomecânicas realizadas para implantes dentários. A aproximação das condições integradas ao osso com a superfície de um implante permite a transferência de forças e tensões específicas do local com deslocamento elástico do osso e do implante. As tensões geradas são altamente afetadas por quatro considerações principais: (1) fatores mastigatórios (frequência, força de mordida e movimentos mandibulares); (2) suporte para a prótese (implantossuportado, implante-tecido suportado, implante-dente suportados); (3) as propriedades mecânicas dos materiais envolvidos na restauração do implante (módulo de elasticidade, resistência ao escoamento, resistência à fratura, ductilidade etc.); e (4) o *design* do corpo do implante e as próteses intraorais associadas. Uma das variáveis mais importantes que afetam a aposição próxima do osso à superfície do implante é o movimento relativo, ou micromovimento. O movimento logo após a implantação previne a formação de osso e estimula a formação de tecido conjuntivo fibroso ao redor da superfície do implante. Esse tecido conjuntivo rico em colágeno é conhecido por ser de menor módulo e força. Essa é a razão pela qual foi recomendado um atraso de meses para a restauração intraoral antes do carregamento após a cirurgia. Como mencionado anteriormente, o sucesso foi relatado com carga imediata de implantes, dependendo da qualidade óssea, seleção do paciente e controle a curto prazo da função intraoral. A questão-chave é o controle do micromovimento implante-tecido durante a cicatrização inicial do osso.

Numerosos estudos definiram as relações para a resposta do osso aos tipos de tensões e deformações biomecânicas e suas magnitudes. Os resultados foram resumidos como o "paradigma da geada", em que as magnitudes da microdeformação estão correlacionadas com as condições ósseas de atrofia por desuso (< 500 $\mu\varepsilon$), função normal (500 a 1.500 $\mu\varepsilon$) e microtrauma (mais de 500 $\mu\varepsilon$). Esse conceito é representado esquematicamente na Figura 12.17. Esse paradigma oferece oportunidades para avaliar implantes e construir projetos em uma base relativa usando modelos e análises de elementos finitos (FEM/FEA). Mais uma vez, essa literatura está bem desenvolvida.

Dois tipos principais de condições de carga podem ocorrer no local do implante. Eles são representados por forças axiais e momentos fletores causados por condições de carregamento não centradas. Um momento fletor pode ser mais bem demonstrado visualizando um projeto de viga em balanço no qual o momento fletor máximo está localizado na base fixa do suporte e é calculado como força (perpendicular à viga) vezes o comprimento do braço de alavanca. Esses momentos fletores tornam-se altamente significativos dependendo do tipo e *design* da restauração do implante planejada.

Rangert (1989), Skalak (1983) e Brunski (1988) analisaram os efeitos teóricos do comprimento do cantiléver, número de implantes, arranjo dos implantes e desenho da prótese.

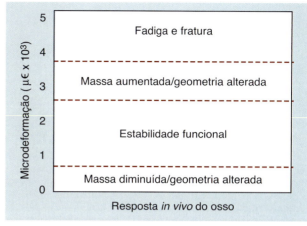

• **Figura 12.17** Diagrama esquemático do paradigma Frost.

Seus modelos foram baseados na prótese híbrida inicial de Brånemark para mandíbula atrófica (Figura 12.18). Esse tipo de restauração geralmente envolve quatro a seis implantes confinados à área entre os forames mentonianos da mandíbula, com cantiléveres estendendo-se desde o implante mais distal. Esses foram restaurados com resina acrílica e dentes protéticos fixados a uma superestrutura metálica por meio de vários tipos de métodos de fixação. O aspecto mais significativo desses estudos é a relação ideal entre o comprimento do cantiléver e a distância entre as fixações.

Quando dois ou mais implantes são colocados em linha reta, o momento fletor será distribuído proporcionalmente aos implantes, desde que a prótese intraoral seja projetada para ser suficientemente rígida. A colocação dos implantes de forma deslocada tem sido sugerida para um posicionamento mais favorável porque redistribui a carga do implante. No entanto, alguns estudos recentes mostraram que a tripodização de implantes não necessariamente minimiza as tensões tanto quanto o uso de implantes de maior diâmetro colocados em linha reta. Um aumento na colocação anteroposterior dos implantes também é recomendado para minimizar a carga fora do eixo dos componentes do implante. A carga é maior no implante mais distal quando existe uma prótese com cantiléver posicionado anteriormente. Assim, a distância entre o pilar mais terminal e aquele adjacente a ele deve ser aumentada para reduzir o estresse e a deformação induzida dentro do pilar mais distal.

Outro fator importante a ser considerado é o encaixe da prótese no implante. Um ajuste impreciso levará a uma distribuição não uniforme da carga, com a unidade mais próxima da carga suportando a maior parte das forças. Para implantes bem integrados, o elo mais fraco nos primeiros sistemas de Brånemark era o parafuso de ouro (também conhecido como *parafuso do pilar*), que é considerado o recurso de segurança para essas restaurações. As cargas externas eram transferidas através do parafuso de ouro se existisse um ajuste impreciso ou sobrecarga, e o parafuso se deformaria e fraturaria. Esses parafusos eram bastante recuperáveis e fáceis de substituir. A resistência à tração final do parafuso de ouro foi projetada para funcionar dentro das faixas normais de força oclusal na região molar.

Algumas diretrizes incluem o cálculo da extensão anteroposterior de todos os implantes e permitir uma distância de 1,5 vez qualquer distância do cantiléver, limitando a maxila a um cantiléver máximo de 8 mm devido às limitações da qualidade óssea. Qualquer comprimento do cantiléver acima de 7 mm causa aumento significativo na microdeformação tanto na estrutura quanto no osso. Portanto, para qualquer comprimento acima de 7 mm, as condições funcionais ideais devem ser consideradas, ou a decisão de proceder em condições menos ideais deve ser abordada com extrema cautela.

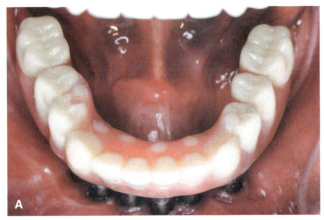
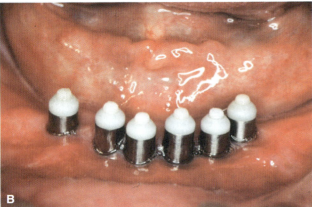
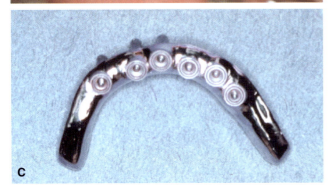

• **Figura 12.18 A.** A prótese original híbrida de Brånemark, projetada para se acomodar em mandíbulas severamente atróficas. **B.** A prótese híbrida geralmente utiliza de quatro a seis implantes. **C.** Superestrutura correspondente aparafusada aos implantes.

Outra área de debate é a fixação de implantes em dentes naturais. O consenso parece ser que a fixação de próteses intraorais sobre implantes em dentes naturais deve ser limitada e que ter implantes isolados é uma opção restauradora melhor. No entanto, em casos de uso de dentes naturais na restauração (p. ex., quando há uma posição baixa do seio maxilar), há discordância se isso diminui ou não a probabilidade de sobrevivência de toda a restauração. Esse problema decorre da natureza diferente das ligações ao osso entre o implante e o dente. O implante é integrado ao osso (rígido), o que significa que tem uma conexão direta com o osso. Por outro lado, um dente é fixado ao osso através do ligamento periodontal, que fornece funções sensoriais ao dente e também se deforma em resposta às cargas mastigatórias. Numerosos relatórios se concentraram nesses tipos de reconstruções;

no entanto, eles devem ser abordados com cautela. A formação ou reabsorção óssea é determinada pela tensão ou compressão dentro do ligamento periodontal. Uma preocupação associada à fixação de um implante a um dente natural é que a mobilidade do dente pode minimizar sua capacidade de compartilhamento de carga e sobrecarregar o implante, subestimular o dente ou causar a quebra da prótese intraoral. Vários dispositivos, como o elemento intramóvel IMZ, foram desenvolvidos para permitir que o implante acomode o movimento do ligamento periodontal. De qualquer forma, os estudos continuarão a elucidar os efeitos do implante e da inserção natural do dente na probabilidade de sucesso. Os resultados da maioria dos estudos anteriores sugerem que a fixação de dentes naturais a implantes não compromete o prognóstico da prótese. Como esses estudos também confirmam as excelentes taxas gerais de sucesso das próteses implantossuportadas, ainda é recomendado que essa seja a primeira abordagem para o tratamento.

Resumo

Os sistemas de implantes atualmente disponíveis são diversos. Em 2020, havia centenas de empresas fabricando muitos sistemas diferentes. Os biomateriais de implantes, em sua maioria, variam de Ti CP e ligas de titânio a dispositivos revestidos com HA. Os fabricantes desenvolveram *designs* individualizados para seus implantes, que agora são principalmente em forma de raiz, e estão continuamente alterando as estratégias de *marketing* para destacar as características de cada um. Embora se acredite que a maioria dos materiais de implante descritos neste capítulo seja biocompatível, os mecanismos precisos de união óssea não são totalmente caracterizados em nível molecular. Quando os mecanismos que garantem a **bioaceitação** do implante e a estabilização estrutural forem mais bem compreendidos, as falhas dos implantes serão menores, desde que os implantes sejam usados adequadamente e colocados nos locais para os quais são indicados.

Leituras selecionadas

Albrektsson T, Zarb G, Worthington P, et al: The long-term efficacy of currently used dental implants: A review and proposed criteria of success, *Int J Oral Max Impl* 1:11–25, 1986.

Brånemark PI, Zarb GA, Albrektsson T: Tissue Integrated Prosthesis: Osseointegration in Clinical Dentistry, Chicago, 1987, Quintessence.

Lee JJ, Rouhfar, Beirne OR: Survival of hydroxyapatite-coated implants: A meta-analytic review, *J Oral Maxillofac Surg* 58:1372–1379, 2000.

Meffert RM: Ceramic-coated implant systems, *Adv Dent Res* 13:170–172, 1999.

Misch CM, Perel ML, Wang HL, et al: Implant success, survival and failure: The International Congress of Oral Implantologists (ICOI) Pisa Consensus Conference, *Implant Dent* 17:5–15, 2008.

Renvert S, Persson GR, Pirih FQ, et al: Peri-implant health, peri-implant mucositis, and peri-implantitis: Case definitions and diagnostic considerations, *J Clin Periodontol* 45(S20):S278–S285, 2018.

Schnitman PA, Shulman LB (editors): Dental Implants: Benefits and Risk, An NIH-Harvard Consensus Development Conference, *Washington, DC, 1979, U.S. Department of Health and Human Services,* pp 1–135.

Skalak R: Biomechanical considerations in osseointegrated prostheses, *J Prosthet Dent* 49:843–849, 1983.

The Academy of Prosthodontics: Glossary of Prosthodontic Terms: 9th ed, *J Prosthet Dent* 117(5S):e1–e105, 2017.

von SteyernVult P, Kokubo Y, Nilner K: Use of abutment-teeth vs. dental implants to support all-ceramic fixed partial dentures: An in-vitro study on fracture strength, *Swed Dent J* 29:53–60, 2005.

Parte 4

Confecção de Próteses

13 Materiais Auxiliares, *279*

14 Revestimentos de Fundição e Procedimentos de Fundição, *311*

15 Tecnologia Digital em Odontologia, *331*

16 Materiais e Processos para Corte, Desgastes, Acabamento e Polimento, *337*

13

Materiais Auxiliares

VISÃO GERAL DO CAPÍTULO

Classificação de materiais de impressão

Materiais de impressão elastoméricos

Hidrocoloides

Desinfecção

Materiais de impressão inelásticos

Produtos de gesso

Ceras dentárias

PALAVRAS-CHAVE

MATERIAIS DE IMPRESSÃO

Afinamento por cisalhamento (*shear thinning*). Tendência da viscosidade diminuir à medida que a taxa de cisalhamento aumenta (ver *pseudoplástico* e *tixotropia*).

Coloide. Substância sólida, líquida ou gasosa composta de grandes moléculas ou massas de moléculas menores que permanecem em suspensão em um meio contínuo circundante de matéria diferente.

Elastômero. Qualquer um dos vários polímeros com as propriedades elásticas da borracha natural.

Embebição. Deslocamento de um fluido por outro fluido imiscível em um hidrocoloide. No contexto de materiais de moldagem, a embebição é a absorção por ágar ou alginato quando imersos em água.

Gel. Rede de fibrilas que formam uma estrutura de hidrocoloide de pilha de escova fraca e ligeiramente elástica; é também estrutura de rede sólida de um polímero reticulado.

Gelificação. Processo de transformar um hidrocoloide de um sol* para um gel.

Inelástico. Incapaz de sustentar uma deformação elástica significativa sem fraturar sob tensão.

Mistura estática. Técnica de transformar dois materiais pastosos (ou fluidos) em uma mistura homogênea sem agitação mecânica; dois fluxos de material são forçados em um cilindro misturador, e os elementos estacionários no misturador dividem e recombinam os materiais de alimentação e mantêm os fluxos de material em espiral por meio do cilindro simultaneamente.

Modelo. Réplica positiva em escala real de dentes, tecidos moles e estruturas restauradas, usada como auxílio diagnóstico para a construção de aparelhos ortodônticos e protéticos; um *fac-símile* usado para fins de exibição.

Pasta base (base *putty*). Componente que forma a estrutura tridimensional principal de uma impressão final.

Pasta catalisadora (catalisador *putty*). Componente de uma reação de polimerização que diminui a energia necessária para a reação e geralmente não se torna parte do produto final; entretanto, o termo catalisador tem sido usado para o componente estrutural dos materiais dentários que inicia a reação de polimerização.

Pseudoplástico. Comportamento não newtoniano de fluidos cuja viscosidade diminui sob tensão de cisalhamento até atingir um valor quase constante. Assim, quanto mais rapidamente os fluidos pseudoplásticos são agitados ou forçados através de uma seringa, menos viscosos (mais finos) e mais facilmente eles fluem.

Sinerese. Expressão de fluido na superfície de estruturas de gel.

Tixotropia. Propriedade de certos géis ou fluidos de se tornarem menos viscosos quando é aplicada energia suficiente na forma de força de impacto ou vibração; em repouso, requerem uma duração específica para retornar ao estado viscoso anterior. Tanto a pseudoplasticidade como a tixotropia são processos de afinamento de cisalhamento; a diferença é que as mudanças na viscosidade pseudoplástica não exibem a característica de dependência do tempo da tixotropia.

Viscoelástico/viscoelasticidade. Capacidade de um material deformar instantaneamente como um sólido elástico durante o alongamento rápido ou resistir ao fluxo de cisalhamento e deformar linearmente ao longo do tempo (como o mel) quando uma tensão é aplicada continuamente.

PRODUTOS DE GESSO

Expansão de presa higroscópica. Expansão que ocorre quando o gesso ou um revestimento aglutinado com gesso endurece imerso em água (geralmente, aquecido a aproximadamente 38°C).

Expansão de presa normal. Expansão que ocorre quando o gesso ou um revestimento aglutinado com gesso endurece no ar ambiente.

Gesso dental (gesso de Paris). Forma beta do sulfato de cálcio hemi-hidratado ($CaSO_4 \cdot \frac{1}{2} H_2O$).

Pedra dental. Forma alfa do sulfato de cálcio hemi-hidratado ($CaSO_4 \cdot \frac{1}{2} H_2O$).

CERAS

Canal de alimentação (*sprue*). Canal do molde através do qual o metal fundido ou cerâmica flui para a cavidade do molde.

Cera corretiva (cera de moldagem dentária). Cera termoplástica que é usada para fazer um tipo de moldagem dentária.

---

*N.R.T.: Coloide em que a fase dispersa é sólida, e o dispersante é líquido.

Cera de *inlay*. Cera odontológica especializada que pode ser aplicada em troquéis para formar padrões diretos ou indiretos para a técnica de cera perdida, que é usada para fundição de metais ou prensagem a quente de cerâmicas.

Cera de mordida. Forma de cera usada para registrar as superfícies oclusais dos dentes como auxiliar no estabelecimento das relações maxilomandibulares.

Cera de placa de base. Cera dentária fornecida em forma de folha para estabelecer a forma do arco inicial na construção de próteses totais.

Cera dentária. (1) Éster de baixo peso molecular de ácidos graxos derivados de componentes naturais ou sintéticos, como derivados de petróleo, que amolecem a um estado plástico a uma temperatura relativamente baixa. (2) Mistura de duas ou mais ceras e aditivos usados como auxiliar na produção de moldes de gesso, na produção de bases de próteses não metálicas, no registro das relações mandibulares e no trabalho de laboratório.

Cera para moldeira. Forma de folha de cera usada como borda no perímetro de uma impressão para fornecer um limite fechado para a base do molde a ser feito de um material vazado, como gesso ou resina.

Cera pegajosa. Tipo de cera dentária que apresenta alta adesão a superfícies secas e limpas quando aquecida a uma condição plástica.

Escoamento. Capacidade relativa da cera de se deformar plasticamente quando aquecida ligeiramente acima da temperatura corporal.

Refratário. Capaz de sustentar a exposição a altas temperaturas sem degradação significativa.

Os dispositivos protéticos e restaurações são feitos para se adaptarem à anatomia do tecido oral que recebe o dispositivo. Se o dispositivo for fabricado pela técnica de cera perdida, deve ser feito um padrão com as dimensões exatas do dispositivo com um material que seja estável sob temperatura ambiente, mas que possa ser removido por fusão ou queima. O padrão geralmente é feito de cera. Para garantir uma adaptação próxima ou ajuste para a cimentação do dispositivo fabricado, o padrão deve ser fabricado em um modelo ou matriz. Um modelo (fundido) ou molde pode ser feito de produtos de gesso usando um molde de impressão (ou semelhança negativa) de uma estrutura dentária (Figura 13.1). O gesso é um pó que, quando misturado com água, torna-se fluido e capaz de ser derramado em um molde de impressão e capturar e reproduzir os detalhes finos da impressão. Os modelos de gesso são dimensionalmente estáveis durante todo o processo de fabricação de moldes e são resistentes a arranhões durante a fabricação de moldes. Para duplicar a forma anatômica do tecido oral, um material de moldagem inicialmente moldável é forçado contra o tecido e depois endurece. Após a remoção, a impressão deve permanecer estável enquanto os modelos ou troquéis são produzidos. Esses materiais são necessários para a confecção de próteses, mas não fazem parte de uma prótese final. Assim, são conhecidos como *materiais auxiliares*. Materiais de moldagem, produtos de gesso e ceras têm múltiplas aplicações além da confecção de próteses. Este capítulo aborda o uso e as propriedades relevantes para aplicações gerais.

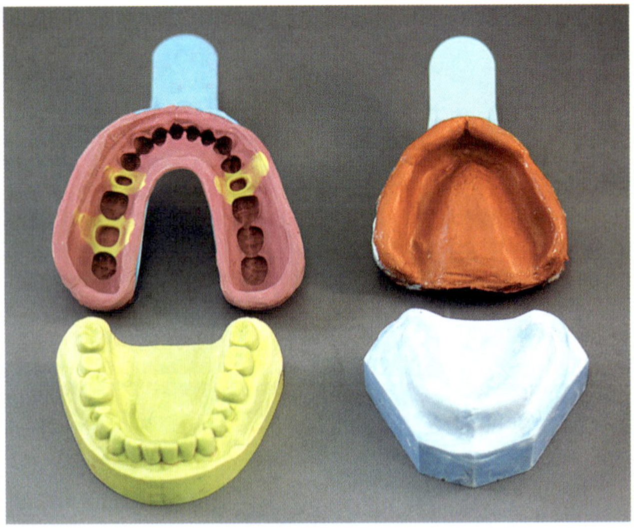

> **QUESTÃO IMPORTANTE**
>
> Como são classificados os materiais de moldagem dentária?

Classificação de materiais de impressão

Para produzir réplicas precisas de tecidos intra e extraorais, os materiais de moldagem devem ser (1) suficientemente fluidos para se adaptarem aos tecidos orais; (2) suficientemente viscosos para serem contidos em uma moldeira; (3) capazes de se transformar (fixar) em um sólido emborrachado ou rígido na boca em um tempo razoável (< 7 min); (4) resistente à distorção ou rasgo quando removido da boca; (5) dimensionalmente estável por tempo suficiente para permitir que um ou mais moldes sejam despejados; (6) biocompatível; e (7) econômico em termos do tempo de processamento necessário e do custo dos materiais e equipamentos de processamento associados.

Por sua composição, os materiais de moldagem são divididos em três grandes grupos: **elastômeros** não aquosos, hidrocoloides e materiais inelásticos. Os elastômeros incluem polissulfeto, silicone de condensação e adição e poliéter. Os hidrocoloides são alginato e ágar. Os materiais inelásticos são compostos de moldagem, gesso de Paris e óxido de zinco-eugenol (OZE).

Eles também são classificados por mecanismo de fixação, propriedades mecânicas e aplicações clínicas. Os mecanismos de fixação dos materiais de moldagem podem ser reversíveis e irreversíveis. Materiais reversíveis, como ágar e massa de moldagem, amolecem com o aquecimento e mantêm a forma quando resfriados na cavidade oral, sem que ocorram alterações químicas. Materiais irreversíveis implicam que reações químicas ocorreram durante a moldagem. Os materiais de moldagem fixados podem ser inelásticos (rígidos) ou elásticos. Os materiais rígidos fixados são altamente resistentes à flexão, mas fraturam quando deformados. Eles incluem pasta de impressão OZE, gesso de impressão e

• Figura 13.1 Impressões de arcos dentados (*esquerda*) e edêntulos (*direita*) com os respectivos modelos de gesso resultantes.

godiva (*impression compound*). O termo *elástico* em materiais de moldagem significa que o material pode ser flexionado facilmente sem fratura e retorna à sua forma original quando não tensionado. Hidrocoloides e elastômeros se enquadram nessa categoria. A capacidade dos materiais de moldagem elásticos de rebote após a remoção da boca os torna adequados para reproduzir as estruturas duras e moles da boca, incluindo os rebaixos e os espaços interproximais. Materiais de moldagem **inelásticos**, como OZE e gesso, são ideais para fazer moldagens de estruturas de mandíbulas edêntulas ou tecidos moles porque não comprimem o tecido durante o assentamento da moldeira. O composto de moldagem é frequentemente usado para fazer moldeiras para a construção de próteses totais. A Tabela 13.1 mostra a classificação com base no mecanismo de ajuste e nas características mecânicas.

As condições ambientais e o tipo de tecido ditam a escolha dos materiais, a qualidade da impressão e a qualidade do molde. As próximas três seções discutem as propriedades únicas de três categorias de materiais de moldagem por composição e descrevem como elas afetam a qualidade das moldagens e dos modelos.

Materiais de impressão elastoméricos

Os materiais de moldagem elastoméricos são polímeros reticulados quando endurecidos que podem ser esticados e ainda assim recuperar rapidamente suas dimensões originais quando o estresse é liberado. Quimicamente, são três elastômeros à base de polissulfeto, silicone (polissiloxano) e poliéter. Um pano de fundo que cobre os fundamentos subjacentes de materiais poliméricos é apresentado no Capítulo 2.

Química de materiais de impressão elastoméricos

Os materiais de moldagem elastoméricos são fornecidos em dois componentes, uma base e um catalisador (ou acelerador), que são misturados antes da moldagem. O termo *catalisador* ou *acelerador* usado aqui pode ser um equívoco com certos sistemas de materiais. *Reator* é um termo mais apropriado para o polissulfeto e o silicone de condensação porque eles participam da reação. No caso do poliéter, o catalisador contém iniciadores. Os materiais são frequentemente formulados em várias consistências, incluindo extrabaixa, baixa, média, pesada e *putty*, em ordem crescente de teor de carga. Formas extrabaixas e de massa estão disponíveis apenas para silicones de condensação e adição. O polissulfeto é fornecido apenas nas consistências de corpo leve e de corpo pesado. Pigmentos são adicionados para dar uma cor distinta a cada material. Como um grupo de materiais de moldagem, os elastômeros são classificados pela consistência medida imediatamente após a mistura completa como tipo 0: *putty*; tipo 1: corpo pesado; tipo 2: corpo médio; e tipo 3: corpo leve (International Organization of Standard [ISO] 4823:2015).

Polissulfeto

A **pasta base** contém um pré-polímero líquido com grupos mercaptanos (–SH) multifuncionais, uma carga adequada para fornecer a consistência para mistura e a força necessária quando endurecido, um plastificante para conferir a viscosidade apropriada para a trabalho da pasta e uma pequena quantidade de enxofre (~0,5%) para acelerar a reação. A **pasta catalisadora** contém dióxido de chumbo, carga e plastificante, como na pasta base, e ácido oleico ou esteárico como retardador para controlar a velocidade da reação de pega. Cada pasta é fornecida em um tubo dispensador com diâmetros de furo de tamanho apropriado na ponta, de modo que comprimentos iguais de cada pasta sejam extrudados de cada tubo para fornecer a proporção correta de base para agente de reticulação.

A reação começa assim que a mistura se inicia e uma rede resiliente passa a se formar (Figura 13.2). Durante a presa final, um material de elasticidade e resistência adequadas é formado para que a impressão possa ser removida facilmente após os rebaixos. Temperatura elevada e condições úmidas acelerarão a presa do material de moldagem de polissulfeto. A reação produz água como subproduto. A perda de água do material endurecido tem um efeito significativo na estabilidade dimensional da impressão.

Silicone de condensação

Os materiais são fornecidos como uma pasta base e um catalisador líquido, um sistema de duas pastas ou um sistema de duas massas. A massa pode ser usada como material de moldeira em conjunto a um silicone de baixa viscosidade, que é referido como a *técnica de dupla moldagem* (*putty-wash technique*).

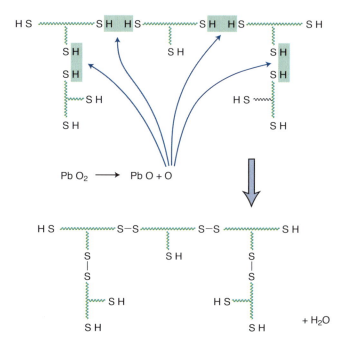

• **Figura 13.2** Polimerização de material de moldagem de polissulfeto. Os grupos SH interagem com o oxigênio liberado do dióxido de chumbo (*esquerda*). A conclusão da reação de condensação resulta em água como subproduto (*direita*). O pendente –SH é para reticulação e o terminal –SH é para o alongamento da cadeia do polímero.

Tabela 13.1	Classificação dos materiais de moldagem dentária.	
Mecanismo de presa	**CARACTERÍSTICAS MECÂNICAS**	
	Inelástico	Elástico
Reação química (irreversível)	Gesso de Paris Óxido de zinco e eugenol	Alginato Polissulfeto Poliéter Silicone de condensação Silicone de adição
Reação física termicamente induzida (reversível)	Godiva (*impression compound*)	Ágar

282 PARTE 4 Confecção de Próteses

A pasta base consiste em polidimetilsiloxano terminado em α-ω-hidroxil (Figura 13.3). A polimerização desse material envolve uma reação de silicatos de alquila tri e tetrafuncionais na presença de octoato de estanho como catalisador. O material endurece por reação de condensação entre os grupos terminais dos polímeros de silicone e o silicato de alquila para formar uma rede tridimensional (ver Figura 13.3). O álcool etílico é um subproduto da reação de condensação que evapora, e a evaporação é responsável por grande parte da contração que ocorre durante a presa.

Silicone de adição

Esse material é frequentemente chamado de material de moldagem de *polivinilsiloxano* (PVS) ou *vinil polissiloxano* (VPS). A pasta base contém polimetilhidrosiloxano e outros pré-polímeros de siloxano. A pasta catalisadora contém divinilpolissiloxano e um sal de platina. Ambas as pastas contêm cargas. O silicone de adição é baseado na polimerização de adição entre divinilpolissiloxano e polimetil-hidrosiloxano com um sal de platina como catalisador (Figura 13.4). Nenhum subproduto da reação é formado se as proporções corretas de base e pastas de catalisador forem usadas e não houver impurezas. No entanto, o

polimetil-hidrosiloxano residual no material pode levar a uma reação secundária entre si ou com a umidade, produzindo gás hidrogênio. Tecnicamente, o gás hidrogênio é um subproduto da reação que não afeta a estabilidade dimensional da impressão. No entanto, o gás hidrogênio liberado pode resultar em vazios pontuais nos modelos de gesso vazados logo após a remoção da moldagem da boca. Um metal nobre, como o paládio, pode ser adicionado como sequestrante do gás hidrogênio liberado. A impressão deve ser deixada durante a noite se o epóxi for usado para vazamento de modelos.

A contaminação por enxofre das luvas de látex natural inibe a fixação do silicone de adição. Algumas luvas de vinil podem ter o mesmo efeito devido ao estabilizante contendo enxofre usado no processo de fabricação. A contaminação é tão generalizada que tocar o dente com luvas de látex antes de assentar a impressão pode inibir a fixação da superfície crítica próxima ao dente.

O silicone de adição de corpo médio também foi formulado para fazer moldagens para fins de diagnóstico, como substituto do material de moldagem de alginato, um hidrocoloide irreversível a ser discutido mais adiante. A vantagem desses chamados *substitutos de alginato* é a capacidade de fazer vários moldes

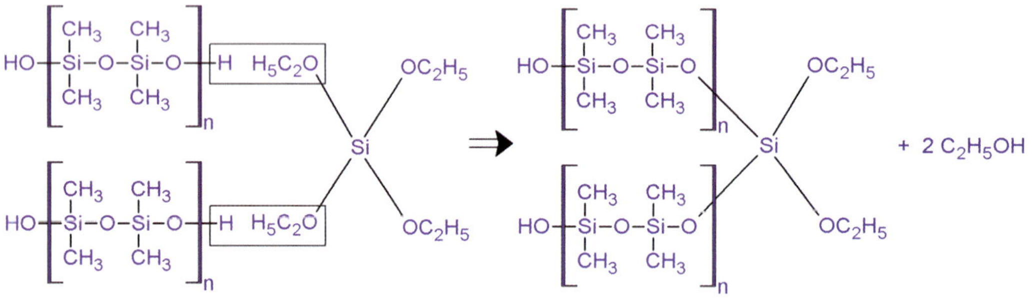

• **Figura 13.3** Polimerização por condensação de poli (dimetilsiloxano) terminado em α-ω-hidroxi com ortossilicato de tetraetil na presença de octoato de estanho (catalisador). A reação resulta na liberação de moléculas de etanol.

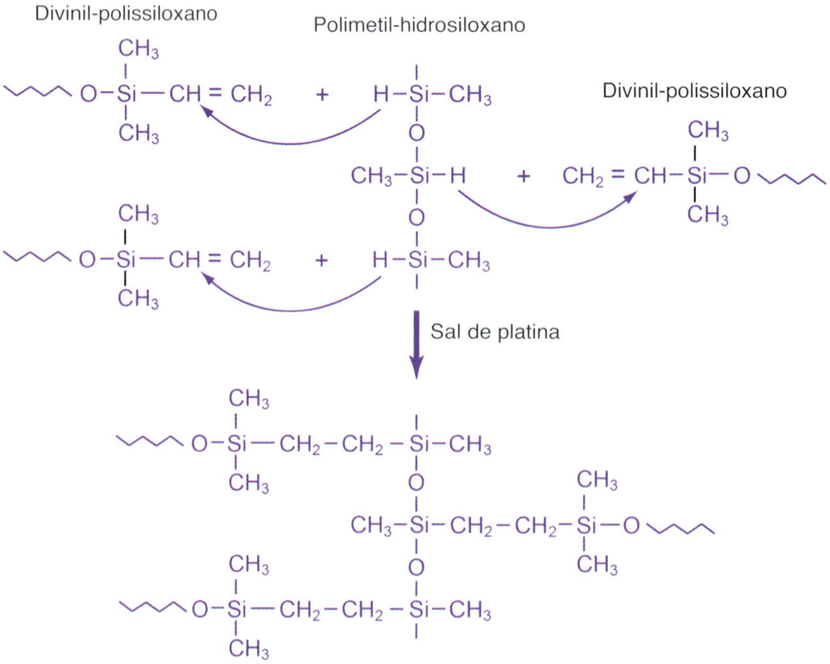

• **Figura 13.4** Polimerização de silicone de adição. Átomos de hidrogênio ao longo da estrutura principal da cadeia de vinil silicone movem-se para os grupos vinil durante a polimerização de adição (*topo*). Estrutura final após o sal de platina ter iniciado a reação de polimerização de adição (*parte inferior*). A linha em zigue-zague na outra extremidade do divinil-polissiloxano representa unidades repetidas de dimetil-siloxano com um terminal de vinil.

diagnósticos precisos a partir de uma impressão. Estudos de laboratório relataram que eles exibiram melhor reprodução de detalhes e menos variabilidade na mudança dimensional linear do que os alginatos.

Poliéter

Existem dois tipos de materiais de impressão de poliéter. O primeiro é baseado na polimerização por abertura de anel dos anéis de aziridina, que estão na extremidade das moléculas de poliéter ramificadas (Figura 13.5). A cadeia principal é provavelmente um copolímero de óxido de etileno e tetrahidrofurano. A reticulação e a presa são promovidas por um iniciador e um éster sulfonato aromático, em que R é um grupo alquila. Isso produz reticulação por polimerização catiônica pelos grupos terminais imina. A pasta de base contém o pré-polímero de poliéter, sílica coloidal como carga e um plastificante como éter glicol ou ftalato. A pasta aceleradora contém um sulfonato alquil-aromático além da carga e do plastificante. Os eixos poliméricos dominados por éter tornam esse grupo de materiais o mais hidrofílico de todos os materiais de moldagem elastoméricos.

QUESTÃO IMPORTANTE

Quais são as etapas necessárias para produzir moldes e troquéis para procedimentos protéticos?

O segundo tipo é baseado em uma polimerização por condensação catalisada por ácido (ver Figura 13.3) de pré-polímero de poliéter com grupos terminais alcoxissilano. O mecanismo é semelhante ao observado em silicones de condensação com alcoóis de baixo peso molecular como subprodutos. Esse material é frequentemente chamado de *híbrido*. Como as ligações de éter constituem o principal componente

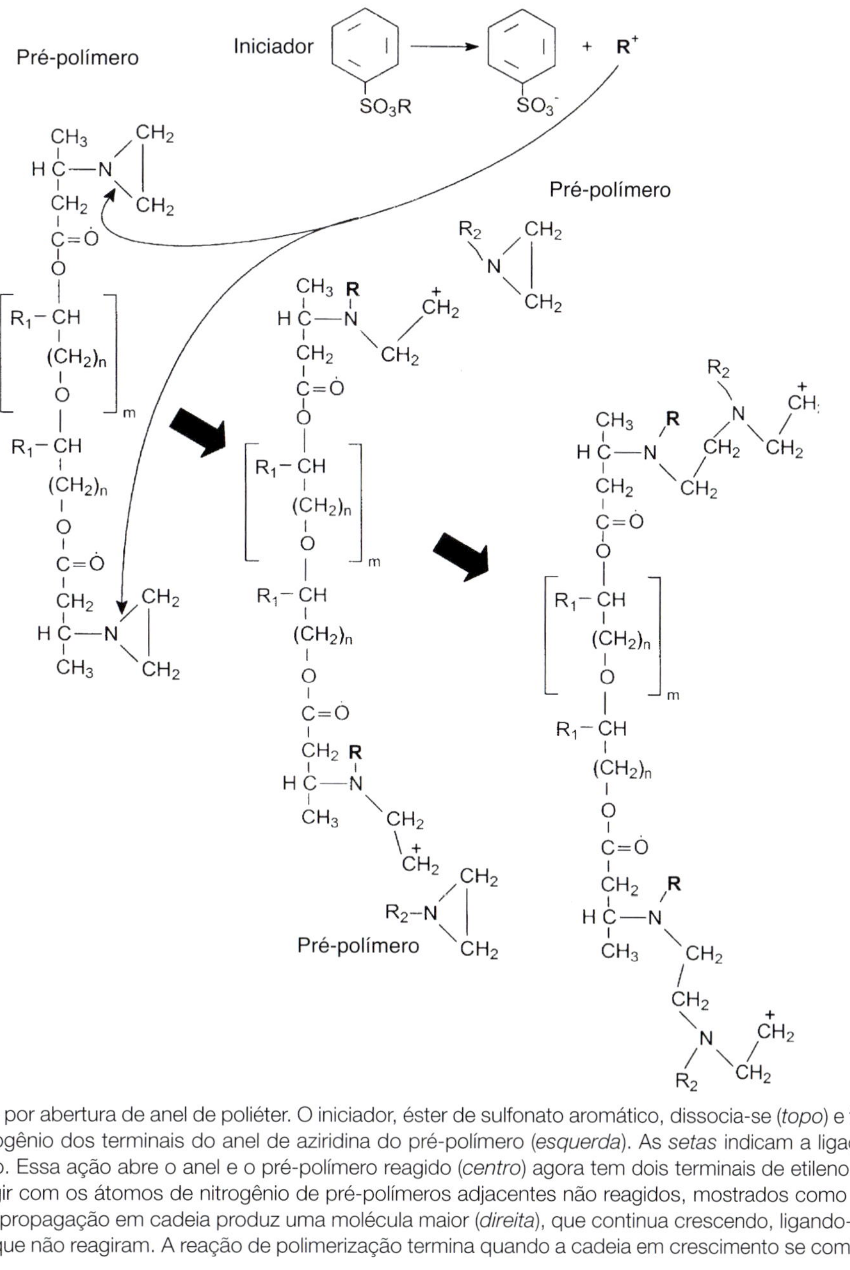

• **Figura 13.5** Polimerização por abertura de anel de poliéter. O iniciador, éster de sulfonato aromático, dissocia-se (*topo*) e forma cátions alquila que se ligam aos átomos de nitrogênio dos terminais do anel de aziridina do pré-polímero (*esquerda*). As *setas* indicam a ligação entre os cátions (R+) com os átomos de nitrogênio. Essa ação abre o anel e o pré-polímero reagido (*centro*) agora tem dois terminais de etileno imina carregados ($-NR-CH_2-C+H_2$), que podem reagir com os átomos de nitrogênio de pré-polímeros adjacentes não reagidos, mostrados como o anel R_2-aziridina. Essa reação de polimerização por propagação em cadeia produz uma molécula maior (*direita*), que continua crescendo, ligando-se aos anéis de aziridina de pré-polímeros adicionais que não reagiram. A reação de polimerização termina quando a cadeia em crescimento se combina com um contra-íon.

das cadeias de polímeros, esses materiais se comportam de maneira muito semelhante ao primeiro tipo de material de impressão de poliéter.

Fazendo impressões com materiais elastoméricos

O uso de material de moldagem elastomérico para fabricar modelos de gesso, moldes e troquéis envolve seis etapas principais: (1) preparar uma moldeira; (2) administrar o tecido; (3) preparar o material; (4) fazer uma moldagem; (5) remoção da impressão; e (6) preparação para moldes de pedra e troquéis.

Moldeiras de impressão

O uso de uma moldeira individual (Figura 13.6, *esquerda*) requer menos material de moldagem do que uma moldeira de estoque para fazer moldagens, minimizando, assim, as alterações dimensionais atribuíveis aos materiais. A moldeira individual permite uma distribuição uniforme do material de impressão entre a moldeira e o tecido, o que também melhora a precisão. Isso é especialmente verdadeiro para o material de moldagem de polissulfeto. O uso de moldeiras individuais para moldagens de poliéter e silicone de adição não é crítica porque esses materiais são mais rígidos e têm menos contração de polimerização do que o polissulfeto. Além disso, as moldeiras de estoque descartáveis (Figura 13.6, *direita*) funcionam satisfatoriamente. Observe que o uso de menos material em uma moldeira individual reduz a compressibilidade da impressão, o que pode dificultar a remoção da moldeira. Quando houver retenções graves, o uso de uma moldeira individual deve ser evitado. A moldeira de estoque deve ser rígida, para minimizar a flexão da moldeira durante a remoção da moldagem. Antes de fazer uma moldagem, uma espessura uniforme de adesivo da moldeira é aplicada na superfície da moldeira, estendendo-se sobre sua borda e deixada secar (por evaporação do solvente). Os adesivos de moldeira não são intercambiáveis entre diferentes tipos de materiais.

Condicionamento de tecidos

As margens dos preparos dentários para próteses fixas geralmente se estendem até ou abaixo da margem livre da gengiva. Para garantir o acesso para o preparo do dente e para fazer a moldagem, o afastamento dos tecidos gengivais é necessário, e deve-se controlar o sangramento gengival e os fluidos sulculares para não distorcerem as margens do preparo da coroa. Dentre os métodos mais populares de afastamento gengival está o uso de fio retrator gengival. Uma unidade eletrocirúrgica ou um *laser* de tecido mole também pode ser usado.

A colocação de um fio afastador desloca o tecido gengival lateralmente para longe da margem do preparo. Um ou dois fios para retração gengival são colocados sob a margem ao redor do dente por pelo menos 5 minutos antes da moldagem. A técnica de fio duplo é utilizada quando a margem está muito próxima da inserção gengival. Um fio fino é colocado na base do sulco para facilitar o controle da umidade, com um fio maior colocado acima do primeiro e próximo à extensão coronal, para deslocar a gengiva lateralmente. O fio mais externo é removido, deixando o fio fino dentro do sulco enquanto a impressão é feita. Um único fio é suficiente para desviar o tecido mole ao redor da margem quando a margem do preparo estiver na crista gengival ou ligeiramente acima dela.

Os fios de afastamento (retração) podem ser impregnados com um agente hemostático mergulhando-os em uma solução hemostática antes da colocação. Esses agentes podem ter efeitos colaterais indesejados e devem ser usados com cautela. Por exemplo, a epinefrina, que é amplamente utilizada, é motivo de preocupação em pacientes com doenças cardiovasculares. Além disso, agentes com pH baixo podem remover a *smear layer* e a dentina superficial apicalmente às margens do preparo, possivelmente levando à sensibilidade pós-operatória de alguns dentes.

> **QUESTÕES IMPORTANTES**
>
> Como a mistura estática consegue se tornar uma mistura uniforme? Qual é a principal diferença entre mistura estática e mistura dinâmica?

Manipulação de materiais de moldagem

Atualmente, os materiais de moldagem elastoméricos são oferecidos para três modos de mistura: mistura manual, **mistura estática** e mistura mecânica dinâmica (Figura 13.7).

Mistura manual

O clínico distribui os mesmos comprimentos de materiais em um bloco de espatulação (ver Figura 13.7 A). Primeiro, a pasta catalisadora é recolhida em uma espátula de aço inoxidável e depois espalhada sobre a pasta base. A mistura é espalhada sobre o bloco de mistura. A massa é, então, raspada com a lâmina de espátula e espalhada uniformemente para frente e para trás no bloco de mistura. Esse processo continua até que a pasta misturada tenha uma cor uniforme, sem manchas da base ou do catalisador aparecendo na mistura. Se um dos componentes estiver na forma líquida, como o catalisador para silicones de condensação, um pedaço da base é dispensado do tubo para uma almofada de mistura graduada e são adicionadas gotas do catalisador líquido correspondentes ao comprimento da base.

Os sistemas de duas massas disponíveis para silicone de condensação e adição são dispensados por volume usando um número igual de colheres de cada material. A melhor técnica de mistura é amassar o material com os dedos enluvados até obter uma cor uniforme.

Mistura estática

Esta técnica transforma dois materiais fluidos (ou pastosos) em uma mistura homogênea sem mistura mecânica. O dispositivo é composto por uma pistola para empurrar materiais em um cartucho de dois cilindros (base e catalisador), juntamente a uma ponta misturadora (Figura 13.7 B). A ponta de mistura é feita de elementos helicoidais do misturador em um invólucro cilíndrico (Figura 13.8). Os elementos do misturador são uma série de hélices alternadas de 180° para a direita e para a esquerda, posicionadas de modo que a borda de um elemento esteja perpendicular à borda do outro (Figura 13.8 B).

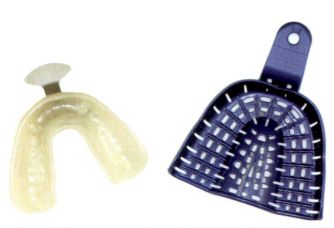

• **Figura 13.6** Moldeiras para impressão. Moldeira individual (*esquerda*) e moldeira de estoque (*direita*).

CAPÍTULO 13   Materiais Auxiliares   285

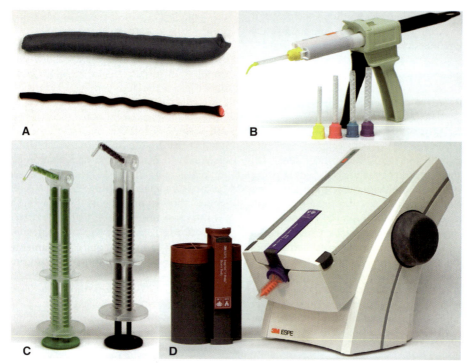

• **Figura 13.7** Sistemas de mistura. **A.** Mistura manual. Dois comprimentos iguais do material são dispensados no bloco de espatulação e misturados com espátula. **B.** Mistura estática. Quando o gatilho é puxado, o êmbolo é empurrado para a frente (para a esquerda) para que as pastas de base e catalisador sejam forçadas do cartucho para a ponta de mistura (*extrema esquerda*). As pastas passam pelo furo e saem do bocal como uma pasta misturada uniforme. Quatro tamanhos diferentes de pontas de mistura são mostrados; quanto mais viscoso for o material, maior é a ponta de mistura que deve ser usada. As pontas da seringa podem ser ajustadas na saída da ponta de mistura para entregar a pasta misturada diretamente aos dentes preparados. **C.** Seringa de mistura estática. Essas seringas se encaixam no cartucho, como as pontas de mistura mostradas em (**B**). A base e o catalisador são primeiro injetados no respectivo barril. Então, um êmbolo força o material através de uma ponta de mistura estática menor. Ele pode levar o material do base leve diretamente no(s) pilar(es). **D.** Mistura mecânica dinâmica. O mecanismo de acionamento motorizado força o material na ponta de mistura e faz girar o impulsor (*inserto*) dentro da ponta. A função do impulsor é apenas misturar o material.

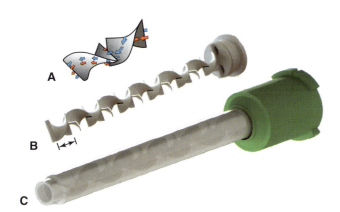

• **Figura 13.8** Projeto de ponta de mistura estática. **A.** Mecanismo de mistura em um modelo de dois elementos. O modelo de dois elementos mostra que os materiais injetados em uma hélice de giro à esquerda são imediatamente divididos em dois fluxos. Ambos os fluxos fazem um giro de 180° no sentido anti-horário quando atingem a borda de ataque do próximo elemento, uma hélice de giro à direita. Cada fluxo é dividido à medida que entra no novo elemento. Dois novos fluxos, feitos da combinação de dois subfluxos, um de cada fluxo original, agora fazem um giro de 180° no sentido horário quando atingem a borda de fuga do elemento. Quando houver um terceiro elemento presente, cada subfluxo será dividido novamente e o número total de subfluxos será de oito (2^3). **B.** Elementos do misturador com 11 hélices. A seta de duas pontas delineia o tamanho de um elemento. O aparecimento de uma diferença de tamanho entre elementos vizinhos é causado pela orientação. **C.** Ponta misturadora com elementos misturadores embutidos. (Cortesia do Dr. Karl-Johan Söderholm.)

A base e o catalisador são pressionados do cartucho para a ponta de mistura como um fluxo de um material de duas camadas. A margem do primeiro elemento divide o material que entra no misturador em dois fluxos. As correntes que fluem em ambos os lados da hélice farão um giro de 180° (ver Figura 13.8 A) quando atingirem o segundo elemento. Ambos os fluxos são divididos pela margem principal do segundo elemento e se tornam dois fluxos de material de quatro camadas (duas camadas de cada fluxo original) entrando no terceiro elemento. Esse processo é conhecido como *divisão de fluxo*. Mesmo que não haja mistura entre as camadas à medida que elas se fundem em um novo fluxo, haverá 2^n camadas em cada fluxo à medida que elas saem do *enésimo* elemento. Para uma ponta de mistura com 11 elementos, a corrente que sai da ponta de mistura terá uma estrutura com 2.048 estrias, que é praticamente uma corrente de material misturado uniformemente. Além disso, à medida que os materiais fazem voltas ao longo da hélice, a circulação rotacional provoca uma mistura radial dos materiais. Assim, a mistura entre as camadas ocorre antes da divisão de fluxo subsequente, que aumenta ainda mais a uniformidade da mistura. Como não há mistura mecânica, a porosidade causada pela mistura com o ar é evitada.

O material de moldagem misturado é injetado diretamente na moldeira com adesivo ou, se a "ponta da seringa" estiver posicionada, nos dentes preparados. Pode-se também usar uma seringa intraoral (ver Figura 13.7 C) para aplicar material de corpo leve nos dentes preparados. Um cuidado que deve ser tomado é certificar-se de que as aberturas dos cartuchos que dispensam as pastas permaneçam desobstruídas. Problemas podem ser evitados se for retirada uma pequena quantidade de material do cartucho antes de encaixar a ponta misturadora e descartar o primeiro centímetro de mistura que sai da ponta misturadora. Esse processo é chamado de *sangramento*. Esse tipo de dispositivo também foi adaptado para misturar e dispensar materiais à base de acrílico para confecção de coroas e pontes provisórias e cimentos que são usados para cimentação de próteses (ver Capítulo 7).

Mistura mecânica dinâmica

O dispositivo mostrado na Figura 13.7 D usa um motor para acionar êmbolos paralelos, forçando os materiais para uma ponta de mistura e para fora em uma moldeira ou seringa; enquanto isso, o impulsor acionado por motor, que fica dentro da ponta misturadora, mistura os materiais à medida que são extruídos pela ponta. A função do impulsor é apenas misturar os materiais à medida que passam; não impulsiona o material. Os materiais são fornecidos em sacos plásticos dobráveis alojados em um cartucho. A quantidade de material retido na ponta de mistura é ligeiramente maior do que a utilizada na mistura estática. Ao usar esse dispositivo, a mistura completa de materiais de alta viscosidade pode ser alcançada com pouco esforço. Ambos os materiais de moldagem de poliéter e silicone de adição de várias viscosidades estão disponíveis com esse sistema.

> **QUESTÃO IMPORTANTE**
> Como cada técnica de moldagem tira proveito das propriedades únicas dos materiais de moldagem?

Técnicas de moldagens

Os materiais de moldagem elastoméricos são normalmente fornecidos em várias viscosidades para acomodar as diferentes técnicas de moldagem. Três técnicas para fazer moldagens são discutidas nesta seção.

Técnica de mistura múltipla

Um material de seringa (corpo leve) e um material de moldeira (corpo pesado) são usados nessa técnica. Quando a técnica é feita à mão, são misturados simultaneamente, cada um por uma pessoa diferente, porque é preciso carregar a seringa com o material do corpo leve. Com dispositivos mecânicos, os materiais podem ser misturados conforme necessário por um indivíduo. O material mais leve é dispensado da seringa cheia ou diretamente de uma pistola de mistura estática dentro e ao redor da preparação do dente. A moldeira cheia é, então, inserida na boca e assentada sobre o material da seringa. O material da moldeira forçará o material da seringa a se adaptar aos tecidos preparados. Os dois materiais devem se unir após o ajuste. Se um dos materiais passou o tempo de trabalho quando reunido, o vínculo entre eles será comprometido. Se um material parcialmente endurecido estiver assentado, o material será comprimido elasticamente. Uma vez removida da boca, a moldagem "retorna elasticamente" ou relaxa, e as matrizes feitas a partir dessa moldagem serão muito estreitas e muito curtas, como mostrado na Figura 13.9.

Em casos raros, um clínico pode tentar reparar uma impressão com pequenos defeitos ou sem detalhes suficientes. Isso geralmente é feito cortando as áreas interproximal e gengival da impressão. Reassentar a moldeira com precisão será difícil mesmo com o alívio adequado da impressão inicial. O aprisionamento de um fragmento diminuto de material de moldagem ou detritos eliminará qualquer chance de um reparo bem-sucedido. A superfície do material de impressão deve ser áspera para garantir que o novo material tenha aderência à impressão presa. O método mais seguro é fazer uma nova impressão quando bolhas ou defeitos semelhantes são detectados em áreas críticas.

Técnica monofásica

Poliéter de corpo médio e silicone de adição são frequentemente usados para a técnica monofásica ou de viscosidade única. O procedimento é semelhante ao da técnica de mistura múltipla, exceto que apenas uma mistura é feita, e parte do material é colocada na moldeira e outra porção é colocada na seringa para injeção no preparo cavitário, dentes preparados ou tecido. O sucesso dessa técnica depende das propriedades pseudoplásticas dos materiais (**afinamento sob cisalhamento**). Quando um material de média viscosidade é forçado pela ponta da seringa, a viscosidade é reduzida, facilitando a adaptação do material ao preparo. Enquanto isso, o material na moldeira retém uma viscosidade média e, quando assentado, o material da moldeira pode forçar o material da seringa a fluir pelas áreas críticas da preparação do dente. A Tabela 13.2 mostra o efeito da taxa de cisalhamento e do tempo decorrido em alguns silicones de adição monofásicos.

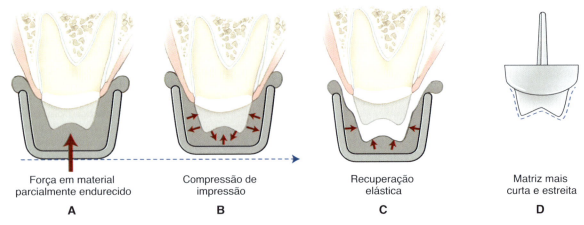

• **Figura 13.9** Efeito do assentamento de um material na moldeira que já tenha passado do tempo de trabalho e desenvolveu alguma elasticidade. **A.** Moldeira contendo o material de moldagem elastomérico é assentada tardiamente, quando a elasticidade já começou a se desenvolver. **B.** Maior pressão de assentamento é aplicada para superar a rigidez do material de moldagem. **C.** Ocorre distorção durante a recuperação da deformação elástica excessiva (retorno elástico). **D.** O troquel produzido a partir do molde impreciso é muito estreito e curto.

Tabela 13.2	Viscosidade (×104 cp) de polissiloxanos de vinil monofásicos a 37°C.			
	Viscosidade em 1 min		Viscosidade em 1,5 min	
Material	0,5 rpm	2,5 rpm	0,5 rpm	2,5 rpm
Baysilex (Miles)	122,1 (2,8)*	68,9 (2,5)	211,2 (14,7)	148,8 (1,2)
Green-Mouse (Parkell)	133,7 (8,9)	56,7 (2,9)	247,9 (14,9)	78 (2,8)
Hydrosil (Caulk)	194,2 (8,5)	129,4 (4,1)	398,1 (7,8)	153,5[†]
Imprint (3 M)	106,5 (12,2)	79,7 (2,2)	245,1 (8,9)	146,2 (5,9)
Omnisil (Coe)	156,8 (11,5)	102,5 (1,9)	347,1 (5,2)	153,5[‡]

*Números entre parênteses representam o desvio-padrão da média.
[†]Valor em 75 s após a manipulação.
[‡]Valor em 77 s após a manipulação.
De Kim K-N, Craig RG, Koran A. Viscosity of monophase addiction silicones as a function of shear rate. *J Prosthet Dent*. 1992;67:794.

QUESTÃO IMPORTANTE

Quais são as consequências de colocar um material de moldagem na boca após o término do tempo de trabalho?

Técnica de dupla moldagem (*putty-wash*)

O material de massa espesso é colocado em uma moldeira de estoque e uma moldagem preliminar é feita. Esse procedimento resulta no que é essencialmente uma moldeira intraoral feita sob medida, formada pela massa (*putty*). O espaço para o material leve (*wash*) é fornecido cortando parte da massa de "moldeira" ou usando uma fina lâmina plástica como espaçador entre a massa e os dentes preparados durante a moldagem preliminar. Então, uma mistura do material de consistência leve é colocada na moldagem sobre o material pesado e sobre o preparo feito; então a moldeira é recolocada na boca para fazer a moldagem final.

Remoção da moldagem

Sob nenhuma circunstância a impressão deve ser removida até que a polimerização tenha progredido o suficiente para fornecer elasticidade adequada. Um método para determinar o tempo de remoção é injetar parte do material da seringa em um espaço que não esteja no campo de operação antes de inserir a moldeira. Esse material pode ser sondado de tempos em tempos com um instrumento não afiado; quando o material está firme e retorna completamente ao contorno original, a moldagem fica suficientemente elástica para ser removida. Normalmente, a impressão deve estar pronta para remoção em pelo menos 10 minutos a partir do momento da mistura, permitindo de 6 a 8 minutos para que a moldagem permaneça na boca. Os fabricantes geralmente fornecem instruções sobre o tempo ideal para remoção após a mistura.

A mecânica de remoção da impressão envolve a separação na interface impressão-tecido e o alongamento da impressão. O primeiro passo é quebrar a adesão física entre o tecido e a moldagem; portanto, um material de moldagem, como o poliéter, que molha bem o tecido, exigirá um esforço extra para quebrar a adesão (selamento) para a remoção. O segundo passo é esticar a impressão o suficiente para passar sob a altura do contorno do tecido duro para remover a moldagem; portanto, usar um material de maior rigidez exigirá uma força maior para esticar a moldagem para facilitar a remoção. O polissulfeto tem viscosidade mais baixa e é classificado como o menos rígido dos materiais de moldagem elastoméricos de consistência semelhante.

Essa flexibilidade permite que o material do conjunto seja facilmente removido das áreas recortadas e da boca com um mínimo de tensão.

Além disso, todos os materiais de moldagem elastoméricos são **viscoelásticos**, sendo necessário o uso de um encaixe rápido para minimizar a deformação plástica da moldagem durante a etapa final do processo de remoção. O fenômeno do comportamento viscoelástico é discutido nas seções subsequentes.

Preparação de modelos de gesso e troquéis

As características hidrofóbicas da impressão de silicone tornam o vazamento com produtos de gesso um desafio porque aumentam o potencial de formação de vazios em moldes e moldes de gesso. Pode-se pulverizar uma fina camada de surfactante, também conhecido como *antibolhas*, na moldagem para melhorar a molhabilidade da superfície da mistura do gesso. Uma solução diluída de sabão também é um surfactante eficaz. Pode-se inclusive selecionar um silicone de adição hidrofilizado (discutido posteriormente) para fazer as moldagens. O vazamento de gesso em uma impressão de poliéter ou polissulfeto não requer o auxílio de um surfactante.

A excelente estabilidade dimensional dos materiais de moldagem de silicone de adição e poliéter torna possível a construção de dois ou três modelos ou matrizes a partir de uma moldagem. É possível ainda construir modelos de gesso sucessivos a partir de moldes de polissulfeto quando forem necessários modelos em duplicata. Deve-se notar que cada matriz sucessiva será menos precisa do que a primeira feita a partir da moldagem. O intervalo de tempo entre vazamentos de gesso não deve ser maior do que 30 minutos. Para minimizar o rasgo e a distorção grosseira após o primeiro vazamento, o clínico deve remover o excesso de massa formadora de gesso das áreas recortadas ao longo da periferia da moldeira. Esteja ciente de que a rigidez do material de moldagem dificulta a remoção do gesso da moldagem. Um modelo de gesso fraco pode fraturar durante a remoção.

Propriedades dos materiais de moldagem elastoméricos

A capacidade de fazer um molde ou troquel que reproduza os detalhes da superfície e a forma precisa do tecido original depende de várias propriedades do material de moldagem. Nesta seção, são descritas as propriedades relevantes para a moldagem com elastômeros. As propriedades comparativas dos materiais de moldagem elastoméricos estão listadas na Tabela 13.3.

Tabela 13.3 — Propriedades comparativas dos materiais de moldagem elastoméricos.

Propriedade	Polissulfeto	Silicone de condensação	Silicone de adição	Poliéter
Tempo de trabalho (min)	4 a 7	2,5 a 4	2 a 4	3
Tempo de presa (min)	7 a 10	6 a 8	4 a 6,5	6
Resistência ao rasgamento (N/m)	2.500 a 7.000	2.300 a 2.600	1.500 a 4.300	1.800 a 4.800
Contração percentual (em 24 h)	0,40 a 0,45	0,38 a 0,60	0,14 a 0,17	0,19 a 0,24
Ângulo de contato entre o material ajustado e a água (°)	82	98	98/53*	49
Produção de gás hidrogênio (S/N)	N	N	S[†]	N
Mistura automática (S/N)	N	N	S	S
Moldeira personalizada (S/N)	S	N	N	N
Odor desagradável (S/N)	S	N	N	N
Permite vazar múltiplos modelos (S/N)	N	N	S	S
Rigidez (valor 1 indica maior rigidez)[‡]	3	2 (1)	2 (1)	1 (2)
Distorção na remoção (valor 1 indica o maior e 4 o menor potencial de distorção)	1	2	4	3

N, não; S, sim; S/N, sim ou não.
*O ângulo de contato mais baixo resultou do teste de um polivinilsiloxano hidrofilizado (PVS).
[†]Um absorvedor de hidrogênio é frequentemente incluído para eliminar a produção do gás hidrogênio.
[‡]Os números entre parênteses refletem a classificação quando uma formulação leve de material de moldagem de poliéter é considerada.

QUESTÃO IMPORTANTE

Por que não é aconselhável alterar a relação base/catalisador (acelerador) para controlar o tempo de trabalho ou de presa?

Tempo de trabalho e de presa

O tempo de trabalho começa no início da mistura e termina imediatamente antes do desenvolvimento das propriedades elásticas. O **tempo de presa** é o tempo decorrido desde o início da mistura até que o material tenha resistência suficiente para ser retirado da boca sem distorção. Lembre-se, no entanto, que a polimerização pode continuar por um tempo considerável depois. Um aumento na temperatura acelera a taxa de polimerização de todos os materiais de moldagem elastoméricos; portanto, o efeito da temperatura no tempo de trabalho e de presa deve ser levado em consideração.

Alterar a relação base/catalisador irá alterar a taxa de polimerização desses materiais. Normalmente, ter mais materiais de base na mistura tende a aumentar os tempos de trabalho e presa. Tenha em mente que alterar a razão base/catalisador pode não produzir uma mudança previsível na taxa de polimerização.

QUESTÃO IMPORTANTE

Por que o assentamento rápido de uma moldeira não é aconselhável para um material de moldagem pseudoplástico?

Propriedades reológicas

Idealmente, o material de moldagem deve fluir livremente e umedecer o tecido enquanto está sendo injetado para alcançar a adaptação e, em seguida, ficar imobilizado imediatamente, o que evita que o material flua para fora das áreas de superfície pretendidas. A mesma propriedade facilitará o espalhamento do material de corpo pesado na moldeira e o reterá na moldeira. Esse fenômeno é chamado de *afinamento por cisalhamento*, que foi discutido no Capítulo 3. Todos os materiais de moldagem elastoméricos apresentam características de afinamento ao cisalhamento antes da presa.

Existem duas categorias de afinamento por cisalhamento: **pseudoplasticidade** e **tixotropia**. Um material pseudoplástico exibe viscosidade decrescente com o aumento da tensão de cisalhamento e recupera sua viscosidade imediatamente após o término da tensão de cisalhamento. Um material tixotrópico não exibe redução de viscosidade até que uma agitação suficiente (tensão de cisalhamento) seja aplicada para superar a tensão de escoamento do material. Após o término da tensão de cisalhamento, leva um tempo específico para recuperar seu estado viscoso anterior. Este último é importante porque leva tempo para o material de moldagem se adaptar à superfície. Os fabricantes geralmente enfatizam seus materiais como sendo tixotrópicos e também observam que os materiais não apresentam queda quando injetados em uma superfície vertical. Eles normalmente não mencionam a duração do atraso de tempo.

O benefício da tixotropia na moldagem tem sido contestado porque o tempo necessário para que o material de moldagem recupere a viscosidade necessária pode ser inaceitável. No entanto, relatos sugerem que um material tixotrópico deve facilitar o manuseio e fazer melhores moldagens. Deve-se estar ciente de que esses estudos são frequentemente conduzidos com base e pastas catalisadoras não misturadas. Do ponto de moldagem, a viscosidade de uma impressão uniformemente misturada também aumenta com a polimerização, independentemente do efeito da tixotropia. Portanto, o impacto da tixotropia durante a moldagem pode não ser crítico. Além disso, confirmar a natureza tixotrópica de um material sem relatar o intervalo de tempo necessário antes de recuperar a viscosidade intrínseca não é significativo.

QUESTÃO IMPORTANTE

Como a propriedade viscoelástica dos materiais de moldagem determina como uma moldagem deve ser removida da boca do paciente?

Elasticidade e viscoelasticidade

Um material de moldagem sofre alguma deformação ao ser removido da boca, mas deve retornar às suas dimensões pré-remoção para preservar as dimensões do preparo. Todos os materiais de moldagem elastoméricos são viscoelásticos e apresentam características viscosas e elásticas. Lembre-se de que materiais viscosos, como o mel, resistem ao fluxo de cisalhamento, mas continuam a fluir enquanto a tensão for aplicada. Materiais elásticos deformam-se quando uma tensão é aplicada, mas a deformação não aumenta com o tempo se nenhuma tensão adicional for aplicada, e eles retornam imediatamente ao seu estado original assim que a tensão é removida. Essencialmente, os materiais viscoelásticos exibem deformação dependente do tempo. Assim, sob tensão (carga) constante, o processo de deformação leva tempo para ser concluído e, após a carga ser levantada, o processo de recuperação também leva tempo e permite que ocorra certo grau de deformação plástica (não recuperável). Além disso, a quantidade de deformação está relacionada com a duração do carregamento. Portanto, uma moldagem pode sofrer deformação após ser submetida a várias forças durante a remoção e, então, com o tempo, recuperar a maior parte da deformação após ser deixada em repouso. Isso explica por que a remoção da impressão deve ser feita rapidamente (em um "estalo"), se possível, e balanços ou movimentos prolongados devem ser evitados.

Os materiais de moldagem de polivinil siloxano apresentam a recuperação mais elástica dos materiais atualmente disponíveis. A distorção na remoção de retentivas é praticamente inexistente. No entanto, as excelentes propriedades elásticas apresentam um problema na medida em que o material de massa pesada começa a adquirir propriedades elásticas enquanto ainda está no estágio de tempo de trabalho. Se o material estiver em um estágio avançado de elasticidade e for comprimido excessivamente durante o assentamento da impressão, pode ocorrer distorção quando o material se recuperar elasticamente (ver Figura 13.9).

A dificuldade de remoção de áreas retentivas de moldes feitos com gerações anteriores de poliéter foi atribuída ao seu alto módulo de elasticidade. As novas gerações de materiais de moldagem de poliéter, com rigidez inferior à do PVS hidrofílico, foram formuladas especificamente para atender às questões de rigidez. No entanto, a hidrofilicidade inerente a esses poliéteres resultou em maior adesão entre o tecido e o material, o que ainda dificulta a remoção da moldagem. É importante notar que o aumento da precisão também implica maior adaptação e consequente adesão entre a moldagem e o tecido, principalmente os dentes, e maior dificuldade de remoção da moldagem. Devido à rigidez reduzida, essas novas gerações de material de moldagem de poliéter podem não ser o material de escolha para a técnica de "moldeira tripla", em que a rigidez do material de moldagem durante a remoção compensa a flexibilidade da moldeira. Embora esses novos materiais de moldagem de poliéter sejam flexíveis durante a remoção, eles demonstraram aumentar seus módulos elásticos por algum tempo após a remoção. À medida que a formulação de materiais de impressão continua a evoluir para acomodar necessidades específicas, o agrupamento da rigidez dos materiais de moldagem, com base no eixo das cadeias de polímeros, está se tornando menos significativo.

> **QUESTÕES IMPORTANTES**
>
> Qual é a diferença entre resistência ao rasgamento e energia de rasgamento? Por que a energia de rasgamento é mais significativa para realização da moldagem?

Resistência ao rasgamento

As regiões subgengivais da moldagem são frequentemente muito finas e podem rasgar durante a remoção da moldagem, deixando uma porção embutida no sulco gengival (Figura 13.10). A resistência ao rasgamento é influenciada pela consistência e pela forma de remoção dos materiais. Uma consistência mais pesada geralmente aumenta a resistência ao rasgo do material. A adição de um agente de diluição à mistura reduz ligeiramente a resistência ao rasgamento, mas aumenta substancialmente a flexibilidade. Uma pressão rápida na remoção da impressão geralmente aumenta a resistência ao rasgamento porque a ação aumenta a resistência do material à deformação.

A resistência ao rasgamento mede a resistência de um material elastomérico à fratura quando submetido à força de tração que atua perpendicularmente a uma falha de superfície. A Figura 13.11 mostra dois modelos de espécimes que foram usados pela comunidade odontológica para testar materiais de moldagem. A quantidade de força necessária para rasgar uma amostra de teste específica, dividida pela espessura da amostra, é chamada de *resistência ao rasgamento*. Observe que o cálculo da resistência ao rasgamento desconsidera a mudança dimensional para o corpo de prova. Para o mesmo preparo dentário, um material que pode ser esticado muito elasticamente antes da fratura provavelmente permanecerá intacto, enquanto um material rígido pode fraturar com uma tensão de *deformação* muito menor em um nível de força mais alto. O último parecerá ter maior resistência ao rasgamento, mas é mais propenso a fratura do que o primeiro. Assim, o uso da resistência ao rasgamento para distinguir a resistência de um material de moldagem ao rasgamento não é muito significativo. A propriedade que pode delinear o comportamento combinado de tensão e deformação é a energia (ver Capítulo 4), que inclui a mudança dimensional do material no cálculo. A energia de rasgamento é determinada pela força (F) necessária para manter a propagação da trinca, a espessura do corpo de prova (t) e a razão de extensão (λ). A razão de extensão é a porção estendida do comprimento (Δl) no final do teste dividida pelo comprimento original do corpo de prova (l) (Figura 13.11). O valor calculado também tem as unidades de N/m, que podem ser convertidas para N·m/m^2 e depois J/m^2, uma expressão de energia por unidade de área.

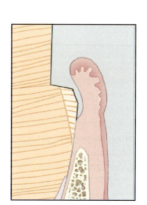
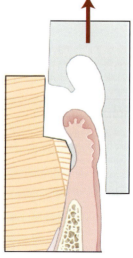

• **Figura 13.10** **A.** Um tecido mole adequadamente retraído deixará um espaço estreito para ser preenchido pelo material de moldagem de leve viscosidade. **B.** O material de moldagem rasgou durante a remoção.

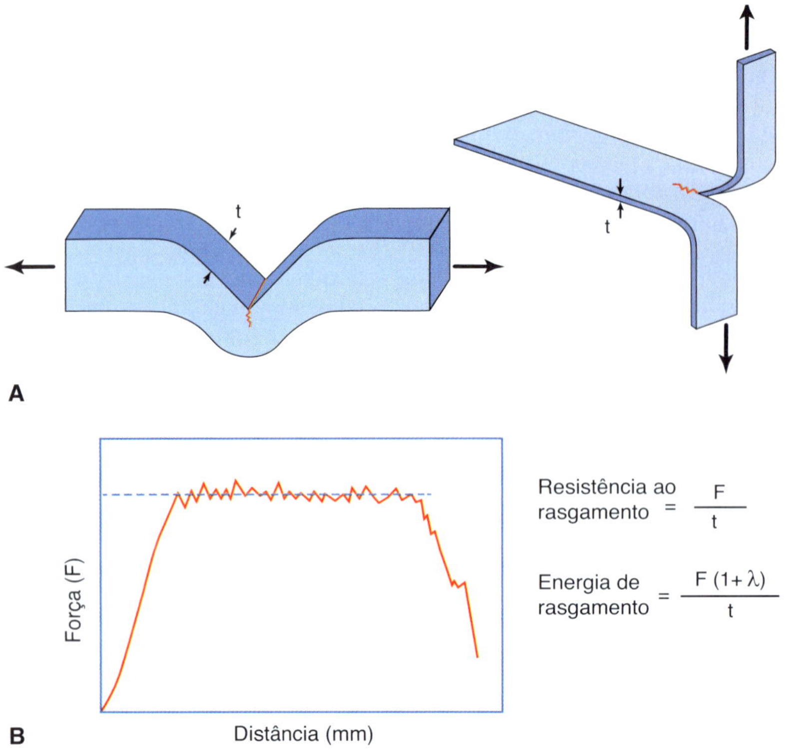

• Figura 13.11 **A.** Duas configurações de amostras de teste de resistência ao rasgamento: *design* de ângulo reto (*esquerda*) e configuração de *design* de pernas (*trousers*) (*direita*). **B.** Curva força-distância de um teste de rasgamento típico e cálculo da resistência ao rasgamento e energia de rasgamento. O platô da curva (*linha pontilhada*) indica a força (F) necessária para a iniciação e propagação da trinca. A espessura do corpo de prova é t, e a razão de extensão é λ, que é igual à porção estendida do comprimento do corpo de prova no final do ensaio dividido pelo comprimento original do corpo de prova.

Os materiais de polissulfeto têm a maior resistência ao rasgamento. Portanto, seções finas de material de moldagem de polissulfeto são menos propensas a rasgar do que materiais de moldagem de poliéter ou silicone de espessura semelhante. No entanto, devido à sua suscetibilidade à distorção permanente, as impressões de polissulfeto podem distorcer em vez de rasgar. Isso apresenta um problema porque o rasgamento pode ser visto imediatamente pela verificação cuidadosa da moldagem, enquanto a distorção é difícil de detectar pela inspeção visual. Como a taxa de deformação influencia a resistência ao rasgamento e a deformação permanente, a impressão deve ser esticada rapidamente pelo menor tempo possível para minimizar os efeitos adversos.

QUESTÃO IMPORTANTE
Quais são as principais causas de imprecisão na moldagem?

Estabilidade dimensional

A *estabilidade dimensional* refere-se à falta de mudanças dimensionais da moldagem ao longo do tempo. Existem seis fontes principais de mudança dimensional: (1) contração de polimerização; (2) perda de subprodutos da reação de condensação (água ou álcool); (3) contração térmica da temperatura oral para a temperatura ambiente; (4) absorção de água ou desinfetante durante um período; (5) recuperação incompleta da deformação devido ao comportamento viscoelástico; e (6) recuperação incompleta devido à deformação plástica. A Figura 13.12 mostra a contração linear média para quatro elastômeros usando o método descrito na Especificação nº 19 e ISO 4823 da American National Standards Institute American Dental Association (ANSI/ADA).

A Figura 13.12 mostra que se a precisão máxima deve ser mantida, a confecção do modelo de gesso deve ser feita nos primeiros 30 minutos após a remoção da moldagem de polissulfeto e silicone de condensação da boca. A estabilidade dos materiais adicionais de silicone e poliéter sugere que essas impressões não precisam ser vazadas com um produto de gesso imediatamente. A pesquisa mostrou que vazar gesso entre 24 horas e 1 semana produziu moldes tão precisos quanto os feitos na primeira hora. O vazamento múltiplo dos modelos e a remoção deles não alteram a estabilidade dimensional da moldagem, mesmo que seja necessária uma força substancial cada vez que um molde é removido da moldagem.

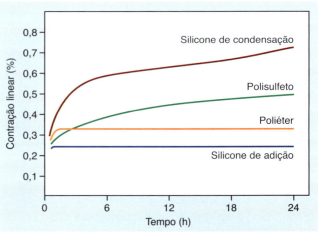

• Figura 13.12 Contração linear representativa de quatro materiais de moldagem elastoméricos.

Uma variável que pode ter um efeito negativo na moldagem do poliéter é a absorção de água ou fluidos e a lixiviação simultânea do plastificante solúvel em água durante a imersão do desinfetante por mais de 10 minutos. No entanto, pesquisas recentes mostraram que a imersão de 30 minutos não tem um efeito negativo nas dimensões. Contudo, a moldagem de poliéter deve ser armazenada em ambiente seco (umidade relativa abaixo de 50%) e fresco para manter sua precisão e nunca deve ser deixada por longos períodos em soluções desinfetantes.

> ### QUESTÃO IMPORTANTE
>
> Por que os materiais hidrofílicos são potencialmente mais suscetíveis à distorção durante a desinfecção antes de ser vazado o produto de gesso?

Desinfecção

Todos os materiais de moldagem elastoméricos podem ser desinfetados com todos os desinfetantes registrados na U.S. Environmental Protection Agency (EPA) sem perda de qualidade ou precisão da superfície se o tempo de desinfecção for curto. As moldagens devem ser imersas pelo tempo especificado para cada desinfetante, como discutido na última seção. Após a desinfecção, a moldagem deve ser removida, enxaguada e vazado o gesso o mais rápido possível.

A Tabela 13.4 mostra um guia para selecionar métodos de desinfecção apropriados para todos os tipos de moldagens que são posteriormente transferidas para um laboratório dentário.

> ### QUESTÃO IMPORTANTE
>
> Como o surfactante adicionado para hidrofilizar o PVS afeta o ângulo de contato das gotas de água durante vazamento e a presa de modelos com gesso?

Molhabilidade de materiais de impressão e hidrofilização de PVS

Os ângulos de contato da água destilada em moldes de silicone fixados são de aproximadamente 100°, o que torna esse grupo de materiais o mais hidrofóbico entre todos os materiais de moldagem elastoméricos. O uso de um material de moldagem mais hidrofóbico pode levar a uma alta frequência de vazios no modelo. É possível pulverizar um surfactante nessas impressões hidrofóbicas antes de vazar com misturas de gesso. Um tensoativo não iônico pode ser adicionado à massa do PVS durante o processo de fabricação, e o material resultante é chamado de PVS *hidrofilizado*.

Os estudos *in vitro* da molhabilidade da superfície de moldes fixados normalmente usam água destilada como líquido de sondagem. Os resultados confirmam que há reduções significativas nos ângulos de contato do PVS hidrofilizado em relação aos seus homólogos não hidrofilizados. A utilização de uma solução aquosa saturada com $CaSO_4$ produz resultados semelhantes. O exame de modelos de gesso confirma que os elastômeros, que apresentam o menor ângulo de contato com a água, também produzem modelos de gesso com menos espaços indesejados.

O uso da tensiometria óptica, que analisa a forma das gotas de líquido na superfície por meio de uma imagem de vídeo, permite a observação dos ângulos de contato das gotas de água em materiais de moldagem recém-misturados em tempo real. Numerosos estudos relataram uma diminuição nos ângulos de contato da água em silicones, PVS hidrofilizados e poliéteres durante o período de presa. Essa diminuição pode ser de até 70° para PVS hidrofilizado e menor para poliéter. Análises químicas de gotículas de água mostram que todas elas adquirem substâncias de seus respectivos materiais de moldagem. Para o PVS hidrofilizado, as gotas de água absorvem uma quantidade suficiente de surfactante e se tornam um líquido de menor tensão superficial. A diminuição da tensão superficial faz com que as gotas de água se espalhem mais na superfície do PVS, resultando em ângulos de contato menores. Essa observação leva à hipótese de que a hidrofilicidade do PVS não muda muito, mas o surfactante adquirido reduziu a tensão superficial da água de sondagem, tornando-a prontamente espalhada sobre o PVS. Algumas observações clínicas parecem apoiar essa hipótese porque não há diferença entre PVS não hidrofilizado e hidrofilizado em relação à reprodutibilidade de detalhes em superfícies molhadas. No entanto, outro estudo clínico relata que o PVS hidrofilizado produz uma proporção significativamente maior de impressões sem vazios do que seu equivalente não hidrofilizado. Para os poliéteres, as substâncias adquiridas pelas gotas de água representam um composto de baixo peso molecular associado aos poliéteres, e seu efeito na tensão superficial da gota de água é pequeno. Desta forma, uma diminuição menor no ângulo de contato é observada.

Assim que o PVS hidrofilizado encontra fluidos orais durante a moldagem, passa a liberar surfactante em seu entorno.

Tabela 13.4	**Guia para a seleção de métodos de desinfecção apropriados para moldagens transportadas para um laboratório odontológico.**		
Material	**Método**	**Desinfetante recomendado**	**Comentários**
Alginato	Imersão com cautela Use apenas desinfetante para um tempo de exposição a curto prazo (< 10 min para alginato)	Compostos de cloro ou iodóforos	O glutaraldeído a curto prazo mostrou-se aceitável, mas o tempo é inadequado para a desinfecção
Ágar			Não mergulhe em glutaraldeído alcalino!
Polissulfeto e silicone	Imersão	Glutaraldeídos, compostos de cloro, iodóforos, fenólicos	Desinfetantes que requerem mais de 30 min de exposição não são recomendados
Poliéter	Mergulhe com cuidado. Use desinfetante apenas por um tempo de exposição curto (< 10 min)	Compostos de cloro ou iodóforos	A ADA recomenda qualquer uma das classes de desinfetantes; entretanto, exposições a curto prazo são essenciais para evitar distorções
Pasta OZE	Imersão preferencial; a pulverização pode ser usada para registros de mordida	Glutaraldeídos ou iodóforos	Não compatível com compostos de cloro! O *spray* fenólico pode ser usado

ADA, American Dental Association; *OZE*, óxido de zinco e eugenol.

Sabe-se que existe uma quantidade adequada de surfactante aprisionado na superfície dos moldes de PVS fixados, proporcionando assim hidrofilicidade para o vazamento de modelos de gesso. Embora acredite-se que a diminuição do ângulo de contato durante o período de presa seja equivalente a uma boa molhabilidade do material de moldagem em superfícies úmidas, a relevância clínica permanece incerta por duas razões. Em primeiro lugar, a diminuição do ângulo de contato pode ser atribuída principalmente à diminuição da tensão superficial das gotas de água pelo surfactante, de modo que a real melhora na hidrofilicidade da moldagem pode ser muito menos significativa do que parece. Em segundo lugar, há observações clínicas conflitantes. Esse conflito não é surpreendente quando se percebe que alguns materiais contêm surfactantes muito hidrofílicos que são facilmente lixiviados da superfície, enquanto outros contêm surfactantes que são equilibrados em suas propriedades hidrofílicas e lipofílicas, de modo que a extremidade lipofílica permanece enterrada perto da superfície enquanto a cadeia hidrofílica fica exposta na superfície. Neste último caso, ocorre muito pouca lixiviação.

Efeito do manuseio incorreto

A falha em produzir um epóxi ou modelo de gesso preciso está mais provavelmente associada a um erro no manuseio do que a uma deficiência nas propriedades do material de moldagem. As falhas comuns experimentadas com materiais de moldagem e suas causas estão resumidas na Tabela 13.5. Um resumo das características dos materiais de moldagem elastoméricos é apresentado na Tabela 13.6.

QUESTÃO IMPORTANTE

Qual é a diferença entre uma solução e um hidrocoloide?

Hidrocoloides

Um **coloide** é uma substância que é microscopicamente dispersa uniformemente em outro meio. Isso é diferente de uma solução, como mostrado no Capítulo 2. Uma solução é uma fase única, enquanto um sistema coloidal consiste na fase dispersa e na fase de dispersão. Se a fase de dispersão de um sistema coloidal for água, ela é chamada de *hidrocoloide*. Os tamanhos das partículas coloides variam de 1 a 200 nm.

O sucesso na moldagem depende da transformação de um estado fluido para um estado elastomérico sólido. Essa mudança de estado com hidrocoloides é chamada de *transformação sol-gel*. Um sol é uma dispersão coloidal em um meio líquido contínuo, e um **gel** é uma suspensão que se comporta como um sólido elástico. Se um hidrocoloide contiver uma concentração adequada da fase dispersa, o sol, sob certas condições, pode se transformar em gel. No estado de gel, a fase dispersa forma aglomerados na forma de cadeias ou fibrilas, também chamadas micelas. As fibrilas podem se ramificar e se entrelaçar para formar uma estrutura de pilha de escovas, que pode ser vista como semelhante ao entrelaçamento de galhos de árvores ou galhos em uma pilha de arbustos. O meio de dispersão é mantido nos interstícios entre as fibrilas por atração ou adesão capilar. Nesta seção, são descritas as características dos dois hidrocoloides usados para moldagem, ágar e alginato.

Ágar (hidrocoloide reversível)

A transformação sol-gel do ágar é um fenômeno físico induzido pela mudança de temperatura. O gel se liquefaz quando é aquecido de 70 a 100°C, que é conhecido como *temperatura de liquefação*, e o sol solidifica em torno de 37 a 50°C, que é conhecido como temperatura de **gelificação**. Assim, o ágar é chamado de *hidrocoloide reversível*. A temperatura de gelificação é crítica para a

---

Tabela 13.5	**Falhas comuns que ocorrem com o uso de materiais de moldagem elastoméricos.**
Tipo de falha	**Causas**
Superfície de impressão áspera ou irregular	Polimerização incompleta causada por remoção prematura da boca, proporção ou mistura inadequada de componentes ou presença de óleo ou outro material orgânico, como placa nos dentes
	Para silicone de adição, agentes de superfície, como látex, que contaminam o material e inibem a polimerização
	Polimerização muito rápida devido à alta umidade ou temperatura
	Relação acelerador/base excessivamente alta com silicone de condensação
Bolhas	Ar incorporado durante a mistura manual
Vazios de formato irregular	Umidade ou detritos na superfície dos dentes
Modelo de gesso com a superfície rugosa ou com aspecto de giz	Limpeza inadequada da impressão
	Excesso de água que não é expelido da impressão
	Excesso de agente umectante deixado na impressão
	Remoção prematura do gesso; relação pó/água imprópria da pedra
	Falha em retardar o vazamento de silicone de adição que não contém sal de paládio por pelo menos 20 min
Distorção	Moldeira de resina não envelhecida o suficiente; ainda passando por contração de polimerização
	Falta de adesão do elastômero à moldeira causada por não aplicar camadas suficientes de adesivo, enchendo a moldeira com material logo após aplicar o adesivo ou usar adesivo incorreto
	Falta de retenção mecânica na moldeira
	Excesso de material
	Alívio insuficiente para o material de reembasamento (se essa técnica for usada)
	Desenvolvimento de propriedades elásticas no material antes que a moldeira esteja totalmente assentada
	Pressão contínua contra o material de moldagem que desenvolveu propriedades elásticas
	Movimento da moldeira durante a polimerização
	Remoção prematura da impressão da boca
	Remoção inadequada da impressão da boca
	Vazamento retardado da impressão de polissulfeto ou silicone de condensação

Tabela 13.6	Características dos materiais de moldagem elastoméricos.	
Tipo genérico	**Vantagens**	**Desvantagens**
Polissulfeto	Vida útil longa Alta resistência ao rasgamento Margens facilmente visíveis Custo moderado	Requer moldeira individual Esticamento causa distorção Compatível com pedra Mancha a roupa Odor desagradável Vazar em 1 h
Silicone de condensação (*putty wash*)	Massa para moldeira individual Limpo e agradável Bom tempo de trabalho Margens facilmente visíveis	Alta contração de polimerização Subproduto volátil Baixa resistência ao rasgamento Hidrofóbico Vazar imediatamente
Vinil polissiloxano	Um material Massa para moldeira individual Dispensador automático Limpo e agradável Margens facilmente visíveis Idealmente elásticas Permite vazar repetidamente Estável; vazamento não imediato	Hidrofóbico Sem fluxo se o sulco estiver úmido Baixa resistência ao rasgamento Material pesado desloca o leve Material leve tem baixa resistência ao rasgamento Material pesado é muito duro Material pesado e leve são separáveis Difícil de vazar gesso
Poliéter	Presa rápida Limpa Dispensador automático Menos hidrofóbico de todos os elastômeros Margens facilmente visíveis Boa estabilidade Vazamento não imediato Prazo de validade: 2 anos	Rígido, alto módulo Sabor amargo Necessidade de bloquear retenções Absorve água Lixivia componentes Alto custo
Ágar	Campo úmido OK Preciso e agradável Hidrofílico Baixo custo Prazo de validade longo	Requer equipamento especial Desconforto térmico Rasga facilmente Vazar imediatamente Difícil de ver margens e detalhes
Alginato	Campo úmido OK Limpo e agradável Hidrofílico Baixo custo Prazo de validade longo	Não preciso/áspero Rasga facilmente Vazar imediatamente Pode retardar a fixação de gesso

moldagem. Se for muito alto, o calor a partir do sol pode ferir os tecidos orais. Por outro lado, se a temperatura de gelificação estiver muito abaixo da temperatura oral, será impossível fazer a impressão porque o sol não se converterá em gel na cavidade oral.

Composição

O ágar, um polissacarídeo, é o principal ingrediente ativo do material, enquanto a água é o principal constituinte do material de impressão do ágar. Várias cargas – como bórax, terra diatomácea, argila, sílica, cera, borracha e pós inertes semelhantes – são usadas para controlar a resistência, viscosidade e rigidez, conforme discutido anteriormente para materiais de moldagem elastoméricos. Timol e glicerina também podem ser adicionados como agente bactericida e plastificante, respectivamente. Pigmentos e sabores são geralmente incluídos. O hidrocoloide é normalmente fornecido em duas formas, material de seringa e material de moldeira.

QUESTÃO IMPORTANTE

Qual é o propósito de ter três tanques de água ajustados a três temperaturas diferentes em uma unidade de condicionamento para materiais de impressão de ágar?

Fazendo impressão em ágar

Este processo requer uma unidade de condicionamento de três compartimentos (Figura 13.13) para o material de moldeira de ágar que permite liquefação, armazenamento e têmpera; o material da seringa de ágar é usado apenas nos compartimentos de liquefação e armazenamento.

O primeiro passo na moldagem é liquefazer o gel hidrocoloide no tubo em água fervente a 100°C. O tubo é, então, colocado em um banho de armazenamento a 65°C para reter a condição de sol até que seja necessário. Para a etapa de preparação imediata, a moldeira é preenchida com sol hidrocoloide do tubo retirado do banho de armazenamento, uma gaze é colocada sobre o material da moldeira e a moldeira é colocada no compartimento de têmpera (a cerca de 45°C). O tempo de têmpera é de 3 a 10 minutos, apenas o suficiente para garantir que todo o material tenha atingido uma temperatura baixa de 55°C ou menos. De qualquer forma, a moldeira carregada nunca deve ser deixada nesse banho por mais de 10 minutos, pois pode ocorrer gelificação parcial, inutilizando o material.

Imediatamente antes de terminar o temperamento do material da moldeira, o material da seringa é retirado diretamente do compartimento de armazenamento e aplicado nos dentes preparados. O material da seringa nunca é temperado porque deve ser mantido em estado fluido para melhorar a adaptação aos tecidos. Normalmente, a temperatura do material da seringa é suficientemente resfriada à medida que é extruído, tornando-o confortável para o paciente. Primeiro, o material da seringa é aplicado na base da preparação; então, o restante do dente preparado é coberto. A ponta da seringa é mantida próxima ao dente e permanece embutida abaixo da superfície do material da seringa para evitar o aprisionamento de bolhas de ar. A camada externa da moldeira que está embebida em água e a gaze que cobre o material de moldagem da moldeira são removidas para garantir uma adesão firme ao hidrocoloide da seringa. A moldeira é imediatamente colocada em posição, assentada com uma leve pressão e segurada com uma pressão muito leve. Demasiada pressão pode deslocar o ágar-sol injetado do dente e distorcer o molde.

A gelificação é acelerada pela circulação de água fria (aproximadamente 18 a 21°C) através da moldeira por 3 a 5 minutos. Durante o processo de gelificação, a moldeira deve ser mantida na boca até que a gelificação tenha procedido a um ponto em que a força do gel seja suficiente para resistir à deformação ou fratura.

Conforme discutido anteriormente na seção sobre materiais de moldagem elastoméricos, os materiais hidrocoloides apresentam comportamento viscoelástico; portanto, é necessário remover o molde em um movimento único, sem báscula. Qualquer torção ou flexão deve ser evitada. Quando feito corretamente, o molde resultante irá reproduzir de maneira precisa as dimensões e os detalhes dos tecidos moles e duros.

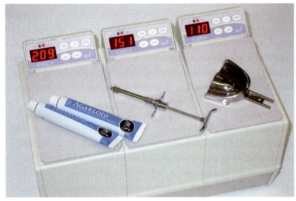

• **Figura 13.13** Unidade de condicionamento para materiais de moldagem em ágar. Os três compartimentos são usados para liquefazer o material (*esquerda*), armazenar após a fervura (*meio*) e temperar o hidrocoloide da moldeira (*direita*). O número no visor mostra a configuração de temperatura em °F. Também são mostrados na figura a moldeira de hidrocoloide, uma seringa para injeção de hidrocoloides e uma moldeira. Observe que os dois tubos que saem da alça da moldeira são para circulação de água.

Distorção durante a gelificação

Alguma contração ocorre devido à mudança física durante a transformação sol-gel. Se o material for mantido firmemente na moldeira, o material de moldagem encolherá em direção ao centro de sua massa, criando, assim, espaços maiores. Como o sol é um mau condutor térmico, o resfriamento rápido pode causar uma concentração de tensão perto da moldeira onde a gelificação ocorre pela primeira vez. Consequentemente, a água em temperatura ambiente é mais adequada para resfriar o molde do que a água gelada.

Alginato (hidrocoloide irreversível)

A presa do hidrocoloide de alginato é um processo de reticulação de ácidos algínicos com íons de cálcio. O ácido algínico, que é extraído de algas marrons, é um copolímero linear de ácido β-D-manurônico e ácido α-L-gulurônico (Figura 13.14). Alginatos com níveis mais altos de ácido gulurônico normalmente apresentam uma interação mais forte com o cálcio e, portanto, produzem maior força de gel. Para fins de moldagem, o alginato é mais rico em ácido manurônico.

Composição

O principal ingrediente ativo nos materiais de moldagem de alginato é um dos alginatos solúveis, como o alginato de sódio, potássio ou trietanolamina. A Tabela 13.7 mostra uma fórmula para o componente em pó de um material de moldagem de alginato. A terra diatomácea atua como carga para aumentar a resistência e a rigidez do gel de alginato. Também produz uma textura suave e garante a formação de uma superfície de gel firme e não pegajosa. O óxido de zinco atua inclusive como carga e tem alguma influência nas propriedades físicas e no tempo de presa do gel. O sulfato de cálcio di-hidratado é um reator que

Tabela 13.7	Composição de pó para um material de moldagem de alginato.	
Componente	**Função**	**Peso percentual**
Alginato de potássio	Alginato solúvel	15
Sulfato de cálcio	Reagente	16
Óxido de zinco	Partículas de carga	4
Fluortitanato de potássio	Endurecedor de gesso	3
Terra diatomácea	Partículas de carga	60
Fosfato de sódio	Retardador	2

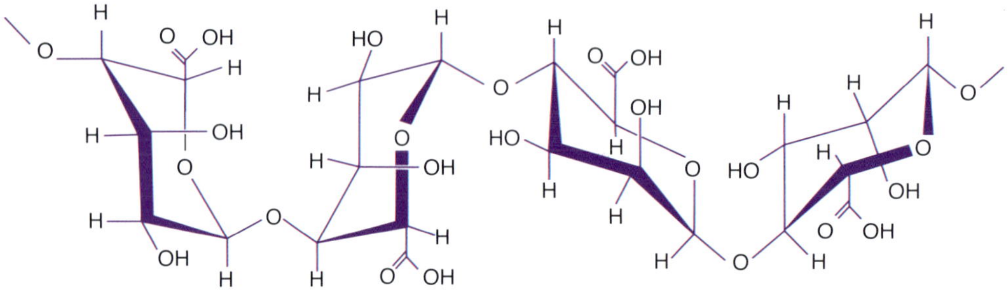

• **Figura 13.14** Fórmula estrutural do ácido algínico. O ácido algínico é um copolímero linear com blocos homopoliméricos de ácido β-D-manurônico e seu epímero ácido α-L-gulurônico ligados covalentemente em diferentes sequências ou blocos.

fornece íons de cálcio que reticulam o sol de alginato. Um retardador é adicionado para controlar o tempo de presa. Um flúor, como o fluortitanato de potássio, é adicionado como um acelerador para a fixação da pedra para garantir uma superfície de moldagem dura e densa quando o gesso endurecer no molde. Esse flúor também é chamado de *endurecedor de superfície*.

Quando o pó no frasco de alginato é agitado para descompactar as partículas, a terra diatomácea, que é composta de partículas finas de sílica porosa, fica em suspensão no ar quando a tampa for removida. A exposição prolongada através da inalação dessas partículas finas de sílica pode causar silicose e hipersensibilidade pulmonar. Para reduzir a poeira criada pela agitação, os fabricantes introduziram um alginato "sem poeira" (*dustless*) no qual incorporaram polietilenoglicol ou polipropilenoglicol no pó de alginato para aglomerar as partículas. Isso faz com que o pó se torne mais denso e menos capaz de se espalhar pelo ar. Indicadores de cor foram adicionados em algumas formulações para revelar o estágio da reação de pega. Isso é para ajudar o operador a decidir quando prosseguir para a próxima etapa da moldagem.

Materiais de moldagem de alginato de duas pastas também estão disponíveis; são conhecidos como *alginatos modificados*. Uma pasta contém um sol de alginato, cargas, retardador e outros ingredientes como glicóis e dextrose. A outra pasta consiste em gesso di-hidratado, cargas, retardador, glicerol ou glicóis, modificador de superfície de gesso e algum óleo de silicone.

> **QUESTÃO IMPORTANTE**
> Como o retardador otimiza o tempo de trabalho do material de moldagem de alginato?

Processo de gelificação

A típica reação sol-gel pode ser descrita simplesmente como uma reação de alginato solúvel com íons de cálcio do sulfato de cálcio e a formação de um alginato de cálcio insolúvel. Estruturalmente, os íons cálcio substituem os íons sódio ou potássio de duas moléculas adjacentes para produzir um complexo reticulado ou rede polimérica (Figura 13.15). A produção do alginato de cálcio é tão rápida que não permite tempo de trabalho suficiente. Um sal de fosfato solúvel em água (p. ex., fosfato trissódico) é adicionado à composição como um retardador para prolongar o tempo de trabalho. A estratégia é que os íons cálcio reajam preferencialmente com os íons fosfato na solução. Assim, a reação rápida entre os íons cálcio e o alginato solúvel é adiada até que os íons fosfato do fosfato trissódico sejam esgotados. A quantidade de retardador é ajustada para fornecer o tempo de presa indicado.

Controlando o tempo de presa

Uma ligeira modificação na relação água-pó (A/P) ou no tempo de mistura pode ter efeitos marcantes em duas propriedades importantes do gel, resistência ao rasgamento e elasticidade; assim, o tempo de presa é mais bem regulado pela quantidade de retardador adicionado durante o processo de fabricação. Normalmente, os fabricantes produzem alginato de presa rápida (1,5 a 3 minutos) e alginato de presa normal (3 a 4,5 minutos) para dar aos clínicos a escolha dos materiais que melhor se adequam ao seu estilo de trabalho.

Os clínicos, no entanto, podem controlar com segurança o tempo de presa alterando a temperatura da água (Figura 13.16). A temperatura da água de mistura deve ser controlada cuidadosamente dentro de um grau ou dois de uma temperatura padrão, geralmente 20°C, para que um tempo de presa constante e confiável possa ser obtido. Em clima quente, precauções especiais devem ser tomadas para fornecer água fria para a mistura, de modo que não ocorra gelificação prematura. Pode até ser necessário pré-esfriar o recipiente de mistura e a espátula, especialmente quando pequenas quantidades de material de impressão devem ser misturadas.

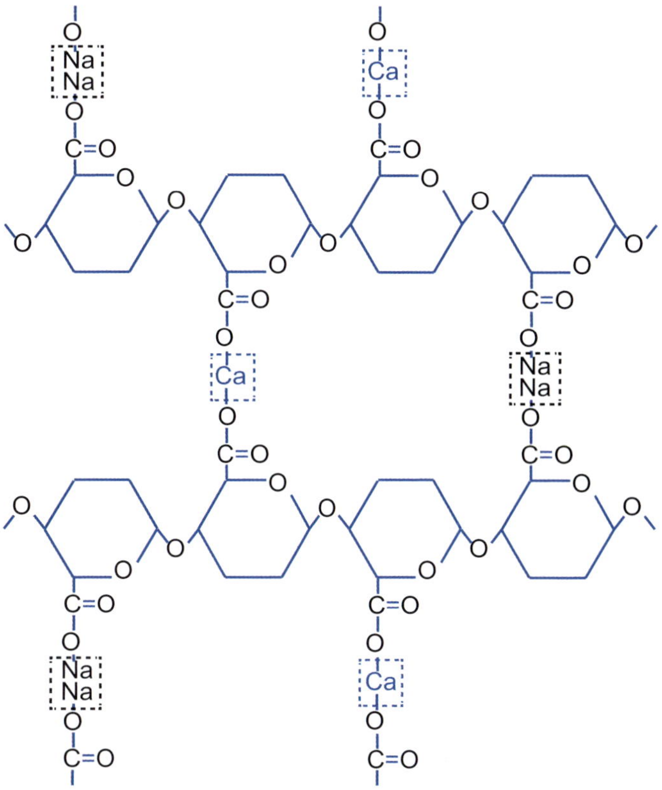

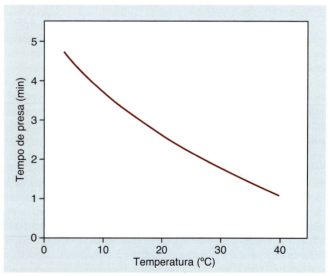

• **Figura 13.15** Ilustração esquemática de alginato de sódio reticulado com íons de cálcio. As moléculas de base representam o sal de sódio do ácido algínico, no qual os átomos de hidrogênio dos grupos carboxila são substituídos por átomos de sódio. Além dos grupos polares, todas as cadeias laterais foram omitidas para simplificação.

• **Figura 13.16** Efeito da temperatura da água no tempo de presa de um material de moldagem de alginato.

A água da torneira contém naturalmente certas quantidades de íons metálicos, principalmente cálcio e magnésio. Foi demonstrado que, em comparação com a água destilada para a mistura do material de moldagem de alginato, o uso de água da torneira com alta dureza pode acelerar a presa do alginato. Se observar que o tempo de presa diminuiu em um novo consultório ou clínica, o efeito da dureza da água da torneira no tempo de presa deve ser considerado como uma possível causa.

> **QUESTÃO IMPORTANTE**
>
> Por que é especialmente importante adicionar água ao recipiente de mistura de borracha antes de adicionar o pó quando se está misturando um material de moldagem de alginato de presa rápida?

Preparação de materiais de moldagem de alginato

O pó medido é adicionado lentamente à água pré-medida que já foi despejada em uma cuba de borracha limpa. O pó é incorporado na água misturando cuidadosamente com uma espátula de metal ou plástico flexível para se adaptar bem à parede do copo misturador. Se o pó for colocado primeiro no copo de mistura, a penetração da água no fundo do copo é inibida e pode ser necessário um tempo de mistura mais longo para garantir uma mistura homogênea. Deve-se tomar cuidado para evitar incorporar ar em excesso na mistura. Um movimento vigoroso em forma de oito é o melhor, com a mistura sendo limpa ou esfregada contra a lateral da cuba de borracha para remover bolhas de ar. Todo o pó deve ser bem incorporado na água.

O tempo de mistura é particularmente importante; geralmente, de 45 segundos a 1 minuto são suficientes, dependendo da marca e do tipo de alginato (fixação rápida ou regular). As instruções da embalagem devem ser seguidas com precisão quanto ao tempo de mistura, tempo de trabalho e tempo de presa para o material utilizado. O resultado deve ser uma mistura suave e cremosa que não escorre facilmente da espátula quando ela é retirada da cuba. Vários dispositivos de mistura mecânica estão disponíveis para os materiais de alginato. Eles incluem uma cuba de mistura rotatória; um misturador mecânico com uma unidade de controle de tempo; um misturador a vácuo para mistura de pó/água; e um misturador mecânico dinâmico, como o de elastômeros (Figura 13.7 D), para produtos de alginato de duas pastas. Seus principais benefícios são a conveniência, a rapidez e a redução do erro humano.

Equipamento limpo é importante; contaminantes, como pequenas quantidades de gesso deixadas na cuba de uma mistura anterior de gesso ou pedra, podem acelerar a presa. É melhor usar cubas separadas para misturar alginato e gesso.

Idealmente, o pó deve ser pesado e não medido em volume com uma colher. No entanto, a não ser que um método grosseiramente incorreto ou inconsistente seja usado para colher o pó, as variações nas misturas individuais não devem ter efeito mensurável nas propriedades físicas.

Fazendo impressão de alginato

É imperativo que a moldagem seja retida na moldeira para que possa ser removida do perímetro dos dentes. Portanto, uma moldeira de metal perfurada é preferida. Se for selecionada uma moldeira de plástico ou uma de metal com aro fechado, uma fina camada de adesivo de alginato deve ser aplicada e deixada secar completamente antes de misturar e carregar o alginato na moldeira. O alginato é um material fraco; portanto, é necessária uma quantidade suficiente de material. A espessura da moldagem de alginato entre a moldeira e os tecidos deve ser de pelo menos 3 mm.

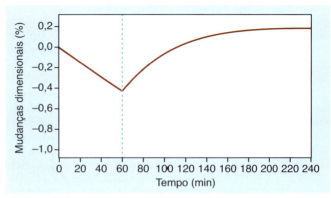

• **Figura 13.17** Contração linear de um hidrocoloide reversível representativo no ar (31 a 42% de umidade relativa) dentro das expansões iniciais e subsequentes na água. A linha tracejada indica o início da imersão em água.

A maioria dos materiais de alginato endurecido melhora a elasticidade ao longo do tempo; isso minimiza a distorção do material durante a remoção da moldagem, permitindo, assim, uma reprodução superior das áreas retentivas. Os dados indicam claramente que a moldagem de alginato não deve ser removida da boca por pelo menos 3 minutos após a gelificação. É possível deixar uma impressão de alginato na boca por muito tempo. Com certos alginatos, foi demonstrado que se a impressão for mantida por 6 a 7 minutos após a gelificação em vez de 3 minutos, pode ocorrer distorção significativa.

Como o alginato é um material viscoelástico, a velocidade de remoção deve ser ajustado entre um movimento rápido e um ritmo mais lento que seja mais confortável para o paciente. Normalmente, uma moldagem de alginato não adere aos tecidos orais tão bem quanto alguns elastômeros; portanto, é mais fácil quebrar o selamento ("sucção") primeiro e depois remover a moldagem de alginato rapidamente. É sempre melhor evitar torcer ou bascular a moldagem para removê-la rapidamente.

Resistência

Qualquer desvio das instruções do fabricante pode ter efeitos adversos na força do gel. Por exemplo, se muita ou pouca água for usada na mistura, o gel final será enfraquecido, tornando-o menos elástico. A espatulação insuficiente resulta na falha dos ingredientes em se dissolverem o suficiente para que as reações químicas possam prosseguir uniformemente por toda a massa. A supermistura interrompe a formação da rede de alginato de cálcio e reduz sua resistência.

Prazo de validade

Dois fatores principais que afetam a vida útil dos materiais de moldagem de alginato são a temperatura de armazenamento e a contaminação por umidade do ar ambiente. O pó de moldagem de alginato pode ser adquirido em embalagens seladas individualmente ou em grandes quantidades. As embalagens individuais são preferidas porque há menos chance de contaminação durante o armazenamento e a relação A/P correta é garantida. No entanto, a embalagem com maior quantidade é de longe a mais popular. Se for usada a forma de alginato em pó em grandes quantidades, a tampa deve ser firmemente recolocada no recipiente o mais rápido possível após a distribuição do pó para que a contaminação da umidade seja minimizada.

Uma data de validade sob condição declarada de armazenamento deve ser claramente identificada pelo fabricante em cada embalagem. É melhor não estocar por mais de 1 ano de suprimento no consultório odontológico. O material deve ser armazenado em ambiente fresco e seco.

Propriedades dos materiais de moldagem hidrocoloide

A qualidade de um modelo de gesso depende das propriedades das moldagens hidrocoloides antes do vazamento e da interação potencial entre gesso e alginato durante a presa do gesso. Nesta seção, são descritos detalhes sobre estabilidade dimensional, interação gesso/hidrocoloide, precisão, desinfecção e efeitos de manuseio incorreto.

> ### QUESTÃO IMPORTANTE
> Como a distorção de uma impressão hidrocoloide pode ser minimizada durante o armazenamento?

Estabilidade dimensional

Uma vez que a impressão de hidrocoloide é removida da boca e exposta ao ar sob temperatura ambiente, ocorrerá alguma contração associada à **sinérese** e evaporação. Por outro lado, se a moldagem for imersa em água, pode ocorrer inchaço causado pela **embebição**. A Figura 13.17 mostra que o material contraiu no ar e uma expansão excessiva ocorreu durante a embebição subsequente.

As mudanças térmicas também contribuem para a mudança dimensional. Com os alginatos, as moldagens contraem ligeiramente devido à diferença térmica entre a temperatura da boca (37°C) e a temperatura ambiente (23°C). Os hidrocoloides de ágar experimentam uma mudança de temperatura na direção oposta, da moldeira refrigerada a água (15°C) para a temperatura ambiente mais quente. Mesmo essa pequena mudança pode fazer com que a moldagem se expanda e se torne menos precisa.

Se o vazamento do modelo precisar ser retardado, o molde deve ser enxaguado em água corrente, desinfectado, envolto em papel-toalha cirúrgico, saturado com água e colocado em um saco plástico selado ou umidificador.

> ### QUESTÃO IMPORTANTE
> Por que o ágar e o alginato incluem um endurecedor de gesso e como ele funciona?

Compatibilidade com gesso

O material de moldagem em ágar contém bórax, que é um retardador conhecido para a presa de produtos de gesso. O processo de gelificação de impressões de alginato produz não apenas alginato de cálcio insolúvel, mas também sulfato de sódio, que é um acelerador de presa do gesso em baixa concentração, mas se torna um retardador em uma concentração mais alta. Além disso, o polissacarídeo também inibe a fixação do gesso. Por causa do retardo, as superfícies dos modelos de gesso preparados a partir de hidrocoloide podem ser muito moles para uso como modelos.

A deficiência de presa de gesso pode ser superada pela imersão de moldes de ágar em uma solução contendo um acelerador de presa de gesso, como solução de sulfato de potássio a 2%, antes de vazar a moldagem com o produto formador de gesso ou pela incorporação de um endurecedor de superfície de gesso, tal como fluortitanato de potássio, em alginato (ver Tabela 13.7). A solubilidade do fluortitanato de potássio é de cerca de 1,3 g por 100 mℓ de água a 20°C. O fluoreto na superfície do alginato formará precipitados finos de fluoreto de cálcio com o cálcio do gesso. As partículas finas de fluoreto de cálcio tornam-se núcleos que aceleram a presa do gesso.

Se um excesso da água de lavagem ficar acumulado na superfície do molde no momento do vazamento do gesso, o modelo apresentará uma superfície rugosa. Uma superfície de gel seca, por outro lado, resultará em sua aderência à superfície do modelo, o que pode resultar em rasgamento após sua remoção. A superfície da moldagem deve estar brilhante, mas sem película de água ou gotículas visíveis no momento do vazamento. Após o molde ter sido preenchido com gesso, superfícies de pedra um pouco superiores podem ser obtidas se o molde for colocado em um umidificador enquanto a gesso endurece.

O molde de gesso ou troquel deve ser mantido em contato com a moldagem por no mínimo 30 minutos, preferencialmente por 60 minutos, antes de a moldagem ser separada do modelo. Pode ser necessário um tempo mais longo para o gesso de presa lenta. É aconselhável separar o modelo da moldagem dentro de um tempo razoável para que não ocorra a dessecação do hidrocoloide, evitando-se a abrasão do molde de gesso durante sua remoção.

> ### QUESTÃO IMPORTANTE
> Qual é o método ideal para desinfectar uma impressão de hidrocoloide de alginato sem causar distorção ou degradação significativa?

Desinfecção

Como a moldagem de hidrocoloide deve ser vazada em pouco tempo após a remoção da boca, o procedimento de desinfecção deve ser relativamente rápido para evitar alteração dimensional. O protocolo atual para desinfecção de moldes de hidrocoloides recomendado pelos Centros de Controle e Prevenção de Doenças é usar alvejante doméstico (diluição de 1 a 10), iodóforos ou fenóis sintéticos como desinfetantes. Após a moldagem ter sido completamente enxaguada, o desinfetante pode ser pulverizado livremente na superfície exposta. A impressão é, então, imediatamente embrulhada em uma toalha de papel embebida em desinfetante e colocada em um saco plástico selado por 10 minutos. Por fim, a moldagem embrulhada é removida do saco plástico, desembrulhada, enxaguada e agitada para remover o excesso de água. O molde em seguida é vazado com o gesso de escolha. Um método alternativo de desinfecção é por imersão, mas não deve exceder 10 minutos (ver Tabela 13.4).

Precisão

O ágar está entre os materiais de moldagem mais precisos. A maioria das moldagens de alginato não é capaz de reproduzir os detalhes mais finos observados em moldagens com outros materiais de moldagem elastoméricos. No entanto, os materiais de alginato são suficientemente precisos para que possam ser usados para fazer moldagens para próteses parciais removíveis.

Efeitos do manuseio incorreto

As causas comuns de falhas encontradas com materiais de moldagem de alginato estão resumidas na Tabela 13.8.

Materiais para duplicação

Ambos os tipos de hidrocoloides são utilizados no laboratório de prótese dentária para duplicar modelos dentários para a construção de aparelhos protéticos e modelos ortodônticos.

Tabela 13.8 — Causas comuns de falha em moldagens com hidrocoloides.

Efeito	CAUSAS	
	Ágar	Alginato
Material granuloso	Ebulição inadequada Temperatura de armazenamento muito baixa Tempo de armazenamento muito longo	Mistura imprópria Mistura prolongada Gelificação excessiva Relação água/pó muito baixa
Separação de materiais de seringa	Superfície do material da bandeja encharcada de água não removeu o material Gelificação prematura de qualquer um dos materiais	Não aplicável
Rasgamento	Volume inadequado Remoção prematura da boca O material da seringa gelificou parcialmente quando a moldeira foi assentada	Volume inadequado Contaminação por umidade Remoção prematura da boca Mistura prolongada
Bolhas externas	Gelificação do material da seringa, impedindo o fluxo	Gelificação indevida impedindo o fluxo Ar incorporado durante a mistura
Vazios de formato irregular	Material muito frio	Umidade ou detritos no tecido
Modelo de gesso rugoso ou com aspecto de giz	Limpeza inadequada do molde Excesso de água ou de solução endurecedora do gesso deixado no molde Separação prematura entre molde e modelo Manipulação incorreta do gesso Secagem do molde com ar antes do vazamento	Limpeza inadequada do molde Excesso de água deixado no molde Remoção prematura do molde da boca Modelo deixado em contato com o molde por tempo prolongado Manipulação incorreta do gesso
Distorção	Molde não preenchido em 30 min Movimentação da moldeira durante a gelificação Remoção prematura do molde da boca Remoção incorreta do molde da boca Uso de água gelada durante os estágios iniciais da gelificação	Molde não preenchido imediatamente Movimentação da moldeira durante a gelificação Remoção prematura do molde da boca Remoção incorreta do molde da boca

O hidrocoloide de ágar é mais popular no laboratório porque pode ser usado muitas vezes. Além disso, com agitação intermitente, pode ser mantido na forma líquida por 1 ou 2 semanas a uma temperatura de vazamento constante. Esses fatores tornam o custo dos materiais de moldagem reversíveis bastante razoáveis.

Os materiais para duplicação do tipo hidrocoloide têm a mesma composição que os materiais de moldagem, mas seu teor de água é maior. Consequentemente, o teor de ágar ou alginato é menor, o que influencia sua resistência à compressão e a porcentagem de presa permanente. Esses requisitos de propriedade são identificados na ISO 14356:2003, Dentistry – Duplicating material.

Materiais de impressão inelásticos

Materiais de moldagem inelásticos são materiais frágeis que exibem quantidade insignificante de deformação elástica antes da fratura. Eles incluem gesso de moldagem, massa de moldagem e pasta de moldagem de OZE. Devido ao seu uso limitado na odontologia clínica hoje, a discussão é breve e focada em composições e aplicações.

Gesso de moldagem

O gesso de moldagem é um pó hemi-hidratado de sulfato de cálcio β (que será discutido na seção seguinte) misturado com água na proporção de 100 g de pó para 50 a 60 mℓ de água. Sua fluidez o torna adequado para moldagem de tecidos moles no estado não comprimido, característica do material de moldagem mucostático. O gesso recém-misturado é muito fluido para ser retido em uma moldeira de estoque; uma moldeira individual é necessária. Moldagens preliminares podem ser feitas com godiva e gesso de moldagem pode ser usado como material fluido, que é o mesmo conceito da técnica de *putty-wash*.

Historicamente, o gesso de moldagem foi usado para fazer moldagens de tecidos duros antes da era dos materiais de moldagem elásticos. O clínico quebrou a moldagem de gesso para facilitar a remoção da moldagem e remontou os fragmentos para formar uma moldagem completa pronta para o vazamento do modelo. Um meio separador foi aplicado na moldagem para evitar que o modelo se fundisse com o gesso de moldagem. O molde seria fraturado novamente para recuperar o gesso.

Godiva (*impression compound*)

A godiva, também chamada de *plástico para modelagem*, é um material termoplástico composto de ceras, resinas termoplásticas, carga e um agente corante. A baixa condutividade térmica desses materiais indica a necessidade de permitir um tempo prolongado para obter maciez uniforme, aquecimento completo e endurecimento completo para retirar o molde da boca.

O tipo I é um material de fusão inferior para moldagem de um único dente ou para moldagem usado na borda de uma moldeira de acrílico individual durante o encaixe da moldeira. Um bastão de godiva pode ser amolecido sobre uma chama, mas a folha deve ser imersa em água morna para garantir o amolecimento uniforme do material. A godiva não deve ferver ou inflamar sobre a chama, e imersão prolongada ou superaquecimento na água pode alterar a química da godiva e suas propriedades. Água fria pode ser borrifada na godiva para auxiliar no resfriamento.

O tipo II é um material de maior fusão em forma de folha, também chamado de godiva de moldeira, e pode ser usado para fazer moldagens primárias de tecido mole para ser usado como moldeira para suportar uma camada fina de um segundo material de moldagem, como pasta fluida de OZE, hidrocoloide, gesso de moldagem ou elastômero, para fazer o molde secundário do tecido mole.

QUESTÃO IMPORTANTE

Por que o OZE endurece mais rápido em um ambiente úmido?

Pasta de moldagem de óxido de zinco-eugenol

A reação entre óxido de zinco e eugenol produz uma massa relativamente dura que tem sido envolvida em uma ampla gama de aplicações em odontologia, incluindo uso como material de moldagem para bocas edêntulas, curativo cirúrgico, pasta de registro de mordida, material de preenchimento temporário, material de preenchimento do canal radicular, um meio de cimentação (ver Capítulo 7) e um material de reembasamento temporário para dentaduras.

As pastas de impressão OZE são dispensadas como duas pastas. Um tubo contém óxido de zinco e óleo vegetal ou mineral; o outro contém eugenol, colofônia, carga e bálsamo resinoso. O óleo vegetal ou mineral atua como plastificante e auxilia na compensação da ação do eugenol como irritante. A adição de resina facilita a velocidade da reação e produz um produto mais liso e homogêneo. O bálsamo resinoso é frequentemente usado para aumentar o fluxo e melhorar as propriedades de mistura.

A reação de endurecimento requer um meio iônico no qual possa ocorrer em qualquer taxa desejada. Está bem estabelecido que a primeira reação é a hidrólise do óxido de zinco ao seu hidróxido (Figura 13.18). Nas formulações que não contêm água na pasta, a presa do material é retardada até que a pasta misturada encontre umidade na boca do paciente. Em qualquer caso, a água fornece aceleração adicional. Uma das principais desvantagens das pastas OZE é a possível sensação de ardor ou queimação causada pelo eugenol à medida que ele escoa e entra em contato com os tecidos moles.

A mistura das duas pastas é realizada em papel impermeável a óleo ou placa de mistura de vidro. A proporção adequada das duas pastas é geralmente obtida espremendo duas tiras de pasta do mesmo comprimento, uma de cada tubo, na placa de mistura. Uma espátula flexível de aço inoxidável normalmente é usada para o procedimento de mistura. As duas tiras de cores contrastantes são combinadas com o primeiro golpe da espátula, e a mistura continua por aproximadamente 1 minuto, ou conforme orientação do fabricante, até obter uma cor uniforme.

Esses materiais são classificados como pasta dura (tipo I) ou pasta mole (tipo II). A pega final deve ocorrer em 10 minutos para uma pasta tipo I (dura) e 15 minutos para uma pasta tipo II (mole). Quando o conjunto final ocorre, a impressão pode ser retirada da boca. O tempo real será menor quando a presa ocorrer na boca porque a umidade e a temperatura podem acelerar a reação de presa.

Uma pasta de consistência espessa (alta viscosidade) pode comprimir os tecidos, enquanto um material fino e fluido resulta em uma moldagem que captura uma réplica negativa dos tecidos em uma condição relaxada com pouca ou nenhuma compressão. Em qualquer caso, a pasta de impressão deve ser homogênea. Pastas de consistências variadas estão disponíveis comercialmente. Uma vantagem de um material de consistência mais pesada é sua maior resistência.

A estabilidade dimensional das pastas de impressão é bastante satisfatória. Uma retração insignificante (menos de 0,1%) pode ocorrer durante o endurecimento. Nenhuma mudança dimensional significativa após o endurecimento deve ocorrer com produtos comerciais de alta qualidade. As moldagens podem ser preservadas indefinidamente sem a mudança de forma que pode resultar de relaxamento ou outras causas de empenamento. Essa condição pode ser satisfeita somente se o material da moldeira for dimensionalmente estável.

Produtos de gesso

O gesso ($CaSO_4 \cdot 2\,H_2O$; sulfato de cálcio di-hidratado) é um mineral extraído em várias partes do mundo. Os produtos de gesso são fornecidos como pós finos de hemi-hidrato ($CaSO_4 \cdot \frac{1}{2}H_2O$) que são produzidos pelo aquecimento de partículas de gesso moído. Depois de misturar com água, a mistura reverte para gesso. Essa propriedade única dos produtos de gesso levou a inúmeras aplicações ao longo da história. Uma mistura de gesso (um produto de gesso), cal e água foi usada para unir os blocos de pedra das pirâmides do Antigo Egito. Gesso e produtos de gesso são amplamente utilizados na construção civil, condicionamento do solo, aditivos alimentares, produtos farmacêuticos, dispositivos médicos e aplicações odontológicas.

As principais aplicações de produtos de gesso em odontologia incluem a produção de modelos de estudo para estruturas bucomaxilofaciais e uso como materiais auxiliares para laboratórios odontológicos envolvidos na produção de próteses dentárias. Quando são adicionadas cargas refratárias, o produto de gesso torna-se mais resistente ao calor e é conhecido como revestimento à base de gesso, capaz de formar moldes para a fundição de ligas (ver Capítulo 14).

QUESTÃO IMPORTANTE

A calcinação é um processo de remoção da água de cristalização do di-hidrato. O que acontece se o pó hemi-hidratado for misturado com água?

Produção de produtos de gesso

Os produtos de gesso são produzidos moendo o gesso e submetendo-o a temperaturas de 110 a 130°C em recipientes abertos para expulsar parte da água cristalina (Figura 13.19). O principal constituinte dos produtos de gesso é o sulfato de cálcio hemi-hidratado. A partícula resultante é um agregado fibroso de cristais finos com poros capilares (Figura 13.20 A), conhecido como

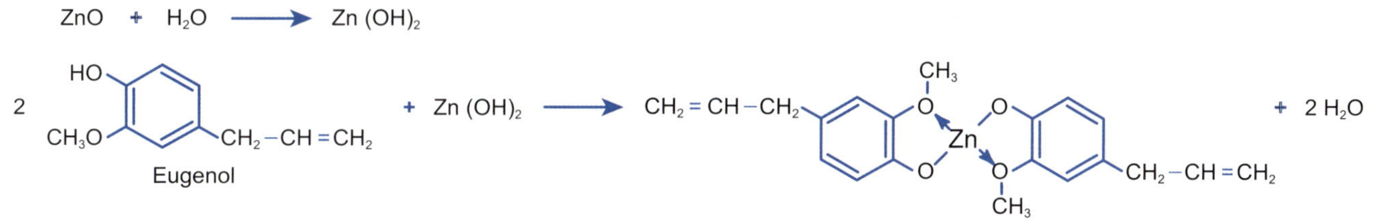

• **Figura 13.18** Reação de fixação do óxido de zinco-eugenol. As setas entre zinco e oxigênio de grupos metoxi indicam ligações coordenadas.

CaSO₄ • 2H₂O Gipsita (sulfato de cálcio di-hidratado)
↓ 110–130 °C
CaSO₄ • ½H₂O Gesso comum ou gesso-pedra (sulfato de cálcio hemi-hidratado)
↓ 130–200 °C
CaSO₄ Anidrita hexagonal
↓ 200–1000 °C
CaSO₄ Anidrita ortorrômbica

• **Figura 13.19** Processo de calcinação para gesso.

gesso de Paris ou **gesso dental** em odontologia. À medida que a temperatura aumenta, o gesso torna-se anidrita hexagonal e anidrita ortorrômbica. Esse processo é conhecido como *calcinação*.

Quando o gesso é aquecido em uma chaleira, cuba ou forno rotativo que mantém um ambiente úmido, um hemi-hidrato cristalino chamado **gesso-pedra** é produzido (Figura 13.20 B). Os pós são muitas vezes referidos como α-hemi-hidrato para gesso-pedra e β-hemi-hidrato para gesso de Paris.

Se o processo de calcinação ocorre sob pressão em uma solução de cloreto de cálcio a 30% ou na presença de mais de 1% de succinato de sódio, o processo produz cristais de hemi-hidrato mais curtos e mais espessos chamados de α-*hemi-hidrato modificado* ou gesso para troquel (*die stone*) (Figura 13.20 C). O cloreto de cálcio residual e o succinato de sódio são removidos lavando o pó com água quente.

> **QUESTÃO IMPORTANTE**
> Qual é o mecanismo de reversão do sulfato de cálcio hemi-hidratado para di-hidratado?

Presa de produtos de gesso

A reação entre produtos de gesso e água produz gesso sólido, e o calor liberado na reação exotérmica é equivalente ao calor usado originalmente para calcinação. Os produtos de gesso endurecido provavelmente nunca atingem 100% de conversão à temperatura ambiente.

Reação de presa

Existem três teorias de fixação de gesso. A teoria coloidal propõe que, quando misturado com água, o hemi-hidrato entra no estado coloidal através de um mecanismo sol-gel. No estado sol, as partículas hemi-hidratadas são hidratadas para formar o estado di-hidratado. À medida que a água adicionada é consumida, a massa se converte em um gel sólido. A teoria da hidratação sugere que os grupos sulfato nas partículas de gesso reidratadas se unem através de ligações de hidrogênio com a água para formar o material endurecido.

A teoria mais amplamente aceita é o mecanismo de dissolução-precipitação, que se baseia no fato de que a solubilidade do hemi-hidrato em água é maior do que a do di-hidrato próximo à temperatura ambiente (Figura 13.21). Assim, as reações de presa ocorrem da seguinte forma:

1. As partículas hemi-hidratadas formam uma suspensão fluida após mistura em água.
2. A água torna-se uma solução saturada de Ca^{2+} e $(SO_4)^{2-}$ à medida que o hemi-hidrato se dissolve.
3. Essa solução saturada de hemi-hidrato é uma solução supersaturada em relação à solubilidade do di-hidrato; ocorre a precipitação do di-hidrato.
4. À medida que o di-hidrato precipita, o hemi-hidrato continua a dissolver-se. O processo continua até que nenhum outro di-hidrato possa precipitar da solução.

Na realidade, o cenário é provavelmente alcançado por uma combinação dos três mecanismos.

> **QUESTÃO IMPORTANTE**
> Como determinar se a mistura de hemi-hidrato e água endureceu?

Quantificando reações de presa

O hemi-hidrato e a água devem ser misturados uniformemente e manter um estado trabalhável para facilitar o vazamento de um **modelo** ou do revestimento de fundição. O tempo desde a adição do pó à água até a finalização da mistura é chamado de *tempo de mistura*, que leva de 20 a 30 segundos por meio de mistura mecânica ou pelo menos 1 minuto de espatulação manual. O tempo desde o início da mistura até o ponto em que a consistência não é mais aceitável para a finalidade pretendida do produto é o *tempo de trabalho*. Geralmente, um tempo de trabalho de 3 minutos deve ser suficiente para misturar, vazar uma impressão e uma impressão sobressalente e limpar o equipamento antes que o gesso se torne impraticável. À medida que a reação prossegue, o excesso de água na superfície é absorvido na formação do di-hidrato, de modo que a mistura perde o brilho da superfície e ganha resistência. Deve-se também

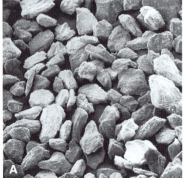 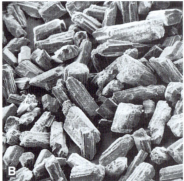 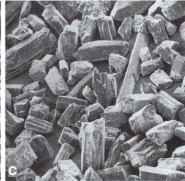

• **Figura 13.20** Três tipos de partículas de pó em produtos de gesso (×400). **A.** Gesso de Paris (partículas β-hemi-hidratadas); os cristais são esponjosos e de forma irregular. **B.** Pedra dental (α-hemi-hidratado); os cristais são prismáticos e de forma mais regular que os de gesso. **C.** Pedra melhorada (α-hemi-hidrato modificado); as partículas em forma de cubo têm uma área de superfície reduzida que melhora o fluxo da mistura.

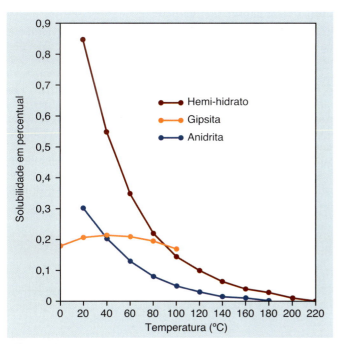

• **Figura 13.21** Dependência da temperatura da solubilidade do sulfato de cálcio em água.

reconhecer que a mistura precisa desenvolver resistência suficiente para resistir à fratura durante a remoção do modelo da moldagem. Quando a mistura pode resistir à penetração de uma agulha Gillmore, que tem uma ponta de 2,12 mm de diâmetro e pesa 113,4 g, o tempo decorrido é chamado de *tempo de presa inicial*. Nesse ponto, a massa ainda não tem resistência à compressão mensurável e o molde não pode ser removido com segurança da impressão. O tempo decorrido em que uma agulha Gillmore mais pesada, pesando 453,6 g e com uma ponta de 1,06 mm de diâmetro, deixa apenas uma marca quase imperceptível na superfície é chamado de *tempo final de presa*.

QUESTÃO IMPORTANTE
Como podemos controlar a taxa de presa do gesso?

Controle do tempo de presa
Existem três fatores que controlam o tempo de presa:
1. Solubilidade do hemi-hidrato: aumentando a solubilidade do hemi-hidrato atinge a supersaturação do di-hidrato mais rapidamente.
2. Número de núcleos de cristalização: quanto maior o número de núcleos de cristalização, mais rápidos os cristais di-hidratados se formarão.
3. Taxa de crescimento de cristal: aumentar ou diminuir a taxa de crescimento do cristal irá acelerar ou retardar o tempo de presa.

Na prática, esses fatores foram incorporados na formulação do material pelo fabricante e pelas técnicas de manipulação realizadas pelo operador. Por exemplo, resíduos de partículas finas de gesso de calcinação incompleta ou adição pelo fabricante reduzirão o tempo de presa devido ao aumento do número de núcleos.

As quantidades de água e hemi-hidrato devem ser aferidas com precisão por peso. O peso (ou volume) da água dividido pelo peso do pó hemi-hidratado é a razão A/P. Por exemplo, se 100 g de pedra dental são misturados com 28 mℓ de água, a relação A/P é de 0,28. Essa proporção é um fator importante na determinação das propriedades físicas e mecânicas do produto final de gesso. O uso de uma relação A/P mais alta diminui o número de núcleos por unidade de volume, com maior tempo de presa.

Durante a mistura, cristais di-hidratados se formam e são quebrados em partículas finas pela espatulação. Essas partículas tornam-se núcleos de cristalização. Portanto, dentro dos limites práticos, uma mistura mais longa e rápida do gesso resultará em um tempo de presa mais curto.

Normalmente, um aumento na temperatura da água leva a uma aceleração de uma reação química de presa. A Figura 13.21 mostra que a diferença de solubilidade entre hemi-hidrato e gesso torna-se menor com o aumento da temperatura, e esta condição diminui a força motriz para a formação do di-hidrato; um aumento de temperatura também resulta em uma reação de presa mais lenta. A diminuição da força motriz faz com que o efeito da temperatura no tempo de presa seja errático e varie de um material para outro.

QUESTÃO IMPORTANTE
Quais são os métodos recomendados para acelerar ou retardar o tempo de presa de um determinado produto formador de gesso?

Modificadores para controlar o tempo de presa
Modificadores químicos têm sido usados extensivamente para aumentar ou diminuir o tempo de pega de produtos de gesso; eles são chamados de *retardadores* e *aceleradores*, respectivamente. Os fabricantes usam os dois tipos de compostos para formular produtos de gesso com tempos de presa específicos.

Foi observado que ácidos inorgânicos fortes e seus sais com bases fortes ou fracas são aceleradores. O acelerador mais utilizado é o sulfato de potássio, que é particularmente eficaz em concentrações de até 2%. A água "suja" que flui de um aparador modelo contém numerosas partículas finas de gesso que atuam como núcleos de cristalização e são um acelerador eficaz. Agitar a água da pasta antes do uso é importante para dispersar essas partículas finas de gesso. Aumentar o tempo ou a velocidade da mistura pode criar mais núcleos ao esmagar os cristais de di-hidrato em desenvolvimento em partículas menores, acelerando, assim, a presa da mistura. Na concentração de 2% do hemi-hidrato, o cloreto de sódio é um acelerador. O sulfato de sódio tem seu efeito de aceleração máxima em aproximadamente 3,4%. Vários sais inorgânicos desempenham papéis duplos na cinética de fixação do di-hidrato, que são aceleradores em baixa concentração e retardadores em alta concentração. Por exemplo, o bórax, um conhecido retardador para a fixação do gesso, também demonstrou promover o crescimento de cristais de di-hidrato, mas apenas em uma concentração inferior a 0,2 mM (cerca de 0,08 g/ℓ).

Deve-se reconhecer que a aceleração significativa do tempo de reação pode comprometer as características de fluxo ideais do material. O fabricante adicionou aceleradores, retardadores e outros agentes de controle; portanto, adicionar outros ingredientes que possam neutralizar os efeitos de componentes que já estão incorporados ao produto não é aconselhável. Desta forma, deve-se selecionar um produto do catálogo do fabricante com o tempo de presa específico que o operador necessita.

> **QUESTÃO IMPORTANTE**
>
> Quando uma mistura de hemi-hidrato e água endurece, o objeto resultante é sempre poroso. Por quê?

Expansão de presa

Independentemente do tipo de produto de gesso selecionado, uma expansão da massa pode ser detectada durante a formação do di-hidrato. A expansão linear observada pode ser tão baixa quanto 0,06% ou tão alta quanto 0,5%. Esse fenômeno é contrário ao esperado quando o hemi-hidrato reverte para a forma di-hidratada mais densa. Se volumes equivalentes de hemi-hidrato, água e produto de reação (di-hidrato) forem comparados, o volume do di-hidrato formado será 7,11% menor do que os volumes combinados equivalentes de hemi-hidrato e água (Figura 13.22). O fenômeno da *expansão de presa* pode ser explicado com base na cristalização.

Mecanismo de expansão de presa

A cristalização de di-hidratos pode ser retratada como uma consequência de cristais de núcleos de cristalização. Cristais que crescem a partir dos núcleos podem se entrelaçar e obstruir o crescimento de cristais adjacentes. Quando o processo se repete com milhares de cristais durante o crescimento, uma tensão ou impulso para fora resulta em uma expansão de toda a massa. Assim, uma expansão de presa pode ocorrer mesmo que o volume real dos cristais sozinho possa ser menor do que o calculado. Portanto, a estrutura imediatamente após a presa é composta por cristais interligados, entre os quais estão microporos e poros contendo o excesso de água necessário para a mistura. Na secagem, o excesso de água é perdido, resultando em uma estrutura porosa.

A Figura 13.23 mostra a mudança dimensional durante o endurecimento de um produto de gesso. A mistura apresenta uma contração inicial seguida de uma expansão e uma contração menor. A contração inicial é causada pela tensão superficial da água puxando as partículas para mais perto. Quando a mistura é despejada em uma moldagem, o gesso pode continuar se contraindo durante o período de indução. Essa contração não é preocupante porque a mistura ainda flui e se adapta à impressão. Somente quando a mistura estiver suficientemente rígida (após a presa inicial), a força de expansão produzirá uma expansão de presa visível do modelo.

É importante notar que apenas a expansão de presa que ocorre após a presa inicial é de interesse. Quando cristais suficientes se formaram para produzir o impulso para fora por impacto, segue-se a expansão de presa. O início da presa inicial ocorre aproximadamente no ponto mínimo da curva, o ponto em que a expansão começa. Como a contração antes da presa inicial ocorre na superfície livre, a dimensão final do modelo em relação à moldagem inclui uma expansão de presa de aproximadamente 0,12%, conforme Figura 13.23. Naturalmente, as quantidades de expansão de presa variam entre os diferentes produtos de gesso.

Controle de expansão de presa

Como pode ser observado a partir dos resultados apresentados na Tabela 13.9, uma relação A/P mais baixa e um tempo de mistura mais longo aumentarão a expansão de presa. Cada um desses fatores aumenta a densidade de núcleos. O efeito da relação A/P na expansão de presa é esperado em termos teóricos. Em razões A/P mais altas, menos núcleos de cristalização por unidade de volume estão presentes em comparação com a maior densidade de núcleos em misturas mais espessas. Como pode-se supor que o espaço entre os núcleos é maior nesse caso, segue-se que há menos interação de crescimento dos cristais de di-hidrato e menos impulso para fora. No entanto, o método mais eficaz para controlar a expansão da presa é a partir da adição de produtos químicos pelo fabricante.

> **QUESTÃO IMPORTANTE**
>
> Até agora, a fixação de gesso ou pedra ocorreu no ar. O que aconteceria se a mistura de hemi-hidrato e água pudesse assentar debaixo d'água? Tenha em mente que as solubilidades de hemi-hidrato e di-hidrato são muito baixas em água, sem se preocupar que a mistura se dissolva sem agitação vigorosa.

Expansão de presa higroscópica

Imagine que a mistura inicial seja representada na linha superior da Figura 13.24 (estágio I) pelas três partículas redondas de hemi-hidrato cercadas por água. Em condições normais de presa, os cristais de di-hidrato começam a se formar nos núcleos. A água ao redor das partículas é reduzida pela hidratação, e essas partículas são atraídas mais próximas umas das outras porque a tensão superficial da água mantém a área da superfície da água no mínimo (estágio II). À medida que os cristais de di-hidrato crescem, eles entram em contato e a água ao redor das partículas diminui

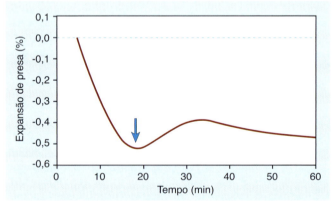

• **Figura 13.23** Alterações dimensionais que ocorrem durante a presa de um produto de gesso. A seta indica o conjunto inicial aproximadamente no ponto mais baixo da curva.

	$(CaSO_4)_2 \cdot H_2O + 3H_2O$		$\longrightarrow$	$2\ CaSO_4 \cdot 2\ H_2O$
Massa molecular (g)	290,28	54,05		344,33
Densidade (g/cm³)	2,75	1,00		2,32
Volume equivalente (cm³)	105,56	54,21		148,41

$$\frac{(105{,}56 + 54{,}21) - 148{,}41}{(105{,}56 + 54{,}21)} \times 100\% = 7{,}11\%$$

• **Figura 13.22** O volume muda da conversão do sulfato de cálcio hemi-hidratado para di-hidratado.

Tabela 13.9 — Efeito da relação água/pó (A/P) e tempo de mistura na expansão de presa do gesso.

Razão A/P	Tempo de mistura (min)	Expansão de presa (%)
0,45	0,6	0,41
0,45	1	0,51
0,60	1	0,29
0,60	2	0,41
0,80	1	0,24

De Gibson CS, Johnson RN: Investigations of the setting of plaster of Paris, *J Soc Chem Ind* 51(1):25T, 1932.

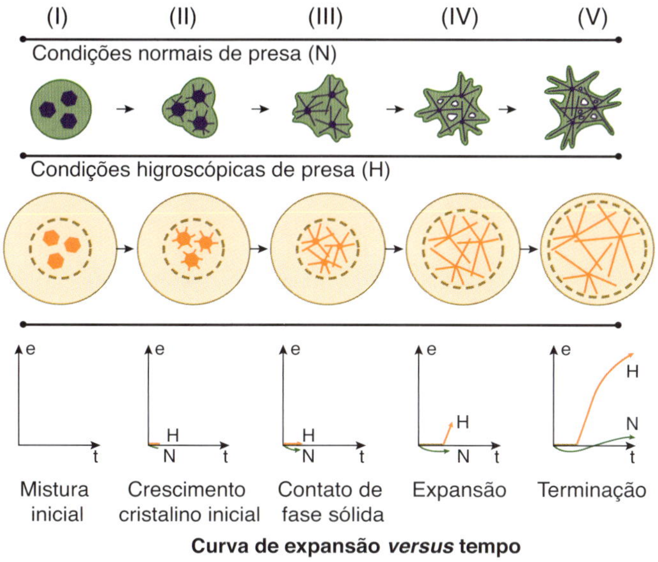

• **Figura 13.24** Representação esquemática da expansão de fixação de produtos de gesso. Na *linha superior*, o crescimento do cristal é inibido pela tensão superficial da água ao redor dos cristais em crescimento. Na fileira do meio, a mistura de gesso (*área circundada pelo círculo pontilhado*) é imersa em água durante a pega (*representada pelo círculo sólido maior*); a água de imersão fornece mais espaço para um crescimento de cristal mais longo. A *linha inferior* mostra a expansão (e) ao longo do tempo (t) para expansão de presa higroscópica (H) e expansão de presa normal (N). (Adaptada de Mahler DB, Ady AB: An explanation for the hygroscopic setting expansion of dental gypsum products. *J Dent Res.* 1960;39:378-9.)

novamente (estágio III). O crescimento adicional de di-hidratos consome mais água e deve juntar os cristais como antes, mas o impulso para fora dos cristais em crescimento se opõe a essa contração (estágio IV). Eventualmente, os cristais tornam-se entrelaçados e emaranhados (estágio V).

O estágio I da linha do meio (condições de ajuste higroscópico) da Figura 13.24 mostra uma mistura idêntica de hemihidrato (a área delineada pelo círculo pontilhado) debaixo d'água (a área fora do círculo pontilhado). A hidratação das partículas hemi-hidratadas aqui prosseguiria como de costume. Por estarem cercados por um corpo de água, a tensão superficial da água não puxará ou empurrará esses cristais em crescimento (estágio II). À medida que os cristais di-hidratados continuam a crescer e entrar em contato uns com os outros, nenhuma redução na distância entre os cristais é esperada (estágio III). Isso significa que os cristais

crescerão muito mais livremente durante os estágios iniciais (estágio IV) antes que o entrelaçamento finalmente impeça uma expansão adicional (estágio V). Consequentemente, a expansão de presa observada que ocorre quando o produto de gesso endurece debaixo d'água é maior do que a que ocorre durante a presa no ar.

Para distinguir entre as duas condições de presa, a expansão de presa sem imersão em água é geralmente chamada de **expansão de presa normal** (*N* na linha inferior da Figura 13.24), enquanto a expansão que ocorre debaixo d'água é conhecida como **expansão de presa higroscópica** (*H* na linha inferior da Figura 13.24).

A expansão higroscópica obtida durante a presa de gesso é cerca de duas vezes a expansão de presa normal. Essa propriedade tem sido utilizada na formulação de materiais de revestimento para compensar a contração da fundição. Mais discussão sobre a expansão higroscópica de materiais de revestimento é apresentada no Capítulo 14.

Observe que *higroscopia* significa a capacidade de uma substância de atrair moléculas de água do ambiente circundante por meio de absorção ou adsorção. A expansão de presa higroscópica aqui descrita não é resultado de absorção ou adsorção. Portanto, o termo *expansão de presa higroscópica* de produtos de gesso é tecnicamente incorreto. No entanto, esse termo é mantido nas explicações da expansão da presa do gesso.

QUESTÃO IMPORTANTE

Como a presença de água nos poros do gesso endurecido afeta a resistência do objeto de gesso?

Resistência do conjunto de produtos de gesso

A resistência dos produtos de gesso endurecido como material frágil é geralmente expressa em termos de resistência à compressão.

Efeito do teor de água

O teor de água livre do produto endurecido afeta a resistência do produto. Por essa razão, duas propriedades de resistência do gesso são relatadas: a *resistência a úmido* (também conhecida como *resistência verde*) e a *resistência a seco*. A resistência a úmido é a resistência que é determinada quando a água em excesso daquela necessária para a hidratação do hemi-hidrato permanece no corpo de prova. Quando esse excesso de água é removido por secagem, a resistência obtida é a resistência a seco. A resistência a seco pode ser duas ou mais vezes maior que a resistência a úmido.

O efeito do período de secagem na resistência à compressão do gesso endurecido é mostrado na Tabela 13.10. Observe o ganho de resistência relativamente pequeno que ocorreu após 8 horas de secagem e a perda de água. Entre um período de secagem de 8 horas e 24 horas, apenas 0,6% do excesso de água foi perdido, mas a força dobrou. Uma mudança semelhante na dureza da superfície ocorre durante o processo de secagem. Tenha em mente que o excesso de água nos produtos de gesso endurecido está saturado com Ca^{2+} e SO_4^{2-}. À medida que o último traço de água é perdido, cristais finos de precipitado de gesso servem como âncoras entre os cristais maiores. Assim, se o excesso de água é reconstituído por imersão ou absorção, esses pequenos cristais são os primeiros a se dissolver e as âncoras de reforço são perdidas.

A irradiação de micro-ondas tem sido usada para acelerar a secagem e desinfecção de moldes de gesso. A influência na resistência do gesso, no entanto, é inconclusiva. Em geral, a irradiação por micro-ondas, procedimento que economiza tempo,

Tabela 13.10	Efeito do período de secagem na resistência do gesso de Paris.	
Período de secagem (h)	Resistência à compressão (MPa)	Perda de peso (%)
2	9,6	5,1
4	11,7	11,9
8	11,7	17,4
16	13	–
24	23,3	18
48	23,3	18
72	23,3	–

De Gibson CS, Johnson RN: Investigations of setting of plaster of Paris. *J Soc Chem Ind.* 1932;51(1):25-38.

Tabela 13.11	Efeito da relação água/pó (A/P) e tempo de mistura na resistência do gesso de Paris.	
Razão A/P	Tempo de mistura (min)	Resistência à compressão (MPa)
0,45	0,5	23,4
0,45	1	26,2
0,60	1	17,9
0,60	2	13,8
0,80	1	11

De Gibson CS, Johnson RN. Investigations of setting of plaster of Paris. *J Soc Chem Ind.* 1932; 51(1):25-38.

pode estar associada a algumas alterações dimensionais. O tempo necessário varia de acordo com a configuração do forno de micro-ondas e o tipo de gesso a ser seco.

Efeito da relação água/pó

Como observado anteriormente, o gesso ou pedra fixado é poroso, e quanto maior a relação A/P, maior a porosidade. Como seria de esperar nessa base, quanto maior for a razão A/P, menor será a resistência do material endurecido, conforme mostrado pelos dados na Tabela 13.11, porque menos cristais de di-hidrato estão disponíveis por unidade de volume.

A Figura 13.25 é um gráfico da resistência em função da razão A/P para os cinco tipos diferentes de produtos de gesso usados em odontologia (discutidos posteriormente). A figura inclui dados de muitos dos produtos no mercado que atendem à Especificação ANSI/ADA nº 25 ou ISO 6873 para produtos de gesso odontológico (Tabela 13.12). O teste de compressão foi realizado 1 hora após o início da mistura; portanto, os valores obtidos são a resistência à umidade dos materiais testados. Embora a relação A/P varie para a marca de gesso ou pedra, as faixas típicas recomendadas de relações A/P são mostradas na Tabela 13.12 para os cinco tipos de produtos de gesso.

Efeito da manipulação e aditivos

Conforme mostrado na Tabela 13.11, o tempo de mistura também afeta a resistência do gesso. Em geral, um aumento no tempo de mistura aumenta a resistência a um limite. Se a mistura for supermisturada, os cristais de gesso serão quebrados e o produto final manterá uma estrutura de intertravamento menos cristalina.

A adição de um acelerador ou retardador reduz tanto a resistência a úmido quanto a resistência a seco do produto de gesso. Tal diminuição na força pode ser parcialmente atribuída ao sal adicionado como adulterante e à redução da coesão intercristalina.

Quando o hemi-hidrato relativamente puro é misturado com quantidades mínimas de água, o tempo de trabalho é curto e a expansão de presa é indevidamente alta. No entanto, como acabamos de observar, os produtos de gesso dental contêm aditivos que reduzem a expansão de presa, aumentam o tempo de trabalho e proporcionam uma presa final rápida. A adição de mais produtos químicos pode perturbar o delicado equilíbrio dessas propriedades. Assim, se for desejada uma mudança no tempo de presa, este deve ser controlado por alterações modestas na relação A/P e/ou no tempo de espatulação.

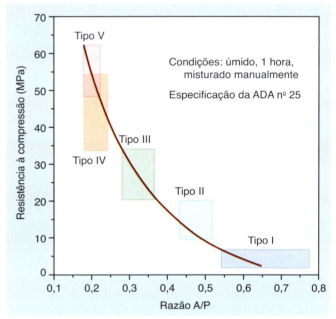

• **Figura 13.25** Resistência à compressão de 1 hora em função da relação água/pó (A/P) para cinco tipos de produtos de gesso. *ADA*, American Dental Association.

> **QUESTÃO IMPORTANTE**
>
> Quais propriedades são usadas para classificar os vários tipos de produtos de gesso?

Tipos de produtos de gesso

A Especificação ANSI/ADA nº 25 classifica cinco tipos de produtos de gesso e fornece os requisitos de propriedade para cada tipo (Tabela 13.12). Alguns materiais de gesso são formulados para propósitos especiais, como para vazamento de modelos ortodônticos ou fixação de modelos a um articulador. O critério de seleção de qualquer produto de gesso depende do uso pretendido e das propriedades físicas necessárias para esse uso específico.

Gesso de moldagem (tipo I)

Esses materiais de moldagem são compostos de gesso de Paris ao qual foram adicionados modificadores para regular o tempo de presa e a expansão da presa. O gesso de moldagem agora é

Tabela 13.12 — Razões A/P típicas e requisitos de propriedades de produtos de gesso.

Tipo	Razão A/P	Tempo de presa* (min)	Expansão de presa após 2 h* (%)	Resistência à compressão após 1 h† (MPa)
I. Gesso comum, moldagem	0,50 a 0,75	2,5 a 5	0 a 0,15	4,0§ – 8†
II. Gesso comum, modelo	0,45 a 0,50	Obs.	0 a 0,30	9§
III. Gesso-pedra	0,28 a 0,30	Obs.	0 a 0,20	20§
IV. Gesso-pedra, alta resistência	0,22 a 0,24	Obs.	0 a 0,15	35§
V. Gesso-pedra, alta resistência, alta expansão	0,18 a 0,22	Obs.	0,16 a 0,30	35§

Obs.: o tempo de presa deve estar dentro de 20% do valor declarado pelo fabricante.
*Requisitos de propriedade encontrados na Especificação ANSI/ADA nº 25 e ISO 6873:2013.
§Valor de força mínimo.
†Valor de força máxima.

raramente usado para fazer moldagens dentárias porque o gesso foi substituído por materiais menos rígidos, como os hidrocoloides e elastômeros. As descrições do gesso de moldagem e das aplicações foram dadas anteriormente.

Gesso modelo (tipo II)

O gesso modelo ou o gesso de laboratório tipo II agora é usado principalmente para encher uma mufla usada no desenvolvimento de próteses quando a expansão de presa não é crítica e a resistência é adequada de acordo com os limites citados na especificação ADA ou padrão ISO. Geralmente, é comercializado na cor branca natural, contrastando com as pedras, que normalmente são coloridas.

Gesso-pedra (tipo III)

O gesso-pedra tipo III tem uma resistência à compressão mínima em 1 hora de 20 MPa. Destina-se à confecção de modelos na confecção de próteses totais para adaptação aos tecidos moles. Para essa aplicação, uma ligeira expansão de presa pode ser tolerada em modelos que reproduzem tecidos moles, mas não quando os dentes estão envolvidos. Os gessos-pedra do tipo III são preferidos para moldes usados para processar dentaduras porque a pedra tem força suficiente para esse propósito, mas baixa força o suficiente para separar a prótese do gesso.

Existem pelo menos dois métodos para a construção do modelo. Um método é construir um molde envolvendo tiras de cera planas e macias ao redor da moldagem, de modo que elas se estendam aproximadamente 12 mm além do lado do tecido da moldagem. Esse processo é chamado de caixa (*boxing*), que forma a base do modelo. A mistura do gesso-pedra e água é, então, despejada na moldagem sob vibração. Outro método é preencher o molde primeiro conforme descrito. O restante da mistura de gesso-pedra é derramado em uma placa de vidro. A moldagem preenchida é invertida sobre um monte de gesso-pedra, e a base é conformada com a espátula antes que o gesso-pedra endureça. Tal procedimento não é indicado se a moldagem puder ser facilmente deformada ou se o gesso-pedra estiver "fluido". O modelo não deve ser separado da moldagem até que o gesso-pedra tenha endurecido. O tempo mínimo permitido para a presa varia de 45 a 60 minutos, dependendo da taxa de presa do gesso-pedra e do tipo de material de moldagem utilizado.

Gesso-pedra de alta resistência (tipo IV)

Os principais requisitos para um material para troquel são resistência, dureza e expansão mínima de presa. Para obter essas propriedades, utiliza-se o α-hemihidrato modificado, também chamado de *gesso para troquel*.

Uma superfície dura é necessária para um gesso de troquel porque a preparação do dente é coberta com cera e esculpida rente às margens do modelo. Um instrumento afiado é usado para esta finalidade; portanto, o gesso-pedra deve ser resistente à abrasão. Soluções de endurecimento de gesso, deposição de prata, revestimento com adesivo de cianoacrilato e outros métodos para aumentar a resistência à abrasão são discutidos no Capítulo 14. É uma sorte que a dureza da superfície aumente mais rapidamente do que a resistência à compressão porque a superfície seca mais rapidamente. Essa é uma vantagem real, pois a superfície resiste à abrasão, enquanto o centro do troquel é tenaz e menos sujeito à fratura acidental. A média de dureza da superfície seca das pedras tipo IV é de aproximadamente 92 (dureza Rockwell), e a da pedra tipo III é 82. Muito embora a superfície do gesso-pedra melhorada seja mais dura, deve-se tomar cuidado durante a escultura do padrão.

QUESTÃO IMPORTANTE

Sob quais condições deve ser utilizado um gesso-pedra do tipo V?

Gesso-pedra de alta resistência e alta expansão (tipo V)

Este produto de gesso apresenta uma resistência à compressão ainda maior do que a pedra dental tipo IV. A resistência melhorada é alcançada pela redução da relação A/P ainda mais do que a usada para o cálculo tipo IV. Além disso, a expansão de presa foi aumentada de um máximo de 0,16% para 0,30% (ver Tabela 13.12). A justificativa para aumentar a expansão da presa é o uso de metais básicos que apresentam maior contração de fundição do que as tradicionais ligas de metais nobres (ver Capítulo 9). Assim, uma maior expansão no gesso-pedra é necessária para ajudar a compensar a contração de solidificação da liga. O uso de gesso tipo V também pode ser indicado quando a expansão obtida durante a confecção das coroas fundidas for inadequada. Deve-se evitar o uso de pedras do tipo V para a produção de modelos para *inlays* e *onlays*, pois a maior expansão pode levar a um ajuste inaceitável.

Produtos especiais de gesso

O ortodontista prefere um gesso comum ou gesso-pedra branco para modelos de estudo e pode tratar a superfície com sabão para adquirir brilho. Esses produtos geralmente têm um tempo de trabalho mais longo, o que reduz a formação de espaços vazios e facilita o corte.

A montagem de modelos em articuladores requer um produto de gesso, que é referido como gesso-comum ou gesso de "montagem". Esses produtos são de presa rápida e apresentam baixa expansão de presa. Além disso, possuem uma resistência suficientemente baixa, permitindo fácil aparagem e facilitando a separação entre o modelo e as bases do articulador.

Alguns produtos são projetados para economizar tempo. Um tipo é de ajuste extremamente rápido e está pronto para uso em 5 minutos, mas tem pouco tempo de trabalho. Outro produto muda de cor para indicar quando está pronto para uso. Além disso, um produto especial contém uma pequena quantidade de plástico ou resina para reduzir a fragilidade e melhorar a resistência à abrasão durante a escultura de padrões de cera.

Manipulação de produtos de gesso

Na prática, os clínicos e técnicos não devem somente produzir um modelo usando gesso, mas também armazenar o pó adequadamente e manter o gesso nas melhores condições para procedimentos subsequentes.

Cuidados com produtos de gesso

Se a umidade relativa do ambiente for superior a 70%, o gesso absorve umidade suficiente do ar para iniciar uma reação de presa. A hidratação inicial provavelmente produz alguns cristais de di-hidrato na superfície das partículas de hemi-hidrato expostas. Esses cristais di-hidratados podem atuar como núcleos de cristalização e acelerar a presa quando o pó é misturado com água. Se a hidratação continuar durante o armazenamento, os cristais de hemi-hidrato podem ficar completamente cobertos com cristais de di-hidrato. Nessas condições, a água penetra com dificuldade no revestimento de di-hidrato e o tempo de presa é prolongado. O melhor meio de armazenamento é selar o produto em um recipiente de metal à prova de umidade.

Proporção

A medição deve ser feita com uma proveta graduada para o volume de água e uma balança para o peso do pó. A medição do pó por volume não é confiável devido à não uniformidade da compactação do pó. Os envelopes pré-pesados são muito populares porque garantem precisão, reduzem o desperdício e economizam tempo.

Manipuilação e vazamento

Se a mistura for feita manualmente, o gral deve ser de formato parabólico, liso e resistente à abrasão. A espátula deve ter uma lâmina rígida e uma haste que seja fácil de segurar. Uma quantidade medida de água é colocada primeiro no gral, seguida pela peneiração do pó pesado na água enquanto a mistura manual inicial é realizada. A mistura é, então, agitada vigorosamente, com limpeza periódica do interior do gral com a espátula para garantir a molhagem de todo o pó e a quebra de quaisquer aglomerados. A mistura deve continuar até que uma mistura homogênea seja obtida, geralmente dentro de 1 minuto. A espatulação mais longa reduz drasticamente o tempo de trabalho. O uso de um vibrador de alta frequência e baixa amplitude para reduzir o aprisionamento de ar é essencial antes do vazamento.

O método preferido de mistura é usar um misturador mecânico sob vácuo. Primeiro, a água medida é adicionada à tigela, seguida pela adição gradual do pó pré-pesado. O pó é incorporado durante aproximadamente 15 segundos de mistura com espátula manual, seguidos de 20 a 30 segundos de mistura mecânica sob vácuo. A resistência e a dureza obtidas por tal mistura a vácuo geralmente excedem as obtidas pela mistura manual.

Antes de despejar, o gral com a mistura de gesso-pedra deve ser vibrado para eliminar mais bolhas de ar retidas. A moldeira é segurada em uma mão contra o vibrador. A superfície da impressão deve estar livre de excesso de água. Quando preparações dentárias estão envolvidas, uma pequena espátula do tamanho da preparação pode ser usada para fornecer gesso suficiente a fim de preencher todas os preparos. A velocidade do vibrador deve ser ajustada alta o suficiente para fazer a pedra fluir lentamente para preencher os espaços. Após a manipulação e os dentes anteriores serem preenchidos, mais gesso-pedra pode ser adicionado a partir de uma extremidade aberta da moldagem (p. ex., no último molar de uma moldagem de arco completo). A moldagem pode ser inclinada para facilitar o movimento do gesso na depressão do dente. Gesso-pedra deve ser adicionado atrás da linha de frente (do gesso) em movimento para promover o seu escoamento e garantir que a área previamente preenchida não perca muito de seu volume. Uma vez que as depressões dentárias são preenchidas, quantidades maiores de gesso-pedra podem ser adicionadas sob leve vibração para preencher a moldagem remanescente até a prega mucovestibular ou a borda da área da caixa ao redor da moldeira. A moldagem é, então, colocada brevemente no vibrador por alguns segundos para distribuir o gesso uniformemente pela moldagem.

Se for utilizado o método de inversão, é feito um acúmulo de gesso-pedra com cerca de 20 mm de altura sobre uma superfície plana, como uma placa de vidro, com o restante da mistura ou com uma nova mistura com menor relação A/P. O gesso na moldagem preenchida deve exibir a presa inicial, mas não a presa final, antes de a moldagem ser invertida sobre o monte de gesso. A base é ajustada com a espátula e todo o conjunto é deixado em repouso até que o material esteja completamente endurecido. Em seguida, o modelo de gesso é separado da moldagem.

> **QUESTÃO IMPORTANTE**
> Que condições de armazenamento são necessárias para manter a precisão dimensional de um modelo de gesso?

Cuidados com o modelo

As dimensões do modelo devem ser relativamente constantes sob condições normais de temperatura e umidade ambiente. No entanto, a imersão dos moldes em água pode ser necessária em preparação para outros procedimentos. Um estudo relatou que um gesso imerso em um recipiente sob água corrente perderá aproximadamente 0,1% da dimensão linear do gesso a cada 20 minutos de imersão. Portanto, o método mais seguro para embeber o gesso é colocar o gesso em banho-maria com restos de gesso remanescentes no fundo do recipiente para fornecer uma solução saturada de sulfato de cálcio.

> **QUESTÃO IMPORTANTE**
> Que procedimento deve ser seguido se não tiver certeza se a moldagem ou o modelo de gesso foi desinfectado?

Controle de infecção

A preocupação com a possível contaminação cruzada de pessoal de consultório odontológico por microrganismos, incluindo vírus da hepatite B e vírus da imunodeficiência humana, através de moldagens dentárias, levou ao estudo do efeito de técnicas de desinfecção por *spray* e imersão em materiais de moldagem. O efeito de tais agentes na qualidade da superfície e precisão dos modelos de gesso resultantes é uma consideração importante.

Se uma moldagem não tiver sido desinfetada ou se o laboratório não tiver certeza de que um protocolo de desinfecção apropriado foi seguido, será necessário desinfectar o gesso. Podem ser usadas soluções de desinfecção que não afetem adversamente a qualidade do gesso. Alternativamente, os desinfetantes podem ser incorporados no pó ou dissolvidos na água. A adição de um desinfetante nos produtos de gesso, sem dúvida, influenciaria algumas das propriedades de certos produtos, como resistência, expansão de presa e tempo de presa. O efeito preciso depende dos tipos de gesso e agentes antimicrobianos utilizados. No entanto, os modelos desinfetados aparentemente se comparam favoravelmente com os controles não desinfetados.

A mesma irradiação de micro-ondas usada na secagem de modelos de gesso também foi avaliada no controle de infecção. Um estudo mostrou que uma irradiação de 5 minutos a 900 W reduziu as contagens de microrganismos (ufc/mℓ), com um valor logarítmico médio de 6 para contagens medianas (ufc/mℓ) de zero. Não estão disponíveis dados sobre a eficácia da irradiação por micro-ondas em diferentes espécies de microrganismos, com base no ajuste de potência, na duração necessária e na influência da irradiação prolongada nas propriedades do gesso.

A ampla disponibilidade de um espectro de modelos de gesso desinfetados (tipo III a tipo V) com eficácia comprovada e propriedades físicas inalteradas, sem dúvida, fortalecerá o sistema de barreira de controle de infecção no laboratório de prótese dentária.

Ceras dentárias

A cera é um polímero termoplástico que pode ser moldado com ou sem uma temperatura ligeiramente elevada e retém a nova forma quando resfriado à temperatura ambiente. A confecção de próteses dentárias fixas e removíveis utiliza várias formas de cera durante procedimentos clínicos ou processamento em laboratório. Os produtos clínicos incluem cera para registro de mordida, cera evidenciadora (pasta indicadora de pressão), cera utilidade para alterar e adaptar moldeiras e cera para padrão de baixa fusão do tipo I, usada intraoralmente para enceramento direto de padrões de fundição. Produtos para laboratório incluem **cera para moldeira**, **cera para placa-base**, **cera pegajosa**, cera utilidade e ceras para padrão de fundição para a construção de padrões sobre modelos utilizando a técnica do enceramento indireto.

As ceras para procedimentos odontológicos são uma mistura de ceras naturais e sintéticas. As ceras naturais são extraídas de plantas, insetos, animais ou minerais (incluindo petróleo); as ceras sintéticas são feitas pela síntese de polímeros ou pela modificação de ceras naturais. As ceras de base mineral são principalmente misturas de hidrocarbonetos, enquanto as ceras de plantas, insetos e animais contêm hidrocarbonetos com éster e algumas com álcool ou ácido. As ceras sintéticas são tipicamente compostas de hidrogênio, carbono, oxigênio e cloro. As ceras sintéticas são mais uniformes que as naturais em sua estrutura e mais homogêneas em sua composição.

Componentes das ceras dentárias

A mistura de ceras naturais e sintéticas com outros aditivos cria características de trabalho únicas para as aplicações pretendidas. Por exemplo, agentes corantes são adicionados para fornecer um contraste de padrões de cera contra as tonalidades dos dentes, matrizes e superfícies do modelo. A cera cor de marfim é útil para apresentações estéticas de casos aos pacientes. Cargas podem ser adicionadas para controlar a expansão e a contração do produto de cera. Alguns componentes principais das **ceras dentárias** são discutidos a seguir.

A *parafina*, derivada de frações de petróleo, é uma cera dura incolor ou branca, um tanto translúcida com uma ampla faixa de temperaturas de fusão ou amolecimento. A cera de parafina lasca quando cortada e não produz uma superfície lisa e brilhante. A cera *microcristalina*, derivada de frações mais pesadas do petróleo, tem maior ponto de fusão, cristaliza em pequenas placas e é mais resistente e flexível que as ceras de parafina. A *resina dammar*, uma resina natural, melhora a suavidade na moldagem da cera à base de parafina e torna a cera resistente a rachaduras e descamação. A *cera de carnaúba*, uma cera muito dura e com odor agradável de carnaúba, tem um ponto de fusão relativamente alto que diminui o **fluxo** da parafina à temperatura da boca e melhora o brilho da superfície da cera.

Certas ceras sintéticas podem ser usadas no lugar da cera de carnaúba. Eles incluem um derivado de nitrogênio dos ácidos graxos superiores ou ésteres de ácidos derivados da *cera de Montan*. A *cera de candelila* é uma cera à base de plantas que tem o mesmo efeito da cera de carnaúba com um ponto de fusão mais baixo. A *ceresina* é extraída da ozocerita, uma mistura mineral cerosa com um odor um tanto desagradável. Ceresina pode substituir parte da parafina para modificar a dureza e as características de escultura da cera.

Tipos de ceras dentárias

As ceras dentárias podem ser classificadas em uma de três tipos por aplicação: cera padrão, cera de processamento e cera de moldagem. Nesta seção, discutimos as propriedades relevantes críticas para os aplicativos pretendidos.

Cera padrão

As ceras padrão são usadas para formar o contorno de uma prótese, que deve ser construída com um material mais durável, como ligas fundidas, cerâmicas prensadas isostaticamente a quente ou resinas moldadas por compressão. Eles incluem **cera de inlay**, cera de fundição e cera de placa de base.

As ceras de *inlay* podem ser amolecidas em chama ou em água entre 54 a 60°C para permitir seu fluxo no estado líquido e sua adaptação ao dente preparado (técnica direta que não é mais comum) ou troquel (técnica indireta). O tipo I é uma cera de técnica direta, e o tipo II é uma cera de técnica indireta (ANSI/ADA Especificação nº 4 [1983]). Antes da adaptação do padrão de cera dentro de um dente ou de um modelo, um meio de separação deve ser usado para garantir a separação completa do padrão de cera sem distorção.

A *cera de imersão*, que é mantida derretida durante o processo, pode ser usada para facilitar a preparação padrão da cera. Uma matriz bem lubrificada é rapidamente imersa nessa cera, e o revestimento de cera é uniforme em espessura quando resfriado à temperatura ambiente. Depois que a cera padrão é removida da cavidade preparada, ela é envolta em um material à base de gesso ou fosfato ou outro tipo de material **refratário** conhecido como revestimento. O papel do revestimento na obtenção de uma fundição adequada à preparação é discutido no Capítulo 14.

Devido ao valor do coeficiente de expansão térmica extremamente alto em comparação com os de outros materiais dentários, a cera de *inlay* tipo I será contraída consideravelmente à medida que for resfriada em temperatura ambiente. Uma cera padrão feita pelo método indireto pode não contrair tanto, embora a quantidade dependa se ela atingiu a temperatura ambiente antes de ser removido do molde.

As ceras de fundição (gotejamento) têm a mesma finalidade que a cera de *inlay*, mas são usadas para fazer padrões para a estrutura metálica de próteses parciais removíveis e outras estruturas semelhantes que incluem escultura e acúmulo. Eles vêm em folhas, pérolas e uma variedade de formas prontas, como hastes e fios redondos, semirredondos e em forma de meia-pera e fios de várias medidas. A maioria das ceras de fundição não contém material sintético e tem mais moléculas de alto peso molecular; isso permite que a cera tenha excelentes características de escultura, resfriamento rápido e a capacidade de permanecer opaca mesmo no estado fundido para proporcionar melhor controle durante o encerramento.

A cera da placa de base é usada para estabelecer a forma inicial do arco na construção de próteses totais. Fornecidas em folhas vermelhas ou rosa de 1 a 2 mm de espessura, possuem três tipos para aplicações específicas. O tipo I, uma cera macia, é usado para a construção de contornos e facetas. O tipo II, uma cera média, destina-se à produção de padrões na boca em condições climáticas normais. O tipo III, uma cera dura, é usado para prova de encaixe na boca em climas tropicais (ANSI/ADA Especificação nº 24 [1991: revista em 2003]). As classificações da cera da placa base descritas na ISO 15854:2021 são Tipo 2/Classe 1: macio, Tipo 2/Classe 2: duro e Tipo 2/Classe 3: extra duro. Como a tensão residual está presente na cera devido ao contorno e manipulação da cera, o padrão de prótese finalizado deve ser embalado o mais rápido possível após a conclusão de todos os ajustes e manipulações.

Manipulação da cera

O papel da manipulação das ceras é principalmente simplificar os procedimentos odontológicos para a construção de uma variedade de dispositivos e aparelhos, nas clínicas ou no laboratório.

A cera utilitária é uma cera moldável que pode aderir a várias superfícies secas quando pressionada. Essa cera transforma uma moldeira perfurada padrão para uso com hidrocoloides em um contorno mais desejável e protege o tecido mole da periferia para extensão ou moldeiras pós-represamento. A cera utilitária pode ser usada para reparar pequenas imperfeições em padrões de cera, para preencher furos ou para aplicar **canais de alimentação** em bases desses canais (ver Capítulo 14).

A cera pegajosa é uma cera de cor laranja em forma de bastão, que é pegajosa quando derretida, mas firme e quebradiça quando resfriada. As ceras adesivas são usadas para fixar temporariamente os componentes do modelo de gesso, unir e estabilizar temporariamente os componentes de uma ponte antes de soldar ou prender pedaços de uma dentadura quebrada antes de um reparo.

A cera de caixa destina-se a encerrar uma moldagem antes de um modelo de gesso ser vazado. Normalmente fornecida em folhas planas de cor rosa, essa cera é relativamente macia e flexível e pode ser facilmente pressionada no contorno desejado ao redor do perímetro de uma moldagem e autovedada na área sobreposta com pressão firme.

Cera de moldagem

As ceras de moldagem, também conhecidas como **ceras de mordida** ou **ceras corretivas**, tendem a distorcer se forem retiradas de áreas recortadas. Assim, elas são limitadas ao uso em locais edêntulos da boca ou em áreas de superfície oclusal. No entanto, elas têm corpo suficiente para registrar detalhes dos tecidos moles, e são rígidas sob temperatura ambiente.

Propriedades da cera

Dos três tipos de ceras discutidos, a sensibilidade da cera ao ambiente circundante e as propriedades intrínsecas são críticas para a aplicação de ceras padrão. Portanto, as propriedades discutidas nesta seção atendem aos requisitos das ceras padrão. As propriedades desejadas das ceras padrão são as seguintes:

1. A cera deve ficar uniforme quando amolecida.
2. A cor deve contrastar com os materiais da matriz ou dentes preparados para facilitar o acabamento adequado das margens.
3. A cera não deve se fragmentar em flocos ou superfícies semelhantes a partículas durante a escultura após o resfriamento.
4. A cera não deve ser puxada pelo instrumento ou lascar durante a escultura.
5. Durante a fase de queima, a cera deve queimar completamente por oxidar o carbono residual em gases voláteis. Idealmente, a cera não deve deixar um resíduo sólido que ultrapasse 0,10% do peso original da amostra após a fase de queima.

Fluxo de cera dentária

O fluxo, por definição, é uma medida do grau de deformação permanente do material a uma dada temperatura abaixo da temperatura de fusão da cera. Usamos cera de *inlay* tipo I para discutir a significância da propriedade de fluxo. Quando uma cera padrão deve ser feita com cera de *inlay* tipo I, a cera deve ter um fluxo relativamente alto de alguns graus acima da temperatura da boca para que a cera seja trabalhável, mas não desconfortavelmente quente quando colocada na boca do paciente. À temperatura da boca, a mesma cera deve essencialmente não ter fluxo para minimizar a possibilidade de distorção do padrão durante a remoção do preparo do dente. A curva de resfriamento temperatura-tempo de uma cera de *inlay* à base de parafina (Figura 13.26) apresenta duas inflexões; a superior indica endurecimento da cera abaixo de 65°C e solidificação abaixo de cerca de 48°C. Eles não mostram a faixa de fusão precisa da cera, mas indicam a solidificação sucessiva de frações de peso molecular progressivamente mais baixo. Essa condição promove a moldabilidade da cera.

A vazão é medida submetendo amostras cilíndricas a uma carga designada na temperatura indicada e medindo a porcentagem de redução na altura. Os requisitos para as propriedades de fluxo

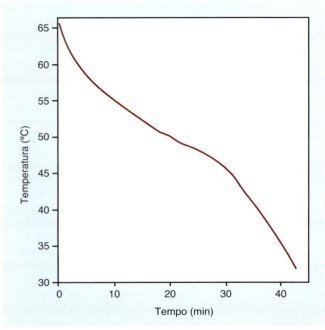

• **Figura 13.26** Curva de resfriamento tempo-temperatura para cera de *inlay* tipo I.

de ceras de *inlay* em temperaturas específicas estão resumidos na Tabela 13.13. O baixo valor de fluxo a 37°C permite o corte e a remoção do padrão da cavidade preparada na temperatura da boca sem distorção. Uma faixa de fluxo de 70 a 90% para ceras de *inlay* tipo I e tipo II a 45°C facilita o fluxo em todas as áreas na preparação e reprodução de detalhes no padrão de cera.

Propriedades térmicas das ceras dentárias

As ceras são amolecidas com calor, forçadas no dente preparado ou na matriz e resfriadas. A condutividade térmica das ceras é baixa, e deve haver tempo suficiente tanto para aquecê-las uniformemente quanto para resfriá-las à temperatura corporal ou ambiente, como ocorre com os compostos de moldagem. Outra característica térmica da cera é seu alto coeficiente de expansão térmica. Conforme mostrado na Figura 13.27, a cera de *inlay* pode expandir até 0,7% com um aumento de 20°C na temperatura ou contrair até 0,35% quando é resfriada de 37 a 25°C. O efeito de baixa condutividade térmica e alta contração térmica é menos significativo quando a cera é utilizada na técnica indireta, pois o padrão não é submetido à mudança de temperatura da boca para a do ambiente.

A alteração dimensional térmica pode ser afetada pela manipulação prévia da cera. A Figura 13.27 mostra a temperatura de expansão de dois corpos de prova de cera em função da temperatura; a curva A é a amostra que resfriou anteriormente sob pressão, enquanto a curva B é a amostra que resfriou sem pressão. Ambas as curvas mostram uma maior taxa de expansão acima de 35°C. Lembre-se da discussão no Capítulo 2: a temperatura em que essa mudança característica ocorre é conhecida como *temperatura de transição vítrea* (ver Figura 2.28). O desvio entre as duas curvas ocorre porque o corpo de prova A produziu uma estrutura mais cristalina sob pressão que exibe uma maior taxa de expansão ao passar pela zona de transição vítrea.

> **QUESTÃO IMPORTANTE**
> Como minimizar os efeitos potenciais de distorção associados à memória elástica e às mudanças de temperatura?

Propriedades mecânicas

As fracas ligações intermoleculares das ceras odontológicas que proporcionam à profissão odontológica toda a facilidade de manipulação e conveniência das aplicações pretendidas também produzem um material de baixo módulo de elasticidade e propriedades mecânicas associadas que são sensíveis à temperatura em comparação com os de outros materiais odontológicos. Essa é uma grande limitação da cera.

Tensão residual e distorção da cera

A distorção dos padrões de cera pode ocorrer ao colocar e remover o padrão de um dente ou matriz. A distorção de um padrão de cera pode resultar de ar no padrão, deformação física (durante a moldagem, escultura ou remoção), liberação de tensões "presas" durante o resfriamento anterior, tempo excessivo de armazenamento e mudanças extremas de temperatura durante o armazenamento.

Devido à baixa condutividade térmica, a camada externa da cera esfria primeiro enquanto o núcleo permanece em estado líquido e continua a se contrair. Quando o núcleo finalmente esfria para um sólido, o processo de contração é restringido pelas camadas externas já sólidas, resultando em tensão residual. Uma cera padrão recém-feita não retida no modelo tende a mudar sua forma ao longo do tempo, um sinal de alívio de tensão para atingir um estado de estabilidade dimensional. Assim, é importante que a cera padrão seja retida na matriz por várias horas para evitar distorções e garantir que as condições de equilíbrio sejam estabelecidas.

Uma fundição se encaixará com mais precisão quando o padrão for colocado imediatamente após sua remoção da preparação ou da matriz. Qualquer atraso no revestimento do padrão pode levar a uma distorção de sua forma devido aos efeitos de relaxamento da tensão.

Manipulação da cera de *inlay*

Para preservar suas propriedades, as ceras dentárias devem ser aquecidas de forma homogênea, mas não por um tempo prolongado. O calor seco é preferível ao uso de banho-maria para

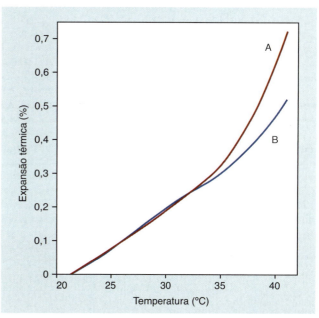

• **Figura 13.27** Expansão térmica da cera de *inlay*. A curva A representa a expansão térmica quando a cera foi mantida sob pressão enquanto esfriava do estado líquido. Quando a mesma cera é resfriada sem pressão e aquecida novamente, ocorre o comportamento mostrado pela curva B.

Tabela 13.13	Requerimentos para fluxo de cera de fundição de *inlay* (%).						
Tipo de cera		T = 30°C	T = 37°C	T = 40°C		T = 45°C	
ANSI/ADA Espec. nº 4 (1983; revista em 2003)	ISO 15854:2021	Máx.	Máx.	Mín.	Máx.	Mín.	Máx.
Tipo I	Tipo 1, Classe 2	–	1	–	20	70	90
Tipo II	Tipo 1, Classe 1	1	–	50	–	70	90

evitar a incorporação de água. Para fabricar padrões indiretos em um modelo, ele deve ser lubrificado. A cera derretida pode ser adicionada em camadas com uma espátula ou um instrumento de enceramento. Quando as margens estão sendo esculpidas, deve-se tomar cuidado para evitar abrasão em qualquer superfície da matriz de gesso. Uma seda ou outro tecido fino pode ser usado para um polimento final do padrão, esfregando-se em direção às margens.

As ceras são polímeros termoplásticos que tendem a retornar parcialmente à sua forma original após a manipulação ao longo do tempo. Isso é conhecido como **memória elástica**, conforme ilustrado na Figura 13.28. Quando a cera é dobrada em forma de ferradura, as moléculas na dobra interna estão sob compressão e as da dobra externa, em tensão. Uma vez que as tensões são gradualmente aliviadas à temperatura ambiente, a cera tende a recuperar sua tensão elástica. No entanto, alguns clínicos preferem aplicar pressão com os dedos enquanto a cera está esfriando para ajudar a preencher a cavidade e evitar distorções durante o resfriamento. Os dedos também aceleram a taxa de resfriamento. Embora as mudanças de temperatura devam ser evitadas, alguns técnicos preferem fundir repetidamente pequenas áreas ao longo das margens e examiná-las sob um microscópio de baixa potência.

Independentemente do método escolhido, o método mais prático para evitar qualquer possível distorção tardia é revestir a cera padrão imediatamente após a remoção da boca ou do troquel, conforme observado anteriormente. Uma vez que o revestimento endurece (toma presa), a missão do padrão de cera está cumprida.

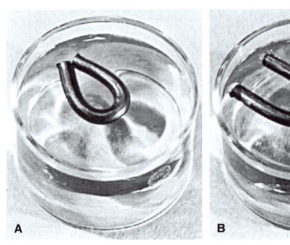

• **Figura 13.28** **A.** Um pedaço de cera pegajosa é dobrada na forma de uma ferradura e flutua na água à temperatura ambiente. **B.** Após 24 horas, o mesmo bastão de cera relaxa e fica distorcido.

Leituras selecionadas

Bailey JH, Donovan TE, Preston JD: The dimensional accuracy of improved dental stone, silver-plated, and epoxy resin die materials, *J Prosthet Dent* 59:307–310, 1988.
  Silver-plated and epoxy resin die systems were found to be acceptable alternatives to the improved dental stones.

Balkenhol MS, Haunschild S, Lochnit G, et al: Surfactant release from hydrophilized vinylpolysiloxanes, *J Dent Res* 88:668–672, 2009.
  Water droplets placed on the hydrophilized VPS absorbed surfactant from the VPS reduced the surface tension of the water droplet. It resulted in lower contact angle over time; surface properties of the VPS did not change.

Barnes HA: Thixotropy—a review, *J Non-Newton Fluid* 70:1–33, 1997.
  This review article describes in detail the thixotropic phenomenon with examples of thixotropic systems.

Bradna P, Cerna D: Impact of water quality on setting of irreversible hydrocolloid impression materials, *J Prosthet Dent* 96:443–448, 2006.
  The use of tap water with high water hardness accelerated setting of alginate impression as opposed to the use of distilled water.

Brukl CE, McConnell RM, Norling BK, et al: Influence of gauging water composition on dental stone expansion and setting time, *J Prosthet Dent* 51:218–223, 1984.
  This study investigated the influence of water purity on the setting of dental stones. It confirmed that a slurry of fine gypsum particles is the most effective accelerator but showed that solutions of supernatant have no significant influence on the setting of dental stone.

Craig RG, Eick JD, Peyton FA: Strength properties of waxes at various temperatures and their practical application, *J Dent Res* 46:300–305, 1967.
  Properties of waxes are controlled by the composition and melting range of certain components.

Ivanovski S, Savage NW, Brockhurst PJ, et al: Disinfection of dental stone casts: Antimicrobial effects and physical property alterations, *Dent Mater* 11:19–23, 1995.
  This article shows that the incorporation of disinfectant in mixing water affects setting time, setting expansion, compressive strength, and detail reproduction; it delayed expansion of the stone, but the changes observed were within the specification limit. Casts poured from contaminated alginate impression showed antimicrobial effects depending on the disinfectant used.

Kulkarni MM, Thombare RU: Dimensional changes of alginate dental impression materials–an in vitro study, *Clin Diagn* 9:98–102, 2015.
  Maintenance of temperature and humidity play key role during storage and transport to prevent distortion. But the study suggests immediate pouring which will minimize the distortion.

McMillan LC, Darvell BW: Rheology of dental waxes, *Dent Mater* 16(5):337–350, 2000.
  Waxes were shown to be pseudoplastic and did not display a yield point. The pseudoplasticity followed a power law whose exponent was temperature dependent in a complex manner. A standardized viscosity number was defined to characterize the flow behavior of dental waxes. The reciprocal of the pseudoplasticity parameter provides a similarly convenient measure of the stress-sensitivity of the wax.

Yap AU, Yap SH, Teo JC, et al: Microwave drying of high strength dental stone: Effects on dimensional accuracy, *Oper Dent* 28:193–199, 2003.
  This study shows that there was no significant difference in percentage weight loss from specimens that were either air dried for 24 h or microwaved at each time interval. Significant differences in dimensional change were observed between specimens microwaved at higher energy levels with shorter duration, and those air dried for 24 h.

14

Revestimentos de Fundição e Procedimentos de Fundição

VISÃO GERAL DO CAPÍTULO

Preparação do modelo de trabalho

Padrão de cera e *design* do canal de alimentação (*sprue*)

Materiais de revestimento

Procedimento de revestimento

Procedimento de fundição

Avaliação clínica da adaptação da peça fundida

Causas de defeitos nas fundições

PALAVRAS-CHAVE

Burnout. Processo de aquecimento de um molde revestido para eliminar o padrão de cera ou plástico embutido.

Conduto de alimentação (*sprue*). Canal do molde pelo qual o metal fundido ou a cerâmica flui para uma cavidade do molde.

Expansão higroscópica. Quantidade de expansão de presa que ocorre quando um revestimento de fundição ligado a gesso é imerso em água a 38°C durante a presa. (Ver Capítulo 13, para obter mais informações sobre esse processo.)

Fundição. (1) Processo pelo qual um padrão de cera é convertido em réplica metálica de uma restauração dentária preparada. (2) Restauração dentária formada pela solidificação de um metal fundido em um molde (restauração metálica fundida).

Padrão de cera *sprued*. Forma de cera que consiste no padrão da prótese e a rede de entrada ou *sprue* anexada.

Refratário. Capaz de sustentar a exposição a uma alta temperatura sem degradação significativa.

O método da cera perdida tem sido utilizado para a confecção de próteses de metal, cerâmica e polímeros. Embora o princípio do processo seja o mesmo para todas as três classes de materiais, existem diferenças distintas e únicas para cada material. A fabricação de próteses à base de cerâmica e polímero foi apresentada nos Capítulos 10 e 11, respectivamente. Este capítulo se concentrará apenas nos metais.

O processo requer uma matriz que duplique o tecido oral necessitando de substituição ou prótese. Um padrão de cera (Figura 14.1) da prótese é construído no molde indireto do laboratório, esculpindo a cera na dimensão exata. O padrão de cera é, então, removido da matriz e colocado em um anel de fundição para ser preenchido com materiais de revestimento. Após o endurecimento do revestimento, o anel de fundição é aquecido para derreter e queimar a cera. O material de revestimento no anel de fundição é agora um negativo da prótese final. O molde negativo é, em seguida, preenchido com metal fundido. Após o resfriamento do metal, o revestimento é fragmentado e removido, deixando a prótese. Essa é uma descrição muito breve do processo. Na prática, há muitos detalhes finos. O foco deste capítulo é primeiro preparar uma matriz adequada para fabricar o padrão de cera.

Esse padrão é fixado em um anel de fundição com segmentos cilíndricos, conhecido como *ingate* ou *conduto de alimentação (sprue)* para o fluxo de metal fundido para preencher a cavidade do molde, feito com o revestimento de um material **refratário** (Figura 14.2). O metal fundido é introduzido no espaço vazio com pressão. Finalmente, há uma discussão sobre defeitos de fundição.

> **QUESTÃO IMPORTANTE**
>
> Que métodos podem ser usados para aumentar a resistência à abrasão dos modelos de trabalho?

Preparação do modelo de trabalho

Os materiais de matriz mais usados são os gessos-pedra melhorados tipo IV e tipo V (ver Capítulo 13). Os gessos do tipo IV têm expansão de presa de 0,1% ou menos, enquanto os cálculos do tipo V podem expandir até 0,3%. Essa maior expansão é útil para compensar a contração de solidificação relativamente grande das ligas de metais básicos.

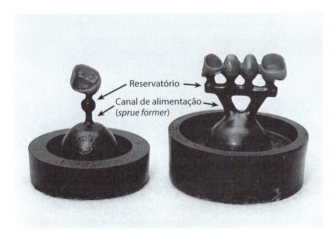

• **Figura 14.1** Canal de alimentação (*sprue*) primário orientado diretamente em direção ao padrão de cera (*esquerda*). Observe o reservatório esférico no *sprue* vertical. *Design* de canal indireto mostrando uma barra horizontal do canal do reservatório que está posicionada próximo ao centro de aquecimento do anel revestido (*direita*).

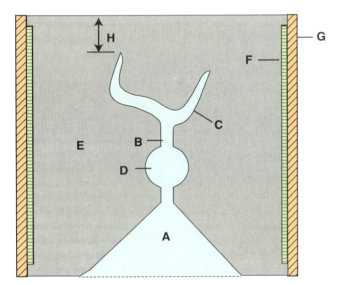

• **Figura 14.2** Representação esquemática de um molde de fundição: **A.** Cadinho. **B.** Canal de alimentação (*sprue*). **C.** Cavidade formada por padrão de cera após a queima (eliminada). **D.** Reservatório. **E.** Revestimento. **F.** Forro. **G.** Anel de fundição. **H.** Espessura máxima de revestimento recomendada de aproximadamente 6 mm entre a extremidade da cavidade do molde e a extremidade do anel revestido para fornecer caminhos para escape de gás suficiente durante a fundição.

A principal desvantagem do molde de gesso tipo IV é sua suscetibilidade à abrasão durante a escultura do padrão de cera. Para superar as deficiências das matrizes de gesso, várias modificações ou materiais diferentes foram usados:

- O revestimento de prata ou cobre, o revestimento da superfície com adesivo de cianoacrilato ou a adição de um endurecedor de matriz ao gesso podem ser usados para melhorar a resistência à abrasão das matrizes de gesso
- Várias camadas de isolante à base de resina, como esmalte de unha, podem ser usadas em um molde de gesso longe das margens da restauração para produzir espaço de alívio para o agente cimentante e, assim, garantir o assentamento completo de uma **fundição** ou *coping* com encaixe preciso

- Para eliminar a possibilidade de distorção do padrão de cera na remoção do modelo ou durante a fixação do revestimento, uma técnica é vazar o modelo com material de revestimento com propriedades comparáveis aos materiais de gesso
- Materiais para vazar que não são gesso, como resinas acrílicas, poliéster e epóxi, são usados devido à sua resistência superior à abrasão. A compatibilidade entre o material do molde e o material de moldagem é específica da marca e não dos tipos químicos de materiais de moldagem. Mesmo que essas matrizes sejam geralmente subdimensionadas em comparação com o dente preparado, elas são usadas com sucesso, presumivelmente porque a compensação dimensional ocorreu durante o procedimento de revestimento e fundição
- Vários modelos de gesso foram combinados com resinas para fornecer as vantagens de ambos os materiais. Esses gessos modificados mantêm a baixa expansão dos gessos comuns, mas também possuem maior tenacidade e resistência à escultura conferidas pelas resinas
- As matrizes metálicas produzidas a partir de material de moldagem galvanizado possuem resistência moderadamente alta, dureza adequada e excelente resistência à abrasão. O primeiro passo é tratar a moldagem para torná-la condutora de corrente elétrica. A moldagem metalizada é o cátodo no banho de galvanoplastia, juntamente com uma placa de prata como ânodo. Uma corrente contínua é aplicada para transferir prata da placa para a moldagem, um processo reverso de corrosão discutido no Capítulo 3. A moldagem é, então, preenchida com gesso-pedra. Quando a pedra endurece, é obtida a matriz com uma concha de metal eletroformada.

É importante notar que alguns dos métodos descritos podem alterar ligeiramente as dimensões da matriz, reduzindo assim a precisão (Tabela 14.1).

> **QUESTÃO IMPORTANTE**
>
> Quais deficiências de fundição podem resultar quando: (1) o formador do canal de alimentação (*sprue*) é muito pequeno em diâmetro, (2) o formador de *sprue* é fixado sem alargamento em áreas mais finas, (3) os *sprues* são orientados para áreas finas de um padrão de cera, ou (4) os *sprues* têm comprimento inadequado para posicionar o padrão de cera a menos de 6 mm da extremidade do anel revestido?

Tabela 14.1 Mudança dimensional em modelos feitos de moldagem com silicone comparada com modelo padronizado.

Material do modelo	MUDANÇAS DIMENSIONAIS (%) Oclusal	Cervical
Gesso-pedra tipo IV	0,06	0,00
Gesso-pedra tipo IV mais endurecedor A	0,16	0,08
Pedra tipo IV mais endurecedor B	0,10	0,10
Resina epóxi preenchida com sílica	-0,15	-0,26
Resina epóxi preenchida com alumínio	-0,14	-0,19
Prata eletroformada	-0,10	-0,20

Reproduzida, com autorização, de Toreskog S, Phillips RW, Schnell RJ. Properties of die materials: a comparative study. *J Prosthet Dent*. 1966;16:119.

Padrão de cera e *design* do canal de alimentação (*sprue*)

Para fornecer um caminho ou entrada para a cavidade do molde metálico fundido, o padrão de cera ou resina deve ter um ou mais segmentos cilíndricos de cera fixados no(s) ponto(s) desejado(s) de entrada do metal; esse arranjo é denominado **padrão de cera sprued**. Um **sprue** é o canal em um molde de revestimento refratário pelo qual o metal fundido flui. Depois de o padrão de cera ser feito, uma base formadora de *sprue* é anexada ao padrão de cera sprued, um anel de revestimento é pressionado na base formadora de *sprue* e uma pasta de revestimento é vibrada no anel para incorporar o padrão de cera no revestimento, geralmente sob vácuo. Exemplos de padrões de cera de *sprue* em uma base de forma de *sprue* são mostrados na Figura 14.1.

O diâmetro, o comprimento do *sprue former* (também referido simplesmente como *sprue*) e a posição de fixação dependem do tipo e tamanho do padrão, do tipo de máquina de fundição a ser usada e das dimensões do anel em qual será feita a fundição.

Remoção de padrões de cera

O molde do canal de alimentação deve ser fixado ao padrão de cera com o padrão no modelo de trabalho, desde que o padrão possa ser removido diretamente de acordo com seu caminho de retirada do modelo. Qualquer movimento que possa distorcer o padrão de cera deve ser evitado durante a remoção. A seleção de medida e o *design* do *sprue former* geralmente são empíricos, mas o desempenho ideal durante o processo de fundição é baseado nos cinco princípios gerais discutidos nas subseções a seguir.

Diâmetro do canal de alimentação (*sprue*)

Selecione um *sprue former* com diâmetro aproximadamente do mesmo tamanho que o volume mais espesso do padrão de cera. Se o padrão for pequeno, o *sprue former* também deve ser pequeno, pois anexar um *sprue former* grande a um padrão fino e delicado pode causar distorção. Por outro lado, se o diâmetro do molde do canal for muito pequeno, ele pode solidificar antes da própria fundição e desenvolver porosidade de contração localizada (porosidade "suckback"). Conforme mostrado na Figura 14.3, o reservatório do canal de alimentação é usado para ajudar a superar esse problema.

Posição e fixação do *sprue*

A conexão do *sprue former* ao padrão de cera geralmente é alargada para ligas de ouro de alta densidade, mas geralmente restrita para ligas de baixa densidade. O alargamento do *sprue former* pode agir da mesma forma que um reservatório, suavizando a entrada da liga fluida na área do padrão com menos turbulência. A posição da fixação do *sprue former* é muitas vezes uma questão de julgamento e intuição individual, com base no formato e na forma do padrão de cera. Como indicado anteriormente, a área ideal para o *sprue fotmer* é o ponto de maior volume no padrão para evitar distorcer áreas finas de cera durante a fixação ao padrão e permitir o fluxo completo da liga na cavidade do molde.

Desta forma, é melhor que a liga fundida flua de uma seção espessa para áreas finas circundantes (p. ex., as margens). O *sprue former* não deve ser fixado em uma superfície ampla e plana em ângulo reto. Essa orientação leva à turbulência dentro da cavidade do molde e à porosidade nessa região (Figura 14.4 A). Quando esse mesmo padrão é feito em um ângulo de 45° em relação à área proximal, obtém-se uma fundição satisfatória (Figura 14.4 B).

O *sprue former* deve ser longo o suficiente para posicionar o padrão corretamente no anel de fundição dentro de 6 mm da extremidade traseira (ver Figura 14.2) e ainda curto o suficiente para que a liga fundida não solidifique antes de preencher o molde.

Um reservatório deve ser adicionado a uma rede de *sprue* para evitar porosidade de contração localizada (ver Figura 14.3). Quando a liga fundida preenche o anel de fundição aquecido, a área do padrão deve solidificar primeiro e o reservatório por último. O metal fundido no reservatório permanece fundido para fornecer liga líquida adicional ao molde à medida que solidifica.

O comprimento do molde do *sprue* depende do comprimento do anel de fundição. Se o *sprue* for muito curto, o padrão de cera pode ser removido tanto da extremidade do anel de fundição que os gases não poderão ser ventilados adequadamente para

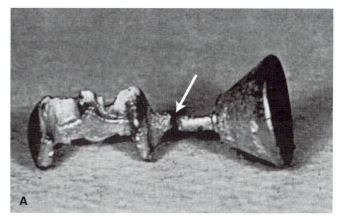

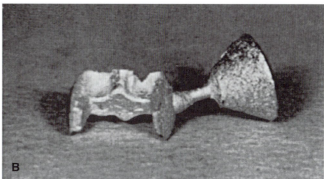

• **Figura 14.4** Efeito da orientação do *sprue*. **A.** *Sprue* desprendido indica porosidade grave no ponto de fixação devido à turbulência causada por um ângulo impróprio. **B.** Fundição bem-feita, com o canal de alimentação a um ângulo de aproximadamente 45° com a parede proximal.

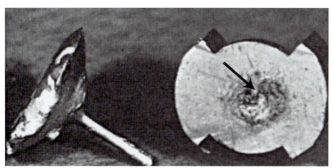

• **Figura 14.3** Contração localizada (seta) causada pelo uso de um *sprue* com diâmetro de entrada mais fino do que o necessário.

permitir que a liga fundida preencha o anel completamente. Quando esses gases não são eliminados, a fundição fica incompleta. O comprimento do *sprue* deve ser ajustado de modo que o topo do padrão de cera fique dentro de 6 mm da extremidade aberta do anel para revestimentos de gesso (ver Figura 14.2) e dentro de 3 a 4 mm do topo da base de fosfato de revestimento.

Materiais de revestimento

O material para fazer o molde deve ser refratário e termicamente estável para que possa suportar a exposição às altas temperaturas do metal fundido à medida que o metal se solidifica e esfria até a temperatura ambiente. Além disso, o molde ou o material de revestimento não deve interagir quimicamente com a superfície do metal e deve ser fácil de remover do metal fundido.

Geralmente, dois tipos de revestimentos – ligados a gesso e ligados ao fosfato – são empregados, dependendo da faixa de fusão da liga a ser fundida. Um terceiro tipo é o revestimento de etilsilicato, que é utilizado principalmente para a fundição de próteses parciais removíveis feitas de metais básicos (ligas à base de cobalto e à base de níquel). Como os coeficientes de contração térmica das ligas são maiores que os do molde de revestimento, a dimensão da prótese quando resfriada à temperatura ambiente será menor em dimensão do que a dimensão pretendida do padrão de cera. A diferença da dimensão é chamada de *contração de fundição*. Para obter uma prótese na dimensão pretendida, o molde de revestimento precisa expandir durante a presa e expandir mais durante a **queima** para compensar a contração da fundição.

Revestimentos vinculados ao gesso

Os materiais à base de gesso representam o tipo tradicionalmente usado para fundição de ligas de ouro. Existem duas classificações pela International Organization for Standardization (ISO) 7490 (American National Standards Institute [ANSI]/American Dental Association [ADA] 126): o tipo 1 é usado para moldar *inlays*, *onlays*, coroas ou outras próteses, e o tipo 2 que é usado para estruturas de próteses parciais removíveis.

Composição

Os ingredientes dos revestimentos à base de gesso são α-hemihidrato de gesso como aglutinante, polimorfos de sílica como carga e outros ingredientes como modificadores.

O aglutinante mantém a carga unida e fornece resistência ao revestimento. Quando o ligante é aquecido a temperaturas suficientemente altas para desidratar completamente o revestimento, ele contrai consideravelmente e ocasionalmente fratura. Como mostra a Figura 14.5, quando a temperatura é aumentada de 200 para 400°C, ele desidrata e contrai. Uma ligeira expansão ocorre entre 400 e 700°C, e uma grande contração ocorre em temperaturas mais altas, causada pela decomposição do sulfato de cálcio. Assim, é imperativo que os revestimentos de gesso não sejam aquecidos acima de 700°C.

Para compensar a contração inerente associada ao gesso e à contração da fundição, polimorfos de sílica são incorporados ao revestimento. A sílica existe em pelo menos quatro polimorfos: quartzo, tridimita, cristobalita e quartzo fundido. Quando quartzo, tridimita ou cristobalita são aquecidos, ocorre uma mudança na forma cristalina nas temperaturas de transição características de cada polimorfo de sílica (Figura 14.6). Essa transição cristalina é chamada de *inversão*. Cada transição cristalina da temperatura mais baixa (fase α) para a temperatura mais alta (fase β) é acompanhada por uma expansão linear. Por exemplo,

a inversão se completa a 573°C para quartzo, a 200 e 270°C para cristobalita e a 117 e 163°C para tridimita. Na forma de pó, as inversões ocorrem em uma faixa de temperatura em vez de instantaneamente em uma temperatura específica. Pela quantidade de expansão térmica mostrada na Figura 14.6, quartzo e cristobalita são de particular interesse odontológico.

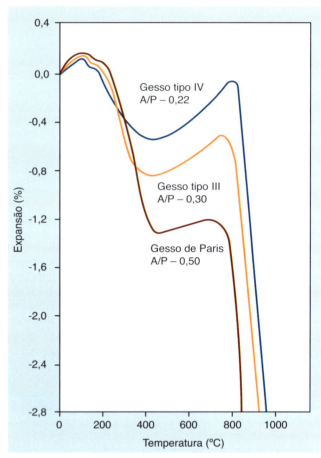

• **Figura 14.5** Mudança dimensional de três formas de gesso quando aquecidas. (Cortesia de R. Neiman, Whip Mix Corporation, Louisville, KY.)

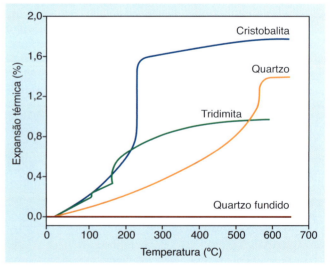

• **Figura 14.6** Expansão térmica de quatro polimorfos de sílica. (Cortesia de R. Neiman, Whip Mix Corporation, Louisville, KY.)

Além da sílica, estão presentes alguns agentes modificadores, corantes e agentes redutores, como carbono e cobre em pó. Os agentes redutores são usados para fornecer uma atmosfera não oxidante no molde quando uma liga de ouro é fundida. Alguns dos modificadores não apenas regulam a expansão de presa e o tempo de presa, mas também evitam a maior parte da contração do gesso quando aquecido acima de 300°C. Em alguns casos, os modificadores são necessários para regular o tempo de presa e a expansão de presa, conforme descrito para os gessos dentários.

Expansão de presa

Normalmente, a expansão da presa desses revestimentos é controlada por retardadores e aceleradores para o gesso. O calor exotérmico do endurecimento do gesso pode resultar na expansão do padrão de cera antes do endurecimento do revestimento, influenciando a expansão efetiva do endurecimento. A expansão do revestimento pode causar distorção do padrão de cera. Considere uma restauração mesio-ocluso-distal (MOD) como exemplo; o revestimento dentro do MOD pode forçar as paredes proximais do padrão de cera para fora à medida que ele endurece. Se o padrão tiver uma parede fina, a expansão de presa efetiva é um pouco maior do que para um padrão com paredes mais grossas porque o revestimento pode mover a parede mais fina mais facilmente. Além disso, quanto mais macia a cera, maior a expansão efetiva de presa porque a cera mais macia é mais facilmente deformada pelo revestimento em expansão. Se for usada uma cera mais macia, a expansão de presa pode causar distorção excessiva do padrão.

Expansão de presa higroscópica

Conforme ilustrado na Figura 14.7, a expansão de presa higroscópica pode ser seis ou mais vezes maior do que a expansão de presa normal de um revestimento dentário. Se for necessária uma expansão maior, existem muitos fatores no controle da **expansão higroscópica**.

A magnitude da expansão de presa higroscópica é geralmente proporcional ao teor de sílica do revestimento, que se torna maior com uma sílica mais fina. A carga não desempenha nenhum papel na expansão higroscópica; é a interface entre a carga e o gesso que permite que a água adicionada se difunda através do material de fixação e aumente a expansão.

Conforme discutido para produtos de gesso, quanto maior a relação água/pó (A/P) da mistura de água de revestimento original, menor a expansão de presa higroscópica. À medida que o tempo de mistura é reduzido, a expansão higroscópica diminui. Quanto mais antigo o revestimento, menor é sua expansão higroscópica. A maior quantidade de expansão de presa higroscópica é observada se a imersão ocorrer antes da presa inicial. Quanto mais tempo a imersão do revestimento no banho-maria for retardada além do tempo do conjunto inicial do revestimento, menor será a expansão higroscópica. Os efeitos da relação A/P, mistura e prazo de validade na expansão higroscópica máxima da presa são ilustrados na Figura 14.8 em relação à quantidade de água adicionada durante a presa.

Expansão térmica

O efeito da cristobalita comparado com o do quartzo é demonstrado na Figura 14.9. Devido à expansão muito maior que ocorre durante a inversão da cristobalita, a contração normal do gesso durante o aquecimento é prontamente eliminada. Além disso, a expansão ocorre a uma temperatura mais baixa devido à menor temperatura de inversão da cristobalita em comparação com a do quartzo. Um ajuste razoavelmente bom da fundição é obtido quando uma liga de ouro é fundida no molde a temperaturas de 500°C e superiores. As curvas de expansão térmica de um revestimento fornecem uma ideia do polimorfo da sílica presente. Como pode ser visto na Figura 14.9, os revestimentos contendo cristobalita se expandem antes e em maior extensão do que aqueles contendo quartzo. A maioria dos revestimentos atuais provavelmente conterá quartzo e cristobalita.

A magnitude da expansão térmica está relacionada com a quantidade de sólidos presentes. Esse efeito é demonstrado pelas curvas mostradas na Figura 14.10. A mesma figura também mostra que é imperativo medir a água e o pó com precisão para uma compensação adequada.

A adição de pequenas quantidades de cloretos de sódio, potássio ou lítio ao revestimento elimina a contração causada pelo gesso e aumenta a expansão sem a necessidade de uma quantidade excessiva de sílica.

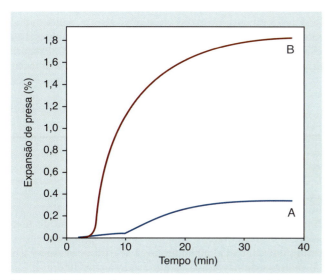

• **Figura 14.7** Expansão de presa e expansão higroscópica de um revestimento de gesso. **A.** Expansão de fixação normal do revestimento dentário. **B.** Expansão de presa higroscópica. O revestimento foi imerso em água 5 minutos após o início da mistura; a razão água/pó foi de 0,30.

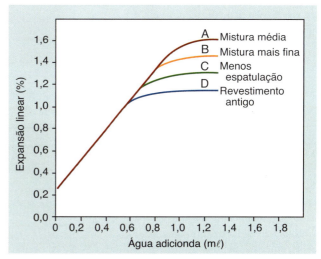

• **Figura 14.8** Relação da expansão de presa higroscópica linear e quantidade de água adicionada como influenciada por certos fatores manipulativos. (Dados de Asgar K, Mahler DB, Peyton FA. Hygroscopic technique for inlay casting using controlled water additions. *J Prosthet Dent*. 1955;5:711-24.)

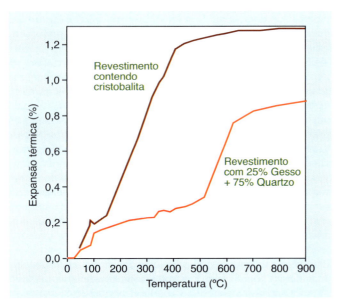

• **Figura 14.9** Expansão térmica de revestimento que contém 25% de gesso Paris e 75% de quartzo (*vermelho*) e um revestimento que contém cristobalita em vez de quartzo (*marrom*). (Cortesia do Dr. George Paffenbarger.)

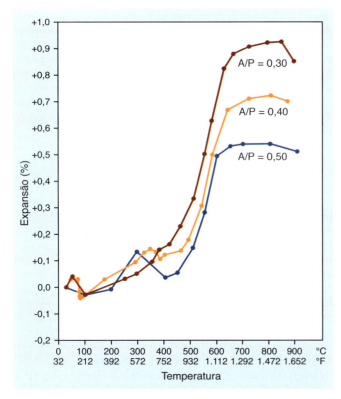

• **Figura 14.10** Efeito da relação água/pó na dilatação térmica de revestimento contendo 20% de gesso Paris e 80% de quartzo. (Cortesia do Dr. George Paffenbarger.)

Resistência

A resistência de um revestimento geralmente é medida sob tensão de compressão e é aumentada de acordo com a quantidade e o tipo de ligante de gesso presente. O uso de modificadores químicos aumenta a resistência porque mais aglutinante pode ser usado sem uma redução acentuada na expansão térmica. A resistência do revestimento é afetada pela relação A/P da mesma maneira que qualquer outro produto de gesso; quanto mais água for usada durante a mistura, menor será a resistência à compressão. Depois que o revestimento esfria até a temperatura ambiente, sua resistência diminui consideravelmente, presumivelmente devido a trincas finas que se formam durante o resfriamento.

Embora seja necessária uma certa resistência mínima para evitar a fratura do molde de revestimento durante a fundição, a resistência à compressão não deve ser excessivamente alta. Quando a liga ainda está quente e fraca, o revestimento pode resistir à contração da liga em virtude de sua resistência e dimensões constantes. Isso pode causar distorção e até fratura da peça fundida se a resistência da liga ao calor for baixa.

Porosidade do conjunto de revestimento

À medida que o metal fundido entra no molde sob pressão durante a fundição, o ar aprisionado deve ser forçado a sair antes do metal influído. Se o ar não for completamente expelido, uma contrapressão se acumula para evitar que a liga fundida preencha completamente o molde. O método mais simples de ventilação do molde é através dos poros do revestimento. Assim, é importante que a extremidade de um padrão de cera mais próxima da extremidade do anel de revestimento não seja coberta por mais de 6 mm de revestimento para permitir interconectividade suficiente da rede porosa para o escape de gás da cavidade do molde durante o preenchimento do molde com metal fundido.

Armazenamento

Os revestimentos à base de gesso devem ser armazenados em recipientes herméticos e à prova de umidade. Durante o uso, os recipientes devem ser abertos pelo menor tempo possível. Todos os revestimentos são compostos por vários ingredientes, cada um com uma densidade diferente. Há uma tendência de os componentes do revestimento se separarem à medida que vão se acomodando, de acordo com sua gravidade específica. É aconselhável comprar revestimentos pré-embalados em quantidades relativamente pequenas se os revestimentos forem necessários com pouca frequência.

O revestimento fornecido em embalagens a granel deve ser pesado, e a água deve ser medida de acordo com a proporção da mistura do revestimento. Dessa forma, pode-se controlar a presa ou a expansão térmica em relação à compensação necessária para a contração da fundição e outras propriedades importantes. Basta somente medir a água.

Deve-se ter ciência de pequenas variações no peso dos pacotes pré-medidos de pó. O controle de qualidade dos produtos de revestimento está relacionado não apenas com a homogeneidade dos componentes particulados, mas também às variações no peso do pó nas embalagens.

Revestimento ligado ao fosfato

O uso de ligas com maiores faixas de temperatura de fusão, como as de restaurações metalocerâmicas, geralmente leva a uma maior contração térmica após a solidificação. Isso requer um material de revestimento que seja mais resistente ao calor e com maior expansão. Os revestimentos à base de fosfato são projetados principalmente para ligas usadas para produzir *copings* ou estruturas para próteses metalocerâmicas e algumas ligas de metais básicos (ver Capítulo 9).

Composição

Os revestimentos à base de fosfato contêm cargas refratárias e um aglutinante. A carga de sílica geralmente é 80% em peso. O tamanho das partículas varia de submicron ao de uma areia fina. O aglutinante consiste em óxido de magnésio (básico) e fosfato monoamônico (ácido). Uma suspensão de sílica coloidal no lugar de água é usada para misturar os revestimentos de fosfato.

Reação de presa

A reação química para o sistema aglutinante à base de fosfato é a seguinte:

$$NH_4H_2PO_4 + MgO + 5\ H_2O \rightarrow NH_4MgPO_4 \cdot 6\ H_2O. \quad (1)$$

O produto da reação é predominantemente multimolecular coloidal $(NH_4MgPO_4 \cdot 6\ H_2O)_n$ agregado em torno do excesso de MgO e cargas. No aquecimento, o ligante do revestimento do conjunto sofre reações térmicas que parecem ser a decomposição de $(NH_4MgPO_4 \cdot 6\ H_2O)_n$. Começa a perder água por volta de 50°C e desidrata para $(NH_4MgPO_4 \cdot H2O)_n$ a 160°C. O aquecimento adicional de 300 a 650°C expele a água e a amônia restantes do composto de fosfato e resulta em uma fase polimérica não cristalina de $(Mg_2P_2O_7)_n$. À medida que a temperatura aumenta, a fase não cristalina começa a cristalizar. Os produtos de reação resultantes de revestimentos ligados a fosfato são $Mg_2P_2O_7$ cristalino, MgO em excesso e sílicas essencialmente inalteradas. Além disso, $Mg_3(P_2O_4)_2$ pode ser formado se o revestimento for superaquecido acima de 1.040°C ou se o metal fundido entrar em contato com as superfícies da cavidade do molde.

Expansão térmica e de presa

A reação de presa produz uma ligeira expansão, que pode ser aumentada consideravelmente usando uma solução de sílica coloidal (líquido especial) em vez de água. A Figura 14.11 mostra o efeito da concentração de sílica coloidal em suspensão aquosa na presa e expansão térmica. A Figura 14.12 mostra a expansão térmica de um revestimento de fosfato típico misturado com água em comparação com o mesmo revestimento misturado com o líquido especial que o acompanha. A contração térmica precoce dos revestimentos de fosfato está associada à decomposição do aglutinante, fosfato de amônio e magnésio, e é acompanhada pela evolução de amônia, que é facilmente perceptível por seu odor.

Tempo de trabalho e de presa

O tempo de trabalho e de presa dos revestimentos de fosfato são afetados pela temperatura. Quanto mais quente for a mistura, mais rápido ela endurecerá. O aumento do tempo de mistura e a eficiência da mistura resultam em um ajuste mais rápido e um aumento maior na temperatura. A técnica ideal é misturar o máximo possível, mas ter tempo suficiente para revestir. A mistura mecânica sob vácuo é preferida. A relação líquido/pó (L/P) também afeta o tempo de trabalho e de presa; um aumento na relação L/P aumenta o tempo de trabalho.

Qualidade da superfície de metais fundidos

A reprodução de detalhes e a suavidade da superfície de uma metalocerâmica fundida a ouro em um revestimento de fosfato são consideradas inferiores às de uma liga de ouro convencional fundida em um revestimento de gesso. Aumentar a proporção de "líquido especial" para a água usada para a mistura melhora a suavidade da superfície de fundição, mas pode levar a fundições superdimensionadas. Aperfeiçoamentos na técnica e na composição

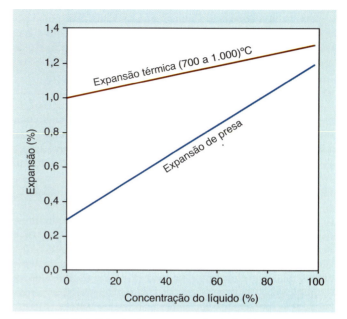

• **Figura 14.11** Influência da concentração de líquido na presa e expansão térmica de um revestimento fosfatado. (Cortesia de R. Neiman, Whip Mix Corporation, Louisville, KY.)

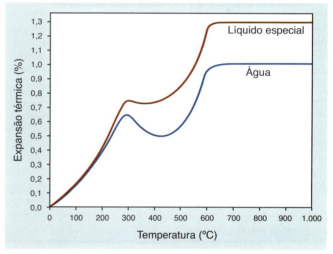

• **Figura 14.12** Influência da concentração de líquido na presa e expansão térmica de um revestimento fosfatado. (Cortesia de R. Neiman, Whip Mix Corporation, Louisville, KY.)

dos revestimentos de fosfato agora tornam possível fabricar peças fundidas com poucas imperfeições superficiais em liga de ouro de baixa fusão, liga de ouro de alta fusão ou liga de metal base.

Revestimento ligados a silicato de etila

O aglutinante de revestimentos ligados a silicato de etila é um gel de sílica que reverte a sílica (cristobalita) por aquecimento, e as cargas são sílicas e óxido de magnésio. Um ácido silícico coloidal é formado pela hidrólise de silicato de etila na presença de ácido clorídrico, álcool etílico e água. A reação, em sua forma mais simples, pode ser expressa da seguinte forma:

$$Si(OC_2H_5)_4 + 4\ H_2O \xrightarrow{HCl} Si(OH)_4 + 4C_2H_5OH. \quad (2)$$

O sol coloidal de ácido silícico passa por uma reação de polimerização por condensação, formando uma rede polissilícica tridimensional (3D) que interage com as sílicas, e o óxido de magnésio é um gel coerente de formas de ácido polissilícico, acompanhado de uma contração de presa. A adição de óxido de magnésio neutraliza o ácido e fortalece o gel.

Esse gel macio é seco a uma temperatura abaixo de 168°C. Durante o processo de secagem, o gel perde álcool e água para formar um gel concentrado e mais duro. Como seria de esperar, a contração volumétrica acompanha a secagem, o que reduz o tamanho do molde. Essa contração é conhecida como *contração verde*, que é aditiva à contração de presa.

A fundição restante é um pouco frágil porque a quantidade de aglutinante é bastante baixa e essencialmente composta de sílica. O padrão de cera é formado em um molde refratário e aplicado de maneira semelhante a outros revestimentos. No entanto, o processo para um revestimento ligado ao silicato de etila é um pouco mais complicado do que o do tipo fosfato, pois deve-se ter cuidado durante o manuseio e queima, pois o álcool inflamável é liberado. Se o revestimento ligado ao silicato de etila for aquecido a uma temperatura suficientemente alta, alguma sílica se converte em quartzo e fornece expansão adicional. Esse tipo de revestimento pode ser aquecido entre 1.090 e 1.180°C e é compatível com as ligas de maior fusão. Sua expansão de presa baixa minimiza a distorção.

Procedimento de revestimento

Os procedimentos gerais envolvidos no revestimento e fundição são bastante semelhantes para materiais de revestimento à base de gesso e à base de fosfato; portanto, eles são descritos simultaneamente. Para melhores resultados, as recomendações do fabricante para a liga específica usada devem ser seguidas.

Um limpador do padrão de cera deve ser usado para remover quaisquer detritos, graxa ou óleos. O excesso de líquido é removido e o padrão é deixado para secar ao ar enquanto o revestimento é preparado. A fina película de limpador deixada no padrão reduz a tensão superficial da mistura de revestimento, tornando-a "molhada" para garantir a cobertura completa das partes intrincadas do padrão.

Enquanto o limpador de padrões de cera está secando ao ar, a quantidade apropriada de líquido para o material de revestimento é dispensada em um recipiente de mistura limpo e seco, e o pó é gradualmente adicionado ao líquido para minimizar a retenção de ar. A mistura com espátula manual é realizada suavemente até que todo o pó esteja molhado. Embora seja uma opção continuar a mistura manual até a finalização, é muito mais comum completar a mistura mecanicamente sob vácuo.

Mistura a vácuo

A mistura mecânica sob vácuo remove as bolhas de ar criadas durante a mistura e evacua quaisquer gases potencialmente nocivos produzidos pela reação química dos revestimentos de alta temperatura. Uma vez que a mistura esteja completa, o padrão pode ser aplicado manualmente ou a vácuo. Para revestir à mão, todo o padrão é pintado (por dentro e por fora) com uma fina camada de revestimento. O anel de fundição é posicionado no molde do cadinho, e o restante do revestimento é vibrado lentamente no anel. Com o revestimento a vácuo, o mesmo equipamento usado para misturar o revestimento é usado para revestir o padrão sem quebrar o vácuo.

Conforme observado, a porosidade no revestimento é reduzida pelo revestimento a vácuo. Como resultado, a textura da superfície fundida é um pouco mais suave, com melhor reprodução de detalhes. A resistência à tração do revestimento misturado a vácuo também é aumentada. Um estudo descobriu que 95% dos fundidos revestidos a vácuo estavam livres de nódulos, enquanto apenas 17% das fundições feitas em moldes revestidos à mão estavam totalmente livres de defeitos. A liberdade de quaisquer imperfeições da superfície é muito importante porque mesmo um pequeno nódulo em uma fundição pode danificar uma frágil margem de esmalte quando a fundição é avaliada quanto ao ajuste na cavidade preparada e, portanto, pode não assentar completamente. A fundição acabada deve sempre ser verificada sob ampliação em relação aos defeitos antes de encaixá-la no modelo.

As bolhas de ar que permanecem na mistura, mesmo com mistura a vácuo, podem ficar presas em superfícies planas ou côncavas que não estão orientadas adequadamente para a evacuação do ar. Inclinar levemente o anel ajuda a liberar essas bolhas para que possam subir à superfície. A vibração excessiva deve ser evitada, pois pode causar a sedimentação de sólidos no revestimento e levar ao acúmulo de água livre adjacente ao padrão de cera, resultando em rugosidade da superfície. A vibração excessiva também pode desalojar pequenos padrões do molde do *sprue*, resultando em uma fundição defeituosa.

Se a técnica higroscópica for empregada, o anel de fundição cheio é imediatamente colocado em banho-maria a 37°C com o lado do cadinho virado para baixo. Para a expansão térmica ou técnica de alta temperatura, o anel revestido é colocado em bancada sem perturbação pelo tempo recomendado pelo fabricante.

QUESTÕES IMPORTANTES

Como ocorre a expansão não uniforme do revestimento? Como minimizar a expansão longitudinal excessiva?

Controle da compensação de contração

Lembre-se da discussão anterior sobre o controle das contrações de fundição por meio da expansão de ajuste (inclui higroscópica) ou da expansão térmica do revestimento. Ambas as técnicas estão atualmente em uso e geralmente são chamadas de *método de expansão higroscópica (baixo calor)* e *método de expansão térmica (alto calor)*. Como seus nomes por si só indicam, o método de alta temperatura requer que a expansão térmica do revestimento ocorra entre a temperatura ambiente e uma temperatura alta (650 a 700°C para revestimentos de gesso e até 1.030°C para revestimentos de fosfato). Com o método de baixo calor, a expansão higroscópica do revestimento é responsável pelo alargamento do molde, e o molde é aquecido entre 482 e 510°C para fundição de ligas de metal nobre de coroa e ponte.

Ocasionalmente, pode ser desejável alterar as dimensões do molde de uma coroa total fundida em comparação com um pequeno *inlay*. Etapas adicionais podem ser tomadas para expandir a capacidade de compensar a contração inerente à fundição.

Fundição do anel com forro

Com o uso de anéis de metal sólido ou mufla de fundição, devem ser tomadas providências para permitir a expansão do revestimento na direção não axial (radial). O molde pode ficar menor em vez de maior devido à pressão reversa resultante do confinamento da expansão de presa. Esse efeito pode ser superado com o uso de um anel bipartido ou anel de borracha flexível que permite a expansão de presa do revestimento.

No entanto, a técnica mais comumente usada para fornecer expansão do revestimento é revestir as paredes do anel de fundição não dividido com um forro. Tradicionalmente, o amianto era o material de escolha, mas não pode mais ser usado porque seu potencial carcinogênico o torna um risco biológico. Dois tipos de materiais de forro para o anel sem amianto foram produzidos: um forro de cerâmica de aluminossilicato e um forro de celulose (papel).

Para garantir uma expansão uniforme, o clínico ou técnico corta o forro para se ajustar ao diâmetro interno do anel de fundição sem sobreposição. O forro seco é fixado na posição com cera pegajosa e, em seguida, é usado seco ou úmido. Com uma técnica de forro úmido, o anel com forro é imerso em água por um tempo e o excesso de água é sacudido. Apertar o forro deve ser evitado porque isso leva a quantidades variáveis de remoção de água e expansão não uniforme. Embora um forro cerâmico possa não absorver tanta água quanto um forro de celulose, a rede de fibras do forro cerâmico pode reter água na superfície.

O forro proporciona maior expansão radial de presa no revestimento, e a água absorvida causa uma expansão semi-higroscópica à medida que é puxada para dentro do revestimento durante o endurecimento, conforme mostrado para revestimentos de gesso na Figura 14.13. O uso de um revestimento (Figura 14.13 C) aumenta a expansão de configuração normal em comparação com nenhum forro. O uso de um material de forro mais espesso ou duas camadas de forro (Figura 14.13 D) proporciona expansão semi-higroscópica ainda maior e proporciona uma expansão de presa normal mais irrestrita do revestimento. Conforme mostrado na Figura 14.13, duas camadas de forro podem ser usadas para aumentar ligeiramente a expansão em comparação com a obtida com um forro. Em qualquer caso, a espessura do forro não deve ser inferior a aproximadamente 1 mm.

Como os forros de celulose são produtos de papel, eles são queimados durante o procedimento de queima, e uma técnica deve ser encontrada para garantir o revestimento no anel. No entanto, o comprimento desejado do forro permanece uma questão de controvérsia. Se o comprimento do forro for um pouco menor que o do próprio anel, o revestimento ficará confinado em uma ou ambas as extremidades do anel. A configuração longitudinal e a expansão higroscópica são assim restritas em comparação com uma disposição em que o forro está nivelado com as extremidades do anel.

A expansão do revestimento é sempre maior na direção longitudinal irrestrita do que na direção radial, ou seja, em direção ao interior do anel. Portanto, é desejável reduzir a expansão na direção longitudinal. Colocar o forro um pouco curto (ver Figura 14.2) das extremidades do anel tende a produzir uma expansão mais uniforme; assim, há menos chance de distorção do padrão de cera e do molde.

Alterando a razão líquido/pó

Conforme discutido, dois revestimentos permitem maior ajuste e expansão térmica do que um único forro (ver Figura 14.13). Além disso, as expansões de presa, higroscópicas e térmicas, dos revestimentos podem ser controladas até certo ponto, variando a relação L/P do revestimento. Quanto menor é a relação L/P, maior é o potencial de expansão do revestimento. Por outro lado, misturas mais finas reduzem a expansão. Com alguns revestimentos, no entanto, o efeito de pequenos ajustes na relação L/P é insignificante.

Há um limite de quanto a relação L/P pode ser alterada. Se a mistura for muito espessa, ela não pode ser aplicada ao padrão sem a probabilidade de distorcer o padrão e produzir vazios de ar durante o revestimento. Por outro lado, se a mistura for muito fina, o resultado pode ser uma superfície áspera na fundição.

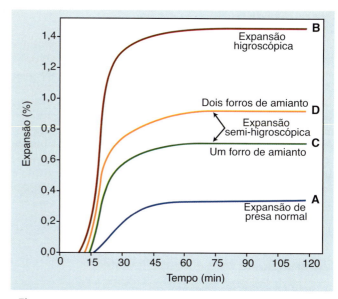

• **Figura 14.13** Efeito do forro e condição de presa na expansão de presa. **A.** Presa normal. **B.** Expansão higroscópica de um revestimento em comparação com a expansão um pouco restrita que ocorre em anel embutido contendo um forro (**C**) ou dois forros (**D**). (Cortesia de R. Neiman, Whip Mix Corporation, Louisville, KY.)

Outro possível problema é a expansão excessiva do molde quando a técnica de expansão térmica é utilizada com um revestimento de cristobalita. Pode ocorrer expansão térmica de 1,3%. Se uma expansão de presa efetiva de 0,3 a 0,4% for adicionada a essa expansão térmica, uma expansão linear total de até 1,7% pode ser obtida, superior à retração térmica média de uma liga de ouro. Como resultado, uma coroa fundida pode ser muito grande.

Além de controlar a expansão higroscópica pela relação L/P, a expansão pode ser regulada reduzindo o tempo de imersão da presa do revestimento ou controlando a quantidade de água a ser adicionada durante o processo de presa. Quanto maior o atraso antes de o revestimento ser imerso no banho-maria, menor a quantidade de expansão higroscópica que pode ocorrer.

A moderna técnica de revestimento higroscópico geralmente fornece a expansão precisa necessária para a maioria dos tipos de padrões. No entanto, alguns padrões podem exigir uma variação na expansão. O uso de temperaturas mais altas de queima e banho-maria aumenta a expansão e vice-versa.

Técnica de adição de água controlada

A expansão higroscópica linear aumenta diretamente com a quantidade de água adicionada até atingir a expansão máxima. As composições dos revestimentos utilizados com a técnica de fundição higroscópica com adição de água garantem a máxima expansão durante a imersão em água. A quantidade de expansão higroscópica necessária para compensação é então obtida adicionando-se apenas água suficiente para fornecer a expansão desejada.

Um anel de borracha macio e flexível é usado em vez do anel de metal forrado usual. O padrão é revestido como de costume. Uma quantidade especificada de água é adicionada sobre o revestimento no anel de borracha, e o revestimento pode endurecer, geralmente sob temperatura ambiente. No entanto, a técnica de adição de água controlada raramente é usada porque o método de expansão higroscópica descrito anteriormente fornece expansão adequada na maioria dos casos.

Procedimento de fundição

Uma vez definido o período apropriado para o revestimento – aproximadamente pelo menos 1 hora para a maioria dos revestimentos ligados a gesso e fosfato – ele está pronto para a queima. Os procedimentos para os dois tipos de revestimentos são semelhantes; portanto, a discussão a seguir se concentra nos revestimentos em gesso. O cadinho e qualquer metal *sprue former* são cuidadosamente removidos. Quaisquer detritos da área de entrada (abertura afunilada na extremidade do anel) são limpos com uma escova. Se o procedimento de queima não seguir imediatamente o procedimento de revestimento, o anel revestido é colocado em um local úmido, com 100% de umidade. Se possível, o revestimento não deve secar. A rehidratação de um conjunto de revestimento armazenado por um longo período pode não repor toda a água perdida.

Eliminação de cera e aquecimento

Os anéis revestidos são colocados em um forno em temperatura ambiente e aquecidos até a temperatura máxima prescrita. Para revestimentos de gesso, a temperatura pode ser de 500°C para a técnica higroscópica ou 700°C para a técnica de expansão térmica. Com revestimentos fosfatados, o ajuste de temperatura máxima pode variar de 700 a 1.030°C, dependendo do tipo de liga selecionada. O ajuste de temperatura é mais crítico para revestimentos de gesso do que para o tipo de fosfato pelo qual os revestimentos de gesso são mais propensos à decomposição térmica. Durante a queima, parte da cera derretida é absorvida pelo revestimento e o carbono residual produzido pela ignição da cera líquida que fica retida no revestimento poroso. Também é aconselhável iniciar o procedimento de queima com o molde ainda molhado. A água retida nos poros do revestimento reduz a absorção da cera e, à medida que a água vaporiza, ela libera a cera do molde. Esse processo é facilitado pela colocação do anel com o orifício do *sprue* para baixo sobre uma ranhura em um recipiente cerâmico no forno de queima. Quando a técnica de alta temperatura é usada, a temperatura do molde gera calor suficiente para converter carbono em monóxido de carbono ou dióxido de carbono. Esses gases podem, então, escapar pelos poros do revestimento aquecido.

Técnica higroscópica de baixo calor

A expansão higroscópica de moldes de revestimento de gesso foi descrita anteriormente neste capítulo. Essa técnica obtém sua compensação de expansão a partir de três fontes: (1) o banho de água a 37°C expande o padrão de cera, (2) a água quente que entra no molde de revestimento pela parte superior adiciona alguma expansão higroscópica e (3) a expansão a 500°C fornece a expansão térmica necessária. A técnica de baixo calor oferece as vantagens de menor degradação do revestimento, uma superfície mais fria para fundições mais suaves e a conveniência de colocar os moldes diretamente em um forno preaquecido a 500°C. O último benefício permite manter um ou mais fornos na temperatura de queima para que os moldes possam ser colocados assim que estiverem prontos. Isso é particularmente útil em grandes laboratórios, onde os moldes estão prontos para serem queimados em vários momentos. No entanto, deve-se tomar cuidado para permitir tempo suficiente de queima porque a cera é oxidada mais lentamente (eliminada) na temperatura mais baixa.

Os moldes devem permanecer no forno por pelo menos 60 minutos, podendo ser mantidos por até 5 horas ou mais, com poucos danos. Como a temperatura do forno é abaixada cada vez que um molde é colocado, um tempo extra deve ser concedido para garantir a eliminação completa da cera quando os moldes são colocados em intervalos. Mesmo que o molde seja normalmente mantido nessa temperatura por 60 a 90 minutos, carbono fino residual suficiente pode ser retido para reduzir a ventilação do molde. Devido a esse potencial de ventilação reduzida, a porosidade de contrapressão é um risco maior na técnica de baixa temperatura do que na técnica de alta temperatura, porque os revestimentos geralmente empregados com a técnica de baixa temperatura podem ser mais densos.

A técnica higroscópica padronizada foi desenvolvida para ligas com alto teor de ouro; as ligas nobres mais recentes podem exigir um pouco mais de expansão. Essa expansão adicional pode ser obtida fazendo-se uma ou mais das seguintes alterações:
- Aumentar a temperatura do banho-maria para 40°C
- Usar duas camadas de forro
- Aumentar a temperatura de queima para uma faixa de 600 a 650°C.

Técnica de expansão térmica de alto calor

Essa abordagem depende quase inteiramente do uso de uma queima de alta temperatura para obter a expansão necessária, eliminando ao mesmo tempo o padrão de cera. A expansão adicional resulta do leve aquecimento dos revestimentos de gesso na presa, expandindo, assim, o padrão de cera e a água que entra no revestimento a partir do forro úmido, que adiciona uma pequena quantidade de expansão higroscópica à expansão de presa normal.

Fundição de metal em revestimentos em gesso

Esses revestimentos de fundição são relativamente frágeis e requerem o uso de um anel de metal para proteção durante o aquecimento. Os moldes geralmente são colocados em um forno à temperatura ambiente, aquecidos lentamente de 650 a 700°C em 60 minutos e mantidos por 15 a 30 minutos na temperatura superior.

A taxa de aquecimento tem alguma influência na suavidade e, em alguns casos, nas dimensões gerais do revestimento. Inicialmente, o aquecimento rápido pode gerar vapor, que pode causar descamação ou fragmentação das paredes do molde. Muitos padrões no mesmo plano dentro do revestimento geralmente causam a separação de uma seção inteira do revestimento. Isso ocorre porque a cera em expansão cria uma pressão excessiva sobre uma grande área.

Uma taxa de aquecimento muito rápida também pode causar rachaduras no revestimento. Nesse caso, a camada externa do revestimento se expande muito mais do que as seções centrais. Consequentemente, a camada externa começa a se expandir termicamente, resultando em tensão de compressão na camada externa, que neutraliza as tensões de tração nas regiões intermediárias do molde. Essa distribuição de tensão faz com que o revestimento frágil rache de dentro para fora na forma de trincas radiais. As rachaduras, por sua vez, produzem uma fundição com aletas ou espinhos como os mostrados na Figura 14.14. Essa condição provavelmente estará presente em um revestimento cristobalita. A temperatura de inversão comparativamente baixa da cristobalita e a rápida taxa de expansão durante a inversão tornam especialmente importante aquecer o revestimento lentamente.

A quebra do revestimento dentário e a consequente contaminação e fragilidade da fundição da liga de ouro provavelmente ocorrem com mais frequência do que se imagina. O mecanismo

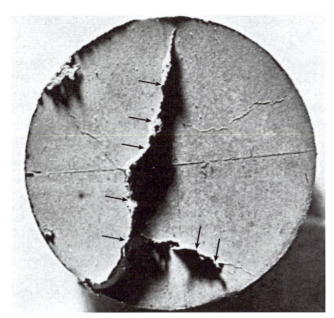

• **Figura 14.14** Aletas (*setas*), na superfície de uma peça fundida, que se formaram como resultado de rachaduras no revestimento antes da fundição do metal.

dessa decomposição do revestimento e contaminação da liga está relacionado com uma reação química entre o carbono residual e o ligante sulfato de cálcio. O sulfato de cálcio por si só não se decompõe, a menos que seja aquecido acima de 1.000°C. No entanto, a redução do sulfato de cálcio por carbono ocorre rapidamente acima de 700°C, de acordo com as seguintes reações:

$$CaSO_4 + 4C \rightarrow CaS + 4CO,$$
(3)

$$3CaSO_4 \rightarrow CaSo_4CaO + 4SO_2.$$
(4)

Essa reação ocorre sempre que os revestimentos de gesso são aquecidos acima de 700°C na presença de carbono. O dióxido de enxofre como produto dessa reação contamina as peças fundidas de ouro e as torna extremamente quebradiças. Esse fato enfatiza a necessidade de eliminar a cera durante o aquecimento.

Após atingir a temperatura de fundição, a fundição deve ser feita imediatamente. A manutenção de uma temperatura alta por um período de tempo considerável pode resultar em contaminação do fundido por enxofre e uma superfície áspera no fundido devido à desintegração do revestimento. Para evitar esse problema, alguns técnicos utilizam fornos com elementos de aquecimento nos quatro lados, reduzindo, assim, o tempo de queima.

Apesar de todas essas precauções e razões para usar uma técnica de queima lenta, o desejo por resultados rápidos levou a formulações de revestimento aprimoradas. Certos revestimentos de gesso, alguns com quantidade considerável de cristobalita, agora são oferecidos para uso com procedimento de queima muito mais rápido. Alguns sugerem colocar o molde em um forno a 315°C por 30 minutos e, em seguida, com aquecimento muito rápido até a temperatura final de queima. Além disso, alguns revestimentos podem ser colocados diretamente em um forno na temperatura final de queima, mantidos por 30 minutos e fundidos. Devido ao projeto do forno, a proximidade do molde ao elemento de aquecimento e a disponibilidade de ar na mufla, o tamanho e a suavidade podem ser afetados. É aconselhável considerar esses fatores cuidadosamente antes que uma fundição seja feita dessa maneira.

Fundição em revestimentos de fosfato

Os revestimentos em fosfato obtêm sua expansão das seguintes fontes:

1. Expansão do padrão de cera: é considerável porque a reação de endurecimento aumenta substancialmente a temperatura do molde.
2. Expansão de fixação: geralmente, é maior do que em revestimentos de gesso, especialmente porque líquidos especiais podem ser usados para aumentar a expansão.
3. Expansão térmica: maior quando levado a temperaturas superiores às utilizadas para revestimentos ligados a gesso.

Uma expansão total de 2% ou mais pode ser necessária para ligas usadas para produzir próteses metalocerâmicas porque essas ligas têm temperaturas de fusão e solidificação mais altas. Embora os revestimentos de fosfato sejam geralmente muito mais duros e fortes do que os de gesso, eles são, no entanto, bastante frágeis e estão sujeitos à mesma expansão desigual de seções adjacentes, como mudanças de fase que ocorrem durante o aquecimento.

As temperaturas usuais de queima para revestimentos fosfatados variam de 750 a 1.030°C. As temperaturas mais altas são necessárias para ligas de metais básicos. A taxa de aquecimento é geralmente lenta para 315°C e é bastante rápida depois disso, atingindo a conclusão após uma manutenção na temperatura superior por 30 minutos. A maioria dos fornos de queima podem ser programados para taxas de aquecimento e tempos de espera.

O procedimento para revestir um padrão de cera em um revestimento de fosfato é essencialmente o mesmo de um revestimento de gesso. Conforme mencionado anteriormente, o tempo de trabalho pode variar dependendo da relação L/P, concentração de líquido especial, temperatura, tempo de mistura, taxa de mistura e habilidade e experiência do operador.

Como acontece com qualquer revestimento que tenha alta expansão térmica, especialmente quando ocorrem mudanças acentuadas na expansão ou contração, é necessário usar uma taxa de aquecimento lenta durante a queima para evitar possíveis rachaduras ou fragmentação. A maioria dos fornos de queima modernos podem ser programados para taxas de aquecimento e tempos de espera. Para aqueles que não são, é aconselhável usar uma queima de dois estágios, mantendo de 200 a 300°C por pelo menos 30 minutos antes de completar a queima. As recomendações para a taxa de aquecimento variam; por isso, é aconselhável seguir as instruções específicas do revestimento usado.

Embora os revestimentos em fosfato pareçam fortes, eles ainda são suscetíveis a influências disruptivas durante o esgotamento. Quando a cera amolece, ela se expande muito mais do que o revestimento. Ao revestir, é desejável deixar de 3 a 6 mm de revestimento ao redor de cada padrão e escalonar os padrões se vários forem colocados no mesmo anel. Vários padrões posicionados ao longo de um plano podem exercer uma tremenda pressão e fraturar quase qualquer revestimento, mais particularmente os materiais ligados ao fosfato. A rápida expansão do revestimento de cristobalita a aproximadamente 300°C requer um aquecimento lento para evitar fraturas. Após a temperatura atingir 400°C, a taxa de aquecimento pode ser aumentada com segurança. Depois da queima, geralmente a uma temperatura final de 700 a 1.030°C, dependendo da faixa de fusão da liga, é feita a fundição.

A permeabilidade do revestimento de fosfato é baixa em comparação com o revestimento de gesso. Portanto, a pressão de fundição necessária é maior do que para um molde de gesso.

A recuperação e a limpeza da peça fundida são mais difíceis quando um revestimento de fosfato é usado. Além disso, as partículas geralmente incluem grandes grãos de quartzo. Em alguns casos, como com ligas contendo ouro, o revestimento adere com bastante tenacidade, exigindo limpeza em um dispositivo ultrassônico. Nem o aglutinante de fosfato nem o refratário de sílica são solúveis em HCl ou H_2SO_4. O ácido fluorídrico frio (HF) dissolve muito bem o refratário de sílica sem danificar uma liga à base de ouro ou uma de paládio-prata, mas esse ácido deve ser usado com cuidado com outras ligas. Mesmo HF diluído não deve ser usado, a menos que haja soluções neutralizantes necessárias imediatamente à mão e o clínico esteja familiarizado com as técnicas corretas de manuseio. Atenção: uma vez que os tecidos do usuário são feridos, o dano não pode ser revertido. Soluções alternativas comercialmente disponíveis podem ser utilizadas com maior segurança. As ligas de metais básicos requerem um leve jateamento, normalmente com alumina fina. As próteses parciais à base de cromo-cobalto são comumente jateadas para remover o revestimento. O ácido não deve ser usado para limpar ligas de metais comuns.

A seleção do revestimento fosfatado adequado deve ser baseada na composição da liga a ser usada. Os revestimentos contendo carbono são adequados para ligas de fundição de coroas e pontes à base de ouro e ligas metalocerâmicas. No entanto, se a liga for sensível ao carbono (como ligas Ag-Pd, Pd alto, Pd-Ag, Ni-Cr-Be, Ni-Cr e Co-Cr), deve ser usado um revestimento sem carbono.

Como todo o processo envolvendo revestimentos em fosfato é demorado, a demanda por mudanças que economizam tempo é forte. Os fabricantes de revestimentos têm respondido a essa demanda, resultando na disponibilidade de revestimentos que podem ser submetidos mais rapidamente ao aquecimento em dois estágios, sendo colocados diretamente no forno na temperatura máxima, mantidos por 20 a 30 minutos e depois fundidos. Para economizar mais tempo, os fabricantes também oferecem revestimento sem anel; nenhum anel de metal ou forro é necessário. No entanto, um anel de plástico reutilizável ainda é necessário durante o procedimento de revestimento. O anel de plástico é afunilado para que, uma vez que o revestimento tenha endurecido, ele possa ser empurrado para fora do anel, mantido por um tempo especificado para garantir o endurecimento completo e, em seguida, colocado diretamente no forno quente. Obviamente, a expansão no ajuste para esse método é diferente daquela quando um anel alinhado é usado, e mudanças no ajuste geral devem ser consideradas. A expansão necessária pode ser ajustada variando-se a concentração do líquido.

Tempo permitido para fundição

Um revestimento se contrai termicamente à medida que esfria após a fundição. Quando a técnica de expansão térmica ou de alta temperatura é utilizada, o revestimento perde calor após o anel aquecido ser removido do forno e o molde se contrair. Devido ao revestimento e à baixa condutividade térmica do revestimento, pode decorrer um curto período antes que a temperatura do molde seja sensivelmente afetada. Em condições médias de fundição, aproximadamente 1 minuto pode passar sem perda de dimensão perceptível.

Na técnica de fundição sob baixa temperatura, o gradiente de temperatura entre o molde de revestimento e a sala não é tão grande quanto o empregado na técnica de alta temperatura. Além

disso, a expansão térmica do revestimento não é tão importante para a compensação da contração. No entanto, a temperatura de queima encontra-se em uma porção íngreme da curva de expansão térmica e não em uma porção de platô, como na técnica de alta temperatura. Portanto, na técnica de fundição em baixa temperatura, a liga também deve ser fundida logo após a retirada do anel do forno; caso contrário, pode ocorrer uma variação significativa das dimensões de fundição desejadas.

Máquinas de fundição

Cada máquina de fundição deve desempenhar duas funções essenciais: fusão de metal e entrega de metal líquido a um anel de fundição. Os metais podem ser derretidos por chama de maçarico, aquecimento por resistência elétrica, arco de indução a vácuo ou feixe de *laser*. O metal líquido pode ser fornecido por centrifugação, gravidade ou vácuo ou submetido a pressão adicional para forçar a liga no molde. As subseções a seguir descrevem quatro máquinas de fundição típicas usadas em odontologia. É importante seguir as instruções do fabricante com precisão para qualquer um desses dispositivos.

Máquina de fundição com maçarico e centrífuga

A mola da máquina de fundição é enrolada primeiro de duas a cinco voltas (dependendo da liga). A liga é fundida por uma chama de maçarico em um cadinho cerâmico vitrificado preso ao "braço quebrado" da máquina de fundição (Figura 14.15). A chama do maçarico é gerada a partir de uma mistura gasosa de propano e ar, gás natural e ar, acetileno e ar, ou acetileno e oxigênio. Uma vez que o metal atingiu a temperatura de fundição e o anel de fundição aquecido está em posição, a máquina é liberada e a mola inicia um movimento de rotação.

Máquina de fundição aquecida por resistência elétrica

Nesse dispositivo, a corrente passa por uma bobina de aquecimento por resistência, fundindo a liga em um cadinho de grafite ou cerâmica. A vantagem do projeto é que o cadinho no forno fica rente ao anel de fundição (Figura 14.16). Portanto, a liga permanece derretida um pouco mais, garantindo que a solidificação progrida completamente da ponta da fundição até a superfície do botão.

Máquina de fusão por indução

Com essa unidade, a liga é fundida por um campo de indução que se desenvolve dentro de um cadinho cercado por tubos metálicos resfriados a água (Figura 14.17). O forno elétrico de indução é um transformador no qual a corrente alternada flui através da bobina do enrolamento primário e gera um campo magnético variável no local da liga a ser fundida em um cadinho. Uma vez que a liga atinge a temperatura de fundição ao ar ou no vácuo, ela é forçada para dentro do molde por força centrífuga, pressão do ar ou vácuo. A fusão por indução é mais usada com ligas de metais básicos.

Máquina de fusão por arco de corrente direta

O arco de corrente contínua é produzido entre dois eletrodos em um ambiente de argônio: a liga e o eletrodo de tungstênio resfriado a água. A temperatura dentro do arco excede 4.000°C e a liga derrete muito rapidamente. No entanto, esse método apresenta alto risco de superaquecimento da liga e danos podem ocorrer após apenas alguns segundos de aquecimento prolongado. Para titânio e ligas de titânio, são necessárias máquinas de fundição sob pressão de argônio aquecido a vácuo.

CAPÍTULO 14 Revestimentos de Fundição e Procedimentos de Fundição

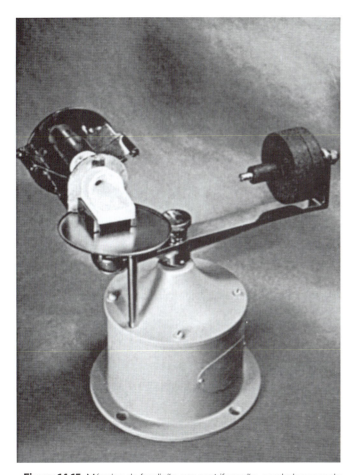

• **Figura 14.15** Máquina de fundição por centrifugação, enrolada por mola.

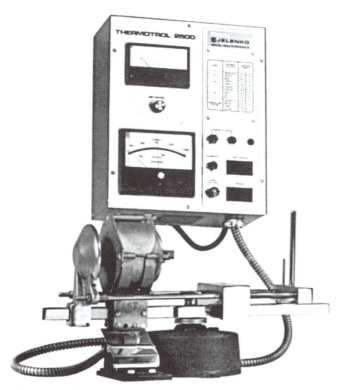

• **Figura 14.16** Máquina de fundição por mola com forno de fusão por resistência elétrica.

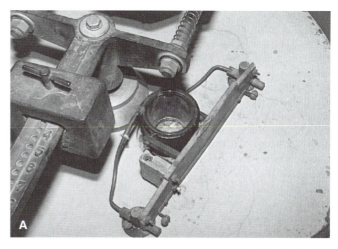

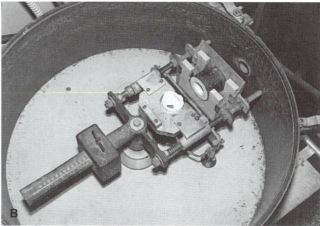

• **Figura 14.17** Máquina de fundição por indução. **A.** Bobina de indução refrigerada a água. **B.** Cadinho vertical (*área branca*) posicionado dentro da bobina de indução.

Variáveis adicionais associadas ao *casting*

Cadinhos de fundição

Geralmente, estão disponíveis quatro tipos de cadinhos de fundição: argila, carbono, quartzo e zircônia-alumina. Cadinhos de argila são apropriados para muitas ligas de coroa e ponte, como os tipos de alta nobreza e baixa nobreza. Cadinhos de carbono podem ser usados não apenas para ligas de coroa e ponte de alta nobreza, mas também para ligas metalocerâmicas à base de ouro de alta fusão.

Cadinhos feitos de alumina, quartzo ou sílica são recomendados para ligas de alta fusão de qualquer tipo. Eles são especialmente adequados para ligas que têm alta temperatura de fusão ou aquelas que são sensíveis à contaminação por carbono. Estão incluídas nessa categoria as ligas de coroa e ponte com alto teor de paládio, como ligas de paládio-prata para *copings* metalocerâmicos e qualquer uma das ligas à base de níquel ou cobalto.

Fusão com maçarico de liga de metal nobre

A liga de metal nobre é melhor derretida colocando-a na parede lateral interna do cadinho. Assim, o operador pode observar melhor o progresso da fusão, e há uma melhor oportunidade para quaisquer gases na chama serem refletidos da superfície da liga em vez de serem absorvidos.

O combustível usado na maioria dos casos é uma mistura de gás natural ou artificial e ar, embora também possam ser usadas combinações de oxigênio e acetileno. A temperatura da chama de gás-ar é muito influenciada pela natureza do gás e pelas proporções de gás e ar na mistura. Deve-se tomar cuidado para se obter uma chama em forma de pincel, com as diferentes zonas de combustão claramente diferenciadas. Dois tipos de chamas podem ser obtidos com um maçarico de fundição, conforme mostrado na Figura 14.18. O suprimento de ar para a chama inferior é excessivo, resultando em combustão incompleta e temperatura mais baixa. Esse tipo de chama é provavelmente o preferido pelo principiante porque o som de sua regulação, som tipo de "rugido", passa a ideia de ser mais quente. A chama em forma de pincel, mostrada na parte superior da figura, indica o ajuste adequado para máxima eficiência e temperatura.

As partes da chama de gás-ar podem ser identificadas pelas áreas cônicas na Figura 14.18. O primeiro cone longo que emana diretamente do bocal é a zona na qual o ar e o gás são misturados antes da combustão. Nenhum calor está presente nessa zona. O próximo cone, que é verde e imediatamente ao redor do cone interno, é conhecido como *zona de combustão*. Nesse momento, o gás e o ar são parcialmente queimados. Essa zona é oxidante e deve sempre ser mantida afastada da liga fundida durante a fusão.

A próxima zona, levemente azul e localizada logo além da ponta da zona de combustão verde, é a zona redutora. Essa é a parte mais quente da chama e deve ser mantida constantemente na liga durante a fusão. O cone externo (zona oxidante) é a área na qual ocorre a combustão com o oxigênio do ar. Sob nenhuma circunstância essa parte da chama deve ser usada para derreter a liga. Não só a sua temperatura é mais baixa do que a da zona de redução, mas também oxida a liga.

Com um pouco de prática, o técnico ou clínico pode detectar facilmente se a zona adequada da chama está em contato com o metal observando a condição da superfície da liga. Quando a zona redutora está em contato, a superfície da liga de ouro é brilhante e espelhada, conforme indicado na Figura 14.19 A. Quando a porção oxidante da chama está em contato com a liga, uma película fosca/opaca se desenvolve sobre a superfície, como mostrado na Figura 14.19 B. Embora deva-se tomar cuidado para não superaquecer a liga, geralmente há mais probabilidade de subaquecimento quando a chama de gás-ar for usada. A liga primeiro parece ser esponjosa, e então aparecem pequenos glóbulos de liga fundida. A liga fundida logo assume uma forma esferoidal, conforme indicado na Figura 14.19 A. Na temperatura adequada de fundição, a liga fundida é laranja-claro e tende a girar ou seguir a chama quando é levemente movimentada. Nesse ponto, a liga deve estar aproximadamente de 38 e 66°C acima de sua temperatura *liquidus*. A fundição deve ser feita imediatamente quando a temperatura adequada for atingida. Conforme discutido anteriormente, vários dispositivos também estão disponíveis para fundir a liga eletricamente.

É desejável usar um fluxo para ligas de coroa e ponte de ouro para ajudar a minimizar a porosidade. Quando usado corretamente, o fluxo aumenta a fluidez da liga, e o filme de fluxo formado na superfície da liga fundida ajuda a evitar a oxidação, absorve contaminantes e é deixado para trás no momento da fundição. Fluxos redutores contendo carvão em pó são frequentemente usados, mas pequenos pedaços de carbono podem ser transportados para o molde e causar uma deficiência em uma margem crítica. Embora tais fluxos redutores sejam excelentes para a limpeza de ligas antigas, um fluxo melhor para o procedimento de fundição pode ser feito a partir de partes iguais de pó de bórax fundido moído com pó de ácido bórico. O ácido bórico ajuda a reter o bórax na superfície da liga. O fluxo é adicionado quando a liga está completamente derretida e deve ser usado com ligas antigas e novas. Os *sprues* e botões antigos da mesma liga podem ser reformulados se não estiverem contaminados.

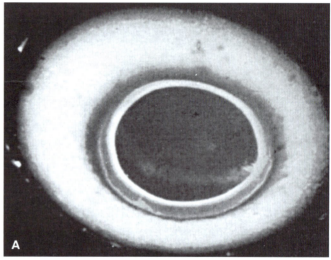

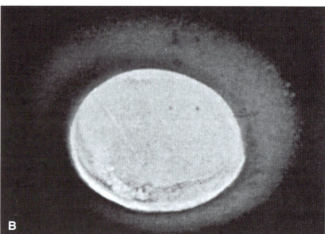

• **Figura 14.19** Efeito da chama na zona de fusão. **A.** Uma superfície espelhada do metal indica que a zona redutora da chama está em contato com o metal. **B.** Uma superfície turva indica que a parte oxidante da chama está em contato com a oxidação da superfície metálica devido ao posicionamento inadequado da chama do maçarico.

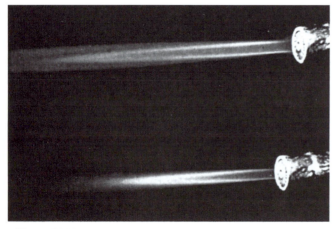

• **Figura 14.18** Dois tipos de chamas não luminosas mostrando áreas de combustão. A chama superior deve ser empregada para fundir ligas de metais nobres. A chama mais baixa resulta de muito ar na mistura.

Fusão de metais básicos

Embora a fusão com maçarico possa ser usada em alguns casos, a maioria dos metais básicos de Ni-Cr, Ni-Cr-Be, Co-Cr, Co-Cr-Mo, Co-Ni-Cr, Ti comercialmente puro e Ti-Al-V requerem equipamentos de fusão especiais, como máquinas de fusão por indução, dispositivos de fusão a vácuo ou unidades de arco de fusão. Os procedimentos necessários são projetados para minimizar o risco de oxidação excessiva ou interação das ligas fundidas com os revestimentos de fundição recomendados. Está além do escopo deste livro discutir esses métodos; o leitor é encaminhado para manuais de instrução especializados desenvolvidos pelos fabricantes desses produtos.

Limpando a peça fundida

Quando uma liga de ouro Tipo 3 ou 4 foi fundida e solidificada, o anel deve ser temperado em água assim que o botão exibir um brilho vermelho opaco. Duas vantagens são obtidas na têmpera: (1) a liga de metal nobre é deixada em condição recozida para polimento, polimento e procedimentos semelhantes (ver Capítulo 2), e (2) quando a água entra em contato com o revestimento quente, ocorre uma reação violenta, resultando em um revestimento macio e granular que é removido mais facilmente.

A superfície do fundido muitas vezes parece escura devido aos óxidos e manchas. Esse filme de superfície pode ser removido por um processo conhecido como *decapagem*, que consiste em aquecer a fundição descolorida em um ácido. A solução de decapagem geralmente usada para ligas de metais nobres é uma solução de HCl a 30%. A desvantagem do HCl é que os vapores do ácido podem corroer os móveis de metal do laboratório. Além disso, esses vapores são nocivos à saúde e devem ser ventilados através de uma coifa. No entanto, o processo de decapagem pode ser realizado por ultrassom enquanto a prótese é selada em um recipiente de Teflon. Produtos comerciais à base de ácido fosfórico, ácido sulfâmico e outros ácidos também estão disponíveis para a decapagem de próteses de metais nobres.

O melhor método para decapagem é colocar a fundição em um tubo de ensaio ou prato e despejar o ácido sobre ele. Pode ser necessário aquecer o ácido, mas a fervura deve ser evitada devido à quantidade considerável de vapores ácidos envolvidos. Após a decapagem, o ácido é derramado e a carcaça, removida. A solução de decapagem deve ser renovada com frequência porque é provável que se contamine após reutilizar a solução várias vezes.

Em nenhum caso a fundição deve ser realizada com pinças metálicas, que podem contaminar a fundição quando ambas (a fundição e as pinças) estiverem em contato na solução de decapagem. A solução de decapagem geralmente contém pequenas quantidades de cobre dissolvido de fundições anteriores. Quando as pinças metálicas entram em contato com esse eletrólito, uma pequena célula galvânica é criada, e o cobre pode ser depositado na peça fundida no ponto onde as pinças o prendem. Essa deposição de cobre se estende para dentro da liga e é uma futura fonte de descoloração na área.

Ligas metalocerâmicas à base de ouro e paládio e ligas de metais básicos geralmente não são decapadas se forem resfriadas em bancada até a temperatura ambiente antes de a fundição ser removida do revestimento.

QUESTÃO IMPORTANTE

Por que o ajuste marginal de coroas fundidas em um dente preparado é essencial para o sucesso clínico a longo prazo das próteses metálicas?

Avaliação clínica da adaptação da peça fundida

As fundições dentárias podem ser produzidas em qualquer tamanho (desde uma base de prótese até o menor *inlay*). Os procedimentos empregados para a construção de pequenas restaurações, como *inlays*, *onlays*, coroas e pinos endodônticos, são o tema principal deste capítulo. Os princípios fundamentais são os mesmos, independentemente do tamanho da fundição, e as técnicas diferem apenas no projeto do *sprue*, tipo de revestimento e método de fusão da liga.

O processo de fundição é projetado para fornecer uma duplicação metálica da estrutura do dente ausente com a maior precisão possível. Os limites de tolerância para o ajuste e adaptação marginal de uma restauração fundida não são conhecidos. Em um estudo clínico, 10 dentistas experientes foram solicitados a usar uma sonda exploradora afiada e radiografias para avaliar a adaptação marginal de um grupo de *inlays*. Depois de as restaurações cimentadas serem graduadas, foram medidas microscopicamente nas aberturas marginais de várias áreas. Para restaurações "aceitáveis", a abertura média foi de 21 μm na superfície oclusal e 74 μm na região gengival, que não é tão acessível visualmente. Houve pouca concordância entre esses 10 dentistas sobre a aceitabilidade das aberturas marginais quando avaliadas por sondas exploradoras ou radiografias.

A dificuldade em detectar pequenas discrepâncias nas margens das restaurações cimentadas está associada ao uso de sondas exploradoras afiadas que possuem um raio de curvatura relativamente grande na ponta em comparação com a largura das lacunas marginais que estão sendo avaliadas. Conforme mostrado na Figura 14.20, a ponta desse novo explorador não utilizado pode não "capturar" uma lacuna de margem de 60 μm, cuja largura é o diâmetro de um fio de cabelo humano, pois percorre um caminho perpendicular à lacuna. Se essa ponta do explorador penetrar substancialmente em uma lacuna durante a sondagem, o ajuste de uma coroa, *inlay* ou *onlay* não será clinicamente aceitável. Essa ilustração coloca a questão de quão facilmente uma lacuna na linha do cabelo pode ser detectada ao passar um explorador sobre as margens da restauração, especialmente em áreas interdentais que muitas vezes devem ser sondadas em um pequeno ângulo em relação à superfície. É óbvio que a precisão do *inlay* ou coroa deve ser maior do que pode ser detectada pelo olho ou pelos métodos convencionais de testes clínicos. Nas margens da restauração cimentada, uma fina linha de cimento está sempre presente, mesmo que não seja facilmente visível. Com exceção dos materiais de cimentação à base de resina, os cimentos dentários atuais são um pouco solúveis e podem se deteriorar na cavidade oral com o tempo. Assim, quanto menos preciso for o ajuste da fundição e quanto maior a quantidade de cimento exposta, mais provável é que o cimento se degrade. Certamente, um alto grau de precisão na adaptação marginal de 25 μm ou menos não pode ser garantido para todas as restaurações fundidas. É lógico que quanto mais preciso for o ajuste da fundição, menor será a probabilidade de vazamento, acúmulo de placa no cimento e cáries secundárias.

Assumindo que o padrão de cera é satisfatório, o procedimento torna-se, então, uma questão de aumentar o molde de maneira uniforme e suficiente para compensar a contração térmica de fundição da liga. Teoricamente, se as contrações da cera e da liga são conhecidas, o molde pode ser expandido o suficiente para compensar tal contração. Infelizmente, existem variáveis no comportamento dos materiais e da cera que não podem ser controladas com precisão. A precisão dimensional geral possível

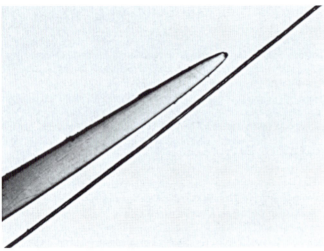

• **Figura 14.20** Seção transversal de uma ponta exploradora não utilizada (*topo*) e um cabelo de 60 μm (×25). (De McLean JW, van Fraunhofer JA. A estimativa da espessura do filme de cimento por uma técnica *in vivo*. Br Dent J. 1971;131:107-11.)

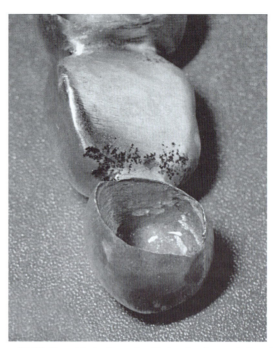

• **Figura 14.21** Porosidade de contração localizada no pôntico de uma prótese parcial fixa de três elementos causada por solidificação tardia e falta de um conduto de resfriamento.

com as técnicas atuais não foi claramente definida. Assim, nem a tolerância admissível de precisão no ajuste da peça fundida nem aquela obtida durante o procedimento de fundição é conhecida. Em última análise, o procedimento de fundição é parcialmente empírico e a experiência anterior é muito benéfica.

Há muitas etapas no procedimento para as quais um número considerável de fatos é conhecido. Além disso, certas variações nas técnicas aqui descritas produzem resultados igualmente satisfatórios. No entanto, qualquer técnica envolve a adesão estrita a certos princípios fundamentais comuns a todos os metais. Esses são os fundamentos enfatizados na discussão a seguir.

Causas de defeitos nas fundições

Raramente é um defeito em uma fundição atribuível a outros fatores se não o descuido ou desconhecimento do operador. Com as técnicas atuais, falhas de fundição devem ser a exceção, não a regra.

Defeitos em peças fundidas podem ser classificados em quatro categorias: (1) distorção, (2) rugosidade e irregularidades da superfície, (3) porosidade (Figura 14.21) e (4) detalhes incompletos ou ausentes. Em quase todos os casos, defeitos nas peças fundidas podem ser evitados pela estrita observância de procedimentos regidos por certas regras e princípios fundamentais.

Distorção

Qualquer distorção marcante da fundição provavelmente está relacionada com uma distorção do padrão de cera, conforme descrito no Capítulo 13. A presa e as expansões higroscópicas do revestimento podem produzir uma expansão não uniforme das paredes do padrão. As margens gengivais são forçadas a se separarem pela expansão do molde, enquanto a barra oclusal sólida de cera resiste à expansão durante os estágios iniciais de presa. Portanto, a distorção aumenta à medida que a espessura do padrão diminui. Como seria de esperar, quanto menor a expansão de presa do revestimento, menor a distorção. Geralmente, isso não é um problema sério, mas é responsável por algumas das imprecisões inexplicáveis que podem ocorrer em pequenas peças fundidas.

Rugosidade superficial, irregularidades e descoloração

A *rugosidade superficial* é definida como imperfeições superficiais finamente espaçadas cuja altura, largura e direção estabelecem o padrão de superfície predominante. As irregularidades da superfície são imperfeições isoladas, como nódulos, que não são características de toda a área da superfície. Rugosidade excessiva ou irregularidades na superfície externa da peça fundida requerem acabamento e polimento adicionais.

Mesmo sob condições ideais, a rugosidade da superfície da peça fundida é invariavelmente um pouco maior do que a do padrão de cera. A diferença provavelmente está relacionada com o tamanho das partículas de revestimento e sua capacidade de reproduzir o padrão de cera em detalhes microscópicos. Com técnicas de manipulação adequadas, o aumento normal da rugosidade na fundição não deve ser um fator importante na precisão dimensional. No entanto, a técnica inadequada pode levar a um aumento acentuado da rugosidade e à formação de irregularidades na superfície.

Bolhas de ar

Pequenos nódulos em uma peça fundida são causados por bolhas de ar que se fixam ao molde durante ou após o procedimento de revestimento. Esses nódulos às vezes podem ser removidos se não estiverem em uma área crítica. No entanto, para nódulos nas margens ou nas superfícies internas, a remoção dessas irregularidades pode alterar o ajuste do gesso. Como observado anteriormente, o melhor método para evitar bolhas de ar é usar a técnica de revestimento a vácuo. Um agente umectante pode ser útil para evitar o acúmulo de bolhas de ar na superfície do padrão, mas não é de forma alguma uma solução ao certo. Conforme discutido anteriormente, é importante que o agente umectante seja aplicado em camada fina. É melhor secar ao ar o agente umectante porque qualquer excesso de líquido dilui o revestimento, possivelmente produzindo irregularidades na superfície do fundido.

Filmes de água

Se o padrão de cera for levemente movimentado, sacudido ou vibrado após o revestimento, ou a pintura do revestimento não resultar em contato íntimo do revestimento com o padrão, uma película de água pode se formar irregularmente sobre a superfície. Ocasionalmente, esse tipo de irregularidade da superfície aparece como pequenas cristas ou "veias" se o revestimento se separar do padrão de cera.

Relação líquido/pó

Quanto maior a relação L/P, mais rugosa é a fundição. No entanto, se for usada pouca água, o revestimento pode ficar incontrolavelmente espesso, de modo que não pode ser aplicado adequadamente ao padrão. Os vazios de ar podem não ser suficientemente removidos pela aplicação de vácuo.

Corpos estranhos

Um molde de cadinho rugoso com detritos de revestimento agarrados a ele pode tornar o revestimento áspero em sua remoção, de modo que pedaços de revestimento sejam transportados para dentro do molde com a liga fundida. A contaminação geralmente resulta não apenas na rugosidade da superfície, mas também em áreas incompletas ou vazios superficiais.

A descoloração e rugosidade da superfície podem resultar da contaminação por enxofre. Um exemplo desse efeito pode ser visto na Figura 14.22, seja pela quebra do revestimento em temperaturas elevadas ou pelo alto teor de enxofre da chama do maçarico.

Impacto da liga fundida na parede do molde

Ocasionalmente, a liga fundida pode fraturar ou desgastar a superfície do molde com o impacto, independentemente de seu volume. A abrasão no molde é refletida como uma área elevada na peça fundida que pode impedir o assentamento completo da peça fundida. Um *sprue* adequado para evitar o impacto direto do metal fundido, em um ângulo de 90° em relação à superfície do revestimento, reduz os danos à superfície do revestimento e evita turbulências indesejáveis.

Posição do padrão

Quando vários padrões são colocados no mesmo anel, eles não devem ser posicionados muito próximos. A expansão dos padrões de cera antes do endurecimento do revestimento pode aproximar demais os padrões.

QUESTÃO IMPORTANTE
Como minimizar o risco de porosidade e fundição incompleta?

Porosidade

A porosidade pode ocorrer no interior de uma peça fundida que a enfraquece e se estende para a superfície externa como rugosidade, o que também pode causar descoloração. Existem duas fontes de porosidade: defeitos de solidificação e gases aprisionados.

A alimentação contínua de metal fundido pelo *sprue* deve ocorrer para compensar a contração do volume do metal durante a solidificação. Se o *sprue* congelar em sua seção transversal antes que esse fluxo seja concluído, ocorrerá um vazio de contração localizado na última porção da fundição que se solidifica.

Quatro tipos de porosidade são mostrados nas Figuras 14.23 A e B: (1) porosidade de contração localizada, (2) microporosidade,

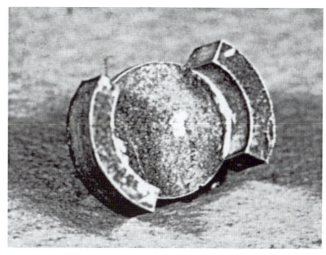

• **Figura 14.22** Uma fundição de liga de metal nobre com camada de revestimento escura resultante da contaminação por enxofre ou oxidação durante a fusão da liga.

(3) porosidade de pequenos buracos e (4) porosidade subsuperficial. A contração localizada geralmente ocorre perto da junção do canal de alimentação (*sprue*) com a fundição, mas pode ocorrer em qualquer lugar entre os dendritos, como mostrado na Figura 14.23 C, na qual a última parte do lingotamento a solidificar foi entre os ramos dendritos à medida que eles se desenvolviam.

Muitas ligas dissolvem ou ocluem gases enquanto estão fundidas. Por exemplo, tanto o cobre como a prata dissolvem o oxigênio em grandes quantidades no estado líquido. A platina e o paládio fundidos têm afinidade por hidrogênio e oxigênio. Na solidificação, os gases absorvidos são expelidos, resultando em porosidade de pequenos buracos. Os espaços vazios maiores também podem resultar da mesma causa, mas também do gás que é retido mecanicamente pelo metal fundido no molde ou pelo gás que é incorporado durante o procedimento de fundição. Porosidades esféricas maiores inclusive podem ser causadas por gás obstruído por uma chama de maçarico mal ajustada ou pelo uso de zonas de mistura ou de oxidação da chama em vez da zona de redução. Se a liga já foi usada antes, esses tipos de porosidade podem ser minimizados pela pré-fusão da liga de ouro em um cadinho de grafite ou em um bloco de grafite e ajustando e posicionando corretamente a chama do maçarico durante a fusão. A porosidade que se estende até a superfície é geralmente na forma de pequenos orifícios pontiagudos. Quando a superfície é polida, os orifícios adicionais são descobertos.

A porosidade subsuperficial ocorre ocasionalmente, como mostrado na Figura 14.23 B. As razões para tais espaços vazios não são bem compreendidas. Eles podem ser causados pela nucleação simultânea de grãos sólidos e bolhas de gás no primeiro momento em que a liga congela nas paredes do molde. Esse tipo de porosidade pode ser diminuído controlando a taxa na qual o metal fundido entra no molde.

A porosidade de sucção (*suck-back*) também pode ocorrer externamente, geralmente no interior de uma coroa próxima à área do *sprue*, se um ponto quente foi criado pelo metal fundido que colide do canal do *sprue* em um ponto da parede do molde. Esse ponto quente faz com que a região local se solidifique por último e resulte em porosidade de sucção, conforme mostrado à esquerda na Figura 14.24. A porosidade de sucção geralmente ocorre em um ângulo de linha oclusoaxial ou em um ângulo

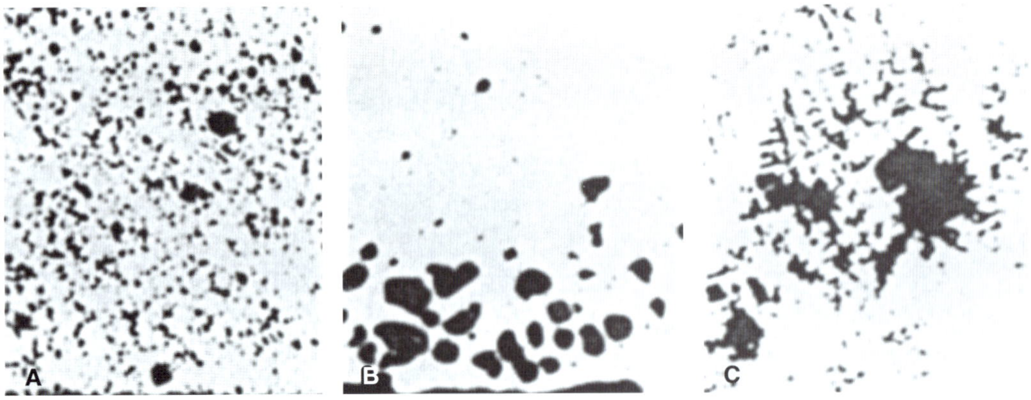

• **Figura 14.23** Porosidades localizadas. **A.** Microporosidade, porosidade de pequenos buracos e inclusões de gás. Os vazios de microporosidade têm formato irregular, enquanto os outros dois tipos tendem a ser esféricos; os maiores vazios esféricos são inclusões de gás. **B.** Porosidade subsuperficial. **C.** Porosidade de contração localizada. (Cortesia de G. Ryge.)

de linha incisoaxial que não é bem arredondado. Esse tipo de defeito de porosidade pode ser eliminado alargando o ponto de fixação do *sprue* e reduzindo o diferencial de temperatura de fusão do molde, ou seja, diminuindo a temperatura de fundição em cerca de 30°C. Tal resultado é mostrado à direita na Figura 14.24.

Bolhas de ar aprisionadas na superfície interna da fundição, às vezes chamadas de *porosidade de contrapressão*, podem produzir grandes depressões côncavas, como as vistas na Figura 14.25. Isso é causado pela incapacidade do ar no molde de escapar pelos poros do revestimento ou pelo gradiente de pressão que desloca a bolsa de ar para o final do revestimento pelo *sprue* fundido e do botão. A incidência de ar aprisionado pode ser aumentada pelo uso dos densos revestimentos modernos.

Todos os fundidos provavelmente contêm uma certa quantidade de porosidade, como exemplificado pelas fotomicrografias mostradas na Figura 14.26. Isso deve ser minimizado porque pode afetar adversamente as propriedades físicas do fundido. Em queima adequada, temperatura adequada do molde e da fundição, pressão de fundição suficientemente alta e relação adequada de L/P de revestimento podem minimizar ou eliminar a porosidade do ar aprisionado. É uma boa prática certificar-se de que a espessura do revestimento entre a ponta do molde e a extremidade do anel não seja maior que 6 mm (ver Figura 14.2).

Fundição incompleta

Ocasionalmente, a liga fundida pode ser impedida de preencher completamente o molde devido à ventilação insuficiente do molde e alta viscosidade do metal fundido.

A ventilação insuficiente está diretamente relacionada com a contrapressão exercida pelo ar no molde. Essas falhas geralmente são exemplificadas por margens arredondadas e incompletas (Figura 14.27). Se o ar não puder ser ventilado rapidamente pelo revestimento, a liga fundida não poderá preencher o molde antes de solidificar. A magnitude da pressão de fundição deve ser suspeita. A pressão de fundição deve ser mantida por alguns segundos a mais para evitar a contrapressão durante o estágio inicial de solidificação.

Resíduos da eliminação incompleta de cera ou *sprue* de plástico podem preencher os poros do revestimento de modo que o ar não seja ventilado completamente. Um exemplo de falha de fundição causada por eliminação incompleta de cera é mostrado

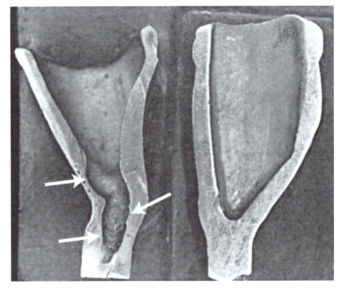

• **Figura 14.24** Exemplos de porosidade de sucção (*setas à esquerda*). O *coping* da esquerda foi moldado a 1.370°C. O *coping* do lado direito foi moldado a 1.340°C. (Cortesia do Dr. J. Nielsen.)

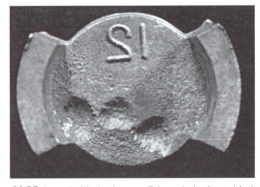

• **Figura 14.25** Irregularidade da superfície no lado da cavidade de uma peça fundida causada por porosidade de contrapressão.

na Figura 14.28 e mostrado esquematicamente na Figura 14.29. Em comparação com a Figura 14.27, a aparência brilhante da Figura 14.28 é causada pela forte atmosfera redutora de monóxido de carbono deixada pela cera residual.

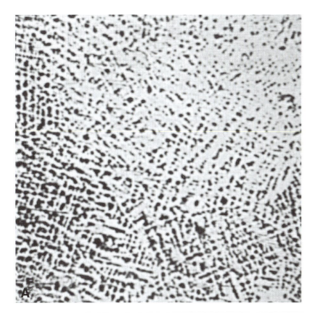

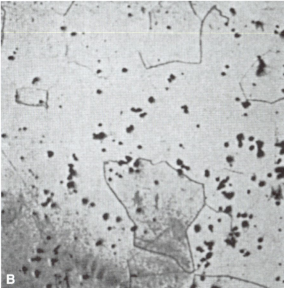

• **Figura 14.26** **A.** Estrutura de um grão em liga metálica nobre tipo III fundida da American Dental Association (ADA). **B.** Mesma liga após tratamento térmico de homogeneização a 725°C por 70 minutos. A porosidade de pequenos orifícios é visível. (Cortesia de B. Hedegard.)

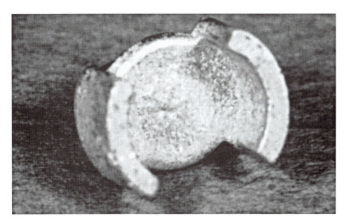

• **Figura 14.27** Margens arredondadas e incompletas são evidência de pressão de fundição insuficiente.

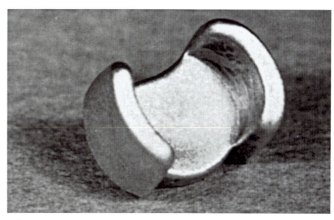

• **Figura 14.28** Fundição incompleta resultante da eliminação incompleta de cera é caracterizada por margens arredondadas e aparência brilhante.

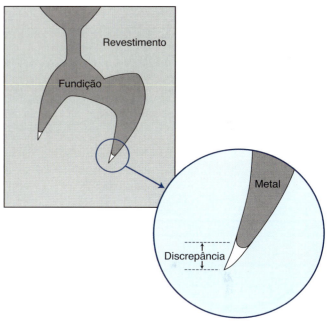

• **Figura 14.29** Ilustração esquemática de fundição incompleta.

As ligas de fundição exibem viscosidades e tensões superficiais variadas no estado fundido, dependendo da composição e da temperatura. Tanto a tensão superficial quanto a viscosidade de uma liga fundida diminuem com o aumento da temperatura. Portanto, a temperatura da liga deve ser elevada acima de sua temperatura *liquidus* para que sua viscosidade e tensão superficial sejam reduzidas para que o metal não solidifique prematuramente ao entrar no molde.

Outras causas

Certas descolorações e rugosidades da superfície podem não ser evidentes quando a fundição estiver concluída, mas podem aparecer durante o serviço. Por exemplo, várias ligas de ouro — como ligas de brasagem (soldas), pedaços de fio e misturas de diferentes ligas de fundição — nunca devem ser derretidas juntas e reutilizadas para fundições de pacientes. A mistura resultante formaria diferentes fases que não possuem as propriedades físicas apropriadas necessárias e podem formar uma fase eutética com baixa resistência à corrosão e descoloração.

Leituras selecionadas

Earnshaw R: The effect of casting ring liners on the potential expansion of a gypsum-bonded investment, *J Dent Res* 67:1366–1370, 1988.

Total expansion, setting expansion, and thermal expansion of the investment setting against a smooth dry surface was 1.7%; against a dry ceramic liner, 1.6% to 1.7%; and against wet cellulose or wet asbestos, 2.2% to 2.3%. The ceramic liner can be used wet if it is treated with a surfactant instead of water.

Ito M, Yamagishi T, Oshida Y, et al: Effect of selected physical properties of waxes on investments and casting shrinkage, *J Prosthet Dent* 75:211–216, 1996.

This study evaluated the relationship between properties of paraffin and dental inlay waxes to casting shrinkage when patterns were invested with a phosphate-bonded investment. Casting shrinkage decreased as the flow of the wax pattern increased. If a low-flow wax or thick pattern is used, the size of the casting ring should be increased.

Jorgensen KD, Ono T: Distortion of wax crowns, *Scand J Dent Res* 92:253–256, 1984.

Distortion of wax crowns is enough to reduce the fit of the final restoration to a degree that is clinically unacceptable. This study suggests that wax pattern distortion may be minimized only by use of a pattern/die investing technique.

Neiman R, Sarma AC: Setting and thermal reactions of phosphate investments, *J Dent Res* 59:1478–1485, 1980.

The authors concluded that setting took place through the complex formation of $[NH_4MgPO_4{\cdot}6H_2O]_n$, excess reactants, and water, and that dehydration and thermal reactions led to a sequence of reactions resulting in the formation of $[NH_4MgPO_4{\cdot}H_2O]$, $[Mg_2P_2O_7]_n$, $Mg_2P_2O_7$, and $Mg_3[PO_4]_2$.

Nomura GT, Reisbick MH, Preston JD: An investigation of epoxy resin dies, *J Prosthet Dent* 44:45–50, 1980.

In a comparison of three epoxy die materials with a type IV stone, full crown epoxy dies were undersized, MOD onlay resin dies were accurate, and detail reproduction was found to be comparable to the type IV gypsum. However, only one epoxy material had a hardness approaching that of the dental stone.

Pieralini AR, Benjamin CM, Ribeiro RF, et al: The effect of coating patterns with spinel-based investment on the castability and porosity of titanium cast into three phosphate-bonded investments, *J Prosthodont* 19:517–522, 2010.

The results show that investing technique with coating increased the castability for all phosphate-bonded investments.

Santos JF, Ballester RY: Delayed hygroscopic expansion of phosphate-bonded investments, *Dent Mater* 3:165–167, 1987.

Delayed hygroscopic expansion occurs when the investment is immersed in water after setting. Increased time of immersion and an increase in the special liquid concentration increased the hygroscopic setting expansion.

Taggart WH: A new and accurate method of making gold inlays, *Dent Cosmos* 49:1117–1121, 1907.

The dental "lost wax" process was developed by Taggart, opening the opportunity to cast accurate restorations in an investment mold.

Tourah A, Moshaverinia A, Chee WW: Effects of setting under air pressure on the number of surface pores and irregularities of dental investment materials, *J Prosthet Dent* 111:150–153, 2014.

Specimens set under positive pressure in a pressure chamber presented fewer surface bubbles than specimens set under atmospheric pressure. Positive pressure is effective and, therefore, is recommended for both gypsum-bonded and phosphate-bonded investment materials.

Zeltser C, Lewinstein I, Grajower R: Fit of crown wax patterns after removal from the die, *J Prosthet Dent* 53:344–346, 1985.

The effects of loading wax patterns before investment was determined. Repetitive loading revealed that the plastic deformation in wax was less after the second loading than after the first cycle for a specific load.

15

Tecnologia Digital em Odontologia

VISÃO GERAL DO CAPÍTULO

Scanner digital intraoral

Ferramentas de prototipagem

Sistemas diagnósticos

Futuro

PALAVRAS-CHAVE

Desenho assistido por computador (CAD, do inglês *computer-aided design*). Tecnologia computadorizada que desenha um objeto e cria um arquivo de computador para fabricação do projeto.

Digital. Tecnologia eletrônica que registra ou armazena informação na forma de dígitos binários (ou seja, 1 e 0) ou tecnologia caracterizada por dispositivos eletrônicos e computadorizados (p. ex., imagens digitais).

Fabricação assistida por computador (ou fresagem) (CAM, do inglês *computer-aided manufacturing*). Uso de *software* e máquinas controladas por computador para automatizar um processo de manufatura.

Fluorescência quantitativa induzida por luz (FQL). Método diagnóstico não destrutivo para detecção e avaliação de lesões cariosas.

Impressão digital. Varredura virtual (modelo digital) da dentição de um paciente e outras estruturas que é gerada com *laser* ou outros dispositivos de digitalização óptica e convertidos em um formato digital.

Manufatura aditiva (MA). Processo de construção de objetos no qual o material é adicionado

incrementalmente de acordo com um arquivo de CAD, também conhecido como *impressão tridimensional* (3D).

Manufatura subtrativa (MS). Processo para fazer objetos 3D removendo sucessivamente material de um bloco sólido de metal, cerâmica, polímero ou compósito, usando processos de usinagem padrão auxiliados por computador, como torneamento, perfuração ou fresamento.

Modelagem de deposição fundida (MDF). Processo de impressão tridimensional (3D) que usa um filamento contínuo de um material termoplástico; também é conhecido como *fabricação de filamentos fundidos* (FFF) ou *fabricação de filamentos de forma livre*.

Prototipagem. Criação, modificação e otimização de modelos de objetos bidimensionais e tridimensionais, os quais podem ser o objeto final ou um objeto interino de exame de ajuste.

Realidade aumentada (RA). Forma de realidade virtual na qual ocorre interação com o mundo real por meio de simulação.

Realidade virtual (RV). Simulação gerada por computador, que permite experiências interativas.

Tomografia computadorizada de feixe cônico (TCFC). Raios X com tecnologia de imagem de três dimensões (3D), na qual a radiação é divergente e forma um cone.

A odontologia **digital** é o uso de tecnologias ou dispositivos odontológicos que incorporam componentes digitais ou controlados por computador para realizar procedimentos odontológicos, em vez de usar materiais e ferramentas mecânicas ou elétricas. O uso da odontologia digital pode tornar a realização de procedimentos odontológicos mais eficientes do que o uso de ferramentas mecânicas. Uma variedade de dispositivos digitais, como scanners intraorais e faciais, **tomografia computadorizada de feixe cônico (TCFC)**, *software* para **desenho assistido por computador (CAD)** e **fabricação assistida por computador (ou fresagem) (CAM)** e ferramentas tridimensionais de impressão (3D) oferecem novas alternativas potenciais para substituir as tarefas manuais e melhorar a qualidade do atendimento e as experiências do paciente. Essas tecnologias

têm várias vantagens, incluindo medições precisas que economizam tempo, armazenamento eletrônico e transmissão de arquivos para automatizar processos.

> ### QUESTÃO IMPORTANTE
> Como são feitas as moldagens digitais e quais são suas aplicações na odontologia?

Scanner digital intraoral

Scanners/câmeras intraorais, semelhantes em tamanho a um espelho bucal, são capazes de mostrar as superfícies dos dentes em 3D em vez de imagens fotográficas bidimensionais (2D). Essas câmeras são usadas no consultório odontológico, sem a ajuda de um técnico em prótese dentária. As imagens claras permitem a correspondência de cores, tarefas de diagnóstico, colocação de implantes e ortodônticos e **impressões digitais**.

Impressões digitais

Os *scanners* intraorais usam a luz para criar registros 3D precisos dos arcos dentários, usando apenas um feixe de luz infravermelha, que é gravado digitalmente. Tais impressões digitais recriam quase instantaneamente a impressão positiva da dentição de um paciente e de outras estruturas em formato digital. Em contraste, as moldagens convencionais requerem a colocação de uma moldeira de material de moldagem sobre as arcadas dentárias para criar um *intaglio* da dentição, a partir do qual um modelo positivo deve ser feito. As técnicas de moldagem digital são uma alternativa clinicamente aceitável aos métodos de moldagem convencionais na fabricação de coroas e próteses dentárias fixas curtas (PDFs) e coroas implantossuportadas. As moldagens digitais são mais rápidas, mais confortáveis para os pacientes e reduzem o tempo na cadeira do dentista. No entanto, as moldagens digitais são atualmente menos precisas para moldagens de boca inteira e mandíbula edêntula.

Combinação de cores

Um guia de cores físico é o meio tradicional de combinar os dentes de um paciente com os materiais restauradores. No entanto, muitas vezes ocorrem diferenças na correspondência de cores como resultado de variações entre observadores (dentista, técnico, paciente) e fontes de iluminação. As câmeras digitais melhoraram a comunicação do laboratório dentário e a satisfação do paciente. Tais imagens são necessárias para a seleção de materiais, conforme discutido na seção CAM a seguir.

QUESTÕES IMPORTANTES

O que é prototipagem?
O que são processos subtrativos e aditivos e quais são suas vantagens e desvantagens relativas?

Ferramentas de prototipagem

A tecnologia de prototipagem é baseada no uso de *software* e sistemas de computador para auxiliar na criação, modificação, análise e otimização de modelos de objetos 2D ou 3D. Qualquer programa de computador que inclua gráficos de computador e funções de engenharia para manipulação pode ser classificado como *software* CAD. CAM, em odontologia, é a construção de um dispositivo restaurador usando a saída do *software* CAD. O CAM pode ser aditivo (acúmulo de um material) ou subtrativo (remoção de material de uma peça inicial).

QUESTÃO IMPORTANTE

Quais aplicações odontológicas podem ser usadas com a tecnologia CAD-CAM?

Indicações para CAD-CAM

Muitas indicações e materiais estão disponíveis para restaurações CAD-CAM no consultório, conforme mostrado na lista a seguir.

Cada tipo de material oferece características únicas para suas indicações. O sistema CAD-CAM representa o processo pelo qual esses materiais são fabricados e o resultado clínico da restauração é determinado pelo material restaurador.

- Coroas e pontes à base de cerâmica, metal e resina
- *Copings* e estruturas para próteses metalocerâmicas
- Próteses totais e parciais
- *Inlays*, *onlays*, coroas parciais e provisórios
- Pilares de implantes e coroas, incluindo coroas aparafusadas
- Modelos ortodônticos impressos e aparelhos transparentes
- Pontes e folheados de Maryland.

Fabricação subtrativa – máquinas fresadoras CAM

A fabricação de coroas CAD-CAM foi a primeira **fabricação subtrativa** introduzida na odontologia no fim da década de 1980. Com a tecnologia CAD-CAM em um consultório odontológico, um paciente pode receber uma coroa com entrega no mesmo dia e ajustes reduzidos na cadeira do dentista. Sistemas CAD-CAM representativos são oferecidos pela Dentsply Sirona (CEREC) e Planmeca USA (Emerald). Esse grupo de equipamentos pode ser usado para fabricar compósitos *inlays*, *onlays*, coroas e facetas cerâmicas a partir de uma moldagem óptica do dente preparado a partir de uma moldagem digital. A restauração é projetada usando o *software* do sistema e fresada a partir de um bloco sólido de cerâmica ou compósito usando brocas diamantadas e de metal duro. As restaurações e próteses podem ser confeccionadas em uma única consulta, o que elimina o material de moldagem, confecção de modelo, confecção de uma restauração provisória e confecção laboratorial da restauração ou prótese definitiva.

Sistemas CAD-CAM

Os sistemas CAD-CAM odontológicos atuais podem ser divididos em quatro grupos. O primeiro grupo são os sistemas de consultório, como CEREC (Dentsply Sirona) e Emerald (Planmeca USA). O Primescan (Dentsply Sirona) usa diodo emissor de luz (LED) azul e imagem de vídeo com sensor de pixel inteligente para 24 quadros por segundo e processa mais de 1 milhão de pontos de dados 3D por segundo. O Emerald usa um sistema com base em *laser* multicolorido.

O segundo grupo são os sistemas de laboratório comercial. Para esses sistemas, o dentista deve enviar moldagens físicas, modelos de trabalho ou escaneamentos brutos ao laboratório de sua escolha para a confecção da prótese final.

O sistema de consultório geralmente opera em um formato de arquitetura fechada, que exige que a digitalização seja usada apenas dentro do fluxo de trabalho CAD-CAM do próprio fabricante, e esse sistema usa seu próprio formato de arquivo específico para funções CAD-CAM. O sistema de laboratório usa um formato de arquitetura aberta que permite uma variedade de formatos de arquivo, como STL, OBJ e PLY. O STL é o formato de arquivo mais popular na área. Os dados de digitalização podem ser facilmente exportados como um formato de arquivo STL em comparação com outros formatos de arquivo.

O terceiro grupo são os sistemas de impressão digital autônomos. Esse tipo de sistema é baseado em um formato de arquitetura aberta e realiza apenas varreduras intra ou extraorais. O formato de arquivo bruto é transferido eletronicamente para um laboratório comercial designado para a fabricação da prótese final. O Medit i500 (Medit Corp) funciona com base na tecnologia de vídeo 3D. O TRIOS 3 (3Shape) usa tecnologia de varredura óptica de microscopia confocal rápida. O iTero (Align Technology) utiliza feixes de luz *laser* baseados na tecnologia de microscópio confocal paralelo. O True Definition Scanner (Midmark) usa luz azul pulsante estruturada com tecnologia de vídeo 3D de amostragem de frente de onda ativa. O CS 3600 (Carestream Dental) usa luz LED com tecnologia de vídeo 3D de velocidade ativa.

O quarto grupo são os sistemas híbridos, que são um tipo de sistema de mistura e combinação baseado em um formato de arquitetura aberta. Um sistema híbrido permite a comunicação entre produtos de diversos fabricantes, como *scanners* intra e extraorais, unidades CAD e unidades CAM. O dentista e o laboratório podem escolher seus *scanners* preferidos, *software* CAD-CAM, *hardware* de computador, impressoras 3D e fresadoras de vários fornecedores.

As desvantagens comuns do laboratório, da impressão digital e dos sistemas híbridos são a necessidade de várias consultas clínicas, a realização de moldagens físicas, a fabricação de provisórios, o aumento dos custos totais de fabricação e o atraso no tempo de entrega em comparação com os sistemas de consultório.

Materiais CAD-CAM

Todas as classes de materiais odontológicos, incluindo cerâmicas, polímeros e metais, podem ser processadas com sistemas CAD-CAM. Neste capítulo, são discutidas a cerâmica, que é o material mais utilizado, entre outros.

As cerâmicas CAD-CAM podem ser categorizadas em três grupos principais, principalmente pelo conteúdo de vidro, e subgrupos pelo tipo de material, como a seguir:
- Cerâmica estética com alto teor de vidro
  Aluminossilicato (feldspático ou sintético) – Esse material é uma mistura de vidros de alto ponto de fusão, nefelina e albita, como o Mark II (VITA North America).
  Lucite (40 a 50%) contendo vidro – O material típico desse grupo é o IPS e.max (Ivoclar Vivadent).
- Cerâmica estrutural com baixo teor de vidro
  Dissilicato de lítio e silicato de lítio reforçado com zircônia – Esse grupo de materiais inclui e.max CAD (Ivoclar Vivadent), Suprinity (VITA North America) e Celtra Duo (Dentsply Sirona).
  Alumina, espinélio e alumina/zircônia – Esse grupo de materiais compreende In-Ceram Alumina, In-Ceram Spinel e In-Ceram Zirconia (VITA North America).
- Cerâmica estrutural sem conteúdo de vidro
  Alumina policristalina (com 3% em peso de Mg para controle de crescimento dos grãos) – Esse grupo de materiais inclui VITA All-Cubes (VITA North America).
  Zircônia policristalina (com 3 a 5% em peso de Y para transformação da tenacidade) – Esse grupo de materiais inclui VITA YZ HT (VITA North America), CEREC Zirconia Blocks (Dentsply Sirona), IPS e.max ZirCAD LT (Ivoclar Vivadent) e KATANA Zirconia Blocks (Kuraray America).

Todos os materiais aqui apresentados podem ser processados por uma fresadora de cadeira ou de laboratório. Os laboratórios comerciais usam discos para produção em massa de várias unidades e as unidades de fresagem ao lado da cadeira trabalham com blocos individuais. Os fabricantes produzem apenas blocos feldspáticos (aluminossilicato) para fresamento em consultório. Assim, não há próteses CAD-CAM feldspáticas fresadas em laboratório.

Caso de CAD-CAM

A vantagem dos sistemas CAD-CAM de consultório é que o dentista pode criar qualquer projeto de preparação para preservar a estrutura do dente, desde que a estrutura do esmalte permaneça suficiente para a adesão desejável entre a cerâmica e o esmalte. Como a odontologia baseada no CAD-CAM de uma visita apenas não requer restaurações provisórias e cimento temporário, a contaminação da estrutura dentária preparada é minimizada e o dentista pode obter uma ligação forte para os resultados serem ideais.

O caso clínico a seguir demonstra uma coroa CAD-CAM de cobertura parcial (*inlay* ou *onlay*) no consultório. A superfície oclusal de uma restauração de resina composta existente mostra a existência de uma grande lacuna marginal, mas sem evidência radiográfica de cárie recorrente. Após a remoção da antiga restauração de resina composta, foram reveladas lesões de cárie recorrentes. O dente foi preparado para receber um *onlay* de cerâmica. Uma vez que o preparo cavitário foi concluído (Figura 15.1 A), os escaneamentos intrabucais do dente preparado foram feitos (Figura 15.1 B). *Scans* dos dentes não preparados do arco oposto e o registro da mordida vestibular também foram feitos (não mostrado). O próximo passo inclui o ajuste da relação oclusal (Figura 15.1 C) e o desenho da prótese (Figura 15.1 D). A visualização final do processo de fresagem antes do processo de fabricação real é mostrada na Figura 15.1 E. As restaurações CAD-CAM foram, então, testadas e inseridas com cimento resinoso de polimerização dual. A foto oclusal final (Figura 15.1 F) mostra uma restauração cerâmica estética bem integrada.

Manufatura aditiva – impressão 3D

A **manufatura aditiva (MA)**, ou impressão 3D, inclui processos nos quais o material é unido ou solidificado de forma incremental sob o controle do computador, para criar um objeto. O objeto é formado camada por camada, como fusão de partículas ou polimerização de polímeros sensíveis à luz. Uma das principais vantagens da impressão 3D é a capacidade de produzir geometrias muito complexas de restaurações projetadas a partir de impressões intrabucais.

As impressoras 3D de mesa usam resinas odontológicas para a fabricação de próteses temporárias, guias cirúrgicos, modelos ortodônticos, retentores e alinhadores. Várias resinas odontológicas para aplicações de impressão podem ser escolhidas para qualquer uma das características desejadas, como transparência para clareza óptica, translucidez para estética, flexibilidade para conforto do paciente ou resinas de alto impacto que resistem ao desgaste e à fratura. As aplicações mais comuns são alinhadores transparentes e protetores noturnos. Os alinhadores servem como alternativas aos aparelhos e tornaram-se especialmente populares devido à sua invisibilidade. Essa tecnologia também pode ser usada para imprimir moldes de diagnóstico (Figura 15.2). Guias de cirurgia oral de impressão 3D oferecem a precisão necessária para verificar o posicionamento adequado do implante onde o osso está presente (Figura 15.3 A), redução óssea adequada para recontorno ósseo (Figura 15.3 B) e posições precisas das brocas (Figura 15.3 C), para citar alguns. Esses guias também facilitam a colocação e o carregamento imediatos de implantes onde uma restauração provisória pode ser impressa antes da cirurgia (Figuras 15.4 e 15.5). Um material que pode ser impresso com atividade bactericida de contato também é possível, o que pode levar coroas, retentores, alinhadores e implantes tornarem-se resistentes à degradação em condições bucais, com vida clínica mais longa.

Tecnologias atuais de manufatura aditiva

Atualmente, a impressão 3D inclui estereolitografia (SLA), **modelagem de deposição fundida (MDF)**, fusão seletiva a

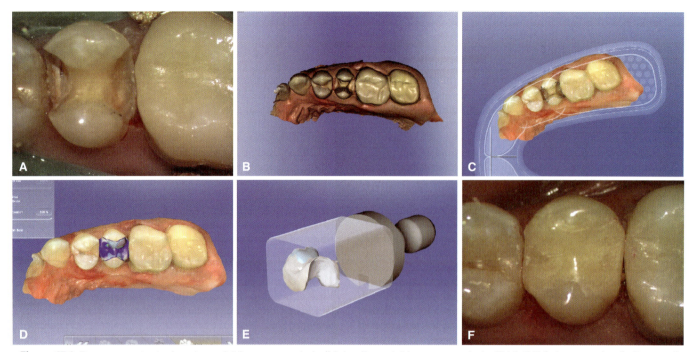

- **Figura 15.1** Processamento de desenho assistido por computador/fabricação assistida por computador (CAD-CAM) de uma *onlay*. **A.** Preparação do dente. **B.** Varredura intraoral da preparação. **C.** Etapa de ajuste da relação oclusal. **D.** Etapa de edição da restauração virtual. **E.** Pré-visualização da fresagem final. **F.** Foto pós-operatória.

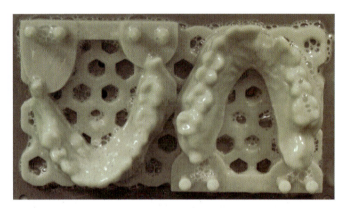

- **Figura 15.2** Modelo impresso tridimensional (3D) de moldes diagnósticos. (Cortesia do Dr. Luiz Gonzaga.)

laser (FSL) e sinterização direta de metal a *laser* (SDML). O processo de impressão 3D mais utilizado (46% em 2018) é o MDF, uma técnica de extrusão de material. Toda impressão 3D requer um arquivo CAD para execução da fabricação.

Estereolitografia

Para esse método CAM, camadas finas de uma resina fotopolimerizável são polimerizadas para criar a geometria projetada por computador. A resina líquida é fotopolimerizada usando LEDs de tamanho pequeno ou radiação *laser* para polimerizar localmente a resina líquida. À medida que a resina líquida polimeriza na superfície, a plataforma que segura o objeto é gradualmente abaixada na poça de líquido, permitindo que a resina líquida flua para a área a ser polimerizada. Os objetos de resina mostrados nas Figuras 15.2 a 15.5 foram todos feitos pela SLA.

As impressoras SLA alcançam os resultados mais exatos devido à precisão das camadas que esse tipo de impressora cria. A espessura das camadas impressas pode ser controlada por fatiamento adaptativo. Se a superfície foi projetada com alta curvatura, por exemplo, camadas mais finas serão aplicadas comparado ao caso de uma superfície com menor curvatura. O fatiamento adaptativo produz uma melhor qualidade de superfície do que o fatiamento uniforme, o que minimiza as variações na altura da cúspide entre as camadas.

Modelagem de deposição fundida

Essa técnica aditiva deposita incrementalmente o material termoplástico fundido de acordo com um arquivo CAD. O item é impresso em 3D por camada e o material fundido torna-se um objeto sólido à medida que esfria. A impressão MDF usa uma abordagem de camada aditiva semelhante à do SLA, mas usa filamentos de plástico em vez de resina líquida. O filamento de plástico é alimentado por meio de uma extrusora, que derrete e deposita o material camada por camada para formar o item.

Um filamento de termoplástico, fio de metal ou outro material é alimentado em uma cabeça de bico de extrusão, que aquece o material e controla a extrusão. O MDF é restrito na variação de formas que podem ser fabricadas. O método também é conhecido como *fabricação de filamentos fundidos* (FFF). O MDF foi modificado para usar *pellets* diretamente em vez de filamento. Esse processo é chamado de *fabricação de partículas fundidas* (FPF) ou *fabricação granular fundida* (FGF).

Fusão seletiva a *laser*

Essa técnica MA usa um *laser* de alta potência para derreter e fundir uma variedade de pós de metal e liga. As camadas 2D são derretidas incrementalmente e montadas para formar um objeto 3D. O FSL também é conhecido como *SDML* ou *fusão de leito de pó a laser* (FLPL). O termo SDML é enganoso, pois o objeto é fundido durante a produção, uma variação da sinterização em fase líquida.

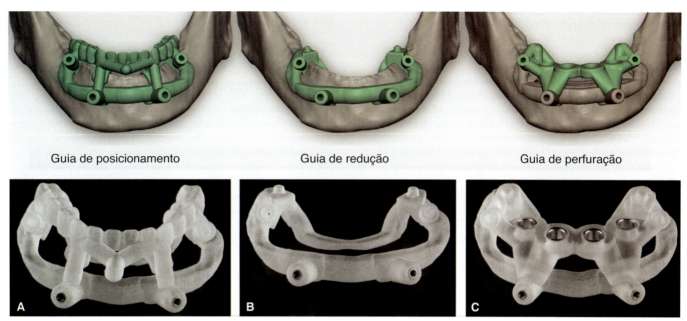

• **Figura 15.3 A.** Imagem de desenho assistido por computador/fabricação assistida por computador (CAD-CAM) de um guia de posicionamento para colocação de implante (*superior*), guia impresso tridimensional (3D) processado final (*inferior*). **B.** Imagem CAD-CAM do guia de redução óssea (*superior*), guia final impresso em 3D (*inferior*). **C.** Imagem CAD-CAM do guia de posicionamento da broca (*superior*), guia final impresso em 3D (*inferior*). (Cortesia do Dr. Luiz Gonzaga.)

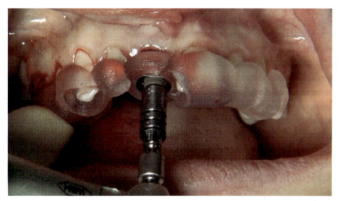

• **Figura 15.4** Colocação cirúrgica de implante anterior com guia cirúrgico tridimensional (3D). (Cortesia do Dr. Luiz Gonzaga.)

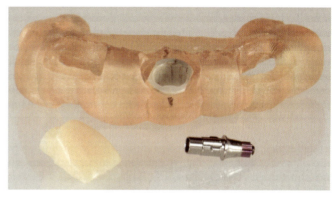

• **Figura 15.5** Devido à precisão dessa tecnologia, uma restauração provisória pode ser impressa para caber exatamente onde o implante foi colocado e ser carregada imediatamente. (Cortesia do Dr. Luiz Gonzaga.)

Materiais para manufatura aditiva

Todas as classes de materiais discutidas no Capítulo 2 são atualmente usadas para fabricar objetos pela tecnologia MA, mas esses materiais precisam estar em estado fluido ou em pó para processamento. Para objetos poliméricos, monômeros líquidos fotopolimerizáveis têm sido usados com SLA e *pellets* ou fios termoplásticos são usados com MDF. A pós-polimerização de objetos feitos de SLA geralmente é necessária. Para objetos de metal, a forma de pó de metal feita por atomização é a matéria-prima mais popular, que é derretida seletivamente por *laser*. Embora nem todas as cerâmicas incluam ou formem uma fase líquida como resinas e metais, a sinterização de partículas cerâmicas por *laser* seletivo (SLS) é possível. No entanto, essas peças cerâmicas têm uma superfície áspera e porosa e são adequadas como arcabouços para engenharia de tecidos. Para melhorar a densificação de objetos cerâmicos, um líquido fotopolimerizável preenchido com grande quantidade de cargas cerâmicas é polimerizado com SLA, e o corpo verde resultante é tratado termicamente em um forno para queimar resíduos de resina e densificar a estrutura cerâmica desejada.

As propriedades mecânicas das peças impressas em 3D limitam o potencial da impressão em larga escala. Portanto, um padrão otimizado de impressão 3D é importante para controlar a sensibilidade a falhas. Além disso, as mudanças no ambiente de impressão influenciam a qualidade dos produtos acabados. A MA é capaz de fabricar peças de vários tamanhos, desde micro até macroescala. No entanto, a precisão das peças impressas depende da precisão do método empregado e da escala de impressão. Por exemplo, a impressão 3D em microescala apresenta desafios com a resolução, o acabamento da superfície e a colagem de camadas, que às vezes exigem técnicas de pós-processamento, como sinterização.

> **QUESTÃO IMPORTANTE**
>
> Como a tecnologia TCFC difere da fluorescência quantitativa induzida por luz (FQL) e de outros sistemas de imagem óptica?

Sistemas diagnósticos

Tomografia computadorizada de feixes cônicos

A TCFC é uma tecnologia de imagem, na qual a radiação é divergente e forma um cone. Essa tecnologia de imagem é especialmente útil para implantodontia, cirurgia oral, endodontia e ortodontia. Durante a geração de imagens, o gerador de raios X do TCFC e o detector giram em torno da cabeça do paciente. A partir do arquivo digital, uma renderização 3D é computada, que pode ser usada para visualizar dentes erupcionados e não erupcionados, anatomia da raiz do dente e estruturas anormais. Tais informações estão além do que é possível ver em radiografias 2D convencionais.

As imagens de TCFC fornecem radiação substancialmente maior do que os exames padrão de raios X odontológicos 2D. Assim, a maior sensibilidade diagnóstica leva a uma maior exposição do paciente à radiação. A exposição pode ser mitigada por:

- Escolha do protocolo de varredura de acordo com o requisito mínimo de diagnóstico requerido; ou
- Usando uma proteção para tireoide e óculos com chumbo quando estes não prejudicam a qualidade da imagem.

Diagnóstico de cárie com base óptica

A cárie causa a desmineralização do esmalte e da dentina. As áreas desmineralizadas apresentam maior porosidade do que o tecido circundante, o que altera as propriedades ópticas do tecido mineral. Essa mudança nas propriedades ópticas é usada para localizar cáries. A fluorescência quantitativa induzida por luz (FQL) é um método de diagnóstico não destrutivo para a avaliação de lesões precoces de cárie. Os dentes fluorescem devido à presença de minerais no esmalte e na dentina. Quando um dente se torna cariado, a fluorescência da lesão cariosa diminui. A imagem de fluorescência do esmalte com lesões incipientes pode ser digitalizada e, então, a perda de fluorescência no local da lesão pode ser quantificada em comparação com a fluorescência do esmalte sadio. A imagem FQL fornece uma medida da extensão e da gravidade da lesão. As alterações na fluorescência e na área da lesão podem ser seguidas ao longo do tempo para medir o desenvolvimento da lesão antes da intervenção. O FQL foi aplicado com sucesso em superfícies lisas e superfícies oclusais, mas não em lesões interproximais.

O novo FQL-D BiLuminator permite que imagens comuns de luz branca sejam coletadas simultaneamente com imagens fluorescentes. As imagens auxiliam na avaliação visual direta e destacam características como infiltração nas margens da restauração com cárie secundária, cárie oclusal e interproximal, integridade do selante, atividade cariogênica sob selantes e presença de cálculo e gengivite. Outros sistemas de detecção fluorescente recentemente introduzidos incluem o CamX Spectra Caries Detection System (Air Techniques, Melville, NY) e o SoproLIFE Dental Caries Detection System (Acton North America, Mount Laurel, NJ).

> **QUESTÃO IMPORTANTE**
>
> Como a realidade virtual difere da realidade aumentada?

Realidade virtual e aumentada

A **realidade virtual** (RV) é uma simulação gerada por computador que permite experiências interativas e recria totalmente o ambiente por meio de simulação.

A **realidade aumentada** (RA) é considerada uma forma de RV em que a interação com o mundo real ocorre por meio de simulação. Os objetos e indivíduos são aumentados porque são imagens geradas por computador, mas são percebidos no mundo real por meio de uma câmera projetada em uma tela.

Os sistemas RV e RA tornaram-se cada vez mais comuns na educação odontológica. Seu uso mudou o treinamento clínico e incentiva o aprendizado autodirigido. Essas ferramentas digitais são pensadas para reduzir o custo da educação clínica enquanto aumenta a qualidade.

Futuro

À medida que a odontologia digital evolui, a incorporação dessa tecnologia no treinamento odontológico e nas práticas clínicas também mudará. Os futuros profissionais da área devem ser expostos a novos procedimentos digitais no currículo e no ensino.

Leituras selecionadas

Ahrberg D, Lauer HC, Ahrberg M et al: Evaluation of fit and efficiency of CAD/CAM fabricated all-ceramic restorations based on direct and indirect digitalization: a double-blinded, randomized clinical trial, *Clin Oral Investig* 20:291, 2016. doi:10.1007/s00784-015-1504-6.

Dutǎ M, Amariei CI, Bogdan CM, et al: An overview of virtual and augmented reality in dental education, *Oral Health Dent Manag* 10:42–48, 2011.

Haag M, Igel C, Fischer MR: Digital teaching and digital medicine: A national initiative is needed, *GMS J Med Educ*, 35 Doc43, 2018.

Jung EH, Lee ES, Jung HI, et al: Development of a fluorescence-image scoring system for assessing noncavitated occlusal caries, *Photodiagn Photodyn* 21:36–42, 2018.

Ngo TD, Kashani A, Imbalzano G: Additive manufacturing (3D printing): A review of materials, methods, applications and challenges, *Compos Part B-Eng* 143:172–196, 2018.

Oberoi G, Nitsch S, Edelmayer M: 3D printing-encompassing the facets of dentistry, *Front Bioeng Biotechnol* 6(172):1–13, 2018.

Park S, Kim S, Lee H, et al: Comparison of fluorescence parameters between three generations of QLF devices for detecting enamel caries in vitro and on smooth surfaces, *Photodiagn Photodyn* 25:142–147, 2019.

Tofail SAM, Koumoulos EP, Bandyopadhyay A, et al: Additive manufacturing: scientific and technological challenges, market uptake and opportunities, *Mater Today* 21:22–37, 2018.

van der Veen M, de Josselin de Jong E: Application of quantitative light-induced fluorescence for assessing early caries lesions: In Faller RV, (editor): *Assessment of Oral Health Monogr Oral Sci,* Basel, 2000, Karger, vol 17, pp 144–162 .

Yue J, Zhao P, Gerasimov JY, et al: 3D-Printable antimicrobial composite resins, *Adv Funct Mater* 25:6756–6767, 2015.

16

Materiais e Processos para Corte, Desgastes, Acabamento e Polimento

VISÃO GERAL DO CAPÍTULO

Benefícios dos materiais restauradores de acabamento e polimento

Mecânica de procedimentos abrasivos

Processos abrasivos em odontologia

Instrumentos abrasivos

Procedimentos de acabamento e polimento

Dentifrícios

Resumo e recomendações

PALAVRAS-CHAVE

Abrasão por partículas de ar. Processo de remoção de material por meio de partículas abrasivas impulsionadas pela pressão do ar. As aplicações típicas são limpeza de superfícies, preparação de cavidades e preparação de superfícies para colagem. O processo também é conhecido como erosão no campo da tribologia.

Abrasivo aglomerado. Instrumento abrasivo contendo uma fase que retém partículas abrasivas em um aperto mais ou menos firme com espaços entre eles, que permitem a passagem de ar ou líquidos. A força da ligação em um produto varia de acordo com o uso pretendido. É necessária uma ligação forte para trabalhar em materiais duros. A separação dos grãos da ligação de um abrasivo é desejável, pois eles se tornam opacos. Os materiais de ligação incluem orgânicos (resina ou borracha), vitrificados (vidro ou vitrocerâmica) e metal.

Abrasivo. Produto que tem uma fase dura como um constituinte essencial, com muitas partículas individuais com arestas cortantes afiadas.

Acabamento. Processo de remoção de defeitos superficiais ou arranhões criados durante o processo de contorno por meio do uso de instrumentos de corte ou retificação ou ambos.

Corte. Redução de um material pelo uso de um instrumento afiado, como uma broca odontológica com lâmina ou um disco ou abrasivo colado; implica a remoção de material por uma ação de fatiamento.

Desembotamento (*dressing*). Uso de uma variedade de ferramentas para remover quaisquer detritos que possam estar obstruindo os espaços entre as partículas abrasivas no instrumento abrasivo aglutinado para expor abrasivo fresco e restaurar a eficiência do desgaste. Ferramentas revestidas de diamante ou pedras abrasivas ligadas de óxido de alumínio ou carbeto de silício são os dispositivos mais comuns usados para dressar rebolos.

Desgastes. Processo de usinagem que usa discos abrasivos revestidos ou colados ou pontas para girar contra a superfície de uma peça de material a fim de reduzir a superfície. As superfícies retificadas normalmente exibem marcas de arranhões lineares nas quais as partículas abrasivas afastam o material retificado.

Erosão. Processo de remoção de material obtido por (1) abrasivos propelidos por pressão de ar (*abrasão de partículas de ar*), (2) misturas abrasivas líquidas pressurizadas (*erosão de pasta*) ou (3) dissolução química usando ácidos fortes ou alcalino (*erosão química ou ataque ácido*).

Polimento (*buffing*). Polimento com um material absorvente macio, como tecido ou couro, normalmente em combinação com um meio contendo partículas abrasivas muito finas.

Polimento (*polish, polishing*). Processo que usa abrasivos muito finos para trazer a superfície de um material a um estado altamente desenvolvido, acabado ou refinado. Uma quantidade mínima de material é removida da peça de trabalho para gerar uma aparência lisa e brilhante. A força por unidade de área para polimento é o mais leve de todos os processos que utilizam abrasivos.

Redução de volume e contorno. Processo inicial que precede o acabamento e polimento, pelo qual o excesso de material restaurador é removido para desenvolver a forma anatômica da restauração final.

Retificação/alinhamento. Processo de correção da concentricidade e forma de uma roda; a retificação mantém a roda girando concentricamente com o eixo do fuso do motor ou da cabeça da peça de mão sem vibração ou oscilação.

Como foi afirmado muitas vezes ao longo deste livro, as superfícies intraorais de praticamente todas as restaurações diretas e indiretas devem ser contornadas por vários procedimentos abrasivos. O objetivo desses procedimentos é produzir com eficiência os contornos de superfície, contatos, texturas e brilho desejados em uma restauração. Esses procedimentos envolvem a remoção de volumes de material da superfície por um processo chamado *desgaste*. Mais especificamente, eles empregam materiais e instrumentos abrasivos para produzir *desgaste abrasivo*. Essa forma de desgaste abrasivo é intencional em oposição ao tipo não intencional de desgaste abrasivo de compósitos (ver Capítulo 5) e cerâmica (ver Capítulo 10).

Os processos **abrasivos** são usados desde os tempos pré-históricos. Mais de 10 mil anos atrás, instrumentos de caça e coleta, como pontas de lança, pontas de flecha, ferramentas de raspagem e enxadas, foram formados a partir de materiais naturais duros e semelhantes a rochas usando formas primitivas de abrasão, lascamento, desgastes e afiação. O arenito foi usado para produzir superfícies mais lisas nas pirâmides egípcias. Rodas do tipo primitivo foram criadas há mais de 4 mil anos, pegando uma pedra cilíndrica com superfície abrasiva e girando a pedra contra metais e cerâmicas para ajustar suas formas, reduzir áreas ásperas e produzir superfícies mais lisas. Esses processos foram refinados ao longo dos milênios subsequentes para produzir adagas, espadas, lanças e escudos de metal de qualidade relativamente alta. Os chineses introduziram os abrasivos revestidos no século XIII, incorporando fragmentos de conchas marinhas em gomas naturais que eram espalhadas em um suporte de pergaminho. A invenção transformou partículas abrasivas soltas em instrumentos práticos.

No início de 1900, a tecnologia abrasiva avançou ainda mais a partir do desenvolvimento e uso de grãos de alumina, partículas de diamante e grãos de carboneto de silício. Surgiram novos produtos na forma de pós, pastas, discos e rodas com partículas embutidas e brocas de diferentes tipos para uso em odontologia. O refinamento das peças de mão odontológicas, a tecnologia abrasiva a ar e os métodos de colagem de abrasivos a vários ligantes levaram a grandes avanços no processamento, que avançaram rapidamente na qualidade do tratamento na era atual da odontologia restauradora, particularmente com adesivos e estética. A Figura 16.1 ilustra a série de procedimentos abrasivos e instrumentos usados para trazer uma prótese dentária removível áspera para o estado polido final da prótese. Os procedimentos descritos são *jateamento*, **corte**, **desgastes**, **acabamento** e **polimento**.

O foco deste capítulo é fornecer ao leitor um conhecimento e uma base mais ampla dos princípios e mecanismos das ferramentas disponíveis para produzir um ótimo acabamento superficial e integridade em restaurações dentárias.

> **QUESTÕES IMPORTANTES**
> Quais são os benefícios do acabamento e polimento das superfícies dos materiais restauradores? Quais são os objetivos do acabamento e polimento?

Benefícios dos materiais restauradores de acabamento e polimento

Antes de qualquer restauração ou aparelho dentário ser colocado permanentemente na boca, ele deve ser polido até obter uma superfície lisa. Não só uma superfície áspera em uma restauração, prótese, aparelho ortodôntico, e assim por diante, é desconfortável para o paciente, mas também pode fazer com que alimentos e outros detritos grudem na superfície. Essa restauração ou aparelho torna-se insalubre e, em alguns casos, manchado ou corroído.

As restaurações acabadas e polidas proporcionam quatro benefícios no atendimento odontológico: conforto do paciente, melhor saúde gengival, eficiência mastigatória e estética. Um estudo mostrou que os pacientes podiam distinguir uma diferença de rugosidade entre 0,25 e 0,50 µm pela propriocepção da língua. O valor é muito inferior a 20 µm, conforme relatado anteriormente. Além disso, a rugosidade da superfície superior a 1 µm pode levar ao aumento da adesão bacteriana e à coloração desagradável

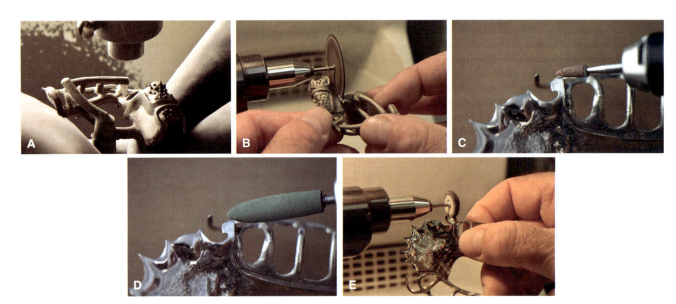

• **Figura 16.1** Tipos abrasivos usados para finalizar restaurações de metal duro com formas complexas, como estruturas de próteses parciais de liga de Co-Cr. **A.** A fundição da estrutura da prótese parcial é jateada (desgastada por partículas de ar) para remover o revestimento residual da fundição. **B.** Um disco de carboneto de silício é usado em um torno dentário para cortar os *sprues* de fundição. **C.** Pedras de corindo montadas são usadas para moer o excesso de metal que sobrou do corte. **D.** Uma série de abrasivos com liga de borracha contendo grãos de carboneto de silício progressivamente menores é usada para fornecer um acabamento fino à estrutura. **E.** Uso de feltros com abrasivos tipo barra aplicados para fazer o acabamento externo da estrutura para um polimento final de alto brilho. (Cortesia de Bego EUA.)

da superfície. Superfícies lisas resistem ao acúmulo de restos de alimentos e permitem que eles deslizem livremente sobre as superfícies oclusais e de embraiagem durante a mastigação. Superfícies de restauração mais lisas ajudam os pacientes a manter a higiene bucal, facilitando os cuidados orais preventivos em casa, porque o fio dental e as cerdas da escova de dentes obtêm melhor acesso a todas as superfícies e áreas marginais. A atividade de manchas e corrosão pode ser significativamente reduzida em algumas restaurações metálicas se toda a sua área de superfície for polida (ver Capítulo 3).

Superfícies de restaurações ásperas, especialmente aquelas de materiais à base de cerâmica, podem desgastar a dentição e as restaurações opostas, resultando na perda de contatos funcionais e estabilizadores entre os dentes ou na redução da dimensão vertical de oclusão. Áreas de contato ásperas em materiais frágeis podem ser pontos de concentração de tensão, levando a lascamento e fratura da restauração. O acabamento e o polimento dessas superfícies removerão falhas superficiais e melhorarão a resistência da restauração à fratura, especialmente em áreas que estão sob tensão, como o perímetro de coroas totalmente cerâmicas estratificadas onde estão presentes áreas não suportadas de cerâmica de recobrimento.

> **QUESTÃO IMPORTANTE**
> Como a quantidade de lubrificante pode aumentar ou diminuir a eficiência de corte?

Mecânica de procedimentos abrasivos

A abrasão mecânica, conforme descrito nesta seção, é uma forma mais controlada do desgaste abrasivo discutido no Capítulo 4. Na odontologia, o instrumento abrasivo é chamado *abrasivo*, e o material restaurador que foi desgastado é chamado *substrato* ou *peça de trabalho*. Nesta seção, discutiremos dois mecanismos de desgaste abrasivo usados em odontologia: abrasão e erosão. Também discutiremos o movimento adequado de instrumentos abrasivos.

Abrasão

O desgaste abrasivo ocorre quando um objeto áspero e duro ou uma superfície macia contendo partículas duras desliza contra uma superfície mais macia, cava na superfície e abre uma série de ranhuras. O material removido durante a formação dos sulcos, normalmente na forma de partículas soltas, é denominado *detritos de desgaste*. Um exemplo típico é uma estrutura de dente abrasiva com broca diamantada durante o preparo cavitário.

O desgaste abrasivo também pode surgir em uma situação um pouco diferente quando partículas abrasivas duras são introduzidas entre duas superfícies deslizantes e material abrasivo de uma ou ambas as superfícies. No mecanismo dessa forma de abrasão parece que as partículas abrasivas aderem temporariamente ou ficam aglutinadas em uma das superfícies deslizantes e nos sulcos da superfície oposta. Um exemplo é o uso de abrasivos não aderentes, como os das pastas de profilaxia dentária. Esses abrasivos não aderentes são colocados em uma taça de borracha, que é girado contra a superfície de um dente ou material.

As duas formas de desgaste abrasivo são: (1) desgaste de dois corpos (Figura 16.2 A), que envolve uma superfície dura e áspera; e (2) desgaste de três corpos, envolvendo grãos abrasivos soltos e duros (Figura 16.2 B). Esses dois processos não são mutuamente exclusivos. Partículas de diamante podem descolar de uma broca diamantada e causar desgaste de três corpos. Da mesma forma, algumas partículas abrasivas na pasta abrasiva podem ficar presas na superfície de uma taça de borracha e causar desgaste de dois corpos. Os lubrificantes são frequentemente usados para minimizar o risco dessas mudanças não intencionais de desgaste de dois corpos para três corpos, e vice-versa. Assim, a eficiência de corte e retificação será melhorada com o uso de lubrificantes como água, glicerina ou óleo de silicone. Intraoralmente, é preferido um lubrificante solúvel em água. Quantidades excessivas de lubrificante podem diminuir a eficiência de corte ao reduzir o contato entre o substrato e o abrasivo. Pouco lubrificante resulta em maior geração de calor e redução da eficiência de corte.

Erosão

O desgaste erosivo é causado por partículas duras impactando uma superfície de substrato, transportadas por um fluxo de líquido ou um fluxo de ar, como ocorre no jateamento de uma superfície (Figura 16.2 C). Portanto, a erosão, conforme discutido aqui, é tecnicamente uma forma de desgaste abrasivo que difere apenas no mecanismo pelo qual a carga necessária para o desgaste é fornecida. A maioria dos laboratórios dentários tem unidades de jateamento a ar que empregam erosão de partículas duras para remover o

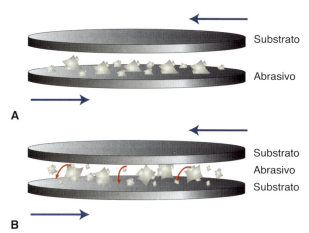 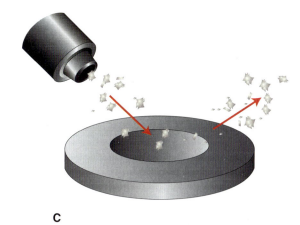

• **Figura 16.2** Ilustrações de modos de desgaste envolvendo partículas abrasivas. **A.** Abrasão de dois corpos ocorre quando as partículas abrasivas são fortemente ligadas ao instrumento abrasivo que está removendo o material da superfície do substrato. **B.** Abrasão de três corpos ocorre quando as partículas abrasivas estão livres para transladar e girar entre duas superfícies. **C.** Erosão de partículas duras (também chamada *abrasão de partículas de ar*) é produzida quando partículas abrasivas são impelidas contra um substrato pela pressão do ar.

material da superfície. Uma distinção deve ser feita entre esse tipo de erosão e a erosão química. A erosão química remove o material do substrato a partir dos efeitos de dissolução de energia química de ácidos e álcalis *versus* o efeito de energia mecânica de fluxos abrasivos acionados por força. A erosão química, mais comumente chamada *ataque ácido* em odontologia, não é utilizada como método de acabamento de materiais dentários. Esse tipo de erosão é usado principalmente para preparar superfícies dentárias e cerâmicas em fase vítrea para melhorar a adesão ou o revestimento.

Movimento abrasivo

O movimento dos instrumentos abrasivos é classificado como rotatório, planar ou recíproco. Em geral, as brocas agem em um movimento rotatório, os discos flexíveis agem em um movimento planar e as peças de mão alternativas convertem um movimento cíclico em uma direção recíproca de movimento do inserto da ferramenta abrasiva. Diferentes tamanhos de grãos abrasivos podem ser incorporados a cada movimento. Peças de mão recíprocas oferecem o benefício especial de acessar áreas interproximais e subgengivais para remover saliências, finalizar margens subgengivais sem criar valas, e criar ameias.

No caso de uma broca diamantada desgastando a superfície do dente, conforme ilustrado na Figura 16.3 A, as partículas de diamante ligadas à broca representam o abrasivo e o dente é o substrato. Além disso, observe que a broca na peça de mão de alta velocidade gira no sentido horário, conforme observado da cabeça da peça de mão. A direção de rotação de um instrumento abrasivo rotatório é um fator importante no controle da ação do instrumento na superfície do substrato. Quando uma peça de mão e uma broca são transladadas em uma direção oposta à direção de rotação da broca na superfície sendo lixada, uma ação de retificação mais suave é alcançada (Figura 16.3 B). No entanto, quando a peça de mão e a broca são transladadas na mesma direção que a direção de rotação da broca na superfície, a broca tende a "fugir" do substrato, produzindo uma ação de retificação menos controlada e uma superfície mais áspera. Esse efeito é mais perceptível em velocidades de rotação mais baixas.

> **QUESTÃO IMPORTANTE**
> Quais são as semelhanças e diferenças entre os mecanismos responsáveis pela ação de corte de brocas *carbide* e rodas abrasivas?

Processos abrasivos em odontologia

A abrasão é uma ação de corte, mas a topografia de uma superfície desgastada é distintamente diferente daquela de uma superfície de corte. Em uma broca de carboneto (*carbide*) de tungstênio de alta rotação, as lâminas ou arestas de corte são dispostas regularmente e permitem a remoção de pequenos pedaços ou segmentos do substrato à medida que a broca gira. Conforme mostrado na Figura 16.4 A, o padrão de remoção de material pela ferramenta corresponde aos arranjos regulares das lâminas de corte. Ao contrário dos instrumentos de corte, as ferramentas abrasivas têm muitas pontas abrasivas que geralmente não estão dispostas em um padrão ordenado. Por exemplo, um instrumento rotativo de diamante pode conter centenas de pontas abrasivas afiadas que passam sobre a peça de trabalho durante cada revolução do instrumento (Figura 16.4 B). Cada ponta afiada atua como uma lâmina individual e remove uma lasca ou apara o material. Como essas muitas arestas de corte estão dispostas aleatoriamente, inúmeros arranhões são produzidos na superfície (Figura 16.4 C).

A redução do volume pode ser alcançada a partir do uso de instrumentos como brocas diamantadas, brocas de carboneto de tungstênio, brocas de aço, discos abrasivos e discos separadores. Enquanto a ação de brocas diamantadas e discos abrasivos é frequentemente descrita como retificação, a ação de lâminas duras de aço e brocas de metal (*carbide*) é descrita como corte. A Figura 16.5 ilustra dois tamanhos de brocas de metal (*carbide*) e

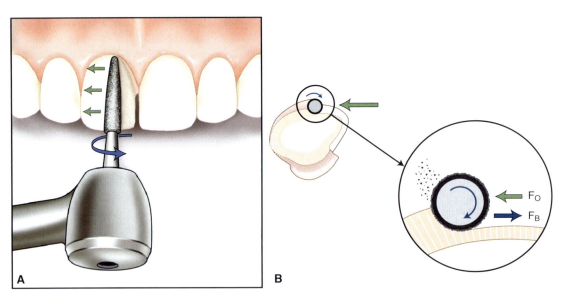

• **Figura 16.3** A mecânica da instrumentação rotatória de alta velocidade. **A.** A *seta circular azul* indica que a broca diamantada de alta velocidade gira no sentido horário quando vista da cabeça da peça de mão. As *setas verdes* indicam a direção em que o instrumento deve ser desenhado. **B.** Vista incisal das forças geradas durante o preparo do dente rotatório de alta velocidade. À medida que a broca gira no sentido horário, ela gera uma força rotacional na superfície do dente, F_B (*grande seta azul* que representa a força de reação da estrutura dentária contra a força rotacional da broca). O operador do instrumento deve gerar uma força oposta, F_O (*seta verde*), que deve exceder a força de reação à broca, F_B, e levar o instrumento contra a superfície do dente onde a superfície será desgastada.

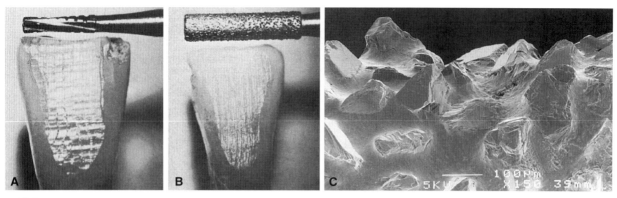

• **Figura 16.4** Redução em massa da superfície do dente. **A.** Dente cortado por broca de metal (*carbide*) dura. Observe o padrão de remoção da estrutura dentária, que corresponde à disposição das lâminas na broca. **B.** Imagem ampliada das partículas de diamante coladas em uma broca de diamante grossa (×150). **C.** Dente desgastado com broca diamantada. Observe os múltiplos arranhões formados pelo arranjo aleatório de partículas abrasivas na ponta diamantada.

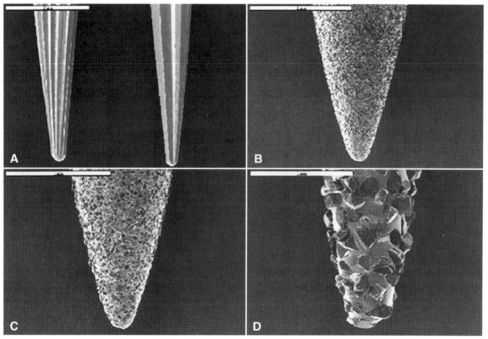

• **Figura 16.5** Instrumentos para redução de superfície. **A.** Brocas de acabamento de carboneto (*carbide*) de tungstênio de 16 lâminas (*esquerda*) e 8 lâminas (*direita*). **B.** Ponta diamantada fina. **C.** Ponta diamantada de grão médio. **D.** Ponta diamantada de grão grosso.

brocas diamantadas de três tamanhos de grão. Diferentes tipos de instrumentos têm efeitos únicos nas superfícies. Uma broca de metal (*carbide*) de 16 lâminas produz um acabamento mais suave do que uma broca de metal (*carbide*) de 8 lâminas, a qual remove o material mais rapidamente. Da mesma forma, a broca diamantada mais grossa remove o material mais rapidamente, mas deixa uma superfície mais áspera. As imagens de microscópio eletrônico de varredura (MEV) mostradas na Figura 16.6 são as superfícies de um compósito à base de resina produzido por cinco instrumentos: um diamante grosseiro, uma broca de metal (*carbide*) de 12 lâminas, uma broca de metal (*carbide*) de 16 lâminas, um disco de acabamento com revestimento abrasivo e um disco de polimento com revestimento abrasivo. As três primeiras imagens representam superfícies de redução de volume e as duas últimas, superfícies de fino acabamento.

Nódulos ásperos em uma base de prótese podem ser removidos com um abrasivo, como lixa, mandril de esmeril ou discos de desgaste. Em cada caso, as arestas formadas pelas partículas abrasivas podem remover os pontos ásperos à medida que se movem sobre a superfície. Os abrasivos estão disponíveis em vários tamanhos de partículas. Os abrasivos grossos deixam arranhões profundos na superfície, que devem ser removidos com abrasivos mais finos. Por fim, um abrasivo pode ser tão fino que resulta em uma superfície tão lisa que reflete a luz, e diz-se que a superfície é polida.

De acordo com a Figura 16.1, após o jateamento, uma prótese indireta passará por uma sequência de quatro procedimentos abrasivos – corte, desgaste, acabamento e polimento –, dependendo do tipo de instrumental utilizado, da quantidade de material removido pela peça de trabalho e o propósito. Restaurações diretas normalmente não requerem corte. Também usamos o termo *contorno* para nos referirmos a um procedimento abrasivo. O contorno dentário é um processo de remoção de pequenas quantidades de esmalte do dente para alterar a forma, o

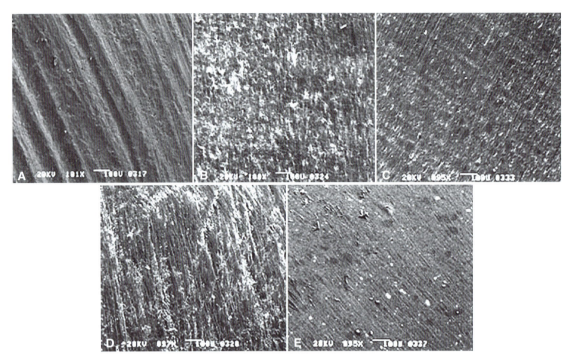

• **Figura 16.6** Imagens da superfície de um compósito de resina após os processos de desgaste, acabamento e polimento usando cinco instrumentos: **A.** Diamante grosso. **B.** Broca de metal (*carbide*) de 12 lâminas. **C.** Broca de metal (*carbide*) de 16 lâminas. **D.** Disco de acabamento impregnado com abrasivo. **E.** Disco de polimento impregnado com abrasivo.

comprimento ou a superfície do dente para melhorar a aparência estética ou a saúde gengival. O termo evoluiu para abranger todos os procedimentos necessários para conformar a restauração antes do acabamento e polimento. Todos os quatro procedimentos realizam desgaste abrasivo e há apenas diferenças sutis entre eles. O objetivo da discussão a seguir não é fazer uma distinção entre os quatro procedimentos, mas apresentar essas diferenças sutis.

Corte

O corte é geralmente entendido como a remoção de uma parte de uma estrutura por meio de uma ação de cisalhamento, como na remoção de tecido doente com um instrumento de lâmina ou qualquer outro instrumento em forma de lâmina. Os substratos podem ser divididos em segmentos separados ou sustentar retenção e sulcos profundos pela operação de corte. Exemplos de instrumentos de corte são brocas diamantadas, brocas de carboneto (*carbide*) de tungstênio, brocas de aço, discos abrasivos e discos separadores. Por outro lado, um disco de separação é um exemplo de instrumento que pode ser usado em forma de lâmina. Um disco de separação não contém lâminas individuais, mas o *design* de lâmina fina permite que o disco seja usado de forma rotatória para desgastar por meio de canais de alimentação de fundição metálica e materiais gesso.

Desgaste

Uma operação de desgaste/retificação é considerada um corte, mas em menor escala. Pequenas partículas de um substrato são removidas pela ação de instrumentos com lâmina ou abrasivos. Os instrumentos de desgaste normalmente contêm muitas partículas abrasivas dispostas aleatoriamente. Cada partícula pode conter várias pontas afiadas que percorrem a superfície do substrato e removem partículas do substrato. O corte e a retificação são considerados predominantemente unidirecionais em sua ação. Isso significa que uma superfície cortada ou retificada apresenta cortes e arranhões orientados em uma direção predominante.

Acabamento

As imperfeições da superfície podem ser parte integrante da estrutura interna do substrato ou podem ser criadas pelos instrumentos utilizados para corte e retificação. O acabamento envolve a remoção de irregularidades marginais, definição de contornos anatômicos e suavização da rugosidade da superfície de uma restauração, com o objetivo de proporcionar uma superfície relativamente lisa e livre de manchas. Um bom exemplo é a remoção do excesso de material na junção da estrutura dentária com o material restaurador para estabelecer uma margem cavo-superficial lisa, uniforme e bem adaptada.

> **QUESTÃO IMPORTANTE**
> Como um clínico sabe quando a superfície mais lisa foi alcançada?

Polimento

O polimento é uma forma especial de desgaste abrasivo caracterizado pelo uso de grãos abrasivos muito pequenos (5 μm ou menos) em um suporte elástico. O objetivo do polimento é fornecer um brilho semelhante ao esmalte à restauração. Cada tipo de abrasivo de polimento atua em uma região extremamente fina da superfície do substrato. O polimento progride a partir do abrasivo mais fino que pode remover arranhões do procedimento abrasivo anterior e é concluído quando o nível desejado de lisura da superfície é alcançado. O polimento deve ser encerrado quando não existir mais alteração no lustro ou brilho superficial durante a aplicação do adesivo mais fino. No fim desse processo, não deve haver arranhões visíveis. No entanto, sempre haverá arranhões aparecendo em maior ampliação. O instrumento e a superfície devem ser limpos entre as etapas, pois os abrasivos deixados na etapa anterior continuarão fazendo arranhões. Na prática clínica, a qualidade do acabamento da superfície geralmente é julgada pelo brilho da superfície sem ampliação.

Exemplos de instrumentos de polimento são pontas abrasivas de borracha, discos e tiras de partículas finas e pastas de polimento de partículas finas. As pastas de polimento são aplicadas com pontas de feltro macio, rodas de musselina (tecido de algodão), taças de borracha de profilaxia ou discos de polimento. Materiais não abrasivos, como feltro, couro, borracha e espuma sintética, são materiais de aplicação populares para reter pastas de polimento durante os procedimentos de **polimento** (*buffing*).

O polimento é considerado multidirecional, o que significa que os riscos finais da superfície, ainda que invisíveis, são orientados em várias direções. Alguns exemplos de superfícies retificadas e polidas são mostrados na Figura 16.6. Observe que as diferenças na aparência da superfície são sutis devido à natureza transitória dos processos de retificação e polimento. Se houvesse diferenças maiores no tamanho das partículas removidas, a mudança de superfície seria mais facilmente detectada.

A geração de calor durante os procedimentos abrasivos usados para restaurações diretas é uma grande preocupação. Para evitar efeitos adversos à polpa, o clínico deve resfriar a superfície com um lubrificante, como um *spray* de ar-água, e evitar o contato contínuo de instrumentos rotatórios de alta velocidade com o substrato. O contato intermitente durante a operação é necessário não apenas para resfriar a superfície, mas também para remover os detritos formados entre o substrato e o instrumento.

> ### QUESTÕES IMPORTANTES
> Que precauções devem ser tomadas para minimizar a geração de aerossóis? Que precauções devem ser tomadas para minimizar a exposição e a inalação de aerossóis?

Riscos biológicos de procedimentos abrasivos

Dispersões de partículas sólidas são geradas e liberadas no espaço respiratório de laboratórios e clínicas odontológicas sempre que procedimentos abrasivos são realizados. Essas partículas transportadas pelo ar podem conter estrutura dentária, materiais dentários e microrganismos. Esses aerossóis foram identificados como fontes potenciais de doenças infecciosas e crônicas dos olhos e pulmões e representam um perigo para a equipe odontológica e seus pacientes. A silicose, também chamada *doença do desgastador*, é uma doença importante causada pela inalação de aerossóis à base de sílica.

Os blocos de projeto assistido por *computer-aided design/computer-aided manufacturing* (CAD-CAM), baseados em zircônia em estado verde para fresamento de próteses, são feitos de partículas de zircônia condensada (3Y-TZP, 4Y-TZP etc.) em faixa de tamanho de partícula nm. A poeira gerada pela moagem é atualmente classificada como irritante para olhos, pele e sistema respiratório. O potencial carcinogênico desse material ainda não foi determinado. A fresagem geralmente é realizada em máquinas equipadas com filtragem de ar particulado de alta eficiência e é considerada segura para o operador. No entanto, técnicos e dentistas devem remover e alisar essas próteses na bancada de

trabalho antes do procedimento de sinterização. Portanto, seguir o protocolo de controle de poeira aerossolizada no local de trabalho é de suma importância.

As fontes de aerossol, tanto no ambiente operatório quanto no laboratório, devem ser controladas sempre que os procedimentos de acabamento forem realizados. Os aerossóis produzidos durante os procedimentos de acabamento podem ser controlados de três maneiras: (1) contenção na fonte por meio de procedimentos adequados de controle de infecção, jato de água e sucção de alto volume; (2) uso de equipamentos de proteção individual (EPI), como óculos de segurança e máscaras faciais descartáveis que podem proteger os olhos e o trato respiratório de aerossóis; e (3) instalar um sistema de ventilação adequado que remova eficientemente quaisquer partículas residuais do ar. Muitos sistemas também são capazes de controlar contaminantes químicos, como vapor de mercúrio de sucata de amálgama e vapor de monômero de resina acrílica.

> ### QUESTÃO IMPORTANTE
> Por que, às vezes, é inadequado selecionar o abrasivo mais duro para reduzir o tempo necessário para o acabamento e polimento de uma prótese?

Instrumentos abrasivos

As partículas abrasivas devem ter forma irregular para que apresentem múltiplas arestas afiadas. A maioria dos grãos abrasivos deriva do esmagamento de materiais duros e da passagem de partículas por meio de uma série de telas de malha (peneiras) para obter diferentes faixas de tamanhos de partículas, a saber, grosseiro, médio-grosseiro, médio, fino e superfino. A Tabela 16.1 lista os tamanhos de grãos e partículas para abrasivos odontológicos comumente usados.

Um abrasivo deve ser mais duro do que a peça de trabalho que o abrasivo deve lixar. Se o abrasivo não pode indentar a superfície a ser lixada, então o abrasivo não pode cortar a superfície. Nesse caso, o abrasivo embaça ou se desgasta. A primeira classificação da dureza dos minerais foi publicada em 1812 por Friedrich Mohs, que classificou 10 minerais pelo seu arranhão relativo. O mineral menos resistente a arranhões, o talco, recebeu pontuação 1, e o mineral mais resistente a arranhões, diamante, recebeu pontuação 10. Apesar da falta de precisão, um *kit* de escala de dureza Mohs pode estimar a dureza da peça de trabalho permite selecionar um instrumento apropriado para lixar o material. Os testes de dureza Knoop e Vickers (ver Capítulo 4) quantificam a dureza dos materiais. Quanto mais distante um substrato e um abrasivo estiverem nos valores de dureza, mais eficiente será o processo de abrasão. Com base em uma comparação dos valores de dureza para vários materiais dentários listados na Tabela 16.2, espera-se que abrasivos de carboneto de silício e diamante abrasem a porcelana dentária mais facilmente em comparação com a granada, mesmo que as partículas abrasivas para todos os três materiais tenham características de bordas muito afiadas.

A resistência inerente das lâminas de corte ou partículas abrasivas em um instrumento abrasivo deve ser grande o suficiente para remover partículas do material do substrato sem se tornarem opacas ou fraturar muito rapidamente. Por exemplo, quando um disco é aplicado contra um metal, a partícula abrasiva atinge a peça de trabalho repentinamente enquanto o metal se move ao longo da circunferência do disco (ver Figura 16.3). Se o disco quebrar no instante em que ele entrar em contato com a peça, a lâmina é ineficaz. Por outro lado, se o rebolo nunca fraturar, a borda do

Tabela 16.1 — Tamanho de partículas abrasivas.*

Granulação/malha (EUA)	Óxido de alumínio, carbeto de silício e granada (μm)	Grau†	Disco de diamante recoberto (μm)	Descrições de abrasivos para pontas de diamante e pastas diamantadas para polimento
120	142	Grosso	142	Supergrosso – grosso
150	122		122	Grosso – regular
180	70 a 86		86	Grosso – regular
240	54 a 63		60	Fino
320	29 a 32	Médio	52	Fino
400	20 a 23		40	Fino – superfino – acabamento grosso
600	12 a 17	Fino	14	Superfino – acabamento médio
800	9 a 12		8	Ultrafino – acabamento fino
1.200	2 a 5	Super fino	6	Pastas de fresagem
1.500	1 a 2		4	Pastas de polimento (2 a 5 μm)
2.000	1		2	Pastas de polimento (2 a 5 μm)

*Tamanhos médios de partículas. As notas variam entre os fabricantes.
†Quatro graus usados para uma marca popular de discos revestidos com óxido de alumínio. Carboneto de silício (SiC) e granada podem variar entre os fabricantes.

Tabela 16.2 — Valores de dureza de materiais dentários, estrutura dentária e abrasivos.

Material	Dureza Mohs	Dureza Knoop (kg/mm^2)	Dureza Vickers (kg/mm^2)
Abrasivos			
Talco	1	–	–
Gesso	2	–	12
Trípoli	6	–	–
Pedra-pomes	6 a 7	460 a 560	–
Porcelana	6 a 7	560	430
Óxido de estanho	6 a 7	–	–
Areia	7	–	–
Choco	7	800	–
Quartzo	7	820	–
Óxido de zircônio (Y-TZP)	7	–	1.200 a 1.300
Silicato de zircônio	7,5	–	–
Granada	8 a 9	1.350	–
Esmeril	7 a 9	2.000	–
Corindo (coundum)	9	2.000	–
Óxido de alumínio	9	2.100	1.200
Carboneto (carbide) de tungstênio	9.8	1.900	–
Carboneto (carbide) de silício	9 a 10	2.500	–
Diamente	10	7.000 a 10.000	–
Dente			
Cemento	–	40	–
Dentina	3 a 4	70	62 a 70
Esmalte (apatita)	5	340 a 431	294 a 408
Materiais restauradores			
Resina de base de dentadura	2 a 3	20	–
Calcita	3	135	–
Lonômero de vidro reforçado com metal		14 a 24	40

(Continua)

CAPÍTULO 16 Materiais e Processos para Corte, Desgastes, Acabamento e Polimento

Tabela 16.2 — Valores de dureza de materiais dentários, estrutura dentária e abrasivos. (*continuação*)

Material	Dureza Mohs	Dureza Knoop (kg/mm²)	Dureza Vickers (kg/mm²)
Liga de ouro III	3	–	122 a 180 (amaciada)/ 155 a 250 (endurecida)
Liga de ouro IV	4	220	150 a 194 (amaciada)/ 248 a 280 (endurecida)
Amálgama	4 a 5	90	120 (fase $Ag_2 Hg_3$)
Rouge	5 a 6	–	–
Vidro (vitrocerâmica)	5 a 6	360	420
Compósito (compômero)	–	–	52
Compósito (nano-híbrido)	–	–	60 a 62
Compósito (nanoparticulado)	5 a 7	50 a 60	73 a 76
Compósito (miniparticulado)	5 a 7	50 a 60	80
Compósito (polimerizado em laboratório)	–	–	86 a 124
Titânio	–	–	210
Ti-6AI-4V	–	–	320
Liga de níquel-cromo (como fundido)	–	153 a 328	200 a 395
Liga de cobalto-cromo (como fundido)	–	–	280 a 380
Liga de ouro para metalocerâmica	–	–	35
Dissilicato de lítio (fresado)	–	–	550 (fresado), 591 (sinterizado)
Dissilicato de lítio (prensado)	–	–	601
Silicato de lítio reforçado com zircônia	–	–	Cerca de 700
Óxido de zircônia (Y-TZP)	–	–	1.200 a 1.300

rebolo pode ficar cega e a eficiência do abrasivo é reduzida. Idealmente, o abrasivo deve fraturar em vez de embotar, de modo que uma borda afiada esteja sempre presente. A fratura do abrasivo também é útil para eliminar os detritos acumulados no trabalho. Embora as pontas diamantadas cortem quase qualquer tipo de estrutura dentária ou material restaurador, as partículas diamantadas não fraturam; em vez disso, elas perdem substância na ponta. Além disso, é provável que fiquem entupidas quando substâncias dúcteis ou macias são desgastadas. Elas são mais eficazes quando usadas no esmalte dos dentes muito duros e quebradiços.

A principal função do abrasivo é remover o material, mas o acabamento final da superfície decide a eficácia dos abrasivos. Se for usado um abrasivo muito duro ou se o tamanho do grão for muito grosso para uso em determinado material, surgem arranhões profundos no substrato que não podem ser removidos facilmente nas operações de acabamento subsequentes. Além disso, se um abrasivo não tiver o formato de partícula adequado ou não se decompor de uma maneira que crie ou exponha novas partículas de arestas vivas, o abrasivo tenderá a arrancar o substrato. Uma nota de cautela é justificada aqui. Danos de retificação subsuperficial, caracterizados por falhas ou rachaduras indetectáveis que resultam de retificação pesada e geração de calor, podem levar a falhas catastróficas precoces e inexplicáveis nos materiais restauradores totalmente cerâmicos mais recentes, como zircônia, silicato de lítio e dissilicato de lítio.

Como discutido, para que as partículas abrasivas removam o material da superfície da restauração dentária, elas devem ser mais duras que o material restaurador. Além disso, os abrasivos devem ser mantidos contra esse material com força suficiente para permitir que o abrasivo penetre e abra o material da superfície a ser trabalhada. Para qualquer material restaurador, escolher um abrasivo suficientemente duro que esteja fortemente ligado ao instrumento que suporta ou transporta o abrasivo é importante para que o abrasivo possa fazer o trabalho com eficiência. Nesta seção, discutiremos os tipos de abrasivos usados na odontologia e como eles são transformados em instrumentos práticos.

Tipos de abrasivos

Muitos tipos de abrasivos naturais e sintéticos estão disponíveis (ver Tabela 16.2), mas somente aqueles comumente usados em odontologia são discutidos nesta seção. Geralmente, os abrasivos sintéticos são preferidos devido às suas propriedades físicas mais previsíveis.

Óxido de alumínio. O óxido de alumínio sintético (alumina) é um pouco mais duro que o corindo (*corundum*) (alumina natural) devido à pureza da alumina. Vários tamanhos de grão de alumina estão disponíveis e amplamente utilizados para fazer **abrasivos ligados**, abrasivos revestidos e abrasivos de grão propelido a ar. Óxido de alumínio sinterizado é usado para fazer pedras brancas. As variações rosa e rubi do óxido de alumínio são vendidas na forma vítrea como pedras montadas não contaminantes para a preparação de superfícies de ligas metalocerâmicas para receber porcelana.

Pedra do Arkansas. Esse material contém quartzo microcristalino e é denso, duro e com textura uniforme. Pequenos pedaços desse mineral são presos a hastes de metal e ajustados em várias formas para moagem fina de esmalte dentário e ligas metálicas.

346 PARTE 4 Confecção de Próteses

Giz (chalk). Abrasivo branco composto de carbonato de cálcio. O giz é usado como uma pasta abrasiva suave para polir o esmalte dos dentes, amálgama e materiais plásticos.

Choco. Pó calcário branco feito da concha interna pulverizada de um molusco marinho mediterrâneo. Choco está disponível como um abrasivo revestido e é útil para operações delicadas de abrasão, como polimento de margens metálicas e restaurações de amálgama dentário.

Corindo (corundum). Essa é uma forma mineral branca de óxido de alumínio. O corindo é mais comumente usado em um instrumento conhecido como pedra branca. O corindo foi amplamente substituído pelo óxido de alumínio alfa sintético em aplicações odontológicas.

QUESTÃO IMPORTANTE

Quais são as vantagens e desvantagens dos abrasivos diamantados naturais em comparação com os abrasivos diamantados sintéticos?

Diamante. O diamante é um mineral transparente e incolor, composto de átomos de carbono em uma estrutura cristalina específica. Essa é a substância mais dura conhecida. Os abrasivos diamantados são fornecidos em várias formas, incluindo instrumentos rotativos abrasivos colados, tiras abrasivas flexíveis com suporte metálico e pastas de polimento diamantadas.

As vantagens dos diamantes sintéticos sobre os diamantes naturais incluem seu tamanho e sua forma consistentes e seu menor custo. O diamante sintético é usado na fabricação de serras diamantadas, rodas e brocas. Blocos com partículas de diamante embutidas são usados para outros tipos verdadeiros de abrasivos ligados. As pastas de polimento de diamante também são produzidas a partir de partículas menores que 5 μm de diâmetro. Os abrasivos diamantados sintéticos são usados principalmente na estrutura do dente, materiais cerâmicos e materiais compósitos à base de resina.

Esmeril. Esse abrasivo é um corindo preto acinzentado preparado em forma de grão fino. O esmeril é usado predominantemente em discos abrasivos revestidos e está disponível em uma variedade de tamanhos de grão. O esmeril também pode ser usado para acabamento de ligas metálicas ou materiais de resina acrílica.

Granada. Os minerais de granada são os silicatos de alumínio, cobalto, ferro, magnésio e manganês. A granada é extremamente dura e, quando fraturada durante a operação de moagem, forma placas afiadas em forma de cinzel, tornando esse material um abrasivo altamente eficaz. A granada está disponível em discos revestidos e bandas de mandril e é usada na retificação de ligas metálicas e materiais de resina acrílica.

Diatomita (kieselguhr). Esse material é composto de restos siliciosos de plantas aquáticas diminutas conhecidas como *diatomáceas*. A forma mais grosseira de diatomita é chamada *terra diatomácea* e é usada como carga em muitos materiais dentários, como os materiais de moldagem hidrocoloides. Diatomita é um abrasivo suave.

Pedra-pomes. A atividade vulcânica produz esse material altamente silicioso cinza-claro. A pedra-pomes é usada principalmente em forma de grão, mas pode ser encontrada em alguns abrasivos com liga de borracha. Ambas as formas de pedra-pomes são usadas em bases de próteses e no polimento de esmalte dentário, amálgama dentário e resinas acrílicas.

Quartzo. Essa é a forma mais comumente usada de sílica e é um mineral muito duro, incolor e transparente. Ele é pulverizado para formar partículas afiadas e angulares para fazer discos abrasivos revestidos, que são usados principalmente para acabamento de ligas metálicas e retificação de esmalte dentário.

Rouge. O óxido de ferro é o componente abrasivo vermelho fino do rouge. Como o trípoli, o rouge é misturado com vários aglutinantes macios em forma de bolo. Rouge é usado para polir ligas de metais nobres, como ligas de ouro amarelo.

Areia. A areia é uma mistura de pequenas partículas minerais compostas predominantemente por sílica. As misturas são aplicadas sob pressão de ar, por meio de um processo chamado jateamento de areia, para remover materiais de revestimento refratários de fundidos de ligas de metais básicos. Eles também são revestidos em discos de papel para moagem de ligas metálicas e materiais de resina acrílica.

Carboneto (carbide) de silício. As partículas são afiadas e se quebram para formar novas partículas afiadas, exibindo corte altamente eficiente de materiais, como ligas, cerâmicas e materiais de resina acrílica. O carboneto de silício está disponível como abrasivo em discos revestidos e como instrumentos vítreos e de borracha nas formas verde e azul-preto. A forma verde é frequentemente preferida porque os substratos são mais visíveis contra a cor verde.

Óxido de estanho. Esse material abrasivo extremamente fino é amplamente utilizado como agente de polimento para polimento de dentes e restaurações metálicas na boca. É misturado com água, álcool ou glicerina para formar uma pasta levemente abrasiva.

Trípoli. Esse abrasivo é derivado de uma rocha sedimentar siliciosa leve e friável. A rocha é moída em partículas muito finas e formada com ligantes macios em barras de composto de polimento para polir ligas metálicas e alguns materiais de resina acrílica.

Óxido de zircônio. Esse abrasivo é mais resistente do que o óxido de alumínio e geralmente usado como uma mistura com óxido de alumínio, principalmente em instrumentos de polimento e acabamento elásticos ou semelhantes à borracha.

Silicato de zircônio. Zircão ou silicato de zircônio ($ZrSiO_4$) é um mineral que é moído em vários tamanhos de partículas e usado para fazer discos e tiras abrasivos revestidos. O $ZrSiO_4$ é frequentemente utilizado como componente de pastas de profilaxia dentária.

Design de instrumentos abrasivos

Para atingir o objetivo de segurar abrasivos contra uma peça de trabalho com pressão, os abrasivos são frequentemente misturados com outro material para fabricar um instrumento para aplicações práticas. Os instrumentos abrasivos são geralmente classificados como aglutinados, revestidos e não colados. Instrumentos aglutinados usam um aglutinante para manter as partículas abrasivas juntas e são moldados para formar ferramentas de tamanhos e formas desejados (Figura 16.7). Instrumentos revestidos são fabricados prendendo partículas abrasivas a um material de suporte flexível com um adesivo. Esses instrumentos geralmente são fornecidos como discos e tiras de acabamento (Figura 16.8). Os abrasivos não aglutinados são partículas abrasivas soltas misturadas com água, glicerina ou algum outro meio para produzir uma pasta ou são impelidas pela força do ar ou pressão da água contra uma peça de trabalho (como jateamento de areia). Cada classe de instrumento é discutida nas subseções a seguir.

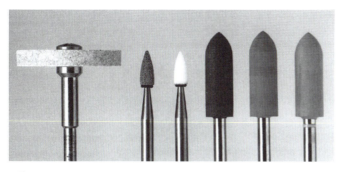

• **Figura 16.7** Instrumentos abrasivos aglutinados típicos usados no laboratório de prótese dentária, que incluem discos e pontas abrasivas aglutinadas vítreas (*três instrumentos à esquerda*) e pontas abrasivas aglutinadas em borracha (*três instrumentos à direita*).

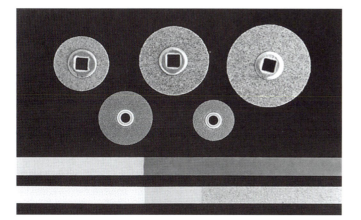

• **Figura 16.8** Discos e tiras com abrasivos depositados. Os discos estão disponíveis em vários tamanhos e em substratos de papel e resistentes à umidade. Os discos com verso em papel são representados pela linha superior de discos; os discos de Mylar resistentes à umidade são mostrados na segunda linha. As tiras abrasivas com suporte de Mylar podem ser revestidas com dois tipos diferentes de abrasivos. No centro, estão separadas da região abrasiva da tira por uma área sem revestimento abrasivo, que permite a passagem da tira entre os dentes.

QUESTÃO IMPORTANTE

Como diferenciar entre ferramentas abrasivas coladas de alta qualidade e de baixa qualidade?

Abrasivos aglutinados

Os abrasivos aglomerados são feitos pela incorporação de partículas abrasivas com um aglutinante para formar ferramentas de retificação como pontas, discos, discos separadores, discos finos revestidos e uma ampla variedade de outros instrumentos abrasivos. O aglutinante pode ser substâncias orgânicas (resinoide, borracha etc.), cerâmica (vidro ou vitrocerâmica) e metais. A ligação de partículas abrasivas aos aglutinantes pode ser conseguida por sinterização, vitrificação e polimerização de aglutinantes. Métodos adicionais também são usados.

Os abrasivos aglutinados que tendem a se desintegrar rapidamente contra um substrato são muito fracos e resultam em maiores custos com abrasivos devido à redução da vida útil do instrumento. Aqueles que tendem a se degradar muito lentamente ficam entupidos com detritos desgastados. O resultado é uma perda de eficiência abrasiva, maior geração de calor e maior tempo de acabamento. Um aglutinante ideal retém as partículas abrasivas na ferramenta por tempo suficiente para cortar, esmerilhar ou polir o substrato e, ainda assim, o aglutinante libera as partículas antes que a eficiência de corte seja perdida ou que o acúmulo de calor cause danos térmicos ao substrato. Os ligantes são especialmente formulados para aplicações específicas de substrato.

A sinterização é um processo de compactação de partículas abaixo do ponto de fusão dos principais componentes para densificar e fortalecer uma estrutura por ligação, difusão e fluxo entre as partículas. Por exemplo, a cabeça de uma broca de carboneto (*carbide*) de tungstênio com lâmina é feita de uma mistura de 5 a 7% de pó de cobalto com um equilíbrio de pós de carboneto de tungstênio e menos de 1% de outros aditivos colocados sob pressão em vácuo e aquecidos a aproximadamente 1.350°C. A cabeça sinterizada é, então, soldada a uma haste de aço.

Os materiais de ligação vítrea são compostos de materiais formadores de vidro finamente moídos ou material de matriz cerâmica com o qual o abrasivo é completamente misturado. A mistura de aglutinantes e abrasivos é prensada a frio no formato do instrumento e queimada para fundir o aglutinante. Os instrumentos vitrificados são fortes e rígidos. Eles retêm alta resistência a temperaturas elevadas e praticamente não são afetados por água, óleos e ácidos.

O abrasivo com aglutinação resinoide é uma mistura de resina fenólica em forma de pó ou líquida, misturada com os grãos abrasivos prensados a frio ou prensados a quente para dar forma, depois aquecidos para polimerizar. A prensagem a quente produz um ligante abrasivo com porosidade extremamente baixa. As reações são processos de termofixação. Os abrasivos aglutinados pela borracha são feitos de maneira semelhante. Como a maioria dos discos, taças e pontas de borracha contém látex, um alergênio conhecido, todos os resíduos devem ser removidos das superfícies polidas. Os discos de acabamento espiral e abrasivas (Figura 16.9) são feitas de polímeros termoplásticos sintéticos impregnados com partículas de óxido de alumínio.

As ligações metálicas são usadas para reter melhor os abrasivos diamantados no instrumento porque o diamante é o material mais duro conhecido, e os grãos diamantados são caros

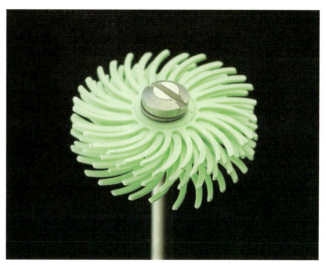

• **Figura 16.9** Polidores em roda espiral são projetados para máxima flexibilidade de uso na maioria das áreas de uma restauração. Esses polidores têm uma construção de borracha de poliamida e estão disponíveis em diferentes diâmetros com vários tipos e grãos de abrasivo embutido. Polidores de laboratório e clínica estão disponíveis para uso em próteses acrílicas, compósitos, cerâmicas e metais preciosos. (Cortesia do Dr. Farzan Pouranfar.)

e devem ser usados em quantidades limitadas. Ligas metálicas proporcionam alta retenção de grãos e baixo desgaste durante a retificação. As ligações metálicas são multicamadas por sinterização de uma mistura de pó metálico e partículas abrasivas ou de camada única por galvanoplastia ou brasagem. O método multicamadas é semelhante ao processo de sinterização discutido anteriormente. Para o método de camada única, abrasivos diamantados são aderidos a discos de metal e brocas com resinas especiais resistentes ao calor, como poli-imidas. Os graus supergrossos a finos são, então, galvanizados com um filme de metal refratário, como o níquel. A Figura 16.10 mostra um conjunto de pontas diamantadas especializadas para redução oclusal das superfícies dos dentes. O revestimento de níquel proporciona melhor retenção de partículas e atua como dissipador de calor durante o desgaste. Revestimentos de nitreto de titânio, vistos como uma cor dourada em alguns instrumentos abrasivos de diamante, prolongam ainda mais sua longevidade.

QUESTÃO IMPORTANTE
Quais são os propósitos de retificar um instrumento de desgaste?

Um instrumento abrasivo aglutinado deve sempre ser retificado e desembotado antes do uso. A **retificação/alinhamento** é um procedimento pelo qual o instrumento abrasivo é executado contra um bloco abrasivo mais duro até que o instrumento abrasivo gire na peça de mão sem excentricidade ou excentricidade quando colocado no substrato (Figura 16.11 A). O **desembotado**, assim como o alinhamento, é usado para dar forma ao instrumento, mas o desembotamento também cumpre dois propósitos diferentes. Primeiro, o procedimento de desembotamento reduz o instrumento ao tamanho e à forma de trabalho corretos. Em segundo lugar, o desembotamento é usado para remover detritos encrostados do instrumento abrasivo para restaurar a eficiência de desgaste durante a operação de acabamento. O encrostamento do instrumento abrasivo com detritos é chamado *cegamento abrasivo* (*embotamento*). O cegamento abrasivo ocorre quando os detritos gerados pela retificação ou pelo polimento obstruem os pequenos espaços entre as partículas abrasivas na ferramenta e reduzem a profundidade em que as partículas podem penetrar no substrato. Como resultado, a eficiência abrasiva é perdida e maior calor é gerado. Um abrasivo cego parece ter um revestimento do material do substrato em sua superfície. A fresagem frequente do instrumento abrasivo durante a operação de acabamento em um instrumento de retificação, conforme ilustrado na Figura 16.11, mantém a eficiência do abrasivo na remoção do material do substrato.

Os instrumentos de diamante são pré-moldados e alinhados; eles não são tratados como outros abrasivos ligados. Pedras de limpeza de diamantes são usadas em classes de granulação supergrossa a fina para remover o acúmulo de detritos e manter a eficiência de moagem. Um exemplo de uma pedra de limpeza de diamante é mostrado na Figura 16.12. As pedras de limpeza não devem ser usadas em diamantes de acabamento porque suas partículas aglutinadas são removidas rapidamente. Os fabricantes fornecem instruções especiais de operação e limpeza para esses instrumentos.

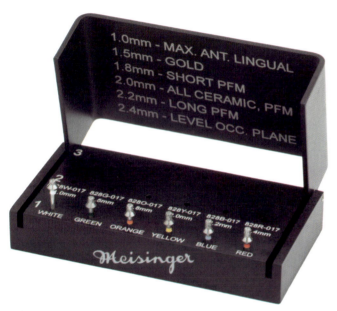

• **Figura 16.10** Brocas diamantadas especializadas para redução oclusal das superfícies dos dentes. As bandas codificadas por cores referem-se à profundidade da redução oclusal que será criada ao retificar até a profundidade do batente largo acima da porção revestida de diamante da broca. (Cortesia de Meisinger EUA.)

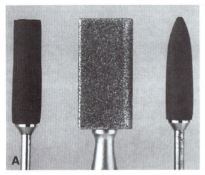 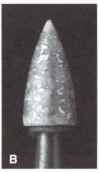 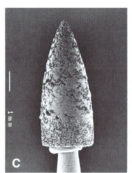 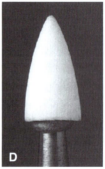 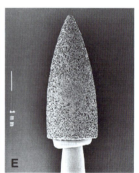

• **Figura 16.11** Uma ferramenta de desembotamento é usada para ajustar, moldar e limpar instrumentos abrasivos aglutinados antes e durante o procedimento de acabamento. **A.** Cilindro abrasivo com liga de borracha (*esquerda*) apresenta contornos externos irregulares, o que fará com que ele funcione de forma excêntrica. O cilindro é, primeiramente, alinhado contra uma ferramenta de desembotamento abrasiva revestida de diamante (*centro*) para fazê-lo girar em torno do eixo central do instrumento. Uma vez retificado, o abrasivo é ajustado para uma forma de trabalho desejada (*direita*). **B.** Instrumentos cegos com detritos perdem sua eficiência de corte e geram mais calor durante a operação. Observe o revestimento de detritos na superfície abrasiva. **C.** Micrografia eletrônica de varredura do mesmo instrumento revela a quantidade significativa de detritos que estão obstruindo a superfície do instrumento. **D.** A limpeza frequente do abrasivo na ferramenta de limpeza mostrada em (**A**) remove os detritos acumulados. **E.** Micrografia eletrônica de varredura do abrasivo cego mostrado em (**C**) após o desembotamento revela que os detritos foram removidos e a superfície abrasiva foi restaurada.

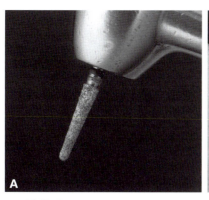 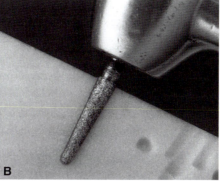 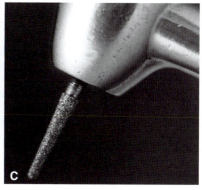

• **Figura 16.12** Remoção de detritos de instrumentos diamantados com uma pedra de limpeza diamantada. **A.** Broca diamantada na peça de mão de alta rotação antes de ser limpa. Observe os detritos acumulados. **B.** A broca é limpa passando-a contra a pedra de limpeza diamantada, umedecida por 2 a 4 segundos. **C.** A broca diamantada limpa não tem resíduos entre as partículas abrasivas diamantadas.

Discos e tiras abrasivos

Os abrasivos revestidos são fabricados prendendo as partículas abrasivas a um material de suporte flexível (papel de alta gramatura, metal ou Mylar) com um material adesivo adequado. Esses abrasivos normalmente são fornecidos como discos e tiras de acabamento. Os discos estão disponíveis em vários diâmetros e com espessuras de base finas e muito finas. Estão disponíveis tiras de acabamento de metal e plástico para alisar e polir as superfícies proximais de todas as restaurações aglutinadas diretas e indiretas. As tiras com suporte de metal são geralmente limitadas a situações em que estão envolvidos contatos proximais muito apertados. Deve-se tomar cuidado para evitar lacerar os tecidos gengivais. As tiras com fundo de metal são mais caras, mas podem ser autoclavadas e usadas várias vezes se não estiverem danificadas e as diretrizes da prática de controle de infecção permitirem. As tiras de plástico são usadas principalmente para resinas compostas, compômeros, ionômeros híbridos e cimentos resinosos. Uma designação adicional é feita em relação ao fato de o disco ou tira ser ou não resistente à umidade. O uso de discos ou tiras abrasivas com suportes resistentes à umidade é vantajoso porque sua rigidez não é reduzida pela degradação da água. Além disso, a umidade atua como um lubrificante para melhorar a eficiência do corte. Exemplos de abrasivos revestidos são mostrados na Figura 16.8.

Abrasivos não aglutinados

Os abrasivos não aglutinados são usados principalmente para acabamento final e polimento de superfícies de esmalte ou restauração. Por exemplo, as pastas de profilaxia dentária normalmente contêm silicato de zircônio. Devem ser aplicados ao substrato com um suporte não abrasivo, como espuma sintética, borracha, feltro ou tecido de camurça. As partículas abrasivas são dispersas em um meio solúvel em água, como glicerina.

As pastas abrasivas usadas em materiais restauradores contêm óxido de alumínio (alumina) ou partículas de diamante. As pastas de alumina devem ser usadas com um instrumento rotatório e quantidades crescentes de água à medida que o processo de polimento avança de partículas abrasivas mais grossas para mais finas. As pastas abrasivas diamantadas são usadas em condições relativamente secas. Os instrumentos que aplicam a pasta na superfície do material são igualmente importantes e incluem taças de profilaxia com nervuras (o tipo com nervuras ou o tipo sem nervuras mais flexível), escovas e discos de feltro.

As pastas abrasivas têm várias desvantagens: (1) são relativamente espessas e não podem ter acesso às ameias, (2) as pastas tendem a respingar quando giram os instrumentos em velocidades rotacionais excessivas ou ficam molhadas, e (3) o calor é gerado quando o material refrigerador é insuficiente ou quando a pressão de polimento contínua é aplicada sem permitir que o refrigerante atinja a superfície. Mais recentemente, instrumentos de polimento em espiral impregnados de diamante, como o Sistema de Polimento de Diamante Sof-Lex (3 M ESPE, St. Paul, MN), foram introduzidos e oferecem uma alternativa aos abrasivos em pasta.

Abrasivos não aglutinados são usados para **abrasão por partículas de ar** de superfícies de restauração. Na forma seca, pós de óxido de alumínio, em tamanhos de 50 a 100 μm, são usados para preparar coroas internas e superfícies de facetas para procedimentos de cimentação e aglutinação. Grânulos de vidro de sílica desidratada são usados da mesma forma para remover materiais de revestimento de peças fundidas de cerâmica prensada.

> **QUESTÃO IMPORTANTE**
> Qual procedimento garantirá que abrasivos progressivamente mais finos removam completamente os arranhões feitos por abrasivos grossos anteriores?

Procedimentos de acabamento e polimento

Os abrasivos dentários têm muitos usos em ambientes clínicos e laboratoriais. São utilizados para procedimentos de profilaxia dentária e para o ajuste e preparação de estruturas dentárias naturais. Eles são usados extensivamente para **redução de volume e contorno**, acabamento e polimento de uma ampla gama de materiais dentários disponíveis. Portanto, os abrasivos são encontrados em uma variedade de durezas e vêm na forma de pós, pastas, pontas diamantadas niqueladas, pedras abrasivas coladas, discos, discos/rodas, pontas e taças. A melhor escolha para qualquer aplicação odontológica depende do tipo de material do substrato, da qualidade inicial da superfície do substrato e das necessidades específicas do operador. As necessidades específicas variam desde o corte ou desbaste até o polimento final para obter um brilho ou o brilho desejado.

Quase todos os materiais restauradores diretos têm um estado inicial mais macio, que pode ser pré-moldado para obter uma forma quase final antes do endurecimento; então, novamente, abrasivos mais finos são geralmente necessários para o acabamento e polimento de restaurações diretas. Um instrumento abrasivo ideal realizará a remoção do material da superfície, e o aglutinante abrasivo liberará partículas abrasivas desgastadas para expor as mais novas e mais afiadas à medida que a operação de acabamento prossegue, antes que o calor potencialmente prejudicial seja gerado como resultado da falta de abrasão da perda de partículas ou do entupimento com detritos. Materiais duros, como ligas metálicas e cerâmicas, requerem abrasivos mais duros com ligantes fortes, ao contrário dos compósitos à base de resina mais macios. Embora os discos abrasivos flexíveis projetados para contorno e polimento de compósitos à base de resina possam ser usados em ligas metálicas, eles são úteis apenas para o polimento final porque, embora suas partículas abrasivas sejam suficientemente fortes, seus aglutinantes adesivos são fracos.

A forma física e a rigidez de um instrumento de polimento também afetam a maneira de remoção do material e o acabamento da superfície. Por exemplo, os discos de contorno e polimento Sof-Lex e Sof-Lex XT Extra Thin (3 M ESPE, St. Paul, MN) para materiais à base de resina estão disponíveis nas mesmas quatro classes de abrasivos: curso, médio, fino e superfino. Os discos Sof-Lex têm suportes macios e flexíveis, enquanto os discos XT têm suportes mais finos e rígidos. Embora a pressão leve ou pesada possa ser aplicada com qualquer estilo de disco, o suporte mais macio do disco Sof-Lex permite que o disco flexione e adapte-se mais facilmente a superfícies arredondadas, especialmente em velocidades de rotação mais baixas. Os discos XT mais finos e rígidos são projetados para acessar espaços mais apertados sem flambar para o desenvolvimento de anatomia como contornos estreitos de ameias. Quando colocados contra contornos arredondados, os discos XT tendem a criar pontos planos devido à sua rigidez. Ambas as formas proporcionam vantagens particulares em áreas específicas de aplicação. Esses discos são codificados por cores, com as mais escuras representando graus mais grossos de abrasivos. No entanto, discos e tiras abrasivos disponíveis de outros fabricantes podem não seguir o mesmo esquema de codificação.

Conjuntos abrangentes de acabamento de materiais restauradores estão tornando-se cada vez mais populares, pois fornecem acabamento e polimento de todas as áreas da restauração. Muitos vêm em embalagens de uso único para melhor controle de infecção. Por exemplo, o conjunto de acabamento e polimento Astropol (Figura 16.13; Ivoclar Vivadent, Amherst, NY) para compósitos e cerômeros vem em quatro formatos diferentes de instrumentos e três níveis de abrasividade. As quatro formas permitem aplicações interdentais e oclusais, e as três classes de abrasivos, Astropol F, Astropol P e Astropol HP, permitem pré-polimento, polimento e polimento de alto brilho, respectivamente. Os sistemas de polimento estão disponíveis nos fabricantes de instrumentos abrasivos odontológicos para cada categoria de materiais odontológicos.

Os fabricantes também fornecem informações sobre os instrumentos abrasivos, como o tipo de abrasivo e ligante utilizado, aplicações pretendidas, velocidade recomendada do instrumento, armazenamento, esterilização, necessidade de refrigerante e bloco para curativo. O técnico de laboratório e o clínico devem se familiarizar com as instruções de uso fornecidas para o instrumento selecionado e as recomendações para evitar a contaminação cruzada de instrumentos usados entre determinados materiais.

Restaurações de compósitos (resina)

Os compósitos dentários estão entre os tipos de materiais mais difíceis de serem finalizados e polidos com alto brilho, pois contêm uma matriz de resina relativamente macia e cargas duras de vários tamanhos em suas estruturas. A Figura 16.14 mostra os valores de rugosidade superficial, em raiz quadrada média (R_{rms}), de algumas resinas compostas quando finalizadas com discos de Al_2O_3 e depois submetidas a 20 mil ciclos de escovação com dentifrícios. As diferenças de valores significam que deve haver desgaste seletivo associado à matriz de resina macia e às partículas de carga mais duras. Além disso, o acabamento final de uma restauração de resina composta depende da composição, desenho da cavidade, eficácia de polimerização e tempo de pós-polimerização necessários para alcançar as propriedades finais da restauração. Para alguns materiais compósitos, o acabamento retardado é recomendado para permitir maior polimerização. As recomendações dos fabricantes geralmente incluem a espessura dos incrementos e o tempo de polimerização necessário com uma unidade de fotopolimerização de irradiância conhecida em mW/cm^2.

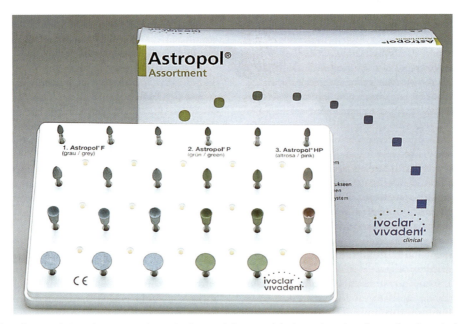

• **Figura 16.13** O *kit* de polimento Astropol compreende quatro formas feitas com três tamanhos de grão – pré-polimento (*azul*), polimento (*verde*) e polimento de alto brilho (*rosa*) – e polidores adequados para materiais compostos de resina e amálgama. (Cortesia de Ivoclar Vivadent.)

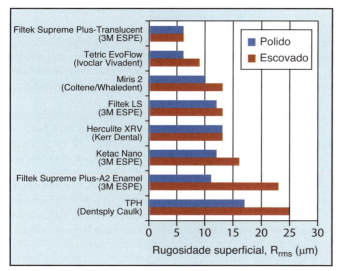

- **Figura 16.14** Rugosidade superficial (R_{rms}) de vários compósitos à base de resina após polimento com discos de Al_2O_3 e depois submetidos a 20 mil ciclos de escovação com dentifrício em pasta a 200 g de peso. (Adaptada de Phark J-H et al.: Influence of tooth brushing on surface roughness of restorative materials. *AADR Abstract* #1052, 2010.)

A técnica de acabamento e polimento consiste em três etapas essenciais. Primeiro, contorne a restauração com brocas de metal duro de 12 lâminas, brocas diamantadas de 30 a 100 μm ou discos com revestimento abrasivo grosso, dependendo da preferência do dentista. Em seguida, termine com brocas de metal duro de 16 a 30 lâminas, brocas diamantadas finas e extrafinas, pedras brancas, pedras brancas do Arkansas ou discos revestidos com abrasivo médio e fino. Por fim, polir com pasta de polimento fina e extrafina (alumina ou diamante); discos com revestimento abrasivo extrafino; escovas impregnadas de carboneto de silício; ou discos, taças ou pontas de polimento de borracha impregnada de diamante. A maioria dos sistemas de acabamento e polimento, impregnados ou revestidos com abrasivo, está disponível em uma variedade de *kits* codificados por cores (ver Figura 16.13). As instruções dos fabricantes para o uso devem ser seguidas para obter o resultado ideal.

Durante cada etapa de acabamento e polimento, o operador deve proceder apenas em uma direção. Em seguida, após o uso do próximo abrasivo da sequência, o polimento deve continuar na direção perpendicular ao anterior. Esse processo garante que os arranhões tornem-se mais visíveis e que a eficácia da remoção de arranhões possa ser avaliada mais rapidamente. Os abrasivos e instrumentos de polimento recomendados devem ser usados na sequência adequada e as etapas abrasivas intermediárias nunca devem ser omitidas. Por exemplo, seguir um disco abrasivo grosso com um abrasivo fino em vez de um abrasivo médio deixaria alguns dos arranhões produzidos pelo abrasivo grosso. O operador pode optar por usar um sistema do início ao fim (p. ex., discos de borracha com revestimento abrasivo ou flexível impregnado com abrasivo) ou combinar diferentes sistemas com base na preferência e na localização da restauração (p. ex., lixa para locais anteriores ou escova para locais posteriores).

Amálgama dentário

O polimento antes da escultura permite a remoção do excesso de mercúrio e melhora a adaptação marginal, e o polimento após a escultura melhora a suavidade. No entanto, o polimento por si só não fornecerá uma superfície completamente livre de arranhões e retenções para restaurações de amálgama (ver Figura 8.12 A). Peças de mão de baixa rotação devem ser usadas para acabamento e polimento de restaurações de amálgama. No passado, recomendava-se esperar 24 horas antes de polir as restaurações de amálgama para permitir que o amálgama endurecesse completamente. No entanto, se a superfície da restauração for finalizada inicialmente com uma pasta de profilaxia muito fina, aplicada com uma bolinha de algodão ou uma taça de profilaxia de borracha sem nervuras girada em baixa velocidade e leve pressão, obtém-se um acabamento suave e aveludado, que adquirirá brilho à medida que a restauração for sendo normalmente desgastada na boca. Os amálgamas esféricos endurecem mais rapidamente e podem ser acabados e polidos antes.

Se o amálgama endurecer a um estágio avançado em que a abrasão por uma pasta fina de profilaxia não é mais eficaz, o seguinte procedimento pode ser usado na próxima consulta odontológica: (1) contornar com pedras verdes de baixa velocidade ou pontas diamantadas ou pontas de borracha marrom e verde, e (2) aplicar uma mistura de pedra-pomes fina e água ou álcool com uma escova rotatória ou disco de feltro para polir a superfície.

Ligas dentárias

O ouro puro, um metal nobre, é muito macio e dúctil. O ouro quase nunca é usado na forma mais pura para restaurações dentárias. Lembre-se da discussão no Capítulo 2 que, quando ligado com outros metais, como prata e cobre, a liga de ouro resultante torna-se suficientemente dura para resistir às forças mastigatórias sem fluência ou distorção. Muitos dentistas ainda preferem ligas de alta nobreza devido à sua trabalhabilidade e adaptabilidade. Essa qualidade pode ser considerada uma combinação favorável de um limite de escoamento adequadamente baixo com um alongamento percentual suficiente para permitir o polimento das margens da restauração. As ligas de metal nobre de baixa dureza requerem uma abordagem de acabamento diferente daquela usada para as ligas mais duras, predominantemente de metal básico, usadas na odontologia. Peças de mão de baixa rotação devem ser usadas para acabamento e polimento de ouro e ligas nobres mais macias. Essa técnica consiste nas seguintes etapas: (1) contornar com brocas finas de metal duro, pedras verdes (carboneto [*carbide*] de silício) ou pedras sem calor; (2) fazer acabamento com pedras rosa ou brancas ou rodas e pontas de borracha impregnada com abrasivo de grau médio (marrom e verde); (3) aplicar discos, taças e pontas de borracha impregnada com abrasivo fino; e (4) aplicar trípoli ou rouge com rodas de pano ou couro, se necessário.

Por outro lado, as ligas predominantemente de metal básico normalmente exibem dureza e resistência ao escoamento muito mais altas. Eles são muito mais difíceis de terminar. O polimento dessas ligas é praticamente impossível. Uma sequência semelhante é seguida para ligas predominantemente de metal básico, mas com instrumentos abrasivos mais duráveis, que contêm ligantes mais fortes. Isso significa que as mesmas brocas de metal duro, pedras e instrumentos abrasivos com liga de borracha se degradarão mais rapidamente quando usados em ligas mais duras. Se possível, selecione instrumentos com aglutinados abrasivos mais fortes que possam suportar as forças abrasivas mais altas geradas nessas ligas. Felizmente, a maioria dos fabricantes oferece linhas específicas de material de brocas de metal duro e discos e pontas abrasivas aglutinadas.

> **QUESTÃO IMPORTANTE**
> Quais são as diferenças entre o acabamento e o polimento de uma restauração cerâmica extraoral e intraoralmente?

Restaurações de cerâmica

A superfície ideal para uma restauração cerâmica é a polida e esmaltada. As áreas estéticas são tipicamente contornadas e texturizadas antes de serem polidas para um nível desejado de brilho. As áreas de contato proximais e funcionais devem ser sempre trazidas ao seu estado mais suave para causar o menor desgaste possível durante a função. O esmalte natural (*autoglaze*) é preferível à aplicação de esmalte cerâmico (*overglaze*). Um esmalte natural se desgasta menos com o tempo porque o esmalte é uma superfície fundida do material de porcelana subjacente, em oposição a um revestimento de cerâmica de esmalte mais fraco. O *glaze* natural não é possível para zircônia e dissilicato de lítio. Após a conclusão do polimento, a única opção de *glaze* é a aplicação de esmalte cerâmico em áreas estéticas e não funcionais. O *glaze* não produz necessariamente uma superfície lisa se a superfície cerâmica inicial tiver rugosidade significativa. Uma superfície cerâmica lisa desejada deve ser produzida por meio de polimento extraoral cuidadoso antes de qualquer procedimento de *glaze*. Os instrumentos extrabucais de acabamento e polimento (Figura 16.15) são mais variados, sendo possível o acesso a todas as áreas da restauração. Intraoralmente, apenas pequenas rugosidades podem ser polidas com sucesso com um conjunto diferente de instrumentos (Figura 16.16) sem comprometer a qualidade da superfície. O calor de fricção é prejudicial para todos os materiais cerâmicos; portanto, o resfriamento adequado é necessário sempre que as restaurações cerâmicas são acabadas e polidas. O uso de um dispositivo de pulverização de ar/água e a manutenção do contato intermitente entre a restauração e o instrumento rotatório são críticos durante qualquer operação de ajuste intraoral. O contato contínuo entre a restauração e o instrumento rotatório deve ser evitado.

Os fabricantes normalmente produzem *kits* de acabamento e polimento cerâmicos específicos para o material com base na dureza e composição da cerâmica. A Figura 16.17 mostra um conjunto típico de dois *kits* para cerâmica à base de zircônia. Sempre atente para as instruções de uso dos fabricantes.

Muitos novos materiais cerâmicos CAD-CAM vêm em um estado pré-sinterizado mais macio, mais usinável e devem ser usinados e pré-polidos antes da sinterização final. Eles são projetados dessa maneira para permitir a retificação com redução de danos por lascamento nas margens delicadas da restauração, além de reduzir o desgaste das brocas de fresamento. Dependendo da preferência do dentista, uma técnica geral é a seguinte: (1) contornar ou fresar a superfície cerâmica com brocas, discos e discos diamantados sintéticos ou naturais; (2) *sprues* de fresagem separados, se necessário, textura e pré-acabamento com diamante sintético ou pedras de óxido de alumínio, seguidos de polímero flexível ou discos com abrasivos finos aglutinados em borracha, discos, taças e pontas (normalmente, uma de duas ou três etapas dependendo do sistema de material utilizado); (3) superfícies polidas com ultrassom e/ou limpeza com vapor; (4) aplicar uma camada de *overglaze* ou iniciar o *glaze* natural na cerâmica, se necessário; e (5) polimento final com discos de borracha impregnados com abrasivo ultrafino, taças e pontas, se necessário. O maior brilho pode ser obtido usando uma pasta de diamante aplicada com pincel ou disco de feltro. Para ajustes intraorais e polimento, use aplicações intermitentes de instrumentos rotatórios com grande quantidade de jato de ar/água.

A zircônia monolítica, materiais cerâmicos à base de Y-TZP, é agora amplamente utilizada. Esse material é incrivelmente difícil de ajustar e polir em um estado totalmente sinterizado; esses procedimentos podem ser feitos com instrumentos projetados especificamente para zircônia (Figura 16.18), mas são demorados. Para aqueles que fornecem restaurações de zircônia CAD-CAM no consultório, recomenda-se o contorno e o polimento cuidadosos de restaurações de zircônia fresadas em seu estado pré-sinterizado para que as restaurações sinterizadas tenham uma superfície quase perfeita após a remoção do forno de sinterização. Essa abordagem reduz muito ou elimina a necessidade de acabamento e polimento pós-sinterização. A Figura 16.19 mostra que as marcas de fresamento persistirão após a sinterização se não forem removidas. Além da economia de tempo, há duas vantagens adicionais nessa abordagem: evitar o risco de enfraquecer a restauração da conversão da fase tetragonal de zircônia para a fase monoclínica causada

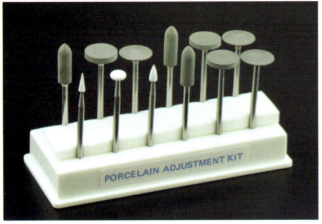

• **Figura 16.15** *Kit* de acabamento em porcelana extraoral. Observe faixas nos mandris (hastes) para distinguir os níveis de abrasividade. *Sem nenhuma cor* indica um pré-polidor padrão, *amarelo* indica um polidor e *branco* indica um superpolidor. (Cortesia do Dr. Farzan Pouranfar.)

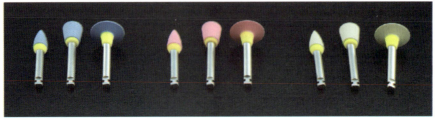

• **Figura 16.16** Polidores cerâmicos intraorais para facetas laminadas (polidores intraorais Dialite; Brasseler USA). Os níveis abrasivos são azul (grosseiro), rosa (médio) e cinza (fino). (Cortesia do Dr. Farzan Pouranfar.)

CAPÍTULO 16   Materiais e Processos para Corte, Desgastes, Acabamento e Polimento   353

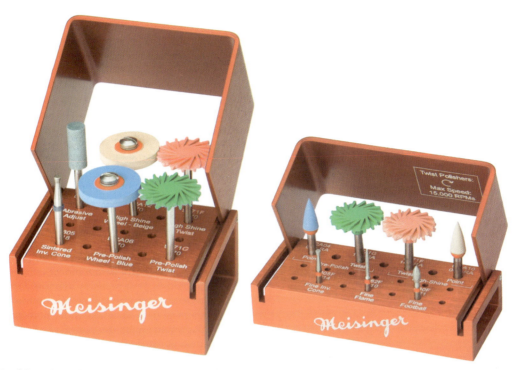

• **Figura 16.17** *Kits* típicos de acabamento e polimento para cerâmica de zircônia: *kit* extraoral para uso em laboratório (*esquerda*) e *kit* intraoral para uso em consultório (*direita*). Observe que os *kits* extraorais para *kits* de laboratório contêm abrasivos que permitirão ajustes mais pesados. (Cortesia de Meisinger EUA.)

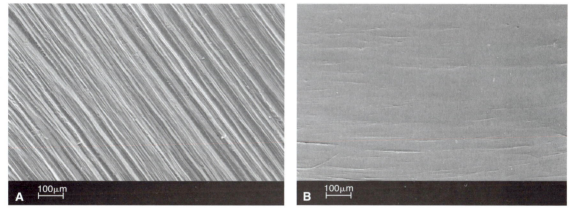

• **Figura 16.18** Efeito do instrumento na superfície polida. **A.** Superfície de zircônia acabada com ponta diamantada fina. **B.** Superfície de zircônia polida com o sistema Dialite/Diashine para zircônia. (Cortesia do Dr. Siegward Heintze.)

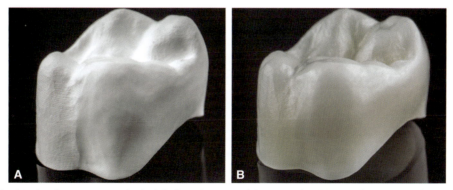

• **Figura 16.19** Efeito da sinterização em coroas de zircônia fresadas e parcialmente pré-polidas. **A.** Coroa de zircônia pré-sinterizada mostrando superfície fresada (*esquerda*) e superfície pré-polida (*direita*). **B.** Mesma restauração após sinterização total. Observe diferença na suavidade e que a sinterização não remove estrias de fresagem. (Cortesia do Dr. Troy Decker.)

pela retificação (ver Capítulo 10) e eliminar o risco de criar uma aparência de superfície perolada desagradável para a restauração devido ao polimento.

Como mencionado anteriormente, não é recomendado deixar superfícies de contato ásperas em restaurações de zircônia. A zircônia áspera causará desgaste grave do esmalte oposto e dos materiais restauradores. Camadas de cerâmica vitrificada sobre zircônia áspera eventualmente desgastarão e exporão a superfície áspera da zircônia (Figura 16.20), o que pode causar maior desgaste nas superfícies opostas do esmalte (Figura 16.21). Lawson et al. demonstraram as vantagens de colocar zircônia polida e dissilicato de lítio em contato oposto com o esmalte natural.

Resinas acrílicas para bases de próteses e facetas

As resinas acrílicas e outros polímeros são materiais relativamente macios. Para evitar o superaquecimento durante o acabamento, uma grande quantidade de pasta-pomes deve ser alimentada na superfície de trabalho, enquanto a prótese é movida contra o disco de pano no torno. Ao usar brocas de metal duro e polidores com liga de borracha, o contato intermitente com o substrato ajudará a evitar o superaquecimento. Recomenda-se a seguinte técnica: (1) contornar com brocas de carboneto (*carbide*) de tungstênio e mandris abrasivos de lixa; (2) usar uma ponta abrasiva com liga de borracha para remover os arranhões; (3) dependendo do tamanho da área que precisa ser polida, aplicar pedra-pomes com disco de pano, disco de feltro, escova de cerdas ou taça de profilaxia; e (4) aplicar uma mistura de giz e álcool ou compostos de polimento acrílico tipo barra com um disco de pano.

Tecnologia de abrasão de partículas de ar

Como alternativa ao uso de instrumentos de corte rotatórios, os sistemas abrasivos de partículas de ar podem fornecer um fluxo de alta pressão fino e controlado com precisão de partículas abrasivas de 25 a 30 μm para remover esmalte, dentina e materiais restauradores para preparo cavitário. Como a abrasão por partículas de ar gera calor e vibração mínimos, há relativamente pouco potencial para lascamento ou microfratura do dente. Esses sistemas foram estendidos para as seguintes aplicações: acesso endodôntico por meio de coroas de porcelana, preparo mínimo para reparo da margem da coroa, preparo de túneis, remoção

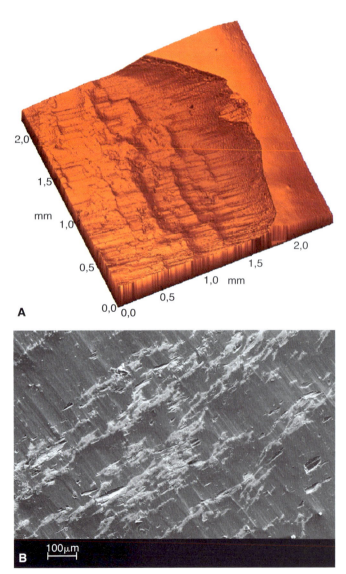

• **Figura 16.20** Faceta de desgaste de uma cerâmica fresada e esmaltada após simulação de desgaste. **A.** Imagem tridimensional gerada com sensor FRT MicroProf. **B.** Micrografia eletrônica de varredura (×100). (Cortesia do Dr. Siegward Heintze.)

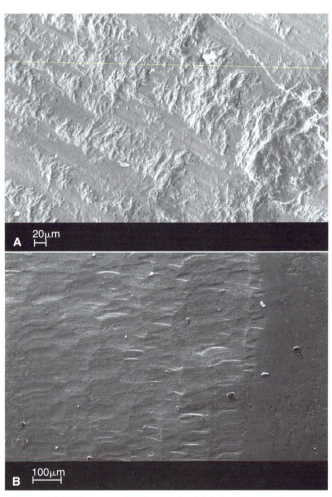

• **Figura 16.21** Imagens de micrografia eletrônica de varredura de esmalte. **A.** Desgate por coroas glazeadas. **B.** Desgaste por coroas perfeitamente polidas. (Cortesia do Dr. Siegward Heintze.)

superficial de manchas, limpeza de superfícies dentárias antes da colagem adesiva e rugosidade das superfícies internas de restaurações de porcelana ou resina composta antes da colagem.

Seleção de pasta de profilaxia para procedimentos de higiene dental

A composição e o tamanho das partículas dos abrasivos contidos em várias pastas profiláticas podem ter efeitos adversos nas superfícies expostas de cemento e dentina e materiais restauradores estéticos. A Tabela 16.3 mostra os valores médios de rugosidade obtidos em superfícies cerâmicas vitrificadas após três rodadas de 10 segundos de aplicação de várias pastas profiláticas pelo mesmo operador. Apenas uma das pastas (Proxyt Fine, Ivoclar Vivadent, Amherst, NY) não alterou significativamente a lisura da superfície. Da mesma maneira, outro estudo revelou o efeito das mesmas pastas profiláticas na redução do brilho de um composto de resina polida (Tabela 16.4).

A abrasão por partículas de ar foi adaptada para remover a placa e as manchas das superfícies dos dentes usando uma pasta de bicarbonato de sódio; o processo é chamado *polimento a ar*. A abrasão por partículas de ar é mais eficiente e eficaz em comparação com a técnica usando taça de borracha e pasta de profilaxia porque o polimento de ar pode acessar mais superfícies do dente. No entanto, superfícies de restauração mais macias, como ionômero de vidro, podem ser danificadas. Portanto, o polimento a ar deve ser usado com cautela em restaurações cosméticas.

Dentifrícios

Substâncias para limpeza dos dentes, como dentifrícios, estão disponíveis como cremes dentais, géis e pós. Os dentifrícios têm três funções importantes: (1) suas ações abrasivas e detergentes proporcionam uma remoção mais eficiente de detritos, placa e película manchada em comparação com o uso de uma escova de dentes isolada; (2) polir os dentes para proporcionar maior refletância de luz e aparência estética superior, e o alto polimento, como benefício adicional, permite que os dentes resistam ao acúmulo de microrganismos e manchas melhor do que superfícies mais ásperas; e (3) atuam como veículos para a entrega de agentes terapêuticos com benefícios conhecidos – por exemplo, agentes anticárie, agentes dessensibilizantes, agentes antimicrobianos e agentes antitártaro.

Composição do dentifrício

Componentes típicos de dentifrícios, em conjunto com materiais específicos usados e finalidade, estão listados na Tabela 16.5. As concentrações abrasivas nos dentifrícios em pasta e em gel são menores do que as dos dentifrícios em pó. Portanto, os dentifrícios em pó devem ser usados com mais parcimônia e cautela pelos pacientes, especialmente onde o cemento e a dentina estão expostos, para evitar abrasão dentinária excessiva e sensibilidade pulpar.

Agentes dessensibilizantes em cremes dentais atuam despolarizando as terminações nervosas para reduzir a transmissão da dor, como com nitrato de potássio, ou bloqueando os túbulos dentinários, como com fluoreto de estanho, fluoreto de sódio e cloreto de estrôncio.

Agentes antimicrobianos como fluoreto de estanho e triclosana reduzem a gengivite. Os produtos anunciados como "cremes dentais branqueadores" normalmente contêm peróxido de hidrogênio ou peróxido de carbamida para clarear manchas intrínsecas como um benefício adicional ao mecanismo de remoção de manchas da superfície de qualquer abrasivo presente.

Abrasividade do dentifrício

Os dentifrícios não precisam ser altamente abrasivos para limpar os dentes com eficácia. Isso é importante porque o cemento da superfície radicular exposta sofre abrasão a uma taxa de 35 vezes e a dentina a 25 vezes a taxa de esmalte. A forma preferida de avaliar a abrasividade do dentifrício é empregar amostras de dentina irradiadas e escová-las por vários minutos com dentifrícios de teste e referência. Uma taxa de abrasividade é calculada dividindo-se as quantidades de fósforo radioativo (P32) liberada do dentifrício de teste com a do dentifrício de referência, e esse valor é multiplicado por 1.000. Um dentifrício de teste deve obter uma pontuação de abrasividade de 200 a 250 ou menos para satisfazer os requisitos de teste de abrasividade propostos pela American Dental Association (ADA) e pela International Organization for Standardization (ISO). Isso significa que, em um teste de dentifrício, ele deve desgastar a dentina em 20 a 25% da taxa do padrão de referência para ser considerado seguro para uso normal. Um problema com esse teste de laboratório é que ele não leva em conta todas as variáveis que afetariam a abrasividade em condições *in vivo*. Alguns dos fatores que afetam a abrasividade do dentifrício estão listados no Quadro 16.1.

Outro problema é que nem todos os dentifrícios respondem de maneira semelhante a esse teste. Portanto, usar esse teste de laboratório para prever a abrasividade *in vivo* de vários dentifrícios é muito difícil ou impossível. No entanto, a maioria dos dentifrícios modernos não são excessivamente abrasivos. Os pacientes devem experimentar quantidades semelhantes de desgaste

Tabela 16.3	Efeito das pastas de profilaxia na rugosidade da superfície cerâmica com *glaze*.
Produto	**Rugosidade superficial**
Proxyt grosso (Ivoclar Vivadent, Amherst, NY)	0,183 ± 0,08
Proxyt fino (Ivoclar Vivadent, Amherst, NY)	0,066 ± 0,03
Nupro grosso (Dentsply International, York, PA)	0,209 ± 0,11
Nupro fino (Dentsply International, York, PA)	0,188 ± 0,07
Controle (superfície com *glaze*)	0,061 ± 0,03

Tabela 16.4	Efeito das pastas profiláticas na redução do brilho da superfície de compósito polida, medido por unidades de brilho, após uma aplicação de 60 segundos.
Produto	**Média UB ± DP**
Nupro grosso	−40,86 ± 4,22[a]
Nupro fino	−40,57 ± 5,64[a]
Proxyt grosso	−41,61 ± 3,32[a]
Proxyt fino	−16,24 ± 3,34[b]

UB, unidade de brilho; *DP*, desvio-padrão.
A diferença entre os valores médios dos grupos representados pelos mesmos sobrescritos não é estatisticamente significativa.

Tabela 16.5 — Componente típicos de dentifrícios.*

Componente	COMPOSIÇÃO (PESO %)		Materiais	Objetivo
	Pastas e géis	Pós		
Abrasivo	20 a 55	90 a 98	Carbonato de cálcio Di-hidrato de fosfato de cálcio dibásico Alumina hidratada Sílica hidratada Bicarbonato de sódio Misturas dos abrasivos listados	Remover placa ou manchas Polir a superfície dentária
Detergente	1 a 2	1 a 6	Lauril sulfato de sódio	Auxiliar na remoção de resíduos
Corantes	1 a 2	1 a 2	Corantes alimentícios	São usados para aparência
Flavorizantes	1 a 2	1 a 2	Óleos de menta, hortelã, canela	Fornecer sabor
Umectantes	20 a 35	0	Sorbitolglicerina	Manter o conteúdo de umidade
Água	15 a 25	0	Água deionizada	Atuar como agente de suspensão
Aglutinante	3	0	Carragenina	Como espessante, evita a separação entre líquido e sólido
Fluoretos	0 a 1	0	Monofluorfosfato de sódio Fluoreto de sódio Fluoreto estanhoso	Prevenir a cárie dentária
Agentes para controle de tártaro	0 a 1	0	Pirofosfato dissódico Pirofosfato tetrassódico Pirofosfato tetrapotássico	Inibir a formação de cálculo acima da margem gengival
Agentes dessensibilizantes	0 a 5	0	Nitrato de potássio Cloreto de estrôncio	Agente de dessensibilização do nervo Promover a oclusão dos túbulos dentinários

*Algumas informações de composição foram fornecidas pelo Dr. George Stookey.

• Boxe 16.1 — Fatores que afetam a abrasividade do dentifrício.

Fatores extraorais

Tipo, tamanho e quantidade de partículas abrasivas no dentifrício
Quantidade de dentifrício usado
Tipo de escova
Método de escovação e força aplicada durante a escovação
Frequência e duração da escovação
Coordenação e estado mental do paciente

Fatores intraorais

Consistência e quantidade de saliva (variações normais)
Xerostomia induzida por drogas, patologia da glândula salivar e terapia de radiação
Presença, quantidade e qualidade de depósitos dentários existentes (película, placa, cálculo)
Exposição das superfícies radiculares
Presença de materiais restauradores, próteses dentárias e aparelhos ortodônticos

---

relativo dos vários dentifrícios como aqueles encontrados em testes de laboratório. De fato, um documento publicado para prever a abrasividade *in vivo* de vários dentifrícios é muito difícil ou impossível. No entanto, a maioria dos dentifrícios modernos não são excessivamente abrasivos. Os pacientes devem experimentar quantidades semelhantes de desgaste relativo dos vários dentifrícios como aqueles encontrados em testes de laboratório. De fato, um documento publicado classificou quatro dúzias de dentifrícios em relação à capacidade de limpeza e abrasividade. Os produtos são classificados como alto, moderado ou baixo em abrasividade. É altamente provável que a maioria dos produtos avaliados atenda aos requisitos de teste do American National Standards Institute (ANSI)/ADA e ISO. Assim, essas classificações devem ser consideradas um guia para produtos que não excedam um valor máximo de abrasividade aceitável (seguro).

Escovas de dentes

A rigidez das cerdas das escovas de dente por si só mostrou não ter efeito sobre a abrasão dos tecidos dentários duros. No entanto, quando um dentifrício é usado, há evidências de que as cerdas mais flexíveis da escova de dente dobram mais facilmente e trazem mais partículas abrasivas em contato com a estrutura do dente, embora com forças relativamente leves. Essa interação deve produzir uma ação mais efetiva de abrasão e limpeza nas áreas que as cerdas podem atingir. Os dispositivos de escovação de dentes movidos à bateria fornecem uma variedade de ações que melhoram a limpeza dos dentes em relação às alcançadas pelas escovas de dentes manuais.

Resumo e recomendações

Técnicos de laboratório, dentistas e higienistas dentais devem selecionar cuidadosamente o sistema abrasivo apropriado para cada restauração. Embora seja conveniente usar os mesmos instrumentos para retificação e acabamento de materiais diferentes, a qualidade do dente acabado ou das superfícies do material pode ser muito inferior ao ideal se os processos e abrasivos ideais recomendados para materiais específicos não forem seguidos. Para processos *in vivo*, use líquido refrigerador sempre que possível. Em situações em que não seja possível um suprimento abundante de líquido refrigerante, a aplicação intermitente da pressão de polimento deve ser realizada.

Mude a orientação do caminho de polimento de uma etapa abrasiva para a próxima, à medida que abrasivos cada vez mais finos são usados. Use uma pressão mais leve à medida que os estágios finais de cada etapa abrasiva são alcançados. O mesmo grão, aplicado com menor pressão, pode produzir uma superfície ligeiramente mais fina. Idealmente, use instrumentos de polimento ou transportadores separados (p. ex., escovas ou discos de pano) para cada grão abrasivo. A remoção completa de todas as partículas abrasivas grossas de um instrumento e, em seguida, o uso confiável do mesmo instrumento para um abrasivo mais fino é difícil, se não impossível. Inevitavelmente, podem ocorrer arranhões de partículas abrasivas grossas perdidas. Da mesma forma, limpe completamente os abrasivos mais grossos das restaurações antes de passar para abrasivos mais finos. Enxague as superfícies tratadas periodicamente para remover detritos de desgaste que possam interferir na capacidade de produzir o melhor acabamento de superfície possível.

Agradecimento

As contribuições do Dr. Kenneth Anusavice e Dr. Sibel Antonson para o desenvolvimento deste capítulo nas 11ª e 12ª edições são apreciadas.

Leituras selecionadas

Fruits TJ, Miranda FJ, Coury TL: Effects of equivalent grit sizes utilizing different polishing motions on selected restorative materials, *Quintessence Int* 27:279–285, 1996.

Hutchings IM: *Tribology: Friction and Wear of Engineering Materials*, Boca Raton, FL, 1992, CRC Press.
This publication thoroughly describes the scientific basis of friction, wear, and lubrication.

Jones CS, Billington RW, Pearson GJ: The in vivo perception of roughness of restorations, *Brit Dent J* 196:42–45, 2004.
The tactile ability of the tongue to discern very small changes in surface roughness intraorally are suggested in this study.

Kroschwitz JI, Howe-Grant M, editors: *Kirk-Othmer Encyclopedia of Chemical Technology*, ed 4, vol 1, New York, 1991, Wiley, pp 17–37.
This encyclopedia presents a thorough review of specific abrasives, their physical properties, and their methods of manufacture.

Lawson NC, Janyavula S, Syklawer S, et al: Wear of enamel opposing zirconia and lithium disilicate after adjustment, polishing and glazing, *J Dent* 42:1586–1591, 2014.
This article shows that polished zirconia wears less and polished lithium disilicate wears equivalent to natural enamel. Glazes should not be applied to contacting surfaces.

Mackert JR: Side effects of dental ceramics, *Adv Dent Res* 6:90–93, 1992.
This article presents information on silicosis and the potential hazards of porcelain dust generation during grinding procedures.

Nakazato T, Takahashi H, Yamamoto M, et al: Effects of polishing on cyclic fatigue strength of CAD/CAM ceramics, *Dent Mater J* 18:395–402, 1999.

Powers JM, Bayne SC: Friction and wear of dental materials. In Henry SD, editor: *Friction Lubrication and Wear Technology, ASM Handbook*, vol 18, Materials Park, OH, 1992, American Society of Metals International, 1992, pp 665–681.
This article, a compilation of information from more than 200 sources, presents a review of friction and wear as they relate to human dental tissues and restorative materials.

Williamson RT, Kovarik RE, Mitchell RJ: Effects of grinding, polishing, and over glazing on the flexure strength of a high-leucite feldspathic porcelain, *Int J Prosthodont* 9:30–37, 1996.

Yamamoto M: *Metal-Ceramics*. Chicago, 1985, Quintessence, pp 124–130.
This volume discusses the preparation of metal-ceramic alloys for porcelain application, including several excellent photographs.

Parte 5

Avaliação das Restaurações Dentárias

17 Biocompatibilidade, *361*

18 Pesquisa *In Vitro* sobre Materiais Dentários, *388*

19 Pesquisa Clínica sobre Restaurações, *397*

20 Tecnologias Emergentes, *408*

17

Biocompatibilidade

VISÃO GERAL DO CAPÍTULO

Conceito básico de biocompatibilidade

Efeitos biológicos da exposição a materiais dentários

Riscos ocupacionais para as pessoas envolvidas na odontologia

Teste de biocompatibilidade

Regulamentos legais e classes de risco

Efeito colateral de vários grupos de materiais

Relatórios de pacientes e reclamações de efeitos adversos

Diretrizes clínicas para a seleção de materiais biocompatíveis

PALAVRAS-CHAVE

GERAL

Biocompatibilidade. Capacidade de um biomaterial desempenhar sua função desejada em relação a uma terapia médica ou odontológica, sem provocar quaisquer efeitos indesejáveis locais, alérgicos ou sistêmicos no receptor ou beneficiário dessa terapia, mas gerando a resposta celular ou tecidual benéfica mais apropriada a essa situação específica e otimizando o clinicamente relevante desempenho dessa terapia.

Biointegração. Processo de formação de uma interface entre o osso ou outro tecido vivo e um material implantado sem espaço intermediário. A biocompatibilidade é um pré-requisito para a biointegração.

Materiais bioativos. Biomateriais que, além de sua função primária (p. ex., restaurar tecidos duros dentários), estimulam ativamente uma resposta tecidual positiva específica ou controlam seu ambiente microbiológico.

Osseointegração. Processo de formação de uma interface estrutural e funcional direta entre o osso vivo e uma superfície de implante artificial sem qualquer tecido conjuntivo fibroso interveniente. A biocompatibilidade é um pré-requisito para a osseointegração.

Reação adversa. Qualquer resposta não intencional, inesperada e prejudicial de um indivíduo a um tratamento (odontológico) ou biomaterial.

Risco. Combinação da probabilidade de ocorrência de danos à saúde como resultado de reações adversas associadas a uma interação de biomaterial e a gravidade desse dano.

Segurança. Ausência (liberdade) de riscos inaceitáveis no contexto do uso pretendido.

Xenoestrogênio. Substância química que não é nativa do corpo, mas atua de maneira semelhante à do estrogênio.

EFEITOS BIOLÓGICOS OU CLÍNICOS

Alergia. Reação de hipersensibilidade clínica iniciada por mecanismos imunológicos específicos.

Carcinogenicidade. Formação de tumor maligno causada, por exemplo, pela exposição a um produto químico ou biomaterial.

Citotoxicidade. Morte celular ou comprometimento do metabolismo celular causado por exposição a um produto químico ou biomaterial.

Estrogenicidade. Reação corporal de maneira semelhante à do estrogênio, o hormônio sexual feminino, a partir da exposição a um produto químico ou biomaterial.

Genotoxicidade. Alteração do DNA ou dos cromossomos causada, por exemplo, por exposição a um produto químico ou biomaterial.

Hipersensibilidade. Sintomas ou sinais objetivamente reproduzíveis iniciados por uma exposição a um estímulo definido em uma dose tolerada por pessoas normais.

Mutagenicidade. Alteração do DNA ou dos cromossomos, que é transferida para a próxima geração de células, causada, por exemplo, por exposição a um produto químico ou biomaterial.

Sensibilização. Processo pelo qual anticorpos ou células imunes específicas são produzidas, que reagem especificamente à substância estranha causadora.

Toxicidade. Capacidade relativa (efeito relacionado com a dose) de uma substância ou material de causar lesão a tecidos biológicos, variando de função bioquímica inadequada, dano de órgão e destruição celular até a morte. Dependendo da duração do período de exposição, os termos toxicidade aguda ($\leq$ 24 horas), toxicidade subaguda (> 24 horas, mas $\leq$ 30 dias) e toxicidade crônica (> 30 dias) são usados.

VALORES LIMITE

Dose letal 50 (DL_{50}). Dose calculada de uma substância que se espera causar a morte de 50% de toda a população de um coletivo biológico, como animais ou células experimentais específicas.

Nível de efeito adverso não observado (NEANO). Dose mais alta testada de uma substância que foi relatada como não tendo efeitos nocivos (adversos) à saúde de pessoas, animais ou células.

Desde os tempos antigos, uma grande variedade de materiais foi colocada ou implantada em humanos para substituir ou reparar tecidos corporais ausentes, danificados ou defeituosos. Ossos de animais, conchas, dentes de animais, dentes humanos, metais, materiais de resina e compostos inorgânicos são materiais que têm sido usados para restauração de dentes danificados ou cariados ou substituição de dentes perdidos. Os resultados dessas intervenções variaram de falha de curto prazo a sucesso limitado em certos indivíduos. Muitos desses tratamentos refletiam situações em que os riscos eram muito maiores do que os benefícios previstos. Alguns desses materiais causaram **reações adversas** imediatas ou tardias devido ao seu potencial alergênico ou tóxico. Por outro lado, alguns materiais parecem evocar uma resposta biológica mínima, mas mostram-se interagir harmoniosamente com o tecido hospedeiro. Assim, o termo *biocompatível* evolui.

Conceito básico de biocompatibilidade

A **biocompatibilidade** está relacionada com o fato de um material (dentário) colocado sobre ou em partes do corpo humano entrar em contato próximo com o tecido vivo, com a consequência de uma interação entre o material e o tecido. Essa interação é baseada principalmente nas substâncias que são eluídas (ou seja, liberadas) do material quando em contato com vários tecidos; substâncias liberadas, por sua vez, influenciam os tecidos vivos (Figura 17.1). Além disso, essas substâncias liberadas podem influenciar a microbiota circundante (p. ex., biofilmes), o que afeta indiretamente o tecido, como induzir uma inflamação bacteriana. Nanopartículas provenientes de materiais dentários durante o processamento (retificação ou polimento) ou durante a remoção da restauração também podem interagir com as células. Por fim, a influência do descarte de resíduos de materiais odontológicos no meio ambiente tem ganhado cada vez mais preocupação. Por exemplo, os detritos de amálgama descarregados de consultórios odontológicos entram nas estações de tratamento de água e depois nos aterros como resíduos de esgoto. O mercúrio no amálgama é liberado para as águas subterrâneas ou para o ar e, eventualmente, entra na cadeia alimentar, o que pode influenciar a saúde humana. Assim, o objetivo principal de caracterizar a biocompatibilidade dos materiais dentários é a proteção do paciente, da equipe odontológica e do meio ambiente.

Os efeitos adversos de um material levam à conscientização da biocompatibilidade. As reações adversas causadas por materiais restauradores dentários podem ser classificadas em três grupos: efeitos sistêmicos, efeitos locais e alergias. Os *efeitos sistêmicos* são aqueles em que o local de aplicação está distante do local de ação. Por exemplo, o vapor de mercúrio de obturações de amálgama atinge diferentes órgãos por inalação e depois a corrente sanguínea, com (reivindicados) efeitos adversos nesses órgãos (Figura 17.2). Os *efeitos locais* ocorrem nas imediações do material aplicado. Essa pode ser uma inflamação da polpa dentária após a colocação de uma restauração de resina composta em uma cavidade profunda ou inflamação da gengiva próxima a uma restauração à base de resina (Figura 17.3) ou uma prótese metálica (Figura 17.4). As **alergias** são baseadas em uma reação imunológica anticorpo-antígeno, que leva a uma série de sintomas clínicos que ocorrem com mais frequência do que os efeitos sistêmicos. Os efeitos adversos são discutidos em detalhes na próxima seção.

A *bioatividade* pode ser considerada como um efeito local positivo pretendido dos materiais dentários, além de sua função primária (p. ex., para restaurar os tecidos duros dos dentes). O termo *bio* significa "vida/vivo". Portanto, os efeitos bioativos estão relacionados principalmente com os efeitos induzidos por materiais e mediados por células em tecidos vivos, como a polpa dentária. Exemplos são a indução de nova formação de dentina por produtos de hidróxido de cálcio. Além disso, a atividade antimicrobiana pode ser considerada como um efeito bioativo. Alguns fabricantes e autores ampliam o termo bioatividade para incluir uma remineralização principalmente inorgânica, quimicamente induzida dos tecidos duros dentários ou a formação de uma substância semelhante à apatita na superfície. Portanto, materiais que liberam Ca^{2+}, $(PO_4)^{3-}$ ou F^-, que são componentes necessários para a formação de apatita, são denominados **materiais bioativos** ou *materiais inteligentes* pelos fabricantes. O clínico deve ser crítico e solicitar evidências clínicas reais de tais alegações com base em estudos clínicos e garantir que as propriedades necessárias dos materiais restauradores para cumprir seu uso primário não sejam prejudicadas como resultado da liberação de moléculas.

No dia a dia, a avaliação da biocompatibilidade dos materiais dentários é muitas vezes expressa em termos de **risco** e **segurança**. "Segurança", em termos leigos, muitas vezes destina-se a descrever uma situação em que o dano *nunca* acontecerá. Mas tal

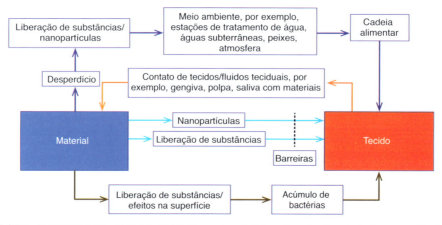

• **Figura 17.1** Conceito básico da interação dos materiais dentários com os tecidos. As *setas laranja* indicam a ação dos tecidos sobre o material. As *setas ciano* mostram a ação dos materiais/seus subprodutos nos tecidos e as *setas marrons* mostram a interação mediada por bactérias. As *setas azuis* indicam o efeito dos materiais no meio ambiente, o que também pode influenciar a saúde humana. (Adaptada de Schmalz G, Galler KM: Biocompatibilidade de biomateriais, *Dent Mater* 33:382-393, 2017.)

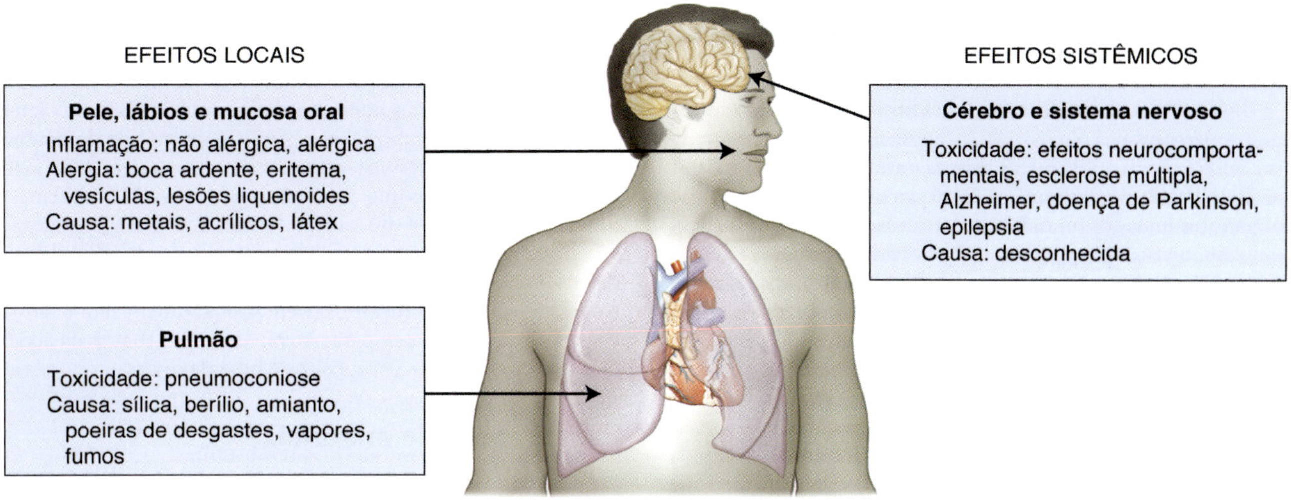

EFEITOS LOCAIS

Pele, lábios e mucosa oral
Inflamação: não alérgica, alérgica
Alergia: boca ardente, eritema, vesículas, lesões liquenoides
Causa: metais, acrílicos, látex

Pulmão
Toxicidade: pneumoconiose
Causa: sílica, berílio, amianto, poeiras de desgastes, vapores, fumos

EFEITOS SISTÊMICOS

Cérebro e sistema nervoso
Toxicidade: efeitos neurocomportamentais, esclerose múltipla, Alzheimer, doença de Parkinson, epilepsia
Causa: desconhecida

• **Figura 17.2** Ilustração esquemática de tecidos e órgãos críticos que podem ser suscetíveis aos efeitos adversos dos materiais dentários.

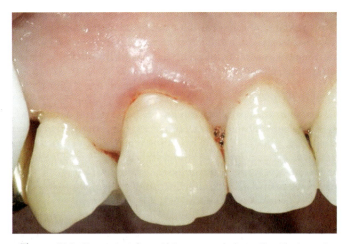

• **Figura 17.3** Resposta inflamatória ou possível reação alérgica adjacente a uma resina composta Classe V. No entanto, nenhum teste de contato foi realizado para confirmar uma alergia como a causa dessa inflamação. (Cortesia do Dr. Hyun-Ju Chung.)

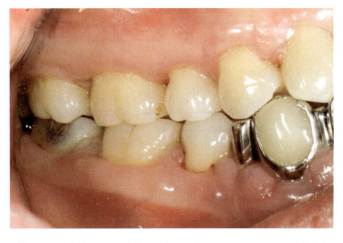

• **Figura 17.4** Resposta inflamatória adjacente a uma coroa (*inferior à direita*) feita de um *coping* metálico. Nenhum diagnóstico definitivo pode ser feito de potenciais alergênios. Histórias odontológicas e médicas completas e testes de contato são necessários para a avaliação dessa condição. (Cortesia do Dr. Hyun-Ju Chung.)

"segurança absoluta" não é possível. Há sempre uma chance, por menor que seja, de que um evento adverso possa acontecer. Curiosamente, atividades de alto risco, como alpinismo, são praticadas por pacientes sem muitos preocupações, mas os mesmos pacientes têm medo de certos materiais dentários (p. ex., amálgama) ou de certos procedimentos (p. ex., radiografias dentais). Isso indica que a percepção de risco do paciente é puramente intuitiva e não está relacionada com o risco real. O risco real é a combinação da probabilidade e da gravidade do dano, que pode ser avaliada de acordo com a ISO 14971:2019, Medical Devices–Application of Risk Management to Medical Devices (Dispositivos médicos – Aplicação do gerenciamento de risco a dispositivos médicos, em tradução livre). Portanto, ao informar os pacientes sobre possíveis efeitos adversos dos materiais odontológicos, o clínico deve considerar a diferença entre a percepção do público e a estimativa mensurável em termos de risco e segurança pela ISO 14971:2019.

Por fim, o risco *versus* benefício deve ser avaliado antes que um material possa ser vendido no mercado. Materiais dentários (e médicos) são usados para diagnosticar, prevenir e aliviar doenças (p. ex., cáries) ou restaurar a estrutura dentária perdida. Um exemplo é o mercúrio, que é um elemento tóxico para a saúde humana e tem sido usado para formar amálgama como restauração dentária para recuperar a função dos dentes danificados pela cárie. No entanto, o mercúrio não deve ser usado em sapatos que acendem as luzes por diversão.

> **QUESTÕES IMPORTANTES**
>
> Por que a resposta local e a resposta sistêmica a um material dentário podem ser diferentes? Que fatores entram em jogo para explicar essas diferenças?

Efeitos biológicos da exposição a materiais dentários

Existem cinco vias principais pelas quais as substâncias nocivas podem entrar no corpo: (1) absorção através da pele/mucosa/dentina e contato com os olhos; (2) vazamento por meio do ápice do dente; (3) contato direto com o osso (implantes); (4) inalação; e (5) ingestão. Tenha em mente que a pele, a mucosa e a dentina atuam como uma barreira (parcial) contra a entrada de substâncias estranhas no corpo. Se essa barreira protetora for quebrada por abrasões ou lacerações, substâncias tóxicas podem penetrar na barreira e migrar para o corpo. Além disso, a exposição a alguns solventes orgânicos ou ácidos inorgânicos pode aumentar a permeabilidade da pele, mucosa e dentina. A maneira mais rápida para as substâncias tóxicas entrarem no corpo é por meio da inalação (ver Figura 17.2) ou em contato direto com o osso. Vapores inalados ou material particulado podem entrar em contato imediato com os tecidos respiratórios e, logo em seguida, chegar à corrente sanguínea. Uma vez que uma substância tenha entrado na corrente sanguínea, ela é transportada rapidamente por todo o corpo.

Efeitos sistêmicos de materiais

Os efeitos sistêmicos dos materiais dentários são uma função da distribuição de substâncias liberadas por eles no organismo. Sua migração para outros locais do corpo pode ocorrer por difusão através dos tecidos ou por fluxo através de canais linfáticos ou vasos sanguíneos. A resposta sistêmica final depende de seis variáveis-chave: (1) local de exposição; (2) a **toxicidade** intrínseca (ou seja, molecular); (3) a concentração efetiva da substância no local de ação; (4) o tempo de exposição; (5) a taxa de excreção da substância; e (6) o órgão-alvo (local de ação). Quando as substâncias são excretadas lentamente, suas concentrações críticas são atingidas mais rapidamente do que as de substâncias que são excretadas rapidamente.

Efeitos CMR

O termo *efeitos CMR* refere-se à carcinogenicidade, mutagenicidade e toxicidade reprodutiva. Qualquer efeito adverso no DNA de um organismo causado por um produto químico ou material é denominado **genotoxicidade**. Se o efeito adverso for transferido para a próxima geração (hereditária) de células, o efeito é chamado **mutagenicidade**. Assim, a genotoxicidade pode ser considerada como o primeiro e necessário passo para a mutagenicidade. As reações genotóxicas ocorrem quando um agente físico ou químico altera o material genético de um organismo. As mutações são ocorrências comuns no DNA de todos os seres humanos e podem resultar de muitos fatores, como radiação, produtos químicos genotóxicos e erros genéticos no processo de replicação do DNA. Vários íons metálicos, como berílio, cobalto e níquel, são mutagênicos conhecidos. Alguns componentes em cimentos endodônticos e materiais à base de resina exibiram potencial mutagênico *in vitro*. A mutagenicidade não tem as mesmas consequências que a carcinogenicidade e muitas mutações são reparadas. Outros são irrelevantes ou insignificantes, ou a célula afetada sofre apoptose, impedindo a transferência do dano do DNA para a próxima geração de células. Nenhum material dentário jamais demonstrou ser carcinogênico em pacientes odontológicos. A toxicidade reprodutiva praticamente não desempenha nenhum papel em materiais dentários, mas deve ser considerada durante as avaliações de risco pré-clínicas realizadas pelo fabricante.

Estrogenicidade

Estrogenicidade é a capacidade de um produto químico de agir como o hormônio estrogênio no corpo. Se esses produtos químicos não são nativos do corpo, as substâncias são chamadas **xenoestrogênios**. Em 1996, Olea et al. alegaram que os selantes dentários liberavam substâncias estrogênicas em quantidades suficientes para justificar preocupação. O composto de interesse é chamado *bisfenol-A* (*BPA*), que é um precursor do monômero bisfenol-A glicidil dimetacrilato (*bis*-GMA) amplamente utilizado na formulação de compósitos e selantes dentários e um bloco de construção de plásticos como os policarbonatos, usados em alguns braquetes ortodônticos. O BPA é um xenoestrogênio conhecido. O receio é que a liberação dessas substâncias dos materiais dentários agrave a exposição a outras fontes (não dentárias) de desreguladores endócrinos, que, por sua vez, podem levar a doenças (reivindicadas!) como diabetes melito tipo 2, obesidade, puberdade prematura e até câncer (mama), embora tais alegações sejam altamente controversas. As quantidades de BPA liberadas das resinas compostas dentárias são muito baixas. Portanto, a estrogenicidade dos compósitos dentários também tem sido questionada, principalmente para uso em crianças. Para mais detalhes, veja a discussão sobre compósitos à base de resina.

Efeitos locais de materiais

As setas na Figura 17.5 indicam os caminhos que as substâncias estranhas de um material restaurador podem levar para a cavidade oral (CO), o espaço tecidual próximo ao periodonto (PD), a câmara pulpar (P) ou a região periapical (PA). Os efeitos locais que ocorrem nos tecidos orais próximos, como a mucosa bucal, o periodonto ou a língua, são geralmente aparentes à inspeção visual. Efeitos locais também ocorrem, muitas vezes escondidos de nossa visão, inclusive no tecido pulpar, interfaces dente-restauração e interfaces osso-implante.

Tecido pulpar

O desconforto/sensibilidade ou a dor pós-operatória, que pode ocorrer logo após o tratamento com materiais restauradores dentários, podem resultar de vários fatores, incluindo trauma térmico, lesão química, microinfiltração e alergia. Acredita-se que a percepção dessa sensibilidade pós-operatória geralmente esteja relacionada com o movimento do fluido extracelular nos túbulos dentinários e à influência desse movimento do fluido

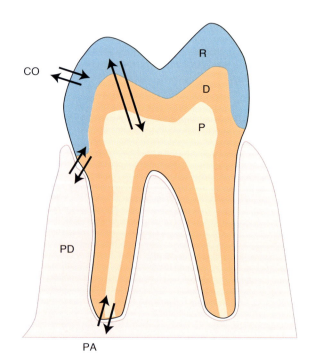

• **Figura 17.5** Ilustração esquemática de caminhos que íons ou substâncias podem seguir durante a degradação *in vivo* de uma restauração dentária (R) na cavidade oral (CO), dentina (D), a câmara pulpar e o tecido pulpar (P), o periodonto (PD) e tecido e osso periapical (PA).

nos processos odontoblásticos, conforme proposto na chamada *teoria hidrodinâmica* da sensibilidade pós-operatória. Como resultado desse movimento, os receptores celulares na superfície dos processos odontoblásticos são estimulados e os odontoblastos transferem esse sinal para os nervos aferentes, que estão intimamente associados à camada odontoblástica. Portanto, selar os túbulos dentinários durante o procedimento restaurador é clinicamente importante para prevenir ou reduzir o movimento do fluido intratubular e, portanto, a sensibilidade pós-operatória.

O dano pulpar (inflamação) causado por um material restaurador pode ocorrer muitas vezes sem qualquer sintoma clínico no início e só é detectado histologicamente. O fluido intratubular torna-se o meio para a difusão de substâncias estranhas na câmara pulpar. No entanto, a espessura da dentina remanescente entre o material e a câmara pulpar pode retardar o processo, e a esclerose dentinária sob uma lesão cariosa diminuirá ainda mais a permeabilidade da dentina. Além disso, a dentina pode atuar como um tampão para substâncias ácidas, como adesivos autocondicionantes. Portanto, a dentina pode ser considerada como uma barreira parcial. Um grande problema no diagnóstico do dano pulpar potencial causado por uma restauração é o fato de que virtualmente não há correlação entre o dano pulpar documentado histologicamente e os sintomas clínicos. Essa é considerada uma grande desvantagem dos estudos clínicos (sem histologia) nessa área.

Periodonto

A inserção periodontal ao dente é uma importante junção entre a parte externa do corpo (cavidade oral) e a parte interna do corpo (Figura 17.6). Os tecidos periodontais são alvos de possíveis efeitos adversos dos materiais dentários, pois esses materiais estão próximos a esses tecidos. A bolsa periodontal, ou sulco gengival, pode acumular biofilmes e concentrações significativas de íons ou moléculas de substâncias lixiviadas. Tais acúmulos podem provocar reações inflamatórias como a gengivite ou influenciar a capacidade do organismo de defender-se contra as bactérias que causam a doença periodontal.

> **QUESTÃO IMPORTANTE**
>
> Como a microinfiltração pode influenciar a resposta biológica a um material?

Interfaces dente-restauração – microinfiltração e nanoinfiltração

Os materiais restauradores dentários formam interfaces entre si (adesivos com resinas compostas ou cimentos com ligas dentárias) e com os tecidos duros dentários. A interface dente-restauração é crítica para a transferência de substâncias lixiviadas para o fluido dentinário. Conforme mostrado na Figura 17.7, o descolamento da camada adesiva da dentina, como resultado, por exemplo, do estresse de polimerização, pode levar à entrada de fluido ao longo das fendas, o que leva à chamada "microinfiltração", ou a difusão de bactérias e fluidos para essa lacuna. O *gap* microscópico e a microinfiltração podem levar a diversos eventos indesejáveis. As bactérias podem migrar para essa lacuna e podem até formar um biofilme fino, que, então, inicia uma inflamação do tecido pulpar. A lacuna também promove a quebra de material e cáries secundárias ao longo da margem não suportada. Essa quebra aumenta a largura do intervalo, o que permite que partículas e moléculas maiores progridam em direção à câmara pulpar. A presença dessa lacuna também causa manchas marginais e compromete a estética, o que pode levar à substituição da restauração.

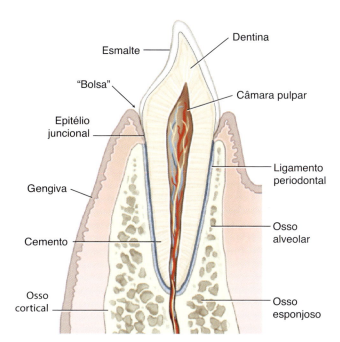

• **Figura 17.6** Ilustração esquemática da área de inserção periodontal. A gengiva está aderida à superfície do cemento do dente logo abaixo do esmalte com um epitélio especializado, que é chamado *epitélio juncional*. A "bolsa" periodontal é formada a partir da extensão do tecido gengival acima do epitélio juncional. O cemento cobre a dentina, começando na junção dentina-esmalte. Abaixo da gengiva, o osso alveolar liga-se ao cemento por meio de um tecido chamado *ligamento periodontal*. Esse ligamento não está presente quando os implantes são osseointegrados ao osso.

Se a resina dos adesivos dentais penetra na rede de colágeno da dentina tratada com ácido, mas não penetra completamente na rede, então uma lacuna muito menor (menos de 0,1 μm na maioria dos casos) pode desenvolver-se entre a matriz mineralizada da dentina e a camada híbrida colágeno-resina (Figura 17.7). Essa lacuna muito menor pode levar à nanoinfiltração, que provavelmente não permite a penetração de bactérias, mas permite a troca de fluidos que podem degradar a resina ou a rede de colágeno e, posteriormente, reduzir a longevidade da ligação dentina-resina.

O intertravamento micromecânico ocorre entre a colagem de resinas de adesivos dentários ao esmalte. O esmalte não contém colágeno e a ligação à resina é baseada no intertravamento da resina com a superfície do esmalte condicionado e potencialmente na ligação química entre a resina e a apatita do esmalte (para adesivos 10-metacriloiloxidecil di-hidrogenofosfato [MDF]). Portanto, a nanoinfiltração não é conhecida entre as restaurações e o esmalte.

Interface osso-implante

O sucesso dos implantes dentários endósseos depende da estabilidade do implante, que é determinada pelas propriedades biomecânicas da interface osso-implante. A estabilidade inicial é obtida pela introdução do implante em uma cavidade preparada um pouco menor do que o tamanho do implante, o que permite que eles sejam rosqueados no osso. A estabilidade final é alcançada pelo crescimento interno e integração de novo osso na superfície do implante através do processo de **osseointegração**. Materiais que permitem a osseointegração têm taxas de degradação muito baixas e tendem a formar óxidos de superfície biocompatíveis, que aumentam a aproximação óssea. O processo geral de

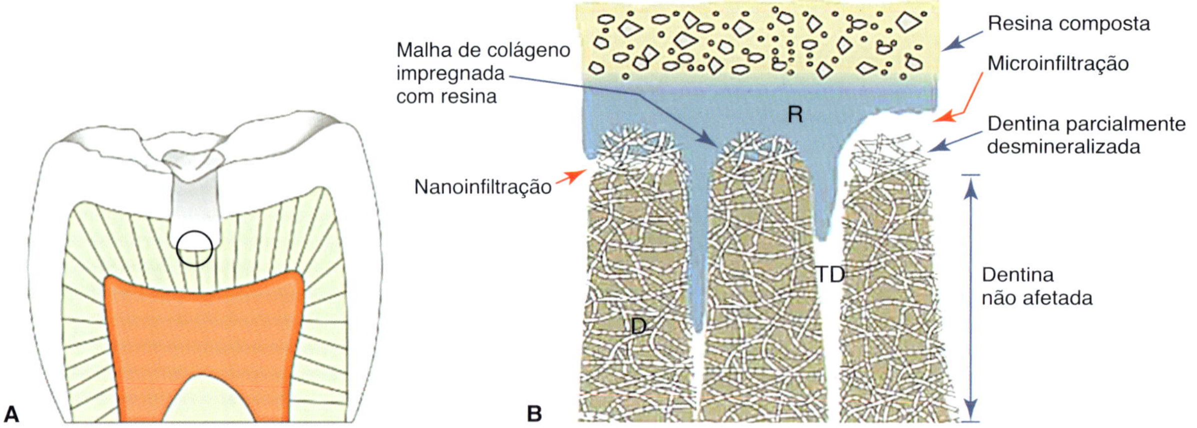

Avaliação das Restaurações Dentárias

• **Figura 17.7** Conceitos de microinfiltração e nanoinfiltração. **A.** Seção transversal da restauração composta Classe I. **B.** Diagrama ilustrando a interface das resinas adesivas (R) à dentina (D). A dentina foi condicionada com ácido em preparação para a aplicação do adesivo resinoso, que deixa a matriz colagênica da dentina exposta (dentina desmineralizada). Se a resina não penetrar completamente na rede de colágeno (*esquerda*), existe um pequeno espaço de comunicação entre os túbulos (TD) e a rede de colágeno (*seta vermelha, à esquerda*). Essa situação permite a nanoinfiltração. Por outro lado, se a resina não consegue penetrar na rede de colágeno, ou descola-se dela, o espaço é muito maior (*seta vermelha, à direita*). Essa situação permite microinfiltração. Na situação ideal (*centro*), a resina penetra na rede de colágeno até a dentina mineralizada.

biointegração envolve a adaptação do osso ou outro tecido ao material implantado sem qualquer espaço intermediário ao longo da interface tecido-material. Os implantes dentários atuais, em sua maioria, são feitos de titânio comercialmente puro ou ligas de titânio (ver Capítulo 12).

Reações alérgicas

Uma reação alérgica ocorre quando o corpo reconhece uma substância, uma molécula ou um íon como estranho, e o sistema imunológico humano pode reagir especificamente mesmo em uma dose muito baixa. As reações são bem reconhecidas pelo público, mas os alergênios específicos são difíceis de identificar pelos profissionais de saúde.

Existem quatro tipos de reações alérgicas de acordo com a classificação de respostas imunes de Gell e Coombs, proposta em 1963. Uma reação tipo I (mediada por imunoglobulina E [IgE] ou imunoglobulina G4 [IgG4]) é uma reação de hipersensibilidade imediata ou reação anafilática quando um antígeno interage com mastócitos ou basófilos. Uma reação do tipo II é causada por anticorpos citotóxicos, que são principalmente imunoglobulina M (IgM) ou imunoglobulina G (IgG). Uma reação do tipo III envolve lesão tecidual por imunocomplexos. Uma reação do tipo IV é uma **hipersensibilidade** retardada ou mediada por células, e é evocada, por exemplo, por íons metálicos, que, como os chamados *haptenos*, devem primeiro interagir com uma molécula hospedeira (proteína) para poder produzir uma reação de hipersensibilidade tardia tipo IV. Esse tipo é frequentemente associado a uma dermatite alérgica de contato. Uma reação do tipo V, que é uma reação de anticorpo estimulante, foi sugerida, mas às vezes classificada como uma subcategoria do tipo II. Na odontologia, as reações alérgicas do tipo IV (tipo retardado) são geralmente mais frequentes do que as reações do tipo I (reações imediatas).

A Figura 17.8 ilustra três locais potenciais para reações alérgicas a metais contendo níquel: uma fivela de pulseira de relógio (Figura 17.8 A); próteses metalocerâmicas fixas bilaterais com *coping* e estrutura em liga de níquel (Figura 17.8 B); e uma reação grave dos lábios ao fio contendo níquel (Figura 17.8 C).

Frequências

Os profissionais de odontologia sofrem de dermatite nas mãos devido à lavagem frequente das mãos, uso prolongado de luvas e exposição a produtos químicos irritantes e sensibilizadores da pele em seu ambiente de trabalho, particularmente monômeros à base de metacrilato. Em um estudo, quase 2% dos profissionais de odontologia sofreram de dermatite das mãos causada por metacrilato. Alergia de contato ao metacrilato foi observada em 22% das pessoas testadas. Outros alergênios frequentes são níquel, cobalto, paládio, mistura de fragrâncias, colofônio e mistura de tiuram. Alergia ao látex de borracha natural foi diagnosticada em 10% dos trabalhadores envolvidos com material odontológico. Em resumo, a dermatite química-irritante das mãos foi o diagnóstico dominante.

Os pacientes odontológicos geralmente apresentam diferentes manifestações da mucosa oral. Em um grupo de mais de 4 mil pessoas com suspeita clínica de alergia a materiais dentários, as reações alérgicas mais frequentes no teste de contato na série de triagem odontológica foram induzidas por níquel, mercúrio amonizado, mercúrio metálico, ouro, ácido benzoico, paládio, cobalto e 2-hidroxietil metacrilato (HEMA). Além disso, o dimetacrilato de trietilenoglicol (TEGDMA) mostrou-se um sensibilizador frequente. Outros estudos relataram cromo e índio como alergênios. Reações positivas a metais foram frequentes em pacientes com diferentes sintomas, e não foi encontrada associação específica entre uma apresentação clínica particular e determinado alergênio.

Foi relatada uma frequência máxima de 0,3% para qualquer efeito adverso e para todos os materiais dentários, o que significa que a frequência apenas de reações alérgicas dos pacientes pode ser ainda menor. Dentro do grupo de pacientes que alegam que suas queixas subjetivas ou sintomas objetivos são resultado de materiais dentários aplicados, a taxa de reações alérgicas foi encontrada entre 10 e 14%. Dentro de outro grupo de pacientes que também apresentam sintomas clínicos de alergia (ver discussão a seguir), a taxa de testes de contato positivos (ou seja, verificação de uma alergia) estava entre 40 e 60%.

Sintomas

Para o pessoal odontológico com alergia comprovada a materiais dentários, os sintomas encontrados entre 174 casos foram eczema nas mãos (63%), dermatite de contato irritante (67%) e dermatite de contato induzida por alergia (33%). Outros diagnósticos incluíram outros eczemas, urticária, rosácea, psoríase, *tinea pedis* e penfigoide bolhoso.

A exposição dos pacientes a materiais dentários e outros produtos pode provocar sintomas como queimação, formigamento, queilite e lesões de contato liquenoide oral, bem como inchaço da face, lábios, língua, palato e mucosa bucal. Entre 2000 e 2004, testes de contato de 121 pacientes de 20 a 80 anos revelaram que as manifestações bucais mais frequentes foram queilite e dermatite perioral (25,6%), ardência bucal (15,7%), reação de contato liquenoide (14%) e granulomatose orofacial (10,7%). O pessoal odontológico, representando 18 (14,9%) dos 121 pacientes, todos sofriam de dermatite nas mãos.

Intraoralmente, as chamadas *lesões de contato liquenoide* (Figura 17.9) têm sido associadas a uma reação alérgica ao amálgama e às ligas dentárias. Além disso, outras causas, como irritação mecânica, foram, no entanto, consideradas como causa dessas lesões de contato. O líquen plano oral generalizado não está associado a uma alergia.

Uma reação alérgica só ocorre após o paciente ter sido sensibilizado durante o primeiro contato pelo desenvolvimento de anticorpos ou células imunes especificamente direcionadas a essa substância. Após a **sensibilização** à substância em particular, mesmo um breve contato com esse alergênio pode causar o aparecimento da reação alérgica. Os materiais dentários provocam principalmente reações do tipo retardado (tipo IV), ocorrendo dentro de 24 a 48 horas ou até mais tarde. Uma reação típica do tipo IV aos materiais dentários é a dermatite de contato. Um dos sinais mais comuns é a alteração da cor da pele/mucosa, que geralmente aparece no local que esteve em contato com o material. Outras áreas do corpo podem apresentar sinais após a reação inicial. Os sinais gerais de alergias de contato incluem: (1) pele avermelhada, pruriginosa e inchada; (2) vesículas; (3) áreas escamosas; (4) escurecimento do tecido afetado; (5) pele coriácea; e (6) pele rachada. As melhores "curas" para essas reações são evitar os materiais suspeitos.

Inflamação

A inflamação pode resultar de micróbios/biofilmes, trauma (ou seja, força excessiva, laceração e abrasão), alergia ou toxicidade. Histologicamente, a resposta inflamatória caracteriza-se inicialmente por edema do tecido e por infiltração de células inflamatórias como neutrófilos e, posteriormente, na fase crônica, pela ação de monócitos/macrófagos e células linfocíticas. Para o clínico, é importante identificar o motivo de uma inflamação aparente para poder tratar corretamente o paciente.

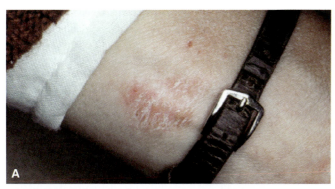
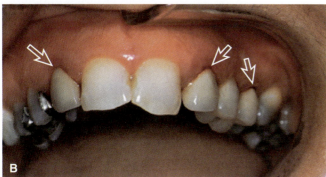
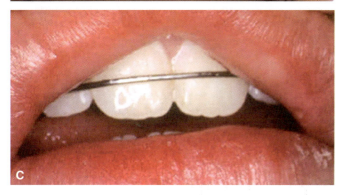

• **Figura 17.8** Várias formas de alergia ao níquel. **A.** Reação alérgica à liga de níquel na fivela da pulseira. **B.** Eritema bilateral em paciente do sexo feminino que pode ter sido associado às reações alérgicas ao níquel em uma coroa metalocerâmica recentemente cimentada (*esquerda*) e em duas coroas metalocerâmicas (*direita*) de uma prótese dentária fixa de três unidades. **C.** Reação alérgica grave nos lábios de um paciente que foi exposto a um fio ortodôntico contendo níquel. (**C.** Cortesia do Dr. Donald Cohen.)

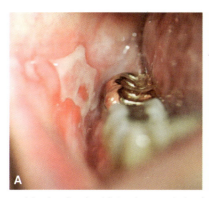
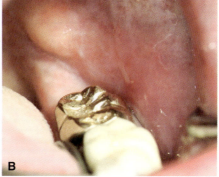

• **Figura 17.9** Lesões liquenoides localizadas bilaterais associadas às coroas de liga de ouro. **A.** Lesão de mucosite liquenoide (*área branca*) em tecido adjacente a uma coroa de liga de ouro. **B.** Lesão de mucosite liquenoide em tecido vestibular junto à coroa de liga de ouro no lado oposto do arco. O teste de contato do paciente não foi realizado. (Cortesia do Dr. Donald Cohen.)

Uma razão bastante frequente para uma inflamação dos tecidos moles orais/mucosa oral são os biofilmes bacterianos sobre ou sob um material dentário. O tratamento antibacteriano consiste na limpeza mecânica dos dentes e, eventualmente, das próteses removíveis, melhorando as medidas de higiene bucal do próprio paciente e o uso de bochechos antissépticos. Se a inflamação diminuir, o biofilme bacteriano pode ser considerado o motivo da inflamação. Se a inflamação persistir e o material suspeito for parte de uma prótese removível, essa prótese deve ser retirada da boca por 1 ou 2 semanas (teste de eliminação). Se a inflamação diminuir e reaparecer após a inserção, pode-se suspeitar de alergia e um teste de contato deve ser iniciado. A Figura 17.10 mostra uma reação eritematosa causada por um aparelho de acrílico que cedeu de 2 a 3 dias após a remoção do aparelho. O mesmo ocorre se a inflamação persistir após o tratamento antimicrobiano e o material não puder ser removido da boca. Outras inflamações de tecidos moles associadas ao material são causadas por discrepâncias marginais de próteses fixas metálicas (ver Capítulo 9) e próteses removíveis mal ajustadas (ver Capítulo 11). A gengivite adjacente às coroas metalocerâmicas também pode ser causada pela remoção insuficiente de óxidos metálicos após o processo de queima (Figura 17.11). Nesses casos, as próteses são ajustadas ou refeitas para eliminar a inflamação.

> **QUESTÃO IMPORTANTE**
> Qual é a tarefa do clínico quando há suspeita de alergia?

Teste patch

Um teste de contato é indicado apenas para pacientes que apresentam sintomas clínicos suspeitos de alergia do tipo IV. Como esse tipo de alergia é mais proeminente para materiais odontológicos, o teste de contato é realizado principalmente para verificar a natureza alergênica dos sintomas clínicos. Uma série de substâncias suspeitas de causar a alergia é colocada nas costas do paciente em minúsculos reservatórios e coberta por um adesivo. A Figura 17.12 ilustra as respostas positivas das ligas dentárias nas costas de um paciente. O teste de contato, em geral, foi validado para exposição epidérmica, que também pode induzir a sensibilização de linfócitos T virgens e é relevante principalmente para detectar efeitos dérmicos de hipersensibilidade (dermatite de contato). Testes *in vitro*, por exemplo, com o teste de transformação de linfócitos (LTT), foram propostos, mas até agora não encontraram aceitação geral por organizações científicas relevantes (p. ex., American Academy of Allergy, Asthma and Immunology [AAAI]; ver https://www.aaaai.org/ask-the-expert/lymphocyte).

Todos os testes para verificação de alergias devem ser realizados por um alergologista, e o dentista responsável deve fornecer uma lista de substâncias suspeitas. Os testes podem ser realizados com amostras do material suspeito (p. ex., a liga) ou com os componentes, como os cátions de metais que são componentes da liga. O uso de cátions metálicos e monômeros é geralmente mais sensível do que o uso de amostras de material e é o procedimento padrão. Portanto, informações sobre a composição dos materiais usados são essenciais (ver seção *Fichas de dados de segurança* mais adiante neste capítulo).

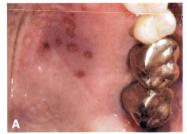
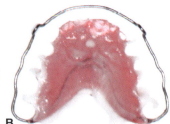
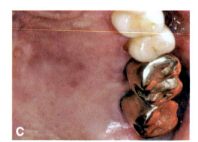

• **Figura 17.10** Sítios de reação eritematosos. O teste de contato não foi realizado para confirmar uma resposta alérgica suspeita. **A.** Área palatina que foi exposta a um aparelho palatino de acrílico. **B.** Aparelho acrílico com fio embutido. **C.** Cicatrização inicial do tecido palatino mostrado em (**A**) cerca de 2 a 3 dias após a remoção do aparelho palatino. (Cortesia do Dr. Byung-Gook Kim.)

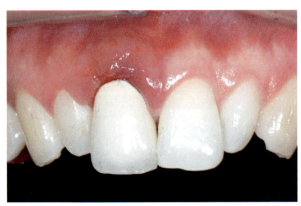

• **Figura 17.11** Inflamação adjacente à margem metálica de uma coroa metalocerâmica. Uma possível alergia a um dos componentes metálicos deve ser explorada por um teste de contato. Além disso, reações gengivais a óxidos metálicos que foram produzidos durante o processo de queima de coroas metalocerâmicas também foram propostas. (Cortesia do Dr. Hyun-Ju Chung.)

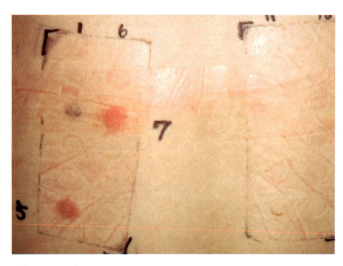

• **Figura 17.12** Respostas positivas a testes de contato nas costas de um paciente. (Cortesia do Dr. Young Ho Won.)

Imunotoxicidade

O principal conceito de imunotoxicidade é que as substâncias podem alterar o sistema imunológico. Essas alterações celulares podem ocorrer devido ao efeito tóxico direto de uma substância lixiviada. Monócitos/macrófagos controlam as respostas inflamatórias e imunes crônicas e também secretam muitas substâncias, como moléculas sinalizadoras, que alteram as ações de outras células. Assim, se as substâncias lixiviadas de um biomaterial reduzem a capacidade do monócito de secretar essas substâncias, isso pode prejudicar o sistema imunológico.

Substâncias liberadas de materiais dentários, como íons metálicos ou monômeros, também podem alterar o sistema imunológico em concentrações subtóxicas. Conforme mostrado na Figura 17.13, os íons de mercúrio aumentam o teor de glutationa (GSH) de monócitos humanos em cultura de células, enquanto os íons de paládio diminuem o teor de GSH das células. O GSH é um tripeptídeo e é necessário para manter o equilíbrio redox nas células porque o GSH compensa as espécies reativas de oxigênio (ROS) geradas constante e fisiologicamente. GSH também é responsável pela desintoxicação de substâncias estranhas que entram na célula. No entanto, se a concentração da substância estranha estiver aumentando, o GSH celular é esgotado (como resultado da desintoxicação) e o equilíbrio redox é prejudicado. A consequência é o estresse celular como resultado do aumento da concentração de ROS. Assim, as funções celulares necessárias no sistema imunológico são prejudicadas.

Outro efeito sobre o sistema imunológico é resultado da influência de substâncias de materiais dentários no sistema de defesa celular das bactérias. Antígenos de superfície bacteriana, como lipopolissacarídeos (LPSs) de bactérias gram-negativas ou ácido lipoteicoico de bactérias gram-positivas, são reconhecidos pelos receptores de superfície celular imune de macrófagos humanos, que, então, por meio de transdução de sinal intracelular, resulta em a liberação de interleucina-1 (IL-1) ou interleucina-6 (IL-6) ou fator de necrose tumoral alfa (TNF-α). Essas substâncias são secretadas para induzir a inflamação, com o objetivo de eliminar as bactérias invasoras (depuração bacteriana). A Figura 17.14 mostra um gráfico da quantidade de TNF-α secretado por monócitos após estimulação com LPS (controle) e após exposição adicional ao HEMA em diferentes concentrações. A exposição ao HEMA reduziu claramente a secreção de TNF-α e, portanto, prejudicou a depuração bacteriana. O significado desse efeito é que as quantidades relativamente pequenas de HEMA liberadas, por exemplo, de adesivos dentários podem alterar as funções normais das células imunes, contribuindo para a potencial imunotoxicidade de alguns materiais dentários.

Efeito no meio ambiente

A prática odontológica gera não apenas resíduos perfurocortantes e infecciosos, mas também resíduos químicos. Em muitos países, o descarte de resíduos químicos especiais é regulamentado por leis. Por exemplo, quaisquer resíduos da colocação de obturações de amálgama, como sucatas ou cápsulas de amálgama usadas, devem ser descartadas adequadamente. De especial importância são as partículas de amálgama produzidas durante a remoção de restaurações de amálgama. Os chamados *separadores de amálgama* foram desenvolvidos para remover – de acordo com a norma ISO 11143 – pelo menos 95% dessas partículas da água efluente dos consultórios odontológicos. Dentro da Convenção de Minamata de 2013, que visa reduzir a descarga de mercúrio no meio ambiente em todo o mundo, a instalação de tais separadores de amálgama foi mencionada como uma forma para reduzir a descarga de mercúrio dos consultórios odontológicos. Tais partículas também são geradas durante a remoção de outros materiais restauradores, como resinas compostas.

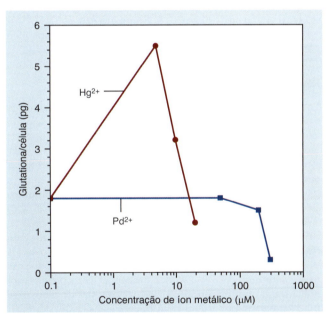

• **Figura 17.13** Resposta de monócitos em cultura de células após 24 horas de exposição a íons de mercúrio (Hg^{2+}) ou íons de paládio (Pd^{2+}). Os íons de mercúrio produziram um pico de glutationa em uma concentração de íons de cerca de 8 μmol/ℓ e uma diminuição subsequente à medida que o mercúrio tornou-se tóxico para as células. Em contraste, durante a exposição aos íons de paládio, o conteúdo de glutationa não diminuiu significativamente até que a concentração de íons de paládio aumentou para entre 200 e 300 μmol/ℓ, que está muito abaixo das concentrações de íons necessárias para induzir a toxicidade nessas células. Como ambos os tipos de íons metálicos alteram a defesa química (produção de glutationa) contra o estresse oxidativo em níveis de íons subtóxicos, acredita-se que esses metais afetem o sistema imunológico. (Cortesia do Dr. John Wataha.)

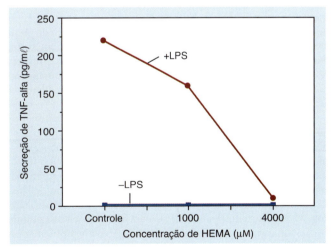

• **Figura 17.14** Redução da secreção do fator de necrose tumoral alfa (TNF-α) por monócitos após exposição a diferentes concentrações de hidroxietil metacrilato (HEMA). A secreção de TNF-α mostrada no eixo *y* é plotada contra a concentração de HEMA no eixo *x* para células que foram estimuladas por lipopolissacarídeo (+LPS) ou não estimuladas por lipopolissacarídeo (−LPS). HEMA reduz a resposta imune contra LPS/bactéria. (Cortesia do Dr. John Wataha.)

QUESTÃO IMPORTANTE

Quais são as obrigações do clínico para prevenir riscos ocupacionais para a equipe?

Riscos ocupacionais para as pessoas envolvidas na odontologia

Os técnicos de prótese dentária estão expostos a um número significativamente maior de elementos metálicos e monômeros do que a população em geral. A inalação e aspiração de diversas poeiras e vapores tóxicos, que são gerados durante o aquecimento, a fusão e o acabamento de certas ligas e o processamento de materiais resinosos, podem irritar os sistemas respiratório e gastrintestinal desses técnicos e causar reações tóxicas ou alérgicas.

A pneumoconiose é uma doença pulmonar fibrótica grave que pode ser causada pela exposição crônica a poeira inorgânica. Um estudo epidemiológico de 1993 relatou uma prevalência dessa doença pulmonar em aproximadamente 15% dos técnicos de prótese dentária após 20 anos ou mais de exposição. A prevalência na população geral é inferior a 1%. A pneumoconiose é causada pela poeira gerada durante o acabamento de estruturas de metal base e compreende sílica e carbeto de silício de abrasivos (ver Capítulo 16); amianto; ou ligas como Co-Cr, Co-Cr-Mo e Ni-Cr-Be. A silicose é a doença ocupacional mais comum entre os técnicos de prótese dentária. De acordo com a International Agency for Research on Cancer (IARC), da Organização Mundial da Saúde (OMS), o berílio e os compostos de berílio são carcinogênicos para humanos. A incidência de pneumoconiose aumenta significativamente entre os técnicos de prótese dentária que trabalham em laboratórios com instalações insuficientes de manuseio de poeira. No entanto, tais doenças pulmonares podem ocorrer apenas se as precauções de segurança atualmente reconhecidas (ver discussão a seguir) não forem seguidas. Além disso, não há evidências que sugiram que as restaurações dentárias metálicas aumentem os riscos carcinogênicos em pacientes.

Os técnicos de prótese dentária também relatam mais dermatite de contato alérgica do que a população geral, pois têm contato frequente com ligas ou monômeros à base de metacrilato, como o metil metacrilato (MMA). No entanto, os dados sobre a frequência de tais reações entre os técnicos de prótese dentária variam de riscos leves a grandes. Medidas de segurança aprimoradas em laboratórios dentários reduziram a frequência de dermatite de contato por exposição a alergênios, embora o uso de luvas possa aumentar a reação alérgica ao látex. Os alergênios mais frequentes são os diferentes acrilatos, seguidos por metais como paládio e níquel.

Reações ocupacionais adversas são comuns para funcionários de consultórios odontológicos que apresentam várias formas de dermatite de contato facial ou das mãos, bem como doenças respiratórias. As reações do tipo contato ocorreram mais frequentemente devido à exposição a acrilatos, formaldeído, fragrâncias, látex e aditivos de borracha. As reações alérgicas às luvas de látex são bem reconhecidas pela equipe de consultórios odontológicos. Materiais dentários metálicos não parecem ser um grande risco ocupacional para o pessoal odontológico. Os problemas especiais relacionados ao manuseio do mercúrio são descritos mais adiante no capítulo (ver seção *Amálgama dentário*).

Além disso, problemas respiratórios alérgicos, como asma, rinite e laringite, foram relatados para o pessoal odontológico, especialmente por pessoal auxiliar odontológico. O motivo é a exposição a diferentes acrilatos, geralmente aqueles contidos em adesivos dentários. Se houver suspeita de reação do tipo I, um teste de puntura (picar a pele na parte interna do antebraço com uma agulha ou alfinete contendo uma pequena quantidade do alergênio) pode ser realizado.

Desde o século passado, os dentistas usam luvas no tratamento de pacientes, principalmente para reduzir o risco de transmissão microbiana. No entanto, o uso de luvas não protege contra a exposição da pele a substâncias como monômeros. Portanto, uma chamada "técnica sem toque" é recomendada para evitar o contato de materiais não curados com a pele protegida e desprotegida.

Teste de biocompatibilidade

Os testes biológicos de materiais evoluíram significativamente desde as décadas de 1950 e 1960. A comparabilidade dos resultados dos testes entre laboratórios logo foi reconhecida como possível apenas se os métodos de teste fossem padronizados. Em 1980, a Federação Dentária Internacional (FDI) publicou seu *Recommended Standard Practices for Biological Evaluation of Dental Materials*. No mesmo ano, entrou em vigor a Especificação nº 41 do American National Standards Institute (ANSI)/ American Dental Association (ADA), sob o mesmo título. Ambos os documentos eram uma coleção de métodos de teste padronizados geralmente aceitos e representaram grande progresso em direção ao estabelecimento de programas de testes biológicos para materiais dentários. A recomendação da FDI levou à publicação da ISO 7405:1997, *Preclinical Evaluation of Biocompatibility of Medical Devices Used in Dentistry–Test Methods for Dental Materials* (Avaliação pré-clínica de biocompatibilidade de dispositivos médicos usados em odontologia – métodos de teste para materiais dentários, em tradução livre). Esse padrão ISO foi revisado em 2008 e 2018. Enquanto isso, o ANSI/ADA nº 41 também foi revisado extensivamente e agora é amplamente idêntico ao ISO 7405:2018.

Objetivo do teste de biocompatibilidade

O objetivo principal dos testes de biocompatibilidade é proteger os pacientes odontológicos, a equipe odontológica e o meio ambiente. Antes do teste real, há uma avaliação de risco clínico para o novo material que precisa ser concluída. Essa avaliação de risco deve levar em consideração a função pretendida do material na boca, as características físicas e químicas, a liberação de substâncias do material, a localização e o tempo de exposição. O resultado da avaliação de risco clínico determina os testes a serem realizados.

A lei exige que o fabricante forneça uma avaliação de risco clínico em conjunto com os testes necessários como pré-requisito para o acesso ao mercado de novos materiais e para novos riscos emergentes para materiais que já estão no mercado (ver seção *Regulamentos legais e classes de risco*). O clínico deve estar familiarizado com os conceitos básicos dos testes de biocompatibilidade para poder avaliar criticamente as alegações dos fabricantes. Assim, a discussão da avaliação dos efeitos biológicos dos materiais odontológicos é baseada nos princípios de: (1) a liberação de substâncias para atingir esses locais; (2) sua toxicidade intrínseca (ou seja, molecular); (3) suas concentrações; e (4) os tempos de exposição, que podem variar de segundos a anos. Por fim, os testes relevantes devem ser realizados e os riscos totalmente avaliados.

QUESTÃO IMPORTANTE

Como pode um material que não exibe efeitos biológicos óbvios por si só alterar as funções do corpo?

Liberação de substâncias a partir de materiais

Cada biomaterial pode degradar e liberar componentes sob certas condições ambientais e físicas. A interface ambiente-material é um sítio ativo para a corrosão de ligas, que altera a estrutura superficial do material e libera íons metálicos para o corpo. Um declínio no pH também pode ocorrer na interface biofilme-material após a ingestão de alimentos cariogênicos e pode aumentar a corrosão de certas ligas dentárias e a liberação de substâncias dos cimentos de ionômero de vidro (CIVs). Uma mudança no ambiente causada por substâncias ácidas, como sucos cítricos ou ácido clorídrico regurgitado, pode alterar as superfícies das cerâmicas. Por outro lado, ambientes com pH alto também podem aumentar a dissolução de alguns materiais, como as cerâmicas em fase vítrea. Outro fator que aumenta o potencial de liberação de substâncias é a rugosidade da superfície de uma restauração ou prótese. Superfícies rugosas promovem a corrosão das ligas e a liberação de monômeros e catalisadores dos materiais resinosos.

Superfícies inacabadas de resinas compostas e selantes de fóssulas e fissuras têm uma camada externa inibida por oxigênio que pode ser mais suscetível à lixiviação de monômeros ou impurezas como bisfenol A. Além disso, monômeros não polimerizados ou outros componentes não reagidos de resinas compostas endurecidas podem ser liberados ao longo do tempo. Para compósitos à base de resina, a lipofilicidade do ambiente é importante, e mais substâncias são eluídas, por exemplo, em etanol em comparação com água. A liberação de substâncias geralmente diminui após a presa, como foi mostrado para resinas compostas. No entanto, as substâncias também são liberadas por um longo período.

Relação dose-resposta de toxicidade

Paracelso (1493 a 1541), que às vezes é chamado "pai da toxicologia", afirmou: "Todas as coisas são venenosas e nada existe sem veneno; só a dose permite que algo não seja venenoso". Resumindo: "A dose faz o veneno". A declaração indica que a toxicidade é dose-dependente; o efeito de uma dose específica de uma substância terapêutica pode ser tóxico, não tóxico ou benéfico. A quantidade de uma substância (em miligramas) ingerida pelos animais de teste é frequentemente expressa em miligramas por quilograma de peso corporal (mg/kg pc).

A Figura 17.15 mostra uma curva dose-resposta típica de um teste de cultura de células (**teste de citotoxicidade**), na qual a viabilidade celular, medida como densidade óptica relativa, diminui com o aumento da dose do produto químico aplicado (p. ex., $ZnCl_2$). Dois conceitos importantes evoluíram a partir do gráfico dose-resposta. Uma dose pode ser descrita como uma dose letal (DL), na qual a resposta é a morte de animais ou células, ou uma dose efetiva (DE), na qual a resposta é outro resultado observável. O gráfico permite identificar as doses que afetam uma porcentagem da população exposta. Por exemplo, a **dose letal 50 (DL_{50})** é a dose que mata 50% dos organismos de teste. O gráfico também mostra que existem doses de uma substância que não provocam nenhuma reação biológica adversa, chamada *dosagem limite*, e a dose não tóxica mais alta é o chamado **nível de efeito adverso não observado (NEANO)**.

Nem todas as reações biológicas aos materiais dentários seguem o conceito de dose estrito. Como foi mencionado, as reações alérgicas podem ocorrer em concentrações muito mais baixas do que as reações tóxicas e são bastante insensíveis à concentração do alergênio. Alguns até afirmam que as reações alérgicas são dose-dependentes. No entanto, a experiência clínica mostra que pacientes com dermatite de contato comprovada a íons níquel podem, em certos casos, tolerar ligas contendo níquel na boca. Uma explicação é a concentração extremamente baixa de Ni causada pelo efeito diluidor da saliva.

> **QUESTÃO IMPORTANTE**
>
> Por que o tempo de exposição do teste é importante na realização de testes de biocompatibilidade?

Requisitos de teste

As condições do teste e a interpretação dos resultados do teste devem refletir a natureza do contato corporal e a duração desse

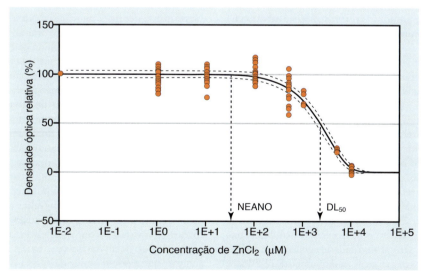

• **Figura 17.15** Curva dose-resposta típica indicando a reação biológica (metabolismo celular, medida como densidade óptica relativa) em relação à dose aplicada de Zn^{2+}. Medidas únicas são mostradas (*em círculo*) em combinação com uma curva de melhor ajuste (*sólida*) e intervalo de confiança de 95% (*linhas pontilhadas*). A dose letal 50 (DL_{50}) é a concentração de Zn^{2+} que afeta 50% da cultura; o nível de efeito adverso não observado (NEANO) é a concentração mais alta que não tem efeito.

contato (ISO 10993-1). A natureza do contato pode ser um contato de superfície, um dispositivo médico de comunicação externa ou dispositivos médicos implantados. Os materiais podem entrar em contato com uma superfície intacta ou rompida. Por exemplo, dentaduras removíveis entram em contato com a membrana mucosa, que está intacta, mas os curativos periodontais entram em contato com superfícies mucosas rompidas. Os materiais restauradores dentários geralmente pertencem ao grupo dos dispositivos de comunicação externa. Essa classificação reflete a presença ou não de uma barreira, como o epitélio ou a dentina, entre o material e o tecido-alvo. Não existe tal barreira para implantes dentários.

A duração do contato é agrupada em (1) limitado (≤ 24 horas), (2) prolongado (> 24 horas a 30 dias) e (3) longo prazo (> 30 dias) (ISO 10993-1). Por exemplo, os materiais de moldagem são usados apenas por alguns minutos e os cimentos temporários ficam na boca por até algumas semanas. Para exposições a curto prazo, o risco de reações alérgicas é uma preocupação especial, mas não os riscos de efeitos tóxicos crônicos ou mutagênicos. Em geral, os testes mais exigentes são projetados para avaliar materiais que devem durar mais tempo.

Todos os testes de biocompatibilidade disponíveis são chamados "modelos", sempre representando um aspecto específico de biocompatibilidade e, como tal, um modelo pode não atender a todos os requisitos mencionados anteriormente. Portanto, um conjunto de testes é necessário para uma avaliação final da biocompatibilidade.

QUESTÃO IMPORTANTE

Existe um teste melhor para medir a biocompatibilidade?

Tipos de testes de biocompatibilidade

Três tipos de testes são usados para analisar a biocompatibilidade de materiais odontológicos: (1) testes *in vitro*, (2) testes em animais e (3) testes de uso realizados em animais experimentais ou humanos. Os testes podem ser realizados com o material ou com um extrato. Os extratos são preparados colocando um material de teste com uma superfície definida em um líquido (p. ex., solução salina ou meio de cultura de células) de um volume por um período definido. Os termos *eluato* e *extrato* são frequentemente usados como sinônimos na literatura.

Testes in vitro

Para testes *in vitro*, o material candidato ou um extrato do material é colocado em contato direto ou indireto com algum sistema biológico fora de um organismo em um recipiente (p. ex., placas de cultura de células ou tubos de ensaio). O contato indireto envolve uma barreira como ágar, um filtro de membrana ou dentina entre o material de teste e o sistema biológico-alvo. O objetivo do contato indireto é melhorar a relevância dos testes de cultura de células para determinadas situações clínicas. Por exemplo, uma barreira de dentina-disco imita a cavidade do dente em um sistema de cultura de células. Os sistemas biológicos podem consistir em células de mamíferos, organelas celulares, tecidos, bactérias ou certas enzimas. Os principais parâmetros a ser registrados são citotoxicidade, genotoxicidade e mutagenicidade. Os testes *in vitro* são relativamente rápidos e baratos. Eles podem ser facilmente padronizados e controlados para fornecer medições altamente confiáveis e reprodutíveis.

Os testes *in vitro*, no entanto, não têm a capacidade de simular de perto as interações complexas que existem em um organismo

entre os sistemas imunológico, inflamatório e circulatório. A pobre correlação entre ensaios de citotoxicidade e reações pulpares para alguns materiais restauradores em modelos animais tem sido relatada. Em conclusão, os testes *in vitro* podem ser usados para verificar se uma substância eluída do material de teste tem o potencial geral de ser prejudicial às células. Testes *in vitro* para avaliar genotoxicidade ou mutagenicidade são frequentemente usados para avaliar o potencial carcinogênico de um novo material, a fim de evitar experimentos complexos e caros em animais.

Testes em animais

Os testes em animais diferem dos testes *in vitro* em que um animal intacto (p. ex., gatos, furões, cobaias, *hamsters*, camundongos e ratos) é usado em vez de células ou tecidos de origem animal ou humana. Em alguns testes em animais, os materiais de teste não são aplicados como pretendido em pacientes odontológicos (p. ex., materiais restauradores são implantados subcutaneamente em ratos para avaliação de resposta tóxica inespecífica). Para testes de toxicidade aguda ou crônica para determinar os valores de LD_{50}, os materiais de teste são moídos e dados aos animais. Como a ingestão oral em tais quantidades não é realista, a relevância desses testes para materiais odontológicos é questionada. Muitos outros modelos animais são descritos na literatura para testar certas propriedades de materiais (p. ex., **carcinogenicidade**), mas raramente são usados para testar materiais dentários, sendo usados os respectivos métodos *in vitro*.

A vantagem dos testes em animais reside na sua capacidade de permitir que sistemas biológicos intactos respondam ou interajam com um material candidato. As desvantagens dos testes em animais são seus altos custos, a dificuldade em controlar os fatores de confusão e o tempo que pode ser necessário para obter uma resposta mensurável. Além disso, ativistas dos direitos dos animais e outros indivíduos criticam esses testes por causa de preocupações éticas em relação ao uso de animais. Por fim, a relevância dos testes em animais na simulação de respostas humanas é frequentemente questionada. Apesar dessas desvantagens, os testes em animais ainda são relevantes para avaliar certos riscos de novos materiais antes de seu uso clínico, como testar o potencial de sensibilização em cobaias.

Teste de uso

Nesse grupo de testes, os materiais são aplicados no animal de teste como estão no paciente (p. ex., uma cavidade classe V é preparada em dentes de macaco e preenchida com o material de teste). Após até 3 meses, a reação pulpar é avaliada histologicamente. Esses testes de uso também podem ser realizados em humanos (p. ex., em dentes programados para extração por motivos ortodônticos). A escolha dos animais para um teste de uso geralmente envolve animais maiores com anatomia semelhante à dos humanos, como cães, macacos ou ovelhas. A relevância final de um teste de uso depende da extensão em que o teste simula o uso clínico do produto.

Os ensaios clínicos em humanos podem ser considerados o teste de uso mais conhecido, mas existem limitações. Muitas vezes, nenhuma histologia é realizada e, apenas com base nos sintomas clínicos, não é possível avaliar o dano real à polpa após a colocação de um material restaurador. Além disso, dentes programados para extração por motivos ortodônticos são normalmente obtidos de pacientes jovens. Esses dentes têm ápices bastante abertos, que podem reagir de forma diferente dos dentes de pacientes mais velhos, que têm aberturas apicais estreitas e podem ter danos pulpares prévios por cárie.

Testes de uso envolvendo tanto animais como seres humanos têm várias desvantagens, incluindo a complexidade do projeto, a dificuldade em controlar as variáveis experimentais e os desafios de interpretação. Se humanos forem usados em um ensaio clínico, a aprovação para os testes de uso propostos deve ser obtida de um conselho de revisão institucional. Esses testes geralmente levam muito tempo, o que aumenta consideravelmente o custo tipicamente alto do uso de seres humanos. Por fim, os testes de uso humano podem envolver questões legais e de confidencialidade que não ocorrem para testes em animais e *in vitro*.

Todos os métodos de teste mencionados têm vantagens e limitações. À medida que as técnicas de cultura de células evoluem, os testes baseados em animais são continuamente substituídos por testes *in vitro*, em conjunto com técnicas de imagem e pesquisas focadas em mecanismos que controlam as respostas biológicas aos materiais. Testes de biocompatibilidade no futuro podem levar a previsões mais confiáveis de efeitos adversos, e esse conhecimento das propriedades biológicas pode nos permitir formular materiais que forneçam respostas biológicas específicas e desejadas. No entanto, deve-se ter em mente que, até o momento, nenhum teste pode garantir que uma substância não causará efeito adverso em indivíduos expostos a esse material na clínica. Portanto, a vigilância pós-comercialização é de extrema importância (ver seção *Regulamentos legais e classes de risco*).

Estratégia de teste

Todos os métodos de teste discutidos anteriormente têm prós e contras óbvios e, portanto, é aconselhável seguir certas estratégias de teste. Testes *in vitro* devem ser realizados inicialmente para avaliação de citotoxicidade ou genotoxicidade/mutagenicidade. Avalia-se então se os resultados dos testes *in vitro*, em conjunto com o que se sabe da literatura, são suficientes para cumprir os critérios de biocompatibilidade. Caso contrário, são realizados testes em animais, como testes de alergia com cobaias. Depois, uma nova avaliação é feita para determinar se mais testes são necessários. A estratégia é mostrada na Figura 17.16. Testes clínicos em alguns países são obrigatórios para materiais considerados de alto risco. A decisão final para liberação de mercado é feita por um intercâmbio entre os fabricantes e uma agência governamental (p. ex., a U.S. Food and Drug Administration [FDA]) ou uma organização privada com autoridade concedida por uma agência governamental.

> **QUESTÃO IMPORTANTE**
>
> Se você fosse apresentado a um novo material, nunca antes usado em um ser humano, como você decidiria se ele era seguro para uso como material restaurador dentário?

Responsabilidades

O fabricante é responsável por um novo material que atenda a todos os requisitos de biocompatibilidade (ver seção *Regulamentos legais e classes de risco*). Quando esses produtos são liberados para a profissão, os dentistas, a equipe odontológica e os pacientes devem assumir que foram realizados testes de segurança suficientes para minimizar os riscos potenciais. A questão é: quanta evidência é suficiente para demonstrar que um produto é suficientemente seguro para uso clínico geral? O consenso de várias partes (ou seja, fabricantes e agências governamentais) é um pré-requisito, conforme discutido mais adiante neste capítulo. Além disso, o clínico também tem certas responsabilidades a esse respeito.

Em primeiro lugar, o clínico deve seguir rigorosamente as instruções de uso com as indicações corretas do material. Se o

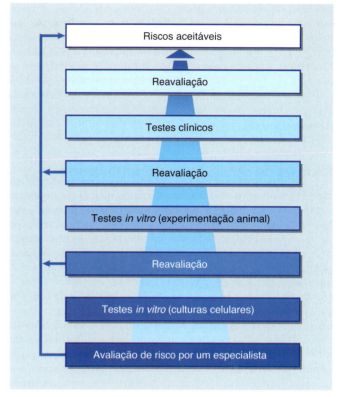

• **Figura 17.16** Estratégia de testes de biocompatibilidade. Com base em uma avaliação de risco clínico, se necessário, são realizados testes *in vitro*. Após a reavaliação, será decidido se um teste em animais é necessário. Em seguida, faz-se uma nova reavaliação, e assim por diante. (De Schmalz G, Arenholt-Bindslev D, editores: *Biocompatibility of Dental Materials*. Berlin-Heidelberg, 2009, Springer.)

médico não seguir a indicação, o fabricante não é mais responsável. Além disso, o clínico deve aplicar técnicas de ponta; por exemplo, a cura insuficiente de materiais de resina resulta em aumento da citotoxicidade do material e propriedades mecânicas prejudicadas.

Novos riscos podem surgir com materiais já no mercado (p. ex., estrogenicidade associada a selantes), e o clínico deve ser capaz de avaliar criticamente as informações fornecidas pelo fabricante ou na literatura científica. As informações sobre biocompatibilidade fornecidas pelo fabricante podem ser insuficientes porque a composição detalhada dos materiais muitas vezes não é declarada. Se um paciente é alérgico a determinados monômeros ou metais, o clínico precisa conhecer a composição do material a ser utilizado para evitar um efeito adverso. Em caso de dúvida, o clínico pode entrar em contato diretamente com a empresa para obter essas informações.

Os fabricantes geralmente fazem declarações especiais sobre seus materiais, como bioatividade. O clínico deve ser muito crítico em relação a tais alegações, que só devem ser geradas com base em informações neutras e conhecimentos básicos. Mais importante, pode-se pesquisar as evidências mais atuais no PubMed, Web of Science ou outros bancos de dados com palavras-chave ou termos MeSH.

Uma solicitação deve ser feita às agências nacionais no país de origem do dentista para determinar se foram feitas quaisquer notificações de eventos adversos. Como se poderia esperar, a menos que falhas catastróficas tenham ocorrido logo após a introdução do produto, quanto menor for o tempo de existência do produto, menor será o número de relatórios de efeitos adversos que serão encontrados. Além disso, os regulamentos legais podem exigir que os dentistas relatem as reações adversas observadas em seus pacientes (ver seção *Vigilância pós-mercado*).

Por fim, o clínico deve estar bem informado sobre a biocompatibilidade dos materiais dentários para responder às dúvidas dos pacientes. A biocompatibilidade é um tema atual para a mídia, e há muitas informações disponíveis na internet, algumas das quais não são baseadas em evidências científicas. O clínico deve ser capaz de fornecer respostas corretas ao paciente.

Padrões de teste de biocompatibilidade

Devido à natureza multifatorial da biocompatibilidade e ao grande número de diferentes métodos de teste descritos na literatura, a padronização é essencial para a comparação imparcial dos resultados de diferentes estudos, e as normas são úteis para atender aos requisitos legais de biocompatibilidade. As duas normas ISO relevantes para a biocompatibilidade de dispositivos e materiais em odontologia são a ISO 10993 – Biological Evaluation of Medical Devices (Avaliação biológica de dispositivos médicos, em tradução livre) e a ISO 7405:2018 – Evaluation of Biocompatibility of Medical Devices Used in Dentistry (Avaliação de biocompatibilidade de dispositivos médicos utilizados em odontologia, em tradução livre).

A ISO 10993 consiste em mais de 20 padrões únicos e documentos relacionados, cada um abordando uma área diferente de testes biológicos de dispositivos médicos (que inclui materiais odontológicos). Por exemplo, a Parte 1 descreve os requisitos gerais para testes de biocompatibilidade; a Parte 3 descreve testes de genotoxicidade, carcinogenicidade e toxicidade reprodutiva; a Parte 5 descreve diferentes testes para citotoxicidade; e a Parte 10 descreve testes de irritação e sensibilização da pele. A ISO 7405:2018 descreve os testes específicos para materiais odontológicos. Por exemplo, o padrão descreve os testes de citotoxicidade específicos da odontologia e todos os testes de uso, como o teste de polpa/dentina, o teste de capeamento pulpar, o teste de uso endodôntico e o teste de uso de implante, bem como a barreira dentina-disco teste em um sistema de cultura de células descrito anteriormente. A avaliação de risco clínico (Figura 17.16) pode ser realizada conforme recomendado na ISO 14971:2019 – Medical Devices–Application of Risk Management to Medical Devices (Dispositivos médicos–Aplicação do gerenciamento de risco a dispositivos médicos, em tradução livre) –, na qual são delineadas as diferentes etapas para selecionar os testes apropriados.

As normas são revisadas e revistas regularmente. No entanto, os padrões também apresentam algumas desvantagens. Os padrões nem sempre podem acompanhar o desenvolvimento de novas tecnologias científicas. Além disso, os padrões são desenvolvidos com base em acordos e compromissos entre fabricantes, acadêmicos e a profissão odontológica, o que é um processo demorado. Os padrões podem ser considerados de natureza arbitrária, porque certos testes são selecionados de um número maior de métodos. No entanto, apesar dessas limitações, os padrões para testes biológicos são necessários para garantir a segurança biológica de produtos médicos e odontológicos, e geralmente são considerados como representando o estado da arte em testes de biocompatibilidade.

Fichas de dados de segurança

Cada produto odontológico é fornecido com uma ficha de dados de segurança, também conhecida como ficha de dados de segurança do material (*Material Safety Data Sheet* – MSDS) antes de 2013 ou uma ficha de dados de segurança do produto (*product safety data sheet* – PSDS). No Reino Unido, o Control of Substances Hazardous to Health (COSHH) exige essas informações. Esse é um relatório padronizado sobre as propriedades de determinado produto/substância, por exemplo, ponto de fusão, ponto de ebulição e ponto de fulgor. Esse relatório destina-se a ambientes ocupacionais e é essencial para usuários e pessoal de emergência, pois essa ficha técnica descreve os procedimentos para manuseio ou trabalho com o material com segurança. Além dos dados físicos, esse documento identifica riscos de toxicidade, efeitos à saúde, procedimentos de primeiros socorros, reatividade, condições de armazenamento e descarte e, quando aplicável, procedimentos de combate a incêndio. Além disso, as fichas de dados de segurança contêm informações sobre os tipos de equipamentos de proteção que devem ser usados e os procedimentos que devem ser seguidos para vazamentos acidentais e manuseio de derramamentos. Informações limitadas sobre a composição do material também estão incluídas.

Rotulagem

Os requisitos de rotulagem são baseados na legislação nacional ou internacional. Além de outras obrigações, as substâncias potencialmente nocivas devem ser devidamente rotuladas para minimizar o risco de lesões a quem possa entrar em contato com elas e os riscos de exposição ambiental. As Nações Unidas instalaram um sistema globalmente harmonizado de classificação e rotulagem de produtos químicos (Globally Harmonized System of Classification and Labeling of Chemicals – GHS), que fornece uma base harmonizada para rotulagem. Pictogramas especiais podem ser colocados na embalagem, além das chamadas *declarações H e P*. As declarações H são um conjunto de frases padronizadas sobre os perigos de substâncias químicas. As declarações P são um conjunto de declarações de precaução. Exemplos dos pictogramas GHS são mostrados na Figura 17.17.

Regulamentos legais e classes de risco

O Dental Products Panel (DPP), do Medical Devices Advisory Committee da FDA, revisa e avalia dados relativos à segurança e eficácia de produtos comercializados e em investigação para uso em odontologia, endodontia e fisiologia óssea em relação à área oral e maxilofacial e faz recomendações apropriadas ao Commissioner of Food and Drugs.

Classes de risco

A FDA classifica todos os dispositivos médicos em uma das três classes – Classe I, II ou III –, de acordo com os controles regulatórios baseados em risco necessários para fornecer uma garantia razoável da segurança e eficácia de um dispositivo. Os dispositivos de Classe I geralmente representam o menor risco para o paciente/usuário e os dispositivos de Classe III representam o maior risco. Os dispositivos dentários que não são especificamente isentos devem ser liberados pela FDA antes da distribuição no comércio interestadual.

Existem três níveis de controles regulatórios: controles gerais, controles especiais e aprovação pré-mercado (APM). Os controles gerais têm a menor quantidade de controle regulatório e são usados sempre que o nível de risco do dispositivo é baixo. Eles aplicam-se a todas as três classes de dispositivos e incluem adulteração ou marca incorreta, registro e listagem de estabelecimentos eletrônicos de dispositivos, notificação pré-comercialização,

PICTOGRAMA	SIGNIFICADO DO PICTOGRAMA	TIPO DE PERIGO(S) (associado ao pictograma)
Perigo à saúde 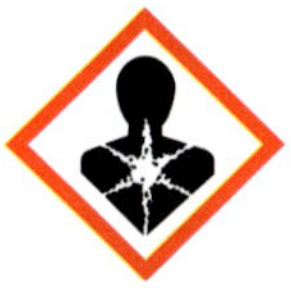	O produto químico é um risco para a saúde se usado de forma inadequada.	• Carcinogênico • Mutagenicidade • Toxicidade reprodutiva • Sensibilizador respiratório • Toxicidade de órgão-alvo • Toxicidade de aspiração
Tóxico grave 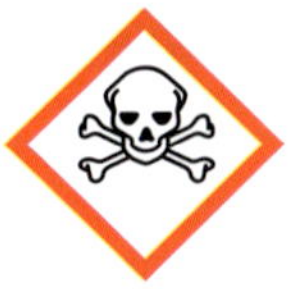	O produto químico é um sério perigo para a saúde ou é um veneno. Produzirá efeitos adversos após uma única dose. Esse pictograma geralmente é usado em combinação com o pictograma de perigo para a saúde.	• Toxicidade aguda (fatal ou tóxica) se inalado ou ingerido, ou se entrar em contato com a pele.
Tóxico agudo 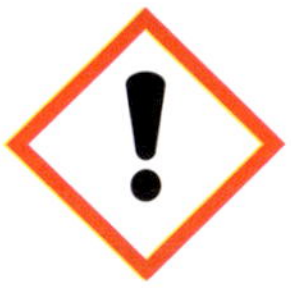	O produto químico pode causar efeitos imediatos e graves à saúde, mas é menos grave do que o pictograma de tóxico grave (crânio e ossos cruzados). Esse pictograma é normalmente utilizado em combinação com o pictograma de perigo para a saúde.	• Irritante (pele e olhos) • Sensibilizador da pele • Toxicidade aguda • Efeitos narcóticos • Irritante do trato respiratório
Inflamável 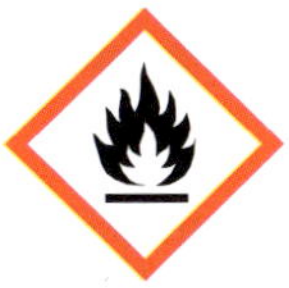	O produto químico pode explodir em chamas. Tenha cuidado para mantê-lo longe de fontes de ignição e materiais combustíveis.	• Inflamáveis • Piroforia • Autoaquecimento • Emite gás inflamável • Autorreativo • Peróxidos orgânicos
Corrosivo 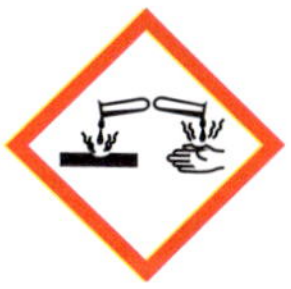	O produto químico é perigoso para a saúde e pode facilmente danificar a pele ou os olhos. Esteja ciente dos requisitos de EPI e armazenamento.	• Corrosão/queimaduras na pele • Danos nos olhos • Corrosivo para metais
Oxidante 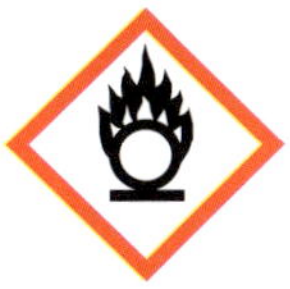	O produto químico pode causar ignição ou queima mais rápida de outros materiais. Pode criar um risco aumentado de incêndio no ambiente de trabalho ou armazenamento.	• Oxidantes
Gás sob pressão 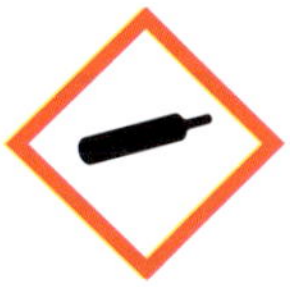	Esse produto químico consiste em gás pressurizado que pode explodir ou prejudicar a saúde se aquecido, rompido ou se vazar.	• Gases sob pressão
Explosivo 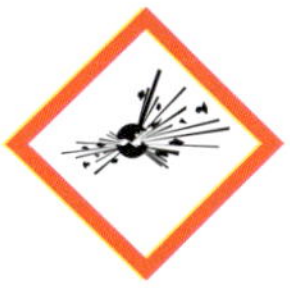	Esse material pode explodir ou criar uma reação descontrolada. Deve ser tratado com extrema cautela.	• Explosivos • Autorreativos • Peróxidos orgânicos

• **Figura 17.17** Exemplos de rotulagem de acordo com o sistema globalmente harmonizado de classificação e rotulagem de produtos químicos (GHS). Esse sistema de rotulagem, desenvolvido para produtos químicos, é frequentemente usado para rotular materiais odontológicos.

376 PARTE 5 Avaliação das Restaurações Dentárias

sistemas de qualidade, relatórios de dispositivos médicos e rotulagem. Os controles especiais aplicam-se quando os controles gerais por si só são insuficientes para garantir a segurança e a eficácia. Eles aplicam-se a dispositivos Classe II e incluem diretrizes e manuais de dispositivos, aderindo a padrões de desempenho obrigatórios, recomendações ou outras ações e rotulagem especial. A PMA é necessária sempre que os controles gerais ou especiais não podem fornecer informações suficientes para garantir a segurança e a eficácia do dispositivo médico. Eles aplicam-se a dispositivos de Classe III e incluem investigações clínicas, dados de segurança e eficácia, reações adversas e complicações, informações ao paciente e muito mais, de acordo com o tipo de dispositivo.

Se os fabricantes pretendem introduzir um dispositivo no mercado dos EUA que não exija o APM padrão (p. ex., dispositivos Classe II), eles precisam enviar um 510(k). O 510(k) é uma submissão de pré-comercialização à FDA para demonstrar que o dispositivo é pelo menos tão seguro e eficaz quanto, ou seja, substancialmente equivalente a um dispositivo comercializado legalmente que não está sujeito a APM. A maioria dos envios ao segmento odontológico é do tipo 510(k) de envios.

Sistemas regulatórios semelhantes foram estabelecidos em outras partes do mundo. Por exemplo, o sistema da União Europeia também usa as Classes de Risco I, II e III, mas subdivide a Classe II em IIa e IIb. Os dispositivos dentários estão principalmente na classe I ou IIa; implantes dentários estão na Classe IIb. Os dispositivos de Classe II requerem o envolvimento de um "organismo notificado" e os de Classe III requerem um exame do dispositivo por um "organismo notificado" (comparável ao APM).

Vigilância pós-mercado

Mesmo que todos os métodos de teste disponíveis e as evidências necessárias sejam usados e exercidos com a devida diligência, uma reação adversa ainda pode ocorrer quando uma grande população é exposta a um novo material. Portanto, os médicos são obrigados (por lei, em alguns países) a notificar as reações adversas observadas às autoridades competentes. A FDA recebe relatórios de eventos adversos em dispositivos como relatórios individuais ou relatórios resumidos. Os relatórios individuais incluem relatórios voluntários enviados por prestadores de cuidados de saúde e consumidores por meio do MedWatch (http://www.fda.gov/Safety/MedWatch/default.htm), o programa de informação de segurança e relatórios de eventos adversos da FDA. Fabricantes e instalações de usuários enviam relatórios obrigatórios.

Efeito colateral de vários grupos de materiais

Para avaliar a biocompatibilidade de um material, é necessário conhecer a composição, as substâncias liberadas e as características químicas/físicas tanto do material como das substâncias liberadas. A biocompatibilidade não pode ser prevista apenas pela composição. Os grupos de materiais de interesse incluem amálgama dentário, resinas à base de metacrilato, ligas dentárias, cerâmicas odontológicas, ácido fluorídrico, CIVs e produtos de látex.

> **QUESTÃO IMPORTANTE**
>
> Que evidência ou documentação você pode fornecer aos pacientes odontológicos para garantir que o amálgama é um material seguro para restaurações dentárias para a população em geral?

Amálgama dentário

Embora o amálgama seja uma liga de metais como Ag, Sn, Cu ou Zn com Hg, a maior parte da controvérsia decorre da conhecida toxicidade do mercúrio e da questão dos efeitos tóxicos do mercúrio nas restaurações de amálgama.

Mercúrio

O mercúrio ocorre naturalmente e existe no ambiente em três formas: mercúrio metálico (Hg^0), sais inorgânicos (HgS e $HgCl_2$) e mercúrio orgânico (CH_3Hg e C_2H_5Hg). Microrganismos e vários processos naturais podem converter mercúrio metálico em compostos inorgânicos, mercúrio inorgânico em compostos orgânicos ou mercúrio orgânico em compostos inorgânicos. O metilmercúrio é a forma orgânica mais comum, que se transforma por processos naturais no meio ambiente e é mais tóxico que o etilmercúrio, o mercúrio metálico ou os sais inorgânicos. O metilmercúrio é uma grande preocupação de segurança porque se bioacumula por meio da cadeia alimentar, principalmente em grandes peixes, como tubarões, espadarte e atum, e entra no corpo humano a partir do consumo de peixes. O mercúrio metálico acumula-se nos rins e no cérebro. No cérebro, o mercúrio metálico pode ser convertido em sal inorgânico com um tempo de retenção aumentado. A meia-vida varia de 13 a 99 dias dependendo da forma, com o mercúrio metálico exibindo uma meia-vida mais longa que as formas inorgânicas. Evidências de estudos de primatas, estudos de casos humanos, estudos de modelagem ou estudos experimentais mostram grande variação de dados, mas a meia-vida do mercúrio inorgânico no cérebro pode ser de anos ou décadas.

O mercúrio metálico obtém acesso ao corpo através da pele ou como um vapor inalado pelos pulmões. O mercúrio metálico ingerido é pouco absorvido pelo intestino (0,01%), o que torna a inalação do vapor de mercúrio o principal portal para o corpo. A absorção de mercúrio inorgânico ingerido no intestino é de 1 a 7%. A excreção pode ocorrer a partir do vapor exalado ou por meio da urina, das fezes ou da pele (suor). Por exemplo, o vapor de mercúrio é prontamente absorvido após a inalação. O mercúrio dissolvido pode ser transportado através do sangue e distribuído para o cérebro e outros órgãos e excretado por exalação e na urina. O mercúrio metálico é transportado para as células do sangue e tecidos, nos quais o mercúrio metálico é rapidamente oxidado a íons de mercúrio (Hg^{2+}).

Numerosos testes para a carga corporal de mercúrio foram desenvolvidos, incluindo aqueles baseados na análise de sangue, urina e cabelo. Desses parâmetros de teste, a medição de mercúrio na urina após 24 horas pode ser o melhor indicador a longo prazo da carga corporal total de mercúrio metálico (expresso em $\mu g/\ell$) ou normalizado para gramas de creatinina na urina (expresso em $\mu g/g$ creatinina). Os níveis normais de creatinina na urina estão entre 0,6 e 1,1 mg/dℓ (mulheres) e 0,7 e 1,3 mg/dℓ (homens). Amostragem de metais em cabelos, unhas, fezes, ossos e dentes também é defendida em certos casos como uma indicação parcial de exposição a longo prazo.

Sintomas de envenenamento por mercúrio

O sistema nervoso é sensível a todas as formas de mercúrio, embora o cérebro seja mais sensível ao mercúrio metálico e ao metilmercúrio. Os sintomas agudos de envenenamento por mercúrio são principalmente resultado do derramamento de mercúrio líquido em espaços industriais confinados. O primeiro sinal é a dispneia. Isso pode ser seguido por tosse paroxística, dor torácica, infiltração pulmonar, calafrios, náuseas e vômitos. Resultados fatais também ocorreram.

Níveis de exposição crônica indicados por uma concentração de mercúrio na urina de 5 µg/g de creatinina (ou 7 µg/ℓ) não estão associados a nenhum risco; concentrações de > 20 µg/g de creatinina estão associadas ao aumento do risco de sintomas sutis ou pouco claros; com 50 µg/g de creatinina, podem ocorrer efeitos adversos subclínicos da função renal; e o nível de 100 µg/g de creatinina é considerado o início do mercurialismo. Os sintomas do mercurialismo incluem fraqueza, fadiga, anorexia, perda de peso, insônia, irritabilidade, alterações na personalidade, tontura, tremores nas extremidades ou nas pálpebras, perda de memória e comprometimento da visão e audição. Embora os amálgamas não liberem níveis tóxicos alarmantes de mercúrio, a longa meia-vida do mercúrio no corpo levanta preocupações entre alguns indivíduos.

Liberação de mercúrio do amálgama e absorção corporal

Uma pequena quantidade de mercúrio é liberada das restaurações de amálgama como resultado de uma camada passiva de manchas na superfície. A absorção total de mercúrio dos amálgamas dentários foi estimada em 1 a 3 µg/dia, dependendo do número e tamanho das restaurações de amálgama presentes, embora uma absorção tão alta quanto 17 µg/dia tenha sido relatada. O limite da OMS para o valor de ingestão semanal tolerável provisória (ISTP) é de 5 µg/kg pc ou 50 µg/dia para uma pessoa de 70 kg. A principal fonte de absorção de mercúrio das obturações de amálgama é o vapor de mercúrio inalado. O metilmercúrio não é liberado de amálgamas, mas geralmente é um produto de bactérias ou outros sistemas biológicos que atuam sobre o mercúrio metálico, principalmente no meio ambiente e absorvido pelo homem através do consumo de peixes. A conversão de mercúrio inorgânico em metilmercúrio dentro do corpo humano geralmente não ocorre ou ocorre apenas em pequenas quantidades. A absorção total de mercúrio de obturações de amálgama é refletida em um aumento do nível de mercúrio no sangue/urina. Estima-se um aumento de 1 a 1,8 µg/ℓ de mercúrio na urina para cada 10 superfícies de amálgama restauradas, com dados mais recentes demonstrando valores mais baixos.

Níveis de 1 a 5 µg/ℓ na urina foram descritos como o intervalo normal para grupos não ocupacionais. Um estudo de 2013 de Nicolae et al. relatou que 5.418 canadenses, com idades entre 6 e 79 anos, com restaurações de amálgama de até 65 superfícies por indivíduo, mostrou que as concentrações médias de mercúrio na urina para 98% do grupo estavam abaixo dos níveis associados a quaisquer riscos à saúde. Um estudo estimou que a absorção de mercúrio orgânico relacionado com alimentos é aproximadamente seis vezes maior do que a absorção de mercúrio de restaurações de amálgama. Uma grande pesquisa da população dos EUA publicada em 2016 confirmou que a concentração de mercúrio inorgânico no sangue aumenta com o número de superfícies de restauração de amálgama. No entanto, o nível estava bem abaixo do limite de segurança estabelecido pela OMS e pela Agência de Proteção Ambiental (APA).

A carga de mercúrio do pessoal odontológico é geralmente maior do que para os pacientes devido à aplicação ou remoção de restaurações de amálgama, mas diminuiu nos últimos anos, provavelmente como resultado de técnicas aprimoradas de manuseio com amálgama, como o uso de cápsulas de amálgama.

Sintomas clínicos após aplicação de amálgama

A maioria das alegações de reações adversas ao amálgama tem sido relatada a efeitos sistêmicos. Uma preocupação principal foi direcionada para o problema dos efeitos neurológicos do mercúrio de restaurações de amálgama em crianças.

Reações sistêmicas

Dois estudos extensos, o estudo Casa Pia, de Portugal, liderado pelo Dr. Timothy DeRouen, e o estudo da Nova Inglaterra, dos EUA, liderado pelo Dr. David Bellinger, foram realizados em paralelo e relatados em 2006. Cada estudo incluiu mais de 500 crianças divididas em dois grupos; um grupo recebeu amálgama e o outro grupo recebeu restaurações de resina composta. Após 5 anos, o nível de mercúrio na urina das crianças foi maior no grupo amálgama do que no grupo resina composta em ambos os estudos. No entanto, nenhum efeito neurológico pôde ser observado nos dois grupos em ambos os estudos. Posteriormente, os dados/materiais dos estudos foram utilizados para novas análises bioquímicas ou testes genéticos, e novos grupos de crianças foram formados. No entanto, os resultados foram inconsistentes e essas análises *post hoc* (reagrupamento de conjuntos de dados existentes) são consideradas precárias devido a um possível viés.

A literatura sobre os possíveis efeitos adversos do mercúrio do amálgama é muito extensa. O Scientific Committee on Emerging and Newly Identified Health Risks (SCENIHR), uma comissão científica da União Europeia (UE), publicou uma revisão em 2015 da literatura recente existente, que concluiu que as evidências atuais não impedem o uso de amálgama para a população geral. No entanto, a escolha do material deve ser baseada na história clínica do paciente, como alergias ou doenças renais graves, que prejudiquem a excreção renal de mercúrio. Em resumo, não há dados que demonstrem que o mercúrio liberado do amálgama dentário seja prejudicial à população em geral. A observação foi confirmada por uma pesquisa de literatura de 2020 do Science Information Committee da International Association for Dental Research (IADR).

No entanto, um pequeno número de pacientes afirma que suas queixas/sintomas são decorrentes de suas obturações de amálgama. Vários estudos investigaram se os sintomas alegados desapareceram após a remoção do amálgama. Nerdrum et al. (2004) não encontraram melhora significativa dos sintomas após 7 anos, mas um estudo baseado em questionário de Kristoffersen et al. (2016) revelou alguma melhoria. Melchart et al. (2008) relataram que a implementação de um programa de promoção da saúde com o objetivo de desenvolver habilidades de gerenciamento de estilo de vida relacionados com a saúde teve um efeito semelhante à remoção de amálgama na redução de queixas subjetivas. O estudo também relatou uma redução significativa da concentração de mercúrio inorgânico no sangue e na urina para o grupo de remoção de amálgama.

Reações locais

Reações liquenoides têm sido associadas à alergia de contato ao mercúrio de restaurações de amálgama e possivelmente irritação mecânica pela restauração. Sua aparência pode ser de placa esbranquiçada ou mesmo com partes erosivas. Na presença dessa reação, a restauração de amálgama deve ser corrigida para remover o irritante mecânico ou substituída por um material livre de mercúrio. Um estudo de pacientes com reações de contato liquenoide oral e reações positivas ao teste de contato com compostos de mercúrio mostrou que a substituição parcial ou completa de restaurações de amálgama levou a uma melhora significativa em quase todos os pacientes. Em casos muito raros, um carcinoma pode se desenvolver após uma reação liquenoide localizada. Esses pacientes devem ser monitorados regularmente e encaminhados a um especialista se a reação persistir.

Os detritos de amálgama podem ficar presos no tecido conjuntivo da mucosa durante a colocação ou remoção de restaurações de amálgama por meio de abrasões da mucosa, lacerações ou compactação no sulco gengival. O amálgama pode entrar no alvéolo ou periósteo durante a extração do dente ou ser deixado dentro do sítio cirúrgico de um procedimento de retro-obturação endodôntica. Com o tempo, os detritos corroem e causam descoloração da mucosa, conhecida como tatuagem de amálgama (Figura 17.18). O amálgama implantado normalmente não causa reações teciduais agudas e normalmente é totalmente assintomático. Portanto, esses fragmentos de amálgama geralmente não precisam ser removidos, exceto por motivos de diagnóstico.

Reações alérgicas

Reações alérgicas foram descritas, principalmente relacionadas com o mercúrio, mas menos ao amálgama. Se um teste de contato de mercúrio for positivo, nenhuma nova restauração de amálgama deve ser colocada. As restaurações de amálgama existentes devem ser substituídas, se houver sintomas clínicos.

Recomendações da FDA

Recentemente, a FDA emitiu novas recomendações para o uso de amálgama dentário (https://www.fda.gov/medical-devices/dental-devices/dental-amalgam-fillings). Resumidamente, a FDA afirma que a maioria das evidências sugere que a exposição ao mercúrio de amálgama dentário não leva a efeitos negativos à saúde da população em geral. A exposição ao mercúrio pode representar um risco maior para a saúde em certos grupos de pessoas, que podem ser mais suscetíveis a potenciais efeitos adversos geralmente associados ao mercúrio. Essas populações de alto risco incluem:

- Mulheres grávidas e seus fetos em desenvolvimento
- Mulheres que planejam engravidar
- Mulheres que amamentam e seus recém-nascidos e lactentes
- Crianças, especialmente os menores de 6 anos
- Pessoas com doença neurológica preexistente
- Pessoas com função renal prejudicada
- Pessoas com sensibilidade aumentada conhecida (alergia) ao mercúrio ou outros componentes de amálgama dentário.

A FDA encoraja fortemente que materiais alternativos sem mercúrio, como resinas compostas ou cimentos de ionômero de vidro, sejam usados quando possível e apropriado. Além disso, não recomenda a remoção ou substituição de restaurações de amálgama existentes em boas condições, a menos que seja considerado clinicamente necessário por um profissional de saúde.

Meio ambiente

Em 2013, a Convenção de Minamata foi assinada e ratificada por mais de 120 países, cujos participantes são legalmente obrigados a reduzir a carga de mercúrio para o meio ambiente. Embora a contribuição relativa do amálgama dentário para a exposição ambiental ao mercúrio em comparação com a combustão de combustível fóssil ou mineração de ouro de pequenas empresas seja muito baixa, foi acordada uma redução gradual do uso de amálgama dentário.

Várias disposições para essa redução progressiva foram listadas na Convenção de Minamata de 2013; provisões incluem melhor prevenção de cáries, uso de cápsulas de amálgama, instalação de separadores de amálgama e pesquisa/desenvolvimento de novos materiais alternativos. O médico deve verificar com as autoridades locais os respectivos regulamentos legais a ser seguidos em relação ao descarte de resíduos de amálgama.

Manuseio de mercúrio no consultório odontológico

Devido aos riscos potenciais para a saúde do pessoal odontológico exposto ao mercúrio pelo manuseio de amálgama, deve-se ter cuidado especial ao usar amálgama dentário. Em 2003, a ADA emitiu recomendações detalhadas que garantem o manuseio seguro de amálgama e resíduos de amálgama. Para obter mais detalhes, ver Capítulo 8.

Metacrilatos e resinas compostas

Há ampla evidência de que adesivos dentários e materiais de resina liberam monômeros livres em ambientes biológicos por longos períodos. Além disso, catalisadores, aceleradores, outros aditivos, componentes dentro de partículas de carga e nanopartículas podem ser liberados. A quantidade de substâncias liberadas depende do grau de polimerização. A subpolimerização leva a um aumento da quantidade de substâncias liberadas e aumento da citotoxicidade. Mostrou-se que os monômeros evaporam durante os procedimentos nos consultórios odontológicos ou no processamento no laboratório dentário. As concentrações de monômero medidas no consultório odontológico estão bem abaixo dos valores limite, mas maiores nos laboratórios de prótese dentária, apesar das precauções de segurança específicas obrigatórias. Embora as nanopartículas perceptíveis sejam liberadas durante a retificação, o polimento ou a remoção da restauração, a quantidade de partículas liberadas é baixa e não pode ser assumido nenhum risco para a saúde da equipe odontológica e do paciente. O principal interesse desta seção é direcionado aos monômeros que incluem *bis*-GMA e moléculas relacionadas, dimetacrilato de uretano (UDMA), TEG-DMA, HEMA ou dimetacrilato de bisfenol A (*bis*-DMA). As resinas compostas modificadas por poliácidos ("compômeros") têm uma composição semelhante às resinas compostas, e pode-se supor que tenham as mesmas propriedades biológicas.

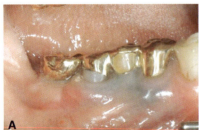 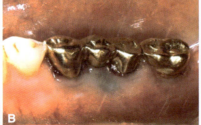 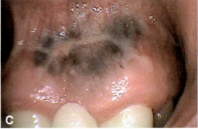

• **Figura 17.18** Grandes áreas de cor azul, normalmente referidas como *tatuagem de amálgama*, que é uma área benigna de membrana mucosa descolorida na boca. Esses exemplos não estão associados a reações alérgicas ao mercúrio ou quaisquer outros elementos metálicos nas obturações de amálgama. A descoloração é causada por pequenos grânulos de amálgama que caíram em feridas abertas criadas durante a condensação e entalhe de obturações de amálgama em dentes preparados (**A** e **B**) ou obturações retrógradas em ápices radiculares (**C**). (Duas fotos superiores, cortesia do Dr. Hyun-Ju Chung.)

QUESTÃO IMPORTANTE

Por que as resinas compostas podem ser usadas embora o bisfenol A seja liberado?

Reações sistêmicas

Atualmente, o efeito sistêmico mais intensamente discutido dos materiais resinosos é a (reivindicada) estrogenicidade do bisfenol A (BPA) liberado dos materiais resinosos odontológicos. A evidência da estrogenicidade do BPA é derivada de estudos de modelagem molecular e estudos *in vitro* da ligação do receptor de estrogênio-BPA. Esses estudos também mostram que o BPA é provavelmente 1.000 vezes menos potente que o hormônio estrogênio nativo. No entanto, várias doenças têm sido associadas à exposição ao BPA de muitas fontes ambientais, como revestimentos de latas de alimentos ou plásticos de policarbonato.

O BPA é um precursor do *bis*-GMA, *bis*-DMA e monômeros aromáticos semelhantes, que são usados em compósitos de resina. O BPA pode existir como impureza em ambos os monômeros. O *bis*-GMA sob condições hidrolíticas fisiológicas não se degrada em BPA, mas o *bis*-DMA sim. O BPA é liberado de resinas compostas feitas de *bis*-GMA ou monômeros relacionados ao longo do tempo como resultado das impurezas mencionadas anteriormente e de materiais *bis*-DMA, também como resultado da degradação. No entanto, a liberação total é muito baixa e várias ordens de grandeza abaixo do valor limite toxicológico atualmente aceito para exposição sistêmica de 4 µg/kg pc.

Estudos *in vitro* de Schweikl et al. (2006) mostraram que monômeros como HEMA ou TEGDMA são genotóxicos e mutagênicos. Esses efeitos podem estar relacionados com um aumento intracelular de ERO (*ROS*), que ocorreu após a depleção de GSH resultante da desintoxicação de monômeros. Como resultado de uma proteína p-53 funcional, o dano ao DNA foi reparado ou as células foram transferidas para apoptose. Assim, nenhuma formação de tumor foi relatada como resultado de resinas compostas.

Conforme discutido anteriormente, as nanopartículas são geradas durante a retificação, o polimento ou a remoção de restaurações de resina composta, mas a quantidade é tão pequena que nenhum risco pode ser assumido para a equipe odontológica e os pacientes. No entanto, a FDI emitiu recomendações em 2018 para os profissionais de odontologia para reduzir ainda mais o risco. Eles devem usar amplo jato de água durante os procedimentos sempre que possível, usar uma máscara cirúrgica e esculpir as restaurações na forma quase desejada antes da fotopolimerização, reduzindo a formação de poeira.

Reações locais

Reações da polpa

Desconforto/sensibilidade pós-operatória ou dor logo após a colocação de restaurações de resina composta tem sido frequentemente atribuída ao movimento do fluido nos túbulos dentinários, mas não à toxicidade, embora as resinas antes da polimerização sejam conhecidas por serem citotóxicas *in vitro* e os componentes lixiviáveis atravessam a dentina. No entanto, nenhuma reação tóxica da polpa dentária é observada histologicamente se a espessura de dentina remanescente estiver bem acima de 0,5 mm. Para preparos de cavidades profundas, as observações são inconsistentes, com relatos de nenhuma reação pulpar, principalmente em experimentos com animais, e outros com essas reações.

Em uma situação de capeamento pulpar direto, inflamação pulpar com ou sem ponte de dentina (dentina reparadora) tem sido descrita em pacientes. Curiosamente, alguns estudos usando modelos de macacos mostraram que materiais de resina não causavam inflamação, e a ponte dentinária ocorreu. Por outro lado, Bergenholtz, em 2000, relatou uma associação de inflamação pulpar sob restaurações de resina composta com a presença de bactérias no assoalho da cavidade. As consequências clínicas são que em cavidades planas ou médias, o uso meticuloso da técnica adesiva é mais importante para evitar qualquer bactéria no assoalho da cavidade, e não há risco de dano químico da polpa pelos materiais resinosos. Foi relatada a incorporação de um monômero antibacteriano na resina adesiva. No entanto, em cavidades profundas com potencial de exposição pulpar, uma base (p. ex., um cimento de silicato tricálcico) deve ser aplicada no assoalho da cavidade próximo à polpa.

O uso de unidades de fotopolimerização de alta irradiância (LCUs, do inglês *light-curing units*) também pode levar a danos pulpares em cavidades profundas. LCUs com menos de 2.000 mW/cm^2 e tempos de exposição de até 20 segundos são geralmente usados na prática odontológica. Se LCUs com > 2.000 mW/cm^2, mesmo com tempos de exposição mais curtos, forem recomendados, o fabricante deve fornecer evidências científicas sólidas de que não há danos nos tecidos.

Reações gengivais

A gengivite próxima a restaurações de resina composta está relacionada principalmente com a propriedade dos materiais resinosos facilitarem a formação de biofilme. Os monômeros ácidos em adesivos podem causar uma queimadura química na gengiva, que cicatriza em poucos dias. A estomatite protética pode aparecer como pequenas áreas avermelhadas (ver Figura 17.10 A) na mucosa coberta por um aparelho à base de acrílico. A subpolimerização resulta em um aumento da liberação de monômeros citotóxicos, com possíveis efeitos tóxicos na gengiva adjacente em cavidades proximais profundas. Uma LCU com uma irradiância muito alta pode levar a queimaduras locais nos lábios e na língua, e um dique de borracha não oferece proteção.

Reações alérgicas

Quase 2% dos profissionais de odontologia foram descritos como alérgicos a adesivos/compósitos à base de resina devido à exposição frequente a materiais não polimerizados. A alergenicidade de materiais à base de metacrilato, como HEMA ou TEGDMA, está bem documentada, e o uso de luvas não é eficaz na prevenção do contato, pois a maioria dos monômeros difunde-se facilmente através das luvas, principalmente quando diluído com solventes orgânicos, como em muitos adesivos odontológicos. Um estudo mostrou que a melhor substância para triagem de alergias a produtos à base de metacrilato é o HEMA, que confirmou 96,7% dos pacientes odontológicos com suspeita de alergia ao metacrilato e 100% dos profissionais de odontologia com sintomas clínicos de alergia ao metacrilato.

As reações alérgicas ocorrem principalmente como dermatite de contato, com as resinas atuando como haptenos por meio de mecanismos de hipersensibilidade tardia (tipo IV). Em casos raros, foram relatadas respostas anafiláticas, com sintomas asmáticos, urticária grave e erupções cutâneas e inchaços em todo o corpo, seguidos pela formação de bolhas no rosto, nas orelhas e nos lábios da criança. Em casos raros, foram descritas rinite alérgica ou outras reações do sistema respiratório. Foi observada reatividade cruzada entre diferentes monômeros.

Ligas dentárias

Conforme discutido no Capítulo 9, as ligas odontológicas geralmente contêm vários elementos e são comumente descritas por seus componentes principais. A microestrutura das ligas pode ser classificada como monofásica (solução sólida) ou fases múltiplas dependendo da diferença na estrutura atômica entre os elementos (ver Capítulo 2). A composição e a estrutura de fases influenciam significativamente a liberação de substâncias no meio bucal. Esta seção discutirá o mecanismo de liberação e os efeitos biológicos das ligas e as reações alérgicas de alguns elementos comuns usados em ligas odontológicas.

QUESTÃO IMPORTANTE

Como a corrosão dos metais contribui para sua biocompatibilidade?

Íons metálicos liberados das ligas

As ligas de fundição odontológica tornam-se resistentes à corrosão por meio do uso de metais nobres (p. ex., ligas nobres e altamente nobres) ou do uso de cromo e titânio para formar uma camada protetora de passivação em metais básicos e ligas de titânio (ver Capítulo 9). No entanto, alguns elementos da liga perdem elétrons e tornam-se cátions à medida que são liberados na cavidade oral. Normalmente, as ligas dentárias podem liberar íons metálicos suficientes para causar efeitos adversos em alguns casos, mas não o suficiente para alterar a aparência estética ou causar falha das próteses.

Várias afirmações podem ser feitas sobre a liberação de elementos de ligas de fundição odontológica. Primeiro, as estruturas multifásicas geralmente aumentam a liberação elementar das ligas. Em segundo lugar, certos elementos têm uma tendência inerentemente maior de serem liberados das ligas dentárias, independentemente da composição da liga. Em outras palavras, a liberação de íons metálicos das ligas não é necessariamente proporcional à composição nominal da liga. Em terceiro lugar, partículas microscópicas podem ser desgastadas de restaurações metálicas durante processos de desgaste que aceleram os processos de corrosão *in vivo* devido à perda da camada de passivação. Quarto, certas condições ambientais ao redor da liga, como um declínio no pH sob um biofilme, afetarão a liberação de elementos. Para estudos *in vitro*, a composição química e as características do meio de cultura de células, pH, composição iônica e soro são variáveis significativas que determinam o ambiente. Para condições *in vivo*, os fatores biológicos que podem contribuir para a corrosão da liga incluem o biofilme, ácidos orgânicos, tipos de enzimas produzidas por microrganismos orais ou presentes em alimentos e células fagocíticas como neutrófilos humanos. Existem também fatores de interação entre as ligas e o paciente, como a frequência de consumo de alimentos e bebidas ácidas e a composição da saliva.

Com base nesses estudos, a liberação de íons metálicos não pode ser claramente prevista a partir da nobreza ou da composição geral das ligas fundidas. Cada produto deve ser avaliado individualmente quanto ao seu comportamento à corrosão e à liberação de íons metálicos em ambientes corrosivos específicos.

Reações sistêmicas

Efeitos genotóxicos foram relatados para sais de berílio e gálio. Alterações nos processos de reparo do DNA e efeitos carcinogênicos foram relatados para Cd^{2+}, Ni^{2+} e Co^{2+}. Há algumas evidências sugerindo que níquel, cobalto e cromo tendem a aumentar o risco de câncer em humanos. O berílio é um carcinógeno documentado. Embora a liberação de berílio de ligas contendo berílio e de Ni^{2+} e Co^{2+} de suas respectivas ligas tenha sido documentada intraoralmente e *in vitro*, não há estudos que demonstrem que essas ligas dentárias causem câncer em pacientes.

A inalação de poeiras metálicas de moagem ou polimento de ligas contendo berílio, ou fumos como os encontrados na fundição de ligas contendo berílio, pode causar beriliose em indivíduos com hipersensibilidade ao berílio. Os dados ocupacionais indicam que o berílio pode aumentar o risco de câncer de pulmão e outros tumores em humanos, especialmente para aqueles que trabalham em instalações de processamento de berílio. Assim, os técnicos de laboratório dentário presumivelmente estariam em maior risco de efeitos adversos da exposição ao pó e vapores de berílio. O uso de equipamentos de proteção individual (EPIs) é necessário quando surgem poeiras metálicas no laboratório dentário durante o manuseio.

QUESTÕES IMPORTANTES

Quais riscos estão associados ao manuseio de ligas de metais comuns? Quais profissionais da área odontológica são mais propensos a apresentar efeitos adversos às ligas de metais básicos?

Reações locais

A Figura 17.19 mostra as concentrações de uma série de íons metálicos que, em um teste de cultura de células, provocaram 50% de morte celular (TC_{50}). O gráfico mostra que vários íons metálicos diferem marcadamente em sua toxicidade intrínseca (específica da substância). Na situação *in vivo*, a quantidade de íons metálicos liberados com sua toxicidade intrínseca determinará o efeito biológico. Cobre ou zinco foram adicionados ao metal em metalocerâmica como um formador de óxido (ver Capítulo 10), que migra para a superfície e oxida durante a preparação do metal antes da queima da cerâmica. Esses óxidos na superfície liberam quantidades comparativamente grandes de cobre e zinco se não forem cobertos com cerâmica. A consequência seria gengivite ao lado de coroas em pacientes observados, como mostrado na Figura 17.11. Portanto, a camada de óxido nas ligas que não é coberta pela cerâmica deve ser removida.

O potencial tóxico de uma liga de alto teor de ouro, duas ligas de baixo teor de ouro, uma liga de alto teor de paládio, duas ligas de Pd-Ag, uma liga de Ni-Cr, duas ligas de Co-Cr e uma liga de ouro 22 k foi testada por implantação subcutânea em ratos. As respostas mais fortes foram da liga Ni-Cr, e a resposta mais fraca foi da liga de ouro 22 k. A liga com alto teor de ouro e a liga com alto teor de paládio apresentaram reações semelhantes às da liga de ouro 22 k. No entanto, a liga de baixo teor de ouro e as ligas de Pd-Ag ficaram entre a liga de metal base e as ligas de alto teor de ouro. Esse estudo e muitos outros mostraram que os íons metálicos liberados são responsáveis por grande parte do comportamento de interação das ligas dentárias. No entanto, nenhuma previsão geral sobre o comportamento à corrosão e a biocompatibilidade com base apenas na composição da liga é possível. No entanto, ligas severamente citotóxicas geralmente contêm mais níquel do que as de produtos biocompatíveis.

Reações alérgicas

Em um estudo de 2009, 206 pacientes foram submetidos a testes de contato com a série de linha de base europeia devido a uma suspeita de alergia de contato a ligas dentárias. Vinte e oito pacientes tiveram reações positivas. A maioria das reações positivas ocorreu para tiossulfato de ouro e sódio, cloreto de paládio

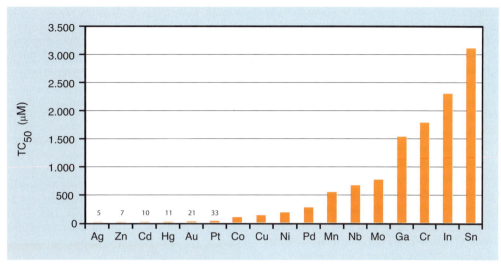

• **Figura 17.19** Citotoxicidade de diferentes cátions metálicos, expressa como a concentração que matará 50% das células em cultura (TC$_{50}$). Vários cátions metálicos provocam grande variedade de reações citotóxicas diferentes.

e sulfato de níquel, seguidos por amálgama, mercúrio amonizado e cloreto de cobalto, e depois ligas de amálgama e tetracloroplatinato de amônio. Apenas 14 pacientes apresentaram alergia de contato clinicamente relevante na mucosa oral (7 com líquen plano oral e 7 com estomatite). As conclusões do estudo foram que as alergias de contato às ligas dentárias são infrequentes.

Outro estudo revelou que as alergias a ligas em alguns pacientes se manifestaram não apenas por lesões de contato liquenoides e respostas de dermatite de contato, mas também por pustulose palmar e plantar, que pode ocorrer nas mãos, nos pés ou em todo o corpo. Testes de contato de 167 mulheres e 45 homens indicaram que 148 (69,8%) pacientes tiveram uma ou mais reações positivas em relação aos componentes da liga. Os alergênios mais comuns foram níquel, paládio, cromo, cobalto e estanho. Um estudo com 60 pessoas documentou que o níquel tem a maior frequência alergênica, seguido pelo cromo, cobalto, prata, cobre, paládio, platina e ouro. Um estudo sugeriu que os pacientes odontológicos podem até ser considerados um grupo de risco para alergias a metais.

> **QUESTÃO IMPORTANTE**
> Do que o clínico deve estar ciente ao usar ligas contendo níquel?

Alergia ao níquel

O níquel é um metal alergênico potente, com incidência de reações alérgicas entre 10 e 20%. As reações ao níquel são mais comuns entre as mulheres, presumivelmente devido à exposição crônica ao níquel por meio de joias, embora a incidência entre os homens esteja aumentando. Essas reações provavelmente são subnotificadas porque muitas vezes são sutis e podem assemelhar-se à inflamação periodontal (ver Figura 17.8 B) ou ao eritema resultante da pressão excessiva sobre a mucosa palatina por estruturas metálicas. Nem todos os indivíduos com alergia ao níquel reagirão ao níquel intraoral, e atualmente é impossível prever quais indivíduos reagirão. Como a frequência de alergia ao níquel é alta, é possível que os indivíduos fiquem sensibilizados ao níquel após a colocação de ligas contendo níquel na boca.

Os mecanismos da alta frequência de alergia ao níquel não são conhecidos, mas provavelmente existe um componente genético. Além disso, a tendência das ligas contendo níquel de liberar quantidades relativamente grandes de íons de níquel provavelmente contribui para sua alergenicidade. Essa liberação é particularmente alta em condições ácidas, especialmente para ligas de Ni-Cr com menos de 20% em peso de cromo.

Por outro lado, um estudo investigou 700 adolescentes finlandeses, 417 meninas e 283 meninos de 14 a 18 anos, dos quais 476 (68%) tinham histórico de tratamento ortodôntico com aparelhos metálicos. A maioria (91%) das meninas tinha orelhas furadas. O tratamento ortodôntico foi igualmente comum (67 a 70%) nos meninos e nas meninas. O estudo consistiu em teste de contato com cloreto de paládio e sulfato de níquel, e uma história do paciente obtida por um questionário e do prontuário do paciente. As meninas tiveram uma frequência muito maior de reações alérgicas ao sulfato de níquel. Os resultados sugerem que o tratamento ortodôntico não parece aumentar o risco de hipersensibilidade ao níquel. Em vez disso, os dados sugerem que o tratamento com aparelhos ortodônticos metálicos contendo níquel antes da sensibilização ao níquel (perfuração de orelha) pode ter reduzido a frequência de hipersensibilidade ao níquel. Isso foi confirmado por outros estudos. Os resultados do teste de emplastro de cloreto de paládio são discutidos na seção de reatividade cruzada de Ni-Pd.

Alergia ao paládio

Os metais do grupo da platina exibem uma potência alergênica considerável. As ligas à base de paládio têm sido associadas a estomatite e reações liquenoides orais localizadas, e a alergia ao paládio parece ocorrer principalmente em pacientes que também foram sensibilizados ao níquel. No entanto, Wataha e Hanks (1996) concluíram que as ligas contendo paládio geralmente não representam um risco aumentado para a saúde dos pacientes devido à taxa limitada de dissolução do paládio de certas ligas de paládio. No entanto, deve-se notar que o paládio em metais fundidos pode reagir de forma diferente em ligas monofásicas em comparação com ligas odontológicas multifásicas, que tendem a ser menos resistentes à corrosão. Os produtos de corrosão dessas ligas multifásicas podem afetar a alergenicidade e a citotoxicidade das ligas à base de paládio de forma diferente em comparação com as ligas monofásicas.

Reatividade cruzada Ni-Pd

Dos 700 adolescentes finlandeses discutidos anteriormente na seção sobre alergia ao níquel, 44 meninas foram positivas para cloreto de paládio, enquanto apenas 4 meninos tiveram reação ao cloreto de paládio. Dos 48 adolescentes que testaram positivo para cloreto de paládio, 45 também tiveram reação alérgica ao teste de contato com sulfato de níquel. Os resultados suportam o conceito de reatividade cruzada entre sulfato de níquel e cloreto de paládio. A correatividade de níquel e cobalto também foi relatada.

Em um estudo de 2018 de Mittermüller et al. envolvendo 500 pacientes (406 mulheres e 94 homens) com queixas relacionadas com materiais dentários, 70 pacientes (14%) apresentaram alergia comprovada com sintomas clínicos e teste de contato positivo para um componente de liga intraoral. Dos 500 pacientes, 234 (47%) tiveram reações positivas no teste de contato para pelo menos um dos possíveis alergênios testados, sendo o níquel (19,2%) e o paládio (12,6%) os alergênios mais frequentes entre esses pacientes. Reatividade cruzada ao Ni e Pd foi encontrada em 39 pacientes, enquanto reações positivas ao Ni sozinho foram observadas em 57 pacientes e ao Pd sozinho em 24 pacientes.

Titânio e ligas de titânio

Estudos revelaram que uma camada superficial de óxido de titânio (principalmente TiO_2 com pequeno teor de Ti_2O_3 e TiO) tem a capacidade de coexistir com tecidos e organismos vivos. Com base nesses estudos, pode-se concluir que o titânio é relativamente atóxico e não prejudicial. Recentemente, as reações alérgicas foram reivindicadas como uma das causas da peri-implantite. Evidências clínicas limitadas mostram que isso pode ser verdade para muito poucos casos. No entanto, ainda não foi estabelecido nenhum teste de contato padrão para titânio. Outro estudo liga nanopartículas de titânio à peri-implantite não alérgica e, de fato, uma quantidade comparativamente alta dessas partículas foi encontrada em torno de implantes de titânio. Nanopartículas de Ti são hipotetizadas como fagocitados por macrófagos que estão presentes nos tecidos peri-implantar como resultado da inflamação induzida por biofilme existente. Devido aos macrófagos não conseguirem metabolizar as partículas de Ti, eles secretam mediadores inflamatórios para atrair mais macrófagos, aumentando, assim, a inflamação. No entanto, as evidências científicas para esse cenário são limitadas.

Outros metais

O cobalto é outro metal que, como componente de ligas dentárias, provoca reações alérgicas em pacientes sensibilizados. Além disso, alergias a restaurações dentárias à base de ouro têm sido mais comumente relatadas. Na presença de restaurações de liga de ouro, a prevalência de sensibilidade ao ouro aumentou significativamente. Os testes de sensibilidade ao ouro de um grupo de pacientes assintomáticos mostraram que 24 de 71 (33,8%) pacientes com aparelhos dentários de ouro tiveram uma reação positiva ao ouro *versus* sete de 65 (10,8%) dos pacientes com aparelhos sem ouro.

Sintomas de reações alérgicas ao metal

Uma revisão de 139 casos publicados de reações alérgicas a restaurações metálicas dentárias mostrou que 99 pacientes sofriam de irritações locais na forma de gengivite e estomatite. Apenas 33 de 139 pacientes revelaram reações extraorais gerais ou remotas. Quando as restaurações foram removidas, 82,7% dos pacientes recuperaram-se das reações alérgicas. A análise desses dados demonstra que as reações alérgicas locais aos metais podem muitas vezes ser subdiagnosticadas como reações inflamatórias. Curiosamente, após a aplicação intraoral de ligas, foram observadas reações cutâneas periorais (alergia ao níquel) e extraorais (alergia ao cobalto). Em outros estudos, foram relatadas

reações liquenoides localizadas, edema e dor em tecidos moles orais e lábios. Em vários pacientes, os íons de ouro causaram uma gengivoestomatite de contato alérgica, com aparência semelhante ao líquen plano erosivo. Muitos desses pacientes tinham histórico de reações a joias de ouro.

Imunotoxicidade de metais

A indução de mediadores imunes por materiais metálicos tem sido investigada usando linhagens celulares de linfócitos. Expressões do mediador inflamatório interleucina-2 (IL-2) e do imunoefetor IgG por células T e B foram encontradas após incubação com três ligas de fundição à base de cobre. A produção desses mediadores imunes foi alterada por cátions liberados. As células semelhantes a osteoblastos estimuladas por LPS aumentaram a formação de interleucina-1-alfa (IL-1α) e TNF-α após as células serem incubadas com cobalto, cromo e titânio. Esse estudo mostrou que os íons metálicos interromperam a liberação de citocinas, a função dos osteoblastos e a síntese de colágeno tipo I.

As citocinas podem ser liberadas de células mononucleares do sangue periférico estimuladas e não estimuladas após incubação com íons cromo. Além disso, os cátions de cromo podem reduzir a viabilidade celular, a síntese de DNA, a secreção de IL-6 e a expressão do receptor solúvel de IL-2. Esses resultados sugerem que o cromo pode suprimir o sistema imunológico.

Vários íons metálicos (Ag, Au, Cu, Hg, Ni, Pd, Pt e Zn) induziram a secreção de proteínas dos macrófagos. As concentrações subtóxicas de uma solução de níquel também induziram um aumento da secreção de IL-1α e TNF-α de monócitos/macrófagos THP-1 não estimulados e estimulados por LPS. Há evidências de que componentes metálicos derivados de próteses dentárias fundidas podem modular a expressão de diversos fatores imunológicos. Um aumento da expressão de citocinas após a estimulação de LPS por vários tipos de células indica que toxinas bacterianas e cátions liberados pela corrosão podem coletivamente causar efeitos inflamatórios relacionados com mucosite oral, gengivite, periodontite e reabsorção óssea alveolar.

Cerâmica dentária

Os óxidos e compostos relacionados com cerâmicas odontológicas apresentam baixa dissolução em líquidos e bebidas orais normais. No entanto, ambientes altamente ácidos ou básicos podem aumentar as taxas de liberação de certos íons metálicos e de silício. Por exemplo, o fluoreto de fosfato acidulado (FFA) é conhecido por corroer as superfícies de porcelanas de revestimento e cerâmicas de esmalte e coloração. Isso sugere que o FFA não deve ser usado em pacientes com restaurações cerâmicas ou metalocerâmicas.

Reações adversas

Vários pesquisadores demonstraram que, ao contrário de outros materiais dentários, a maioria das cerâmicas odontológicas não induz um efeito adverso ao entrar em contato com a mucosa oral. Outros mostraram que cerâmicas vitrificadas, que foram usadas em testes de implantes, causaram reações inflamatórias muito leves. Essas cerâmicas vitrificadas eram menos irritantes do que resina composta ou ouro. É possível que pequenas irritações observadas podem ser atribuídas à irritação mecânica (p. ex., de superfícies ásperas). As cerâmicas odontológicas têm sido utilizadas com sucesso em pacientes com reação liquenoide para substituir o material de contato original. Geralmente, as cerâmicas odontológicas polidas ou vitrificadas acumulam significativamente menos biofilmes em suas superfícies do que a maioria dos outros materiais restauradores.

Radioatividade da cerâmica dentária

A radioatividade natural foi detectada em certas cerâmicas odontológicas. Nenhum efeito adverso causado pela exposição à radiação das cerâmicas odontológicas foi documentado na literatura. Um estudo relatou que as taxas de dose beta de radionuclídeos naturais em porcelanas feldspáticas e vitrocerâmicas foram cerca de 10 vezes maiores do que as do fundo, enquanto resinas compostas, cerâmicas à base de alumina e dentes naturais exibiram desprezíveis taxas de dosagem beta. As atividades de concentração determinadas por espectrometria gama variaram de 2,01 a 2,9 Bq/g (becquerel por grama) ^{40}K. No entanto, essas atividades estão abaixo do limite de 10 Bq/g para ^{40}K. As atividades específicas de urânio e tório foram significativamente mais baixas do que os níveis relatados em períodos anteriores, quando a adição de urânio aos materiais de porcelana dentária foi usada para aumentar a fluorescência. Esses resultados confirmaram que os pacientes com cerâmica de revestimento e certas cerâmicas de vidro são submetidos a níveis de dose mais altos (embora dentro dos limites de segurança) em comparação com a população em geral.

Ácido hidrosulfúrico

O condicionamento da fase vítrea de cerâmicas odontológicas com 5 a 9% de ácido hidrofluorídrico (HF) tamponado promove a adesão de resinas compostas às cerâmicas condicionadas. O HF formulado para uso odontológico é significativamente mais perigoso do que outros ácidos usados em laboratórios dentários e na boca. Técnicos e dentistas devem estar bem informados sobre os riscos e os métodos para lidar com exposições acidentais de HF.

Vários produtos químicos contendo flúor usados em odontologia – como fluoreto de amônio, bifluoreto de amônio e fluoreto de sódio – podem reagir com ácido ou água para produzir HF. Deve-se revisar as fichas de dados de segurança de todos os compostos de fluoreto para conhecer as precauções de segurança que são recomendadas para reduzir o risco de exposição ao HF.

Exposição da pele, mucosa e olhos

O HF concentrado ($\geq$ 50%) é extremamente corrosivo e destrói a pele ou tecidos moles em contato e causa envenenamento sistêmico por flúor. A exposição dos olhos ao HF pode resultar em cegueira ou danos permanentes nos olhos. Uma preocupação significativa em relação ao uso e possível exposição do tecido a baixas concentrações de HF para aplicações odontológicas é que a dor ou a sensação de queimação podem não ser experimentadas até várias horas após a exposição. Devido ao efeito retardado da HF de produzir danos teciduais graves, possivelmente sem dor, todos os tecidos que foram expostos à HF devem receber atendimento imediato de primeiros socorros, avaliação médica e avaliações de acompanhamento, mesmo que a lesão pareça insignificante e nenhuma dor é sentida.

Inalação de fumaça de HF e ventilação

A inalação de fumaça de HF pode danificar os pulmões. Os efeitos retardados podem não ser aparentes por horas após a exposição inicial. A U.S. Occupational Safety and Health Administration (OSHA) estabeleceu um limite para exposição de indivíduos a concentrações no ar para uma média de 3 ppm de HF em 1 dia de trabalho de 8 horas. Para minimizar a inalação de fumaça de HF, géis e líquidos devem ser usados com ventilação adequada (p. ex., coifa).

Tratamento de emergência

Quando os olhos forem expostos ao HF, eles devem ser imediatamente irrigados em uma estação de lavagem dos olhos por pelo menos 15 minutos com grandes volumes de água, enquanto as pálpebras são mantidas afastadas e distantes dos globos oculares. Em todos os casos em que os olhos foram expostos a ácidos, deve-se procurar atendimento médico imediato.

Se pequenas áreas da mão ou do antebraço estiverem contaminadas, essas áreas devem ser lavadas imediata e cuidadosamente. Se o gel de gliconato de cálcio estiver prontamente disponível, o enxágue deve ser limitado a 5 minutos para que a aplicação do gel possa ser iniciada rapidamente para limitar a migração de íons de flúor. O gel de gliconato de cálcio deve ser reaplicado nas áreas afetadas a cada 15 minutos. Se o gel de gliconato de cálcio não estiver disponível, as áreas afetadas devem ser enxaguadas por pelo menos 15 minutos. As roupas contaminadas devem ser removidas e colocadas em um saco plástico. Atenção médica imediata deve ser procurada em todos os casos de exposição da pele à HF.

O gel de gliconato de cálcio está disponível como produto comercial e é um antídoto tópico para resíduos de HF na pele exposta. O gel combina-se com HF para formar fluoreto de cálcio insolúvel, evitando, assim, a extração de cálcio dos tecidos e ossos. O gliconato de cálcio tem uma vida útil limitada e deve ser refrigerado e substituído por um novo suprimento após o vencimento. Luvas descartáveis devem ser usadas para aplicar gel de gliconato de cálcio na pele.

Cimentos de ionômero de vidro

Composição e liberação de substâncias

Cimentos de polialcenoato (CIVs) são cimentos à base de ácido, que são misturados a partir de um pó de vidro finamente moído (contendo fluorofosfoaluminossilicato de cálcio e sódio) e um líquido de ácido poliacrílico (ver Capítulo 7). Os cimentos de ionômero de vidro modificados por resina (CIVMs) são um grupo heterogêneo de materiais que também contêm monômeros polimerizáveis solúveis em água, como HEMA e metacrilato modificado com ácido poliacrílico e catalisadores especiais. CIVMs polimerizam por ativação de luz. Os ionômeros de vidro liberam flúor principalmente após a formação de uma explosão inicial, diminuindo assintoticamente ao longo do tempo. Além disso, o alumínio é liberado e a prata é liberada de produtos contendo prata. CIVMs liberam quantidades substanciais de monômeros e catalisadores.

Reações adversas de cimentos de ionômero de vidro convencionais

Nenhum dado foi publicado indicando qualquer reação tóxica sistêmica após o uso de CIVs convencionais na prática odontológica. Esses materiais são não genotóxicos e não mutagênicos.

O Council on Dental Materials, Instruments and Equipment da ADA relatou, em 1984, sobre dor intensa após o uso de CIVs como agentes cimentantes, o que tornou necessária a remoção de restaurações cimentadas com CIV. As possíveis causas incluem manuseio incorreto, como secagem excessiva do dente preparado antes da cimentação, pressão excessiva durante a cimentação ou uma espessura insuficiente de dentina remanescente. Desde a implementação do protocolo revisto, não foram publicados novos relatórios.

Os CIVs convencionais não fixados são citotóxicos, enquanto os espécimes fixados não são ou são apenas ligeiramente citotóxicos. Isso é paralelo às observações de que esses materiais não causaram nenhum dano pulpar em cavidades médias ou mesmo profundas em dentes humanos e em animais experimentais quando usados como materiais restauradores. As reações pulpares só estavam presentes quando as bactérias entraram no assoalho da cavidade sob a restauração. No entanto, se colocados diretamente na polpa exposta, os CIVs convencionais provocaram inflamação pulpar grave. Isso provavelmente foi atribuído ao fato de que os CIVs convencionais não se fixam completamente em contato com uma superfície molhada. Portanto, esses materiais não devem ser usados para capeamento pulpar direto. Os CIVs convencionais não causam nenhuma reação gengival ou mucosa e não provocam alergias.

Reações adversas a CIVMs

Como resultado dos componentes da resina (monômeros hidrofílicos), alguns CIVMs foram relatados como genotóxicos *in vitro*, embora não haja relatos sobre a formação de tumores causados por CIVMs. Alguns produtos são severamente citotóxicos, mesmo após o endurecimento. Em cavidades médias de dentes humanos e em animais experimentais, não foi observada reação pulpar. Em cavidades profundas, os dados são inconsistentes e dependem do produto individual. Em um estudo em dentes humanos, um CIVM mostrou danos pulpares após a aplicação de um CIVM. Portanto, em cavidades profundas, um revestimento protetor (p. ex., cimento de silicato de cálcio) deve ser aplicado e CIVMs não devem ser usados para capeamento pulpar direto. Recentemente, outro produto CIVM foi testado em dentes humanos, que não causou sensibilidade pós-operatória ou dano pulpar persistente quando aplicado como forro em cavidades muito profundas. Essa heterogeneidade na biocompatibilidade dos diferentes produtos CIVM enfatiza a necessidade de o clínico estar familiarizado com a literatura científica atualizada. Por fim, devido à liberação de monômeros hidrofílicos como HEMA ou TEGDMA, os CIVMs podem provocar reações alérgicas em pessoas sensibilizadas.

Borracha natural de látex

De particular interesse na odontologia é o uso de luvas de látex e diques de borracha de látex, que expõem tanto os pacientes quanto o pessoal odontológico a esse alergênio potencial.

Composição e liberação de substâncias

Os produtos de látex natural são feitos de uma seiva branca leitosa colhida de uma seringueira cultivada em regiões tropicais. A amônia, que é adicionada à seiva como conservante, hidrolisa e degrada as proteínas da seiva para produzir alergênios. A adição de enxofre no látex líquido e o aquecimento transformam o látex em um composto elástico por um processo chamado *vulcanização*. O processo de fabricação lixivia os alergênios embebendo os produtos de borracha em água quente. A água de lixiviação é trocada repetidamente para diminuir a concentração dos alergênios, mas a lixiviação traz outros alergênios para a superfície e, infelizmente, coloca as maiores concentrações perto da pele do usuário. O amido de milho em pó usado nas luvas de látex também pode ser a causa da alergia à luva, embora o alergênio no pó da luva seja geralmente o látex liberado da luva para o pó. Assim, a alergenicidade de um determinado lote de látex dependerá sobre como o látex foi coletado, preservado e processado.

Reações alérgicas

Os sintomas clínicos associados ao látex são dermatite de contato e urticária local, mas também urticária geral, rinoconjuntivite, asma, edema de Quincke e, em casos graves, anafilaxia. As reações do tipo I e do tipo IV foram relatadas por contato com látex. Após uma revisão de 2016, incluindo dados da literatura, a FDA sugeriu que a prevalência média de alergia ao látex em todo o mundo permanece em 9,7% entre os profissionais de saúde, 7,2% para pacientes suscetíveis e 4,3% para a população em geral. O látex de borracha natural é a causa mais conhecida de urticária de contato para profissionais de odontologia. Os pacientes odontológicos também são um grupo de risco especial porque o contato da mucosa em indivíduos sensibilizados geralmente produz uma reação mais forte do que o contato com a pele. Estudantes de odontologia mostraram uma incidência crescente de alergias tipo I a luvas de látex durante o curso.

Medidas de precaução

Um histórico médico completo solicitando especificamente uma possível alergia ao látex é obrigatório para qualquer novo paciente no consultório e deve ser documentado durante todo o tratamento e acompanhamento. Em casos de alergia ao látex, devem ser usados produtos de borracha sem látex e luvas de nitrilo. A equipe odontológica deve tentar evitar uma sensibilização contra o látex usando produtos de látex sem pó e de baixo teor alergênico ou usando produtos sem látex, como luvas de nitrilo. Se um indivíduo estiver sensibilizado, deve-se evitar qualquer contato com produtos de látex. Mais uma vez, as luvas de nitrilo podem ser uma alternativa às luvas de látex.

Relatórios de pacientes e reclamações de efeitos adversos

Conforme mencionado na discussão sobre vigilância pós-mercado, médicos, dentistas, farmacêuticos, enfermeiros, outros profissionais de saúde e qualquer outro membro do público podem relatar suspeitas de efeitos adversos de medicamentos ou dispositivos no *site* da FDA MedWatch. Os dispositivos também incluem restaurações e implantes. O número de casos relacionados com a odontologia é bastante baixo; muitas vezes, é um desafio encontrar a causa das queixas e isolar o material dentário responsável.

Um sistema nacional de notificação, o Dental Biomaterials Adverse Reaction Unit (DBARU), foi estabelecido na Universidade de Bergen, na Noruega, para monitorar reações adversas a materiais dentários em 1993. Sistemas semelhantes também foram estabelecidos na Suécia em 1996, que foram extintos em 2002, e no Reino Unido, em 1999. Alguns achados da literatura atual são apresentados a seguir.

Foi publicado um estudo com 500 pacientes alegando que suas queixas foram causadas por materiais dentários. As queixas subjetivas relatadas por 490 pacientes incluíram principalmente ardência na boca (44%), dor de dente/mandíbula (22%) e boca seca (20%). Os principais sintomas intraorais objetivos foram anomalias da língua (14%), gengivite adjacente às restaurações (12%), vermelhidão do palato ou do rebordo edêntulo (7%), líquen plano oral (6%), descolorações acinzentadas (5%), lesões de contato liquenoide (3%) e leucoplasia (2%). Apenas 46% dos pacientes apresentaram sintomas objetivos. Testes de contato confirmaram as queixas ou sintomas em 14% dos pacientes, sendo os metais os alergênios mais frequentes.

Pacientes com queixas não bucais, como fraqueza, cefaleia ou problemas intestinais, que também foram relatados em outros estudos, são um desafio para o clínico, pois esses sintomas são inespecíficos e existem muitas causas potenciais para esses sintomas. Para os sintomas de ardor na boca ou irritação do paladar, deve-se considerar que estão entre os efeitos colaterais mais comuns dos medicamentos. A boca seca também pode ser um sintoma da síndrome de Sjögren de um paciente. Portanto, é necessária uma abordagem interdisciplinar para o diagnóstico e tratamento desses pacientes.

As distribuições por idade e sexo dos estudos discutidos mostram que houve predomínio de pacientes idosos e do sexo feminino. Uma razão para essa distribuição etária específica pode ser o fato de os pacientes estarem expostos a um grande número de materiais odontológicos. Pode-se supor que a alta proporção de mulheres nas faixas etárias de meia-idade e idosos pode ser causada por alterações endócrinas. No entanto, revisões de literatura mostram que o papel dos hormônios em afetar a saúde bucal (p. ex., ardor na boca) e a terapia de reposição hormonal ainda não está confirmado. Também especulou-se que as mulheres são mais propensas a relatar reações adversas do que os homens.

> ### QUESTÃO IMPORTANTE
> Quais informações são necessárias para julgar a segurança de produtos metálicos, compostos de resina e produtos cerâmicos?

Diretrizes clínicas para a seleção de materiais biocompatíveis

Os médicos precisam avaliar as alegações de segurança biológica de novos materiais feitos pelos fabricantes. Com o conhecimento das questões de biocompatibilidade, os médicos podem fazer julgamentos racionais sobre a segurança biológica. Várias etapas críticas descritas aqui garantirão uma decisão informada.

Definir o uso pretendido e as indicações para materiais restauradores

Conforme discutido anteriormente, o uso pretendido de um material desempenha um papel crucial na sua biocompatibilidade. Os médicos devem perguntar quando o material é proposto para uma nova indicação e se o material foi testado no uso proposto. Se o material for usado de uma maneira nova ou em um novo ambiente, recomenda-se mais cautela. Para minimizar o risco de processos decorrentes de eventos adversos inesperados, o técnico de laboratório e o dentista devem seguir as instruções de uso e utilizar o material conforme indicado pelos fabricantes. Para outras aplicações, como o uso *off-label*, o profissional é totalmente responsável por quaisquer efeitos adversos que possam ocorrer. Além disso, muitos materiais odontológicos são fornecidos pelo fabricante como um produto semifinal, e o dentista finaliza o produto por meio de outros processos, como a fotopolimerização de uma resina composta. O manuseio correto de acordo com as instruções de uso é essencial para uma biocompatibilidade aceitável.

Identifique os principais componentes do material

Os principais componentes dos materiais estão listados na ficha de dados de segurança, mas essa lista nem sempre está completa e as concentrações elementares não estão incluídas. Isso é especialmente relevante para potenciais alergênios, nos quais mesmo pequenas quantidades no material podem causar reações adversas. Estudos têm mostrado repetidamente que uma pequena mudança na composição ou no processamento de um material pode causar uma mudança significativa na sua biocompatibilidade. Em caso de dúvida, os médicos devem solicitar ao fabricante informações específicas. Eles também devem solicitar informações por escrito dos técnicos do laboratório, certificando

que os materiais utilizados são os prescritos pelo clínico e que todas as instruções de uso do fabricante foram seguidas. Geralmente, recomenda-se cautela na aplicação de dados biológicos anteriores e princípios de processamento a novas situações.

> ### QUESTÃO IMPORTANTE
> Um representante de vendas apresenta um novo material restaurador em seu consultório ou em um evento. O que você precisa saber dele sobre os testes de biocompatibilidade do material?

Avaliar a segurança e o desempenho dos materiais odontológicos

Testes *in vitro* ou em animais às vezes são difíceis de relacionar com aplicações clínicas. No entanto, há casos em que os médicos não têm dados suficientes de ensaios clínicos para tomar uma decisão informada; então, eles devem confiar em testes *in vitro* ou em animais. Os médicos não devem simplesmente aceitar declarações indefinidas, como "O material foi submetido a testes de biocompatibilidade e nenhum efeito adverso foi observado" (em tradução livre), mas devem perguntar sobre o tipo de teste usado. Se os resultados do ensaio clínico estiverem disponíveis, é importante questionar se as condições e a duração do teste são relevantes para a prática.

A qualidade e a relevância dos dados do teste de uso dependem da fidelidade da reprodução do uso clínico. Se os resultados de testes em animais ou *in vitro* forem os únicos disponíveis, os médicos devem questionar o *design* desses testes e os métodos empregados, certificando-se de que as condições de teste sejam tão relevantes quanto possível, incluindo vários tipos de testes realizados sob diferentes condições clinicamente relevantes. Uma comparação bem controlada com tipos similares de materiais existentes é sempre preferível a um teste isolado em um material. Os efeitos adversos potenciais ou alegados de materiais dentários, como os resumidos na Tabela 17.1, devem ser investigados periodicamente para garantir que os pacientes recebam informações precisas relacionadas com os benefícios e riscos dos tratamentos propostos.

> ### QUESTÃO IMPORTANTE
> Com base no efeito de substâncias eluídas de materiais dentários no sistema imunológico, quem é responsável por decidir quais materiais são biologicamente seguros para uso – o paciente, o dentista, o fabricante ou a FDA?

Riscos *versus* benefícios dos materiais odontológicos

O risco do uso da liga Ni-Cr para coroas e pontes é o potencial de liberação de cátions como resultado da corrosão, principalmente em valores de pH baixos. Esses íons podem ser distribuídos na cavidade oral e entrar no sistema circulatório sistêmico. O benefício de usar uma liga de Ni-Cr sobre uma liga de alta nobreza é o baixo custo e o maior módulo de elasticidade da liga de Ni-Cr. No caso da resina à base de *bis*-GMA, um dos potenciais efeitos adversos é a liberação de BPA. No entanto, a quantidade de BPA liberada é extremamente pequena, e o selamento de fóssulas e fissuras na superfície do esmalte é um meio altamente eficaz para prevenir lesões de cárie ou progressão da lesão nesses locais. Ambos os exemplos descrevem o processo de comparação dos riscos e benefícios de um material.

Tabela 17.1 — Tamanho de partículas abrasivas.*

Materiais restauradores	Efeitos adversos potenciais
Amálgama dentário	Dermatite de contato ou sensibilização/ reações alérgicas a elementos metálicos
	Lesões liquenoides localizadas
	Sensibilidade pós-operatória
	Sensibilidade térmica da polpa
	Sintomas de toxicidade por mercúrio, especialmente
	Neurotoxicidade
	Preocupações ambientais
Adesivos dentários/ resina composta	Dermatite de contato ou sensibilização/ reações alérgicas a metacrilatos
	Lesões liquenoides localizadas
	Efeitos estrogênicos do bisfenol A
	Sensibilidade pós-operatória das tensões polimerização e lacunas marginais
	Danos pulpares em cavidades profundas/ exposição pulpar
	Citotoxicidade ou efeitos genotóxicos
Ligas dentárias	Dermatite de contato ou sensibilização/ reações alérgicas a metais, especialmente níquel, cobalto e berílio
	Lesões liquenoides localizadas
	Sensibilidade térmica da polpa
	Efeitos sistêmicos de íons metálicos lixiviados
Cimentos de ionômero de vidro convencional	Dor pós-operatória (materiais de cimentação)
	Danos na polpa quando colocados na polpa exposta
Cimentos de ionômero de vidro modificados por resina	Dermatite de contato ou sensibilização/ reação alérgica a metacrilatos
	Lesão liquenoide localizada
	Sensibilidade pós-operatória da polimerização tensões e lacunas marginais
	Danos pulpares em cavidades profundas/ exposição pulpar
	Citotoxicidade ou efeitos genotóxicos
	Efeitos sistêmicos de outros monômeros livres ou substâncias lixiviantes
Cerâmica dentária	Efeitos respiratórios do pó de sílica, desgaste excessivo da estrutura do dente antagonista
	Radioatividade
	Toxicidade do ácido fluorídrico

Anamnese (relato da história médica do paciente)

Os dentistas não podem simplesmente seguir uma abordagem de "livro de receitas" para selecionar materiais restauradores para seus pacientes. Em vez disso, eles devem usar seu melhor julgamento clínico com base em evidências científicas e experiência pessoal com o material e, mais importante, declarações de pacientes, seus médicos e seus dentistas anteriores para garantir que todos os riscos possíveis sejam minimizados. Por exemplo, reações alérgicas locais e sistêmicas a muitas ligas têm sido observadas, sendo o níquel o elemento alergênico mais frequente. Questionar o paciente, pai ou cuidador sobre alergias existentes eliminaria rapidamente certas ligas de consideração. Além disso, doença renal grave com função de depuração renal prejudicada é uma contraindicação para o uso de amálgama. Informações fornecidas pelo paciente deve ser documentado e atualizado regularmente.

Planejamento de tratamento

Existe uma variabilidade considerável no processo de planejamento do tratamento. Os benefícios e riscos declarados aos pacientes por seus profissionais também podem variar significativamente de prática para prática. Obviamente, algumas das decisões serão baseadas na aceitação de maiores riscos para os benefícios previstos, enquanto outras serão baseadas em uma filosofia muito conservadora, que sugere que os riscos de efeitos adversos devem ser excepcionalmente baixos. Em alguns desses casos, quando existem riscos consideráveis, nenhum tratamento pode ser a melhor escolha. Por exemplo, se alguns pacientes afirmam que são alérgicos a vários tipos de alergênios potenciais, incluindo metais, cosméticos e alimentos, é indicado extremo cuidado para minimizar itens relacionados. No entanto, se o tratamento restaurador for essencial para restaurar a oclusão e a função, esses riscos podem ser aceitos, embora os procedimentos de consentimento informado ainda devam ser satisfeitos antes do início do tratamento. Uma vez que o médico toma uma decisão de tratamento, o paciente deve ser informado dos benefícios e riscos do tratamento proposto e de quaisquer tratamentos alternativos. Então, para que os requisitos médicos e legais sejam atendidos, o paciente deve dar seu consentimento para o tratamento proposto.

Comunicação de risco

Os pacientes podem perguntar ao dentista antes do tratamento se os materiais selecionados são seguros. Do ponto de vista do paciente, a segurança geralmente significa que nada de ruim acontecerá. No entanto, isso nem sempre é possível. Pode-se perguntar aos pacientes sobre seus *hobbies* ou esportes favoritos e, em seguida, perguntar sobre os riscos potenciais que essas atividades podem acarretar. Os pacientes podem logo perceber que sempre há uma chance de eventos adversos acontecerem.

O clínico pode referir-se ao fato de que a probabilidade de efeitos adversos dos materiais dentários é geralmente baixa (0,3%). Em contraste, a taxa de reações adversas a produtos cosméticos foi relatada como 12%. Isso significa que a probabilidade de uma reação adversa do contato com materiais dentários é cerca de 40 vezes menor do que com cosméticos, se as boas práticas geralmente aceitas para o tratamento do paciente forem seguidas. Por fim, o risco deve ser "individualizado", ou seja, o clínico deve explicar ao paciente a situação específica do caso do paciente, como alergias, tamanhos das cavidades ou a situação da dentição em geral. Essa experiência específica e exclusiva permite que o clínico coloque informações derivadas da internet em perspectiva clínica para pacientes individuais.

Agradecimento

As contribuições do Dr. Ken Anusavice e do Dr. John Wataha para as versões anteriores deste capítulo são muito apreciadas. Suas descrições conceituais e imagens foram desenvolvidas para as Figuras 17.5, 17.6, 17.7, 17.11 e 17.12. Dr. Yeong-Joon Park forneceu sugestões úteis e várias imagens. A contribuição de Michael E. Adjodha, Dental Devices Branch, Center for Devices and Radiological Health, U.S. Food and Drug Administration, também é muito apreciada. Dr. Donald Cohen forneceu imagens clínicas de lesões liquenoides. As sugestões artísticas de Dr. Inchan Ko e Sra. Jihae Ahn também são estimadas.

Leituras selecionadas

Bellinger DC, Trachtenberg F, Barregard L, et al: Neuropsychological and renal effects of dental amalgam in children: A randomized clinical trial, *JAMA* 295:1775–1783, 2006.

Bergenholtz G: Evidence for bacterial causation of adverse pulpal responses in resin-based dental restorations, *Crit Rev Oral Biol Med* 11:467–480, 2000.

De Souza Costa CA, Hebling J, Scheffel DLS, et al: Methods to evaluate and strategies to improve the biocompatibility of dental materials and operative techniques, *Dent Mater* 30:769–784, 2014.

DeRouen TA, Martin MD, Leroux BG, et al: Neurobehavioral effects of dental amalgam in children: A randomized clinical trial, *JAMA* 295:1784–1792, 2006.

Geurtsen W: Biocompatibility of dental casting alloys, *Crit Rev Oral Biol Med* 13:71–84, 2002.

Mittermüller P, Hiller KA, Schmalz G, et al: Five hundred patients reporting on adverse effects from dental materials: Frequencies, complaints, symptoms, allergies, *Dent Mater* 34:1756–1768, 2018.

Schmalz G, Arenholt-Bindslev D, editors: *Biocompatibility of Dental Material*. Berlin-Heidelberg, 2009, Springer.

Schmalz G, Galler KM: Biocompatibility of biomaterials–lessons learned and considerations for the design of novel materials, *Dent Mater* 33: 382–393, 2017.

Schweikl H, Spagnuolo G, Schmalz G: Genetic and cellular toxicology of dental resin monomers, *J Dent Res* 85:870–877, 2006.

Wataha JC: Predicting clinical biological responses to dental materials, *Dent Mater* 28:23–40, 2012.

18

Pesquisa *In Vitro* sobre Materiais Dentários

VISÃO GERAL DO CAPÍTULO

Papel da pesquisa *in vitro*

Relevância clínica dos testes *in vitro*

Padronização de métodos de teste *in vitro*

Limitações dos padrões para pesquisa *in vitro*

PALAVRAS-CHAVE

Acurácia. Tendência de um método de teste de fornecer um resultado próximo ao resultado correto ou a tendência de um modelo estatístico de fazer uma previsão próxima a uma observação posterior.

Análise de elemento finito. Método de análise de engenharia para prever o desenvolvimento de tensão e deformação em estruturas ou o fluxo de energia ou fluidos por meio dessas estruturas.

Desenho de experimentos. Estratégia de pesquisa que permite uma triagem e otimização eficientes dos fatores de desenho.

Especificação. Documento que descreve um ou mais métodos de teste obrigatórios e, em alguns casos, níveis mínimos aceitáveis de desempenho para um produto.

Pesquisa *in vitro*. Teste de materiais, drogas e dispositivos que é realizado em um laboratório de ciências básicas em vez de ser realizado em cobaias vivas.

Precisão. Tendência de um método de teste fornecer consistentemente o mesmo resultado.

Relevância clínica. Condução da pesquisa de modo a imitar de perto as condições presentes na clínica e no paciente.

Sensibilidade técnica. Tendência de alguns produtos apresentarem desempenho diferente quando manipulados por diferentes operadores.

Significado clínico. Diferença ou mudança no desempenho do produto que realmente afeta a qualidade de vida do paciente.

Significância estatística. Diferença ou mudança no desempenho do produto que provavelmente não é causada por erro de amostragem aleatória.

Teste acelerado de vida útil. Estratégia de pesquisa que permite prever o desempenho dos produtos em longo prazo com base em testes realizados rapidamente em laboratório.

Volume efetivo. Volume de uma amostra de teste hipotética com distribuição de tensão uniforme, como em tração pura, que teria a mesma probabilidade de fratura que uma amostra real de interesse com tensão não uniforme, como uma amostra testada em modo de flexão.

A **pesquisa *in vitro*** é o teste de materiais, drogas e dispositivos que é realizado em um laboratório de ciências básicas em vez de ser realizado em cobaias vivas. Isso pode significar medir a degradação dos materiais quando expostos em uma câmara de teste que simula a composição química e a temperatura do ambiente bucal, ou o teste pode incluir a medição da resposta mecânica em uma estrutura de carga ou a passagem de pulsos ultrassônicos através de corpos de prova. Em outros casos, a luz visível pode ser medida enquanto a luz é refletida e transmitida por uma amostra para determinar a tonalidade da cor e a translucidez do material. A reflexão da radiação infravermelha e os raios X também podem ser medidos para determinar a estrutura molecular e a estrutura cristalina dos materiais, respectivamente. Testes *in vitro* podem ser realizados usando materiais sintéticos para manter a amostra no lugar, ou a amostra pode ser mantida por tecidos de cadáveres. Testes virtuais podem ser realizados usando modelos de computador tridimensionais (3D) para prever o desempenho de próteses dentárias feitas de diferentes materiais. Esses são alguns exemplos dos muitos métodos de teste *in vitro* usados na pesquisa de materiais e dispositivos odontológicos. Alguns testes envolvem colocar materiais em uma cultura de células humanas ou bacterianas vivas e observar a resposta celular. A interpretação de um indicador vivo fornece uma variedade maior de fatores a serem considerados, de modo que os testes de cultura celular são discutidos separadamente no Capítulo 17.

Papel da pesquisa *in vitro*

Estudantes e profissionais que estão familiarizados com o tema da medicina baseada em evidências podem lembrar que a pesquisa *in vitro* é frequentemente colocada em um nível inferior na hierarquia

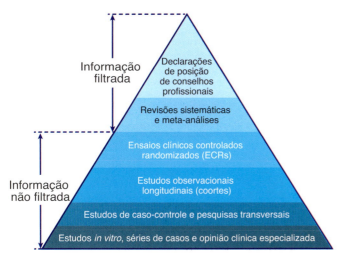

• **Figura 18.1** Hierarquia das provas. Os estudos *in vitro* estão localizados na camada inferior, indicando que há uma quantidade total maior de dados *in vitro* do que outros tipos de dados, mas também indicando que cada estudo *in vitro* deve ser ponderado na tomada de decisão clínica.

das evidências. A localização vertical de cada camada na pirâmide de evidências (Figura 18.1) indica o peso relativo que deve ser aplicado a esse tipo de pesquisa para decidir se um novo material dentário ou dispositivo tem um bom desempenho clínico. A largura de cada camada da pirâmide indica a quantidade relativa desse tipo de evidência disponível na literatura científica. Um aspecto importante da pesquisa *in vitro* é que há grande volume de evidências disponíveis. No entanto, cada pedaço de evidência *in vitro* deve ser ponderado com moderação para se decidir sobre novos produtos odontológicos, porque esses dados – embora destinados a prever o desempenho clínico – não são realmente reunidos em uma situação clínica e podem ter pouco poder preditivo individualmente. Apesar dessas desvantagens, a pesquisa *in vitro* ainda tem um impacto importante no início do processo de desenvolvimento de um produto odontológico. Os resultados *in vitro* podem reforçar a confiança na segurança de um produto (medida em termos de durabilidade química, durabilidade mecânica e ausência de toxicidade) e na eficácia de um produto (medida em termos de estética, **acurácia** dimensional, ou atividade antimicrobiana, por exemplo). Essa confiança é necessária antes da realização de estudos clínicos para evitar colocar em risco os humanos sujeitos ao teste e é necessária antes da realização de estudos em animais, para evitar desperdício na alocação desses estudos caros e demorados.

QUESTÃO IMPORTANTE
Como podemos ganhar confiança na segurança de um produto antes de realizar ensaios clínicos?

Projeto de experimentos

Existem muitas combinações de parâmetros de fabricação a ser testadas no desenvolvimento de um novo produto odontológico. Além das considerações de segurança discutidas anteriormente, o trabalho requer muitos corpos de prova a ser fabricados e testados. Isso significa que é importante que os testes *in vitro* sejam precisos, rápidos e baratos em relação aos testes clínicos. A Figura 18.2 mostra um fluxograma que ilustra como o fluxo de trabalho pode ser conduzido ao otimizar a formulação de um compósito dentário que inclui um novo comonômero. A otimização de um novo compósito dentário é um tópico que tem sido o foco de muitas pesquisas; portanto, para os pesquisadores que desenvolvem o fluxograma, adivinhar quais poucos parâmetros de projeto serão os mais importantes para controlar e variar é bastante fácil. Outros tipos de projetos contêm um número maior de variáveis. Por exemplo, os implantes dentários às vezes têm 25 recursos de *design* diferentes e pode não ser óbvio desde o início quais recursos de *design* têm o maior impacto no desempenho do implante. Mesmo que cada parâmetro de projeto fosse testado em apenas duas condições, então um estudo fatorial completo exigiria fabricar e testar 225 = 33.554.432 grupos de implantes! Nesses casos, os pesquisadores empregam métodos estatísticos poderosos com a ajuda de *software* de pesquisa (**design de experimentos** [DDE] e **teste acelerado de vida útil** [TAV]) ou usam *software* de simulação de engenharia (**análise de elemento finito** [AEF]) para conduzir pesquisa *in vitro* da forma mais eficiente possível.

DDE é uma estratégia de pesquisa que envolve três etapas: (1) triagem de fatores de *design* para determinar quais têm o maior efeito sobre o desempenho; (2) identificar a combinação de escolhas para os fatores importantes que correspondem ao desempenho máximo possível (a formulação ótima, ou seja, o melhor equilíbrio de propriedades entre aquelas que estão sendo investigadas); e (3) identificar a combinação de escolhas perto da formulação ótima que resulta na menor variabilidade no desempenho (a formulação menos sensível à técnica). O primeiro passo no DDE é geralmente realizado usando matrizes ortogonais. Matrizes ortogonais são listas de várias combinações de escolhas para os fatores de projeto. Cada combinação corresponde a uma formulação ou grupo de teste diferente, e a lista é construída para ser a mais curta possível, fazendo a suposição simplificadora de que a importância de cada fator de projeto é independente das escolhas para os outros fatores (sem efeitos interativos). Matrizes ortogonais podem ser bastante eficientes. Por exemplo, apenas oito grupos de teste são necessários para rastrear sete fatores quando os fatores têm duas configurações cada. A segunda etapa do DDE envolve o uso de métodos de superfície de resposta ou projeto sequencial de energia mínima para explorar com eficiência várias opções ou níveis possíveis para cada fator restante. Após a exploração do espaço de *design*, é identificado o *design* correspondente ao desempenho máximo (força, satisfação do paciente, prazo de validade etc.) ou ao custo mínimo. As formulações de compromisso também podem ser identificadas para satisfazer vários critérios de desempenho simultaneamente. A terceira etapa do DDE usa o *design* robusto de Taguchi. Isso é semelhante ao segundo passo, exceto que a variabilidade mínima é tratada como um objetivo de desempenho e uma formulação de compromisso pode ser identificada entre minimizar a variabilidade e maximizar outras medidas de desempenho. Minimizar a variabilidade é importante para os produtos odontológicos porque os dentistas ou técnicos de laboratório dentário que utilizarão os produtos têm diferentes níveis de experiência e têm diferentes hábitos pessoais de preparação de dentes e manipulação de materiais. Um sistema de material insensível à técnica funciona de forma semelhante, independentemente do nível de experiência do operador. No caso de um material restaurador dentário, por exemplo, é desejável que o produto tenha **sensibilidade técnica** diminuída, além de permitir a formação de restaurações com vida média longa.

QUESTÃO IMPORTANTE
Por que é importante que os testes *in vitro* sejam precisos, rápidos e baratos em comparação com os testes clínicos?

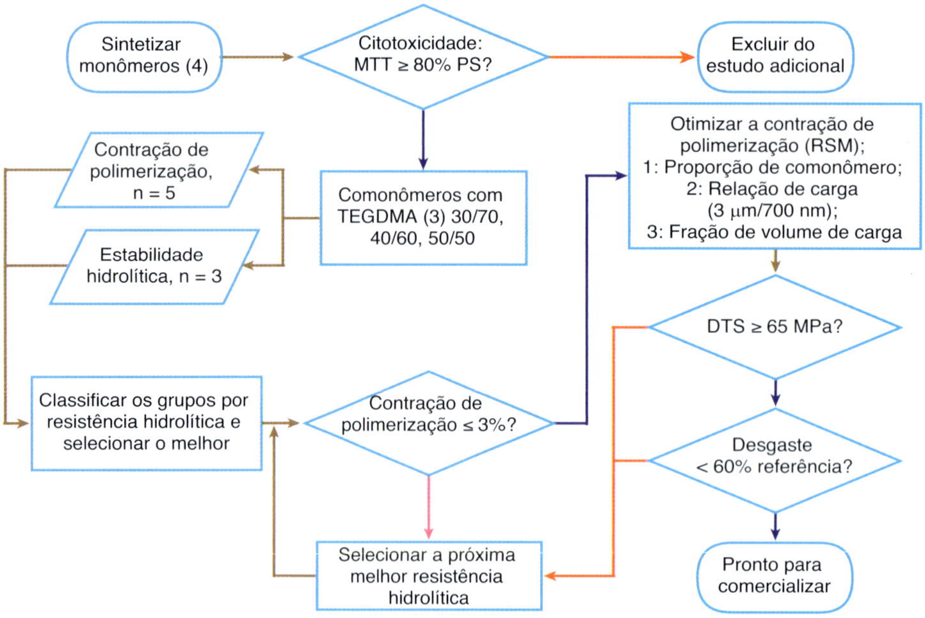

• **Figura 18.2** Exemplo de fluxograma para otimizar a formulação de um compósito dentário feito com novos comonômeros. As *setas laranja* indicam o próximo bloco após a rejeição e as *setas azuis* indicam o próximo bloco após a aceitação. As *setas marrons* indicam o próximo bloco após a conclusão. Apenas os polímeros puros, que demonstram falta de toxicidade de acordo com o ensaio MTT (em comparação com o poliestireno de cultura de tecidos), passam na triagem inicial. Cada monômero que passa é desenvolvido em uma série de copolímeros com dimetacrilato de trietilenoglicol (TEGDMA). Somente a formulação de copolímero com a melhor resistência hidrolítica e com contração de polimerização adequadamente baixa passa na segunda peneira e segue para a otimização das partículas de carga. O produto final deve apresentar resistência à tração diametral adequada e resistência ao desgaste. (Cortesia do Dr. Amol Janorkar.)

Teste acelerado de vida útil

O TAV é usado para prever o desempenho de materiais dentários por um longo período na boca do paciente, com base em testes realizados rapidamente no laboratório de pesquisa. Isso é feito testando-se amostras de material em vários níveis de estresse (todos eles maiores que o nível de estresse do caso clínico). Um modelo estatístico é ajustado aos dados para prever o tempo de vida que provavelmente seria observado em níveis de estresse clínico (Figura 18.3). Em TAV, o termo estresse é usado no sentido geral da resposta de materiais a um estímulo externo e não implica necessariamente em unidades de estresse mecânico (como MPa). No entanto, a carga mecânica é o tipo mais comum de estressor usado no TAV, mas outros desafios (ou seja, temperatura, umidade etc.) também podem ser aplicados isolada ou simultaneamente.

O TAV pode ser conduzido como teste acelerado de vida útil por estresse constante (TAVEC) ou como teste acelerado de vida por estresse por etapas (TAVEE). No TAVEC, cada amostra encontra apenas um nível de estresse desde o início do teste até o momento em que a falha é registrada, como uma amplitude de estresse no caso de uma simulação de mastigação. No TAVEE, uma amostra de teste começa em uma tensão baixa especificada. Se a unidade de teste não falhar em um tempo especificado, a tensão na unidade é aumentada e mantida por um tempo especificado, novamente. O estresse é aumentado repetidamente até que a unidade de teste falhe ou o tempo de censura seja atingido. Isso leva a testes mais rápidos. No entanto, os pesquisadores podem ter menos confiança nos tempos de vida clínicos previstos a partir de dados TAVEE do que aqueles previstos a partir de dados TAVEC.

É importante lembrar que ambos os tipos de previsões são extrapolações e incluem uma grande quantidade de incerteza em relação aos dados clínicos. Existe também a possibilidade

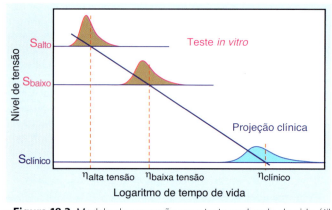

• **Figura 18.3** Modelo de regressão para teste acelerado de vida útil (TAV). As amostras são testadas *in vitro* em vários níveis de estresse, todos mais graves do que os estresses encontrados no caso clínico. Uma distribuição de Weibull é adequada aos dados de vida. Para cada nível de estresse *in vitro*, o tempo de vida característico (η) pelo qual ocorreram 63,2% das falhas *in vitro* pode ser usado em uma extrapolação para prever o tempo de vida característico que o produto dentário teria se usado em casos clínicos.

de que os níveis de estressores, como temperatura ou taxa de mastigação, sejam tão elevados durante o TAV que processos de degradação que nunca ocorreriam na cavidade oral possam ser ativados além dos processos que estão sendo acelerados. Nesse caso, são feitas previsões de vida útil imprecisas. O TAV pode ser usado em conjunto com o DDE selecionando as previsões de vida clínica como uma medida de desempenho a ser maximizada. Além de prever a vida útil do material na cavidade oral, o TAV também pode ser usado para prever a vida útil de materiais dentários auxiliares, como materiais de moldagem de alginato.

Modelagem virtual

A AEF é um método de análise de engenharia para prever o desenvolvimento de tensões e deformações mecânicas ou prever o fluxo de energia (calor, eletricidade, campos magnéticos etc.) ou o fluxo de fluidos por meio de estruturas. As aplicações atuais da AEF são auxiliadas por modelos 3D e *software* de computador especializado. Um modelo sólido pode ser fabricado usando *software* de desenho assistido por computador (CAD), ou o modelo pode ser importado de um *scanner* clínico (microtomografia computadorizada [*micro-CT*]; Figura 18.4 A). Isso permite a modelagem de peças usinadas com precisão, como componentes de implantes dentários, e a modelagem de peças com geometria personalizada, como próteses dentárias fixas e ossos e outros tecidos (ver Capítulo 15).

O modelo sólido é dividido em milhares ou milhões de elementos de volume minúsculos (Figura 18.4 A), e a cada elemento são atribuídas propriedades de acordo com o material que constitui aquela porção do modelo. Usar um número maior e menor tamanho de elementos resulta em previsões mais precisas, mas também requer mais tempo de computação e/ou poder. Um importante teste de acurácia, que muitas vezes é negligenciado, envolve a resolução de um problema AEF várias vezes, com um número crescente de elementos em cada iteração. Os resultados devem convergir para um valor limite. Se esse teste de convergência não estiver presente com os resultados relatados, as previsões da AEF podem não ser precisas. O nível absoluto de tensão previsto não pode ser confiável neste caso, mas o padrão da distribuição de tensão ainda fornece informações úteis sobre os locais de maior e menor concentração de tensão em uma prótese dentária (Figura 18.4 B).

Os resultados mais comuns a serem previstos usando AEF são as tensões e deformações resultantes do carregamento mecânico. Esse tipo de análise requer a entrada de propriedades do material do módulo de Young e da razão de Poisson (ver Capítulo 4). A acurácia das propriedades do material depende do método usado para medi-las, e se propriedades imprecisas do material forem inseridas no modelo ou se forem feitas suposições inválidas em relação à anisotropia (dependência da direção) dessas propriedades, os resultados da AEF serão inválidos. Os resultados de tensão e deformação podem ser exportados para um *software* de pós-processamento adicional, que combina esses resultados com dados de teste de fadiga do material para prever a probabilidade de falha por um tempo decorrido especificado para cada elemento no modelo de elemento finito e para prever a probabilidade de falha para uma prótese dentária ou implante como um todo. A AEF pode ser usada em conjunto com o DDE selecionando a probabilidade de falha como uma medida de desempenho a ser minimizada.

> **QUESTÃO IMPORTANTE**
> Que fatores levam à falta de previsão precisa em TAV?

Relevância clínica dos testes *in vitro*

Para algumas classes de materiais odontológicos, existem testes *in vitro* que podem prever o desempenho de determinada formulação ou a classificação comparativa para diferentes formulações, mas o desempenho pode ser difícil de prever para outras aplicações ou classes de materiais. Por exemplo, David Mahler mostrou que a fratura marginal ou "fossa" em restaurações de amálgama dentário pode ser prevista por testes de resistência à fluência. Sua descoberta foi que os amálgamas mais resistentes ao fosso não tinham uma fase $\gamma 2$ na microestrutura, e que a formação da fase $\gamma 2$ poderia ser evitada aumentando o teor de cobre da liga de amálgama. Os amálgamas de alto teor de cobre resultantes produziram obturações dentárias com longevidade muito melhorada. Por outro lado, Jack Ferracane compilou dados de propriedades do material de uma variedade de testes *in vitro* e concluiu que a falha clínica de restaurações de resina composta é um processo complexo e multifatorial, que não pode ser previsto a partir de um teste *in vitro* ou de uma combinação de testes. No entanto, nos estágios iniciais de desenvolvimento e triagem de novos materiais dentários, os testes *in vitro* continuam sendo as únicas

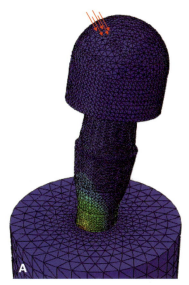 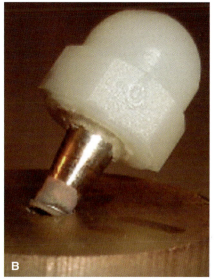

• **Figura 18.4** Teste de fadiga do sistema de implante dentário. **A.** Modelo de elementos finitos para predizer a distribuição de tensões em um implante dentário. O mapa de calor (conhecido pelos pesquisadores como *gráfico de contorno de estresse*) mostra a magnitude do estresse em cada local do implante, no qual cores mais quentes correspondem a altos níveis de tensão, e cores mais frias correspondem a compressão ou baixos níveis de tensão. **B.** A amostra física do implante fraturou *in vitro* durante o teste acelerado de vida útil. A fratura originou-se no local que foi previsto pelo modelo de elementos finitos para ter a maior tensão. (Cortesia do Dr. Yuanyuan Duan.)

ferramentas que temos e, portanto, as melhores ferramentas que podemos usar para supor quais formulações de materiais apresentarão desempenho superior.

Precisão *versus* relevância clínica

Muitas vezes, existem vários testes *in vitro* concorrentes que podem ser usados para medir uma única propriedade do material. Por exemplo, a resistência de união da dentina pode ser medida por um teste de resistência de união de microtração, um teste de cisalhamento de botão ou um teste de remoção de coroa (Figura 18.5). Existem ainda muitas variações na geometria do corpo de prova ou no método de aplicação de carga para escolher ao realizar cada um desses três métodos de teste. Nesses casos, geralmente não há um único método de teste que tenha desempenho superior em testar todos os tipos de hipóteses relacionadas com determinada propriedade do material. Em vez disso, os vários métodos de teste são geralmente distribuídos em um espectro que tem um alto nível de **relevância clínica** em uma extremidade e um alto nível de **precisão** na outra.

No caso da avaliação da resistência de união da dentina, a remoção de uma coroa dentária real de um dente real (que foi previamente extraído com permissão do paciente) pode ter mais relevância clínica do que os outros dois métodos de teste. Obviamente, a área colada e a configuração do corpo de prova de remoção de coroa são as mesmas do caso clínico, o que significa que o operador terá a oportunidade durante o preparo do corpo de prova de criar um número e uma distribuição de tamanho semelhantes de falhas que estão presentes em uma cimentação clínica. Além disso, os ângulos das linhas são semelhantes aos do caso clínico, o que significa que haverá um perfil de concentração de tensões semelhante. Os espécimes preparados também devem ter uma espessura semelhante da camada de cimento, tamanho da fenda marginal e oportunidade de degradação hidrolítica quando armazenados em um ambiente simulado. O fator C (razão entre a área de superfície colada e não colada) também é semelhante ao do caso clínico, que fornece a mesma oportunidade para o estresse induzido pela polimerização se desenvolver na margem (ver Capítulo 5). No entanto, testar uma coroa dentária real também leva à variabilidade de uma amostra para outra, porque os dentes são únicos em sua forma geral, nas dimensões de seus túbulos dentinários e no grau de mineralização. Assim, pode-se esperar uma falta de precisão nos resultados do teste para o teste de remoção de coroa, e isso pode tornar impossível a detecção de quaisquer melhorias na resistência de união resultantes de novos tratamentos de colagem, se essas melhorias forem pequenas.

O teste de resistência de ligação de microtração (µTBS) está na outra extremidade do espectro. Os espécimes de µTBS são fabricados expondo-se uma seção transversal plana de dentina, colando-se um material restaurador a essa seção plana e, em seguida, cortando-se o espécime em camadas resultantes ao estilo Julienne, fazendo-se uma série de cortes paralelos ao longo de ambas as direções ortogonais. Os espécimes finais são minúsculos em tamanho e têm a forma de varetas com a interface colada perpendicularmente ao longo eixo de cada vareta. Há um alto grau de precisão porque a interface é plana e vários espécimes são preparados do mesmo dente. Diferentes protocolos de colagem podem até ser comparados no mesmo dente, colocando-se uma barreira no meio do dente seccionado durante a colagem. No entanto, as amostras de µTBS não compartilham as semelhanças com o caso clínico listado anteriormente para o teste de remoção de coroa. O teste de cisalhamento do botão está em algum lugar entre os testes de remoção de coroa e µTBS e não é

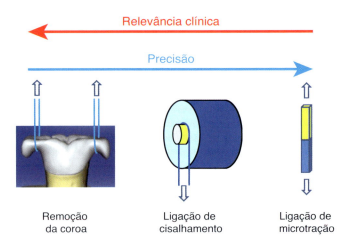

• **Figura 18.5** Espectro de métodos de teste *in vitro*. As configurações de teste mostradas são opções diferentes para determinar a resistência de união de adesivos dentários. Os testes são classificados por sua relevância clínica e pela precisão dos valores de força. A direção da seta mostra o aumento da relevância clínica da direita para a esquerda (*seta vermelha*) e o aumento da precisão dos valores de força da esquerda para a direita (*seta azul*). (Cortesia da Dra. Susana Salazar Marocho.)

tão adequado para testes de precisão ou para testes clinicamente relevantes em comparação com qualquer extremidade do espectro. Existem algumas dificuldades em preparar botões com áreas de superfície consistentemente iguais. Lembre-se da discussão sobre tensão de cisalhamento no Capítulo 4, em que a distribuição de tensão após carregamento mecânico não é uma tensão constante na interface adesivo-dente (nem mesmo cisalhamento puro ou tensão pura na interface). Quer o botão seja carregado usando uma alça de arame (Figura 18.5), lâmina plana ou lâmina arredondada, o teste de cisalhamento não fornece muita precisão e também não se assemelha muito ao caso clínico.

> **QUESTÃO IMPORTANTE**
>
> Quando é mais importante usar um teste preciso em vez de um teste clinicamente relevante?

Efeito de tamanho Weibull

Lembre-se da observação de Leonardo da Vinci de que os valores de resistência à tração dos fios de ferro diminuíam à medida que o comprimento do fio aumentava (ver Capítulo 4). O trabalho de Griffith mostrou que a resistência nominal do material era dependente do tamanho das falhas distribuídas dentro do material. Considere que cada unidade de volume em uma amostra de teste contém uma variedade de falhas microscópicas, com uma distribuição um tanto aleatória de tamanhos de falhas. Assim, uma amostra maior com mais unidades de volume também tem uma probabilidade maior de conter uma grande falha do que uma amostra com um volume menor. Todos os outros fatores sendo iguais, a resistência de uma amostra é controlada apenas pelo tamanho da maior falha da amostra, de modo que amostras grandes tendem a ter, em média, resistências mais baixas. O trabalho de Griffith explicou a base física da observação de Leonardo da Vinci, mas não forneceu uma relação quantitativa entre o tamanho físico do espécime e o valor de resistência. Essa relação quantitativa foi posteriormente fornecida pela distribuição de valores extremos de Waloddi Weibull (conhecida hoje como *distribuição de Weibull*).

Ao classificar as resistências de diferentes materiais protéticos ou ao comparar as resistências de união obtidas por diferentes protocolos de união dentinária, é importante comparar os dados de amostras de tamanhos semelhantes para evitar a influência do efeito do tamanho nos valores de resistência. A partir dos exemplos de testes de resistência de união apresentados anteriormente, deve-se notar que diferentes tipos de testes utilizam diferentes tamanhos de corpos de prova, dificultando a comparação entre os grupos de testes. Quando o tamanho do corpo de prova é menor do que o tamanho real da restauração em serviço, os valores de resistência do material comparáveis na forma de uma restauração seriam de interesse dos fabricantes. A abordagem estatística da análise de Weibull discutida no Capítulo 4 fornece um meio de estimar a resistência dos objetos feitos do mesmo material, mas com volume de amostra diferente dos testados.

Se dois grupos de amostras feitas do mesmo material diferem em tamanho, então, a equação 1 pode ser usada para converter a resistência média (σ_1) de um grupo de amostras com um volume (V_1), para a resistência média (σ_2) que seria esperada das amostras do mesmo material preparadas da mesma maneira, mas com um volume de amostra diferente (V_2):

$$\frac{\sigma_1}{\sigma_2} = \left(\frac{V_2}{V_1}\right)^{1/m}$$

(1)

O expoente (m) na equação 1 é conhecido como *módulo de Weibull*, e a determinação desse valor foi discutida em detalhes no Capítulo 4. Essencialmente, o módulo de Weibull é uma medida de variabilidade nas resistências da amostra – semelhante em propósito ao desvio-padrão, exceto por ter valores maiores para grupos de amostras com menor variabilidade. A Figura 18.6 mostra uma comparação de um gráfico de barras típico apresentando médias e desvios-padrão de dados de resistência para três materiais hipotéticos e os gráficos de Weibull correspondentes, comparando o mesmo conjunto de dados. O gráfico de Weibull com a menor inclinação (ouro) corresponde ao menor módulo de Weibull e pertence ao grupo que apresenta o maior desvio-padrão. O gráfico de Weibull mais à direita (azul) corresponde ao grupo com a maior força média. Os dados de vida útil das restaurações também podem ser caracterizados usando uma distribuição de Weibull.

O uso das conversões descritas anteriormente requer que a distribuição de tensão seja uniforme em todas as partes de uma amostra, como no modo de teste de tração puro. Se a distribuição de tensões dentro do objeto de interesse não for uniforme, como no modo de teste de flexão, o **volume efetivo** do corpo de prova é calculado e usado em vez do volume real. O volume efetivo é o volume de uma amostra de teste de tração hipotética, que exibe uma distribuição uniforme de tensões quando submetida a carregamento e que tem a mesma probabilidade de fratura que a amostra de teste que exibe uma distribuição de tensões não uniforme quando carregada. O volume efetivo depende do método de carregamento e pode ser determinado por uma operação de cálculo em relação ao volume da amostra ou da prótese. Os resultados já foram publicados para os tipos comuns de corpos de prova e condições de carregamento; por exemplo, as fórmulas para uma haste cilíndrica, uma viga retangular e uma viga quadrada carregada em flexão foram publicadas em 2003. O gráfico na Figura 18.7 ilustra a conversão das resistências do corpo de prova de acordo com a equação 1 para vários valores diferentes de módulos de Weibull. Além de converter entre os resultados de diferentes métodos de teste, a equação 1 ou a Figura 18.7 pode ser usada para estimar a resistência de próteses colocadas clinicamente a partir de dados de resistência coletados *in vitro*.

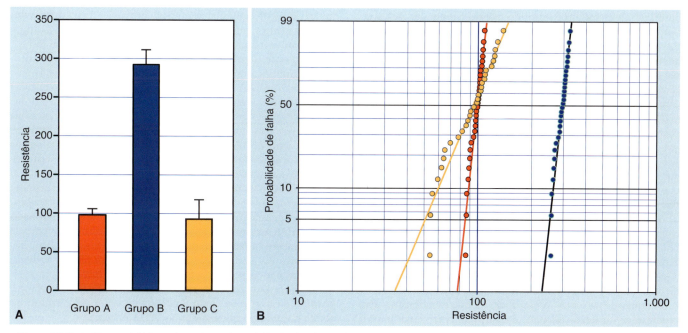

• **Figura 18.6** Análises estatísticas dos valores de resistência de três produtos odontológicos hipotéticos. Cada conjunto de dados é composto por 30 espécimes, e os valores são gerados por um gerador aleatório. **A.** Gráfico de barras mostrando as médias e desvios-padrão da força. **B.** Gráfico de probabilidade de distribuição lognormal (ou gráfico de Weibull) mostrando as distribuições de força para os mesmos três produtos. Um produto com uma força média mais alta terá uma linha mais à direita no gráfico de Weibull. Um produto com um desvio-padrão menor terá uma linha com uma inclinação mais acentuada no gráfico de Weibull. Se o eixo de probabilidade for plotado em escala de intervalo e o eixo de força for plotado em escala comum, cada curva terá o formato da curva de crescimento bacteriano mostrada nas análises de Weibull da Figura 4.16.

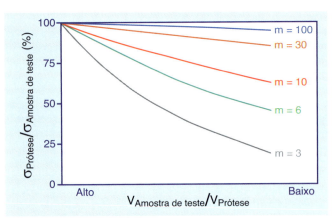

• **Figura 18.7** Ilustração do gráfico da equação 1. O gráfico mostra o efeito do tamanho da amostra de teste *in vitro* na razão entre a força do produto *in vitro* e a força quando usado em uma aplicação clínica com um volume diferente de material. Amostras, próteses e implantes com volumes maiores de material são mais fracos (assumindo uma distribuição uniforme de tensões). Produtos com alto módulo de Weibull (m) são menos sensíveis a diferenças no volume do material.

QUESTÃO IMPORTANTE

Quando uma diferença estatisticamente significativa entre os produtos deve ser desconsiderada?

Significância clínica *versus* significância estatística

Ao interpretar os resultados dos testes *in vitro* e usá-los como base para a tomada de decisão clínica, é importante ter em mente a diferença entre **significância clínica** e **significância estatística**. A significância estatística é alcançada quando a diferença entre dois produtos odontológicos é maior do que a diferença que provavelmente é causada por erro de amostragem aleatória. Por exemplo, suponha que 20 dentes de prótese do mesmo fabricante e modelo sejam testados, e esse grupo de espécimes tenha uma resistência ao lascamento de 120 ± 0,1 N (média ± desvio-padrão). Mais 20 dentes de próteses de um fabricante diferente são determinados usando o mesmo protocolo para ter uma resistência ao lascamento de 121 ± 0,2 N. Um estatístico calcularia que há uma diferença altamente significativa entre esses dois produtos ($p < 0,001$), o que indica que a diferença de 1 N entre as médias de nossa amostra de 120 e 121 N tem uma chance maior que 99,9% de ser causada por uma diferença entre os fabricantes e uma probabilidade menor que 0,1% de ser causada por acaso durante a seleção da amostra. Nesse exemplo, a capacidade de detectar uma diferença tão pequena como sendo altamente significativa é possibilitada pelos baixos erros padrão de ambos os grupos. Isso acontece durante a pesquisa *in vitro*, quando um método de teste muito preciso é usado. A capacidade de detectar significância estatística com uma pequena diferença entre os grupos também acontece durante os relatórios de pesquisa clínica, quando uma metanálise inclui muitos estudos e, portanto, de pacientes. A conclusão de que os fabricantes têm produtos de qualidade diferente é cientificamente válida. No entanto, mudar as decisões clínicas com base nessa pequena diferença não faria sentido. A capacidade de uma prótese removível de resistir ao lascamento de uma força de mordida de 121 *versus* 120 N é clinicamente insignificante porque não se espera que essa diferença afete o benefício que os pacientes recebem de um produto em relação ao outro, especialmente considerando que o lascamento à resistência é apenas um dos muitos critérios de desempenho para próteses removíveis (estética, ajuste, estabilidade química etc.). Uma diferença é clinicamente significativa quando ela causa um impacto perceptível no paciente médio, e diferenças menores não devem influenciar as decisões clínicas mesmo quando se mostram estatisticamente significativas.

Padronização de métodos de teste *in vitro*

Um dos maiores avanços no conhecimento de materiais odontológicos e sua manipulação começou em 1919, quando o Exército dos EUA solicitou ao National Bureau of Standards (agora conhecido como National Institute of Standards and Technology – NIST) que estabelecesse **especificações** para a avaliação e seleção de amálgamas odontológicos para uso no serviço federal. Esses relatórios de teste foram recebidos com entusiasmo pela profissão odontológica e relatórios de teste semelhantes foram posteriormente solicitados para outros materiais odontológicos. Todas as descobertas foram publicadas e tornaram-se propriedade comum sob esse acordo. Em 1928, a pesquisa odontológica no National Bureau of Standards foi assumida pela American Dental Association (ADA). Nesta seção, descreveremos o papel da ADA e das organizações internacionais no estabelecimento de padrões.

Especificações ADA e Programa de Aceitação

A ADA, credenciada pelo American National Standards Institute (ANSI), também é patrocinadora administrativa de dois comitês de formulação de padrões que operam sob a direção do ANSI: o Standards Committee on Dental Products (SCDP) e o Standards Committee on Dental Informatics (SCDI), ambos da ADA. O SCDP ADA desenvolve especificações para todos os materiais e instrumentos odontológicos, com exceção de medicamentos e filmes de raios X. O Council on Scientific Affairs da ADA (CSA) também é responsável separadamente pela avaliação de medicamentos, agentes de limpeza e clareamento dos dentes, agentes terapêuticos usados em odontologia, equipamentos odontológicos e filmes de raios X odontológicos.

Grupos de trabalho do SCDP ADA ou CSA ADA desenvolvem as especificações. Quando uma especificação é aprovada pelo SCDP ADA e CSA ADA, é submetida ao ANSI. Após a aceitação por esse órgão, a especificação torna-se um padrão nacional dos EUA. Novas especificações estão sendo continuamente desenvolvidas para serem aplicadas a novos produtos. Da mesma forma, as especificações existentes são revisadas periodicamente para refletir as mudanças nas formulações dos produtos e novos conhecimentos sobre o comportamento dos materiais na cavidade oral.

Em 1930, o Council on Dental Therapeutics, da ADA, estabeleceu o programa Selo de Aceitação (Seal of Acceptance) para promover a segurança e eficácia dos produtos odontológicos. Quando a CSA ADA assumiu a responsabilidade pelo desenvolvimento de especificações (métodos de teste padrão) em 1966, também iniciou a certificação de produtos que atendem aos requisitos dessas especificações. O programa Selo de Aceitação incorpora essas especificações na avaliação de produtos odontológicos. Quando um produto é classificado como *aceito*, o fabricante pode indicar no rótulo do produto que a anotação "ADA Accepted".

Em 2005, a ADA decidiu eliminar gradualmente o componente de produtos profissionais do programa Selo de Aceitação. Em vez disso, foi tomada a decisão de publicar um boletim informativo de avaliação de produtos para dentistas membros da ADA, com foco em uma categoria específica de produtos profissionais em cada artigo. Esse boletim, denominado *Professional*

Product Review, foi iniciado em julho de 2006, e a eliminação final do Selo de Aceitação da ADA para produtos profissionais ocorreu em 31 de dezembro de 2007. Tenha em mente que o programa de aceitação para produtos de higiene bucal vendidos ao público em geral, incluindo creme dental, fio dental, escovas de dente, enxaguante bucal e assim por diante, ainda está em vigor.

Padrões internacionais

Duas organizações, a Fédération Dentaire Internationale (FDI) e a International Organization for Standardization (ISO), estão trabalhando para o estabelecimento de especificações para materiais odontológicos em nível internacional. A ISO é uma organização internacional não governamental, cujo objetivo é o desenvolvimento de padrões internacionais. Esse órgão é composto por organizações nacionais de normalização de mais de 80 países. O ANSI é o membro norte-americano da ISO. A partir de 2018, a ISO tinha 249 comitês técnicos (CTs). Originalmente, a FDI iniciou e apoiou ativamente um programa para o desenvolvimento de especificações internacionais para materiais odontológicos. Uma solicitação da FDI à ISO para que considerasse as especificações da FDI para materiais odontológicos como padrões ISO levou à formação do comitê técnico ISO-CT 106-Odontologia. A responsabilidade desse comitê é padronizar a terminologia e os métodos de teste e desenvolver padrões internacionais para materiais, instrumentos, aparelhos e equipamentos odontológicos. Mais de 180 padrões odontológicos foram publicados pelo CT 106 e 55 padrões odontológicos estão atualmente em desenvolvimento. Os quatro subcomitês a seguir cobrem a maioria dos produtos de materiais restauradores odontológicos incluídos no programa de padrões ISO sob a direção do CT 106:

TC106/SC1: materiais de preenchimento e restauração. Estão incluídos os 10 grupos de trabalho (GTs) a seguir: GT1 – Cimentos de óxido de zinco/eugenol e cimentos de sem eugenol; GT2 – Materiais endodônticos; WG5 – Selantes de fossas e fissuras; GT7 – Amálgama odontológico; WG9 – Materiais restauradores à base de polímeros; WG10 – Cimentos, bases e revestimentos de cimentação dentária; WG11 – Métodos de teste de adesão; GT13 – Produtos ortodônticos; GT14 – Elásticos ortodônticos; e WG15 – Componentes adesivos.

TC106/SC2: materiais protéticos. Os 18 grupos de trabalho a seguir desenvolvem padrões para materiais protéticos: WG1 – Cerâmica dentária; WG2 – Ligas de base dentária; WG6 – Métodos de teste de estabilidade de cor; WG7 – Materiais de impressão; WG8 – Ligas de fundição de metais nobres; WG10 – Materiais de revestimento resiliente: WG11 – Polímeros de base de dentadura; WG12 – Métodos de teste de corrosão; GT13 – Revestimentos; WG14 – Materiais para solda dentária; WG16 – Revestimento de polímero e materiais de matriz; WG18 – Ceras dentárias e ceras de placa base; WG19 – Métodos de teste de desgaste; GT20 – Dentes artificiais; WG21 – Materiais metálicos; WG22 – Acessórios magnéticos; WG23 – Materiais de reembasamento para próteses; e GT24 – Retenção friccional.

TC106/SC8: implantes dentários. Os oito grupos em SC 8 são os seguintes: TG2 – Terminologia dos implantes dentários; GT1 – Materiais implantáveis; GT2 – Avaliação e testes biológicos pré-clínicos; GT3 – Conteúdo dos arquivos técnicos; GT4 – Testes mecânicos; GT5 – Odontologia – Terminologia dos implantes; WG6 –Requisitos de desempenho pré-clínico; e GT7 – Avaliação de interfaces conectivas de sistemas de implantes dentários.

TC106/SC9: sistemas CAD/CAM odontológicos. Os cinco grupos de trabalho do SC9 são os seguintes: WG3 – Dispositivos de digitalização; GT4 – Interoperabilidade; WG5 – Dispositivos usinados; WG6 – *Blanks* usináveis; e WG7 – Métodos de teste para produtos odontológicos fabricados com aditivos.

Quando o termo *materiais dentários* é usado, os materiais restauradores dentários geralmente são os primeiros em mente, mas deve ficar claro na lista de grupos de trabalho que existem muitos materiais auxiliares e muitos materiais preventivos que também requerem testes. Para alguns desses materiais, são necessários testes *in vitro* para avaliar uma ampla variedade de propriedades do material, incluindo propriedades mecânicas, químicas, magnéticas e ópticas, entre outras. Os grupos de trabalho continuam a mudar ano a ano à medida que novas categorias de materiais estão sendo introduzidas e algumas categorias de materiais estão se tornando obsoletas.

QUESTÃO IMPORTANTE

Por que uma especificação exigiria o uso de um teste que não é o método de teste mais preciso?

Limitações dos padrões para pesquisa *in vitro*

Também é importante conhecer as funções que as normas e especificações não devem desempenhar. Os limites mínimos de desempenho especificados nas normas não são representativos do desempenho do produto médio atualmente no mercado. Em vez disso, são limites mínimos aceitáveis para segurança e desempenho satisfatório. Além disso, os métodos de teste descritos nas normas e especificações não são necessariamente os melhores ou os mais precisos. Os testes padrão são limitados porque geralmente usam equipamentos e suprimentos baratos, que estão prontamente disponíveis na maioria dos laboratórios e geralmente não exigem testes estatísticos complexos. Além disso, um padrão não é adotado a menos que ele possa ser acordado por muitos especialistas com uma ampla variedade de perspectivas. Isso significa que os padrões são apenas o maior fator comum entre os diferentes métodos usados com sucesso em vários laboratórios. Inclusive, existem algumas propriedades importantes do material para as quais não há teste padrão. Isso pode ser causado pela falta de acordo entre os especialistas, pela falta de pontualidade no processo de aprovação ou pela invenção de um novo produto odontológico que não pode ser testado adequadamente por meio de testes atualmente conhecidos. Por exemplo, a tenacidade à fratura é uma métrica importante para comparar cerâmicas usadas em próteses dentárias fixas porque a tenacidade à fratura é independente do acabamento da superfície, ambiente de teste e método de carregamento. A norma ISO para cerâmicas odontológicas (ISO 6872:2015) não identifica ou exige um único teste para teste de resistência à fratura. Em vez disso, o padrão contém um apêndice informativo que discute as vantagens e desvantagens de vários métodos de teste de resistência à fratura. Um teste de tenacidade à fratura normalmente começa com a marcação ou pré-rachadura do corpo de prova, e a ponta dessa pré-trinca deve ser menor do que os grãos cristalinos que constituem a microestrutura do material. Caso contrário, ocorrerá uma superestimação da tenacidade à fratura. No entanto, os materiais cerâmicos mais novos e duráveis têm tamanhos de grão submicrônicos, e alguns dos métodos de teste mais populares não podem criar uma pré-rachadura que seja afiada o suficiente para avaliar com precisão a tenacidade à fratura desses materiais.

Os padrões desempenham uma função importante na comunicação entre pesquisadores e na regulamentação governamental de produtos, conforme descrito anteriormente, mas a literatura científica geralmente contém resultados de diferentes testes *in vitro*, que são mais precisos ou que mimetizam mais as condições clínicas. O conselho editorial da revista *Dental Materials* começou a designar equipes de especialistas para coautor de documentos de orientação para testar propriedades de materiais que se mostraram desafiadoras no passado. Esses documentos de orientação descrevem os métodos de teste que atualmente têm a máxima acurácia ou precisão possível em vez de padrões que usam equipamentos de fácil obtenção. Em alguns casos em que um padrão permite uma variedade de parâmetros de teste, o documento de orientação explica por que uma configuração de parâmetro específica é preferível a outra. Por exemplo, a norma ISO para testes de fadiga de implantes dentários (ISO 14801:2016) permite que o suporte, que simula o osso que prende os implantes, tenha quaisquer propriedades mecânicas, desde que o módulo de Young (rigidez) do suporte da amostra seja maior do que 3 GPa. Isso está convenientemente próximo do módulo de Young de muitos produtos epóxi e acrílicos que já estão presentes na maioria dos laboratórios de ciências de materiais. Infelizmente, esse valor é muito menor do que a rigidez de um osso maxilar típico e não imita a diferença de rigidez entre as camadas cortical e esponjosa ou a anisotropia dentro de uma camada. Modelos de computador mostram que essa diferença na rigidez do material do suporte tem forte efeito sobre os resultados da previsão de vida média dos sistemas de implantes; então, materiais de suporte que imitam mais de perto o osso real seriam preferíveis. Em alguns casos, os métodos de teste mais avançados não são viáveis para uso em muitos laboratórios e testes padrão simples devem ser usados. Por exemplo, testes que empregam carga cíclica de fadiga imitam com mais precisão a situação clínica, e o uso de contato deslizante durante o ciclo de carga demonstrou fornecer um resultado de teste diferente dos métodos de carga que são clinicamente menos relevantes. Equipamentos capazes de controlar com precisão o carregamento cíclico de amostras nos eixos horizontal e vertical simultaneamente podem ser caros para adquirir e mantê-los; portanto, a ISO 6872:2015 especifica o uso de apenas carregamento vertical monotônico (não cíclico), e isso continua sendo um importante fator comum para a comparação de resultados quanto à resistência das cerâmicas utilizadas em próteses dentárias fixas.

Agradecimento

A Figura 18.2 foi generosamente fornecida pelo Dr. Amol Janorkar, e a Figura 18.4 foi generosamente fornecida pelo Dr. Yuanyuan Duan. Uma parte da Figura 18.5 foi generosamente cedida pela Dra. Susana Salazar Marocho.

Leituras selecionadas

Anusavice KJ, DeHoff PH, Fairhurst CW: Comparative evaluation of ceramic-metal bond tests using finite element stress analysis, *J Dent Res* 59:608–613, 1980.

Bhargav A, Min K-S, Feng LW, et al: Taguchi's methods to optimize the properties and bioactivity of 3D printed polycaprolactone/mineral trioxide aggregate scaffold: Theoretical predictions and experimental validation, *J Biomed Mater Res* 1:1–9, 2019.

Cardoso PEC, Braga RR, Carrilho MRO: Evaluation of micro-tensile, shear and tensile tests determining the bond strength of three adhesive systems, *Dent Mater* 14:394–398, 1998.

Corazza PH, Duan Y, Kimpara ET, et al: Lifetime comparison of Y-TZP/porcelain crowns under different loading conditions, *J Dent* 43:450–457, 2015.

Duan Y, Gonzalez JA, Kulkarni PA: Fatigue lifetime prediction of a reduced-diameter dental implant system: Numerical and experimental study, *Dent Mater* 34:1299–1309, 2018.

Ferracane JL: Resin-based composite performance: Are there some things we can't predict? *Dent Mater* 29:51–58, 2013.

Gurumurthy B, Griggs JA, Janorkar AV: Optimization of collagen-elastin-like polypeptide composite tissue engineering scaffolds using response surface methodology, *J Mech Beh Biomed Mater* 84:116–125, 2018.

Mahler DB, Adey JD: Factors influencing the creep of dental amalgam, J Dent Res 70:1394–1400, 1991.

Nelson W: Accelerate life testing—Strep-stress models and data analyses, *IEEE Trans Rel* R-29:103–108, 1980.

Weibull W: A statistical theory of the strength of materials. *Proc Roy Swedish Inst Eng Res* (Stockholm) 151:1–45, 1939.

19

Pesquisa Clínica sobre Restaurações

VISÃO GERAL DO CAPÍTULO

Odontologia baseada em evidências

Nível de evidência em odontologia baseada em evidências

Análise clínica de sobrevivência e aceitabilidade

PALAVRAS-CHAVE

Ensaio clínico controlado randomizado. Estudo prospectivo que randomiza os participantes e emprega um grupo de controle.

Estudo de análise prospectiva. Tipo de estudo que planeja intervenções, examina os resultados dessas intervenções ao longo de um período de tempo e faz conclusões.

Estudo retrospectivo. Tipo de estudo que examina ocorrências e intervenções passadas e deduz resultados e conclusões.

Estudos caso-controle. Tipo de estudo que examina dois grupos em um momento, geralmente grupos com e sem doença ou intervenção, e faz inferências a partir deles.

Fractografia. Estudo de superfícies fraturadas de materiais.

Odontologia baseada em evidências. Abordagem aos cuidados de saúde bucal que requer a integração criteriosa de avaliações sistemáticas de evidências científicas clinicamente relevantes, relacionadas com a condição e história oral e médica do paciente, com a experiência clínica do dentista e as necessidades e preferências de tratamento do paciente.

Uma das áreas mais difíceis na pesquisa de materiais odontológicos é a capacidade de prever seu desempenho clínico por meio de metodologias de testes *in vitro*. O ambiente oral é quase impossível de simular em um ambiente de laboratório devido às muitas variáveis que precisam ser introduzidas, como forças oclusais, pH do ambiente circundante, dieta, capacidade tampão da saliva, e ação de limpeza de tecidos moles e músculo. Como tal, a maioria das metodologias de teste *in vitro* avalia como um material responde a uma condição de teste específica, e os dados experimentais são usados para diferenciar os materiais. O verdadeiro teste para um material dentário restaurador é o desempenho clínico, que inclui longevidade e previsibilidade de uso. Nos últimos anos, tem havido um impulso da comunidade médica para implementar a odontologia baseada em evidências na educação e na prática odontológica.

Odontologia baseada em evidências

A **odontologia baseada em evidências** (OBE) é definida como uma abordagem de cuidados de saúde bucal que requer a integração criteriosa de avaliações sistemáticas de evidências científicas clinicamente relevantes, relacionadas com a condição e história oral e médica do paciente, com a experiência clínica do dentista e com as necessidades e preferências de tratamento do paciente. Os tipos de evidência foram classificados com testes laboratoriais ou padronizados como sendo o nível mais baixo de evidência, seguidos por observações *in vivo* na forma de estudos clínicos e estudos de caso. A maior forma de evidência é o ensaio

clínico controlado e randomizado, no qual as intervenções clínicas são alocadas ao acaso e avaliadas com base no desempenho. A randomização elimina o efeito de múltiplas variáveis do paciente, o que pode distorcer os resultados.

> ### QUESTÃO IMPORTANTE
>
> Por que os ensaios clínicos são essenciais para testar o desempenho de biomateriais odontológicos?

Nível de evidência em odontologia baseada em evidências

Entre a hierarquia de evidências disponível, declarações de posição de conselhos profissionais, apoiadas por revisões sistemáticas e meta-análises de **ensaios clínicos randomizados controlados** (ECRs), contribuem para o mais alto nível de evidência, seguidos por ECRs e estudos de coorte. Estes são seguidos por **estudos de caso-controle**, estudos cruzados, estudos transversais, estudos de caso e relatos de caso. Finalmente, há pesquisas com animais e testes de laboratório *in vitro*. Em cada nível de evidência, há um corpo de conhecimento, mas nem todos os níveis são igualmente úteis para a tomada de decisões sobre o cuidado ao paciente. À medida que avançamos na pirâmide (ver Figura 18.1), o número de estudos e, correspondentemente, a quantidade de literatura disponível diminui e, ao mesmo tempo, sua relevância para responder a questões clínicas aumenta.

Do ponto de vista do material odontológico, discutiremos as evidências em três categorias: testes *in vitro*, estudos observacionais e estudos clínicos controlados randomizados.

Testes *in vitro*

No Capítulo 18, o papel e a relevância das metodologias de teste *in vitro* foram discutidos. Embora necessários, esses testes padronizados geralmente avaliam um número limitado de variáveis em uma condição de teste e não são representativos do verdadeiro ambiente oral. A International Organization for Standardization (ISO) é uma organização internacional não governamental independente que desenvolve especificações para produtos e serviços para garantir qualidade, segurança e eficiência. A ISO-CT 106-Odontologia foi projetada especificamente para desenvolver padrões para testes de materiais odontológicos. Infelizmente, a adesão dos fabricantes odontológicos às normas ISO é desejável, mas não obrigatória. Além disso, a maioria desses testes *in vitro* não pode ser correlacionada com o que ocorre no meio bucal. Por exemplo, a ISO 14569 para desgaste do esmalte e de um material dentário é medida usando um sistema pino no disco. A configuração é que um material está na forma de um disco ou pino e o material oposto (de preferência esmalte) está na outra extremidade. Ambos os materiais estão girando em um movimento circular em um local plano. A realidade é que os dentes não são planos, e a articulação temporomandibular funciona em um arco e depois desliza para produzir um movimento complexo ao longo das inclinações cúspides e fossas. Assim, o desgaste de um material dentário medido por esses padrões não pode ser razoavelmente correlacionado com o desempenho clínico.

Outro exemplo é o teste de durabilidade química de materiais cerâmicos (ISO 6872:2015), que é realizado por imersão da cerâmica em solução tampão de pH 2,4 a 80°C por 16 horas. Esse cenário não representa o meio bucal, pois a dieta de cada indivíduo expõe o material a uma infinidade de alterações de pH. Além disso, a capacidade tampão da saliva se esforça continuamente para neutralizar esse ambiente para pH 7,4, de modo que há uma constante flutuação do pH na cavidade oral. Um recente estudo *in vitro* introduziu o conceito de ciclagem de pH, em que discos de vitrocerâmica foram expostos a uma sequência de soluções tampão de pH 2, 7 e 10 por um período de 27 dias a 80°C. Os efeitos da imersão em soluções tampão na superfície das amostras cerâmicas são mostrados na Figura 19.1. Esse estudo demonstrou que a degradação da superfície e a perda de material foram significativamente maiores durante a metodologia de teste de ciclo de pH do que a imersão constante atualmente sendo empregada como teste padrão. O estudo propõe que dois mecanismos de dissolução funcionam sinergicamente quando o pH é ciclado. Em uma solução ácida, ocorre um mecanismo de troca iônica onde os modificadores de rede (Al, Ca, K, Zn) são trocados pelos íons em solução. Isso deixa uma camada corrosiva enfraquecida na superfície. Em uma solução básica, ocorre um processo de dissolução total em que as ligações Si-O são clivadas e a camada superficial é corroída. Em um ambiente de imersão constante, um estado estacionário é alcançado onde não ocorre mais corrosão. No entanto, em um ambiente com ciclo de pH, alternando entre ácido e base, a solução básica atacará não apenas as ligações Si-O, mas também a camada corroída produzida pela imersão em um ambiente ácido. Assim, há um constante processo de dissolução que está corroendo a superfície da cerâmica. Embora o teste de ciclagem de pH represente extremos no meio bucal, esse método sugere que o padrão atual de imersão constante pode estar subestimando o potencial de degradação da superfície dos materiais na boca. Portanto, o teste *in vitro* é classificado como a forma mais baixa de evidência pelos padrões ODE.

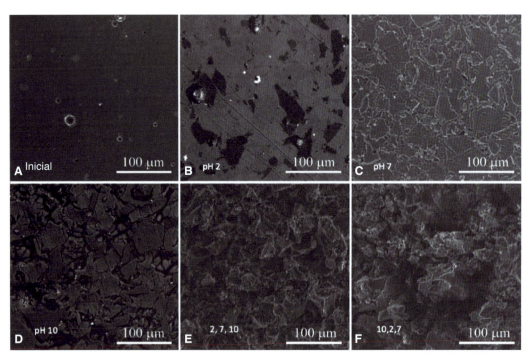

• **Figura 19.1** Microscopia eletrônica de varredura de superfícies cerâmicas antes e após 27 dias de imersão em soluções tampão. **A.** Inicial (sem imersão). **B.** Apenas tampão de pH 2. **C.** Apenas tampão de pH 7. **D.** Apenas tampão de pH 10. **E.** Três ciclos de 9 dias de ciclagem de sequência de pH 2, 7 e 10 (3 dias de imersão por tampão). **F.** Três ciclos de 9 dias de ciclagem de sequência de pH 10, 2 e 7 (3 dias de imersão por tampão). (De Esquivel-Upshaw JF, Ren F, Hsu SM et al. Novel testing for corrosion of glass-ceramics for dental applications. *J Dent Res*. 2018;97:296-302. doi:10.1177/0022034517732283. Epub 2017 Set 18. PubMed PMID: 28922616; PubMed Central PMCID: PMC5833181, com permissão.)

QUESTÃO IMPORTANTE

Qual é o melhor tipo de estudo clínico e por quê?

Estudos observacionais

Observações *in vivo* são o segundo nível de evidência odontológica classificada pela OBE. Esses tipos de estudos incluem estudos retrospectivos, estudos prospectivos, estudos de caso-controle e estudos de coorte. A literatura odontológica está repleta de estudos observacionais que examinam o desempenho dos materiais odontológicos ao longo do tempo.

Estudos retrospectivos

Estudos retrospectivos olham para o passado para intervenções aplicadas e examinam o resultado no tempo presente. Por exemplo, uma análise retrospectiva pode ser realizada sobre a longevidade dos tipos de pinos e materiais para núcleo realizando uma revisão de gráfico, categorizando os tipos de materiais usados e avaliando a duração desses pinos e núcleos intraoralmente. As vantagens desses estudos são que os dados estão prontamente disponíveis para serem analisados e são relativamente baratos de executar. As desvantagens incluem a não padronização da colocação desses materiais porque há vários operadores envolvidos, os registros podem estar incompletos e a presença de múltiplas variáveis é muito difícil de verificar. Estatisticamente, há maior chance de erro com esses tipos de estudos, decorrentes de variáveis de confusão e viés.

Estudos de caso-controle

Os estudos de caso-controle também são estudos observacionais e geralmente retrospectivos. Esses estudos têm um *status* de resultado e de exposição que não são determinados pelo investigador. Esse tipo de estudo geralmente examina dois grupos, um com e outro sem o resultado, para determinar se há uma exposição e tentar inferir a causa. Um exemplo disso poderia ser os efeitos neurológicos do amálgama dentário, nos quais os investigadores identificam grupos com um resultado (defeitos neurológicos) e um estado de exposição (presença de amálgama na boca) e tentam encontrar uma associação. Assim como os estudos retrospectivos, esses são relativamente baratos, embora forneçam menos evidências de causalidade.

Estudos prospectivos

Os **estudos prospectivos** podem ser observacionais ou controlados e randomizados, e são experimentos longitudinais planejados – por exemplo, um estudo comparando o desgaste do esmalte com coroas metalocerâmicas e cerâmicas puras. Esses dois grupos (ou coortes) podem ser seguidos por um período de tempo especificado para determinar qual material é mais amigável ao desgaste do esmalte. Esses estudos são mais caros porque precisam ser planejados e os participantes devem ser acompanhados por longos períodos de tempo.

Ensaios clínicos controlados randomizados

ECRs são considerados o padrão ouro das ciências baseadas em evidências. Esses estudos randomizam a alocação dos participantes em grupos para minimizar viés e variáveis de confusão e são controlados, ou seja, há a presença de um grupo controle no qual os participantes não recebem tratamento ou o padrão atual de tratamento. Esses estudos são prospectivos e longitudinais, o que é

um dos motivos pelos quais não são muito comuns, pois são caros e logisticamente muito difíceis de realizar. Um exemplo de ECR é comparar a sobrevivência de coroas metalocerâmicas e de coroas somente cerâmicas em próteses dentárias fixas de três unidades. O material metalocerâmico serve como controle ou padrão de atendimento. O objetivo é determinar se há vantagens no novo material sobre o antigo e se elas superam as desvantagens.

QUESTÃO IMPORTANTE

Quais são os fatores que limitariam as intervenções aplicadas em um estudo clínico?

Análise clínica de sobrevivência e aceitabilidade

Como mencionado anteriormente, a melhor forma de evidência são os estudos de desempenho clínico, seja como estudos observacionais ou estudos de intervenção randomizados e controlados. Como os experimentos em humanos são bem controlados e regulamentados por conselhos éticos, a intervenção deve estar dentro de uma relação risco-benefício razoável. Em outras palavras, os riscos para a realização do estudo não devem superar os benefícios, e nenhum dano deve ser promovido no experimento. Por essa razão, os estudos clínicos limitam-se principalmente à observação de ocorrências. Por exemplo, uma fissura não pode ser propositalmente introduzida em uma coroa de cerâmica e cimentada na boca de um paciente para permitir a observação dos fenômenos de progressão do crescimento lento da fissura *in vivo*. Da mesma forma, uma biopsia de um sítio peri-implantar saudável não pode ser realizada com o único propósito de poder comparar a flora bacteriana com um sítio peri-implantar doente. Esta seção descreverá várias medições *in vivo* que estão sendo empregadas atualmente para avaliar o desempenho clínico de materiais dentários. A primeira é uma descrição de como as restaurações estão sendo avaliadas após a realização periódica intraoral. Em segundo lugar estão dois métodos de medição e quantificação do desgaste *in vivo*. O terceiro é uma avaliação forense de fraturas clínicas por meio de análise fractográfica.

QUESTÃO IMPORTANTE

Qual é a justificativa para calibrar avaliadores em um estudo clínico e por que há a necessidade de avaliação dupla?

Avaliação clínica de restaurações

Talvez a ferramenta de avaliação clínica mais antiga e importante seja a escala de classificação publicada por Cvar e Ryge em 1971 nas Diretrizes do Serviço de Saúde Pública dos EUA (USPHS, do inglês U.S. Public Health Service Guidelines; Boxe 19.1). Os parâmetros originais usados para avaliar as restaurações dentárias foram correspondência de cor, descoloração marginal, integridade marginal, forma anatômica e presença de cárie dentária. Os parâmetros foram classificados como alfa (A), bravo (B) e Charlie (C). Esses *rankings* foram criados para diferenciar restaurações que estavam dentro da faixa de excelente, aceitável, necessitando de substituição futura para evitar danos e necessitando de substituição imediata. A chave para o sucesso dessa escala de classificação é a calibração sistemática dos revisores para garantir que (1) os avaliadores estejam familiarizados com a escala de classificação,

400 PARTE 5 Avaliação das Restaurações Dentárias

• Boxe 19.1 — Critérios Cvar e Ryge originais usados para avaliar restaurações.

Correspondência de cores

Oscar (O)	Restauração anterior, invisível sem espelho
Alfa (A)	Restauração posterior, combinando com o dente adjacente em cor, tonalidade e translucidez
Bravo (B)	Restauração posterior; a incompatibilidade de cor, tonalidade e translucidez entre a restauração e o dente adjacente dentro da faixa normal
Charlie (C)	Restauração posterior; a incompatibilidade de cor, tonalidade e translucidez entre a restauração e o dente adjacente fora da faixa normal

Descoloração marginal cavo-superficial

Alfa (A)	Nenhuma descoloração em qualquer lugar na margem entre a restauração e o dente
Bravo (B)	Descoloração presente, mas não penetra ao longo da margem em direção à polpa
Charlie (C)	Descoloração presente e penetra ao longo da margem em direção à polpa

Forma anatômica

Alfa (A)	Restauração contínua com a forma anatômica existente
Bravo (B)	Restauração subcontornada, ou seja, descontínua com a forma anatômica existente, mas dentina/base não exposta
Charlie (C)	Restauração subcontornada, ou seja, descontínua com a forma anatômica existente e dentina/base exposta

Adaptação marginal

Alfa (A)	Nenhuma evidência visível de uma fenda ao longo da margem na qual um explorador penetra
Bravo (B)	Evidência visível de uma fenda ao longo da margem na qual um explorador penetra, mas dentina/base não exposta
Charlie (C)	Fenda visível ao longo da margem com dentina/base exposta; a restauração não é móvel, fraturada ou ausente em parte do dente
Delta (D)	Restauração móvel, fraturada ou ausente em parte do dente

Cáries

Alfa (A)	Cárie ausente ao longo da margem da restauração
Bravo (B)	Cárie presente ao longo da margem da restauração

• Boxe 19.2 — Critérios revisados da Fédération Dentaire Internationale (FDI) para avaliação clínica de restaurações.

Critérios estéticos

Brilho da superfície
Coloração: (a) superfície e (b) margem
Combinação de cores e translucidez
Forma anatômica estética

Critérios funcionais

Fratura de material e retenção
Adaptação marginal
Contorno oclusal e desgaste
Forma anatômica aproximada: (a) ponto de contato e (b) contorno
Exame radiográfico, quando aplicável
Visão do paciente

Critérios biológicos

Sensibilidade pós-operatória e vitalidade dentária
Recorrência de cárie, erosão, abfração
Integridade do dente
Resposta periodontal
Mucosa adjacente
Saúde bucal e geral

Para todos os três grupos, as seguintes classificações são usadas para avaliação:

Clinicamente excelente/muito bom
Clinicamente bom
Clinicamente suficiente/satisfatório
Clinicamente insatisfatório
Clinicamente ruim

---

avaliação clínica passaram a incluir parâmetros adicionais, como oclusão, sensibilidade pós-operatória, fratura, retenção e outros, dependendo das necessidades do estudo e da restauração avaliada. Talvez o maior obstáculo para os estudos clínicos seja o custo, o que explica em grande parte porque a maioria dos estudos não tem controles e apenas um avaliador.

Em 2007, a Fédération Dentaire Internationale (FDI) lançou sua própria versão da avaliação clínica de restaurações. A FDI subdividiu os diferentes parâmetros de acordo com grupos estéticos, funcionais e biológicos (Boxe 19.2), totalizando 16 parâmetros. A escala de classificação foi expandida para incluir clinicamente excelente, clinicamente bom, clinicamente satisfatório, clinicamente insatisfatório e clinicamente ruim. Para facilitar a calibração entre vários locais, a FDI também publicou um guia de calibração *online*, mas isso, é claro, não substitui a calibração clínica prática que ocorre. Assim como na escala USPHS, os pesquisadores podem adaptar os critérios com base em seus estudos e necessidades.

QUESTÃO IMPORTANTE

Que qualidades de desgaste são desejáveis em um material dentário?

Análise de desgaste

Um dos critérios mais importantes para os materiais dentários é a durabilidade e a compatibilidade com estruturas opostas. Esses dois parâmetros são claramente medidos pela análise de desgaste, pois esses materiais devem ser duráveis o suficiente para resistir às forças

---

(2) eles possuam a discriminação visual para avaliação e (3) eles mantenham consistência na classificação dos estudos longitudinais. Outro requisito é a implementação de dois avaliadores e um processo pelo qual eles possam resolver diferenças na classificação. O estudo original observou que a precisão de um avaliador treinado e calibrado é de cerca de 85%. A inclusão de um segundo avaliador treinado e calibrado aumenta a precisão da classificação para 98%. Um aspecto desse estudo que nunca foi realmente implementado é a coleção universal de fotografias e modelos de estudo para permitir a calibração em estudos clínicos. Com o tempo, versões modificadas do instrumento de

oclusais sem desgaste e ao mesmo tempo exibir desgaste comparável do esmalte oposto. O desgaste das superfícies do material restaurador pode causar danos às estruturas opostas. Uma superfície desgastada geralmente se traduz em uma superfície áspera, o que pode estimular o acúmulo de placa bacteriana, a formação de cáries e o desgaste da superfície do dente oposto. Consequentemente, superfícies desgastadas podem resultar em diminuição da dimensão vertical oclusal, o que pode levar a trauma oclusal, doença periodontal e disfunção da articulação temporomandibular. Como mencionado anteriormente, o teste padrão de desgaste não é representativo da função oclusal. Várias máquinas de desgaste ou simuladores de mastigação foram desenvolvidos e introduziram carga variável, movimento vertical e horizontal e termociclagem. No entanto, nenhum desses simuladores de mastigação se correlacionou bem com cenários clínicos. Portanto, a melhor medida é determinar o desgaste do esmalte e dos materiais dentários em um ambiente clínico. Existem duas formas de quantificar o desgaste clínico: indireta e direta.

Método indireto

O método indireto é o mais utilizado para mensurar o desgaste clínico. O método é indireto porque as réplicas são feitas usando uma moldagem elastomérica da área de interesse (material dentário e/ou esmalte do dente oposto) e são feitos modelos de gesso para realizar as medições. Os dispositivos de medição são diversos e podem incluir *scanners* a *laser*, microtomografia computadorizada (micro-CT) ou perfilômetros de superfície.

Um *scanner* a *laser* produz uma imagem tridimensional (3D) através do movimento de um objeto (nesse caso, uma réplica de um dente) sob a projeção de um feixe de *laser*. A reflexão do perfil da seção transversal do objeto é detectada por sensores, que produzem uma imagem composta por "nuvens de pontos". Cada ponto representa as coordenadas x, y e z na superfície digitalizada. Cada perfil pode, então, ser combinado e transformado em imagens de alta resolução por meio de *software* avançado que permite comparação e medição. O efeito de borda é um erro ou artefato que é produzido quando o feixe de *laser* atinge uma borda afiada ou o fundo de uma ranhura, produzindo reflexões sobrepostas. As medições do feixe de *laser* também são afetadas pelas reflexões da superfície do material que está sendo escaneado, de modo que materiais de impressão de gesso ou elastoméricos são usados como réplicas para minimizar essas reflexões.

Os *scanners* a *laser* podem ter feixes de *laser* vermelho ou azul. Feixes de maior comprimento de onda (feixes vermelhos) têm menor resolução, maior difração e menor intensidade em comparação com os feixes de *laser* azul. Dependendo da natureza do material que está sendo escaneado, o *laser* pode penetrar através do material para causar uma difusão na superfície, o que pode resultar em uma perda de foco na superfície sendo medida e enviar leituras imprecisas de volta ao detector, que por sua vez leva a medições inválidas.

Ao medir o desgaste clínico de um material dentário, primeiro é feita uma impressão inicial e um modelo de réplica dos dentes envolvidos na medição. Dependendo do protocolo do estudo, uma impressão e uma réplica são novamente produzidas durante o tempo de acompanhamento designado, seja em meses ou anos. O desgaste que ocorreu entre o início e o período de interesse é medido usando *scanners* especializados com *software* que pode sobrepor imagens usando pontos de referência conhecidos e calculando a perda de volume e a profundidade máxima de desgaste. A Figura 19.2 demonstra coroas cerâmicas opostas a dentes que foram monitoradas por 10 meses. As réplicas do início e do período são mostradas nas figuras, com setas amarelas apontando para as áreas desgastadas. Um dispositivo de *scanner* a *laser* foi usado para sobrepor as duas réplicas. A imagem à direita demonstra áreas vermelhas que destacam as áreas nos dentes onde ocorreu o desgaste. O desgaste máximo ou o valor da profundidade de desgaste máximo talvez seja mais importante do que calcular

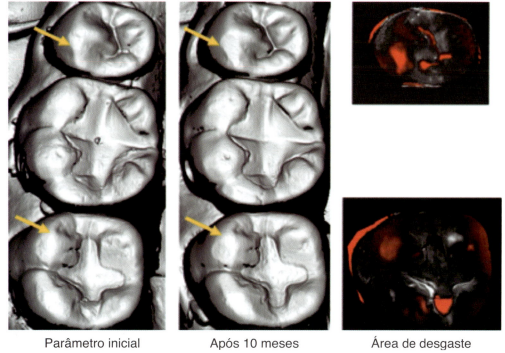

Parâmetro inicial   Após 10 meses   Área de desgaste

- **Figura 19.2** Áreas de desgaste (*setas amarelas*) nos dentes, observadas após 10 meses de serviço, com dentes opostos a uma prótese dentária fixa totalmente cerâmica. O *software* de comparação na extrema direita revela áreas vermelhas indicando onde ocorreu o desgaste. (De Esquivel-Upshaw JF, Young H, Jones J et al. In vivo wear of enamel by a lithia-disilicate core ceramic used for posterior FPDs: First-year result. *Int J Prosthodont*. 2006;19:391-6.)

a perda de volume de um material. O desgaste volumétrico pode ocorrer em uma grande área de superfície e, portanto, não prejudicar a integridade do dente ou da restauração se a profundidade for rasa e permanecer superficial. No entanto, o desgaste máximo indica a profundidade máxima, que pode ser mais prejudicial. Por exemplo, ao calcular o desgaste do esmalte, se a perda de volume for grande, mas ocorrer em uma área ampla, o desgaste pode ser limitado ao esmalte. Porém, se o desgaste máximo se referir à profundidade e o valor for grande, existe a possibilidade de desgaste através da dentina. Existem vários escâneres a *laser* disponíveis no mercado que são usados para quantificar o desgaste. Infelizmente, a validade dessas medidas raramente é verificada com instrumentos calibrados, como micro-CT ou perfilômetro. Como mencionado anteriormente, existem erros que podem ser produzidos a partir do processo de digitalização a *laser*. A Figura 19.3 demonstra as discrepâncias entre um escâner a *laser* e um perfilômetro de superfície na medição do perfil de profundidade das indentações produzidas por brocas diamantadas de grão diferente em uma superfície cerâmica para simular o desgaste. Esse estudo *in vitro* avaliou a validade de um escâner a *laser* vermelho na medição de profundidade e volume contra um perfilômetro de superfície, além do efeito da broca sobre essas medições. Super e subestimações brutas das medidas de desgaste de profundidade e volume foram observadas com o escâner a *laser* em comparação com o perfilômetro de superfície. Esses erros provavelmente resultaram de uma combinação do efeito de borda mencionado anteriormente, a natureza do material sendo escaneado e o alto comprimento de onda dos feixes. No entanto, embora os escâneres a *laser* sejam uma ferramenta conveniente para medir o desgaste clínico, os usuários devem ser criteriosos ao determinar a precisão e a validade das medições de desgaste.

A micro-CT também pode ser usada para medir o desgaste clínico pelo método indireto. Esse exame usa raios X para ver através de um objeto fatia por fatia. Essas imagens bidimensionais (2D) são, então, renderizadas por meio de um *software* para produzir um modelo 3D do objeto ou analisadas em cortes transversais. Para fins de análise de desgaste, o desgaste pode ser quantificado através da análise das réplicas. A Figura 19.4 demonstra as vistas mesial e oclusal de um dente dentoforme que foi colocado em um simulador de mastigação para receber desgaste aleatório em vários locais. A micro-CT foi usada para escanear o dente antes e depois do desgaste, e os resultados são mostrados na Figura 19.4, cujas áreas coloridas referem-se às áreas de desgaste, que são quantificadas de acordo com a grade lateral.

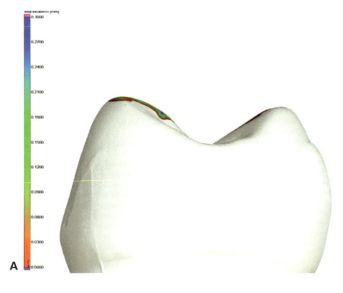
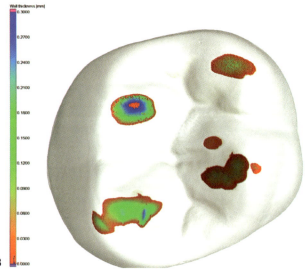

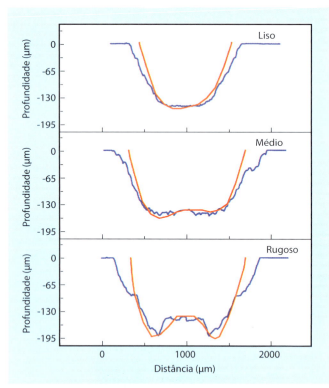

• **Figura 19.3** Comparação do perfil de profundidade entre o escâner a laser (*vermelho*) e o perfilômetro (*azul*), indicando grandes diferenças na profundidade e largura das indentações causadas por brocas diamantadas de diferentes grãos. Efeito de borda, artefato e refletância de superfície podem ser parcialmente responsáveis pelas imprecisões. (De Hsu SM, Ren F, Abdulhameed N et al. Comprehensive analy- sis of laserscanner validity used for measurement of wear. *J Oral Rehabil*. 2019;46:503-10.)

• **Figura 19.4** Imagem tridimensional reconstruída a partir de micro-CT de um dente dentoforme demonstrando desgaste. **A.** Aspecto mesial (ou distal). **B.** Superfície oclusal. A barra de cores ao lado reflete a profundidade do desgaste em milímetros. (De Esquivel-Upshaw JF, Hsu SM, Bohórquez A et al. Novel methodology for measuring intraoral wear in enamel and dental restorative materials. *Clin Exp Dent Res*. 2020;8:1-9. doi:10.1002/cre2.322. PubMed PMID: 32955159; com permissão.)

A perfilometria de superfície também pode ser utilizada para avaliação quantitativa do desgaste pela técnica indireta. O perfilômetro de contato tem uma caneta que atravessa a superfície do objeto que está sendo medido, enquanto o perfilômetro sem contato usa um feixe de *laser* ou luz branca para sondar a superfície. A ponta de contato é geralmente um metal ou diamantada, variando de 2 a 20 μm de diâmetro, carregado com uma carga de contato de alguns milinewtons ao entrar em contato com a superfície. O escaneamento pode fornecer um mapa da topografia da superfície. Embora esse método seja considerado preciso para perfilometria de profundidade, o processo é demorado. Para que esse tipo de dispositivo de medição seja eficaz, pontos de referência precisam ser colocados nos dentes de interesse para orientar o usuário para a área exata a ser medida.

Método direto

Com o advento das moldagens digitais, esse método utiliza a tecnologia de escaneamento intraoral para permitir a medição quantitativa do desgaste. Os dentes a ser medidos são escaneados no início e novamente em períodos de interesse. Esses escaneamentos são, então, comparados usando um *software* de comparação que essencialmente sobrepõe as duas imagens e identifica as diferenças de profundidade e volume entre as duas. O processo de escaneamento intraoral é sensível à técnica. Alguns *scanners* intraorais usam um *spray* em pó de óxido de zinco para minimizar o reflexo do esmalte durante o processo de digitalização. A área a ser escaneada deve ser completamente isolada para que a saliva não se misture com o pó. O conteúdo de pó pode ficar espesso e causar um erro no processo de digitalização. Há também a curva de aprendizado íngreme associada à operação do *software*. As imagens digitalizadas devem ser cortadas adequadamente para minimizar o ruído na sobreposição. A Figura 19.5 é um exemplo do método direto. As Figuras 19.5 A e B mostram imagens clínicas de dois quadrantes opostos, com a coroa no molar inferior esquerdo sendo a área de interesse e o dente oposto no maxilar. Esses dentes foram escaneados no início e novamente aos 6 meses, e as imagens (Figuras 19.5 C e D) demonstram a quantidade de desgaste (grade de cores em milímetros) durante esse período de tempo. Embora esse seja talvez o método mais conveniente e oportuno para quantificar o desgaste, a sensibilidade técnica e os erros que podem estar associados aos *scanners* devem ser considerados.

> **QUESTÃO IMPORTANTE**
> Que informações forenses podemos obter a partir de análises fractográficas?

Observação crítica e análise fractográfica

Uma restauração fraturada pode se enquadrar na versão modificada do USPHS sob critérios funcionais. No entanto, as superfícies de fratura geralmente revelam informações sobre como e por que a fratura ocorreu. É por isso que a observação crítica e a análise de fraturas merecem uma seção separada neste capítulo.

Características da superfície de fratura

A **fractografia** é o estudo das superfícies de fratura dos materiais. A partir de características visíveis na superfície dessas fraturas, a origem da fratura, a carga e orientação da fratura e a progressão da falha podem ser determinadas para o material em particular. Houve avanços significativos na aplicação da fractografia para o entendimento da mecânica da fratura. Vários trabalhos identificaram os principais parâmetros que são importantes para a compreensão do porquê as fraturas ocorrem. Quando um material fratura de maneira frágil, a superfície de fratura registra

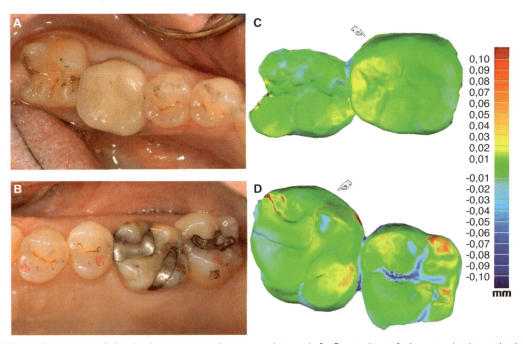

• **Figura 19.5** Método direto de medição de desgaste usando *scanner* intraoral. **A.** Coroa de cerâmica no primeiro molar inferior esquerdo. **B.** Quadrante maxilar esquerdo oposto. **C.** Resultado da sobreposição da varredura inicial e de 1 ano para quantificar o desgaste que ocorreu na coroa cerâmica (*ponteiro*) pelo *software* de comparação usando o segundo molar adjacente como controle do esmalte. A barra de cor ao lado reflete a profundidade do desgaste na restauração cerâmica e o controle do esmalte em milímetros. **D.** Resultado da oposição do primeiro molar superior. (De Esquivel-Upshaw JF, Hsu SM, Bohórquez A et al. Novel methodology for measuring intraoral wear in enamel and dental restorative materials. *Clin Exp Dent Res*. 2020;8:1-9. doi:10.1002/cre2.322. PubMed PMID: 32955159; com permissão.)

o evento de tal forma que muitas características importantes ficam claras. Um diagrama esquemático de uma rachadura típica em vidro ou cerâmica é mostrado na Figura 19.6. Algumas características muito proeminentes dessas rachaduras são a origem, espelho, névoa e penugem. Essas características, quando visíveis por ampliação, geralmente podem dar uma indicação quanto à direção de propagação da fratura. A presença de quaisquer tensões residuais pode ser determinada a partir da área fraturada e da tensão na qual as fraturas ocorrem, que pode ser medida a partir do tamanho da trinca.

Quase todas as trincas mecanicamente induzidas podem ser idealizadas como trincas semielípticas e agudas com profundidade, a, e largura, $2b$ (Figura 19.6). Lembre-se da discussão da abordagem de energia de Griffith para fratura e a seguinte equação (ver Capítulo 4):

$$K_{Ic} = Y\sigma_f\sqrt{c} = \sqrt{2E\gamma_c}, \quad (1)$$

em que K_{Ic} é o fator crítico de intensidade de tensão (resistência à fratura), Y é um fator geométrico que explica a forma da trinca que inicia a fratura, E é o módulo de elasticidade (de Young), c é o raio de uma trinca semicircular ou semielíptica equivalente ($c = \sqrt{ab}$), e γ_c é a energia crítica de fratura (i. e., toda a energia envolvida na fratura, incluindo a criação de novas superfícies). A semielipse pequena na Figura 19.6 representa o tamanho inicial da falha, e a semielipse grande é o tamanho crítico da falha que leva à fratura. Como o valor de K_{Ic} pode ser obtido a partir do teste de corpos de prova padronizados, o nível de tensão que causa a fratura pode ser calculado pela medição da trinca semielíptica equivalente, c. Para mais informações sobre o processo envolvido com a análise fractográfica, o leitor pode consultar os livros e artigos fractográficos mencionados no final deste capítulo.

Fraturas clínicas de restaurações metalocerâmicas, embora raras, ainda ocorrem, principalmente quando uma nova liga ou porcelana de recobrimento está sendo utilizada ou quando uma nova tecnologia foi adotada. Como geralmente é verdade para todos os materiais odontológicos, há uma curva de aprendizado associada ao uso inicial de novos produtos. Embora haja um número infinito de caminhos de fratura que podem ocorrer, três tipos são de particular importância no diagnóstico da causa da fratura. A Figura 19.7 mostra os caminhos de fratura que ocorreram principalmente em três locais em uma coroa metalocerâmica: (1) ao longo da região interfacial entre a porcelana opaca (P) e a zona de união (I) entre a porcelana e o substrato de metal (topo), (2) dentro da zona de ligação (centro) e (3) entre o metal e a zona de ligação (inferior). Para coroas metalocerâmicas convencionais feitas de núcleos fundidos, a zona de adesão é sinônimo de camada de óxido metálico.

Caracterização da superfície de fratura

Para caracterizar o local principal da fratura, um exame de baixa ampliação da superfície da fratura pode ser suficiente em alguns casos. No entanto, uma ampliação de 3 a 100 vezes é mais frequentemente necessária porque detalhes microestruturais minúsculos, como poros, podem revelar padrões de rastros que mostram claramente a direção de propagação de trincas nessas áreas. Os fratógrafos buscam características importantes da fissura, como penugem, penugem com torção, rasto da penugem, linhas de parada e compressão ondulada, para levá-los à falha crítica ou fonte de iniciação da fissura e a possibilidade de identificar um ou mais mecanismos de falha.

Cada um dos três caminhos principais de fratura na Figura 19.7 é indicativo de tensão de tração excessiva, defeito de material ou fator de processamento. A localização e a aparência de uma superfície de fratura são os principais fatores usados para determinar a causa da fratura. Para fraturas que estão confinadas à superfície oclusal de coroas posteriores, uma fratura do tipo rachadura-cone (ápice do cone na superfície da fratura e a base do cone se estendendo para a faceta) sugere que o carregamento localizado em pequenas áreas de contato pode ser a causa. Fraturas que ocorrem na área oclusal proximal das coroas podem ser causadas por suporte inadequado da faceta pelo material da estrutura do núcleo. Fraturas que ocorrem bem longe dos locais de carregamento podem ser causadas por tensões de incompatibilidade térmica. Os procedimentos para obtenção de evidências de restaurações cerâmicas puras fraturadas são os mesmos utilizados para restaurações metalocerâmicas.

Quando ocorrem fraturas, fazer uma impressão com vinil polisiloxano do local da fratura o mais rápido possível é útil para futuras análises fractográficas. Todas as informações sobre a coroa ou ponte devem ser registradas, incluindo a aparência visual do local da fratura. Uma fotografia também é muito útil para analisar a causa potencial da fratura. A impressão permite que uma réplica da superfície da fratura seja feita em resina epóxi. A réplica permite que sejam feitas observações fractográficas da superfície da fratura, e esses modelos podem, então, ser examinados por um especialista em fractografia em baixa ampliação

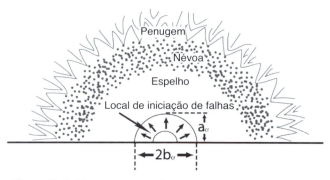

• **Figura 19.6** Diagrama esquemático da fissura em um material frágil com o tamanho crítico da falha e as diferentes características que podem permitir o cálculo da tensão e da direção da fratura.

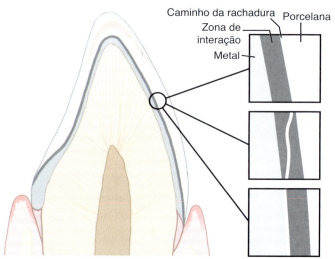

• **Figura 19.7** Ilustração transversal de três tipos principais de fratura da zona interfacial em uma coroa metalocerâmica.

por meio de microscopia óptica e estereomicroscopia, seguidas de microscopia eletrônica de varredura (MEV). A localização da falha crítica indica a origem da fratura. As marcas da superfície da fratura observadas na réplica auxiliam o especialista na determinação da origem e na confirmação da causa suspeita da fratura. O que se mostra na Figura 19.8 A é uma seção residual de uma coroa fraturada à base de alumina Procera AllCeram com uma faceta em fase de vidro que fraturou após 4 anos de serviço clínico. A causa da fratura pode ser avaliada por inspeção visual, caracterização das principais características da fratura, exame detalhado de imagens de microscopia óptica e estereomicroscopia e, se necessário, imagens MEV. As análises estereomicroscópicas do segmento fraturado recuperado revelaram os caminhos da fratura que são mostrados na Figura 19.8 B. Eles incluem o início da fissura (áreas 1 e 3), a propagação da fissura (áreas 2 e 4) e a conclusão da fratura (área 5). A área 3 ilustra o início de uma fissura de cone que poderia ter levado à fratura do tipo cone discutida anteriormente, mas não se propagou o suficiente para causar a fratura em massa. Essa análise de fratura ilustra danos superficiais incidentais em uma área onde a propagação de trincas foi localizada apenas na parte cerâmica. A Figura 19.8 C é a confirmação de cinco características da superfície de fratura no esboço pela imagem MEV. Essa análise forense de como a fratura progrediu foi possibilitada pelos diferentes pontos de referência que são proeminentes em superfícies frágeis fraturadas.

Os procedimentos fractográficos descritos anteriormente são baseados na suposição de que a prótese estava livre de trincas durante a prova e durante a cimentação. No entanto, os dentistas normalmente não são treinados para inspecionar próteses recebidas do laboratório usando transiluminação de fibra óptica. O exame sob essa iluminação pode revelar rachaduras superficiais e subsuperficiais que podem existir nas próteses cerâmicas e metalocerâmicas antes ou depois da prova de ajuste. A Figura 19.9 mostra um técnico de laboratório que está usando uma fonte de luz de fibra óptica para inspecionar uma prótese de cerâmica em relação às rachaduras que podem estar escondidas de fontes de luz fluorescentes ou incandescentes típicas.

Muitos fatores estão associados à fratura de próteses totalmente cerâmicas. Esses fatores se enquadram em uma das oito categorias: (1) defeitos de superfície inerentes; (2) defeitos de processamento; (3) carregamento (força de mordida e orientação da carga); (4) desenho; (5) propriedades do material; (6) tensão residual; (7) erros de procedimento e (8) dieta. Dentro dessas categorias, as seguintes variáveis podem contribuir para o início de trincas, propagação de trincas, lascamento e fratura em massa: tratamento de superfície; carregamento excessivo durante a prova; cargas de bruxismo; local de carregamento; distribuição de carga; magnitude de carga; tensões de resfriamento transitório; tensões residuais de resfriamento; preparo

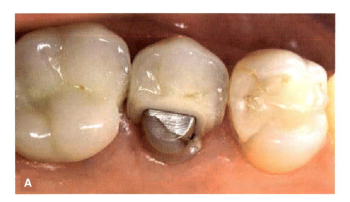
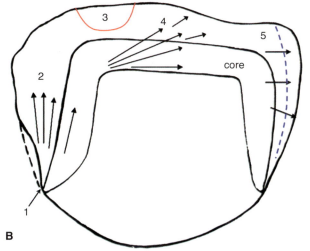
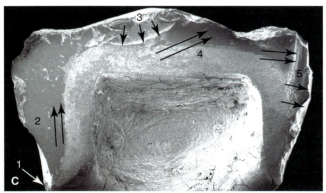

• **Figura 19.8** Análise de uma restauração fraturada. **A.** Coroa de pré-molar Procera AllCeram fraturada. **B.** Esboço dos principais achados após análises estereomicroscópicas do segmento fraturado recuperado. A fissura inicial ocorreu na margem mesial (área 1) e propagou-se para cima aproximadamente 2 mm antes da fratura da coroa ocorrer nas áreas 2 e 4, terminando na área de compressão 5. A área 3 representa o dano de contato dentro da cerâmica de revestimento oclusal que não se estende para a cerâmica do núcleo de alumina. **C.** Confirmação do achado por imagem de microscopia eletrônica de varredura. (De Scherrer SS, Quinn GD, Quinn JB. Fractographic failure analysis of a Procera® AllCeram crown. *Dent Mater*. 2008;24:1107–13.)

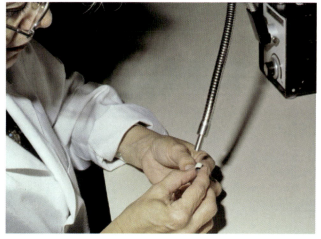

• **Figura 19.9** A inspeção de trincas usando transiluminação de fibra óptica antes da cimentação é importante para melhorar a previsibilidade das coroas cerâmicas.

inadequado do dente; desenho inadequado da estrutura do núcleo; espessura inadequada da coroa; espessura inadequada do núcleo; tamanho inadequado do conector; qualidade da camada de cimento; qualidade de ligação da faceta cerâmica ao núcleo cerâmico; vazios na camada de cimento ou na interface cimento/cerâmica e módulos de elasticidade dos materiais componentes e substratos de suporte. Para reduzir o risco de fratura da cerâmica, são necessários redução suficiente do dente, espessura suficiente da cerâmica, desenho adequado da prótese, carga vertical distribuída e atenção meticulosa aos procedimentos recomendados pelos fabricantes.

Classificação das fraturas de restauração cerâmica

A classificação de fraturas de restaurações cerâmicas tem sido recomendada e baseia-se vagamente nos critérios originais do USPHS para classificação de restaurações. Heinzte e Rousson introduziram a classificação em 2010, sendo a Classe 1 menor, sem necessidade de intervenção; Classe 2, reparo necessário; e Classe 3, houve necessidade de substituição. As Figuras 19.10 a 19.12 ilustram três cenários clínicos de como essas classes se parecem clinicamente. A Figura 19.10 A mostra uma coroa de zircônia com uma fratura lingual de Classe 1. A fratura era pequena o suficiente para que nem mesmo o paciente soubesse que havia algo errado. A análise de MEV (Figura 19.10 B) revela que a origem da fratura está na superfície oclusal da coroa. A Figura 19.11 A é uma fratura Classe 2 de uma coroa de zircônia folheada na borda distal. Embora a indicação seja fazer o reparo porque a superfície fraturada é substancial, esses reparos feitos com resina composta e agente de silano geralmente falham em alguns anos. A análise fractográfica (Figura 19.11 B) revelou que a fratura também se originou da superfície oclusal da prótese. As Figuras 19.12 A e B representam uma fratura de Classe 3 e também de uma coroa de zircônia. A fratura atravessou o zircônia e fraturou a subestrutura do núcleo. No entanto, a análise fractográfica (Figuras 19.12 C a E) revelou que a fratura se originou da superfície oclusal e se propagou através de uma série de fraturas múltiplas.

Em resumo, o desempenho dos materiais dentários é melhor determinado por meio de ensaios clínicos e observações porque não existem testes *in vitro* que mimetizem o ambiente oral. No entanto, há limites para o que pode ser medido intraoralmente, e as intervenções devem ser éticas. Os fatores que contribuem para a falha são muito difíceis de determinar sem realizar uma análise

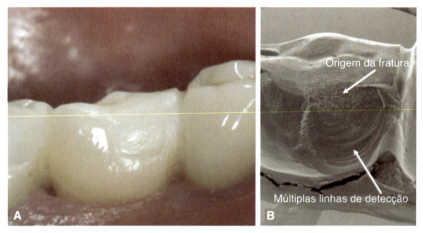

• **Figura 19.10** Fratura Classe 1. **A.** Fratura menor no lado lingual de uma coroa totalmente cerâmica; nenhuma intervenção necessária. **B.** Microscopia eletrônica de varredura identifica a origem da fratura (*seta*) na superfície oclusal e propagada gengivalmente, conforme mostrado por múltiplas linhas de parada (*seta*). (De Esquivel-Upshaw JF, Mecholsky JJ Jr, Clark AE et al. Factors influencing the survival of implant-supported ceramic-ceramic prostheses: A randomized, controlled clinical trial. *J Dent*. 2020;X3:100017; com permissão.)

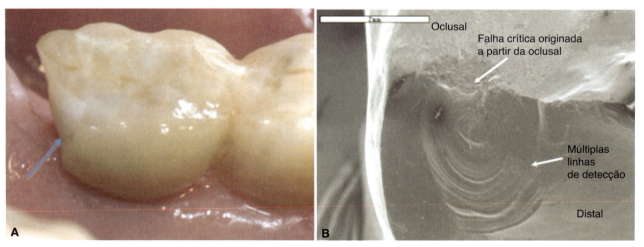

• **Figura 19.11** Fratura Classe 2. **A.** Fratura na borda distal (*seta*) de uma zircônia; reparo necessário. **B.** Análise fractográfica identifica a falha crítica na superfície oclusal da restauração. (De Esquivel-Upshaw JF, Mecholsky JJ Jr, Clark AE et al. Factors influencing the survival of implant-supported ceramic-ceramic prostheses: A randomized, controlled clinical trial. *J Dent*. 2020; X3:100017; com permissão.)

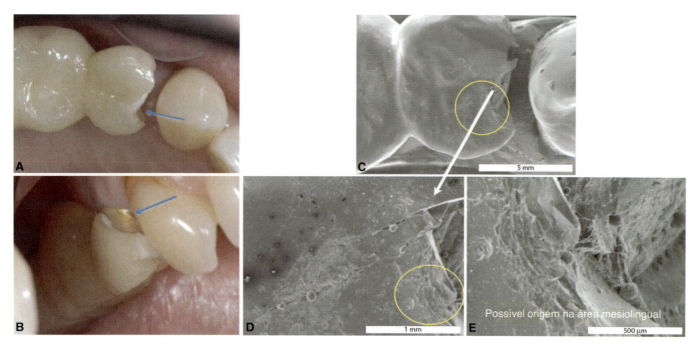

• **Figura 19.12** Fratura Classe 3. **A.** Vista oclusal de uma zircônia fraturada; necessidade de substituição. **B.** Vista mesiofacial mostrando fratura através do núcleo de zircônia. **C–E.** Série de análise fractográfica demonstra múltiplas fraturas que se propagaram de uma na superfície oclusal. Os círculos indicam a área expandida nas imagens seguintes. (De Esquivel-Upshaw JF, Mecholsky JJ Jr, Clark AE et al. Factors influencing the survival of implant-supported ceramic-ceramic prostheses: A randomized, controlled clinical trial. *J Den.t* X3:100017, 2020; com permissão.)

forense sistemática (como na fractografia). A maior desvantagem é que esses testes clínicos, se feitos corretamente, são caros e demorados. Quando os resultados forem divulgados para um material com baixo desempenho, os fabricantes podem já ter passado para a promoção de outra descoberta. Assim, o *feedback* que deveria ser obtido para melhorar a próxima geração de materiais é perdido.

Leituras selecionadas

Cvar JF, Ryge G: Reprint of criteria for the clinical evaluation of dental restorative materials, 1971, *Clin Oral Invest* 9:215–232, 2005.

Esquivel JF, Kim MJ, Abdulhameed N, et al: Randomized clinical study of wear of enamel antagonists against polished monolithic zirconia crowns, *J Dent* 68:19–27, 2018.

Esquivel-Upshaw JF, Clark AE, Shuster J, et al: Randomized clinical trial of implant-supported ceramic-ceramic and metal-ceramic fixed dental prostheses: Preliminary results, *J Prosthodont* 23:73–82, 2014.

Esquivel-Upshaw JF, Ren F, Hsu SM, et al: Novel testing for corrosion of glass-ceramics for dental applications, *J Dent Res* 97:296–302, 2018.

Esquivel-Upshaw JF, Rose WF, Barrett AA, et al: In vivo wear of core ceramic, veneers, and enamel antagonists at three years, *Dent Mater* 28:615–621, 2012.

Esquivel-Upshaw JF, Rose WF, Oliveira ER, et al: Randomized, controlled clinical trial of bilayer-ceramic and metal-ceramic crown performance, *J Prosthodont* 22:166–173, 2013.

Freiman SW, Mecholsky JJ: *The Fracture of Brittle Materials: Testing and Analysis*, Hoboken, NJ, 2012, John Wiley & Sons Inc.

Hickel R, Peschke A, Tyas M, et al: FDI World Dental Federation – clinical criteria for the evaluation of direct and indirect restorations. Update and clinical examples, *J Adhes Dent* 12:259–272, 2010.

McMurphy TB, Harris CA, Griggs JA: Accuracy and precision of fractal dimension measured on model surfaces, *Dent Mater* 30:302–307, 2014.

Mehl A, Gloger W, Kunzelmann K-H, et al: A new optical 3-D device for the detection of wear, *J Dent Res* 76:1799–1807, 1997.

20

Tecnologias Emergentes

VISÃO GERAL DO CAPÍTULO

Biomateriais

Materiais biológicos

Instrumentos e processos

Resumo

PALAVRAS-CHAVE

Bioativo. Ter um efeito ou provocar uma resposta em tecido vivo, um organismo ou uma célula, especialmente na indução da formação de hidroxiapatita superficial.

Bioindutivo. Capaz de induzir uma resposta em um sistema biológico.

Biomaterial. Qualquer matéria, superfície ou construção que interage com sistemas biológicos.

Biomimética. Estudo da formação, estrutura ou função de substâncias e materiais biologicamente produzidos (p. ex., seda ou nácar) e mecanismos e processos biológicos (p. ex., síntese de proteínas ou mineralização) com a finalidade de sintetizar produtos similares por mecanismos artificiais que imitam estruturas naturais.

CAD-CAM. *CAD* refere-se à tecnologia de projeto auxiliado por computador, baseada no uso de *softwares* e sistemas de computador para auxiliar na criação, modificação, análise e otimização de modelos de objetos bidimensionais ou tridimensionais. Qualquer programa de computador que incorpore computação gráfica e um programa aplicativo que facilite as funções de engenharia no processo de projeto pode ser classificado como *software* CAD. O termo *CAM* refere-se à fabricação assistida por computador de um dispositivo restaurador usando o arquivo de entrada CAD. O CAM pode ser aditivo (acumulação) ou subtrativo (usinagem de um dispositivo a partir de uma peça inicial maior de material).

Citologia. Coleta de células desagregadas e material microscópico relacionado para análise da doença.

Materiais auto-organizados (*self-assembling materials*). Materiais desordenados que formam uma estrutura ou padrão organizado como consequência de interações locais específicas entre os componentes, sem direção externa.

Materiais inteligentes. Materiais sintéticos que interagem com estímulos externos, como luz, temperatura, estresse, umidade, pH e campos elétricos/magnéticos, de forma a alterar propriedades específicas de forma controlada e retornar ao estado original após o estímulo ser removido.

Nanotecnologia. Tecnologia que se concentra na escala atômica e molecular (< 100 nm) de materiais, dispositivos e outras estruturas. Nessa escala, na qual pelo menos uma dimensão deve estar abaixo de 100 nm, a mecânica quântica (teoria quântica) controla as propriedades ou o comportamento do material.

Osteocondutor. Capaz de atuar como matriz ou arcabouço para facilitar o crescimento de novo osso em sua superfície.

Voxel. Elemento de imagem volumétrica que representa uma única amostra, ou ponto de dados, em uma grade tridimensional regularmente espaçada. É análogo a como o *pixel* define um ponto no espaço bidimensional.

Os materiais e dispositivos em uso atual são eficazes, mas melhorias no desempenho são sempre necessárias. Por exemplo, os tratamentos de prevenção de cáries reduziram a necessidade de restaurações iniciais, restaurações de substituição e próteses removíveis. Os conceitos de odontologia minimamente invasiva levaram à remoção de menos estrutura dentária e ao selamento de margens defeituosas de restaurações. No entanto, devido à promoção de restaurações estéticas de alto custo, às vezes à custa da durabilidade, a necessidade de reparo e substituição de restaurações continuará porque os materiais restauradores de resina falham e se degradam com o tempo. Assim, a escolha dos materiais para uma determinada situação clínica continuará sendo baseada em uma análise comparativa que equilibra custo, benefícios e riscos. Até que a cárie seja considerada verdadeiramente "curável", haverá necessidade de novas soluções, como agentes remineralizantes, **materiais inteligentes** e materiais duráveis de reparo e substituição que evitem a necessidade de restaurar os dentes repetidamente. O foco das aplicações emergentes de materiais odontológicos está principalmente na prevenção, detecção e tratamento de cárie, doença periodontal e câncer bucal. Esses materiais são frequentemente chamados de **biomateriais** odontológicos devido ao aumento da interação com os sistemas biológicos.

Os novos biomateriais dentários devem satisfazer os seguintes requisitos: (1) não serem tóxicos para as células humanas; (2) não suportarem o crescimento de micróbios e fungos; (3) serem capazes de formar uma excelente vedação entre a cavidade oral e a estrutura dentária subjacente; (4) serem suficientemente **bioativos** para estimular o reparo *in vivo* de tecidos; (5) terem propriedades semelhantes ao tecido que será reparado ou substituído; (6) apresentarem propriedades de manuseio que permitam a facilidade de manipulação e promovem desempenho clínico ideal; (7) exibirem uma aparência esteticamente agradável; e (8) serem rentáveis.

Nas subseções a seguir, as pesquisas e tecnologias são discutidas por sua relevância para a resolução de problemas relacionados com a saúde bucal. A Figura 20.1 mostra um fluxograma de pesquisa básica, translacional e clínica representando estágios no desenvolvimento de tecnologias e produtos emergentes. Quanto mais à direita do gráfico estiver uma tecnologia ou material, maior a probabilidade de que esse material tenha um resultado clínico desejável. A discussão está dividida em três seções: biomateriais, materiais biológicos e instrumentos e processos.

Biomateriais

Qualquer matéria, superfície ou construção que interaja com sistemas biológicos é considerada um biomaterial. No presente contexto, são discutidos apenas materiais não sintéticos altamente processados (materiais de origem biológica) ou derivados sinteticamente. Na odontologia, também são preferencialmente conhecidos como materiais dentários.

> **QUESTÃO IMPORTANTE**
>
> De que maneiras a nanotecnologia fornecerá produtos ou processos que podem melhorar os resultados da saúde bucal?

Nanotecnologia

A **nanotecnologia** usa partículas nanométricas e características de superfície com proporções muito altas de área de superfície para volume que geralmente são diferentes em sua bioatividade, solubilidade e efeitos antimicrobianos em comparação com partículas maiores da mesma composição. Assim, as mudanças nas propriedades não podem ser extrapoladas por uma análise linear inversa do tamanho das partículas, mas devem ser determinadas por meio de testes *in vitro* e *in vivo* dos nanomateriais. Na odontologia, a nanotecnologia tem sido focada no desenvolvimento de cargas de nanopartículas para melhorar a estética dos compósitos dentários. O uso da nanotecnologia hoje é mais diversificado.

Na **biomimética**, a nanotecnologia está sendo usada para desenvolver materiais que promovam a remineralização de tecidos duros. Os materiais e processos biomiméticos imitam aqueles que ocorrem na natureza, particularmente a auto-organização de componentes para formar, substituir ou reparar tecidos orais. Esses conceitos são discutidos mais adiante neste capítulo.

Para implantes dentários e dispositivos relacionados, as nanopartículas são usadas para modificar as superfícies dos implantes dentários para influenciar a resposta do hospedeiro nos níveis celular e tecidual. Fabricação eletroforética sol-gel, deposição de

Fase de pesquisa	Pesquisa básica	Pesquisa aplicada/transicional		Testes clínicos		Aplicabilidade em consultórios odontológicos	
Classificação de tecnologia	Conceitos de tecnologia emergentes	Avanços da nanotecnologia	Validação de nanotecnologia	Nanotecnologia estabelecida	Nanotecnologia e microtecnologia integradas	Tecnologia alternativa	Demonstração do custo-benefício
Estágio de testes	Teste da hipótese	Avaliação do produto	Interação entre pesquisa básica/aplicada e prática clínica	Estudos-piloto e retrospectivos	Estudos controlados randomizados	Avaliação de desempenho	Refinamento das tecnologias
Resultados	Dados preliminares	Desempenho comparativo	Evidências preliminares	Validação da evidência	Resultados de tratamento promissores	Resultados de tratamento ideais	Adoção por dentistas ou técnicos de laboratório
Estágio do desenvolvimento da tecnologia	Tecnologias são possíveis		Tecnologias são iminentes ou validadas		Necessidade de maiores refinamentos	Tecnologias são aplicadas às tarefas de saúde	Objetivos de saúde completamente atingidos
Nível de evidência	Simulação clínica	Prova de conceito	Probabilidade de resultados específicos	Limitada aplicabilidade da tecnologia	Aplicação de tecnologia refinada	Demonstração de benefícios no laboratório e na clínica	Evidência totalmente documentada e bem estabelecida
Nível de sucesso	Tecnologias, materiais e dispositivos desejáveis		Possíveis tecnologias, materiais e dispositivos futuros		Prováveis tecnologias, materiais e dispositivos futuros	Tecnologias, materiais e dispositivos iminentes	Tecnologias, materiais e dispositivos futuros comprovados

• **Figura 20.1** Fluxograma de *links* de pesquisa básica, translacional e clínica para desenvolver e avaliar tecnologias e produtos emergentes. As setas para baixo mostram a sequência de etapas realizadas no processo. As setas para a direita mostram a probabilidade crescente de ter um resultado clínico desejável.

laser pulsado, revestimento com precipitados e deposição assistida por feixe de íons estão entre as abordagens usadas para desenvolver revestimentos biocompatíveis com nanotexturas, filmes finos e para superfícies de implantes. Essas tecnologias reduzem a espessura da camada de revestimento e aumentam a área de superfície específica e a reatividade para melhorar a interação com o tecido apical circundante.

Nanopartículas importantes incluem metais, como prata, e pós cerâmicos, como sílica e dióxido de titânio. Nanopartículas de prata geradas *in situ* foram relatadas como altamente eficazes em resinas restauradoras, resinas adesivas e resinas protéticas para inibir uma variedade de bactérias formadoras de biofilme sem interferir na manipulação, polimerização, propriedades mecânicas ou outras propriedades de desempenho. As nanopartículas de sílica já têm amplo uso na odontologia, desde cremes dentais até compósitos. As nanopartículas de titânio são amplamente utilizadas para pigmentos em materiais dentários, mas não possuem os efeitos antimicrobianos mais fortes de Ag.

Outra nanotecnologia introduzida recentemente mata bactérias em contato com superfícies de restauração. O compósito fluido Infinix (Nobio Ltd., Israel), que contém amônio quaternário ligado à sílica (também conhecido como QASi), foi relatado reduzir significativamente *Enterococcus faecalis* na superfície do material sem afetar a resistência à flexão do compósito, radiopacidade, profundidade de polimerização, sorção de água ou solubilidade em água. Após 6 e 12 meses de uso *in vivo*, houve uma redução de 50% de bactérias vivas nos compósitos Nobio QASi em comparação com os compósitos controle. Uma vantagem adicional das superfícies contendo QASi é que não é necessário "recarregar", ao contrário do fluoreto nos ionômeros de vidro que confere resistência microbiana. A prevenção do biofilme bacteriano protege a integridade das restaurações de produtos dentários.

Materiais restauradores de resina

Apesar das recentes inovações no aumento da vida útil das resinas compostas contemporâneas (ver Capítulo 5), existe uma incerteza significativa em relação às interações de biofilmes bacterianos, desgaste e fadiga levando a cáries recorrentes. Assim, melhorias adicionais são necessárias para aumentar muito a vida clínica das restaurações à base de resina para igualar e até mesmo superar a durabilidade do amálgama, o padrão ouro, e eliminar a necessidade de reparar os dentes restaurados. Para essa finalidade, os principais objetivos dos materiais restauradores continuam sendo a redução da contração do compósito durante a polimerização, porosidade, desgaste e atrito, melhoria da interface compósito-dentina e aumento do grau de conversão dos monômeros de resina.

Um fator que influencia a longevidade da restauração é o erro do operador. Materiais com muitas etapas, os requisitos para um campo seco, manuseio difícil ou longos tempos de polimerização são inerentemente propensos a erros que muitas vezes levam a defeitos do material, como bolhas e polimerização inadequada, que aceleram o aparecimento de fadiga, fratura e abrasão. No entanto, estão sendo desenvolvidos compósitos mais insensíveis à técnica ("tolerantes"), amigáveis ao operador, estéticos e de longa duração.

Conforme discutido no Capítulo 5, dois novos compósitos fluidos comercializados como "resinas restauradoras universais *bulk-fill*", G-aenial Universal Flo (GC America, Alsip, IL) e Surefil-SDR flow (DENTSPLY International, York, PA), entre outros, exemplificam materiais amigáveis ao operador, translúcidos e com reologia fluida, propriedades de fácil manuseio e grande profundidade e grau de conversão. Ambos apresentam baixa contração e tensão de contração, o que permite que o compósito seja colocado em grandes incrementos em vez das camadas prescritas de 2 mm, contribuindo ainda mais para a insensibilidade da técnica. Como esses compósitos altamente fluidos contêm carga de reforço em pé de igualdade com os híbridos altamente carregados, não fluidos e "compactáveis", como os descritos no Capítulo 5, seu desempenho é semelhante ao das resinas posteriores atuais, elevando as expectativas de alta durabilidade e longa vida clínica. Testes de resistência ao desgaste e durabilidade em estágio inicial validaram os benefícios de sua alta carga, baixa tensão de polimerização e alto nível e profundidade de polimerização.

Filtek Universal (3M ESPE, St. Paul, MN) é uma adição recente (2019) à categoria de compósitos de fácil operação. As nanopartículas nesse compósito fornecem correspondência de cores e resistência ao desgaste superiores. Esse compósito contém dois monômeros exclusivos: monômero de fragmentação de adição (AFM) e dimetacrilato de uretano aromático (AUDMA). O AFM fragmenta e repolimeriza durante a polimerização, reduzindo a tensão de polimerização e aumentando a integridade marginal. O AUDMA diminui o número de grupos reativos na resina e aumenta a flexibilidade do polímero. Menos grupos reativos moderam a contração volumétrica e a maior flexibilidade do polímero reduz a rigidez da matriz polimérica antes que a matriz atinja o ponto de gelificação. Ambos contribuem para diminuir a tensão de polimerização, melhorar a integridade marginal e, finalmente, melhorar a resistência ao desgaste abrasivo.

Omnichroma (Tokuyama Dental America) é um compósito universal de cor única que combina com todas as cores de dentes, de A1 a D4. O material inovador contém nanopartículas esféricas de 260 nm que podem espalhar cores do vermelho ao amarelo à medida que a luz ambiente incide e é refletida no compósito. O espalhamento vermelho-amarelo combina com a luz difusa da dentição adjacente para produzir uma combinação estética de cores e reduz a sensibilidade do operador.

Materiais bioativos

A maioria dos materiais odontológicos atuais não induz respostas teciduais dentárias e não são bioativos. A *bioatividade* é definida na ISO 23317 como propriedade que provoca uma resposta biológica específica na interface do material, que resulta na formação de uma ligação entre tecido e material. Como tal, a bioatividade incorpora materiais antimicrobianos, remineralizantes e formadores de osso, conforme discutido nesta seção. Materiais bioativos implantados em um corpo vivo formam uma fina camada rica em Ca e P em sua superfície. O material, então, conecta-se ao tecido vivo através dessa camada de apatita sem um limite distinto. Materiais bioativos são úteis para a cicatrização de tecidos, especialmente polpa e tecidos periapicais, e para apoiar o desenvolvimento radicular em dentes imaturos.

Os materiais bioativos disponíveis agora incluem hidróxido de cálcio, enxertos ósseos, partículas de biovidro e pós cerâmicos hidráulicos (absorção de água). Os pós de silicato de cálcio são considerados o padrão ouro para procedimentos cirúrgicos endodônticos, pulpotomia, revascularização e procedimentos de apicificação. Os pós à base de aluminato de cálcio, por serem mais resistentes aos ácidos, estão sendo usados com ionômeros de vidro para cimento supragengival para prótese e têm encontrado uso limitado para aplicações restauradoras. Sua resistência a ácidos os torna úteis para locais infectados, que geralmente são ácidos; como tal, os aluminatos podem ser usados para as mesmas indicações que os materiais de agregado trióxido mineral (MTA). Os cimentos de fosfato de cálcio são geralmente de presa mais lenta do que os cimentos hidráulicos, mas estão sendo usados para fins de arcabouço onde a formação de hidroxiapatita é necessária e a porosidade é aceitável.

A teobromina, uma xantina encontrada no cacau, promove a formação do mineral hidroxiapatita e aumenta o tamanho dos cristais de hidroxiapatita ao regular a osteogênese, o que traria inúmeros benefícios. Por exemplo, a teobromina pode remineralizar o esmalte do dente adjacente e tem o potencial de fechar as lacunas entre a restauração e o dente, melhorar a durabilidade da força de união associada à redução da degradação da união e melhorar a integração óssea com as superfícies do implante. O grande tamanho do cristalito leva à resistência à dissolução a partir da diminuição da área de superfície específica disponível para a dissolução ácida. Novos materiais bioativos estão em desenvolvimento que, em geral, criarão uma "presença" biomimética *in vivo* que induzirá uma cicatrização superior à de muitos materiais odontológicos atuais.

As resinas dentárias têm sido combinadas com nanopartículas bioativas de TiO_2 para promover a formação de hidroxiapatita, aumentar a resistência mecânica e atuar fotocataliticamente como agente bactericida. Um adesivo de união dentinária com nanopartículas de TiO_2 pode fornecer inibição microbiana fotoinduzida sob demanda, e simultaneamente preencher lacunas marginais através da remineralização da dentina e esmalte adjacentes. Essa tecnologia pode reduzir cáries recorrentes, melhorar a integração dos tecidos com as superfícies dos implantes e prevenir a peri-implantite ou outras infecções na interface tecido-implante. Esses resultados são intrigantes e altamente promissores, mas ainda não foram testados clinicamente.

A superfície dos materiais é muitas vezes o que os torna bioativos. O titânio como material de implante é um exemplo. Assim como o cromo, o titânio reage espontaneamente com o oxigênio para formar uma camada de óxido protetora autorreparadora (TiO_2), que torna a superfície do implante amplamente resistente à corrosão, inerte e biocompatível. No entanto, a rugosidade da superfície e outros aspectos da topografia da superfície, juntamente com a química da superfície, também são conhecidos por influenciar fortemente os eventos iniciais na cicatrização e osseointegração que seguem a colocação do implante. As interações entre proteínas, células, tecidos e superfícies de implantes desempenham um papel na determinação do sucesso ou fracasso de todos os materiais e dispositivos implantados. A química da superfície e os mecanismos relacionados com a topografia que controlam esses eventos são pouco compreendidos. No entanto, um esforço substancial de pesquisa em implantodontia é atualmente direcionado ao desenvolvimento de superfícies com topografia e química controladas no nível de nanoescala para promover de forma otimizada a adsorção de proteínas e a adesão celular. Revestimentos biomiméticos de fosfato de cálcio para implantes estão em desenvolvimento para melhorar as propriedades **osteocondutoras** e incorporar agentes biológicos para acelerar a cicatrização óssea na área peri-implantar. No geral, esses esforços de pesquisa para entender e controlar as superfícies estão se mostrando muito promissores, e alguns provavelmente levarão a materiais, processos e/ou procedimentos para aumentar a confiabilidade da colocação, as indicações de uso e a taxa de sucesso dos implantes dentários.

Materiais antimicrobianos

A prevenção e remoção de biofilmes é importante para a odontopediatria e principalmente para periodontia e endodontia. Líquidos adjuvantes são necessários para matar e remover rapidamente colônias bacterianas em biofilmes durante a raspagem periodontal. Na endodontia, novos irrigantes são necessários para melhor remover e desativar as *smear layer* contendo bactérias remanescentes após o preparo do canal radicular, que nunca é completo. Alguns líquidos de irrigação endodôntica são combinados com ácidos ou surfactante para dissolver a *smear layer* dentinária criada por instrumentos endodônticos em um canal radicular. Dispositivos de combinação contendo uma droga, proteína morfogenética óssea (BMP) ou aminoácidos são previstos para usos endodônticos e periodontais. Duas dessas combinações, QMIX e MTAD (DENTSPLY Inc.), são irrigantes em endodontia.

A endodontia mudou drasticamente com a introdução de cimentos hidráulicos cerâmicos (ajuste de água) que criam ambientes de pH alto e, portanto, possuem propriedades antimicrobianas. Por exemplo, os silicatos tricálcicos e os aluminatos de cálcio melhoraram o tratamento endodôntico e pulpar com suas propriedades antimicrobianas e estabilidade dimensional.

Embora o desempenho clínico das resinas odontológicas tenha melhorado notavelmente em durabilidade, resistência de união e estética, a maioria ainda carece de propriedades antimicrobianas e permite a colonização bacteriana e a formação de biofilme. Monômeros antimicrobianos estão sendo investigados e desenvolvidos para prevenir cáries recorrentes melhor do que compósitos que liberam íons de flúor. Idealmente, as resinas polimerizadas teriam características antimicrobianas a longo prazo. Exemplos incluem polietileno modificado (clorado) ou outros polímeros que podem fornecer atividade antimicrobiana.

> ### QUESTÃO IMPORTANTE
> Quais etapas da pesquisa levarão à adoção de novos materiais e processos remineralizantes para a prática odontológica?

Agentes e materiais remineralizantes

A literatura odontológica reflete uma forte demanda por terapias preventivas e "curativas" para indivíduos com risco moderado de cárie para evitar uma mudança para um alto nível de risco. Assim, baixas concentrações de flúor são incluídas em cremes dentais, água de poços e outras fontes fluoretadas para ter efeitos benéficos na remineralização do esmalte e da dentina.

Outros agentes remineralizantes incluem o uso de nanopartículas de hidroxiapatita porque estão na mesma escala cristalina que os cristais de hidroxiapatita que ocorrem naturalmente no esmalte ou na dentina. Um exemplo promissor dessa abordagem foi relatado por Li et al. em 2008, que descobriram que partículas de nano-hidroxiapatita de 20 nm tinham um efeito de reparo anticárie superior em comparação com partículas maiores de hidroxiapatita.

Agentes adesivos líquidos remineralizantes de dentina, que devem molhar, fluir e preencher completamente a zona desmineralizada criada pelo condicionamento antes ou simultaneamente com a adesão ao material restaurador, também estão sendo desenvolvidos. Por exemplo, um produto de silicato tricálcico foi testado com ácido poliacrílico e tripolifosfato de sódio para remineralização. Quando esses materiais foram aplicados sob um material restaurador, o material combinado infiltrou as fibrilas de colágeno desmineralizadas com precursores que restauraram o fosfato de cálcio nas interfaces da dentina e do material restaurador. Espera-se que a incorporação de algumas dessas tecnologias em *primers* e agentes adesivos dentinários iniba a atividade da cárie e aumente a vida útil das restaurações de resina composta.

A teobromina, um agente bioativo discutido anteriormente, é uma alternativa ao flúor como agente de remineralização. A teobromina é atualmente usada em produtos de creme dental Theodent (Theodent LLC, Nova Orleans).

Tecnologias e materiais emergentes que promovem a remineralização em estágios iniciais e moderadamente avançados da cárie estão sendo desenvolvidos mais rapidamente agora que os processos de imagem e medição altamente sensíveis estão disponíveis (ver Capítulo 15).

Materiais para enxerto ósseo

Além de remineralizar pequenas lesões, tratamentos remineralizantes em geral e enxertos ósseos são cada vez mais necessários para a odontologia. Os materiais de enxerto ósseo são necessários para várias cirurgias orais, como aumento do rebordo alveolar e elevação do seio maxilar, e para a colocação de implantes ou para melhorar a estabilidade da prótese mandibular. Os materiais de enxerto de alvéolo de extração estão ganhando popularidade para evitar o colapso do osso cortical e permitir a colocação de um implante. Além disso, os pacientes preferem um tratamento mais rápido e menos cirurgias, o que impulsiona a pesquisa e o desenvolvimento para procedimentos de implante de estágio único com carga funcional imediata (CFI). Implantes com revestimentos de nanotecnologia podem aumentar o sucesso e a aceitabilidade dos procedimentos de estágio único e CFI, mas antes da colocação do implante, os enxertos geralmente são necessários.

Os materiais de enxerto estão disponíveis contendo partículas de hidroxiapatita alogênicas, xenogênicas ou sintéticas para atuar como um arcabouço para a substituição gradual pelo osso do paciente. Esses enxertos ósseos atuais são reabsorvidos lentamente e o osso de substituição se densifica ao longo de meses até que uma prótese ou implante restaurador possa ser feito. Reabsorção mais rápida e materiais que estimulem o crescimento ósseo são necessários para atender à demanda por uma colocação mais rápida do implante após a extração do dente, até mesmo a colocação imediata. Alguns materiais de enxerto disponíveis são projetados para reabsorção e crescimento ósseo mais rápidos. Por exemplo, PepGen P-15 (DENTSPLY Friadent, Mannheim, Alemanha), um produto de hidroxiapatita com aminoácido, está disponível para acelerar a regeneração óssea natural. Infuse (Medtronic, Minneapolis, MN), uma esponja de colágeno com proteína morfogenética óssea humana recombinante-2 (rhBMP-2), é indicada para a elevação de seio maxilar e o aumento localizado do rebordo alveolar. As BMPs, também conhecidas como *citocinas*, representam um grupo de fatores de crescimento que podem afetar as interações celulares e o comportamento celular. PerioGlas e NovaBone Dental Putty (NovaBone Products, Jacksonville, FL) contêm partículas grossas de biovidro (> 100 µm) para a implantação como um arcabouço reabsorvível para crescimento ósseo e enxerto periodontal. Ostim-Paste (aap Biomaterials GmbH, Dieburg, Alemanha) é uma pasta de hidroxiapatita nanocristalina que pode ser usada para reparar possíveis defeitos ósseos intraorais resultantes de cistectomias (procedimento cirúrgico para remover cisto), ressecções da ponta da raiz, extrações e cirurgias de remoção do dente; para aumentos nas áreas dos processos alveolares e seios maxilares (elevação do seio); e para preenchimento de defeitos periodontais. Ensaios clínicos são necessários para determinar o sucesso de cada uma dessas abordagens e orientar o desenvolvimento de produtos futuros.

Novos vidros bioativos estão em desenvolvimento, contendo mais boro e sílica do que as fórmulas originais de biovidro 45S5 (45% em peso de SiO_2 e uma proporção de 5:1 de CaO para P_2O_5) para osteogênese, e as novas fórmulas podem ser reabsorvidas mais rapidamente, com reposição óssea. Cobre ou prata nesses vidros também pode aumentar a deposição de tecidos moles em outras aplicações. Pós, fibras ou espumas dos vidros bioativos podem ser usados como arcabouços para uso na substituição rápida de osso ou tecido mole. Os arcabouços de vidro bioativo são usados para a osteocondução e também podem iniciar o desenvolvimento de cartilagem (*condrogênese*). Este último pode ser útil para tratamentos da articulação temporomandibular (ATM). Combinações de polímeros biodegradáveis com partículas de vidro bioativo também podem melhorar a substituição de tecidos e servir de base para novos materiais de enxerto.

QUESTÃO IMPORTANTE

De que forma o uso de materiais inteligentes leva a melhorias na qualidade dos cuidados com a saúde bucal?

Materiais "inteligentes" responsivos a estímulos

Os materiais "inteligentes" são projetados para interação com estímulos externos, como luz, mudança de temperatura, estresse, umidade, pH ou campos elétricos/magnéticos. Exemplos desses materiais dentários incluem cerâmicas de zircônia que se transformam de uma forma de cristal tetragonal para monoclínica quando a tensão de tração é induzida nas pontas das trincas, levando a um aumento no volume do cristal e tensão de compressão para evitar a propagação de trincas. Os compósitos fotopolimerizáveis começam a polimerizar quando irradiados com determinados comprimentos de onda de luz azul, e outros mudam de cor quando irradiados (para uso em ortodontia). Os cimentos de ionômero de vidro enfraquecem quando dessecados, tornando as bandas ortodônticas mais fáceis de remover. Outros restauradores de ionômero de vidro aumentam a liberação de flúor quando o pH do fluido da placa diminui (torna-se ácido). Os fios de níquel-titânio são projetados para amolecer quando resfriados abaixo da temperatura corporal para dobrar e passar por braquetes ortodônticos. Cimentos inteligentes foram concebidos para amolecer e permitir a descolagem por uma mudança de temperatura ou processo de irradiação para a remoção de dispositivos ortodônticos, restauradores indiretos e alguns componentes de implantes.

Cáries secundárias e a substituição desnecessária de restaurações defeituosas podem ser prevenidas e o esmalte adjacente remineralizado a partir de um dos seguintes tratamentos conservantes: (1) selamento de fendas marginais adjacentes a restaurações defeituosas com resina hidrofílica; (2) selamento de fendas com uma resina inteligente capaz de liberação controlada de clorexidina ou outro agente antibacteriano; (3) vedação de fendas com uma resina inteligente capaz de liberação controlada de flúor; e (4) aplicação de resina ou verniz de vedação que possa liberar xilitol ou outros agentes de gestão de cárie em concentrações especificadas durante um período de tempo específico. Tecnologias e materiais emergentes para selamento podem incluir resinas hidrofílicas inteligentes que liberam flúor e/ou outros agentes mineralizantes quando o pH dos fluidos orais diminui para uma faixa de 4,0 a 5,5 para selar fendas microscópicas úmidas adjacentes a restaurações defeituosas e reduzir a desmineralização do esmalte. Selantes, vernizes e compósitos aprimorados e mais inteligentes que liberam flúor seriam benéficos. Estudos concomitantes de composição, tamanho de partícula e distribuição de tamanho de partícula para liberação mais inteligente de flúor (liberação sob demanda) os tornariam "selantes inteligentes". A rápida indução ou reversão da anestesia pode ser outra aplicação futura para materiais inteligentes. Por exemplo, partículas ou substâncias aplicadas no sulco podem iniciar ou interromper a reação anestésica. Conceitos de materiais inteligentes podem fornecer ao clínico um melhor controle, o que certamente sugerirá abordagens para novos produtos.

Materiais auto-organizados (*self-assembling materials*)

Os **materiais auto-organizados** constroem automaticamente organizações pré-especificadas. Vírus, células, tecidos e organismos inteiros são exemplos de auto-organização biológicas, enquanto os cristais são exemplos de auto-organização não biológicas. Este último pode ser derivado de polímeros, metais, cerâmicas ou combinações de componentes. A auto-organização ocorre por estágios orquestrados de iniciação, propagação e término. Os sistemas de controle para iniciação e/ou propagação podem ser moldes (p. ex., polimerização de moldes de proteínas, padronização de moldes de sílica para circuitos elétricos), ou podem depender simplesmente de regras naturais correspondentes a eventos físicos, químicos, mecânicos e/ou biológicos energeticamente favoráveis (p. ex., forças capilares, nucleação heterogênea de cristalização, redução de energia de superfície, separação de fases, formação de micelas e probabilidades estéricas de dobramento molecular).

Os arcabouços ósseos ou de tecidos moles de materiais de enxerto podem ser considerados auto-organizados. Os materiais de enxerto ósseo particulado ou esponjoso grosseiro são projetados para estimular o tecido biológico a responder e substituir o arcabouço. Modelos de proteínas podem ser usados para estimular eventos biológicos, como o crescimento de tecidos específicos. Por exemplo, uma ampla classe de derivados de peptídeos auto-organizados oferece novas terapias excitantes de amplo impacto potencial na medicina regenerativa. Esses peptídeos anfifílicos (PAs) incorporam um domínio hidrofóbico curto na extremidade de uma sequência de oligopeptídeos hidrofílicos que também contêm sequências de sinalização bioativas. Nanoestruturas podem ser projetadas a partir desses peptídeos por meio de estratégias de auto-organização e química supramolecular, tendo o potencial de combinar biocompatibilidade com bioatividade. Tais estruturas oferecem flexibilidade de projeto de engenharia para aplicações biomédicas e biomateriais. Esse tipo de pesquisa está se aproximando da aplicação clínica. No entanto, para a regeneração dos dentes, a translação continua a ser um alvo distante, mas alcançável. As possibilidades envolvem engenharia de tecidos, biomimética e biologia de células-tronco, que são discutidas com mais detalhes nas seções a seguir.

Materiais de autorreparação

A autorreparação é uma resposta *autonomicamente* iniciada a danos ou falhas. A natureza remodela continuamente o osso, que pode se curar (autorreparação) mesmo após uma grande fratura. Os mecanismos de reparo da natureza inspiraram esforços para desenvolver capacidades de autorreparação em materiais sintéticos que podem aparecer em produtos odontológicos dentro de alguns anos. Para alcançar a autorreparação, um material deve ser capaz de identificar e reparar falhas.

Os materiais restauradores estão sujeitos ao envelhecimento *in vivo* e têm vida útil limitada; eles se degradam gradualmente devido a fenômenos físicos, químicos e biológicos, como *creep*, fadiga,

tensões internas, dissolução, erosão ou biodegradação. Foi desenvolvido um sistema epóxi autorreparativo, composto por diciclopentadieno microencapsulado e catalisador de metátese de Grubb. Se ocorrer uma trinca no compósito epóxi, algumas das microcápsulas são rompidas próximas à trinca e liberam diciclopentadieno, que posteriormente preenche a trinca e reage com o catalisador, causando a polimerização do diciclopentadieno e reparando a trinca. Esses materiais melhoram a recuperação da tenacidade à fratura do compósito após estresse em testes de laboratório. Sistemas semelhantes exibiram uma vida útil significativamente mais longa sob estresse mecânico *in situ* em comparação com aqueles sem a capacidade de autorreparo. Uma resina odontológica autorreparadora seria extremamente importante para prolongar a vida útil.

Materiais biológicos

A ciência dos biomateriais está explorando novas tecnologias e está mudando cada vez mais para terapias de reparo ou substituição de tecidos naturais. Os biomateriais biológicos podem levar à restauração de tecidos naturais, mas dependem muito da engenharia de tecidos, biomimética, sistemas de autorreparação, biologia celular e odontologia regenerativa.

Biomimética

Alguns mecanismos e processos biológicos (p. ex., síntese de proteínas, seda e formação de conchas) podem ser imitados pela síntese de produtos similares por mecanismos artificiais. De particular interesse aqui são aqueles que envolvem a autorreparação de componentes para formar, substituir ou reparar tecidos orais. Uma perspectiva intrigante para essa abordagem é o uso de PAs de autorreparação que contêm tanto um grupo fotopolimerizável quanto a sequência de adesão celular arginina-glicina-ácido aspártico-serina (RGDS). A natureza de autorreparação dos PAs provoca a formação de redes de nanofibras pré-alinhadas, mimetizando as fibras naturais. Essas nanofibras podem ser formadas em estruturas de tecido como substratos para culturas de células-tronco mesenquimais (CTM). Padrões topográficos produzidos a partir de nanofibras de PA alinhadas foram encontrados para promover o alinhamento de CTMs, o que indicou que as células perceberam e responderam às características em nanoescala das superfícies do arcabouço. As CTMs alinhadas, então, se diferenciaram para formar tecido semelhante ao osso.

As tecnologias biomiméticas estão sob intensa investigação para tradução em materiais e tratamentos clinicamente úteis. Essas e outras abordagens biomiméticas e o uso de arcabouços de engenharia de tecidos são discutidos mais detalhadamente nas seções intituladas Engenharia de tecidos e Odontologia regenerativa.

Engenharia de tecidos

A engenharia de tecidos surgiu nos últimos 30 anos como um campo multidisciplinar reconhecido pelos Institutos Nacionais de Saúde envolvendo biologia, medicina e engenharia. Os especialistas esperam que a engenharia de tecidos revolucione os cuidados de saúde e melhore a qualidade de vida das pessoas em todo o mundo, mantendo, restaurando e aprimorando o reparo, a regeneração e a função de tecidos e órgãos. Os principais requisitos para tecidos manipulados são os níveis apropriados e o sequenciamento de sinais regulatórios, a presença de células progenitoras responsivas, uma matriz extracelular apropriada ou construção transportadora (ou seja, arcabouço) e um suprimento sanguíneo adequado para oxigênio e nutrientes. Os polímeros biológicos ou sintéticos são usados para formar os arcabouços de engenharia de tecidos. Avanços recentes na compreensão dos fatores de crescimento e estruturas de polímeros biodegradáveis tornaram possível a engenharia tecidual bem-sucedida de cartilagem, osso e tecidos relacionados. Nakashiwa e Reddi (2003) resumiram as conquistas restantes necessárias para desenvolver as técnicas clínicas imprescindíveis à criação e/ou substituição de tecidos dentários. Entre as muitas aplicações potenciais estão reparo de fraturas, substituição de dentina e ligamento periodontal, aumento do rebordo alveolar, reconstrução da articulação temporomandibular, pré-osseointegração de implantes dentários, regeneração pulpar e regeneração parcial ou total do dente.

A perda dentária é a falência orgânica mais comum. A regeneração de um dente pode incluir não apenas a regeneração de todo o complexo dentário como um órgão biológico completo, mas também a regeneração de componentes individuais, incluindo esmalte, dentina, polpa, cemento e tecidos periodontais. Duas linhas de investigação estudam a restauração de danos dentários parciais usando células-tronco relacionadas com o dente para o reparo ou regeneração de todo o dente usando células-tronco ou técnicas de engenharia de tecidos. A primeira bioengenharia bem-sucedida de estruturas dentárias inteiras foi relatada em 2002 usando células de terceiros molares suínos dissociados semeados em arcabouço de polímeros biodegradáveis que foram implantados em hospedeiros ratos por 20 a 30 semanas.

A osteonecrose é uma doença dentária nova e grave que surge ao receber bisfosfonatos por via intravenosa ou oral para tratar outras condições médicas. O desbridamento convencional é ineficaz no tratamento da osteonecrose, e por isso soluções biológicas estão sendo desenvolvidas para tratar a condição e prevenir o aparecimento de outros eventos dentários, como cirurgias ou exodontias.

A periodontite crônica é uma das doenças bucais mais comuns em todo o mundo, depois da cárie. Em periodontia, estratégias de engenharia de tecidos estão sendo desenvolvidas para servir como terapias regenerativas periodontais para a restauração de osso alveolar perdido, ligamento periodontal e cemento radicular. Essas estratégias baseiam-se no crescimento de novo tecido funcional e não na substituição do periodonto. Esses estudos mostraram que a regeneração é viável para defeitos periodontais de pequenos a moderados usando construções de estrutura celular para uso clínico futuro. No entanto, embora a engenharia de tecidos tenha criado os meios para a regeneração do tecido periodontal previsível e ideal, a medicina regenerativa periodontal clínica de rotina e o uso clínico permanecem em um estágio inicial.

Desafios ainda maiores são a reconstrução óssea após trauma ou câncer e aumento após implantes. Existem desafios formidáveis para regenerar a estrutura óssea normal e restaurar a funcionalidade dos tecidos de suporte dos dentes. As possibilidades dependem da compreensão dos mecanismos celulares e moleculares envolvidos na regeneração do tecido periodontal, do potencial de diferenciação das células-tronco e das interações entre células-tronco, arcabouços e tecidos do hospedeiro. Intensas atividades de pesquisa e desenvolvimento nessas áreas indicam que a colocação de implantes pode ser possível em breve, mesmo sob circunstâncias anatômicas ou biológicas adversas. A engenharia de tecidos pode em breve levar à reconstrução do osso perdido em deformidades ósseas de forma mais eficaz e menos traumática do que a abordagem tradicional de transplante ósseo autógeno.

Prever o impacto total da engenharia de tecidos no futuro da odontologia é difícil. No entanto, a engenharia de tecidos reúne avanços em áreas díspares da ciência dos materiais, genética, biologia molecular e biologia celular. Pesquisadores dessas disciplinas podem desenvolver novas alternativas para a regeneração de tecidos moles, osso e esmalte. Uma consideração importante será o custo desses procedimentos, pelo menos inicialmente. Não só o custo do tratamento é importante, mas os custos são significativos para que tais projetos desenvolvam a tecnologia, demonstrem eficácia clínica, atendam aos requisitos regulatórios, comercializem a tecnologia e treinem médicos nessas técnicas inovadoras.

Sistemas de distribuição tecidual de componentes biológicos

Abordagens de engenharia de tecidos que combinam biomateriais com materiais biológicos, como proteínas (fatores de crescimento etc.), genes e células (tanto diferenciadas quanto células-tronco), são rotas promissoras para as terapias discutidas anteriormente. Assim, os materiais biológicos são uma fonte de pesquisa ativa e contínua direcionada, em parte, para o desenvolvimento de materiais de andaimes competentes capazes de atender aos requisitos específicos de aplicação para biodegradação, biocompatibilidade, estabilidade mecânica, biofuncionalidade e processabilidade. Os principais atributos de qualquer sistema de distribuição biológica são a liberação controlada, sustentada e direcionada de drogas e fatores bioativos. Cada um desses atributos é fundamentalmente dependente da capacidade de gerar previsivelmente um material funcionalizado.

Um exemplo de uma estratégia de entrega biológica promissora é aumentar a osseointegração de implantes de titânio, revestindo-os para melhorar a cicatrização, induzir a formação de osso peri-implantar e melhorar a osseointegração. Os revestimentos podem incluir componentes de matriz extracelular, como colágeno, BMPs ou outras proteínas. Mais desenvolvimentos são necessários para orquestrar o padrão de liberação, otimizar o tempo que os componentes ativos permanecem bioativos, controlar a degradação, otimizar a matriz extracelular que se forma nas superfícies do implante e alcançar a máxima formação óssea em concentrações mínimas do material biológico.

Uma abordagem regenerativa para o tecido pulpar doente ou necrótico inclui a remoção e substituição do tecido por tecido saudável, incluindo peptídeos de melanocortina (hormônio estimulador de melanócitos, α-MSH), que possuem propriedades anti-inflamatórias. Um filme multicamadas nanoestruturado e funcionalizado contendo α-MSH foi relatado para regeneração endodôntica. Aplicados como gel ou tira, os filmes de MSH foram colocados adjacentes ao dente danificado para estimular o crescimento e a regeneração das células. Em testes realizados em dentes de camundongos com a cavidade preenchida, os pesquisadores observaram resultados extremamente positivos; depois de 1 mês, as cáries desapareceram. Essa tecnologia está em seus estágios formativos.

Muitas abordagens podem ser viáveis para materiais biológicos em odontologia, mas vários anos mais serão necessários antes que uma versão esteja disponível para uso geral na prática odontológica.

QUESTÃO IMPORTANTE

Por que as raízes dentais projetadas com engenharia tecidual são mais propensas a ter maior impacto na odontologia do que a engenharia do dente inteiro em desenvolvimento atualmente?

Odontologia regenerativa

A odontologia restauradora está gradualmente em transição para terapias de reparo, substituição e medicina regenerativa biologicamente orientadas e longe de terapias de substituição usando materiais sintéticos. Para a regeneração dentária, as duas principais abordagens são arcabouços semeados com células-tronco e células-tronco sem arcabouço. Para essas abordagens, a boca apresenta vantagens especiais em comparação com outras localizações do corpo, como acesso minimamente invasivo e facilidade de observação dentro da cavidade oral.

Cinco células-tronco dentárias foram isoladas: (1) células-tronco da polpa dentária; (2) células-tronco de dentes decíduos esfoliados (SHEDs, na sigla em inglês); (3) células-tronco de papilas apicais (SCAPs, na sigla em inglês); (4) células-tronco do ligamento periodontal (PDLSCs, na sigla em inglês); e (5) células progenitoras do folículo dental. Essas células podem se diferenciar em odontoblastos, adipócitos, células semelhantes a neurônios, células gliais, osteoblastos, condrócitos, melanócitos, miotubos e células endoteliais. Assim, eles eventualmente serão usados para o crescimento de dentes humanos substitutos, mas os processos de sinalização que controlam o desenvolvimento de morfologias dentárias discretas para incisivos, caninos, pré-molares e molares devem ser mais bem compreendidos antes que a regeneração de todo o dente se torne um objetivo prático.

Em vez disso, o reparo e regeneração de tecidos dentários como dentina, polpa, ligamentos periodontais e estruturas radiculares inteiras oferecem possibilidades de realização mais precoce do que a regeneração de todo o dente. O tratamento tende para um mecanismo baseado em células ou de atração de células. Um exemplo dessa estratégia é o tratamento endodôntico regenerativo de dentes permanentes, imaturos e infectados por Meschi e Lambrechts, que desinfetaram o canal radicular e introduziram células-tronco, fatores de crescimento e arcabouços. Outra estratégia usando engenharia de tecido pulpar e transplante tem sido aplicada *in vitro* para promover a regeneração tecidual. O conceito de atração celular tem sido aplicado tanto *in vitro* como clinicamente e resultou na recuperação do complexo polpa-dentina em vez da regeneração. Ainda faltam resultados a longo prazo e, portanto, há necessidade de mais pesquisas clínicas, microbianas e translacionais.

Outro passo foi dado em direção à endodontia regenerativa quando o tecido pulpar foi gerado a partir das células de dentes decíduos esfoliados humanos misturados com peptídeos de nanofibras como material de suporte e injetados nos canais radiculares. Uma abordagem semelhante usando os PAs de autorreparação, discutidos anteriormente, como arcabouços para encapsular células-tronco de dentes decíduos, revelou que eles proliferam e secretam uma matriz de colágeno. Neste momento, muitos desafios permanecem; entretanto, é previsível que terapias de células-tronco/engenharia de tecidos estejam disponíveis a curto prazo para estimular a polpa a depositar dentina e continuar o crescimento natural da raiz em dentes imaturos não infectados e acidentalmente feridos.

A regeneração da raiz do dente representa outro objetivo viável a curto prazo. Isso foi demonstrado pelo transplante de um bloco de fosfato de cálcio em forma de raiz carregado com SCAPs suínos revestidos com gelatina reabsorvível contendo PDLSCs. Quando esse bloco foi colocado no alvéolo de extração de um incisivo inferior de *minipig*, foi gerada uma estrutura radicular/periodontal suficiente para fixar uma coroa cerâmica. SCAPs são facilmente acessíveis porque podem ser isolados de terceiros molares humanos. O desenvolvimento de uma combinação de SCAPs e PDLSCs encapsulados em um arcabouço reabsorvível oferece um meio de prazo relativamente curto para induzir clinicamente a regeneração de uma forma de raiz e tecido conjuntivo no osso alveolar para a fixação de uma coroa artificial.

Tanto os biomateriais quanto os materiais biológicos estão desempenhando um papel indispensável no progresso em direção à regeneração de uma raiz dentária, uma coroa, polpa, dentina, esmalte ou um dente inteiro. O reparo ocorre pelo uso de metais, cerâmicas ou materiais de resina sintética, enquanto a regeneração é controlada por processos biológicos. A regeneração dentária é uma extensão dos conceitos no amplo campo da medicina regenerativa para restaurar um tecido à sua forma e função originais por mecanismos biológicos. Embora progressos substanciais tenham sido e estejam sendo feitos, a regeneração do dente inteiro continua sendo um objetivo distante, mas alcançável – que faria com que a odontologia passasse por uma mudança de paradigma de reparo e substituição para regeneração.

> ### QUESTÃO IMPORTANTE
> De que maneiras os testes e processos de diagnóstico emergentes melhoram a qualidade do tratamento odontológico?

Instrumentos e processos

Dispositivos e técnicas de diagnóstico

Conforme discutido no Capítulo 15, várias técnicas modernas de diagnóstico, novas e em evolução, foram introduzidas para cárie, doença periodontal, câncer oral, infecção por herpes simples e candidíase, bem como para fraturas e traumas incipientes. Tecnologias promissoras podem produzir imagens diretamente do paciente ou usar saliva e outras amostras biológicas do paciente em tratamento. Os instrumentos de diagnóstico têm sido baseados em tecnologias radiográficas, ópticas, de fluorescência a *laser*, imagens de ultrassom e condutância elétrica. Um grupo selecionado daqueles que parecem ser os mais promissores a curto prazo é discutido nas seções a seguir.

Tomografia computadorizada de feixe cônico

Na odontologia, a tomografia computadorizada de feixe cônico (TCFC) fornece imagens digitais 3D de alta resolução e baixa distorção dos tecidos duros da cabeça. Assim, em vez de *pixels*, a resolução é medida em **voxels**, e as imagens costumam ser mais nítidas do que as imagens de TC convencionais. O termo feixe cônico refere-se ao formato do cone do feixe de raios X usado para criar várias fatias finas em vez do feixe em forma de leque na TC convencional. A TCFC produz projeções Panorex e cefalométricas, que se tornam imagens 3D quando os dados são reformatados em um volume. As imagens resultantes podem ser manipuladas com o *software* de visualização do instrumento sob qualquer ponto de vista (p. ex., nos planos axial, coronal, sagital e transversal). As camadas podem ser "descascadas" para mostrar estruturas e defeitos anatômicos subjacentes ocultos. A espessura da fatia pode ser alterada e as estruturas podem ser inclinadas, ampliadas e realçadas. Essas novas visões podem mudar drasticamente as decisões de tratamento.

Tomografia de coerência óptica de fonte varrida

A tomografia de coerência óptica tipo *swept-source* (TCO-SS) é uma tecnologia relacionada à TCFC que usa óptica de *laser* infravermelho em vez de raios X para gerar imagens transversais de alta resolução de microestruturas em sistemas biológicos. Essa tecnologia está em desenvolvimento há muitos anos para várias tarefas de imagem médica, incluindo o exame da cavidade oral. Progressos recentes indicam que um dispositivo prático pode estar disponível para aplicações odontológicas dentro de alguns anos. Essa tecnologia tomográfica não ionizante em tempo real pode detectar falhas estruturais em uma escala submicrônica para tarefas de diagnóstico odontológico. Por exemplo, TCO-SS pode ser usado para monitorar a precisão da colocação da restauração composta, o desenvolvimento de lacunas de contração de polimerização, a detecção de lesões vasculares e a detecção de cáries oclusais.

Fluorescência induzida por laser

A fluorescência induzida por luz quantitativa (FLQ; Inspektor Research Systems, Amsterdã, Holanda) é uma tecnologia bem avançada, embora não seja amplamente utilizada na prática odontológica de rotina. FLQ é uma técnica simples, mas eficaz, que detecta e quantifica a desmineralização e a remineralização do tecido dentário e a atividade bacteriana para revelar lesões nos dentes antes que se tornem lesões francas ou cáries. O método FLQ é baseado na autofluorescência de dentes e microrganismos da placa. Quando os dentes são iluminados com luz azul de alta intensidade, eles fluorescem (reemitem) luz na parte verde do espectro; menos luz se correlaciona com menos conteúdo mineral no esmalte. Além disso, a atividade metabólica bacteriana e a formação de placas podem ser detectadas porque produzem pigmentos biológicos do tipo porfirina que fluorescem à luz vermelha. Essa técnica fornece uma medida do grau de desmineralização do esmalte existente através de um pequeno sensor de vídeo. Uma imagem digital de cada dente é coletada, que pode ser analisada quanto à quantidade de perda de esmalte. Lesões de manchas brancas (cáries dentárias precoces) podem ser detectadas e quantificadas, assim como a atividade metabólica bacteriana nos dentes. Quando as lesões são identificadas precocemente, os dentes podem se reparar se forem seguidas boas práticas de higiene bucal. Esse método também permite que o dentista ou o higienista oral forneçam ao paciente informações imediatas e um incentivo direto para monitorar a qualidade dos procedimentos de higiene bucal. O novo FLQ-D BiLuminator coleta imagens de luz branca e fluorescência simultaneamente para permitir a avaliação de vazamentos nas margens da restauração, cáries secundárias, cáries oclusais e interproximais, integridade do selante e atividade cariogênica sob selantes, cálculo e gengivite.

Radiometria fototérmica a laser

A radiometria fototérmica a *laser* (PTR) detecta um pequeno aumento de temperatura modulado pela radiação infravermelha térmica (corpo negro) emitida pelo tecido dentário duro após a absorção da luz do *laser* e sua energia não radioativa. Em materiais translúcidos, como esmalte e dentina, as informações de profundidade são obtidas seguindo a conversão de energia óptica para térmica e o transporte da potência do *laser* incidente em dois modos: (1) a condutividade de calor de uma distância próxima à superfície (50 a 500 μm), controlada pela difusividade térmica do esmalte e radioativamente através de emissões de corpos negros de vários milímetros de profundidade, devido à penetração do campo óptico induzido por *laser* difusamente espalhado; e (2) transparência infravermelha parcial (janelas espectrais infravermelhas) do tecido dentário duro, que permite que os fótons térmicos saiam do esmalte e sejam registrados no detector.

Duas variações dessa tecnologia emergente não destrutiva para explorar as propriedades opto-termo-físicas dos dentes foram relatadas. Ambos aproveitam os efeitos que as mudanças na porosidade e no estado cristalino do esmalte têm nas propriedades térmicas e ópticas dos tecidos duros. À medida que a desmineralização cariogênica e a formação de lesões subsuperficiais aumentam, o espalhamento óptico e a absorção aumentam, enquanto a condutividade térmica e a difusividade diminuem. As duas modalidades de detecção são chamadas de *radiometria fototérmica infravermelha e luminescência modulada* (PTR-LUM) e *imagem de bloqueio termofotônico* (TPLI).

O PTR-LUM (The Canary System, Quantum Dental Technologys, Inc., Toronto, Canadá) escaneia um dente com uma luz *laser* pulsante (modulada) de baixa potência. A luz é espalhada, absorvida pelo dente e, em seguida, reemitida em um comprimento de onda maior como luminescência, gerando calor (< 1°C). Simultaneamente, o calor (infravermelho médio) e a luz (infravermelho próximo) são medidos para fornecer informações sobre a presença e extensão do decaimento até uma profundidade de alguns milímetros abaixo da superfície.

O TPLI usa um feixe de *laser* para iluminar todo o dente e uma câmera de infravermelho médio no modo bloqueio para produzir imagens em uma frequência fixa. TPLI é uma extensão do PTR em uma modalidade de imagem completa. O TPLI usa os mesmos princípios físicos da onda fototérmica que o PTR: o aumento da dispersão e absorção da luz por uma lesão cariosa aumenta a amplitude da onda térmica e desloca o centro da onda térmica para mais perto da superfície, produzindo contraste entre uma lesão de cárie e esmalte intacto em ambas as imagens de amplitude e fase. As imagens de fase TPLI são normalizadas por emissividade (assim como as fases PTR) e, portanto, são insensíveis à presença de manchas na superfície. As imagens de amplitude fornecem informações integradas de regiões mais profundas do esmalte devido às contribuições radiativas que se sobrepõem à transferência de calor por condução. A imagem TPLI não tem contato e é relatada como tendo uma sensibilidade mais alta à desmineralização muito precoce do que as radiografias odontológicas.

Imagem de ultrassom

Melhor denominada *ultrassonografia*, essa técnica de diagnóstico por imagem médica bem estabelecida recentemente se mostrou promissora para imagens de alta resolução com maior especificidade e sensibilidade para a detecção precoce e monitoramento de várias patologias orais. A ultrassonografia é não ionizante e não invasiva e, com o desenvolvimento, dispositivos portáteis podem se tornar disponíveis para a detecção de trincas, cálculos e lesões periapicais, além da desmineralização do esmalte e da dentina causada por cárie sob e ao redor de restaurações ou restaurações existentes ou nas superfícies oclusal e interproximal.

Espectroscopia de infravermelho para parâmetros inflamatórios múltiplos

Um instrumento de espectroscopia óptica está em desenvolvimento para melhorar a detecção precoce e o monitoramento da inflamação peri-implantar e, assim, reduzir o número de falhas do implante. O instrumento usa espectroscopia no infravermelho próximo para medir alterações na hemodinâmica do tecido regional no tecido periodontal. A oxigenação tecidual em locais de peri-implantite é substancialmente reduzida em comparação com locais saudáveis devido ao aumento da desoxi-hemoglobina e diminuição da oxi-hemoglobina nos locais de peri-implantite. Para diagnosticar essas alterações, o instrumento mede simultaneamente a oxigenação tecidual, hemoglobina tecidual total, desoxi-hemoglobina, hemoglobina oxigenada e edema tecidual.

Testes genéticos salivares

O teste genético usando saliva é um teste analítico baseado em biologia molecular particularmente adequado para doença periodontal e câncer bucal. A amostragem salivar coletada no consultório pode ser analisada por empresas como a OralDNA Labs (Brentwood, TN) para identificar pacientes que são geneticamente suscetíveis à doença periodontal. Esse teste genético para o agrupamento de genes da interleucina-1 (IL-1), um mediador inflamatório significativo, complementa outros procedimentos de triagem periodontal e testes de DNA bacteriano salivar para patógenos orais específicos. A análise da saliva é utilizada para triagem de papilomavírus oral humano (HPV), especialmente as variantes HPV-16 e HPV-18, como potenciais agentes etiológicos no desenvolvimento do carcinoma espinocelular de cabeça e pescoço. Os testes de diagnóstico continuarão a expandir e aprimorar as modalidades de tratamento. Esses testes podem aumentar a aceitação dos planos de tratamento pelos pacientes e a sua cooperação com o clínico para melhorar a saúde periodontal.

Citologia de base líquida

A **citologia** à base de líquido é uma técnica de triagem relativamente nova aprovada pela U.S. Food and Drug Administration (FDA) para infecções orais. Ela se baseia na coleta minimamente invasiva de células da mucosa transepitelial e outros aspectos microbiológicos para processamento e avaliação. Um clínico pode solicitar exames para várias condições bucais generalizadas, como infecção por herpes simples e candidíase, ou áreas suspeitas de leucoplasia ou eritroplasia (OralCDx, CDx Laboratories, Suffern, NY). A citologia fornece a evidência necessária para determinar se deve ser realizado um procedimento invasivo imediato de biopsia de espessura total.

Tecnologias de diagnóstico, como TCFC, fluorescência quantitativa a *laser* (FLQ) e testes genéticos salivares, estão à mão e crescendo. Espera-se que essas e outras técnicas aumentem, com benefícios positivos para clínicos e pacientes. Cada técnica varia com o modo de ação e em sua capacidade como auxílio diagnóstico. As diferenças na apresentação e no comportamento entre os sítios anatômicos tornam improvável que qualquer modalidade diagnóstica tenha sensibilidade e especificidade adequadas para todas as circunstâncias. Assim, uma combinação de ferramentas de diagnóstico continuará a ser necessária para diagnosticar doenças e condições bucais de forma confiável e fornecer tratamento corretivo ou preventivo em um estágio em que esses tratamentos possam ser mais eficazes.

> **QUESTÃO IMPORTANTE**
>
> Como *computer-aided design/computer-aided manufacturing* (CAD-CAM) de próteses dentárias difere dos processos de estereolitografia, *robocasting*, impressão 3D e escaneamento a *laser*?

Sistemas de fabricação controlados por computador

Os atuais sistemas odontológicos **CAD-CAM** variam drasticamente em suas capacidades. Ambos os sistemas de fresamento de cópia e CAD-CAM verdadeiros foram desenvolvidos. Nenhum equipamento pode adquirir dados diretamente na boca, mas sensores intraorais são usados para adquirir dados. Nem todo o tipo de restauração pode ser criado por CAD-CAM, embora as indicações continuem a se expandir. Ambos os sistemas "aditivo" e "subtrativo" estão disponíveis. Coroas temporárias podem ser feitas no laboratório usando sistemas CAD ou CAM. Os sistemas aditivos usam o acúmulo programado de um projeto de uma resina que é polimerizada "voxel por voxel" para criar o dispositivo. Isso requer resinas que são polimerizadas em equipamentos especiais de laboratório controlados por computador com luz ultravioleta. Técnicas de impressão tridimensional foram desenvolvidas para a formação de restaurações de cerâmica ou resina composta (ver Capítulo 15). As técnicas de impressão

tridimensional continuarão a aumentar e usar materiais odontológicos aprimorados, especialmente para próteses fixas. As técnicas de impressão 3D estão começando a ser usadas para fabricar a estrutura metálica de coroas e pontes dentárias. Aplicações odontológicas mais avançadas incluem a criação de arcabouços de enxerto ósseo. Os desenvolvidos até o momento estão resumidos na Figura 20.2. Ver Capítulo 15 para uma discussão completa dessas tecnologias.

Coroas cerâmicas, coroas metálicas e superestruturas metálicas (barras de sobredentaduras) foram confeccionadas pelo método CAD-CAM subtrativo (usinagem) utilizando blocos de zircônia, porcelana contendo leucita, resinas preenchidas, liga de cobalto-cromo e titânio. Refinamentos e melhorias estéticas são esperados para todos os sistemas atuais.

Outra área emergente é a bioimpressão 3D. Em 2019, Grigoryan et al. demonstraram a criação de redes de vasos sanguíneos e topologias semelhantes a órgãos usando hidrogéis biocompatíveis com tartrazina, uma estereolitografia de projeção de aditivo de cor amarela de alimentos. A técnica envolve a polimerização do material usando luz azul, uma camada fina de cada vez. Para que a técnica funcione, a luz deve ser confinada a uma única camada para que não penetre nas camadas anteriores e as polimerize em geometrias fora do alvo. Tartrazine absorve a luz azul seletivamente para que redes vasculares entrelaçadas se formem rapidamente em geometrias altamente definidas.

Essas tecnologias emergentes expandirão drasticamente os recursos para impressão 3D, mas também exigirão um conjunto diferente de habilidades de treinamento técnico odontológico e laboratorial.

Resumo

Este capítulo concentrou-se nas tecnologias que estão nos estágios iniciais de implementação e naquelas que ainda não passaram no estágio de prova de conceito mostrado na seção "Nível de evidência" da Figura 20.1. Tecnologias que promovam a remineralização 3D são necessárias para dentistas praticantes cujo foco é a prevenção de doenças, procedimentos minimamente invasivos e métodos aprimorados para estender a sobrevivência das restaurações. Dentistas, educadores e pesquisadores continuarão sua busca por tecnologias aprimoradas que detectam estágios iniciais de desenvolvimento de lesões. O monitoramento aprimorado de lesões cariosas precoces é essencial para avaliar se novos métodos e materiais de manejo da doença garantem a remineralização para evitar a intervenção cirúrgica. Se forem bem-sucedidos, essas tecnologias e métodos de diagnóstico atenderão ao resultado de "Tecnologias, materiais e dispositivos comprovados" da Figura 20.1.

Vários métodos inovadores para construção de próteses em ambientes de laboratório já surgiram, e outros estão surgindo. As melhorias tecnológicas relacionadas com os métodos de reconstrução oral e maxilofacial continuarão a oferecer caminhos para melhorar os cuidados com a saúde bucal. Enquanto isso, a busca continuará por tecnologias biológicas que possam permitir a regeneração "natural ou orgânica" de tecidos perdidos ou doentes.

Este capítulo pode servir como uma plataforma a partir da qual outras tecnologias inovadoras para aplicações orais e maxilofaciais podem evoluir com a pesquisa de cientistas de materiais, químicos, implantodontistas, biólogos moleculares, biólogos celulares e geneticistas. A colaboração sustentada entre pesquisadores e clínicos é essencial para acelerar o desenvolvimento, avaliação e adoção de novas tecnologias para melhorar os resultados da saúde bucal.

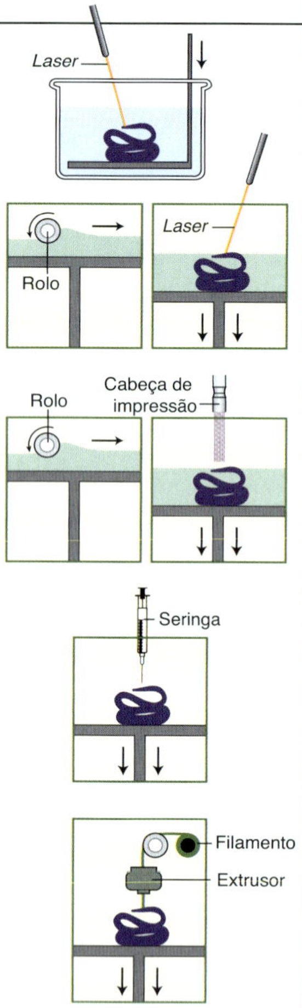

TÉCNICA		MENOR DIMENSÃO IMPRIMÍVEL	MATERIAIS
Estereolitografia O *laser* fotopolimeriza o material enquanto uma plataforma vai sendo abaixada no líquido		$1-70\,\mu m$	Fotopolímeros
Sinterização a *laser* O *laser* derrete um pó rolado na plataforma. A plataforma vai sendo abaixada a cada camada impressa		$45-100\,\mu m$	Metais Polímeros
Impressão com jato de tinta sobre leito de pó A cabeça de impressão espirra um aglutinador líquido no pó para formar camadas. A plataforma vai sendo abaixada a cada camada impressa		$350-500\,\mu m$	Cerâmicas Metais Polímeros
Robocasting Seringas extruem materiais fluidos que endurecem conforme a plataforma é abaixada		$200-400\,\mu m$	Biopolímeros Alguns metais Alimento
Modelamento por deposição fundida O extrusor aquecido derrete um filamento de plástico, que resfria conforme a plataforma é abaixada		$260-700\,\mu m$	Termoplásticos

• **Figura 20.2** Tecnologias disponíveis para impressão tridimensional. Uma variedade de técnicas pode usar vários materiais para construir objetos sólidos com diferentes resoluções. As setas indicam a direção do movimento do rolo e da plataforma. (Adaptada de Butscher A, Bohner M, Hofmann S et al. Structural and material approaches to bone tissue engineering in powder-based three-dimensional printing. *Acta Biomater*. 2011;7:907-920.)

Leituras selecionadas

Clough BH, Ylostalo J, Browder E, et al: Theobromine upregulates osteogenesis by human mesenchymal stem cells in vitro and accelerates bone development in rats, *Calcif Tissue Int* 100:298–310, 2017.

de Josselin de Jong E, Higham SM, Smith PW, et al: Quantified light-induced fluorescence, review of a diagnostic tool in prevention of oral disease, *J Appl Phys* 105: 102031(1–7), 2009.

Devi KB, Sheela NV, Prasad BSK: Biosmart materials: A review, *IOSR-JDMS* 18:37–41, 2019.

Fischer H: Self-repairing material systems—a dream or a reality? *Nat Sci* 2:873–901, 2010.

This review is an analysis of the underlying functional and constructional principles of existing natural and synthetic self-healing systems spanning a range of classes of materials; it leads to general rules and principles for the design of new and application-tailored self-healing material systems.

Fugolin APP, Pfeifer CS: New resins for dental composites, *J Dent Res* 96:1085–1091, 2017.

Grigoryan B, Paulsen SJ, Corbett DC, et al: Multivascular networks and functional intravascular topologies within biocompatible hydrogels," *Science* 364:458–464, 2019.

Li L, Pan H, Tao J, et al: Repair of enamel by using hydroxyapatite nanoparticles as the building blocks, *J Mater Chem* 18:4079–4084, 2008.

Makade C, Tekam D, Kokane V, et al: A review on integrating contemporary trends of caries diagnostic tools, *Central Indian J Den Sci* 7:21–27, 2016.

This article reviews technologies that aid in detecting dental caries at the earliest stages, including LED light that captures the resulting reflection and refraction of the light in the tooth, enhanced standard image processing techniques, use of three-dimensional images in viewing internal structure, and use of infrared photon and coherent back-scattered light techniques.

Saunders SA: Current practicality of nanotechnology in dentistry. Part 1: Focus on nanocomposite restoratives and biomimetics, *Clin Cosm Invest Dent* 1:47–61, 2009.

This review discusses the current clinical utility of nanotechnology's most tangible contribution to dentistry to date: the restoration of tooth structure with nanocomposites. Characterized by filler-particle sizes of less than 100 nm, these materials can offer esthetic and strength advantages over conventional microfilled and hybrid resin-based composite (RBC) systems, primarily in terms of smoothness, polishability and precision of shade characterization, plus flexural strength and microhardness similar to those of the better-performing posterior RBCs. Available comparative data for nanocomposites and organically.

Walsh RM, Woodmansey KF, He J, et al: Histology of NeoMTA Plus and Quick-Set2 in contact with pulp and periradicular tissues in a canine model, *J Endod* 44:1389–1395, 2018.

Índice Alfabético

A

Abrasão, 339
- por partículas de ar, 337, 349
Abrasividade
- ao esmalte, 208
- do dentifrício, 355
Abrasivos, 337
- aglomerado, 337
- aglutinados, 347
- ligados, 345
- não aglutinados, 349
Absorção, 50, 53
Acabamento, 337, 342
- e polimento de compósitos, 114
Ácido hidrosulfúrico, 383
Aço(s)
- carbono, 199
- cerâmico, 221
- inoxidável(eis), 199, 270
- - austeníticos, 199
- - ferríticos, 199
- - martensíticos, 199
Acurácia, 388, 389
Aderência, 140
- da porcelana, 176
- da porcelana ao metal, 214
- da resina à cerâmica dentária, 224
Aderente, 15, 44
Adesão, 15, 43, 44, 118
Adesivo(s), 15, 44, 125
- autocondicionantes, 127
- de condicionamento e enxague, 126
Afinamento por cisalhamento, 279, 286, 288
Ágar (hidrocoloide reversível), 292
Agente(s)
- cimentante, 140
- de acoplamento, 89, 90, 94
- de cimentação, 118, 127, 131
- de ligação do esmalte, 123
- de molhabilidade, 15
- de união da dentina, 118, 121
- dentinário adesivo e *primer*, 121
- e materiais remineralizantes, 411
- umectante, 15, 47
Agregado de trióxido mineral, 131, 138, 153
Alergia, 170, 361
- ao níquel, 381
- ao paládio, 381
Alginato(s), 294
- modificados, 295
Alongamento, 69
- percentual, 177
Aloplástico, 259
Altura do contorno, 67
Alumina, 235
- infiltrada por vidro, 235
- /zircônia infiltrada por vidro, 235
Amálgama, 157
- dentário, 157, 351, 376

Amalgamação, 157, 160
Ambiente, 114
Amplitude de trabalho, 175
Análise
- clínica de sobrevivência e
  aceitabilidade, 399
- de desgaste, 400
- de elemento finito, 388, 389
Anamnese, 386
Ângulo
- de contato, 15, 46, 118, 119
- de molhamento de contato, 46
Anquilose dentária, 259, 264
Antibolhas, 287
Antifluxo, 175, 190
Aparência estética, 12
Aplicações em ortodontia, endodontia e
  em odontologia preventiva, 128
Área de superfície aparente, 82
Areia, 346
Armazenamento, 316
Arranjo atômico, 20
Asperezas, 82
Ativação, 89
- química, 96
Ativado, 89
Aumento
- de temperatura, 243
- de tensão, 77
Autodifusão, 23
Autopolimerizáveis, 246
Avaliação
- clínica
- - da adaptação da peça fundida, 325
- das restaurações dentárias, 359, 399
- do sucesso clínico, 266

B

Backbone, 35
Banda de matriz, 163
Base
- de cimento, 131, 139
- de prótese ativada por calor *versus*
  quimicamente ativada, 246
Benefícios
- da estrutura composta, 43
- dos materiais restauradores de acabamento
  e polimento, 338
Bioaceitação, 259, 276
Bioatividade, 131, 132, 362
Bioativo, 259, 408, 409
Biocerâmico, 153
Biocompatibilidade, 176, 361, 362
- de implantes, 274
- dos compósitos, 113
Bioindutivo, 408
Biointegração, 361, 366
Biomateriais, 408, 409
- para implantes, 268

Biomecânica, 275
Biomimética, 408, 409, 413
Bisfenol-A (BPA), 91, 364
Bolhas de ar, 326
Borracha natural de látex, 384
Bráquetes ortodônticos, 150
Brasagem, 189
Burnout, 311

C

CAD-CAM, 408
Cadinhos de fundição, 323
Calcinação, 300
Calor específico, 58
Camada
- de esfregaço (*smear layer*), 118
- híbrida, 118, 120
- inibida por oxigênio, 89, 96
Canal de alimentação (*sprue*), 279, 308
Capacidade
- de correspondência de cores e
  qualidades estéticas, 209
- de iniciar o reparo ou a regeneração
  do tecido, 12
- osteoindutiva, 271
Capeamento pulpar, 131, 134
Cápsulas autoativadas, 162
Característica
- de fundição, 179
- da superfície de fratura, 403
- das cargas, 93
- do revestimento de HA, 272
Caracterização da superfície de fratura, 404
Carboneto (*carbide*) de silício, 346
Carcinogenicidade, 361, 372
Carga, 89, 90, 92
- Hertziana, 78
Carregamento de modo de abertura, 79
Categorias de materiais dentários, 8
Cátodo, 61
Causas de defeitos nas fundições, 326
Cavidade oral, 3
Cegamento abrasivo (embotamento), 348
Célula
- cúbica centrada
- - na face, 21
- - no corpo, 21
- de concentração, 51
- unitária, 20
Cemento, 5
Cera(s)
- corretiva, 279, 308
- de carnaúba, 307
- de *inlay*, 280, 307
- de moldagem dentária, 279, 308
- de mordida, 280, 308
- de placa de base, 280
- dentária, 280, 307
- padrão, 307

Índice Alfabético

- para moldeira, 280, 307
- para placa-base, 307
- pegajosa, 280, 307
Cerâmica, 15, 34, 209
- à base de zircônia, 219
- CAD-CAM, 206
- com núcleo de alumina, 224
- condutividade, 210
- de fusão ultrabaixa para próteses metalocerâmicas, 212
- dentária, 206, 382
- *glaze*, 206
- infiltrada por vidro, 206
- injetável, 206
- núcleo, 206
- odontológicas, 207
- organicamente modificadas, 93
- para *glaze*, 212
- para pigmentação, 206, 212
- prensada(s)
- - a quente, 218
- - em altas temperaturas, 206
- propriedades
- - físicas, 209
- - mecânicas, 208
Chama, 191
Chamadas ligações químicas, 19
Choco, 346
Choque galvânico, 51, 62
Ciclo(s)
- de cura, 244
- de polimerização, 243
Cimentação, 118, 140
Cimento(s), 118, 119, 131
- à base de óxido de zinco, 142
- combinados, 151
- de fosfato
- - de cálcio, 131, 155
- - de zinco, 131, 132, 142
- de ionômero de vidro, 131, 132, 144, 383
- - de alta viscosidade, 148
- - de aluminato de cálcio, 152
- - híbrido, 131
- - modificado por resina, 131, 151
- - reforçado com metal, 147
- de óxido de zinco
- - eugenol, 131, 143
- - não eugenol, 143, 144
- de policarboxilato de zinco, 143
- de silicato, 132
- - tri/dicálcico, 153
- dentários, 131
- - indicações para, 132
- hidráulico, 131, 153
- para cimentação, 140
- resinoso, 131, 133, 134, 148, 149
Citologia, 408
- de base líquida, 417
Citotoxidade, 361
Classes
- de risco, 374
- gerais e propriedades dos materiais dentários, 1
Classificação(ões)
- da corrosão, 60
- da liga por teor de metal nobre, 177
- das fraturas de restauração cerâmica, 406
- de carga por tamanho de partícula, 99
- de compósitos
- - pelo uso clínico, 105

- - por manipulação de características, 103
- - por propriedades únicas, 105
- de implantes, 260
- de liga(s)
- - de fundição dentária, 177
- - por aplicações odontológicas, 179
- - por elementos principais, 178
- - por propriedades mecânicas, 178
- de materiais de impressão, 280
- dos compósitos dentários, 94
- pelo método de polimerização, 96
- por etapas clínicas, 126
Coeficiente
- de condutividade térmica, 50
- de expansão térmica, 50, 59
- de incompatibilidade de expansão térmica, 228
- linear de expansão, 50
Coesão, 15, 44
Coloide, 279, 292
Combinação
- das ligações primárias, 19
- de cores, 332
Compatibilidade
- com gesso, 297
- térmica, 206
- - de sistemas metalocerâmicos, 183
Compensação percentual, 72
Compômero, 131, 132, 133, 134, 152
Componentes
- das ceras dentárias, 307
- do implante, 265
Composição, 158
- de agentes de união dentinária, 123
- de superfície heterogênea, 62
- do dentifrício, 355
- e função, 91
- eutética, 30
Compósitos, 15
- à base de resina, 89
- bioativos, 107
- *bulk-fill*, 104
- compactáveis, 104
- condensáveis, 104
- convencionais, 90
- de baixa contração, 105, 110
- de micropartículas, 100
- - homogêneas, 100
- de nanopartículas/nanocompósitos, 101
- dentário, 89
- e ionômero, 132
- fluido(s), 89
- - autoadesivos, 106
- - /injetáveis, 103
- microparticulados, 100
- posteriores indiretos, 116
- tradicionais, 90
- - /grandes partículas/ macropartículas, 99
Composto(s)
- híbridos, 103
- intermetálico, 29
- plastificantes, 38
Comunicação de risco, 386
Concentração de tensão, 66, 76, 77
Condensação, 157, 158, 163, 166, 242
- manual de porcelana, 217
Condicionador(es), 123
- de dentina, 118
Condicionamento
- ácido, 119

- da dentina, 120
- de tecidos, 284
- do esmalte, 120
Condições para solubilidade sólida, 28
Condrogênese, 412
Condutividade térmica, 50, 58
Conduto de alimentação (*sprue*), 311
Condutores, 58
Cones, 57
Confecção de próteses, 277
- metalocerâmicas, 216
Configuração
- da cavidade, 110
- de pó, 159
Considerações técnicas para soldagem, 191
Consistência da mistura, 163
Contração
- de fundição, 314
- de polimerização, 109, 248
Controle(s)
- da compensação de contração, 318
- da manipulação/viscosidade, 92
- de expansão de presa, 302
- de infecção, 306
- do tempo de presa, 301
Cópia por fresagem, 189
Coping, 232
Copolimerização, 42
Copolímero, 15
- aleatório, 36
- em bloco, 36
Cor e efeitos ópticos, 53
Corindo (*corundum*), 346
Corpos estranhos, 327
Corrosão, 51, 60
- das células de concentração, 63
- eletroquímica, 60
- em frestas, 63
- galvânica, 51, 60
- pela fossa, 63
- por tensão, 51, 63
- química, 60
- úmida, 60
Corte, 337, 342
Creep, 50, 51
- e escoamento, 53
Crescimento de grão, 175, 197, 198
Cristal, 20
Critérios
- de desempenho para cimentos dentários, 134
- de seleção para compósitos posteriores, 116
Croma, 50, 54
Crosslink, 15
Cura, 15, 40

D

Defeito(s)
- de linha (deslocamentos), 193
- intersticial, 193
- pontuais, 193
- substitucionais, 193
Deformação, 15, 32, 37, 66, 67, 69
- elástica, 37
- plástica, 19, 37
- - na fratura, 69
- - sem movimento de deslocamento, 197
- viscoelástica, 37

Degradação
- hidrotérmica, 223
- marginal, 168
Dentes de resina para aplicações
   protéticas, 256
Dentifrícios, 355
Dentina, 5
Desafios dos materiais dentários
   na cavidade oral, 10
Desbublizador, 47
Descoloração, 326
Desembotado, 348
Desembotamento (*dressing*), 337
Desempenho clínico de restaurações de
   amálgama, 167
Desenho
- assistido por computador, 331
- de experimentos, 388
Desenvolvimento maximizado de tensões
   residuais de compressão, 228
Desgaseificação, 214
Desgaste, 82, 83, 111, 337, 338, 342
- abrasivo, 83, 84, 338
- - de dois corpos, 83
- - de três corpos, 83
- adesivo, 83
- corrosivo, 83
- por cavitação-erosão, 83
- por deslizamento, 83
- por erosão, 83
- por fadiga superficial, 83
- por impacto, 83
Design
- de experimentos, 389
- de instrumentos abrasivos, 346
Desinfecção, 291, 297
Deslocamento(s), 175
- de borda, 193
Detritos de desgaste, 339
Diagnóstico de cárie com base óptica, 336
Diagrama(s)
- de constituição, 15
- de fase
- - de equilíbrio, 29
- - de solução sólida, 29
Diamante, 346
Diâmetro do canal de alimentação
   (*sprue*), 313
Diatomita (*kieselguhr*), 346
Diferença de tamanho do átomo, 29
Difusão, 23
Difusividade térmica, 50, 58
Dimetacrilato, 91
Diminuição da sorção de água, 92
Dióxido de zircônio, 219
Direção de deslizamento, 193
Diretrizes clínicas para a seleção de materiais
   biocompatíveis, 385
Discos e tiras abrasivos, 349
Dispositivos e técnicas de diagnóstico, 415
Dissilicato, 133
Dissolução, 37
Distância de ligação, 17
Distorção, 326
- durante a gelificação, 294
Distribuição
- de tensão, 68
- de Weibull, 80
Divisão de fluxo, 285

Dose letal 50 (DL50), 361, 371
Ductilidade, 66, 67, 69, 74, 177
Dureza, 66, 80, 177

E
Efeito(s)
- Bezold-Brucke, 57
- biológicos da exposição a materiais
   dentários, 363
- CMR, 364
- colateral de vários grupos de materiais, 376
- da condensação, 166
- da contaminação por umidade, 165
- da fonte de luz, 57
- da manipulação e aditivos, 304
- da porosidade, 166
- da relação água/pó, 304
- da taxa de endurecimento do
   amálgama, 166
- da trituração, 166
- de cor e ópticos, 50
- de ligas forjadas de recozimento, 197
- de tamanho Weibull, 392
- do aumento da resistência de metais, 196
- do *design* na suscetibilidade à fratura
   de restaurações metalocerâmicas e
   cerâmicas puras, 231
- do envelhecimento e da degradação da
   camada híbrida, 126
- do manuseio incorreto, 292
- do observador, 57
- do teor
- - de água, 303
- - de mercúrio, 166
- locais de materiais, 362, 364
- no meio ambiente, 369
- plastificante, 37
- sistêmicos de materiais, 362, 364
Elasticidade, 72, 289
Elastômero, 279, 280
- de silicone, 257
Eletrodos, 61
Eletroformação, 189
Eletrogalvanismo, 51
Eletronegatividade, 29
Elétrons de valência, 16
Eliminação de cera e aquecimento, 320
Embebição, 279, 297
Embriões, 25
Encruamento, 74, 175
Endurecedor de superfície, 295
Endurecimento
- por deformação, 66, 74, 196
- por envelhecimento, 175, 180
- por precipitação, 175, 196
- por tensão, 175
- por trabalho, 66
- por transformação, 221, 230
Energia, 18
- de ligação, 18
- de superfície, 15
- potencial, 18
- superficial, 44, 45
Engenharia de tecidos, 413
Ensaio clínico controlado
   randomizado, 397, 399
Enxerto ou copolímero
   ramificado, 36
Epóxi, 133

Equiaxial, 27
Erosão, 337, 339
Escala cinza, 54
Escoamento (*creep*), 53, 167, 157, 280
Escolha da cor, 55
Escorregamento, 35
Escovas de dentes, 356
Escultura e acabamento, 164
Esmalte(s), 5
- e cerâmicas coloridas, 213
Esmeril, 346
Especificação, 388, 394
- ADA e Programa de Aceitação, 394
Espectroscopia de infravermelho
   para parâmetros inflamatórios
   múltiplos, 416
Espessura
- do cimento, 131, 142
- do filme, 131, 135
Espinélio, 206, 223
- infiltrado em vidro, 235
Estabilidade dimensional, 164, 290, 297
Estabilização, 200
Estado verde, 206
Estágio(s)
- de lavagem e secagem, 121
- na polimerização de adição de
   monômeros de vinil, 40
Estereolitografia, 334
Estética, 50
Estratégia de teste, 373
Estrogenecidade, 361, 364
Estrutura(s)
- amorfa, 20, 36
- cristalina, 20
- da cerâmica, 34
- de copolímero, 36
- dos dentes, 4
- não cristalina, 21
- nuclear, 30
Estudo(s)
- de análise prospectiva, 397
- de caso-controle, 397, 399
- observacionais, 399
- prospectivos, 399
- retrospectivos, 397, 399
Expansão
- de presa, 302, 315
- de presa higroscópica, 279, 302, 303, 315
- de presa normal, 279, 303
- higroscópica, 311
- tardia, 157, 165
- térmica, 18, 315

F
Fabricação, 176
- assistida por computador
   (ou fresagem), 331
- de filamentos fundidos, 334
- de partículas fundidas, 334
- granular fundida, 334
- subtrativa, 332
Faces (ou planos) de cristal, 21
Facetas de resina composta, 115
Fadiga estática, 80
Faixa de trabalho, 198
Falha
- por fadiga, 79
- retardada, 80

Índice Alfabético

Fase, 28
- e diagrama de fase, 15
- vítrea, 34
Fator(es)
- C, 89, 109
- de intensidade da tensão, 66, 79
- que afetam a liberação de flúor in vitro, 137
- que influenciam as propriedades dos compósitos, 43
Ferramentas de prototipagem, 332
Fichas de segurança, 374
Filmes de água, 327
Flexão uniaxial, 75
Flexibilidade, 69, 74
Fluidez, 190
Fluidos tixotrópicos, 52
Fluorescência, 57
- induzida por laser, 416
- quantitativa induzida por luz (FQL), 331
Fluoreto
- de diamina de prata, 139
- de fosfato acidulado, 207
Fluxo, 175
- de cera dentária, 308
- de solda, 190
Fontes de calor para solda, 190
Força(s), 4, 67
- de mastigação e aperto, 4
- de Van der Waals, 15, 19
Formação de núcleo, 25
Formocresol, 138
Forro cavitário, 131, 134, 139
Fortalecimento
- de dispersão, 230
- de partículas cristalinas, 230
Fosfato de zinco, 133
Fotoativação
- em etapas, 110
- em rampa, 110
Fotopolimerização, 8
Fractografia, 397, 403
Fragilidade, 75
Fratura de restaurações, 77
Friabilidade/fragilidade, 66
Fricção, 82
- cinética, 83
- estática, 83
Função das cargas, 92
Fundição, 311, 312
- de metal em revestimentos em gesso, 320
- do anel com forro, 318
- em revestimentos de fosfato, 321
- incompleta, 328
Fusão
- com maçarico de liga de metal nobre, 323
- de metais básicos, 325
- seletiva a laser, 189, 334

G

Gel, 279, 292
Gelificação, 109, 279, 292
Gêmea, 197
Geminação, 197
Genotoxicidade, 361, 364
Gesso
- de moldagem, 298, 304
- de Paris, 279
- dental, 279, 300
- modelo (tipo II), 305
Gesso-pedra, 300, 305
- de alta resistência (tipo IV), 305
- - e alta expansão (tipo V), 305
Giz (chalk), 346
Godiva (impression compound), 298
Gradiente de tensão, 68
Grampo
- recíproco, 67
- retentivo, 67
Granada, 346
Grandes partículas, 103
Grão, 27
- e limite de grão, 15
Grau de conversão (GC), 89, 91, 108

H

Haptenos, 366
Hidrocoloide(s), 292
- irreversível, 294
- reversível, 292
Hidróxido de cálcio, 134, 138
Higienização do mercúrio em consultórios odontológicos, 170
Higienizadores de próteses, 256
Higroscopia, 303
Hipersensibilidade, 361, 366
História
- da cerâmica dentária, 210
- dos cimentos dentários, 132
- dos compósitos, 90
- dos implantes dentários, 260

I

IdentCeram certificados para identificação de produtos cerâmicos, 234
Ímã, 51
Imagem de ultrassom, 416
Impacto, 76
- da liga fundida na parede do molde, 327
Imperfeições do cristal, 192
Implantação, 259
Implante(s)
- dentário(s), 259
- - subperiosteal, 260
- endósseo, 259
- endosteal, 260
- epitelial, 259, 262
- intraósseo, 259
- metálicos, 268
- subperiosteal, 259
- transósseo, 261
Impressão
- 3D, 333
- com materiais elastoméricos, 284
- de alginato, 296
- digital, 331, 332
- em ágar, 293
- tridimensional, 189
Imunotoxicidade, 369
- de metais, 382
Indução, 40
Inelástico, 279
Inércia química, 207
Inerte, 134
Inflamação, 367

Influência da ligação interatômica, 18
Inibição da polimerização de adição, 42
Inibidor, 89, 94
Iniciador, 89, 125
Inserção incremental, 110
Instalação cirúrgica do implante, 265
Instrumentos, 415
- abrasivos, 343
- endodônticos de níquel-titânio, 202
Intensidade da tensão, 66
Interação
- entre dois átomos, 17
- polímero-monômero, 241
Interface(s)
- dente-restauração, 365
- osso-implante, 365
Interrupção da propagação de rachaduras, 230
Intertravamento, 47
- mecânico, 47
Inversão, 314
Ionômero de vidro, 133
- ajustável em água, 145
- híbridos, 151
- modificado por resina, 132, 133
Íons metálicos liberados das ligas, 380
Irregularidades, 326
Isolantes, 58

J

Jateamento, 338
Junção(ões)
- de asperezas, 82
- dentina-esmalte, 5

K

Kelvin (K), 51, 58

L

Lâmpadas de fotopolimerização, 97
Largura do espaço entre as partes a ser unidas, 191
Látex, 257
Lei(s)
- da fricção deslizante, 83
- de Hooke, 69, 71
Leucita vitrocerâmica, 235
Liberação
- de flúor, 92
- de mercúrio do amálgama e absorção corporal, 377
- de substâncias a partir de materiais, 371
Liga, 24
- à base
- - de gálio, 159
- - de ouro, 179
- - de paládio, 33
- - de titânio, 186, 188
- altamente nobres e nobres, 179, 183
- de aço inoxidável, 199
- de alto teor de cobre, 158, 161
- - misturado, 158
- de amálgama, 157
- - dentários, 158
- de baixo teor de cobre, 158, 160
- de betatitânio, 203
- de cobalto-cromo-molibdênio, 270
- de cobalto-cromoníquel, 201
- de composição única, 161

Índice Alfabético

- de fase dispersa, 158
- de metais predominantemente básicos, 180, 185, 187
- de níquel-titânio, 201
- de ouro-paládio, 184
- de ouro-paládio-prata, 183, 185
- de ouro-platina-paládio, 183
- de paládio-cobre-gálio, 185
- de paládio-gálio, 185
- de prata-paládio, 180, 185
- de titânio, 181, 382
- dentárias, 351, 379
- e sistema de liga, 16
- eutéticas, 30
- forjadas, 192
- metalocerâmica, 182
- misturadas, 161
- nobres para aplicações odontológicas, 32
- paládio-ouro, 184
- para próteses
- - metalocerâmicas, 182
- - parciais removíveis, 187
- - totalmente metálicas, 179
- peritéticas, 31
- por aplicações odontológicas, 179
- por elementos principais, 178
- por propriedades mecânicas, 178
- trabalhadas ("forjadas") mecanicamente, 175, 176
- - e deformação plástica de metais, 192
- trabalhadas a frio (forjadas) adicionais, 204
Ligação(ões), 16
- à estrutura do dente, 48
- covalentes, 19
- de amálgama, 129
- de hidrogênio, 19
- de porcelana a metais, 183
- iônicas, 19
- mecânica, 47
- metálicas, 19
- micromecânica, 16, 47
- primária, 16, 18, 19
- secundárias, 18, 19
Ligante, 43
Limiar
- de aceitabilidade, 55
- de perceptibilidade, 55
Limitação(ões)
- de matriz, 109
- dos padrões para pesquisa *in vitro*, 395
Limite
- de escoamento, 71, 72
- de gráos, 27
- de resistência, 177
- elástico, 66, 70, 71, 72
- proporcional, 66, 69, 71, 72
Limpeza
- da peça fundida, 325
- das superfícies de união, 121
Linha
- de ligação, 29
- solvus, 30
Líquidos
- dilatantes, 52
- super-resfriados, 21
Localização anatômica e *design* do dispositivo de implante, 260

Longevidade
- da restauração em termos de integridade mecânica, 11
- de compósitos, 111
- do implante dentário, 267
Lubrificação, 82

M

Macromoléculas, 35
Magnetita, 64
Magnetos, 64
Maleabilidade, 66, 74, 177
Manchas, 51, 60
- e resistência à corrosão, 176
Manipulação
- clínica de amálgama para restaurações, 161
- da cera, 308
- - de *inlay*, 309
- de ligas
- - de metais básicos, 185
- - de titânio, 182
- de materiais de moldagem, 284
- de produtos de gesso, 306
Manufatura
- aditiva (MA), 331, 333
- subtrativa (MS), 331
Manuseio de mercúrio no consultório odontológico, 378
Máquina(s)
- de fundição, 322
- - aquecida por resistência elétrica, 322
- - com maçarico e centrífuga, 322
- de fusão
- - por arco de corrente direta, 322
- - por indução, 322
- fresadoras CAM, 332
- "inteligentes" responsivos a estímulos, 412
Material(is)
- antimicrobianos, 411
- auto-organizados, 408, 413
- auxiliares, 10, 280
- bioativo, 107, 264, 361, 362, 410
- biológicos, 413
- cerâmico(s), 206
- - moldável, 218
- compósitos, 42, 43
- de autorreparação, 413
- de base, 137
- de capeamento pulpar, 137, 138
- de implante, 272
- de impressão
- - elastoméricos, 281
- - inelásticos, 298
- de moldagem inelásticos, 281
- de reembasamento, 238, 254
- - resiliente
- - - a curto prazo (condicionador de tecido), 238
- - - de longa duração, 238
- - - para dentadura, 238
- de reforço, 43
- de revestimento, 314
- dentário(s), 395
- - auxiliar, 3
- - preventivo, 3, 8
- - restaurador, 3, 8
- e processos para corte, desgastes, acabamento e polimento, 337
- inteligentes, 362, 408

- magnéticos, 51, 64
- para duplicação, 297
- para enxerto ósseo, 412
- para manufatura aditiva, 335
- para próteses maxilofaciais, 257
- polimérico altamente reticulado, 36
- preventivos, 8
- que liberam flúor, 136
- resilientes para reembasamento de dentadura de curta e longa duração, 254
- restauradores, 8, 87
- - de resina, 410
- - diretos, 8
- - indiretos, 9, 173
- - provisórios, 10
- - temporários, 3, 10
- - vitrocerâmicos, 34
Matiz, 50, 54
Matriz, 43, 89, 91
Maturação, 131, 134
Maximizando a partícula de carga, 105
Mecânica de procedimentos abrasivos, 339
Mecanismo(s)
- de adesão, 119
- de expansão de presa, 302
- de fixação do implante, 263
- de fortalecimento, 109
- de fricção, 82
- dimensional de alterações durante o trabalho, 164
- eletroquímico da corrosão, 60
Medição
- da força de ligação, 125
- de microinfiltração, 126
Meio ambiente, 378
Melhoria da resistência ao desgaste, 84
Memória
- controlada, 203
- de forma, 202
- elástica, 310
Mercúrio, 166, 376
Mero, 35
Metacrilatos, 378
Metais, 16, 23, 175
- básico, 175
- de preenchimento para solda, 190
- de substrato, 189
- dissimilares, 62
- nobres, 175, 176, 60
- policristalino, 27
- preciosos, 178
Metalocerâmico, 210
Metamerismo, 50, 57
Método(s)
- de expansão higroscópica, 318
- de expansão térmica, 318
- de teste de força, 75
- direto, 403
- indireto, 401
- para fortalecer restaurações cerâmicas, 226
Microestrutura, 16, 27
- do compósito, 43
Microinfiltração, 118, 365
Micromovimento, 259
Micropartículas heterogêneas, 100
Minimizando o efeito das concentrações de tensão, 227
Miniparticulados, 103

Índice Alfabético

Mistura
- a vácuo, 318
- estática, 279, 284
- manual, 284
- mecânica dinâmica, 286

Modelagem
- de deposição fundida
   (MDF), 331, 333, 334
- virtual, 391

Modelo, 279

Modificadores
- de vidro, 213
- ópticos, 94
- para controlar o tempo
   de presa, 301

Módulo(s)
- de elasticidade, 18, 66, 72, 177
- de ruptura, 75
- de Weibull, 80
- de Young, 72
- elástico, 66, 72

Moldeiras
- de impressão, 284
- individuais de acrílico e materiais
   de moldeira, 256

Molhabilidade de materiais de impressão
   e hidrofilização de PVS, 291

Molhamento, 45

Monômero(s), 35
- de baixa contração, 106
- e mero, 16

Movimento
- abrasivo, 340
- de deslocamento em ligas
   policristalinas, 195

Mudança(s)
- de estado, 17
- de fase de ligas eutéticas, 30

Mutagenicidade, 361, 364

N

Nano-híbrido, 103
Nanoinfiltração, 365
Nanotecnologia, 408, 409
Natureza
- da luz e o papel da visão humana, 53
- do objeto visualizado, 53
- fundamental dos polímeros, 35
Necessidade futura para biomateriais
   dentários, 12
Nitrato de prata, 139
Nível
- de efeito adverso não observado
   (NEANO), 361, 371
- de evidência em odontologia baseada
   em evidências, 397
Nucleação
- heterogênea, 25
- homogênea, 25
Núcleo cerâmico infiltrado
   por vidro, 223
Número de dureza
- Brinell, 81
- Rockwell, 81

O

Observação crítica e análise
   fractográfica, 403
Obturação, 118, 129, 152

Odontologia
- baseada em evidências, 397
- digital, 331
- regenerativa, 414
Opacidade, 50, 53
Organização molecular, 36
Ormocer, 93
Osseointegração, 259, 263, 361, 365
Osteocondutor, 408
Osteoindutor, 259
Oxidação, 60
Óxido
- de alumínio, 345
- de estanho, 346
- de zinco-eugenol, 133
- de zircônio, 346
- passivante, 199
OZE reforçado com polímero, 144

P

Padrão(ões)
- de cera e *design* do canal de alimentação
   (*sprue*), 313
- de cera *sprued*, 311
- de teste de biocompatibilidade, 374
- internacionais, 395
Padronização de métodos de
   teste *in vitro*, 394
Parafuso do pilar, 275
Partículas
- atomizadas, 159
- de carga, 125
- de limalha, 159
- de limalha *versus* pó esférico, 159
- médias, 103
Pasta
- base (base *putty*), 279, 281
- catalisadora (catalisador *putty*), 279, 281
- de moldagem de óxido de zinco-eugenol, 299
Pedra
- dental, 279
- do Arkansas, 345
Pedra-pomes, 346
Periodonto, 365
Peso molecular, 35
Pesquisa
- clínica sobre restaurações, 397
- *in vitro*, 388
Planejamento de tratamento, 386
Plano
- de deslizamento, 70, 193
- de escorregamento, 35
- de geminação, 197
Plasticidade, 67
Plástico para modelagem, 298
Plastificação, 38
Plastificante externo, 38
Plastisóis de vinil, 257
Platô superelástico
- inferior, 202
- superior, 202
Policarboxilato de zinco, 133
Polidispersidade, 35
Poliéter, 283
Polietileno clorado, 258
Polimento, 342
- a ar, 355
- *buffing*, 337, 343
- *polish, polishing*, 337

Polimerização, 35
- a frio, 246
- de adição, 39
- de crescimento em cadeia, 39, 96
- em etapas, 39
- por condensação, 42
- por etapas, 42
- química, 8
- via energia de micro-ondas, 244
Polímero, 16, 35
- de poliuretano, 258
- termofixo, 16, 39
- termoplástico, 16, 38
Polissulfeto, 281
Polivinilsiloxano, 282
Polpa, 6
Ponte de hidrogênio, 20
Ponto
- de contato, 78
- de escoamento, 71
- de gel/gelificação, 89, 109
- invariante, 30
Porcelana(s), 206
- aluminosa, 235
- feldspática, 206, 207, 211, 235
- metálica fundida, 210
- odontológica, 182
- vitrocerâmicas, 207
Porosidade, 166, 249, 327
- de contrapressão, 328
- do conjunto de revestimento, 316
Posição
- do padrão, 327
- e fixação do *sprue*, 313
POSS, 93
Potencial
- de oxidação, 60
- do eletrodo, 61
Precisão, 388, 392
Preenchedor, 43
Preparação
- da resina de prótese ativada
   por calor, 241
- de materiais de moldagem
   de alginato, 296
- de modelos de gesso e troquéis, 287
- do modelo de trabalho, 311
- ou acabamento impróprio
   da cavidade, 169
Presa de produtos de gesso, 300
Pressão, 66, 68
- de condensação, 163
Primer, 118, 123
Princípios para seleção de cerâmica
   dentária, 232
Problemas potenciais e tratamentos
   associados aos dentes, 6
Procedimento(s)
- de condensação, 163
- de fundição, 311, 320
- de polimerização, 243
- de revestimento, 318
- de sinterização (queima), 217
- adicionais associados a
   próteses, 253
- CAD-CAM na fabricação de bases
   de dentaduras, 245
- de acabamento e polimento, 349
- de controle de infecção, 253

Processamento
- CAD-CAM, 189
- - de cerâmica, 225
- de reembasadores de dentaduras macios e resilientes, 254
- de tensões, 251
Processo(s), 415
- abrasivos, 338, 340
- de gelificação, 295
- e fatores processuais, 121
Produção de produtos de gesso, 299
Produtos
- de gesso, 299, 306
- especiais de gesso, 305
Profundidade de polimerização, 89, 96
- e tempo de exposição, 98
Projeto de experimentos, 389
Prolongamentos (*tag*) de resina, 118
Propagação, 40
Proporção de polímero para monômero, 241
Propriedades
- biológicas das resinas de base para dentadura, 253
- da cera, 308
- das interações de superfície, 80
- de solvatação e dissolução, 37
- de tensão-deformação, 70
- desejáveis das ligas dentárias, 176
- do implante, 262
- dos agentes de ligação, 125
- dos amálgamas, 164
- dos compósitos à base de resina, 108
- dos materiais de moldagem
- - elastoméricos, 287
- - hidrocoloide, 297
- elásticas, 69
- eletroquímicas, 51, 60
- físicas, 51
- - das resinas de base de dentadura, 248
- - e aplicação de ligas eutéticas, 31
- - e mecânicas dos polímeros, 37
- - e químicas de sólidos, 50
- gerais dos materiais cerâmicos, 207
- mecânicas, 37, 67, 186
- - da cerâmica, 34
- - de sólidos, 66
- - de soluções sólidas, 29
- - do aço inoxidável austenítico, 200
- - funcionais das ligas, 177
- osteocondutoras, 411
- químicas, 51, 207
- reológicas, 288
- reométricas, 37
- térmicas, 38, 50, 58, 176
- - das ceras dentárias, 309
Proteção
- contra corrosão, 63
- da polpa, 137
Próteses
- cerâmicas, 150
- - CAD-CAM, 225
- metálicas, 150
- metalocerâmicas, 206, 212
- poliméricas, 150
Prototipagem, 331
Prova de tensão, 71
Pseudoelasticidade, 201
Pseudoperiodonto, 263

Pseudoplasticidade, 288
Pseudoplástico, 50, 279

Q

Quartzo, 346
Queima, 314
Questão
- biológica, 6
- genética, 7
- mecânica, 7
Química
- da polimerização, 39
- de materiais de impressão elastoméricos, 281
Quimissorção, 45

R

Radiação ultravioleta próxima, 57
Radical livre, 90, 94
Radioatividade da cerâmica dentária, 383
Radiometria fototérmica a *laser*, 416
Radiopacidade, 58
Ramificação e reticulação da cadeia, 35
Razão
- C/A, 197
- de Poisson, 75
- líquido/pó, 319
- mercúrio/liga, 162
Reações
- ácido-base, 132, 136
- adversas, 361, 362
- - de cimentos de ionômero de vidro convencionais, 383
- alérgicas, 253, 366, 379, 380
- da polpa, 379
- de estado sólido em sistemas de liga de alta nobreza e nobre, 32
- de presa, 300
- gengivais, 379
- locais, 379, 380
- sistêmicas, 379, 380
Realidade
- aumentada (RA), 331, 336
- virtual, 331, 336
Reatividade cruzada Ni-Pd, 381
Reator, 281
Rebaixo (*undercut*), 67
Rebarba, 243
Recarga de flúor, 137
Reclamações de efeitos adversos, 384
Recozimento (*annealing*), 175, 197
Recristalização, 175, 195, 198
Recuperação, 37, 175, 197
- elástica, 16, 37
Redução
- da contração/encolhimento de polimerização, 92
- da expansão e contração térmica, 92
- de volume e contorno, 337, 349
- relativa da área, 74
Reembasamento, 238
- completo, 238
- - da base das dentaduras, 255
- de bases de dentadura de resina, 255
Refinamento do grão, 27, 175, 180
Refletância
- difusa, 53
- especular, 53

Reflexão, 50
- da superfície, 53
Reforço, 43, 92
Refração, 50, 53
Refratário, 280, 311
Regulamentação governamental para o uso de amálgama, 171
Regulamentos legais e classes de risco, 374
Reimplante, 259
Relação
- dose-resposta de toxicidade, 371
- líquido/pó, 327
Relatórios de pacientes, 384
Relaxamento
- de tensão, 52, 53
- estrutural, 50, 52
Relevância clínica, 388, 391, 392
Remoção
- da moldagem, 287
- de padrões de cera, 313
Reologia, 50, 51
Reparação de compósitos, 115
Reparo de prótese, 253
Requisitos
- de ligas para aplicações metalocerâmicas, 182
- de resistência, 176
- de teste, 371
- do componente metálico, 214
Resfriamento, 217
- brusco, 32
Resiliência, 66, 74, 75
Resina(s), 35, 90
- acrílicas, 238
- - para bases de próteses e facetas, 354
- adesivas para bráquetes ortodônticos, 128
- ativadas por luz (fotopolimerizáveis), 96
- /compósito
- - fotopolimerizável/fotoativável, 90
- - quimicamente ativado/autopolimerizável, 90
- de base de dentadura(s)
- - ativadas por calor, 240
- - ativadas por produtos químicos, 246
- - fotoativadas, 247
- de polimerização dupla, 90, 99
- duais, 99
- e polímeros protéticos, 238
- escoamento, 252
- quimicamente ativadas (autopolimerizáveis), 96
- resistência ao impacto e dureza das, 252
- sintéticas, 16, 35
- solubilidade, 251
- toxicologia, 253
Resistência, 66, 69, 165, 316
- à corrosão do aço inoxidável austenítico, 200
- à fadiga, 79, 177
- à flexão, 75
- - biaxial, 75, 76
- - uniaxial, 75
- à fratura
- - de zircônia, 223
- - por tração, 208
- a manchas e corrosão, 167
- a seco, 303
- à tração diametral, 75
- a úmido, 303
- ao cisalhamento teóricas e observadas de metais, 192

- ao escoamento, 66, 177
- ao impacto, 76
- ao rasgamento, 289
- da estrutura dentária, 84
- de uma resina, 252
- do conjunto de produtos
  de gesso, 303
- final, 73
- por transformação, 206
- transversal, 75
- verdadeira, 73
- verde, 303
Responsabilidades, 373
Restaurações
- de amálgama reparadas, 169
- de cerâmica, 352
- de compósitos (resina), 350
- indiretas à base de compósito, 115
Retardadores e aceleradores, 301
Retenção das restaurações, 11
Retificação/alinhamento, 337, 348
Retorno elástico (*springback*), 175
Revestimento
- cavitários, 137
- de fundição, 311
- de HA e qualidade óssea, 273
- e selamento de superfície, 115
- ligado(s)
- - ao fosfato, 316
- - a silicato de etila, 317
Revestimento vinculados ao gesso, 314
Rigidez do material, 18
Risco(s), 361
- biológicos de procedimentos
  abrasivos, 343
- e segurança, 362
- ocupacionais para as pessoas envolvidas
  na odontologia, 370
- *versus* benefícios dos materiais
  odontológicos, 385
Rotulagem, 374
Rouge, 346
Rugosidade superficial, 326
Ruptura marginal, 157, 165

S
Sag, 50
Scanner digital intraoral, 331
Segurança, 361
- das restaurações de amálgama, 170
- dos materiais dentários, 12
- e o desempenho dos materiais
  odontológicos, 385
Selante(s)
- de fossas e fissuras, 130
- endodôntico, 129, 132, 152
Seleção
- de materiais odontológicos, 84
- de pasta de profilaxia para
  procedimentos de higiene
  dental, 355
- e aplicação do agente isolante, 241
Sensibilidade técnica, 388, 389
Sensibilização, 361, 367
Série(s)
- eletromotivas, 51
- eletromotriz, 61
Significado clínico, 388
- da mudança dimensional, 168

Significância
- clínica, 394
- - das correntes galvânicas, 64
- estatística, 388, 394
Sílica amorfa, 93, 100
Silicato
- de zircônio, 346
- tri/dicálcico, 133, 134, 138, 153
Silicone
- de adição, 282
- de condensação, 281
Sinérese, 279, 297
Sinterização, 34, 207, 210
- de lâminas de metal por brunimento, 189
- direta de metal a *laser*, 189
Sintomas
- clínicos após aplicação de amálgama, 377
- de envenenamento por mercúrio, 376
- de reações alérgicas ao metal, 382
Sistema(s)
- adesivos, 118
- CAD-CAM, 332
- cerâmico-cerâmico ou totalmente
  cerâmico, 217
- de deslizamento, 193
- de distribuição tecidual de componentes
  biológicos, 414
- de fabricação controlados por
  computador, 417
- de implante, 272
- - metálicos revestidos com materiais
    cerâmicos e de natureza
    cerâmica, 271
- de liga, 24
- diagnósticos, 336
- fotopolimerizáveis, 90
- metalocerâmicos, 210
- multicomponentes de liga dentária, 34
- ouro-cobre, 32
- prata-estanho, 158
Sobrevivência das restaurações
  de amálgama, 169
Soft-start, 110
Solda, 175
Soldagem, 175, 179, 200
- a frio, 175
- a *laser* de titânio, 188
- a *laser* de titânio comercialmente puro, 192
- e fundição do aço inoxidável, 200
Solidificação e microestrutura de metais, 25
Solubilidade e desintegração
  de cimentos, 135
Solução sólida, 16, 27
- intersticial, 28
- substitucional, 28
Solutos, 28
Solvatação, 37
Solventes, 28, 125
Sorção de água, 250
Springback, 199
Sprue, 313
Subresfriamento, 25
Substitutos de alginato, 282
Sulfato férrico, 138
Super-rede, 32
Super-resfriamento, 25
Superelasticidade, 176, 201
- e memória de forma em fios ortodônticos
  de níquel-titânio, 201

Superfície, 44
Surfactante, 47

T
Tamanho
- da partícula, 159
- do grão, 27
Taxa
- crítica de liberação de energia
  de deformação, 79
- de endurecimento do amálgama, 166
Tecido pulpar, 364
Técnica(s)
- da resina fluida, 247
- de adição de água controlada, 319
- de ataque ácido, 120
- de cera perdida, 176
- de condicionamento
- - ácido, 118, 119, 121
- - e enxágue, 121
- de dupla moldagem, 287
- de expansão térmica de alto calor, 320
- de mistura múltipla, 286
- de moldagens, 286
- - por compressão, 240
- - por injeção, 243
- geral de fabricação de base da
  dentadura, 239
- higroscópica de baixo calor, 320
- monofásica, 286
Tecnologia(s)
- alternativas para confecção de próteses, 188
- atuais de manufatura aditiva, 333
- de abrasão de partículas de ar, 354
- digital em odontologia, 331
- emergentes, 408
Têmpera, 199
- térmica, 230
Temperatura
- A_f (acabamento austenítico), 202
- de fluxo, 190
- de liquefação, 292
- de transição vítrea, 16, 21
- e tempo, 192
- *solidus*, 183
Tempo
- de condicionamento, 121
- de formação da massa, 242
- de inserção dos compósitos, 113
- de mistura, 300
- de presa, 288, 295
- de trabalho, 242, 288, 300
- decorrido entre a polimerização
  do compósito e o acabamento
  e polimento, 114
- permitido para fundição, 322
Tenacidade, 66, 74
- à fratura, 66, 78, 79
Tensão(ões), 16, 66, 67
- combinadas, 68
- compressiva, 68
- de cisalhamento, 68
- de compressão, 68
- de contração, 109
- de prova, 71, 177
- de tração, 68
- real, 66
- residual, 183, 228
- - e distorção da cera, 309

- superficial, 16, 44, 45
- transitória, 183, 228
- verdadeira, 73
Teor de mercúrio, 166
Teoria
- de Griffith, 78
- hidrodinâmica, 365
Terminação, 40
Tesla (T), 64, 51
Teste(s)
- acelerado de vida útil, 388, 389, 390
- de biocompatibilidade, 370
- de citotoxicidade, 371
- de compressão diametral, 75
- de dobra a frio, 74
- de dureza
- - Knoop, 82
- - Vickers, 82
- de uso, 372
- em animais, 372
- genéticos salivares, 416
- *in vitro*, 372, 398
- *patch*, 368
Ti CP, 176
Tipo(s)
- de abrasivos, 345
- de aços inoxidáveis, 199
- de cargas, 93
- de cerâmica, 211
- de desgaste, 83
- de estrutura cristalina, 29
- de ligação, 18
- de ligas forjadas, 198
- de materiais e instrumentos, 114
- de produtos de gesso, 304
- de testes de biocompatibilidade, 372
Titânio, 181, 382
- comercialmente puro, 181
- e liga de titânio, 269
Tixotropia, 279, 288

Tixotrópico, 50
Tolerância à fadiga, 79
Tomografia
- computadorizada de feixe
cônico, 331, 336, 415
- de coerência óptica de fonte
varrida, 415
Toxicidade, 170, 361, 364
Trabalho a frio, 74, 195
Transferência de cadeia, 40
Transformação dos metais fundidos de
líquido em sólido, 26
Translucidez, 50, 53
Transmissão, 53
- de radiopacidade, 92
Transmitir/transmissão, 50
Transparência, 50, 53
Tratamento
- restaurador atraumático, 132, 148
- térmico
- - de alívio de tensões, 200
- - de endurecimento por
envelhecimento, 32
- - de nucleação e homogeneização, 29
- - de solução, 32
Treinamento, avaliação e
gerenciamento de processos
de fotopolimerização, 116
Três dimensões da cor, 54
Tribologia, 66, 82, 82
Trincas, 251
Trípoli, 346
Trituração, 157, 158, 166
- mecânica, 162
Trituradores, 162
Troca de íons, 229

U
Ultrassonografia, 416
Umedecimento, 190

União, 43
- de ligas dentárias, 189

V
Vacâncias, 23, 193
Valência, 29
Valor, 50, 54
Variáveis adicionais associadas
ao *casting*, 323
Verniz(es), 132, 134, 139
- fluoretados, 139
Vidro(s), 34
- de cal-soda, 34
Vigilância pós-mercado, 376
Vinil polissiloxano, 282
Viscoelasticidade, 279, 289
Viscosidade, 50, 51
- newtoniana, 52
- pseudoplástica, 52
Vitrocerâmica, 207, 217
- de dissilicato de lítio, 235
- de fluorapatita, 218
- prensada isostaticamente a quente, 218
Voltagem, 61
Volume efetivo, 388, 393
Voxel, 408

X
Xenoestrogênio, 361, 364

Z
Zinco-eugenol, 132
Zircônia, 219
- (3Y-TZP) (monolítico, sem cerâmica
de revestimento), 235
- (Y-TZP) (com revestimento
cerâmico), 235
- estabilizada, 219
- monolítica, 221
Zona de combustão, 324